Die Wuhan-Verschwörung

1. Auflage April 2024

Titel der amerikanischen Originalausgabe:
The Wuhan Cover-Up: And the Terrifying Bioweapons Arms Race

Übersetzung aus dem Amerikanischen: Matthias Schulz
Lektorat: Christina Neuhaus
Satz und Layout: Mohn Media Mohndruck GmbH, Gütersloh
Umschlaggestaltung: Nicole Lechner

ISBN: 978-3-86445-997-9

FSC www.fsc.org MIX Papier | Fördert gute Waldnutzung FSC® C014496

Gerne senden wir Ihnen unser Verlagsverzeichnis
Kopp Verlag
Bertha-Benz-Straße 10
72108 Rottenburg
E-Mail: info@kopp-verlag.de
Tel.: (0 74 72) 98 06-10
Fax: (0 74 72) 98 06-11

Unser Buchprogramm finden Sie auch im Internet unter:
www.kopp-verlag.de

Robert F. Kennedy Jr.
Spiegel-Bestseller-Autor

Die Wuhan Verschwörung

und

das erschreckende Wettrüsten mit Biowaffen

KOPP VERLAG

Inhalt

◇◇◇

Einführung

Der 17. Januar 1961 war mein 7. Geburtstag. 3 Tage später sollte die Amtseinführung meines Onkels John F. Kennedy als Präsident der Vereinigten Staaten von Amerika stattfinden. An diesem 17. Januar hielt sein Vorgänger, Präsident Dwight D. Eisenhower, im landesweiten Fernsehen seine Abschiedsrede. Rückblickend gilt sie als eine der wichtigsten und prophetischsten Ansprachen in der Geschichte Amerikas:

> »In den Institutionen der Regierung müssen wir uns dagegen wappnen, dass der militärisch-industrielle Komplex ungebührlich viel Einfluss erlangt, sei es nun gewollt oder ungewollt. Das Potenzial für einen verheerenden Aufstieg unangebrachter Macht besteht und wird auch weiterhin bestehen. Niemals dürfen wir zulassen, dass das Gewicht dieser Kombination unsere Freiheiten oder demokratischen Abläufe in Gefahr bringt.«[1]

Besonderes Augenmerk legte Präsident Eisenhower darauf, seine Definition des Begriffs »militärisch-industrieller Komplex« dahin gehend zu erweitern, dass auch die Spitzenbürokraten der Gesundheitsbehörde National Institutes of Health (NIH) dazugehörten. Die wachsende medizinische und wissenschaftliche Technokratie der Bundesregierung stelle eine ganz eigene Bedrohung für unsere Demokratie und unsere Freiheit dar, so Eisenhower:

> »In dieser Revolution hat die [wissenschaftliche/medizinische] Forschung zentrale Bedeutung erlangt. Zugleich wird sie formalisierter, komplexer und kostspieliger. Ein stetig wachsender Anteil wird für die Bundesregierung, durch sie oder unter ihrer Aufsicht durchgeführt [...]
>
> Teilweise auch aufgrund der enormen Kosten tritt im Grunde ein Regierungsauftrag an die Stelle intellektueller Neugier [...]

> Die Aussicht, dass die Gelehrten des Landes durch eine Anstellung beim Staat, durch die Zuteilung von Projekten und durch die Macht des Geldes dominiert werden, ist allgegenwärtig und sollte sehr ernst genommen werden [...]
>
> Wachsam müssen wir zudem sein, was die Gefahr anbelangt, dass die öffentliche Politik selbst unter die Kontrolle einer wissenschaftlich-technologischen Elite gerät.«[2]

Während wir aus der Covid-19-Ära hervorgehen, bei der über Grundsätze hinweggetrampelt wurde, die 240 Jahre lang Amerika zum weltweiten Vorbild für Demokratie, konstitutionelle Regierung und persönliche Freiheit gemacht hatten, hallt der mahnende Abschluss von Eisenhowers Rede wider wie eine deutliche Zurechtweisung:

> »Es obliegt der Staatskunst, diese und andere Kräfte, neue wie alte, innerhalb der Grundsätze unseres demokratischen Systems zu formen, im Gleichgewicht zu halten und zu integrieren – und dabei stets auf die höchsten Ziele unserer freien Gesellschaft hinzuwirken.«[3]

Was Eisenhower erkannt hatte: Amerika konnte nicht im eigenen Land Demokratie sein und im Ausland als imperiale Macht auftreten. Doch um seine Existenz zu rechtfertigen, sollte das Kartell endlose Kriege und Notfälle heraufbeschwören, die das eigene Wohlergehen und die eigene Macht garantieren würden, während Amerika umgewandelt wurde von einer beispielhaften Demokratie in einen Staat der nationalen Sicherheit im Ausland und einen Überwachungsstaat im Inland.

7 Jahre später schloss sich Dr. Anthony Fauci den National Institutes of Health an, wo er sich niemals Kämpfen ausgesetzt sehen würde. Es war der Auftakt einer 50-jährigen Phase, die ihn an die Spitze der wissenschaftlichen und technologischen Elite des Landes führen sollte. Diese Position sollte Fauci dazu nutzen, medizinische Forschung zu militarisieren und zu monetarisieren und das nahtlose Bündnis zwischen Staat, Wissenschaft,

militärischen und Nachrichtendiensten sowie privaten Auftragnehmern zu festigen. Die schlimmsten Befürchtungen von Präsident Eisenhower bezüglich der Bedrohung, die dieses Kartell für die Demokratie darstellt, sollten übertroffen werden.

Am Scheitelpunkt der Macht stand das Kartell 2022. Mit dem Auftakt der Covid-19-Pandemie legte die aufstrebende medizinische Technokratie – angeführt von Anthony Fauci – all die bedrohlichen Eigenschaften an den Tag, vor denen Präsident Eisenhower gewarnt hatte. Das mächtige Syndikat setzte sich zusammen aus vom Staat beschäftigten Public-Health-Technokraten, einer raubgierigen Pharmaindustrie, Vertretern von Militär und Nachrichtendiensten und Titanen der klassischen und sozialen Medien. Das Syndikat riss in atemberaubendem Umfang neue Befugnisse an sich, die es ihm erlaubten, sich über Verfassungs- und Bürgerrechte hinwegzusetzen, Informationen zu zensieren, Kritik zu unterdrücken und die Einhaltung willkürlicher Diktate zu erzwingen. Die Auflagen gipfelten in Massenimpfungen mit riskanten, unwirksamen, unzureichend getesteten und nicht lizenzierten Impfstoffen – Impfstoffen, bei denen niemand für die von ihnen angerichteten Schäden verantwortlich ist.[4]

Diese beispiellosen neuen Befugnisse seien notwendig für den Kampf gegen diese neuen Krankheitserreger, erklärten Vertreter von Staat und Industrie. Wie nicht anders zu erwarten, missbrauchten sie ihre Macht und fügten der Demokratie Schaden zu, ohne dass ein Nutzen für die öffentliche Gesundheit zu erkennen gewesen wäre. So wie CIA und Militärapparat paradoxerweise vom Krieg und nicht vom Frieden profitieren, profitieren das medizinische Kartell und seine Verbündeten bei Big Pharma von Krankheiten und nicht von Gesundheit. Noch gesteigert wurde diese Macht durch eine sorgfältig durchdachte Propagandakampagne von Dr. Fauci und seinen Spießkumpanen, die zum Ziel hatte, das Maß an Angst und Schrecken in der Öffentlichkeit und die Furcht vor Keimen hoch zu halten.

In seinem 1956 veröffentlichten Werk *The Power Elite* [dt. Titel: *Die amerikanische Elite*], das bis heute aktuell ist, nahm der führende Soziologe Charles Wright Mills Eisenhowers weitsichtige Warnung um 4 Jahre vorweg. Seit dem

Zweiten Weltkrieg, so der eigenwillige Soziologe, dominiere in Amerika eine »Dauerkriegswirtschaft«.[5] Seine Macht und seine Profite sichere das Kriegsestablishment ab, indem es einen dauerhaften, fließenden Zustand der Angst und Feindseligkeit aufrechterhalte. »Zum ersten Male in der Geschichte Amerikas beschäftigen sich seine führenden Männer mit einem ›Ernstfall‹, dessen Ausgang nicht vorauszusehen ist.«, schrieb Mills.[6] »Diese Männer sind utopische Realisten: Im Namen eines sogenannten Realismus haben sie eine Paranoiker-Wirklichkeit zurechtgemacht, die nur für sie gilt.«[7]

3 Tage nach Eisenhowers Abschiedsrede saß ich an einem eisigen Tag in Washington auf einer kalten Tribüne und verfolgte, wie mein Onkel John F. Kennedy (JFK) seinen Amtseid ablegte und als neuer Präsident eingeführt wurde. JFKs Idol war Franklin Delano Roosevelt, der in seiner Amtsantrittsrede 1933 – auf dem Höhepunkt einer verheerenden Weltwirtschaftskrise – das Land gewarnt hatte, dass die Furcht die mächtigste Waffe der Totalitären sei. In Europa hatten linke wie rechte Despoten angesichts der Wirtschaftskrise die Ängste der Öffentlichkeit dazu genutzt, Russland in ein kommunistisches Land und Italien, Deutschland und Spanien in faschistische und totalitäre Staaten zu verwandeln. Roosevelt bewahrte den Kapitalismus und die Demokratie, indem er mit ruhiger Hand regierte und eine Zuversicht an den Tag legte, die der Furcht keinen Raum ließ.[8]

Die verkürzte Amtszeit meines Onkels sollte sich als 3-jähriger Kampf erweisen, sich aus dem Klammergriff der Furcht zu befreien. Zur ersten erbitterten Auseinandersetzung mit dem eigenen Sicherheitsapparat kam es bereits nach 3 Monaten, nachdem die Invasion in der Schweinebucht gescheitert war. Öffentlich übernahm JFK die Verantwortung für diese Katastrophe, aber ihm wurde klar, dass seine Generäle und die Koryphäen von der CIA ihn absichtlich hinters Licht geführt hatten, damit er einer Invasion zustimmte, die von vornherein zum Scheitern verurteilt war. Dies allein mit dem Ziel, einen jungen Präsidenten in die Falle zu locken. Angesichts eines derartigen Debakels nach gerade einmal 3 Monaten im Amt hätte er sodann dem Wunsch seines Stabschefs entsprechen und einer ausgewachsenen Invasion der USA in Kuba zustimmen sollen – etwas, das nicht geschehen werde, so hatte JFK geschworen.

In meinem 2018 erschienenen Buch *American Values* schreibe ich über diesen Machtkampf.[9] JFK musste erkennen, dass die Funktion der CIA nicht länger darin bestand, amerikanische Interessen abzusichern. Der Geheimdienst war außer Kontrolle geraten und vertrat die Ziele amerikanischer Multis, darunter Ölkonzerne und Big Agriculture. Im Falle Kubas machte die CIA gemeinsame Sache mit Texaco, der United Fruit Company und der amerikanischen Mafia.[10,11] JFK begriff also, dass die zentrale Funktion der CIA nicht länger darin bestand, die nationale Sicherheit zu gewährleisten, sondern darin, das Pentagon und dessen militärische Auftragnehmer mit einem steten Fluss an Kriegen zu versorgen.

Im Mai 1961 stand mein Onkel – gerade erst seit 4 Monaten Präsident – im Oval Office und sagte seinem engsten Berater, er wolle die CIA »in tausend Stücke zerschlagen und diese in alle Winde zerstreuen«.[12] Zwischen November 1961 und Februar 1962 entließ er mit Allen Dulles, Charles Cabell und Richard Bissell die drei ranghöchsten Beamten des Geheimdienstes.[13]

American Values schildert diesen seit 60 Jahren währenden Faustkampf meiner Familie mit dieser Behörde.[14] Heute stehen als Motor der amerikanischen Außenpolitik mächtige Arzneimittelhersteller an der Seite von Big Oil, während die amerikanischen Nachrichtendienste dieselbe arglistige Rolle spielen wie zuvor. In diesem Buch soll es um diese Geschichte gehen.

Auch mein 2021 erschienenes Buch *The Real Anthony Fauci: Bill Gates, Big Pharma, and the Global War on Democracy and Public Health* [dt. Titel: *Das wahre Gesicht des Dr. Fauci: Bill Gates, die Pharmaindustrie und der globale Krieg gegen Demokratie und Gesundheit*] befasst sich mit dem Aufstieg der Biosicherheitsagenda und dem erstaunlichen Bündnis zwischen westlichen Verantwortlichen für das Gesundheitswesen, militärischen und zivilen Nachrichtendiensten und ihren außergewöhnlichen Partnern in den höchsten Rängen des chinesischen Militärs. Gemeinsam haben sie Krankheitserreger erschaffen, die Pandemien auslösen, und sie haben dafür gesorgt, dass die Reaktionen auf diese Pandemien die Agenda in Richtung Sicherheitsapparat und Überwachungsstaat weiter vorantreiben. Natürlich ist man bemüht zu verschleiern, welch zwielichtigen Einfluss die Strippenzieher ausüben und wie sie jeden Aspekt der Pandemie manipuliert haben. Doch nirgends tritt offenkundiger zutage, in welchem Maße diese Kräfte gemeinsame Sache machen, als bei der Vertuschung der *Ursprünge* des SARS-CoV-2-Erregers.[15]

Seit Ende des Kalten Krieges ist die Biosicherheitsagenda – euphemistisch auch als »Pandemic Preparedness and Response« (PPR) bezeichnet, etwa »Bereitschafts- und Reaktionsplanung für Pandemien« – der zentrale organisierende Grundsatz des militärisch-industriellen Komplexes. Genau genommen müssten wir eigentlich vom militärisch/medizinisch-industriellen Komplex sprechen. Planer von CIA und Pentagon haben seit 1999 bei mehr als einem Dutzend Simulationen zentrale Rollen übernommen. Im Rahmen dieser geheimen Übungen wurden Zehntausende amerikanische Staatsdiener und ausländische Führungspersönlichkeiten darauf gedrillt, globale Pandemien mittels autoritärer »Gegenmaßnahmen« zu bekämpfen, bei denen es sich in Wahrheit um den Versuch handelt, demokratische und verfassungsmäßige Rechte auszuhebeln. Diesem Syndikat gehören das Pentagon und die Geheimdienste an, Pharmaunternehmen, traditionelle Medien und Social-Media-Dienste sowie Big Data. Sie alle sind auf inzestuöse Weise finanziell miteinander verwoben und werden angetrieben von eindeutigen, aber pervertierten Anreizen, infektiöse Biowaffen zu entwickeln und regelmäßig freizusetzen, um aus den Reaktionen darauf finanziellen Nutzen zu ziehen und die eigene Macht zu mehren.

Anthony Fauci und der Milliardär Bill Gates wurden zu den Aushängeschildern, was die Reaktionen auf die Pandemie anbelangt, aber in meinem Buch enthülle ich, dass sie nur die Frontmänner eines deutlich umfassenderen Vorhabens sind, nämlich eines militärisch/medizinisch-industriellen Komplexes. Angetrieben wird er von Kräften aus CIA und Pentagon, die sogar mehr noch als Anthony Fauci dazu beitrugen, das Covid-19-Virus in einem chinesischen Labor erschaffen zu lassen. Sie gaben die offiziellen Gegenmaßnahmen vor, verwalteten und kontrollierten die Verteilung des Impfstoffs und waren dafür zuständig, die Ursprünge des Virus zu vertuschen. Alles hängt davon ab, dass ihre Rolle bei der Entstehung des Covid-19-Virus nicht öffentlich wird, denn dann würde man das gesamte Ausmaß der Korruption und ihrer Akteure erkennen. Das ist ihre Schwachstelle.

KAPITEL 1

Die Wahrsager

◇◇◇

Ein Jahrzehnt lang wirkten Bill Gates und Anthony Fauci wie ein Paar Kassandras, das nicht müde wurde, der Öffentlichkeit eine weltweite Coronaviruspandemie zu prophezeien – und das mit einer Genauigkeit, die im Rückblick geradezu unheimlich erscheint. Auf sämtlichen Lieblingspodien der globalen Elite stimmten sie ihre Weltuntergangsjeremiaden an – während des Weltwirtschaftsforums in Davos, vor den Vereinten Nationen in New York, bei der Weltgesundheitsorganisation WHO in Genf, auf Bühnen im Silicon Valley und in den Fernsehstudios der großen Sender. Geradezu verzweifelt bemühten sich diese klugen Köpfe, Öffentlichkeit, Presse und Politik aus ihrem Wohlbehagen aufzurütteln und ihnen zu vermitteln, dass eine Katastrophe durch Ansteckung unmittelbar bevorstand. Im März 2015 stand Gates vor einem gewaltigen Bildschirm, auf dem das uns inzwischen wohlvertraute Bild eines kugelförmigen, wie ein Nadelkissen gespickte Coronavirus zu sehen war. Im Rahmen seines TED Talks warnte Gates, »nicht Raketen, sondern Mikroben« würden die prägende Katastrophe unserer Zeit sein.[1]

2 Jahre später sagte Dr. Fauci an der Georgetown University auf einer Veranstaltung, bei der es um die Bereitschaftsplanung für Pandemien ging, den exakten Zeitpunkt der Coronapandemie vorher. Das war am 10. Januar 2017, 10 Tage vor dem Amtsantritt von Präsident Donald Trump und nur 24 Monate bevor sich Covid-19 in Seattle einen ersten Brückenkopf in den USA errichtete.[2] »Es steht außer Frage, dass die nächste Regierung [also die Regierung Trump] im Bereich der Infektionskrankheiten vor einer Herausforderung stehen wird«, so Fauci. »Es wird einen überraschenden Ausbruch geben. Wir sind ausgesprochen sicher, dass wir dies in den nächsten paar Jahren beobachten werden.«[3,4,5] Er hatte recht – fast auf den Tag genau 3 Jahre später war es so weit.

Beide Männer waren sich einig darin, dass es nur eine einzige mögliche Reaktion auf diesen unvermeidbaren Fall geben könne: Wie in den 1960er-Jahren beim Apollo-11-Projekt, das den ersten Menschen zum Mond brachte, mussten Staat und Privatwirtschaft gemeinsam gewaltige Anstrengungen unternehmen. Die Investitionen würden in eine neue Generation von mRNA-Impftechnologie fließen müssen, denn das sei, so Fauci und Gates, der einzige Ansatz, um die Menschheit vor der dräuenden Plage zu retten.

Die Pandemie werde kommen und mRNA-Impfstoffe würden das einzige Gegenmittel sein. So sehr war Gates davon überzeugt, dass er ihm hörige Organisationen wie die Impfstoffinitiative »Coalition for Epidemic Preparedness Innovations« (CEPI)[6] und »Gavi, die Impfallianz«, dazu verpflichtete, Hunderte Millionen Dollar für die Entwicklung von Technologien für Impfstoffplattformen einzusammeln. Auf diese Weise sollte ein rasches Reagieren auf die »Krankheit X« möglich sein, eine zu diesem Zeitpunkt noch unbekannte künftige Infektionskrankheit.[7,8,9,10,11]

Die Gates Foundation sagte 1999 für die Gründung von Gavi, der Impfallianz, 750 Millionen Dollar zu. Die Organisation sollte die Entwicklungshilfen westlicher Nationen so umlenken, dass die Impfbereitschaft in den Zielländern zunimmt.[12,13] Im Anschluss pumpte die Bill & Melinda Gates Foundation Milliarden in Gavis Impfprogramm.[14]

Auf dem Weltwirtschaftsforum 2017 im Schweizer Davos schuf Gates CEPI, um für eine bessere globale Zusammenarbeit bei der Bewerbung und Entwicklung von Impfstoffen zu sorgen, darunter auch neue Impfstoffe für künftige Infektionskrankheiten wie die »Krankheit X«.[15,16] CEPI versprach, seine innovative Plattform für mRNA-Impfstoffe werde es möglich machen, »rasch Impfstoffe gegen zahlreiche unterschiedliche Arten von Krankheiten herzustellen«.[17,18] Niemand schien sich daran zu stören, dass Millionenbeträge in Impfungen gegen eine Krankheit flossen, die noch gar nicht existierte, während das Geld an anderer Stelle im Gesundheitssystem dringend gebraucht wurde.[19] Bemerkenswert in diesem Zusammenhang: Sowohl Gates als auch Fauci deuteten an, dass die erwartete Pandemie auf ein Virus zurückgehen könnte, das vorsätzlich waffenfähig gemacht worden war. Einen Monat nach der Rede von Dr. Fauci in Georgetown[20] rief Gates auf der Münchner Sicherheitskonferenz das jährliche Konklave westlicher Geheimdienstchefs dazu auf, sich vorzustellen, dass »irgendwo in der Welt eine neue Waffe existiert oder auftauchen könnte, die imstande ist, Millionen Menschen umzubringen, die Wirtschaft zum Stillstand zu bringen und Länder ins Chaos zu stürzen«.[21]

Und bei einer Veranstaltung der Massachusetts Medical Society und des *New England Journal of Medicine* ermahnte Gates am 27. April 2018 sein Publikum: »Wäre es eine militärische Waffe, bestünde die Antwort darin, mit allen zur Verfügung stehenden Kräften Gegenmaßnahmen zu entwickeln.« Gehe es hingegen um biologische Bedrohungen, vermisse er das Gefühl der Dringlichkeit.[22]

Im März 2019 sagten Shi Zhengli, die als »Bat Woman« zu weltweiter Berühmtheit gelangte Gain-of-Function-Spezialistin des Virologischen Instituts Wuhan, und ihre Kollegen voraus: »Mit hoher Wahrscheinlichkeit werden künftige SARS- oder MERS-ähnliche Coronavirusausbrüche von Fledermäusen ausgehen. Die Wahrscheinlichkeit ist erhöht, dass dies in China geschehen wird.«[23]

Die Prognose zu einer bevorstehenden Coronaviruspandemie sollte sich mit unheimlicher Genauigkeit bewahrheiten. Das ist umso beeindruckender, wenn man bedenkt, dass Coronaviren in der Geschichte der Menschheit noch nie zuvor eine Pandemie ausgelöst hatten. Die Grippe – und insbesondere die Vogelgrippe – kann tödlich und ansteckend verlaufen, aber die tödlichen Coronaviren werden nicht so einfach von Mensch zu Mensch übertragen. Das ist der Grund, warum der SARS-Ausbruch 2003 so rasch wieder abklang und unter den 6,2 Milliarden Menschen auf diesem Planeten nur 774 Todesopfer forderte.[24,25,26] Zudem hatte die amerikanische Gesundheitsbehörde National Institutes of Health (NIH) bereits zahlreiche einsatzbereite Mittel identifiziert, die sowohl prophylaktisch als auch zur Behandlung enorm effektiv gegen Coronaviren wirkten, darunter Vitamin D, Zink, das Antibiotikum Azithromycin (Handelsname: Zithromax) und Hydroxychloroquin.[27]

Und trotzdem überarbeitete am 28. März 2019, 6 Monate bevor Covid-19 tatsächlich die Bühne betrat, Moderna, ein staatlich gefördertes Biotech-Start-up aus Cambridge im US-Bundesstaat Massachusetts, seinen zuvor bereits abgelehnten Patentantrag für eine mRNA-Impfstoffplattform. Der

Antrag bezog sich auf einen Coronavirusimpfstoff und wurde nun mit erneuter Dringlichkeit gestellt.[28,29] Moderna drängte das Patentamt zur Eile und verwies auf »die Sorge, das SARS-Coronavirus könne erneut auftauchen oder vorsätzlich freigesetzt werden«.[30] Besaß Moderna-CEO Stéphane Bancel möglicherweise Insiderwissen, das in diesen außerordentlich vorausschauenden Appell einfloss? Unter Bancels Führung hatte das französische Unternehmen bioMérieux für 44 Millionen Dollar das Hochsicherheitslabor (BSL-4) des Virologischen Instituts Wuhan gebaut,[31,32] und Bancel wusste um die gemeldeten Schwierigkeiten des Labors mit dem Luftstromsystem, das verhindern sollte, dass übertragbare Viren entweichen.[33,34]

Bancel war also deshalb so gut über das Labor in Wuhan informiert, da er der Chef von bioMérieux gewesen war, als das Unternehmen das Labor in Wuhan baute.[35,36] Und es war nicht das erste Mal, dass Bancel eine derartige Voraussicht an den Tag legte. 2016 ließ sich Moderna das allgemeine Konzept patentieren, wie man bei Coronavirusimpfstoffen mit dem Spike-Protein arbeiten kann. Wie die ganze Welt mittlerweile weiß, ist das Spike-Protein Grundlage sämtlicher amerikanischer Impfstoffe gegen Covid-19.[37,38]

Es war eine atemberaubende Ansammlung staatlicher Verbündeter und Titanen aus der Wirtschaft, die sehr viel Geld auf Moderna gesetzt hatten – auf ein Unternehmen, das über kein einziges verkaufsbereites Produkt verfügte und das in der Vergangenheit für kein einziges Medikament oder Gerät eine Zulassung erhalten hatte.[39] Sein Wert basierte einzig und allein auf der entfernten Möglichkeit, dass eine von einem neuartigen Virus ausgelöste Pandemie ausbrechen könnte. Und dass die wichtigsten Investoren dann über ausreichend politische Macht verfügen würden, um einen gigantischen globalen Absatzmarkt für das unerprobte Vakzin erschaffen und gleichzeitig günstige, wirksame Behandlungsmethoden unterdrücken zu können, die nachweislich gesundheitlich unbedenklich sind. Letztlich sollte die US-Regierung knapp 10 Milliarden Dollar in das junge Unternehmen stecken, und die NIH halten einen Teil des Moderna-Patents. Bill Gates steuerte bereits 2016 20 Millionen Dollar bei.[40,41,42]

Robert Kadlec war unter Trump im Gesundheitsministerium Staatssekretär für Preparedness and Response (etwa »Bereitschafts- und Reaktionsplanung«)

und faktisch Leiter der Biomedical Advanced Research & Development Authority (BARDA), einer Behörde, die verblüffende 955 Millionen Dollar in das Biotech-Start-up Moderna investierte.[43] Michael Callahan, einflussreicher CIA-Mitarbeiter und Direktor bei der Pentagon-Behörde Defense Advanced Research Projects Agency, hat über DARPA[44,45] ebenfalls Millionenbeiträge in unbekannter Höhe in Moderna gesteckt, als das Unternehmen in Erwartung einer Krankheit eine experimentelle Impfplattform entwickelte.[46,47] Im August 2020 informierte Moderna die amerikanische Nachrichtenwebseite Axios, dass man aktuell zu 100 Prozent aus Mitteln der Bundesregierung finanziert werde.[48,49,50]

Insgesamt investierten Bill Gates und seine Partner bei der US-Regierung rund 2,5 Milliarden Dollar an Steuergeldern beziehungsweise (im Fall von Gates' Stiftung) an steuerlich absetzbaren Dollar in Moderna.[51,52] Mit ihren panikschürenden Pandemieprognosen waren Gates, Fauci und Bancel keine Einzelfälle. Im Januar 2019, ein Jahr bevor die WHO den globalen Notstand ausrief, leiteten andere einflussreiche Akteure mit Verbindungen zu Big Pharma und westlichen Regierungseinrichtungen Maßnahmen ein, die im Rückblick ungewöhnlich vorausschauend erscheinen und den aufziehenden Covid-19-Sturm quasi erahnten. Die WHO, zu diesem Zeitpunkt ein Vasall der Bill & Melinda Gates Foundation, gab im Januar eine Erklärung heraus, die für einiges Erstaunen sorgte: Auf einer Liste der zehn größten Bedrohungen für die öffentliche Gesundheit führte die Weltgesundheitsorganisation neben Aids, Luftverschmutzung, Klimawandel und noch vor Krebs, Ruhr und Malaria die sogenannte »Impfgegnerschaft« als Faktor an.[53] Die WHO untermauerte diese Einschätzung nicht durch wissenschaftliche Fakten.

Gleichzeitig forderten von der Pharmabranche finanziell unterstützte Politiker in einer weltweiten Kampagne, sämtliche Impfungen verpflichtend zu machen und religiöse, philosophische und medizinische Ausnahmen für ungültig erklären zu lassen.[54,55] Seit der Mitteilung der WHO waren nur wenige Wochen vergangen, da waren in allen fünfzig US-Bundesstaaten, im Repräsentantenhaus sowie in Parlamenten rund um den Globus Hunderte Gesetzesanträge eingereicht worden, in denen es darum ging, Impfausnahmen abzuschaffen und Impfungen für Kinder im Schulalter verpflichtend zu machen.[56,57,58,59] 2016 schwenkten auch die American Medical Association (AMA) und die American Academy of Pediatrics (AAP) auf diese Linie ein. Und so riefen die einflussreichen Branchenverbände, die stark von der Großzügigkeit der Pharmaindustrie abhängig sind, lautstark dazu auf, Ausnahmen abzuschaffen.[60,61,62]

Die NIH, die Seuchenschutzbehörde Centers of Disease Control (CDC) und die Pharmabranche pumpten nun Millionen Dollar in Propaganda und psychologische Kriegsführung in der Absicht, Impfstoffe zu bewerben und Widerstände gegen deren Einsatz zu zerschlagen. Es war wie eine Neuauflage von »MK ULTRA«, dem von der CIA durchgeführten Projekt zur Bewusstseinskontrolle: Gesundheitsbehörden der Bundesregierung und die Entwicklungsbehörde USAID finanzierten den Aufbau einer Brigade von Frontkämpfern in Form von Hochschulsozialwissenschaftlern und Ärzten, die im Kampf gegen die Impfgegnerschaft mitwirken sollten. Zu diesem Zweck kamen Methoden aus der psychologischen Kriegsführung zum Einsatz.[63,64,65,66] Im Februar und März 2019 schrieb Adam Schiff, der mächtige Vorsitzende des für die Geheimdienste zuständigen Ausschusses im Repräsentantenhaus, an den Facebook-Gründer Mark Zuckerberg, den Google-CEO Sundar Pichai sowie den Amazon-CEO Jeff Bezos und forderte sie auf, auf ihren jeweiligen Plattformen gegen »Falschinformationen zu Impfstoffen« vorzugehen.[67,68]

Im September 2019 kaufte die Bill & Melinda Gates Foundation vorausschauend für 18,10 Dollar pro Aktie mehr als 3 Millionen Anteile eines wenig bekannten Unternehmens namens BioNTech – das kurz darauf Covid-19-Impfstoffe herstellen sollte. Als der Aktienkurs im August 2021, also weniger als 2 Jahre später, seinen bisherigen Hochstand erreichte, war der Wert der 55-Millionen-Dollar-Investition von Bill Gates auf 550 Millionen Dollar gestiegen.[69] Im November desselben Jahres räumte Gates öffentlich ein, dass die Impfstoffe, die er so aggressiv beworben und von denen er so stark profitiert hatte, die Ausbreitung von Covid nicht verhinderten.[70]

Fast konnte man den Eindruck gewinnen, dass die Impfstoffindustrie gemeinsame Sache mit den mächtigsten Politikern und Institutionen der Welt machte und den Grundstein für etwas Gewaltiges legte, das kurz bevorstand!

Das erste Mal hörte die Welt von Covid-19 im Januar 2020, aber amerikanische Nachrichtendienste und führende Universitäten wie Harvard und Brown haben Fakten zusammengetragen, die dafürsprechen, dass Covid-19 bereits im Jahr 2019 in Wuhan zirkulierte und dass die chinesische Regierung die Ausbreitung aggressiv bekämpfte. Im Juni 2023 erklärten Journalisten, Ermittler der US-Regierung hätten ihnen gegenüber bestätigt, dass das Virus tatsächlich früher im Umlauf war, als es aus offiziellen chinesischen Berichten hervorgeht.[71,72]

In *Das wahre Gesicht des Dr. Fauci* weise ich nach, dass Gates und Fauci bei all ihren eindringlichen Vorhersagen in Abstimmung mit amerikanischen Geheimdiensten agierten. Diese hatten zwischen 1999 und 2019 an über einem Dutzend Pandemie-Simulationen teilgenommen – zusammen mit Zehntausenden Politikern, Gesundheitsbeamten und Ersthelfern aus zahlreichen Ländern. Bei jedem dieser Szenarien stand eine militarisierte Reaktion auf die Ereignisse im Vordergrund. Ein Coronavirus, Milzbranderreger oder eine Grippepandemie dienten als Vorwand dafür, totalitäre Kontrollen zu installieren. Ich dokumentiere diese unheilvollen Simulationen in »Keimkriege«, dem letzten Kapitel von *Das wahre Gesicht des Dr. Fauci.*[73]

Und welchen Grund hatte Gates, sich auf der Münchner Sicherheitskonferenz vor einen Haufen Spione zu stellen und ausgerechnet über die bevorstehende Pandemie zu sprechen? In *Das wahre Gesicht des Dr. Fauci* zeige ich, wie tief die Geheimdienste in die umstrittene und riskante Entdeckung und Modifizierung (Gain-of-Function) von Viren verwickelt war. Bei der Gain-of-Function-Forschung geht es darum, die Übertragbarkeit und/oder Virulenz von Krankheitserregern zu steigern. Es handelt sich um einen aufstrebenden Forschungszweig. Zu den größten Geldgebern zählen die United States Agency for International Development (USAID), eine für Entwicklungszusammenarbeit zuständige Behörde, die oftmals als Strohmann der CIA agiert, sowie die EcoHealth Alliance, eine weitere Organisation, hinter der, laut dem damaligen Vizepräsidenten Dr. Andrew Huff, die CIA steckt, und die National Institutes of Health (NIH) durch die Sparte von Anthony Fauci und das National Institute for Allergy and Infectious Diseases (NIAID), das seit Langem für Pentagon und CIA an Biowaffen forscht. Viele der Spione auf der Münchner Sicherheitskonferenz waren tief darin involviert, die Biosicherheitsagenda zu bewerben und Gain-of-Function-Experimente durchführen zu lassen. Seit 2001 hatten diese Einrichtungen das Thema Biosicherheit ohne Unterlass beworben, was dazu führte, dass sie, sollte ein Unfall eine globale Pandemie in Gang setzen, exponentiell profitieren und an Macht gewinnen würden. Seit 2 Jahrzehnten bereitete die CIA Staatsdiener und politische Entscheider auf diese spezielle Eventualität vor und nutzte dazu eine Serie von Planspielen, in deren Mittelpunkt strategische Antworten standen, die darauf abzielen, Einfluss, Autorität und Reichweite des Sicherheitsstaates auszuweiten.

Oktober 2019: Vermutlich einen Monat nachdem sich Covid in Wuhan auszubreiten begann, und nur etwas mehr als 2 Monate bevor die chinesische Regierung die WHO in Kenntnis setzte, dass im Land eine Coronaviruspneumonie kursierte, die von Mensch zu Mensch übertragbar ist. Am 18. Oktober veranstalten Bill Gates und die ehemalige stellvertretende CIA-Chefin Avril Haines – schon bald Direktorin der amerikanischen Nachrichtendienste und zentrale Coronavirusberaterin von Präsident Joe Biden – in New York ein Planspiel. Es ging um eine globale Coronaviruspandemie, die 60 Millionen Menschen das Leben kostet. Die Simulation firmierte unter dem Namen »Event 201«.[74,75]

Finanziert wurde »Event 201« vom Johns Hopkins Center for Health Security, dem Weltwirtschaftsforum und der Bill & Melinda Gates Foundation. Unter den Teilnehmern waren George Gao, Leiter der chinesischen Seuchenschutzbehörde, und amerikanische Vertreter von Social-Media-Plattformen, Mainstream-Medien und der Pharmabranche.

Die größten Geldgeber des Johns Hopkins Center sind die NIH und das NIAID; seit 1999 haben sie atemberaubende 14 Milliarden Dollar an Mitteln bereitgestellt.[76] Die Gates Foundation rief 1999 an der Johns Hopkins University School of Public Health ein Institut für Gesundheitsversorgung und Reproduktionsgesundheit ins Leben und ließ der Dachorganisation zwischen 1997 und 2022 erstaunliche 973 Millionen Dollar zukommen.[77,78] Die Organisatoren des Planspiels verteilten unter den Teilnehmern Taschen, die ein stachliges Plüschkissen in Form eines Coronavirus enthielten, das praktisch exakt so aussah, wie das Covid-19-Virus später dargestellt werden sollte.[79,80] In derselben Woche, während die Sportler der Militärweltspiele in Wuhan die Rückreise in ihre Heimatländer antraten, breitete sich das echte pandemische Coronavirus bereits auf dem Globus aus.[81]

»Event 201« war die vierte Pandemie-Simulation dieser Gruppe. In *Das wahre Gesicht des Dr. Fauci* führe ich aus, dass Beamte mit Verbindungen zur CIA bei all diesen Veranstaltungen und mindestens einem Dutzend weiterer, die ich beschreibe, für die zentrale Planung verantwortlich zeichneten. An jeder dieser Übungen nahmen zudem ranghohe ehemalige und/oder aktive CIA- und In-Q-Tel-Bedienstete teil. In-Q-Tel ist ein Wagniskapitalunternehmen der CIA, das in Informationstechnologie investiert mit dem Ziel, unsere Spione technisch auf dem neuesten Stand zu halten.[82,83] Executive Vice President bei In-Q-Tel ist momentan Tara O'Toole, Mitgründerin und ehemalige Leiterin des Johns Hopkins Center for Health Security.[84]

Alle Planspiele wiesen zusätzliche Gemeinsamkeiten auf. Am wichtigsten ist dabei der Aspekt, dass sie sich konsequent weigern, die öffentliche Gesundheit ernsthaft zu berücksichtigen. Stattdessen nutzen sie die Ansteckung als Vorwand, totalitäre Maßnahmen zu ergreifen – die Meinungsfreiheit wird ebenso abgeschafft wie das Recht, sich friedlich zu versammeln. Gotteshäuser werden geschlossen, die freie Religionsausübung ist also beschnitten. Unternehmen werden in großer Zahl geschlossen, was Eigentumsrechte verletzt. Auch das Recht auf ein Schwurgerichtsverfahren fällt weg, denn Hersteller von Impfstoffen und andere Unternehmen und Einrichtungen, die an der Verteilung von Impfstoffen beteiligt sind, genießen Immunität und sind nicht verpflichtet, Wirksamkeit oder Sicherheit ihrer Produkte nachzuweisen. Und schließlich wird der vierte Verfassungszusatz verletzt, der ungerechtfertigte Durchsuchungen und Beschlagnahmungen untersagt.

Viele der Propagandamethoden, die die CIA entwickelte, um indigene Gesellschaften unter ihre Kontrolle zu bringen, wurden auch bei den Übungen eingesetzt – die Wirtschaft zum Erliegen bringen, Massenentlassungen einleiten, Einrichtungen schließen, Menschen absondern und gegeneinander aufstacheln, Menschen in Pflegeeinrichtungen von ihren Familien isolieren und auf vielfältige andere Weise Chaos, Hoffnungslosigkeit, Angst und Verzweiflung säen. Zu diesen Taktiken gehört auch das Stockholm-Syndrom, bei dem das Opfer einer Geiselnahme Sympathie für denjenigen entwickelt, der es gefangen genommen hat, und paradoxerweise seinen einzigen Ausweg in blindem Gehorsam sieht. Kritisiert jemand die Gefängniswärter oder die Umstände allgemein, reagiert die gefangene Person mit Wut.

Die jüngste derartige Übung fand als virtuelle Simulation auf der Münchner Sicherheitskonferenz im März 2021 statt und wurde von Sam Nunn und der Nuclear Threat Initiative (NTI) gesponsert.[85] Bei diesem Planspiel wurde vorhergesagt, dass im Mai 2022 eine globale Affenpockenpandemie ausbrechen würde.[86] Eine Prognose von erstaunlicher Weitsicht, die die CIA da an den Tag legte, denn Affenpocken waren bis dato nur schwer von Mensch zu Mensch übertragbar gewesen. Und tatsächlich setzte sich der WHO-Generaldirektor Tedros Ghebreyesus im Juli 2022 – also aufs Stichwort und zu einem Zeitpunkt, als die Covid-19-Panik gerade abebbte – über die Meinung seiner eigenen Fachleute hinweg und erklärte Affenpocken zu einer »Gesundheitlichen Notlage internationaler Tragweite«.[87]

In der Mainstream-Presse blieb nahezu unbemerkt, mit welch erstaunlicher Genauigkeit die CIA das Aufkommen infektiöser Ansteckungen vorherzusagen imstande war. So untrüglich war die Genauigkeit dieser geradezu hellseherischen Prognosen, dass sich selbst die leichtgläubigsten und dickfelligsten Beobachter fragen mussten: Dienen diese periodischen und beispiellosen Pandemien von Infektionskrankheiten womöglich einer geheimen Agenda? Stecken dahinter vielleicht diejenigen, die diese Pandemie zunächst vorhersagten und dann verkündeten?

»Event 201« von 2019 und die Affenpocken-Simulation aus dem Jahr 2021 wiesen beunruhigende Übereinstimmungen zu »Dark Winter« auf, einem Planspiel, das die CIA im Juni 2001 durchführte und das den Auftakt der Biosicherheitsära darstellte.[88] Bei dieser Übung simulierte man einen Angriff mit Pockenviren auf die Vereinigten Staaten, gerade einmal 3 Monate bevor in der realen Welt die folgenschweren Anschläge mit Milzbranderregern auf das amerikanische Kapitol stattfanden.[89]

»Dark Winter« nahm die wenige Monate später erfolgenden Milzbrandanschläge vorweg, und die NTI sagte den Ausbruch der Affenpocken fast auf den Monat genau voraus, in dem die WHO eine »Gesundheitliche Notlage internationaler Tragweite« verkündete. Und genauso nahm »Event 201« die Coronapandemie vorweg.[90,91,92] Noch wichtiger war vielleicht, dass diese Übung auch die Strategie umriss, öffentliche Spekulationen zu zensieren, wonach ein Laborleck die Pandemie ausgelöst hatte.[93]

6 Tage nach »Event 201«, am 29. Oktober 2019, veranstalteten Anthony Fauci und BARDA-Direktor Rick Bright ein Treffen führender Virologen und Vakzinologen. Das Meeting fand am Milken Institute statt, einer unabhängigen Wirtschaftsdenkfabrik aus Kalifornien, und es ging darum, die globale »Krise« der Impfgegnerschaft zu erörtern und sich Strategien zu überlegen, wie man die Entwicklung und Zulassung von Impfstoffen beschleunigen könnte.[94,95] Es kam zu einem hitzigen Wortgefecht, bei dem Bright düster andeutete: »Vielleicht besteht die Notwendigkeit, ja, vielleicht ist es sogar dringend erforderlich, dass es da draußen zu einem gerüttelt Maß an Aufregung kommt, die massiv stört und nicht an bürokratische Vorgaben und Abläufe gebunden ist.«[96] Er deutete an, nur eine globale Gesundheitskrise – eine Pandemie zum Beispiel – könne Regierung und Wirtschaft dazu bewegen, die Milliarden Dollar bereitzustellen, die es brauche, um eine neue Generation von »Plug and Play«-mRNA-Impfstoffen zu erschaffen. Nur auf diesem Weg könne man die traditionellen Sicherheitsauflagen abtragen und reibungslos verbindliche Massenimpfprogramme durchsetzen.

Der Immunologe und Impfstoffforscher Bright saß stets am Dreh- und Angelpunkt des Biosicherheitskartells. Von 2003 bis 2006 arbeitete er in der Influenza-Abteilung der CDC und spielte 2005 eine wichtige Rolle dabei, die künstlich aufgeblasene Vogelgrippeepidemie von Sir Jeremy Farrar (mehr dazu in Kapitel 54) zu bewerben. Anschließend wechselte er in die Privatwirtschaft, um bei Novavax an Grippeimpfstoffen zu forschen.[97] Er hat als Berater für die NIH, die WHO und das amerikanische Verteidigungsministerium gearbeitet, wobei sein Spezialgebiet Impfstoff- und Pandemiepropaganda war. 2008 wechselte er zum Program for Appropriate Technology and Health

(PATH) und zur Bill & Melinda Gates Foundation. Als Einsatzleiter war er verantwortlich für »Gegenmaßnahmen« gegen das Zika-Virus.[98] 2010 schloss er sich BARDA an und leitete die Behörde von 2016 bis 2020, bevor er zu den NIH wechselte.[99] Präsident Joe Biden berief ihn im November 2020 in sein Beratergremium zur Covid-19-Pandemie. Bright machte seinen Doktortitel in Emory und einen Abschluss in Vakzinologie an der Fondation Mérieux, einer Einrichtung, die mit dem Unternehmen bioMérieux verbunden ist, dem Erbauer des Labors in Wuhan.[100]

Doch zurück zum Meeting am Milken Institute. Bright schmückte seinen Vorschlag mit Einzelheiten aus, die inzwischen außerordentlich weitsichtig erscheinen: »Es ist nicht abwegig anzunehmen, dass irgendwo in China ein neuartiges Vogelvirus zu einem Ausbruch führt. Wir könnten uns die RNA-Sequenz von dort besorgen, sie in einer Reihe regionaler Zentren bereitstellen, wenn nicht sogar in lokalen Zentren oder irgendwann in den eigenen vier Wänden. Dort druckt man diese Vakzine dann auf ein Impfpflaster und verabreicht sie sich selbst.«[101]

Ein Video von der Veranstaltung am Milken Institute zeigt Anthony Fauci, der sich darüber beschwert, dass es mindestens 10 Jahre dauere, einen Impfstoff auf die ordnungsgemäße Weise auf den Markt zu bekommen. Das sei seiner Einschätzung nach viel zu lang. Dr. Fauci beklagt zudem, dass die Öffentlichkeit Grippeinfektionen einfach nicht ernst nehmen wolle. Die Gesundheitsbehörden müssten Nachzügler und Widerspenstige mit außerordentlichen Krisen konfrontieren, die es rechtfertigen, die üblichen Sicherheitsnormen vom Tisch zu fegen. »Mir egal, was Ihre Auffassung dazu ist. Wir werden das Problem in disruptiver Weise angehen und in einer iterativen [reproduzierbaren] Weise«, verspricht er in ominösen Tönen. »Es braucht nämlich beides.«[102]

Impfstoffforscher wissen, dass die Studien zur langfristigen Sicherheit lästig, aber notwendig sind. Das hängt mit dem zusammen, was der Oberste Gerichtshof der USA als »unvermeidliche« unerwünschte Nebenwirkungen von Impfstoffen bezeichnet. Das kann schwere Schäden bedeuten, etwa am Gehirn, oder sogar den Tod.[103,104] Viele dieser negativen Nebenwirkungen treten mit langem Vorlauf ein oder innerhalb diagnostischer Horizonte, die sich in Kurzzeitstudien zur Sicherheit nicht erkennen lassen. Dass sich Dr. Fauci im Oktober 2019 bei der Milken-Konferenz so optimistisch zeigte, was eine rasche Zulassung von Impfstoffen anbelangt, steht in starkem Widerspruch zu einem Interview, das er 1999 der Wirtschaftssendung *Nova* des nicht kommerziellen US-TV-Senders PBS gab. Damals warnte er, es könne zu Katastrophen führen, wenn man Studien zur Impfstoffsicherheit verkürze:

> »Sie verabreichen es, ein Jahr vergeht, und allen geht es gut. Sie sagen: ›Okay, das ist schön, geben wir es jetzt 500 Leuten.‹ Wieder geht ein Jahr ins Land, und alles ist in Ordnung. Sie sagen: ›Schön, geben wir es jetzt Tausenden.‹ Und dann stellen Sie fest, dass es 12 Jahre dauert, bis der Teufel los ist, und was haben Sie getan?«[105]

Michael Specter, Autor für das Magazin *The New Yorker* und seit Jahrzehnten Hofbiograf und getreuer Gefolgsmann von Dr. Fauci, brachte während der Milken-Konferenz einen Vorschlag auf, der ein Jahr später gleichermaßen vorausschauend wie unheimlich klang: »Warum zerschlagen wir nicht das ganze System? Natürlich können wir nicht einfach dem bestehenden System den Hahn zudrehen und dann sagen: ›Hey, alle Menschen auf Erden sollten diesen neuen Impfstoff bekommen, den wir noch niemandem verabreicht haben‹, aber irgendeinen Weg muss es geben.«[106]

Bei aller Hysterie seitens Gates und Fauci war es in Wirklichkeit keineswegs ausgemacht, dass ein Coronavirus oder gar die Grippe eine globale Krise verursachen würden. Während in früheren Zeiten Epidemien pathogener Krankheiten ganze Generationen dezimierten, sprechen zahlreiche Studien von den CDC und den NIH dafür, dass für eine Bevölkerung, die gut genährt ist und Zugang zu sauberem Wasser und zu Antibiotika hat, die Risiken minimal sind.[107,108,109,110] Seit der »Spanischen Grippe«-Pandemie von 1918 war die Mortalität durch Infektionskrankheiten drastisch eingebrochen, nämlich um etwa 74 Prozent.[111] Anthony Fauci selbst räumte 2008 in einem Artikel für das *Journal of Infectious Diseases* ein, dass die überdurchschnittliche Sterblichkeit der Spanischen Grippe nicht auf das Grippevirus zurückzuführen war, sondern auf bakterielle Lungenentzündungen, eine Infektionskrankheit, die sich heutzutage leicht mit Antibiotika behandeln lässt.[112] Eine umfassende Studie des Johns Hopkins und der CDC aus dem Jahr 2000 kam zu dem Schluss, dass verbesserte Ernährung, Hygiene und gechlortes Trinkwasser das Ende bedeuteten für Massensterblichkeit aufgrund von Infektionskrankheiten wie Wochenbettfieber, Pest, Masern, Diphtherie, Keuchhusten, Typhus, Fleckfieber, Cholera, Pocken oder Polio, die vor dem 20. Jahrhundert regelmäßig unter den Bevölkerungen gewütet hatten.[113]

In ihrem Buch *Virus-Wahn* schreiben der Journalist Torsten Engelbrecht und der Medizinhistoriker Claus Köhnlein:

> »Daher kommen Seuchen in den Wohlstandsgesellschaften einfach nicht vor, weil sie Bedingungen bieten (ausreichende Ernährung, sauberes Trinkwasser etc.), durch die es vielen Menschen ermöglicht wird, ihr Immunsystem so fit zu halten, dass Mikroben einfach keine Chance haben, sich krankhaft zu vermehren ...«[114]

Was die CDC-Forscher (und viele andere) interessanterweise feststellten: Medizinische Eingriffe wie Impfungen, Antibiotika und Operationen steuerten nahezu gar nichts zu dem historischen Rückgang der Letalität durch Ansteckungen bei.[115,116]

> »[Medizinische Maßnahmen] haben scheinbar nur wenig zum allgemeinen Rückgang der Mortalität in den Vereinigten Staaten seit etwa 1900 beigetragen. In vielen Fällen sind sie eingeführt worden, als ein spürbarer Rückgang bereits seit mehreren Jahrzehnten im Gange war, und in den meisten Fällen hatten sie keinen nachweisbaren Einfluss.«[117]

Mitte der 1980er-Jahre war die Sterblichkeit durch Infektionskrankheiten so drastisch zurückgegangen, dass man im Weißen Haus unter Ronald Reagan darüber nachdachte, die CDC aufzulösen. In meinem Buch *Das wahre Gesicht des Dr. Fauci* beschreibe ich, dass dieser Vorschlag innerhalb der CDC Panik auslöste. Mit Steuergeldern finanzierte Virologen und Impfstoffbefürworter – darunter Anthony Fauci – warfen nun mit düsteren Prophezeiungen um sich, wonach alle möglichen Pandemien bevorstünden. Diese Alarmrufe dienten ausschließlich eigenen Zwecken, keine der Warnungen sollte sich bewahrheiten.

Während des ersten Coronajahres lobte die Presse Gates und Dr. Fauci ehrfurchtsvoll in den Himmel, weil sie mit ihren Prognosen auf geradezu unheimliche Weise richtiggelegen hatten. Aber ihr Scharfsinn beim Blick in die Glaskugel wirft eine Frage auf: Waren die leichtsinnigen Gain-of-Function-Studien, die Tony Fauci und seine Freunde finanzierten (noch dazu in Laboren, wo die Wahrscheinlichkeit hoch war, dass manipulierte Superkeime entweichen könnten), der Grund dafür, dass die beiden Männer so überzeugt davon waren, uns stünde eine Coronaviruspandemie kurz bevor?

Inzwischen weiß die Welt, dass Dr. Fauci mit seinen Gain-of-Function-Experimenten vorsätzlich darauf abzielte, hochgradig ansteckende und leicht übertragbare Coronaviruserreger zu entwickeln, die absichtlich imstande sein sollten, eine globale Pandemie auszulösen. Seine langjährige Faszination für diese riskanten Unternehmungen rechtfertigt er damit, dass sie dafür benötigt würden, künftige Pandemien kommen zu sehen und sich zu wappnen. Außerdem könne man vorauseilend Impfstoffe für Tierviren entwickeln, bevor diese auf den Menschen überspringen.[118] Aber wenn dem tatsächlich so sein sollte, warum waren wir dann trotzdem so dermaßen schlecht vorbereitet, als sich tatsächlich eine Pandemie ereignete?

Wir werden sehen, dass Dr. Fauci unverantwortliche amerikanische und chinesische Forscher dafür bezahlte, in Wuhans schlecht geführter und schäbig zusammengestümperter Anlage krankheitserregende Monsterkeime zu züchten, zu beherbergen und zu transportieren. Ein Leck war nur eine Frage der Zeit. Mithilfe des in Großbritannien geborenen Peter Daszak, einem zwielichtigen und doppelzüngigen Zoologen, wusch Dr. Fauci Bundeszuschüsse. Es war Daszaks Unternehmen EcoHealth Alliance,[119] das dieses dunkle Hexenwerk finanzierte.[120] Daszak und seine Spießgesellen bei EcoHealth schleusten nicht nur das Geld amerikanischer Steuerzahler zu chinesischen Wissenschaftlern, sondern auch US-eigene Biowaffentechnologie und geistiges Eigentum, alles zu dem Zweck, pandemietaugliche Erreger zu erschaffen. Zu Daszaks Partnern gehörten die nachlässige chinesische Garnelenforscherin Shi Zhengli[121] und ihr Forscherteam – die meisten davon mit Verbindungen zum chinesischen Militär – sowie Ralph Baric, ein Professor an der University of North Carolina von möglicherweise fragwürdiger Moral. Baric zählte zu den größten Empfängern von Anthony Faucis Fördermitteln.

Dass Gates und Fauci mit geradezu unheimlicher Treffsicherheit Art und Zeitpunkt der Covid-19-Pandemie vorhersagten, hat möglicherweise weniger mit überragenden prophetischen Fähigkeiten zu tun, als viel mehr mit einer wahrscheinlichen Wette darauf, dass genau das eintreten würde, was aufgrund von Dr. Faucis Wirken unvermeidbar war.

Im April 2020 lenkte ich als einer der Ersten die Aufmerksamkeit auf die Geschichte von Anthony Faucis dunkler Obsession hinsichtlich der Gain-of-Function-Forschung in Wuhan.[122] Ich stellte die Frage: »Haben die Experimente von Dr. Fauci möglicherweise zu der Pandemie beigetragen, mit deren Management er nun von Präsident Donald Trump beauftragt wurde?« Ich regte an, der Kongress solle untersuchen, ob Dr. Fauci durch sein Herumexperimentieren mit dieser düsteren Alchemie womöglich die Büchse der Pandora geöffnet und Covid-19 auf die Welt losgelassen hatte. Instagram monierte meinen Beitrag als »Impfstoff-Falschinformation« und nahm ihn am 10. Februar 2021 zum Anlass, mich von der Plattform zu verbannen.[123,124] Ich hatte zu diesem Zeitpunkt fast 800 000 Follower, die das soziale Netzwerk vor derart gefährlichem Gedankengut zu schützen suchte.[125]

Teil Eins: Der Weg nach Wuhan

Jahr	Monat/Tag	Ereignis
1914		Europäische Streitkräfte experimentieren im Ersten Weltkrieg mit biologischen Waffen.
1925		Das Genfer Protokoll bestimmt, dass kein Staat als Erster chemische und biologische Waffen einsetzen darf.
1932		Die Geburtsstunde der Biowaffenforschung: Der japanische Offizier Ishii Shirō baut im besetzten chinesischen Harbin ein Labor, in dem an Möglichkeiten der biologischen Kriegsführung geforscht wird.
1933		Deutschland erprobt in der Pariser Metro und am Piccadilly Circus in London die Tauglichkeit von Biowaffen.
1936		Ishii Shirō gründet Japans berüchtigte Einheit 731.
1937		Japan setzt biologische Waffen gegen China ein.
1940	Oktober	Einheit 731 erprobt mit Pestbakterien verseuchte Flöhe in besetzten chinesischen Städten.
1940		In Fort Detrick, USA, werden modifizierte Krankheitserreger gezüchtet.
1941		Die US-Regierung gründet das War Bureau of Consultants (WBC), das die Machbarkeit von Biowaffen ausloten soll.
1942	17. Februar	Das WBC heißt Kriegsführung mit biologischen Waffen als vielversprechende neue Waffengattung gut.
1942		An amerikanischen Soldaten wird Senfgas erprobt.
1943	März	Die U.S. Army errichtet in Camp Detrick Labors für die biologische Kriegsführung.
1943		Franklin Roosevelt verspricht, die USA werden nicht als Erster biologische und chemische Waffen einsetzen.
1945	September	Die ersten US-Vertreter sammeln in Japan Daten von Einheit 731.

Jahr	Monat/Tag	Ereignis
1945		Im Rahmen der Operation »Paperclip« werden die ersten Naziwissenschaftler nach Amerika geholt.
1946	Januar	US-Agenten verhaften Ishii Shirō und sichern versteckte Daten und Proben.
1947		Die CIA übernimmt die Kontrolle über die Operation »Paperclip«.
1947		Auf der Anlage Edgewood Arsenal erprobt das US-Militär Tabun an Menschen.
1949	29. August	Die Sowjetunion zündet ihre erste Atombombe.
1949	August	Über die Klimaanlage im Pentagon testet die CIA die Wirksamkeit biologischer Infektionen.
1949	Dezember	Die USA bindet japanische Kriegsverbrecher in die Entwicklung von Biowaffen ein.
1950	26. September	Die US Navy beginnt, an Zivilisten Luftkeime zu erproben.
1950er-Jahre		In den 1950er-Jahren wird über amerikanischen Großstädten Zink-Cadmiumsulfid in Gasform versprüht.
1952	8. Oktober	In einem 669-seitigen Bericht werfen die Vereinten Nationen den USA vor, mit dem Einsatz von biologischen Waffen im Koreakrieg gegen das Genfer Protokoll verstoßen zu haben.
1952		Die CIA beginnt das Projekt »MK NAOMI«, das in großem Stil Bio- und Chemiewaffen herstellen und erproben soll.
1953		»MK ULTRA« beginnt, das Projekt der CIA zur Gedankenkontrolle.
1953		CIA-Kollegen verabreichen Frank Olson LSD. Bei einem mysteriösen Sturz durch ein Hotelfenster stirbt Olson.
1954		Operation »Whitecoat« beginnt. Zunächst werden tödliche Erreger an Siebenten-Tags-Adventisten erprobt.
1955		Über Tampa Bay, Florida, setzt die CIA unbekannte Bakterien frei.
1959		Ein Arsenal waffenfähiger Insekten entsteht.

Jahr	Monat/Tag	Ereignis
1960er-Jahre		Pentagon und CIA forschen aktiv an biologischen und chemischen Waffen.
1961	17. Januar	Präsident Eisenhower warnt vor dem Aufstieg des »militärisch-industriellen Komplexes« und davor, dass eine Elite aus Wissenschaft und Technologie die öffentliche Politik unter ihre Kontrolle bringt.
1962		Die USA setzen in Vietnam erstmals Entlaubungsmittel wie Agent Orange ein.
1962		Kuba wirft der CIA vor, hinter einem Ausbruch der Newcastle-Krankheit zu stecken.
1964		Army und Navy setzen Raketen mit Biowaffensprengköpfen ein.
1965		Die CIA versprüht in Washington Bakterien.
1966	7. bis 10. Juni	Die CIA erprobt in der New Yorker U-Bahn die Praxistauglichkeit von Biowaffen.
1966		Die CIA beginnt das Projekt »MK SEARCH«, das bewusstseinsverändernde Drogen entwickeln soll, mit deren Hilfe sich das Verhalten von Menschen kontrollieren lässt.
1966		US-Wissenschaftlern gelingt die Gefriertrocknung biologischer Kampfstoffe.
1966		Aus einem Labor in Großbritannien entweichen Pockenviren und infizieren Bewohner von Birmingham.
1967		Die CIA beginnt das Projekt »MK OFTEN/CHICKWIT«, bei dem an Mensch und Tier toxikologische Effekte untersucht werden.
1967		Fort Detrick rüstet Sergeant-Raketen mit biologischen Kampfstoffen aus.
1967		Der US-Verteidigungsminister bestätigt, dass die USA aktiv biologische Waffen entwickeln.
1967		In Deutschland und Serbien entweichen Marburg-Erreger aus Laboren.
1969		Präsident Nixon stellt das amerikanische Biowaffenprogramm ein.

Jahr	Monat/Tag	Ereignis
1971		Die USA greifen Kuba mit Biowaffen an und setzen dabei Erreger der Afrikanischen Schweinepest ein.
1971		Aus einem Labor in der Nähe des Aralsees entweichen Pockenviren.
1972		Die USA zerstören Bestände an biologischen Kampfmitteln.
1973		Die CIA zerstört Unterlagen zu Menschenexperimenten.
1975	22. Januar	Die USA ratifizieren das Genfer Protokoll.
1975		Die USA unterzeichnen die Biowaffenkonvention.
1977	März	Senatsanhörungen bestätigen historische Feldversuche in 239 bewohnten Gegenden.
1977		H1N1 (Spanische Grippe) entweicht aus einem Labor und führt in China zu einem Ausbruch.
1979		Ein Laborunfall in Swerdlowsk, UdSSR, löst einen Milzbrandausbruch aus. [Swerdlowsk ist heute das russische Jekaterinburg.]
1985		Die USA rüsten Saddam Hussein mit waffenfähigen Krankheitserregern aus.
1987		Das US-Verteidigungsministerium betreibt 127 Forschungsprojekte zu Biowaffen.
1988	23. November	In den USA tritt das Gesetz »Stafford Disaster Relief and Emergency Assistance Act« in Kraft.
1990	22. Mai	In den USA tritt das Gesetz »Biological Weapons Anti-Terrorism Act of 1989« in Kraft.
1991		Während der Operation »Desert Storm« erleiden US-Truppen einen »Blowback«. Es wird nötig, den Truppen einen riskanten Impfstoff gegen Milzbrand zu verabreichen. Wahrscheinlich trägt dieser stark zum rätselhaften Golfkriegssyndrom bei, an dem viele Veteranen erkrankt sind.

◇◇◇

KAPITEL 2

Biowaffen und amerikanische Werte

»Indem sie eine schwere nationale Krise verkündete, hat uns unsere Regierung in einem permanenten Angstzustand gehalten, uns in einen dauerhaften Sturmlauf patriotischen Eifers versetzt. Immer gab es etwas furchtbar Böses zu Hause oder eine monströse ausländische Macht, die uns verschlingen würde, wenn wir nicht blind auf die Regierung vertrauen.«[1]

General Douglas MacArthur, 1957

Ein Schwerpunkt dieses Buches liegt auf dem dunklen Bündnis zwischen Amerikas Militär, Amerikas Geheimdiensten – insbesondere der CIA – und unserem Staatsapparat für öffentliche Gesundheit. Nach dem Zusammenbruch der Sowjetunion machte der Militär- und Geheimdienstapparat das Thema Biosicherheit zur neuen Speerspitze der amerikanischen Außenpolitik.

Clever ersetzten diese Akteure die Angst vor dem sowjetischen Monolithen und dem Vormarsch des Kommunismus durch die Furcht vor Infektionskrankheiten. Erfolgreich fachten sie die Furcht an, um eine Rechtfertigung dafür zu haben, ihre Macht enorm auszuweiten. Im Zuge dieser Maßnahmen wurde Amerikas imperiale Präsenz im Ausland aggressiv durchgesetzt, während im Inland die verfassungsmäßigen Rechte Schritt für Schritt ausgehöhlt wurden. Das war der Aufstieg des Überwachungs- und Sicherheitsstaates.

Drittes Bein an diesem Stuhl ist Amerikas Medizin- und Wissenschaftsbürokratie. Im Biowaffenprogramm der USA vermischen sich die dunklen Ambitionen des militärisch-industriellen Komplexes mit den finsteren Absichten des medizinisch-industriellen Komplexes, der sich größtenteils aus der zentralstaatlichen Wissenschaftstechnokratie, der Pharmaindustrie und den Heerscharen akademisch Forschender zusammensetzt, die aus diesen Quellen Geld erhalten.

Sowohl Präsident Harry Truman als auch Präsident Dwight Eisenhower warnten das amerikanische Volk vor diesen antidemokratischen Entwicklungen. Truman rief 1947 die CIA ins Leben. Genau einen Monat nach der Ermordung meines Onkels John F. Kennedy äußerte Truman seine eigenen Sorgen, was den Griff des Geheimdienstes nach Macht anbelangte:

> »Mich beunruhigt seit einiger Zeit, wie sehr die CIA von ihrem ursprünglichen Auftrag abgewichen ist. Sie ist zu einem operativen und gelegentlich Politik machenden Arm der Regierung geworden. Das hat Probleme aufgeworfen und könnte unsere Schwierigkeiten in einigen explosiven Bereichen verstärkt haben. Als ich die CIA gründete, habe ich nie daran gedacht, dass sie sich in Friedenszeiten an Mantel-und-Degen-Operationen beteiligen solle. Was wir an Komplikationen und Peinlichkeiten erlebt haben, lässt sich in Teilen auf den Umstand zurückführen, dass dieser ruhige Geheimdienst-Arm des Präsidenten sich dermaßen weit von seiner ihm zugedachten Rolle entfernt hat, dass er als Symbol düsterer und rätselhafter ausländischer Intrigen gilt – und als Thema feindlicher Propaganda im Kalten Krieg. Wir sind als Land groß geworden, das man für seine freien Organe respektiert und für seine Fähigkeit, eine freie und offene Gesellschaft zu erhalten. Die Art und Weise, wie die CIA funktionierte, wirft einen Schatten auf unsere historische Position, und ich habe das Gefühl, dass wir korrigierend eingreifen müssen.«[2]

Wir haben gesehen, wie Trumans Nachfolger Dwight Eisenhower in seiner historischen Rede vor einer Gefahr für die Demokratie und die Freiheit warnte und vor der Gefahr, die der unstillbare Appetit des Kriegsapparates auf endlose Kämpfe darstellt. Und er warnte vor einer weiteren, ebenso großen Gefahr – die Gefahr durch die wissenschaftliche Technokratie auf Bundesebene. Diese Mahnung nahm den Aufstieg eines Medizinkartells vorweg, das nicht als Vorkämpfer für die öffentliche Gesundheit agieren würde, sondern durch eine Politik gedieh, an deren Ende kranke Bevölkerungen standen, die in Furcht vor Krankheit und Leid lebten.

Möglicherweise fragen Sie sich, warum unser Militär und unsere Spionagedienste Interesse an Gain-of-Function-Forschung zeigen sollten. Zur Beantwortung dieser Frage lohnt ein Blick auf die seit 75 Jahren andauernde Besessenheit der CIA von Biowaffen, Pandemien und Impfstoffen.

Die Biowaffenentwicklung war die erste Liebe der CIA, und bis zum heutigen Tag ist diese Leidenschaft nicht abgekühlt. Mit ihrer eingewurzelten Begeisterung für Biowaffen stand die CIA im Widerspruch zu sämtlichen idealistischen Grundlagen der amerikanischen Demokratie wie auch der Heilmedizin. Biowaffen sind schließlich das Gegenteil von Medizin: Die Infektiosität von Krankheiten wird gesteigert, und man macht die Erreger resistent gegen Antibiotika und therapeutische Behandlungen sowie gegen Hitze und Kälte. Damit strebt die geheime Kunst der Biowaffenentwicklung danach, alles, was Hunderte Generationen an Ärzten und Wissenschaftlern seit Hippokrates erreicht haben, zunichtezumachen. Dass sich die Bundesregierung mit Biowaffen beschäftigte, hatte beunruhigende Folgen, und sei es nur die, dass gewaltige Mittel und Heerscharen akademischer und staatlicher Forscher nicht dafür eingesetzt wurden, die Bevölkerung gesund zu machen und zu erhalten. Wir werden sehen, dass der Aufstieg der Biosicherheitsagenda mit einer Abnahme unserer traditionellen Freiheiten einherging, mit einer Schwächung der demokratischen Organe, der Militarisierung der Medizin und einer zunehmenden Aggressivität in der Außenpolitik.

Die moderne Gain-of-Function-Forschung lässt sich nur vor dem Hintergrund ihrer historischen Wurzeln im Biowaffenprogramm der Vereinigten Staaten begreifen. Um zu ermessen, welche Rolle die US-Regierung bei der Katastrophe spielte, die über das Labor in Wuhan hereinbrach, und um zu gewährleisten, dass es nie wieder zu einer von Menschen gemachten Pandemie kommt, wird eine umfassendere Abrechnung mit der Geschichte des amerikanischen Biowaffenprogramms fällig. Das Biowaffenkartell – bekannter unter dem Namen PPR-Industrie, wobei PPR für »Pandemic Preparedness and Response« steht – agiert unter strengster Geheimhaltung, größtenteils fernab kritischer Fragen und Blicke der Medien sowie geschützt vor jeglicher gesetzlicher Haftung. Entsprechend muss sie gegenüber niemandem Rechenschaft ablegen.

In den vergangenen Jahren hat sich die Biowaffenagenda zum Kernstück der amerikanischen Außenpolitik entwickelt. Dabei hat sie einer transparenten Regierungsarbeit, dem zivilgesellschaftlichen Diskurs, der freien Meinungsäußerung, der öffentlichen Gesundheit und dem Vertrauen der Öffentlichkeit in die demokratischen Institutionen der USA sowie anderer westlicher Nationen schwere Schäden zugefügt. Die Agenda hat unser Hochschulbildungssystem ebenso korrumpiert und pervertiert wie unsere wissenschaftlichen Fachmagazine und die komplette evidenzbasierte Herangehensweise an Forschung und Medizin. Sie hat die Macht des Militärs ebenso gesteigert wie das Profitdenken der Konzerne und das Streben nach sozialer Kontrolle beim medizinischen Establishment. Sie hat dazu beigetragen, Amerikas Medien zu einem Propagandawerkzeug von Big Pharma und dem militärisch-industriellen Komplex zu machen.

Damit sie funktioniert, benötigt diese Agenda ein Bündnis aus Militär, akademischer Welt, medizinischen Fachjournalen, Mainstream-Medien und für die öffentliche Gesundheit zuständigen Institutionen. Ihre korrupte und im Geheimen betriebene Zusammenarbeit zielt darauf ab, aus dem Heilberuf Medizin einen Fachbereich für das Töten zu machen. Dreh- und Angelpunkt ist eine finstere Allianz zwischen Spionage- und Gesundheitsbehörden in den USA und dem chinesischen Militär. Hier laufen die globalistischen Ambitionen der Neokonservativen zusammen, die davon träumen, die Milliardärselite zu ermächtigen und die Armen ihrer Rechte und ihrer Stimme zu berauben und sie zum Produkt zu machen. Es ist das perfekte Werkzeug dafür, im Ausland die imperiale Expansion voranzutreiben und im eigenen Land einen Sicherheitsstaat zu installieren. Die Geschichtsschreibung kennt zahllose Beispiele dafür, über welch atemberaubende Macht die Biowaffenagenda verfügt, wenn es darum geht, mitfühlende, geniale, idealistische Ärzte in Monster zu verwandeln. Wir müssen die Wurzeln dieser Agenda begreifen, um ermessen zu können, welche Gefahr sie für sämtliche Werte und Institutionen darstellt, die uns lieb und teuer sind.

Die Geschichte, die ich hier erzähle, wirft ein Schlaglicht auf den Aufstieg von Männern in Machtpositionen wie Ralph Baric, Peter Daszak, Jeremy Farrar

und Anthony Fauci, auf ihre Absichten und ihre Verbindungen. Wir werden sie und ihre Taten mit der Skepsis betrachten können, die sie verdienen.
Ihre Wurzeln hat die PPR-Industrie in den Biowaffenprogrammen, die während des Zweiten Weltkrieges von den kriegstreibenden faschistischen Regimen in Deutschland und Japan betrieben wurden.

Was der aktuelle PPR-Industriekomplex mit den Biowaffenprogrammen der Deutschen und der Japaner gemeinsam hat, sind enge Verbindungen zur Pharmaindustrie und zu den Medien; Komplizen in der akademischen Welt und den Medizinhochschulen; die Einbindung von Fachjournalen; die strenge Geheimhaltung; die weitverbreiteten Menschenexperimente; die sehr großzügige Auslegung des Begriffs »Freiwillige«; das ungefragte Erproben der Produkte an großen Bevölkerungsgruppen; flexible Moralvorstellungen; allgegenwärtige Lügen; die Anwendung von Mikrobiologie zu dem Zweck, Keime zu manipulieren und waffenfähig zu machen; die Nutzung der Impfstoffentwicklung als Tarnmantel für Biowaffenforschung; die Korrumpierung des gesamten medizinischen Establishments, indem man die Führung daran mitwirken lässt, die idealistischen Ziele der Medizin umzukehren; die Nutzung von Propaganda, inszenierter Furcht und Täuschung in der Absicht, sich die öffentliche Unterstützung zu sichern; und die Strategie, verbotene Forschung in unseriöse Labore in anderen Staaten auszulagern.

Wir werden sehen, wie sich das Militär und die Geheimdienste der USA die Dienste von Wissenschaftlern aus Nazideutschland und Japan sicherten, die auf ihren Gebieten Bahnbrechendes geleistet hatten, wie man sich ihre Zellkulturen ebenso unter den Nagel riss wie ihre Technologien zum Manipulieren, Züchten und Einsetzen von Krankheitserregern und wie man sich die moralischen Defizite dieser Personen zu eigen machte – ihre Hybris, nach eigenem Gusto wie ein Gott über Leben und Sterben großer Bevölkerungsgruppen entscheiden zu wollen, solange es den eigenen Ideologien und den eigenen Vorstellungen vom »Allgemeinwohl« diente.

Absichten, hinter denen häufig nichts als blanker Eigennutz steckt.

◇◇◇

KAPITEL 3

Eine kurze Geschichte der Biowaffen

Biologische Kriegsführung bedeutet, lebende Organismen zum Erreichen militärischer Ziele einzusetzen.[1] Zu den lebenden Organismen zählen auch Viren, Bakterien und Pilze. Militärstrategen setzen Biowaffen gegen gegnerische Truppen, Zivilisten, Tiere und Feldfrüchte ein, verbreiten mithilfe von Wind und Wasser Krankheitserreger über große Gebiete oder arbeiten mit infizierten Insekten und anderen Tieren.[2]

Seit den allerersten Kriegen der Menschheit spielen biologische und chemische Waffen eine Rolle. Bereits vor rund 4000 Jahren arbeiteten indische Herrscher mit Brandsätzen, die ihre Gegner mit Nebelwänden und giftigen Dämpfen verwirren sollten. 600 vor unserer Zeitrechnung vergifteten Assyrer Brunnen ihrer Feinde mit Mutterkornpilz. Dieser enthält eine LSD-ähnliche Chemikalie, die zu geistiger Verwirrung und teilweise sogar zum Tod führen kann.[3,4] Während des Peloponnesischen Krieges (431–404 v. Chr.) verbrannten Truppen aus Sparta und Theben bei der Belagerung von Plataiai in schwefelhaltigen Teer getauchtes Holz unter den Stadtmauern, um die Verteidiger in die Flucht zu schlagen.[5,6] Als sich in China im Jahr 1000 das Volk der Jin gegen die Song-Dynastie erhob, richteten die kaiserlichen Truppen arsenhaltigen Rauch auf die Rebellen.[7] Im 14. Jahrhundert schossen die Mongolen unter Dschingis Khan und Kublai Khan bei der Belagerung von Kaffa* mit Katapulten Leichname von Pestopfern über die Stadtmauern. Ein zeitgenössischer Geschichtsschreiber meldete: »Diejenigen, die aus der Stadt fliehen konnten,

* Anm. d. Übers.: Heute Feodossija auf der Krim.

trugen den Schwarzen Tod in den Rest Europas hinaus.«[8,9] 1456 wurde das christliche Belgrad von den Osmanen belagert. Um ihre Stadt zu retten, verbrannten die Belgrader in Schwefel getränkte Decken und überzogen die Belagerer so mit einer Giftwolke.[10]

Während des Siebenjährigen Krieges in Nordamerika ließ der britische Befehlshaber von Fort Pitt, Lord Jeffery Amherst, mit Pocken infizierte Decken an die angreifenden Shawnee- und Mingo-Kämpfer von Häuptling Pontiac verteilen.[11] Während des Burenkrieges in Südafrika vergifteten britische Truppen im Jahr 1899 Brunnen, die von Kämpfern aus Transvaal genutzt wurden, außerdem feuerten sie mit explodierendem Lyddit (Pikrinsäure) gefüllte Artilleriegeschosse ab.[12]

Ihr »Goldenes Zeitalter« erlebte die Bakteriologie Ende des 19. Jahrhunderts. Damals erfasste die Wissenschaft erstmals die Auslöser von Infektionskrankheiten, was weltweit Interesse an den militärischen Einsatzmöglichkeiten von Keimen weckte.[13,14] Als der Erste Weltkrieg ausbrach, erforschten Europas Militärs mit großer Begeisterung die strategischen Möglichkeiten, die sich ihnen durch den Einsatz von Krankheitserregern eröffneten. Deutschland, Frankreich und Großbritannien stellten in großem Stil Milzbranderreger und Rotzbakterien** her, um damit die Zugtiere der feindlichen Streitkräfte zu töten.[15]

Doch im Mittelpunkt der Aufmerksamkeit der Militärstrategen standen chemische Waffen, weil sie dem Feind auf einen Schlag in großem Stil schweren Schaden zuzufügen vermochten. Die Fortschritte auf diesem Gebiet überstiegen immer wieder die beeindruckendsten Entwicklungen, die bis dahin auf dem Feld der bakteriologischen Kriegsführung erzielt worden waren. Nachdem sich im Ersten Weltkrieg auf dem europäischen Kriegsschauplatz die Fronten verhärteten und es zum Grabenkrieg kam, griffen beide Seiten zu Phosgen-, Chlor- und Senfgasen. 91 000 Soldaten starben, weitere 1,3 Millionen trugen schwere Schäden durch das Giftgas davon – einer dieser Verwundeten

** Anm. d. Übers.: Rotz ist eine Krankheit, die Pferde und Esel befällt und unbehandelt oft tödlich verläuft.

wurde zu einem festen Bestandteil meiner Kindheit.[16] Wenn meine Familie den Sommer auf Cape Cod verbrachte, gehörten tägliche Segeltörns auf dem Nantucket Sound dazu. Stets brachten meine Eltern dabei einem Veteranen aus dem Ersten Weltkrieg ein Sandwich vorbei. Der Mann angelte Scups* und Flundern, außerdem kontrollierte er eine kleine Armada an Hummertöpfen von seinem winzigen Dinghy aus, das er im Windschatten der Mole von Hyannis Port ankerte. Wir nannten ihn »Putt«, weil das der einzige verständliche Ton war, den er von sich geben konnte, seit Nervengas ihm einen schweren Gehirnschaden zugefügt hatte. In meiner Jugend habe ich viele weitere Gasopfer erlebt, vor allem Veteranen, die nach dem Kontakt mit Senfgas ihr Augenlicht verloren hatten.

Das teuflische Gemetzel, das Kampfgas angerichtet hatte, sorgte allgemein für Entsetzen und führte dazu, dass 1925 auf einer Konferenz in Genf die Verwendung chemischer und biologischer Waffen verboten wurde. Die Sitzung war auf Anregung der Vereinigten Staaten zustande gekommen.[17] Die amerikanische Delegation unterschrieb das Abkommen, aber der außenpolitische Ausschuss des Senats weigerte sich, ihn zu ratifizieren, und begründete dies damit, dass der Einsatz von Tränengas bei der Massenkontrolle nicht ausreichend geklärt sei. Die USA sollten später das einzige Mitglied im Sicherheitsrat der Vereinten Nationen sein, das sich nicht an das Genfer Protokoll von 1925** und das darin festgeschriebene Verbot eines Erstschlags mit chemischen und biologischen Waffen gebunden fühlte.[18]

Vor Beginn des Zweiten Weltkrieges verstieß bloß ein einziger Unterzeichnerstaat offen gegen das Genfer Protokoll – Italien. Benito Mussolini zog sich weltweite Kritik zu, als seine Truppen 1936 Senfgas in Äthiopien einsetzten.[19]

Russland, Großbritannien und Deutschland forschten während der 1930er-Jahre aktiv an biologischen und chemischen Waffen.[20,21] Im »Dritten Reich« entwickelten Chemiker im Auftrag des deutschen Pharmariesen IG Farben

* Anm. d. Übers.: *Stenotomus chrysops*, ein Fisch, der vor allem entlang der amerikanischen Ostküste vorkommt.

** Mit vollem Titel: »Protokoll über das Verbot der Verwendung von erstickenden, giftigen oder ähnlichen Gasen sowie von bakteriologischen Mitteln im Kriege«.

extrem tödliche Nervengase, die geruchlos, unsichtbar und um ein Vielfaches tödlicher waren als alles, was im Ersten Weltkrieg zum Einsatz gekommen war.[22] Gleichzeitig bauten die Deutschen ein umfassendes Arsenal an bakteriologischen Waffen auf, das sie in ihren Arbeits- und Todeslagern wie Auschwitz, Buchenwald und Natzweiler-Struthof an den dortigen Insassen erprobten.

Dass sie ihre chemischen und biologischen Waffen im Kampf nicht einsetzten, hat weniger mit moralischen als vielmehr mit idiosynkratischen und strategischen Gründen zu tun. Angeblich hegte Adolf Hitler eine Abneigung gegen derartige Waffen. Das hatte zum einen wohl mit seiner Keimphobie zu tun sowie seiner Sorge, dass es zu einem »Blowback« kommen könnte – einer Art Bumerangeffekt, bei dem sich Krankheiten ungewollt unter den eigenen Truppen ausbreiten –, zum anderen mit Hitlers eigenen Erfahrungen als Opfer von Gasangriffen im Ersten Weltkrieg.[23] In der Hauptverhandlung des Nürnberger Kriegsverbrecherprozesses erklärte Hitlers »Leiter des Hauptamtes für Technik«, Albert Speer, 1947, warum die Deutschen diese Waffen selbst dann nicht zum Einsatz brachten, als Hitler in der Endphase des Krieges seine Generäle dazu anwies. Speer sagte: »Es war von der militärischen Seite bestimmt kein Mensch für Gaskrieg. Alle vernünftigen militärischen Leute lehnten den Gaskrieg ab, da er ja ein heller Wahnsinn war, denn bei der Luftüberlegenheit, die Sie [die Amerikaner] hatten, musste ja in kurzer Zeit dann über die deutschen Städte, die völlig schutzlos waren, eine furchtbare Katastrophe kommen.«[24]

Großbritannien legte sich einen Vorrat an Leinsamenkuchen zu, die mit Milzbranderregern versetzt waren. Diese sollten im Rahmen des Unternehmens »Vegetarian« Deutschlands Schlachtvieh und Milchkühe vergiften. 1942 testeten die Briten die Waffe im Rahmen einiger Tiefflüge über Deutschland.[25,26]

Die Luftwaffe wiederum versprühte von Tieffliegern aus Erreger von Maul- und Klauenseuche über russischen Feldern. Sollte man die Krankheit gegen die deutschen Milchkühe und deutsches Schlachtvieh einsetzen, »wäre das die größte Katastrophe gewesen, vor der wir je gestanden haben«, urteilte das Oberkommando der Wehrmacht.[27] Davon abgesehen setzte keine der Kriegsparteien in Europa während des Zweiten Weltkrieges biologische Waffen ein.[28]

Japans Einheit 731

Als erstes Land industrialisierte Japan die Herstellung von Krankheitserregern zu militärischen Zwecken, was möglicherweise damit zusammenhing, dass das Land nur begrenzt Zugang zu Petroleumvorräten hatte, die für die Produktion chemischer Waffen erforderlich waren.[29] Japan hatte das Genfer Abkommen zwar unterschrieben, es aber niemals ratifiziert. Im Zweiten Japanisch-Chinesischen Krieg (1937–1945) setzte Japan sowohl Gas als auch biologische Waffen ein.[30,31] In weitläufigen Laboren in der besetzten Mandschurei stellten die acht Divisionen von Einheit 731, der für biologische Kriegsführung verantwortlichen Abteilung der japanischen Kwantung-Armee, tödliche Krankheitserreger in großen Mengen her und unterzogen die örtliche Bevölkerung grausamen Experimenten in industrieller Kriegsführung.[32,33]

Augenzeugen zufolge starben mindestens 3000 menschliche Versuchskaninchen auf schreckliche Weise an den Experimenten der Japaner in bakterieller Kriegsführung.[34] Nach dem Zweiten Weltkrieg klagte die Sowjetunion zwölf Mitglieder der japanischen Einheit 731 an, weil sie Feldversuche mit Beulenpest, Cholera, Typhus, Fleckfieber und Milzbrand durchgeführt haben sollen. Einigen Schätzungen zufolge tötete Japan mit diesen Waffen bis zu 500 000 Zivilisten in Städten in China und der Mandschurei.[35,36]

Nach Ende des Zweiten Weltkrieges rekrutierten Amerikas Militärs und Geheimdienste die Offiziere und Wissenschaftler von Einheit 731 und Hermann Görings Biowaffenprogramm. Vom Start weg übernahm das amerikanische Biowaffenprogramm auf diese Weise die Strategien, Methoden und die Skrupellosigkeit, die es erst ermöglichten, dass Japan in der Mandschurei eine Kampagne der Verderbtheit durchführte und dass Deutschland in seinen abscheulichen Konzentrationslagern medizinische Experimente veranstaltete.[37]

Dieser ansteckende moralische Bankrott der amerikanischen Biowaffenkultur hat bis zum heutigen Tag Spuren im amerikanischen Militär, bei den Geheimdiensten und den Gesundheitsbehörden sowie deren Partnern in der akademischen Welt hinterlassen. Er ist auch das Erbe der japanischen

Biowaffenforscher und der Naziärzte, die die CIA im Rahmen der Operation »Paperclip« rekrutierte.[38] Es lohnt also, einen Blick zu werfen auf die Verbindungen zwischen heutiger, NIH-finanzierter Virologie und den Strategien, mit denen die japanischen und deutschen Vorläufer arbeiteten. Eine der größten Ähnlichkeiten zwischen den modernen USA und den Biowaffenprogrammen von Japan und Deutschland im Zweiten Weltkrieg ist die schockierende Symbiose zwischen den Programmen für die Entwicklung militärischer Biowaffen und den zivilen Hochschulen, dem medizinischen Establishment und den medizinischen Fachzeitschriften. Sowohl in den vom Krieg zerrütteten Ländern Japan und Deutschland als auch im heutigen Amerika wurde die ärztliche Ethik einzelner Mediziner und Hochschulen durch die absolute Schlagkraft der militarisierten Medizin und des Biosicherheitsbereichs pervertiert.

Dabei begann in Japan alles durchaus idealistisch. Es ging zunächst um das hehre Ziel, Massenverlusten an Soldaten durch Infektionskrankheiten ein Ende zu bereiten.

Dazu muss man wissen, dass vor dem 20. Jahrhundert die Streitkräfte dieser Welt ungefähr 80 Prozent ihrer Soldaten durch Krankheiten und weniger als 20 Prozent aufgrund der eigentlichen Kampfhandlungen verloren. Man sprach von einem »stillen Krieg«.[39,40] Sowohl im Amerikanischen Bürgerkrieg als auch im Mexikanisch-Amerikanischen Krieg (1846–1848) kamen auf jeden Soldaten, der auf dem Schlachtfeld fiel, drei Soldaten, die einer Krankheit erlagen.[41,42] Im Ersten Weltkrieg sahen die Zahlen für die USA etwas besser aus – man verlor 63 114 Soldaten durch Krankheiten und 53 402 durch Kampfhandlungen.[43]

In Japan war man daher entschlossen, etwas gegen diese strategische Schwachstelle zu unternehmen. Ende des 19. Jahrhunderts führte das Sanitätskorps ausgesprochen elegante und effektive Systeme zur Wasseraufbereitung, Verpflegung und bakteriologischen Kontrolle ein, wie sie nie zuvor eine Armee besessen hatte.[44,45,46] Dank dieser Reformen sank die Sterblichkeit durch Typhus, Fleckfieber, Cholera und andere Massenkiller innerhalb der japanischen Truppen praktisch auf null. Während des Russisch-Japanischen Krieges von 1905 gelang es Japan, zu dieser Zeit unangefochten weltweit führend in Militärmedizin, den Anteil an Todesfällen durch Krankheit auf wundersame Weise auf unter 1 Prozent zu senken.[47,48] Im russischen Militär dagegen lag die Zahl der Fälle von Typhus und Ruhr sechsmal höher als auf der japanischen Seite.[49]

Zu Beginn des 20. Jahrhunderts erklärte der amerikanische Militärarzt Louis Livingston Seaman, Militärmedizin und Kriegsbakteriologie der Japaner seien weltweit unübertroffen. Der Historiker Hal Gold, der ein Buch über die Einheit 731 geschrieben hat, sagt: »Ihre Maßstäbe […] waren deutlich höher als diejenigen in den Vereinigten Staaten und Großbritannien. Was die militärische Schlagkraft anging, hatte die medizinische Versorgung für die Japaner denselben Stellenwert wie Gewehre und Geschosse.«[50,51] Mehr noch: Beobachter erklärten, Japans Militärärzte seien denen anderer Nationen in Sachen Menschlichkeit und Mitgefühl deutlich überlegen. Feindlichen Gefangenen wurden dieselben hohen Standards der Behandlung und Heilung zuteil wie japanischen Soldaten.[52]

In seinem Standardwerk zu Japans Biowaffenprogramm schildert Gold, wie der charismatische Generalarzt Ishii Shirō die Kontrolle über Japans überragende Medizinkenntnisse, zivile Ärzte, die Fachpresse und Universitäten übernahm und sie dazu brachte, den »Todeswissenschaften« der Waffenentwicklung zu dienen. Wenn es um Biowaffen geht, ist es üblich, die eigenen düsteren Zwecke hinter unschuldig klingenden Euphemismen zu verstecken, so auch hier: Japans Abteilung für biologische Kriegsführung gab sich einen Namen, der gut aus Orwells 1984 stammen könnte: »Abteilung für Epidemieprävention und Wasseraufbereitung«.[53] Angesichts ihrer zentralen Fähigkeiten wäre es zutreffender gewesen, hätte die Einheit 731 sich »Wasservergifter und Epidemieauslöser« genannt.

Und der Kommandeur der Einheit 731, Ishii Shirō, verwandelte sich in eine japanische Version von Dr. Josef Mengele, dem deutschen »Todesengel«.[54] Aus der besetzten Mandschurei machte er während des Chinesisch-Japanischen Krieges eine albtraumhafte Biowaffenhölle.

4500 Inkubatoren betrieb die Einheit 731 in der Mandschurei und züchtete dort Flöhe auf Ratten und Mäusen, die die Pest und weitere ansteckende

Krankheiten übertragen sollten.[55,56] Im eigenen Land setzte Ishii Shirōs Einheit japanische Bauern, Soldaten und Jugendkorpsmitglieder darauf an, Ratten zu fangen und zu vermehren, während ältere Männer ihre eigenen Körper Flöhen zur Verfügung stellen sollten.[57,58] Forscher der Einheit 731 setzten erkrankte Hunde dafür ein, Cholera und Zecken mit Erregern von hämorrhagischem Fieber zu kultivieren und zu verbreiten. Außerdem vergifteten sie Brunnen mit Cholerabakterien.[59,60]

Bakteriologische Waffen erprobte Ishii Shirō in Feldversuchen, bei denen er im besetzten China Gift über Städten und Dörfern versprühen ließ. Im Oktober 1940 wies er mit ausgesprochen erfolgreichen Pesterregerangriffen auf die Hafenstadt Ningbo in der Mandschurei die Wirksamkeit entomologischer Waffen nach.[61] Die Einheit 731 warf dazu Keramikfässer ab, die mit pestinfizierten Flöhen gefüllt waren. Innerhalb weniger Tage starben die Menschen in Scharen.[62] Daraufhin erschienen Ärzte der Einheit 731 mit Krankentragen, angeblich um der Bevölkerung zu helfen. Tatsächlich jedoch erwiesen sich die vermeintlichen Behandlungszentren als Feldlabore, in denen die Erkrankten bei lebendigem Leibe seziert wurden.[63]

Begeistert von dem erfolgreichen Gemetzel, das sie in Ningbo angerichtet hatten, warfen die Japaner über mehr als siebzig chinesischen Orten – darunter elf Großstädte – biologische Bomben mit Erregern für Typhus und Cholera ab. Dabei kamen geschätzt 500 000 Zivilisten ums Leben.[64]

Nach dem Ende der Feindseligkeiten seien die Opferzahlen sogar noch gestiegen, merkt Dr. Friedrich Frischknecht an, Professor für Integrative Parasitologie an der Uni Heidelberg und der Abteilung Parasitologie am Pariser Institut Pasteur: »Einige der Epidemien, die sie ausgelöst hatten, tobten jahrelang und töteten noch 1947, lange nach der Kapitulation der Japaner, über 30 000 Menschen.«[65] Die Kempeitai, Japans gefürchteter Elitegeheimdienst, unterhielt eine Sonderabteilung, die für die »Beschaffung von Menschenmaterial« für die Einheit 731 zuständig war. Nachts zogen Kempeitai-Angehörige durch die Straßen und leerten die Gefängnisse in der besetzten Mandschurei. Auf diese Weise schafften sie »Freiwillige« für die Experimente mit Biowaffen herbei.[66] An Armen und Beinen gefesselt wurden die Gefangenen in Güterwaggons in eine ummauerte Stadt gebracht: nach Pingfang im Bezirk Harbin.[67,68,69] Auf 6 Quadratkilometern waren in 150 Gebäuden Tausende Versuchsobjekte untergebracht; zusätzlich befand sich hier das Kriegsgefangenenlager Zhongma.[70] Bei den unfreiwilligen Versuchsobjekten handelte es sich japanischen Quellen zufolge »größtenteils um chinesische Gefangene, einige Russen und, wie ein japanischer Teilnehmer es nannte, ›diverse Mischlinge‹«.[71] Wie Moskau nach dem Krieg meldete, setzte die Einheit 731 auch amerikanische Kriegsgefangene als Versuchskaninchen ein. Augenzeugen gaben an, sie hätten in großen Glasbehältern die Leichname verstorbener US-Soldaten gesehen. Diese seien neben Soldaten und Zivilisten unterschiedlicher Nationalitäten im Präparateraum des riesigen Hauptquartiers der Einheit 731 in Pingfang zur Schau gestellt worden.[72,73] Japans Einheiten zur biologischen Kriegsführung legten großen Wert darauf, dass ihre Probanden körperlich in gutem Zustand und gut genährt waren, ging es ihnen bei ihren Experimenten doch darum, die Auswirkungen tödlicher Erreger auf gesunde Populationen zu untersuchen.[74]

Gesunde Versuchsobjekte

Auch die Naziärzte verlangten für ihre Experimente gesunde Versuchsobjekte.[75] Am 15. November 1943 beispielsweise schickte Dr. Eugen Haagen[76], Virusexperte und Impfstoffentwickler sowie einer der zentralen Entwickler im geheimen Biowaffenprogramm der Nazis,[77] einem Universitätsverwalter ein geharnischtes Schreiben. Von den hundert Gefangenen, die man seinem Labor kürzlich geschickt habe, seien achtzehn unterwegs gestorben und »der Rest so jämmerlich, dass er für Impfzwecke nicht verwertet werden konnte«, schimpfte Haagen. Er bat um Überlassung von »hundert weiteren Personen«, »die sich aber in einem normalen Gesundheits- und Ernährungszustand befinden sollen, damit die Versuche an einem Material erfolgen, das unseren Soldaten physisch annähernd entspricht«.[78]

In Japan warteten in tausend Käfigen gesunde, wohlgenährte menschliche Versuchskaninchen auf ihren Tod – Chinesen, Mandschuren, Russen; Männer,

Frauen, Kinder und Babys. Auf Befehl mussten sie ihre Arme durch die Gitterstäbe stecken, um sich von den anwesenden Ärzten und Wissenschaftlern randvoll mit Krankheitserregern gefüllte Spritzen verabreichen zu lassen.[79]

Was ihnen gespritzt wurde, liest sich wie ein Menü von kriegstauglichen Infektionskrankheiten: Beulenpest, Milzbrand, Cholera, Wundbrand, Typhus, Tuberkulose, Syphilis, Gonorrhö, Ruhr, Pocken und Botulismus. Nachdem einige Stunden, vielleicht auch Tage vergangen waren, fesselten Aufseher die Versuchsobjekte an OP-Tische und stopften ihnen Handtücher in den Mund, damit die Schreie gedämpft wurden. Dann wurden die Menschen bei lebendigem Leib seziert, und man entnahm ihnen für weitere Untersuchungen Organe.[80,81] So hektisch wurde geforscht, dass drei Verbrennungsöfen ständig in Betrieb waren, um die ausgeweideten Leichen zu beseitigen. In Wannen mit Chemikalien wurden die verbrannten Knochenreste anschließend aufgelöst.[82,83] Überlebende gab es keine. Das Militär liquidierte jeden einzelnen Patienten, der Versuchszwecken diente. Nach Japans Kapitulation überwachte Ishii Shirō persönlich das Abschlachten der wenigen zu diesem Zeitpunkt noch lebenden Gefangenen. Dann ließ er die Einrichtung dem Boden gleichmachen, um die Beweise für die Gräueltaten vor dem Eintreffen russischer Truppen zu vernichten. Bis zu 10 000 Versuchsobjekte starben in den Lagern, 3000 während Experimenten und Vivisektionen.[84,85]

Bei der gewaltigen Industrieanlage, die von den Japanern im ländlichen Pingfang errichtet worden war, handele es sich um eine Holzfabrik, hatten die Besatzer die örtlichen Chinesen und russischstämmigen Mandschuren beschwichtigt. In einer Form von bitterbösem Humor wurden die menschlichen Versuchsobjekte denn auch als »Stämme« bezeichnet.[86]

Die japanischen Ärzte und ihre Assistenten setzten Männer, Kinder und Frauen – häufig mit ihren Babys an der Seite – auch kontrollierten Freiluftexperimenten aus. Sie fesselten ihre Versuchsobjekte auf freiem Feld an Pfähle, dann zündeten Ishii Shirōs Leute mit Flöhen verseuchte Bomben. Die Forscher warteten 4 Tage, bevor sie kontrollierten, ob die Beulenpest – oder eine andere tödliche Krankheit – diese »Stämme« befallen hatte. Dann wurden die Probanden in unterschiedlichen Infektionsstadien bei lebendigem Leib aufgeschnitten, um die Eingeweide zu untersuchen. Die Organe wurden im Anschluss an Medizinschulen und Pharmaunternehmen verschickt.[87]

Die japanischen Wissenschaftler – größtenteils handelte es sich um zivile Ärzte mit Ausbildung an Japans bekanntesten medizinischen Hochschulen – setzten ihre Versuchsobjekte aber nicht nur tödlichen Krankheitserregen aus, sie brachten die »Stämme« auch durch Dehydrieren, Vergiften, oder Aushungern oder im Zuge sadistischer Amputationen um, ähnlich den Experimenten, die Dr. Mengele und seine Schergen in Deutschland durchführten.[88] Knapp 9000 Kilometer voneinander entfernt ließen deutsche und japanische Ärzte Männer, Frauen und Kinder in Eiswasser oder während der eiskalten mandschurischen und osteuropäischen Winter erfrieren, weil sie mehr über Erfrierungen herausfinden wollten.[89,90] Lebenden »Freiwilligen« wurden in speziellen Geräten die Extremitäten so stark abgekühlt, dass die Knochen splitterten und das Fleisch abfiel. Japanische Ärzte setzten Gefangene im Freien und in geschlossenen Räumen unterschiedlichen giftigen Dämpfen aus. Männer mit Geschlechtskrankheiten wurden gezwungen, weibliche Gefangene zu vergewaltigen, bevor beide bei lebendigem Leib seziert wurden.[91]

Aus dem Labor in Harbin schickten Ärzte der Einheit 731 die so »gewonnenen« Körperteile per Flugzeug nach Tokio zu Ishii Shirōs Labor für die Forschung zur Epidemieprävention. Von dort aus wurden sie an akademische und Forschungseinrichtungen sowie Pharmaunternehmen in ganz Japan verteilt.[92] Zivile Ärzte, Forscher und Akademiker konnten dank dieses Arrangements hämorrhagisches Fieber, Beulenpest, Cholera und andere Krankheiten studieren, die in Japan nicht auftraten.[93] Was Tausende japanischer Ärzte und Professoren an Forschungsergebnissen zusammentrugen, sorgte dafür, dass Japan weltweit führend blieb, was das Wissen über Infektionskrankheiten anging.[94]

Wenn Ishii Shirōs Organ-Transportflugzeuge aus Tokio in die Mandschurei zurückkehrten, hatten sie Hunderttausende Ratten an Bord. Diese dienten der Zucht von Flöhen, mit denen die Wissenschaftler Keramikbomben befüllten. Mit diesen Bomben konnte der General waffenfähig gemachte Erreger für Beulenpest, hämorrhagisches Fieber und Cholera zum Einsatz bringen.

Um Japans führende Medizinschulen und Forschungseinrichtungen stärker an sich zu binden, rekrutierte Ishii Shirō Tausende Professoren und Doktoranden – »Japans klügste Köpfe«. Sie strömten in sein mandschurisches Todeslager, weil sich ihnen dort einmalige Forschungsmöglichkeiten boten und es ihrer Karriere dienlich war.[95] So wie viele Amerikaner heutzutage Anthony Fauci verehren, wurde Ishii Shirōs Einheit zur Epidemieprävention während des Krieges als Speerspitze der Forschung gefeiert und Ishii Shirō als Medizingott bejubelt. Sein Ruhm machte es ihm leicht, die talentiertesten Medizinstudenten zu dingen und Japans führende medizinische und wissenschaftliche Kapazitäten in seine dunklen Machenschaften einzubinden. Ähnlich wie bei Anthony Fauci erlaubte auch ihm der Staat, Lizenzgebühren für Technologien einzustreichen, die er im Rahmen seiner Pflichten entwickelt hatte. Und der Verkauf seiner Wasseraufbereitungsanlage an Privatunternehmen und das japanische Militär machte ihn wohlhabend.[96,97,98]

Ishii Shirō ermahnte Japans führende Mediziner ausdrücklich, sich über die traditionellen Moralvorstellungen des Ärztestands hinwegzusetzen:

> »Als Ärzte ist es unsere gottgegebene Mission, sich mit sämtlichen Formen von krankheitserregenden Mikroorganismen auseinanderzusetzen, sämtliche Einfallstore in den menschlichen Körper zu blockieren, alles an fremder Materie in unseren Körpern zu vernichten und die schnellstmöglichen Behandlungsmöglichkeiten zu entwickeln. Die Forschungsarbeit, zu der wir nun aufbrechen, steht in völligem Gegensatz zu diesen Grundsätzen und wird uns als Ärzten möglicherweise einiges an Qualen bereiten. Dennoch beschwöre ich Sie, diese Forschung zu betreiben, basierend auf dem doppelten Nervenkitzel: Erstens unternehmen Sie als Wissenschaftler Anstrengungen, die darauf abzielen, nach der Wahrheit in der Naturwissenschaft zu suchen und die unbekannte Welt zu entdecken und zu erforschen. Zweitens wirken Sie als Angehörige des Militärs erfolgreich an einer mächtigen Waffe gegen den Feind mit.«[99]

Rund 20 000 Ärzte, Forscher und Arbeiter waren in Ishii Shirōs Biowaffenprogramm involviert.[100] Nur ein kleiner Prozentsatz des Forschungsteams der

Einheit 731 gehörte aktiv dem Militär an, der Großteil bestand aus zivilen Ärzten und Wissenschaftlern von Hochschulen.[101]

Auf diese Weise band die Einheit 731 den Großteil von Japans medizinischer Gemeinschaft ein, der zivilen genauso wie der militärischen und der akademischen, und führte sie fort vom Heilen, und hin zur Waffenproduktion und den Todeskünsten. Sie wurden zu Mittätern krimineller Gräueltaten, die bis hin zu Menschenversuchen und der Entwicklung von Biowaffen reichten. Praktisch alle japanischen Ärzte, die an Ishii Shirōs Forschung beteiligt waren, wussten, wie brutal dessen Menschenversuche waren.[102] Er und das japanische Militär wiesen Ärzte, Krankenschwestern, Polizisten und die Helfer aus den Jugendkorps an, nichts über ihre Drecksarbeit zu erzählen und stattdessen der Welt zu erklären, man arbeite an der Entwicklung von Impfstoffen.[103] Und sie gehorchten.

Ishii Shirō und seine Heerscharen akademischer Wissenschaftler hätten die Öffentlichkeit und die Welt mit »aggressiven Verkaufsmethoden« überzeugt, man forsche an defensiven Biowaffen und an Impfstoffen, schreibt Gold. Es ist dieselbe Propagandageschichte, die das amerikanische Biosicherheitskartell unter ihrem modernen Zaren Anthony Fauci später übernahm. Aber, wie Gold betont: »Es scheint klar, dass der Einheit 731 nichts Defensives innewohnte. Das einzige entfernt Defensive war der schrille Ton, mit dem Ishii die Existenz der Einheit rechtfertigte.«[104]

Akademiker machten gemeinsame Sache mit den führenden Medizinjournalen Japans und stellten ihre Abhandlungen als Werke im Zusammenhang der Impfstoffentwicklung, der Epidemieprävention und der defensiven Kriegsführung mit Biowaffen dar. In den veröffentlichten wissenschaftlichen Arbeiten sprachen die japanischen Akademiker von »Affen«, ohne eine Spezies genauer zu bezeichnen – ein Euphemismus für menschliche Versuchsobjekte, die im Rahmen dieser Experimente geopfert wurden. Professor Tsuneishi Keiichi erklärte, wie dieser Trick funktionierte:

> »Wenn man bei einem Experiment die Tierart nicht benennt, reduziert das den Wert des Magazins, das die Ergebnisse veröffentlicht. Da, wo tatsächlich

Affen eingesetzt wurden, war es üblich, die Art zu identifizieren. Insofern war es ein offenes Geheimnis, dass der einfache und nicht wissenschaftskonforme Begriff ›Affen‹ ein Code war, der besagte, dass es sich bei den Versuchsobjekten um Menschen gehandelt hatte. Die medizinische Gemeinschaft wusste das. Das Fachjournal wusste das. Der Eifer, mit dem [Generalleutnant Kitano Masaji, zweiter Kommandant der Einheit 731] diese offenkundige Farce veröffentlichte – und die Bereitschaft von Japans medizinischer Gemeinschaft im Allgemeinen, dies zu akzeptieren –, ist ein trauriger Beleg dafür, dass es zwischen den moralischen Standards der medizinischen Welt in Japan und denen der Einheit 731 keine Konflikte gab.«[105]

Jede medizinische Hochschule, jeder Regulierer, die gesamte medizinische Bürokratie, die medizinische Fachpresse und praktisch jeder forschende Arzt in Japan wurde zu einem Mittäter dieser Gräueltaten.

Die Omertà, der Japans medizinisches Fachpersonal unterlag, ähnelte stark den Zuständen im »Dritten Reich« und den dortigen Menschenversuchen. In seinem Buch *The Rise and Fall of the Third Reich* [dt. Titel: *Aufstieg und Fall des Dritten Reiches*] verweist William Shirer darauf, dass sich in Deutschland praktisch jeder Arzt an das Programm hielt und dass sich in den Unterlagen nicht eine Beschwerde eines Arztes oder eines medizinischen Verbandes findet.

Es waren weniger als 200 mordlüsterne Quacksalber, die diese »Experimente« durchführten, und einige hatten bedeutende Ämter in der medizinischen Welt inne. Ihre kriminelle Arbeit jedoch war Tausenden bekannter Ärzte des Reiches bekannt. Dennoch ist nicht ein einziger öffentlicher Protest bekannt – und sei er auch noch so verhalten gewesen.[106]

Darüber hinaus verabschiedete Hitlers Regierung auch Maßnahmen zur systematischen Ausmerzung sämtlicher Bevölkerungsgruppen mit körperlichen und geistigen Beeinträchtigungen – die »unnützen Esser«. Laut Gesetz mussten Ärzte alle Patienten melden, die für dieses Programm infrage kamen. Die Ärzteschaft hielt sich an die Maßgabe, kooperierte größtenteils bereitwillig. Deutschlands führende Ärzte, medizinische Institute und einzelne Mediziner machten sich auf diese Weise der Mittäterschaft an den Gräueltaten der Nazis schuldig.

Wie in Japan, so konnten auch in Nazideutschland die berühmtesten und respektiertesten medizinischen Koryphäen des Landes für das Biowaffenprogramm gewonnen werden. Zu den Pionieren auf diesem Gebiet, die bereits vor dem Aufstieg Hitlers internationales Ansehen genossen, zählten Generalarzt Walter Schreiber, der für die Impfstoffforschung im Reich zuständig war, Generalarzt Kurt Blome, der die Biowaffenentwicklung leitete, und Eugen Haagen, einer der wichtigsten Architekten von Hitlers Biowaffenprogramm. In seiner Zeit bei der Rockefeller Foundation in New Jersey half Haagen 1932, den Impfstoff gegen Gelbfieber zu entwickeln, was ihn 1937 zu einem aussichtsreichen Kandidaten für den Nobelpreis machte.[107] Weitere 5 Jahre später führte er unter Heinrich Himmler tödliche Impfstoffexperimente an Menschen durch.

Annie Jacobsen, Autorin von *Operation Paperclip: The Secret Intelligence Program That Brought Nazi Scientists to America*, wundert sich über die dramatische Metamorphose, die diese Ärzte durchlaufen haben, und fragt: »Hat die Naziwissenschaft diese Männer in Monster verwandelt?«[108]

Bei einer gesamten Generation japanischer und deutscher Ärzte brachen in Kriegszeiten die moralischen Grundsätze zusammen – ein Vorgeschmack darauf, wie es amerikanischen und europäischen Ärzten ergehen sollte, die sich mit Biowaffenforschung und mit der Entwicklung »defensiver« Impfstoffe befassten. Die Covid-19-Pandemie rückte dieses beunruhigende Phänomen in die Öffentlichkeit und warf die verstörende Frage auf, warum Biowaffen und die damit einhergehende Impfstoffforschung Mediziner, die sich bis dahin an hohe moralische Standards gehalten hatten, so häufig in Soziopathen verwandelt.

Ishii Shirōs Angriffe mit Krankheiten übertragenden Insekten wirkten sich verheerend auf Städte und Dörfer aus, darüber hinaus blieb der militärische Nutzen begrenzt. Japans Militär setzte schutzlose chinesische Städte Feldversuchen aus, dazu überflogen Flugzeuge die Städte im Tiefflug und warfen Ishii Shirōs Parasiten ab. Die Folgen für die Zivilbevölkerung waren tödlich. Im Kampfgeschehen jedoch machte Chinas Luftabwehr kurzen Prozess mit den japanischen »Insektenbombern«.[109]

Bis heute sind die strategischen und moralischen Herausforderungen nicht gelöst, die mit dem Einsatz von Biowaffen einhergehen. Dafür, den Feind unmittelbar durch schlagartige hohe Verluste in Angst und Schrecken zu versetzen und die eigenen militärischen Ziele voranzutreiben, sind herkömmliche Biowaffen praktisch überhaupt nicht geeignet. Verheerende Wirkung zeigen sie allerdings in der Zivilbevölkerung. 2004 schrieb Michael Ainscough, Colonel der US Air Force: »Seltsamerweise haben sich biologische Waffen beim Kampfeinsatz als vergleichsweise unwirksam erwiesen. Sie waren unzuverlässig und unkontrollierbar. Da sie schwierig verlässlich einzusetzen waren, blieb ihr militärischer Wert marginal.«[110]

Dass Ishii Shirō seine Biowaffen nicht gegen amerikanische Streitkräfte und gegen das Gebiet der Vereinigten Staaten zum Einsatz brachte, ist nur dem Schicksal zu verdanken. Nachdem die Amerikaner die Insel Saipan erobert hatten, wollte der General dort Erreger von Beulenpest freisetzen. Er ließ ein Kriegsschiff mit bakteriologischen Waffen beladen und in Richtung Saipan aufbrechen. Doch wurde es auf dem Weg dorthin zufällig von einem amerikanischen U-Boot versenkt, was seine Pläne zunichtemachte.[111,112]

Ähnlich in Okinawa: Nachdem die US-Truppen Japans südlichste große Insel eroberten, wollte Ishii Shirō dort mit Flöhen angreifen, die mit Pesterregern infiziert waren, doch die kontaminierten Tiere trafen zu spät ein.[113] Er erwog demnach ernsthaft den Versuch, die amerikanischen Soldaten zu dezimieren – und die Bevölkerung von Okinawa gleich mit. Diese galt aus Sicht der japanischen Regierung als genetisch minderwertig im Vergleich zu den Japanern der anderen Präfekturen und somit als entbehrlich.

Ishii Shirō war auch der Architekt des Unternehmens »Nächtliche Kirschblüte« (»Yozakura Sakusen«), bei dem japanische U-Boote, Wasserflugzeuge und Ballons selbstmörderische Nachtangriffe mit modernsten Biowaffen auf Städte entlang der amerikanischen Westküste durchführen sollten.[114]

Dass es nicht zu diesen Angriffen kam, lag daran, dass einem japanischen General kurz vor der Umsetzung moralische Bedenken kamen.[115] Nur 2 Wochen vor dem geplanten Termin intervenierte Oberbefehlshaber General Umezu Yoshijirō und ließ die Vorbereitungen abbrechen – gegen heftigen

Widerstand von Ishii Shirō und anderen einflussreichen Befürwortern des Vorhabens.[116,117]

Yoshijirō argumentierte: »Wird mit bakteriologischen Waffen gekämpft, wird der Krieg zwischen Amerika und Japan eine neue Dimension erreichen und sich zu einem endlosen Kampf der Menschheit gegen Bakterien auswachsen. Japan wird von der Welt verspottet werden.«[118] Seine Mahnung wird noch ergreifender, wenn man weiß, dass General Yoshijirō 1949 im *Sugamo-Gefängnis in Tokio* starb. Ein Kriegsverbrechertribunal hatte ihn zu einer lebenslangen Haftstrafe verurteilt, offenbar nichts von der Gräueltat wissend, die er ganz allein verhindert hatte.[119]

◇◇◇

KAPITEL 4

Die Geburt des amerikanischen Biowaffenprogramms

Die Universitäten

Dass Japan erfolgreich Biowaffen eingesetzt hatte, erfuhren auch die Alliierten. So stellten, noch während der Krieg tobte, die Sowjetunion, Großbritannien und die Vereinigten Staaten beträchtliche Ressourcen für die Erforschung chemischer und biologischer Waffen ab. Und ähnlich wie in Japan und Deutschland sollten auch in den USA die Pioniere der Biowaffen eine Symbiose mit medizinischen Hochschulen eingehen.

Nachdem die Japaner 1941 in China Gräueltaten mit Pesterregern verübt hatten, berief der amerikanische Kriegsminister Henry L. Stimson eine Gruppe prominenter Wissenschaftler zu einem Treffen an der Nationalen Akademie der Wissenschaften in Washington ein. Die Gruppe, das »War Bureau of Consultants« (WBC), sollte die wissenschaftliche Literatur auf die Machbarkeit biologischer Waffen hin abklopfen.[1,2] Die Biologen stammten von Hochschulen, die eine lange – und extrem rentable – Partnerschaft mit der Biowaffenindustrie eingehen sollten: Johns Hopkins, Yale, Harvard, Rockefeller Institute, die University of Chicago und die University of Wisconsin.[3,4,5]

2 Monate später, am 17. Februar 1942, kehrten die Akademiker mit einer uneingeschränkten Empfehlung zurück. Wie Ed Regis in *The Biology of Doom*

schreibt, hatten die Gelehrten etwas entdeckt: »Die Welt der Wissenschaft steckte voller Angebote für die vorsätzliche Verbreitung schädlicher Mikroben als ein Weg, den Gegner zu töten oder außer Gefecht zu setzen.«[6] In moralische Dilemmata gerieten die Professoren dabei offenbar nicht; vielmehr begrüßten sie voller Überschwang diese vielversprechende neue Form von Waffe – die den Lehreinrichtungen der Professoren voraussichtlich sofort gewaltige Profite bescheren würde. »Biologische Kriegsführung gilt als eindeutig machbar«, schwärmten sie. »Wir sind der Ansicht, es sollten Schritte unternommen werden, offensive wie defensive Maßnahmen zu formulieren.« Der Ausschuss fügte eine hohle Beschwörungsformel hinzu, die den Wissenschaftlern des Todes fortan als Rechtfertigung für ihr Tun dienen sollte: »In der biologischen Kriegsführung sind der Angriff und die Androhung eines Angriffs die beste Verteidigung.«[7] Die Aussicht, Millionen Zivilisten töten zu können, scheint diese Akademiker so berauscht zu haben, dass sie sämtliche ethischen Bedenken über Bord warfen. Stattdessen schwadronierten sie davon, Milchvorräte mit Typhuserregern zu kontaminieren, Wasserreservoirs mit Botulinumerregern zu verunreinigen, Diphterieerreger in Unterkünften, Bushäuschen, Kinos, Fabriken und Geschäften freizusetzen oder die Haltegriffe in U-Bahnen mit Mikroben zu verunreinigen, um Pendler zu töten. Mit Pesterregern infizierte Ratten sollten auf ganze Städte losgelassen werden.[8] Die Aussicht darauf, Massenmorde begehen zu können, schien sich als erstaunlicher Katalysator für diese klugen Köpfe zu erweisen.

Das Kriegsministerium dankte den Universitäten für ihre optimistische Einschätzung, indem sie die Biologen dafür bezahlte, unterschiedliche Kampfmittel zu erforschen. Die National Institutes of Health gaben Untersuchungen an Cholera und Fleckfieber in Auftrag. Die Harvard Medical School nahm sich das Thema Ruhr vor. Cornell arbeitete an Milzbrand, die University of Cincinnati widmete sich den Erregern der Tularämie. Das Michigan State College befasste sich mit Brucellose, Northwestern mit Muscheltoxinen, Notre Dame mit Rickettsien und so weiter und so fort.[9]

Ein typisches Experiment sah so aus: Die US Navy und die University of California, Berkeley, rekrutierten fünfzig Gefangene aus der Haftanstalt San

Quentin als Versuchskaninchen für Experimente mit Beulenpest.[10] Pentagon und CIA folgten dem Vorbild von Ishii Shirō; Mitte der 1960er-Jahre vergaben sie Forschungsaufträge für biologische und chemische Waffen an Universitäten und Pharmaunternehmen.[11]

Die Universitäten spielten also von Anfang an eine zentrale Rolle bei der Entwicklung von Biowaffen. Mittlerweile sind sie insofern von den Fleischtöpfen des Staates abhängig, als rund 60 Prozent ihrer Einnahmen aus staatlichen Quellen stammen. Das ist deutlich mehr als das, was sie mit den Studiengebühren einnehmen.[12] Diese Abhängigkeit machte sie dann auch zu unvermeidlichen Komplizen, als es darum ging, das Covid-19-Virus zu entwickeln, ihren Studierenden Impfmaßnahmen aufzuzwingen, und darum, die wahren Ursprünge des Covid-19-Virus zu vertuschen.

Wie in Deutschland und Japan zu Zeiten des Faschismus lockte auch in den USA die Aussicht auf Geld, Macht und berufliches Ansehen, die mit der Entwicklung von Biowaffen einhergeht, Akademiker aus ihren Elfenbeintürmen. Mit erschreckendem Eifer entledigten sie sich jedes moralischen Ballasts, der sie dabei nur behinderte.

Ein weiterer wichtiger Partner bei diesen Unternehmungen war die Pharmaindustrie. Bewaffnet mit dem Plazet der Akademiker berief Präsident Franklin Roosevelt den Pharmamogul George W. Merck an die Spitze einer neuen zivilen Behörde, des War Research Service (WRS). Merck bezog neue Büroräume an der National Academy of Sciences in Washington. Es war die Geburtsstunde der langen Partnerschaft zwischen Pharmabranche und Pentagon in Sachen Biowaffen, denn Merck gehörte nicht nur der gleichnamige Konzern, er sollte ihn auch weiterhin führen.[13] In einem Bericht vom 3. Januar 1945 räumte Merck gegenüber Kriegsminister Henry L. Stimson ein, dass er von den japanischen Kriegsverbrechern abhängig sei. Ihre »Energie und ihr Einfallsreichtum« hätten von 1936 bis ins Jahr 1945 hinein »offensive Entwicklungen in diesem Feld vorangetrieben«.[14] In Fort Detrick nutzte Merck die Erkenntnisse der Japaner unter anderem dafür, Methoden zu entwickeln, um kriegstaugliche Erreger für Milzbrand, Brucellose, Botulismus und andere tödliche Biowaffen zu züchten.

Für die Leitung der wissenschaftlichen Abteilung des Programms für biologische Kriegsführung während des Zweiten Weltkriegs rekrutierte Colonel William Kabrich den damals 47-jährigen Dr. Ira L. Baldwin, Pflanzenbakteriologe und Dekan des Fachbereichs Bakteriologie der University of Wisconsin. Baldwin, Enkel eines Methodistenpredigers, ließ sich bereitwillig anwerben, um »Mikroben zu produzieren, die eine große Zahl menschlicher Lebewesen töten könnten«.[15] Später beschrieb er die simple Formel, die ihm half, sein moralisches Dilemma zu überwinden: »Ich benötigte nur rund 24 Stunden, um das Ganze zu durchdenken. Das Unmoralische am Krieg ist schließlich der Krieg selbst. Man geht in einen Krieg in der Absicht, Menschen zu töten, und das ist für mich der unmoralische Teil. Wie man sie tötet, macht dann keinen großen Unterschied mehr.«[16,17]

Am 21. Dezember 1942 »trat Baldwin seine neue Aufgabe am Edgewood Arsenal in Maryland an«.[18] 3 Monate später, im März 1943, erstand die U.S. Army unter Baldwins Anleitung ein 154 Morgen großes Stück Land in Camp Detrick, einer ehemaligen Landebahn der Nationalgarde bei Frederick, Maryland. Hier entstanden die Labore der U.S. Army für biologische Kriegsführung (U.S. Army Biological Warfare Laboratories, USBWL).[19,20] Rasch ließ Baldwin auf dem Flughafen Detrick einen 4700 Quadratmeter großen Hangar mit den »beiden Anlagen, die Milzbrand- und Botulinumtoxin produzierten, errichten. In der größeren Anlage befanden sich ein Bioreaktor für 10 000 Gallonen (knapp 38 000 Liter) und zwei Bioreaktoren für 3700 Gallonen«.[21]

1961 und 1962 sollte Baldwin seinen ungewöhnlichen Platz in der Geschichtsschreibung als ehemaliger wissenschaftlicher Leiter von Fort Detrick noch festigen, indem er Monsantos Hetzkampagne gegen Rachel Carson unterstützte und in einem Artikel (»Chemicals and Pests«) Carsons Buch *Der stumme Frühling* verriss.[22,23]

◇◇◇

KAPITEL 5

Ishii Shirō und seine Schergen kommen an Bord – Japans Operation »Paperclip«

◇◇◇

Im Dezember 1949 meldete die sowjetische Tageszeitung *Pravda*, dass die Vereinigten Staaten aktiv die Entwicklung biologischer Waffen betrieben. Zu diesem Zweck hätten die Amerikaner zahlreiche japanische Kriegsverbrecher, Veteranen der Einheit 731, in ihre Labors geholt.[1] Zunächst leugnete die US-Regierung die Vorwürfe aus Russland, aber 1998 räumte Washington dann doch ein, dass die CIA Offizieren und medizinischen Forschern der Einheit 731 tatsächlich Posten in Laboren in Ostasien angeboten hatte. »Dort halfen sie Amerikanern dabei, Experimente an menschlichen Probanden zu entwickeln und durchzuführen, die in den Vereinigten Staaten nicht legal hätten ausgeführt werden können.«[2,3]

Bis heute sind die Bemühungen der USA, Ärzte und Forscher der Einheit 731 für ihre eigenen Zwecke einzuspannen, von einem dichten Nebel der Geheimhaltung umgeben.

Im August 1945, der Zweite Weltkrieg stand kurz vor seinem Ende, besetzten die Russen die Mandschurei. Der Mikrobiologe Ishii Shirō floh nach Japan, im Gepäck Tausende Gewebeproben und Objektträger, Unterlagen zu medizinischer Forschung und biologische Analysen von Menschen- und Tierversuchen. Auf seiner Reise südwärts Richtung Tokio lagerte er all das in Höhlen, Grabstätten und Tempeln ein. Im September 1945, einen Monat nach der Kapitulation Japans, traf das erste von insgesamt vier Ermittlerteams aus Fort Detrick in Japan ein, um Ärzte und Wissenschaftler der Einheit 731 zu befragen und deren Daten zu sichern – darunter Autopsieberichte, Tausende Objektträger und weiteres Material.[4] Als Erster kam Murray Sanders, ein Mikrobiologe aus Fort Detrick, der an der Columbia University gelehrt hatte.[5] Rasch wurde ihm klar, dass Ishii Shirō die »treibende Kraft« hinter Japans Biowaffenforschung war. Seine Versuche, den Mann aufzuspüren und zu befragen, blieben allerdings erfolglos.[6]

Im November 1945 hatte sich Ishii in die Provinz abgesetzt, wo er seine Kindheit verbracht hatte. Mithilfe örtlicher Beamter sowie der Familie und Angehörigen gelang es ihm mit hohem Aufwand, seinen eigenen Tod vorzutäuschen. In seinem Heimatdorf Chiyoda-Mura fand sogar ein Begräbnis statt, mit bezahlten Trauergästen, Nachrufen in der Zeitung sowie mit Weihrauch, Gebeten und Gaben.[7]

Allerdings kam das Tokioter Büro des Nachrichtendiensts der US-Armee (Counter Intelligence Corps, CIC) dem Betrug rasch auf die Schliche. Im Januar 1946 stöberte das CIC Ishii Shirō auf und setzte ihn zur Befragung fest.[8] Bei Ishii handele es sich um ein »durch und durch verängstigtes Wesen«, berichtete Robert McQuail, Agent für den Nachrichtendienst der Armee und an Ishiis Festnahme beteiligt.[9] Während der folgenden 4-wöchigen Befragung entwickelten Ishii und der für sein Verhör zuständige Lieutenant Colonel Arvo T. Thompson, ein Fachmann für biologische Waffen, eine freundschaftliche Beziehung zueinander.[10] Das hinderte Thompson jedoch nicht daran zu melden, dass Ishii wichtige Informationen zurückhielt. Camp Detrick setzte eine dritte Expedition in Marsch.[11] Die Russen waren unterdessen damit beschäftigt, Beteiligte der Einheit 731 vor Gericht zu stellen und zu exekutieren. Insgesamt hielten sie mehr als 2000 individuelle Gerichtsverfahren gegen japanische Kriegsverbrecher ab. Doch ganz besonders begierig waren die Sowjets darauf, Ishii Shirō in die Finger zu bekommen.[12]

Um die Befragung Ishiis zu Ende zu bringen, traf am 15. April 1947 Norbert H. Fell in Japan ein. Der Bakteriologe leitete in Fort Detrick die Abteilung für Pflanzenmanipulation.[13] Fell und McQuail sagten Ishii zu, dass seine Aussagen nicht im Rahmen einer Anklage wegen Kriegsverbrechen verwendet werden würden. Man befrage ihn ausschließlich von einem »rein wissenschaftlichen Standpunkt« aus, versicherten sie. Diese Aussage nahm Ishii als Garantie dafür, dass man ihn nicht vor Gericht stellen und bestrafen würde.[14]

Er ahnte, von welcher Bedeutung die Ergebnisse seiner Forschung für seine amerikanischen Wächter waren, also bat er die USA um eine Anstellung als Biowaffenexperte und um diplomatische Immunität für sich, seine Vorgesetzten und seine Untergebenen.[15] Angelockt von der Aussicht, Zugang zu seinem Wissen zu erhalten, ließen die US-Behörden Ishii Shirō auch weiterhin in seinem Zuhause wohnen und sahen darüber hinweg, dass er sie mit Hochmut und Herrschsucht behandelte, während sie ihn verhörten (aber nicht verhafteten). Im Gegenzug gab Ishii preis, in welchen Tempeln und Höhlen Südjapans er sein Archiv versteckt hatte. Den Teams von Fort Detrick gelang es, mehr als 15 000 Objektträger zu bergen. Sie stammten von über 500 der 850 menschlichen Leichen, die japanische Wissenschaftler obduziert hatten.[16,17] Man mikrofotografierte die Objektträger und übersetzte die Autopsieberichte, Laborprotokolle und Fallgeschichten ins Englische.[18]

Im Gegensatz zu den Amerikanern wollten die Sowjets den Anführern der japanischen Einheit 731 wegen Kriegsverbrechen den Prozess machen, wohingegen sich die amerikanischen Forscher, die an biologischen Waffen arbeiteten, bei ihrer Jagd nach wissenschaftlichen Daten über sämtliche moralischen, rechtlichen oder sonstigen Bedenken hinwegsetzten. Sie gaben Ishii Shirō sogar Tipps, wie er die Russen, die seine Wissenschaftler ab Dezember 1949 in Chabarowsk vor ein Kriegsverbrechertribunal stellten, am besten belügen konnte.[19,20] Für Ishiis letzte Befragungen war der MIT-Absolvent Edwin V. Hill zuständig, Leiter der Abteilung für Grundlagenwissenschaft in Fort Detrick. Er sagte, Ishiis Biowaffenschatzkiste enthalte Daten, die japanische Forscher zum Preis vieler Millionen Dollar und jahrelanger Arbeit zusammengetragen hatten. In einem Memo schrieb er: »Hoffen wir, dass den Personen, die diese Informationen aus freien Stücken beisteuerten, diesbezügliche Peinlichkeiten erspart bleiben.«[21]
Die Vereinigten Staaten wussten, welchen Wert die von der japanischen Armee angehäuften Daten hatten, und sie spielten eine wichtige Rolle dabei,

Informationen über die Experimente in biologischer Kriegsführung zu vertuschen. Diese Kultur der Geheimhaltung sollte das amerikanische Biowaffenprogramm für die nächsten 70 Jahre prägen und ebnete, nachdem die amerikanischen Besatzer aus Japan abgezogen waren, den Weg für künftige Zusammenarbeiten (etwa mit den chinesischen Wissenschaftlern am Virologischen Institut in Wuhan).[22]

Berichten zufolge besuchte Ishii Shirō die USA 1959 im Rahmen einer umfassenden Tour, zu der auch Vorlesungen in Fort Detrick gehörten.[23,24] Seine Schergen wurden von den Vereinigten Staaten nie wegen Kriegsverbrechen angeklagt, geschweige denn vor Gericht gestellt.[25] Die Daten und Akten aus Ishii Shirōs japanischem Labor nutzten die USA als Grundlage für ihr eigenes Biowaffenprogramm.[26,27]

So großzügig vergaben die USA Immunitätszusagen, Schutz und Papiere an Ärzte und Mitarbeiter der Einheit 731, dass fast jeder Beteiligte in diesen Genuss kam, wie japanische Forscher und Historiker aussagten. Der Apotheker Meguro Masahiko, der dem Labor im chinesischen Dalian zugearbeitet hatte, beschrieb die Zahlung von »Schweigegeld« an Mitglieder der Einheit 731:

> »Nach dem Krieg erhielten ehemalige Mitglieder der Einheit 731 fantastische Zahlungen. Einige Leute bekamen bis zu 2 Millionen Yen, eine beispiellose Summe in jenen Zeiten [...] praktisch ohne Ausnahme erhielt jeder etwas, der auf irgendeine Weise in Verbindung zur Einheit 731 gestanden hatte. Es war der bestbezahlte Job, den man sich nur vorstellen konnte. Zahlreiche Hochschulprofessoren hatten Verbindungen zur Einheit 731, insbesondere die ranghöheren, beispielsweise aus dem Gesundheitsministerium, und solche, die mit Impfstoffen zu tun hatten. Sie alle waren auf irgendeine Weise mit Ishiis Abteilung verbunden. Sie sprachen niemals darüber, aber sie alle erhielten Geld für ihre Arbeit. Das sind die Menschen, die das Fundament für das heutige Japan gelegt haben.«[28]

In *Unit 731 Cover-up: The Operation Paperclip of the East* merken die Historikerinnen Haddie Beckham und Merja Pyykkönen an:

> »Wissenschaftler der Einheit 731, der Abteilung für die Erforschung und Entwicklung von Bio- und Chemiewaffen, erhielten im Austausch für ihre Forschungsdaten Immunität.[29] Es ist unbestreitbar, dass den japanischen Wissenschaftlern aus dem Feld der biologischen Kriegsführung deutlich mehr zugestanden wurde als ihren Nazikollegen.«[30]

Als in den 1980er-Jahren die Aktivitäten der Einheit 731 endlich ans Tageslicht kamen, stellten die Japaner verblüfft fest, dass die Kriegsverbrecher dieser Geheimeinrichtung, die am schlimmsten und rücksichtslosesten gewütet und gemordet hatten, mittlerweile an der Spitze der Medizinhierarchie ihres Landes standen.

Hal Gold hat eine nicht endgültige Liste mit ehemaligen Mitgliedern der Einheit 731 zusammengetragen, die nach dem Krieg herausragende Führungspositionen in Japans medizinischem Establishment einnahmen, darunter als Dekane der angesehensten Universitäten und medizinischen Hochschulen des Landes, als Präsidenten der führenden Krankenhäuser, als emeritierte Professoren für Virologie, Immunologie und Infektionskrankheiten, als geschätzte Impfstoffentwickler, als CEOs von Japans größten Pharmafirmen und medizinischer und wissenschaftlicher Forschungseinrichtungen, als Präsidenten der renommiertesten und einflussreichsten Medizinverbände und als ranghohe Bürokraten und Wissenschaftler in staatlichen Gesundheitsbehörden, darunter auch den National Institutes of Health Sciences.[31]

◇◇◇

KAPITEL 6

Unternehmen »Paperclip«

1945 riefen Militär und Nachrichtendienste der USA das Unternehmen »Paperclip« ins Leben. Über dieses Netzwerk von »Rattenlinien«* wurden rund 1600 deutsche Chemiker, Biologen und Ingenieure unter den Nasen der für die Nürnberger Prozesse zuständigen Ankläger aus dem Land geschmuggelt. In amerikanischen Laboren fanden diese Leute, darunter viele ranghohe NSDAP-Mitglieder, die wegen Kriegsverbrechen gesucht wurden, ein gemütliches neues Zuhause und forschten fortan in den USA an chemischen und biologischen Waffen.[1,2] Mitarbeiter von Militär und Geheimdiensten verschafften den Überläufern Immunität und eine neue Identität, im Gegenzug verpflichteten sich die Männer, in den Vereinigten Staaten an streng geheimen Projekten mitzuarbeiten.

Für die – zu diesem Zeitpunkt noch eher lustlos betriebene – Frühphase des Unternehmens »Paperclip« zeichnete die Joint Intelligence Objectives Agency (JIOA) verantwortlich, die den Joint Chiefs of Staff unterstand, dem Gremium, in dem die Oberbefehlshaber der amerikanischen Teilstreitkräfte zusammenkommen.[3] »Paperclip« dümpelte vor sich hin, bis die CIA 1947 die Kontrolle übernahm. Der Geheimdienst war gerade erst vom Kongress als Nachfolgeorganisation der OSS (Office of Strategic Services) aus der Taufe gehoben worden.[4,5] Biowaffen zu erforschen und zu entwickeln lag der CIA somit quasi im Blut. Innerhalb der ersten 3 Monate übernahm die Behörde den Auftrag, »eine

* Anm. d. Übers.: Bezeichnung für die Fluchtrouten führender Vertreter des NS-Regimes, Angehöriger der SS und der Ustascha nach dem Ende des Zweiten Weltkriegs.

Verbindung zwischen wissenschaftlicher Planung und militärischer Forschung auf landesweiter Ebene herzustellen«.[6] Die Historikerin Annie Jacobsen schreibt in *Operation Paperclip*: »Mit dem Unternehmen ›Paperclip‹ fand die CIA bei ihrem Streben nach wissenschaftlicher Intelligenz einen perfekten Partner. Und in der CIA hatte das Unternehmen ›Paperclip‹ seinen bis dahin stärksten Partner gefunden.«[7] Zu den ersten Maßnahmen des Dienstes gehörte es, die Biografien von ungefähr 18 000 deutschen Wissenschaftlern anzufordern.[8] In einer bis September 2008 unter Verschluss gehaltenen CIA-Monografie heißt es: »Priorität hatten [die Bereiche] Atomenergie, biologische Kriegsführung, chemische Kriegsführung, elektronische Kriegsführung, Lenkwaffen, Flugzeuge, Unterwasserkriegsführung und Medizin.«[9]

In einer unauffälligen Einrichtung in Fort Detrick mit dem kryptischen Namen »Gebäude 439« eröffnete die Special Operations Division der CIA eine Geheimanlage. Finanziert wurde das Top-Secret-Programm durch den Geheimhaushalt der CIA-Abteilung »Clandestine Services«.[10] Gebäude 439 war eine niedrige, gelbe Betonsteinstruktur und unterschied sich in nichts von zahlreichen anderen Bauten auf dem Stützpunkt.[11]

Zur Anlage gehörte eine hochmoderne Biowaffeneinrichtung mit einem Labor für Keime – Spitzname »Black Maria«. Hier stand die weltgrößte Aerosolkammer, eine 131 Tonnen schwere stählerne Eine-Million-Liter-Testkugel namens »Eight Ball«.[12] Die im Außendienst tätigen Spione arbeiteten mit Bakteriologen des Army Chemical Corps in Fort Detrick zusammen.[13]

Ihren ersten ausländischen Stützpunkt eröffnete die CIA im berüchtigten Stammsitz des Chemie- und Pharmaunternehmens I.G. Farben in Frankfurt und blieb dort auch während des Kalten Krieges.[14] Ranghohe CIA-Spione residierten nun in den Räumen, in denen früher die Vorstände der I.G. Farben ihrer Arbeit nachgegangen waren. Letztere saßen im Zuge des »I.G.-Farben-Prozesses« im Gefängnis in Spandau. Den schlimmsten Verbrechern unter ihnen wurden im Rahmen von »Paperclip« noch während der Haft Arbeitsverträge angeboten. Das galt auch für Carl Krauch, ab 1940 Aufsichtsratsvorsitzender des Konzerns und ab 1944 Görings »Generalbevollmächtigter für Sonderfragen der chemischen Erzeugung.«[15]

Der Projektleiter von »Eight Ball«, Dr. Harold Batchelor, zog 1947 einen dicken Fisch an Land. Ihm gelang es, den Superstar der Todeswissenschaften an Bord zu holen: Dr. Kurt Blome, der, Hermann Göring direkt unterstellt, für die Entwicklung von Biowaffen zuständig gewesen war. Nun sollte er beim Entwurf und dem Bau von »Eight Ball« mitwirken.[16] Blome war ein Hardcore-Nazi, gehörte Hitlers innerstem Kreis an und hatte regelmäßig mit Göring, Himmler und Hitler verkehrt.[17] In einem Memo an einen Gauleiter etwa empfahl Blome im November 1942, 35 000 Polen hinzurichten, bei denen Tuberkulose diagnostiziert worden war.[18]

Dank seiner Fähigkeiten auf dem Feld der Biologie konnten die Nazis ein teuflisches Arsenal waffenfähiger Krankheitserreger entwickeln, unter anderem für Cholera, die Papageienkrankheit und die Pest. Besonderes Interesse entwickelte die CIA für Blomes Arbeit an biologischen Waffen, die sich für Attentate eignen. Dieser Leidenschaft ging er in einem rasch hochgezogenen Biowaffenlabor in Posen nach. »Hier ging es nicht darum, innerhalb einer Bevölkerung eine Epidemie auszulösen, sondern einzig darum, einzelne Personen zu töten«, erklärte Blome.[19]

Auch Blomes Stellvertreter Dr. Erich Traub wurde von der CIA unter Vertrag genommen. Traub hatte vor Hitlers Machtergreifung am Rockefeller Institute geforscht und war angeblich mit einem Vorrat an tödlichen Pathogenen aus Russland geflohen.[20,21] Traub hatte seine »Karriere« als Tierarzt begonnen und forschte am Ende für Heinrich Himmler an Rinderpest und anderen tierischen Krankheitserregern.[22] Die CIA schickte Traub in ihre Labore in Fort Detrick und Plum Island, wo sie ihn an Waffen gegen Tiere arbeiten ließ. Nach Ansicht vieler ist der Erreger der Lyme-Borreliose von Plum Island entkommen. Traubs Aufgabe war es, bestimmte Tierpopulationen durch Keime – beispielsweise von Rinderpest, Maul- und Klauenseuche, der Newcastle-Krankheit, der Afrikanischen Schweinepest, von Geflügelmalaria und Geflügelpest – zu dezimieren.[23]

Bis 1952 importierte »Paperclip« schätzungsweise 600 Naziwissenschaftler in die Vereinigten Staaten.[24] Wie Blome hingen viele Forscher, die die CIA rekrutiert hatte, der Naziideologie an und hatten in der SS gedient, standen

Hitlers innerem Kreis nahe und hatten sich abscheulicher Kriegsverbrechen schuldig gemacht. Zu den frühen Trophäen des Geheimdienstes zählte auch Generalarzt Walter Schreiber, der direkt an Göring berichtet hatte. Schreiber war für Impfstoffe, Gegenmittel und Seren für biologische Waffen zuständig.[25] Nach eigenem Dafürhalten war er Fachmann für Winterkrieg, Wüstenkrieg, Impfstoffe und Biowaffen, so auch für Beulenpest.[26] Schreiber überwachte Fleckfieber-Experimente in den Todeslagern Buchenwald und Natzweiler. Seine Untergebenen sezierten Patienten bei lebendigem Leib und führten grausame und oft tödliche Experimente durch.[27] Er überwachte chirurgische Eingriffe, die ohne Betäubung durchgeführt wurden. Junge polnische Mädchen wurden gegen ihren Willen operiert, um sich tretend und schreiend, während sie von SS-Soldaten festgehalten wurden.[28]

Nur knapp entging Schreiber dem Schicksal seines Kollegen Feldmarschall Wilhelm Keitel, Chef des Oberkommandos der Wehrmacht, der an Trägersystemen für Biobomben arbeitete.[29] Keitel wurde in Nürnberg hingerichtet.[30] Schreiber wurde von den Russen gefangen genommen und stand 3½ Jahre unter sowjetischer Aufsicht, bevor er im Rahmen von »Paperclip« in den Westen floh.[31] Der militärische Geheimdienst der U.S. Army übertrug Schreiber die Verantwortung für die Gesundheit und das Wohlergehen sowjetischer Spione, die die CIA im Rahmen ihrer Experimente zur Gedankenkontrolle verhörte und folterte. Dies fand in Camp King statt, einer ehemaligen Foltereinrichtung der Nazis im westdeutschen Oberursel und die erste ausländische »Black Site«* der CIA.[32]

Generalarzt Walter Schreiber sollte nicht verwechselt werden mit SS-Brigadeführer Walter Schieber, einem Nazibonzen mit Parteiabzeichen in Gold und ein Verbindungsmann zu I.G. Farben. Schieber, ein weiterer Star des Unternehmens »Paperclip«, war ein loyaler SS-Mann aus Hitlers innerem Kreis und diente im persönlichen Stab von Heinrich Himmler. Höchstselbst führte er sadistische Experimente an Zwangsarbeitern durch und ließ bei

* Anm. d. Übers.: Als »Black Site« werden offiziell nicht existierende Gefängnisse bezeichnet, die amerikanische Geheimdienste außerhalb der USA betreiben.

einem derartigen Versuch 116 Menschen verhungern. Er überwachte zudem die Entwicklung und den Bau von Waffenfabriken in Konzentrationslagern. Bei der Erprobung chemischer Waffen in den Fertigungsstätten von I.G. Farben tötete er möglicherweise Tausende weitere Menschen. Für Albert Speer hielt er die Verbindung der Regierung zu I.G. Farben, wo er auch angestellt war. In seine Verantwortung fielen zudem die Produktionsstätten für Nervengas.[33,34]

Schieber und seine I.G.-Farben-Chemiker gaben die Geheimnisse der Sarin-Herstellung an Abgesandte aus Fort Detrick weiter, woraufhin das amerikanische Verteidigungsministerium gewaltige Produktionsanlagen in Muscle Shoals und im Chemiewaffenwerk Rocky Mountain Arsenal errichten ließ. Dort wurden fortan Tausende Tonnen des tödlichen Nervengifts hergestellt.[35]

Die CIA half auch dabei, Hitlers Lieblingschemiker Dr. Otto Ambros freizubekommen. Ambros war für das Buna-Werk in Auschwitz zuständig, wo Tausende Zwangsarbeiter verschlissen wurden. Mindestens 25 000 ließ Ambros zu Tode schinden.[36,37,38] Ambros gehörte zudem zu den Entwicklern des Nervengases Sarin.[39] Bei den Nürnberger Prozessen wurde er wegen Massenmord und Sklaverei zu 8 Jahren Gefängnis verurteilt, aber Offiziere des Unternehmens »Paperclip« intervenierten, sodass er nur 2½ Jahre im Kriegsverbrechergefängnis Landsberg absitzen musste.[40]

Offiziell schloss sich Ambros zwar nicht den anderen Nazibiowaffenentwicklern in Fort Detrick an, aber er kam trotzdem in den Genuss der großzügigen und respektvollen Behandlung, die Nazichemikern seitens der »Paperclip«-Führung so häufig entgegengebracht wurde. Nach seiner Freilassung genoss Ambros ein angenehmes Leben und saß in den Vorständen amerikanischer Rüstungsunternehmen und Chemiefirmen mit guten Verbindungen zu CIA und Pentagon, darunter das Spezialchemieunternehmen W. R. Grace.[41,42] Ambros zog zudem in die Aufsichtsräte diverser privatwirtschaftlicher Firmen und eines guten halben Dutzends Unternehmen ein, die der Bundesrepublik Deutschland gehörten. Er war als Berater für Dow Europe aus der Schweiz zuständig, für Knoll (eine Pharmatochter von BASF, einem der Nachfolgeunternehmen von I.G. Farben) und für das amerikanische

Energieministerium.[43,44,45] In den 1950er-Jahren wurde er Aufsichtsratsvorsitzender des deutschen Pharmaunternehmens Chemie Grünenthal, das selbst eine Art Unterschlupf für ehemalige Nazigrößen war.[46] Jacobsen zufolge spielte Chemie Grünenthal eine zentrale Rolle bei der Entwicklung und Vermarktung von Thalidomid. Als Schlaf- und Beruhigungsmittel wurde es unter dem Namen Contergan vertrieben. Der Arzneistoff führte, innerhalb der ersten 3 Schwangerschaftsmonate eingenommen, dazu, dass weltweit über 10 000 Babys mit schweren Missbildungen bis hin zu fehlenden Gliedmaßen geboren wurden.[47,48,49]

Für den ersten zivilen Leiter der CIA, Allen Dulles, war kein Thema brisanter als die aufziehende Bedrohung durch die Sowjetunion. Aus strategischen Gründen war er deshalb bereit, darüber hinwegzusehen, was hochrangige Wissenschaftler aus Nazideutschland und Japan, die sich in den Dienst der USA stellten, an Gräueltaten zu verantworten hatten. Amerika habe nicht die Nazis zu fürchten, sondern die Sowjets, erklärte General Stephen J. Chamberlin und brachte damit die vorherrschende Meinung von Dulles' einflussreichen Freunden in Georgetown zum Ausdruck.[50] Die Sowjets führten nach der Besetzung Ostdeutschlands ihre eigene Version von »Paperclip« durch, das Unternehmen »Ossawakim« (auch: »Osoaviakhim«). Dabei wurde die komplette Kampfgas-Produktionsanlage in Dyhernfurth* abgebaut und inklusive der dort beschäftigten Chemiker nach Stalingrad** verfrachtet, wo man die Fabrik wieder aufbaute.[51]

Dass die Sowjets so erfolgreich darin waren, Biowaffenkoryphäen der Nazis wie Dr. Eugen Haagen für sich zu gewinnen, weckte den Wettbewerbsgeist der Vereinigten Staaten. Nun wurde »Paperclip« mit verstärktem Tempo vorangetrieben.[52] Auch dass die Sowjetunion im Juni 1948 eine Blockade gegen Berlin verhängte, 1949 ihre erste Atombombe zündete und dass 1950 der Koreakrieg ausbrach, trug dazu bei, das Werben der CIA um deutsche Wissenschaftler anzufachen.[53]

* Anm. d. Übers.: Heute Brzeg Dolny in Polen.

** Anm. d. Übers.: Das heutige Wolgograd in Russland.

»Paperclip« war vom Start weg ein pervertiertes, verdecktes Unternehmen. Dafür sorgten schon das illegale Außerlandesschmuggeln übler Kriegsverbrecher und die Folterungen und Drogenexperimente, denen inhaftierte sowjetische Spione unterzogen wurden. 1952 warnte die westdeutsche Regierung den Hohen Kommissar der USA, John McCloy, Unternehmen »Paperclip« verstoße gegen NATO-Bestimmungen und Amerikas eigene Vorgaben zur Deutschlandpolitik. Die Generalstabschefs distanzierten sich daraufhin von dem Programm, und die CIA übernahm das Ruder. Sodann verdoppelte sie ihre Bemühungen, Wissenschaftler und Geheimdienstoffiziere der Nazis zu rekrutieren.[54]

1963 fand das FBI heraus, dass der JIOA-Leiter, Lieutenant Colonel Henry Whalen, für die Sowjets spionierte. Das Pentagon löste die JIOA und damit die offiziell für »Paperclip« zuständige Behörde auf. Whalen wurde in einer geheimen Gerichtsverhandlung verurteilt, das Unternehmen »Paperclip« wurde neu aufgestellt und hieß fortan Advanced Research Projects Agency (ARPA). Später wurde die seitdem für bahnbrechende Wissenschaft zuständige Behörde in DARPA (Defense Advanced Research Projects Agency) umbenannt.[55]

Es fällt schwer, nicht zu dem Schluss zu gelangen, dass die Männer, die sich zum Feld der Biowaffen hingezogen fühlten, nicht immer strengen moralischen Grundsätzen folgten. Oberst Charles Loucks gehörte zu den »Paperclip«-Mitarbeitern, die sowohl in Deutschland als auch Japan aktiv waren. Zunächst wurde er nach Japan entsandt, um dort die Auswirkungen von Brandbomben zu studieren. Anschließend schickte man ihn nach Deutschland, wo er Fachleute für Bio- und Chemiewaffen anwerben sollte.[56] Im Zweiten Weltkrieg hatte Loucks das Rocky Mountain Arsenal befehligt und war somit für die Herstellung von Senfgas und die Großproduktion von Brandbomben zuständig, mit denen die USA die deutsche Kulturmetropole Dresden und 67 japanische Städte in Schutt und Asche legten. Schätzungen zufolge starben allein in Japan bis zu einer Million Zivilisten.[57] Hätten die USA den Krieg verloren, hätte man Loucks garantiert als Kriegsverbrecher hingerichtet, denn das Genfer Protokoll von 1925 verbietet Brandwaffen.[58,59]

Loucks diente nach dem Krieg in Tokio als Chief Chemical Officer und kam dort vermutlich mit Überlebenden der Einheit 731 zusammen, während er durch das Land reiste und die Reste der Städte besichtigte, an deren Verwüstung er mitgewirkt hatte. Auf einem Foto ist Loucks zu sehen, wie er stolz neben einem ordentlich aufgestapelten Haufen verkohlter Zivilisten steht und das Gehäuse einer Brandbombe aus seiner Rocky-Mountain-Anlage hochhält: »Man hat sie zu diesem großen hohen Haufen gestapelt. Ich ließ ein Bild von mir machen, wie ich daneben stehe, denn ich war verantwortlich für [die Bomben, die sie getötet haben].« Wie wenig ihn die grausamen Ergebnisse seiner Anstrengungen belasteten, zeigte Loucks' ergänzender Kommentar: »Es war einer dieser Vorfälle, die nichts zu bedeuten haben. Ich hatte nur zufällig mitgekriegt, was mit einigen unserer dortigen Brandbomben geschehen war.«[60]

Diese Distanz, die Loucks an den Tag legt, ist beunruhigend, steht aber sinnbildlich für etwas, was bei vielen weiteren Biowaffenpionieren zu beobachten ist: Menschliche Leben werden einzig als wissenschaftliche Herausforderung betrachtet, der Erfolg bemisst sich an der Zahl der Toten. Es handelt sich um eine moralische Gleichgültigkeit, die schon an Soziopathie grenzt.

Loucks war eine Art Aushängeschild für die Biowaffengemeinschaft. Er lud sich gerne ranghohe glühende Nazis wie Walter Schreiber nach Hause ein. Jacobsen schreibt, wenn Loucks einen Nazi traf, »sah er den Mann zwar direkt an, erblickte jedoch einzig den Wissenschaftler«.[61]

Zu Loucks' engen Freunden zählte auch Friedrich »Fritz« Hoffmann, den er für »Paperclip« rekrutiert hatte. Hoffmann hatte an der Uni Würzburg ein Chemielabor geleitet, das Hunderte Tonnen der Nervengase Tabun und Sarin hergestellt hatte.[62] Nachdem er nach Amerika gekommen war, synthetisierte er die Nervengasbestände der Nazis und arbeitete an dem CIA-Programm, das Gifte für gezielte Attentate entwickelte.[63] Kollegen beschreiben ihn als den »Meistergiftmischer« der CIA.

◇◇◇

KAPITEL 7

Eine Dreierpartnerschaft

Von Anfang an wurde in den USA im Rahmen einer Dreierpartnerschaft an biologischen Waffen gearbeitet: Big Pharma, Geheimdienste und Pentagon zogen an einem Strang. Wichtige Nebenrollen fielen der akademischen Welt und Gesundheitsbehörden wie den CDC sowie den NIH zu.

Seit den 1930er-Jahren setzten sowohl die Alliierten als auch die Achsenmächte stark auf die Chemieabteilungen ihrer jeweiligen Pharmaunternehmen, wenn es um die Entwicklung nützlicher Giftstoffe ging. Dr. Gerhard Schrader, ein Forschungschemiker der I.G. Farben, arbeitete 1936 an Insektenvernichtungsmitteln. Dabei synthetisierte er einen komplexen Phosphorsäureester, den Deutschland daraufhin unter dem Namen »Tabun« sowohl für den Waffeneinsatz wie auch als Insektizid produzierte.[1] 1939 gelang es Chemikern von I.G. Farben in streng geheimer Forschungsarbeit, ein sogar noch tödlicheres Nervengas herzustellen – Sarin. I.G. Farben stellten auch Zyklon B her, das tödliche Blausäurebiozid, mit dem die Nazis in Hitlers Todeslagern Juden auslöschten.[2] Nach den Nürnberger Kriegsverbrecherprozessen wurden die I.G. Farben zerschlagen und in diverse eigenständige Unternehmen aufgeteilt, unter anderem in Bayer, BASF und Hoechst. Einige Führungskräfte der I.G. Farben saßen Haftstrafen in den Kriegsverbrechergefängnissen Spandau und Landsberg ab, bekleideten anschließend jedoch Positionen in der Chefetage von Bayer.[3,4] Während des Kalten Krieges zog Bayer mit in den »Krieg gegen Keime«, und das Unternehmen verdiente Milliarden damit, seine Bestände an chemischen Waffen wie auch sein Wissen auf diesem Feld in die Entwicklung von Pestiziden für die Landwirtschaft, von Waschmitteln sowie antibakteriellen und antiviralen Arzneimitteln einfließen zu lassen.

Während George Merck das Geheimlabor der US-Regierung in Fort Detrick, Maryland, sowie andere Test- und Produktionsstätten im Land leitete, führte sein Wettbewerber Charles Pfizer & Company aus New York im Auftrag der Armee eine streng geheime Studie durch, bei der es darum ging, nicht näher spezifizierte biologische Kampfstoffe zu züchten und zu kultivieren.[5]

Die NIH werden Teil des Biowaffen-Industriekomplexes

Fort Detrick arbeitete von Beginn an eng mit dem United States Public Health Service (USPHS), den NIH und dem NIAID zusammen. Es war eine Liebesheirat. CDC, NIH, NIAID – jede dieser Behörden knüpfte sofort weitreichende Verbindungen zum Pentagon, was mit dem ursprünglichen Interesse des Militärs zusammenhängt, Infektionskrankheiten einzudämmen. Der USPHS, ein Verbund von Behörden des Gesundheitsministeriums, ist bis heute einer der acht uniformierten Dienste des US-Militärs. So berät der Chief Medical Officer des USPHS den Staatssekretär des Gesundheitsministeriums.[6] Die CDC entstanden aus dem Public Health Service.[7] Die Wurzeln sowohl des USPHS als auch der NIH und des NIAID gehen auf das Labor am Marinehospital der Küstenwache auf Staten Island zurück.[8,9]

So eng arbeitete der Public Health Service mit Fort Detrick zusammen, dass er dort dauerhaft einen Offizier stationierte. Das Militär stellte dem USPHS für das Studium von Infektionskrankheiten jährlich eine ansehnliche Summe zur Verfügung.[10] Militär und zivile Behörden hatten ein Interesse daran, Infektionskrankheiten aufzuspüren, zu melden, Quarantänen zu verhängen, die Dynamik der Ausbreitung zu erforschen und Impfstoffe zu entwickeln, mit denen sich diese Infektionskrankheiten bekämpfen ließen.[11] 1968 – in dem Jahr, in dem Anthony Fauci seine Laufbahn beim NIAID begann – erklärte ein NIAID-Mitarbeiter dem Enthüllungsjournalisten Seymour M. »Sy« Hersh:

»Was unsere Studien zu grippalen Infekten und der infektiösen Ausbreitung anbelangt, war Fort Detrick sehr von Vorteil für uns. Sie haben uns ausgerüstet, und wir hatten eine Reihe gemeinsamer Treffen auf ausschließlich wissenschaftlicher Ebene. Es war eine sehr nützliche Ausgliederung.«[12] Die Geschichtsschreibung spricht allerdings dafür, dass wiederholt Ärzte, die in Kontakt mit der Impfstoffforschung des Militärs gerieten, der Anziehungskraft der Waffenforschung erlagen.

Eine dunkle Kunst

Ein Wettrüsten bei Biowaffen fordert seinen Preis. Ein Preis, der immer zu zahlen ist, besteht in den moralischen Schäden, die eine Gesellschaft insgesamt davonträgt, wenn die Medizin und diejenigen, die sie praktizieren, sich von den Gesundheitsinteressen abkehren und gegen die Menschlichkeit wenden. Die vielleicht tiefgreifendste Hinterlassenschaft von Ishii Shirō und den Naziärzten besteht wohl in der moralischen Kurzsichtigkeit, die sie den amerikanischen Biowaffen- und Impfprogrammen unauslöschlich eingeprägt haben.

In *Das wahre Gesicht des Dr. Fauci* zeige ich auf, was viele Amerikaner während der Covid-19-Pandemie erkennen mussten: Beginnen Ärzte erst einmal damit, keine Medizin mehr zu praktizieren, sondern als Handlanger des Staates zu agieren, ist es unumgänglich, dass die Regierung sie rasch in Instrumente der gesellschaftlichen Kontrolle verwandelt. Geben Ärzte der Verlockung nach, ist es unvermeidlich, dass sie ihre einst festen Werte verraten. Nicht selten werden sie zu Feinden ihrer eigenen Patienten und der Menschheit im Allgemeinen. Ishii, Schreiber und all die anderen zeigten, wie das Etikett »nationale Sicherheit« selbst die allerheiligsten moralischen Grundsätze, auf denen eine Gesellschaft ruht, außer Kraft setzen kann, seien es die Vorbehalte gegen Menschenversuche oder das groß angelegte Abschlachten von Nichtkombattanten, unschuldigen Zivilisten und verwundbaren Minderheiten im Namen des »Allgemeinwohls«. In jedem Land, das Ressourcen für Biowaffen aufwendete, ging dies innerhalb des Arztberufs mit einer umfänglichen Zersetzung traditioneller Moralvorstellungen einher. Was bei der »Biosicherheit« besonders auffällig ist und sich wie ein roter Faden hindurchzieht, ist daher die Tendenz, das medizinische Establishment im jeweiligen Land von seinen Moralvorstellungen abzubringen. Fähige Ärzte und Regulierer, die zuvor mit Eifer daran arbeiteten, Krankheiten zu heilen und Leben zu retten, wandelten sich zu düsteren Anhängern schwarzer Magie, zu Massenmördern und enthusiastischen Befürwortern schauriger Menschenexperimente.

Wie Ishii und Schreiber stieg Anthony Fauci zu einem Herrscher über einen allmächtigen Verwaltungsapparat auf, ein Amt, das mit gewaltiger politischer Macht und gottähnlicher Verehrung im gesamten Land einherging. Und genau wie die beiden anderen räumte der NIAID-Leiter den Profiten der Branche und den militärischen Anwendungsmöglichkeiten der Forschung an Infektionskrankheiten die höchste Priorität ein, was, wie nicht anders zu erwarten, den Einsatz seiner Behörde für die öffentliche Gesundheit untergrub. Wie Ishii und Schreiber betrieb Dr. Fauci seine Biowaffenforschung unter dem Deckmantel der Impfstoffentwicklung und der nationalen Sicherheit. Wie sie beherrschte auch er die Mechanismen zur Kontrolle medizinischer Fachjournale und der Mainstream-Presse meisterhaft, verstand es, die führenden Akademiker und Medizinverbände einzubinden und die renommiertesten Wissenschaftler, Ärzte und medizinischen Hochschulen zu Komplizen bei Fällen schweren Fehlverhaltens zu machen. Die Sorge um die nationale Sicherheit forcierte er so beständig, dass dies zulasten ethischer Gebote in Bezug auf Experimente an einzelnen Menschen und der Bevölkerung insgesamt ging. Wie Ishii und Schreiber blies er unter dem Vorwand der »Pandemieprävention« zur weltweiten Jagd auf Krankheitserreger mit Waffenpotenzial.

Und als alles den Bach runterging, machte es Dr. Fauci wie die beiden anderen und entblödete sich nicht, der Öffentlichkeit lang und breit zu erklären, warum er keine Schuld trage und warum er nicht verantwortlich dafür sei, dass seine Experimente schiefgingen.

Noch etwas zieht sich wenig überraschend wie ein roter Faden durch die Geschichte der Biowaffenforschung – die nahezu allgegenwärtigen moralischen

Defizite bei Gelehrten und Akademikern, bei Regulierern, die für die öffentliche Gesundheit zuständig sind, und bei Ärzten, die beschließen, ihr Leben diesem Forschungsfeld zu widmen. In seiner Ansprache an Japans medizinische Gemeinschaft bekannte Ishii Shirō 1936, dass diejenigen Ärzte, die sich für den Weg der Biowaffenforschung entscheiden, eine gewisse moralische Flexibilität an den Tag legen müssten.[13,14] Ishii mochte Euphemismen, die gut und gern aus einem Orwell-Roman hätten stammen können, und andere Wissenschaftler, die an Biowaffen forschten, übernahmen diese Schönfärbereien nur zu gern. So bezeichneten sie sich mit erlesener Ironie als »Life Scientists« (»Lebenswissenschaftler«) oder »Biowissenschaftler«. Dr. Francis Boyle dagegen spricht von »Death Scientists« (»Todeswissenschaftlern«), und diese Beschreibung erscheint deutlich zutreffender.[15]

Heute arbeiten im Auftrag von Amerikas Militär, Geheimdiensten und Gesundheitsbehörden rund 13 000 Todeswissenschaftler in etwa 400 staatlichen und universitären Laboren an Biowaffentechnologie.[16] Militär und Geheimdienste haben die NIH sowie zahlreiche führende akademische Einrichtungen Amerikas an Bord geholt und für die lukrative Forschung an Biowaffen rekrutiert. Das trifft auf einen großen Teil der Akademiker, Virologen, Fachleute für Infektionskrankheiten, Immunologen und für das Gesundheitswesen zuständigen Regulierer zu. Ihre Labore treiben die militärische Forschung voran. Viele der involvierten Personen haben direkt daran mitgewirkt, die Reaktion auf die Covid-19-Pandemie zu planen und umzusetzen. Einige der bekanntesten – etwa Francis Collins, Peter Daszak, Bill Gates, Peter Hotez, Arthur Caplan, Richard Hatchett und andere – spielten eine zentrale Rolle, als es darum ging, auf TV-Sendern wie CNN, MSNBC und FOX News die Gegenmaßnahmen zu verteidigen und die Öffentlichkeit in Bezug auf die Laborherkunft von Covid-19 hinters Licht zu führen.

Um zu begreifen, welche Rolle das Gesundheitswesen, akademische Forscher und das gesamte Feld der Virologie bei der Ätiologie der Covid-19-Pandemie gespielt haben, betrachtet man am besten die Dynamik, die eine derartige Vielzahl an Soziopathen in Führungspositionen spülen konnte, von denen aus sie kritische Entscheidungen zur öffentlichen Gesundheit vorgeben und rechtfertigen können. Es gibt einige wenige erwähnenswerte Ausnahmen, aber der professionelle Kern der Virologie und der Immunologie hat wieder und wieder einen eklatanten Mangel an moralischer Zurückhaltung an den Tag gelegt, an arroganter Verachtung gegenüber grundlegenden Verfassungs- und Menschenrechten sowie ein hohes Maß an Bereitschaft, sich über geltendes Recht und ethische Grenzen hinwegzusetzen. In einem derartigen Milieu ist moralische Verderbtheit natürlich ein wesentlicher Vorteil – ganz wie bei den Kriegsverbrechern aus Nazideutschland und Japan, die dem amerikanischen Biowaffenprogramm Geburtshilfe leisteten. Charakteristisch für diesen Komplex sind gewaltige finanzielle Mittel, strengste Geheimhaltung und mangelnde Rechenschaftspflicht – Zutaten, die einem Machtmissbrauch innerhalb eines jeden Unterfangens Vorschub leisten, bei dem es unterm Strich darum geht, im großen Stil Leben auszulöschen und gottgleich über Wohl und Wehe der gesamten Menschheit zu entscheiden.

Man tut sich schwer damit, ein ganzes wissenschaftliches Berufsfeld als moralisch zweifelhaft abzustempeln, aber der gesunde Menschenverstand lässt vermuten, dass die meisten Personen, die sich von diesem Thema angezogen fühlen, in irgendeiner Form mit moralischen Defiziten zu kämpfen haben. Die Erfahrung lehrt uns, dass den Besten dieses Feldes – von den Kriegsverbrechern aus Japan und Deutschland bis hin zu berüchtigten CIA- und NIH-Leuten wie Maitland Baldwin, Sidney Gottlieb, Ewen Cameron, Dr. John McClure und vielen prominenten modernen Praktizierenden – ein schweres moralisches Leiden gemein ist.

Als Biowaffenforscher misst man persönlichen Erfolg daran, wie gut man darin ist, Krankheiten zu erschaffen und Opferzahlen in die Höhe zu treiben. Bei einer derart radikalen Abkehr von den Heiltraditionen und ethischen Grundsätzen des Hippokratischen Eids liegt – bis zum Beweis des Gegenteils – die Annahme nahe, dass ein wie auch immer gearteter Seelendefekt gewisse Personen aus dieser speziellen Kaste von Medizinern dazu motiviert hat, ihr Leben der Antithese des Heilens zu widmen. Die Geschichte zeigt, dass führende Biowaffenforscher in zentralen Phasen ihres Lebens mit einer Soziopathie zu kämpfen hatten. Diese Diagnose trifft erstaunlich häufig zu. Allzu oft legten sie ein durch und durch verdrehtes Urteilsvermögen an den Tag sowie eine verblüffende Vorliebe für Unaufrichtigkeit und schreckliche Ideen. Das größte Rätsel bei alledem ist, warum ihnen bei darüber hinausgehenden Themen überhaupt jemand Beachtung schenkt. Viele entgingen der Schmach, als Kriegsverbrecher verurteilt zu werden, nur dank cleverer Verhandlungstaktiken oder dem Glück, auf der Seite der Sieger gestanden zu haben.

In ihrem Artikel »Scientists and the History of Biological Weapons« aus dem Jahr 2006 wirft Jeanne Guillemin Fragen zu dieser speziellen moralischen Veranlagung auf, von der scheinbar Tausende Forscher von Universitäten und medizinischen Hochschulen betroffen sind, die ihre berufliche Laufbahn der Entwicklung von Biowaffen gewidmet haben.[17] Anders als allgemein angenommen, könne man nicht darauf bauen, dass diese Wissenschaftler eine »derart schändliche Verwendung ihrer Forschungsergebnisse« schon zu verhindern wüssten, schreibt Guillemin. Und weiter: »Keines der großen Biowaffenprogramme, die im 20. Jahrhundert in Frankreich, Japan, Großbritannien, den USA und der ehemaligen Sowjetunion ins Leben gerufen wurden, wäre ohne die aktive Führungsarbeit und Kooperation von Forschern aus Biologie und Medizin möglich gewesen. Ihre Beteiligung führt zu einer wichtigen Frage: Wie rechtfertigen es Wissenschaftler, denen beigebracht wurde, der Menschheit zu helfen, dass ihr privilegiertes Wissen ausdrücklich dafür genutzt wird, Zivilisten in großer Anzahl zu töten?«[18]

In seinem Buch *Biowarfare and Terrorism* spricht Dr. Francis Boyle über eine aktuellere Umfrage unter 7760 Wissenschaftlern, die Geldmittel von den National Institutes of Health (NIH) erhalten: »38 Prozent der Personen in der Mitte ihrer Karriere und 28 Prozent der Personen, die am Anfang ihrer Laufbahn stehen, insgesamt 33 Prozent aller Befragten räumten ein, dass sie sich in den vorangegangenen 3 Jahren mindestens eines der zehn moralisch ›sanktionierbaren‹ Verhalten schuldig gemacht hätten. Anders gesagt: In ihrer eigenen Einschätzung bezüglich ihrer Arbeit hält sich rund ein Drittel aller Biowissenschaftler für ›unethisch‹.«[19]

Was auch immer die Gründe sein mögen: Die Biowaffenforschung ist seit ihrer Geburt eine moralische Einöde, und die moderne Gain-of-Function-

Forschung und Impfstoffsuche sind untrennbar mit dem Biowaffen-Industrie-Komplex verknüpft.

Geheimhaltung

Da sich ihre Waffen so leicht und billig produzieren und einsetzen ließen, sobald die Formel bekannt war, hielten die amerikanischen Biowaffenforscher ihre Arbeit deutlich geheimer, als es bei der Herstellung chemischer Waffen üblich war. Ironischerweise hat dieses Bedürfnis nach Geheimhaltung dazu geführt, dass genau diejenigen Aktivitäten, die eigentlich am strengsten überwacht werden müssten, überhaupt keinen externen Kontrollen unterliegen.

Die Entwicklung von Biowaffen passt perfekt zu einem Geheimdienst. Damals wie heute unterliegt jeder Aspekt des Programms der Geheimhaltung. Was diese ganze Angelegenheit besonders besorgniserregend macht, ist der Umstand, dass sich diese Forschung tatsächlich geheim halten lässt. Das bedeutet: »Ein Biowaffenprogramm eines beliebigen Landes lässt sich nahezu unmöglich feststellen und noch weniger kontrollieren oder eindämmen.«[20]

Charles Percy Snow schrieb einmal: »Die Euphorie der Geheimhaltung steigt einem zu Kopf.«[21] Der Reiz, den Geheimniskrämerei und Lügen ausmachen, dazu die Möglichkeit, Macht auszuüben, ohne dafür zur Rechenschaft gezogen zu werden, leistet der gefährlichen Krankheit Hybris Vorschub. Auf die CIA übte das Programm einen ganz besonderen Reiz aus. Edward Regis erklärt: »So einfach es war, im Geheimen Waffen herzustellen, war es sogar noch einfacher, sie unbemerkt einzusetzen, denn es waren weder Bomben noch Explosionen erforderlich. Krankheitserreger ließen sich lautlos und unsichtbar über Spraydüsen verbreiten, und selbst die geringsten Mengen konnten große Mengen an Menschen ausschalten oder töten.« Das bedeutete, biologische Waffen waren besonders gut für verdeckte und geheime Operationen geeignet.[22]

Aufsicht und Rechenschaftspflicht fehlten, hinzu kamen die moralischen Defizite, die für Biowaffenforscher so typisch zu sein scheinen. Diese Kombination sorgte dafür, dass dieser Berufsstand sich weit von grundlegenden ethischen und strategischen Abwägungen und vom gesunden Menschenverstand abkoppelte.

Geheimhaltung, fehlende Aufsicht, die weitverbreitete Verachtung der Beteiligten gegenüber moralischen Bedenken, der fragliche Nutzen der Gain-of-Function-Forschung an Biowaffen, dazu die unverhältnismäßige Gefahr, die Experimente mit derartigen Mikroben und die Versuche, ihre Tödlichkeit zu erhöhen, mit sich brachten – vor diesem Hintergrund ist es wichtig, dass politische Entscheider jede Behauptung und jede Annahme gründlich hinterfragen und abklopfen, welche die begeisterten Befürworter der Gain-of-Function-Forschung anführen, um ihre Arbeit zu rechtfertigen und ihre Fehler zu vertuschen.

Menschenversuche

Eine der beständigsten moralischen Verfehlungen des Biowaffenkartells ist die weitverbreitete und unwiderstehliche Leidenschaft, mit der die Anhänger dieser Forschung Menschenversuche an unfreiwilligen Probanden vornehmen. Dass Keimfreaks und Vakzinologen so gerne auf ahnungslose oder unfreiwillige menschliche Versuchskaninchen zurückgreifen, hat Tradition. Die Linie verläuft ungebrochen von Harbin und Auschwitz bis zur Covid-19-Pandemie.

Bereits in den allerersten Tagen der amerikanischen Biowaffenforschung legten die Forscher – wie ihre Vorgänger in Japan und Deutschland – wenig Skrupel an den Tag, wenn es um die Erprobung von Pathogenen und Chemikalien an amerikanischen Soldaten ging. Häufig liefen diese Versuche ohne das Wissen oder die Zustimmung der Betroffenen ab. Zwischen 1942 und 1945 erprobte der Chemical Warfare Service Senfgas an ungefähr 60 000 Angehörigen der Streitkräfte. 4000 Soldaten wurden »schweren Ganzkörperexpositionen ausgesetzt«.[23,24] Der Historiker Ed Regis enthüllt, dass ab Mitte der 1950er-Jahre zudem über einen Zeitraum von 20 Jahren hinweg das Unternehmen »Whitecoat« stattfand, in dessen Verlauf sich 2200 Mitglieder der Kirche der

Siebenten-Tags-Adventisten Versuchen unterzogen. Diese Menschen wollten lieber als Versuchskaninchen dienen, anstatt in den Kampf zu ziehen. Dafür wurden sie einer ganzen Reihe von Krankheiten ausgesetzt, darunter Q-Fieber, Tularämie, Pappatacifieber, Fleckfieber, Östliche, Westliche und Venezolanische Pferdeenzephalomyelitis, Rocky-Mountain-Fleckfieber und Rifttalfieber.[25,26]

Rasch übernahm die CIA die Technologie wie auch die Moralvorstellungen der Nazis. Im Frühjahr 1947 führten Wissenschaftler am Edgewood Arsenal und dem Dugway Proving Ground Experimente mit dem Nervengas Tabun an Menschen durch – in einer luftdichten »Begasungskammer«. Die Historikerin Annie Jacobsen schreibt: »Alle Soldaten, die bei diesen Experimenten zum Einsatz kamen, waren sogenannte Freiwillige, aber sie wurden nicht darauf hingewiesen, dass man sie geringen Konzentrationen an Tabun aussetzen würde.«[27]

Senator John D. Rockefeller IV., der alternativ sowohl dem Senatsausschuss für Geheimdienstarbeit als auch dem für Veteranenbelange vorstand, veröffentlichte 1994 einen vernichtenden Bericht. Darin enthüllte er, dass das Verteidigungsministerium und die Geheimdienste über einen Zeitraum von mindestens 50 Jahren hinweg 100 000 Angehörige der Streitkräfte für Experimente genutzt und sie vorsätzlich gefährlichen Chemikalien und Krankheiten ausgesetzt hatten. Unter anderem waren Senfgas und Nervengas eingesetzt worden, ebenso ionisierende Strahlung, psychoaktive Mittel, Halluzinogene, Bakterien, Viren sowie experimentelle Medikamente und Impfstoffe – oftmals ohne das Wissen oder die Zustimmung der Betroffenen.[28]

2003, also 9 Jahre nach dem Bericht von Senator Rockefeller, zog ein Bundesgericht einem weiteren Massenversuch an amerikanischem Militärpersonal den Stecker, als es die Vorgabe des Militärs aufhob, nach der sich alle Soldaten mit einem unwirksamen, nicht lizenzierten, unerprobten und hochgefährlichen Milzbrandimpfstoff behandeln lassen mussten. Dieser Impfstoff ist mit hoher Wahrscheinlichkeit verantwortlich dafür, dass Hunderttausende Veteranen am sogenannten Golfkriegssyndrom erkrankten. Bezirksrichter Emmet G. Sullivan schrieb: »Die Vereinigten Staaten können nicht verlangen, dass Angehörige der Streitkräfte zugleich als Versuchskaninchen für experimentelle Medikamente dienen.«[29]

Möglicherweise noch schlimmer ist, dass die Biowaffen-Soziopathen von Militär und CIA Versuche an Millionen ahnungsloser amerikanischer Zivilisten durchführten. In den beiden Jahrzehnten nach dem Zweiten Weltkrieg wandelten US-Verteidigungsministerium und CIA auf den Spuren von Ishii Shirō und seinem Wirken in der Mandschurei. In Zusammenarbeit mit dem ehemaligen stellvertretenden Reichsgesundheitsführer Dr. Kurt Blome wurden regelmäßig Freiluftfeldversuche an amerikanischen Staatsbürgern durchgeführt, bei denen diese krankheitserregenden Bakterien und Viren ausgesetzt wurden.[30]

Zuständig für diese Projekte war Richard Helms. 1973 wies Helms, mittlerweile Leiter der CIA, seine Agenten an, sämtliche Unterlagen zu vernichten, die im Zusammenhang mit den illegalen Menschenversuchen der CIA standen, damit diese Dokumente nicht in die Hände von Senatsermittlern gelangen konnten.[31] Aus diesem Grund ist bis heute unklar, wie viele Menschen die Verantwortlichen in Fort Detrick toxischen Chemikalien und Kulturen von Infektionskrankheiten ausgesetzt haben, doch wir haben Grund zur Annahme, dass diese unmoralischen Experimente einen enormen Umfang hatten und regelmäßig stattfanden.

Bei Anhörungen des Unterausschusses des Senats zu Gesundheits- und Wissenschaftsforschung räumten Informanten aus Geheimdienstkreisen und Militär 1977 ein, dass Vertreter von Militär und Geheimdiensten zwischen 1949 und 1969 auf mindestens 239 besiedelten Gebieten Versuche mit biologischen Kampfstoffen durchgeführt haben.[32,33] Zu den Zielen gehörten New York, San Francisco, Washington, Key West, Panama City, Minneapolis, Alaska und St. Louis.[34] Anhand versehentlich nicht vernichteter Unterlagen können wir schlussfolgern, dass diese Angriffe auf amerikanische Staatsbürger, Städte und Gemeinden als kriegerische Handlungen eingestuft worden wären, wären sie nicht von unserem eigenen Militär und der CIA, sondern von einer fremden Macht durchgeführt worden.

In den 1940er- und 1950er-Jahren reiste Frank Olson, ein Biowaffenexperte der CIA, mit Dr. Kurt Blome, Dr. Harold Batchelor und Norman Cournoyer durch die USA und überwachte Feldversuche, bei denen von Agrarflugzeugen und anderen Flugzeugen aus San Francisco und Städte im Mittleren Westen sowie in Alaska mit Pathogenen besprüht wurden. Unter anderem erprobten die Männer ein von Blome entwickeltes System, bei dem in Alaska milzbrandartige Erreger ausgebracht wurden. Ziel war es, herauszufinden, wie diese Keime den russischen Winter überstehen.[35]

Am 26. September 1950 versprühte ein Schiff der US-Marine, das ungefähr 3,5 Kilometer vor der Küste von San Francisco lag, erstmals eine Wolke von Bakterien der Art *Serratia marcescens*. Ziel des Versuchs war es festzustellen, wie anfällig eine amerikanische Stadt für Angriffe mit Biowaffen ist. Mehrere Bewohner der Bay Area meldeten Infekte der Atemwege, des Harntrakts und des Verdauungstrakts, mindestens ein Mensch starb.[36,37,38]

In den 1950er- und 1960er-Jahren führten U.S. Army und CIA zahlreiche Versuche durch. So wurde über Städten wie dem kanadischen Winnipeg, über St. Louis, Minneapolis, Fort Wayne in Indiana und Corpus Christi in Texas das nervenschädigende Zink-Cadmiumsulfid versprüht, um zu testen, wie wirksam ein neues Aerosol-Waffensystem für die Verbreitung chemischer Kampfstoffe war.[39,40]

Die Strategen in Fort Detrick ließen sich auch von Ishii Shirōs Begeisterung für Insekten als Waffen anstecken. In den 1940er-Jahren riefen sie eine Abteilung für entomologische Kriegsführung ins Leben, um Superinsekten zu züchten, die dann manipulierte Erreger übertragen sollten. Zwischen 1954 und 1973 führte die US-Armee im Rahmen von Unternehmen wie »Operation May Day«, »Big Buzz« und »Bellwether« geheime Feldversuche durch, bei denen in US-Bundesstaaten von Utah bis Georgia Millionen hungriger Gelbfiebermücken (*Aedes aegypti*) freigesetzt wurden, zum Teil durch Abwürfe aus der Luft, zum Teil vom Boden aus. Die Tiere sollten das Blut Freiwilliger aus dem Militär und ahnungsloser Zivilisten saugen.[41,42]

Auch mit anderen Mückenarten sowie mit Flöhen und Zecken, die Krankheiten übertrugen, führte das Militär Experimente durch.[43] Um eine mögliche Nutzung als Biowaffe zu erproben, ließ die Armee 1956 in Savannah, Georgia, und 1958 in Avon Park, Florida, Mücken frei, die das Gelbfiebervirus in sich trugen. Als Gesundheitsbeamte verkleidete Agenten der Armee suchten die ahnungslosen Gemeinden auf, nahmen Bürgern, die von den Mücken gestochen worden waren, Blut ab und befragten sie, um die Wirksamkeit ihrer Angriffe zu testen. In dieser Zeit führten die staatlichen Spione viele ähnliche Experimente durch. Erst später, mit der Freigabe entsprechender Unterlagen, wurden diese Verbrechen publik.[44]

Agenten von Görings Chemieunternehmen führten 1933 eine Reihe von Geheimexperimenten in biologischer Kriegsführung durch. Sie hatten erkannt, dass U-Bahnen gut dafür geeignet sein könnten, Krankheiten zu verbreiten oder sogar ganze Bevölkerungsgruppen auszurotten, die während Luftangriffen dort Zuflucht suchen. Also führten die Nazis in den Ventilatorschächten der Pariser Metro und den Tunneln von Piccadilly Circus in London Sprühtests durch, um das Verhalten der Luftströme zu erforschen. Zum Einsatz kamen Mikroben der Art *Serratia marcescens*, die hervorragend als biologische Indikatoren geeignet sind.[45]

Die in Fort Detrick ansässige Special Operations Division der CIA ließ sich offenbar von diesen Experimenten inspirieren. Gemeinsam mit Kollegen von der U.S. Army testete sie in einer Geheimoperation die Schwachstellen des New Yorker U-Bahn-Systems.[46] Das Ganze fand vom 7. bis zum 10. Juni 1966 ohne die Erlaubnis oder auch nur das Wissen der New Yorker Transportbehörde oder der New Yorker Polizei statt. CIA-Agenten verbreiteten *Bacillus subtilis niger*, eine widerstandsfähige Darmbakterie, die sich genetisch gut manipulieren lässt. Die Agenten warfen auf drei Linien mit den Erregern gefüllte Glühbirnen durch die Ventilationsschächte und in den Bereich zwischen den Waggons und setzten auf diese Weise im Big Apple über eine Million Zivilisten dem Bakterium aus.[47]

Der Bericht der Armee zu den Versuchen in New York macht deutlich, dass man in Fort Detrick ausgesprochen zufrieden mit den Ergebnissen war:

> »Ein Test wurde durchgeführt, um festzustellen, wie anfällig Personal in einem städtischen U-Bahn-System für einen verdeckten Angriff mit Biowaffen wäre. […] Überträgt man die Daten der Simulation auf einen entsprechenden

> verdeckten Angriff mit Pathogenen während der Hauptverkehrszeiten, sprechen die Ergebnisse dafür, dass große Mengen an Menschen infektiösen Dosen ausgesetzt werden könnten.«[48,49,50]

Die Abteilung Technical Support Staff der CIA ist auf Verfahren spezialisiert, mit deren Hilfe sich Giftstoffe und Krankheitserreger zum Einsatz bringen lassen. Sie führte eine Zahl ähnlich fragwürdiger Experimente an Menschen durch, die sich dessen nicht bewusst waren. 1975 sagte der Leiter der Abteilung, William Colby, vor einem Senatsausschuss aus, der »staatliche Unternehmungen mit Bezug zu nachrichtendienstlichen Tätigkeiten« untersuchte:

> »Zu den Verbindungen der CIA mit Fort Detrick gehörte die Special Operations Division (SOD) jener Einrichtung. Diese Abteilung war dafür verantwortlich, spezielle Anwendungen für biologische Kampf- und Giftstoffe zu entwickeln. Hauptabnehmer war die U.S. Army. Ihr ging es darum, sowohl geeignete Kampfstoffe zu entwickeln als auch Trägersysteme für den Einsatz in paramilitärischen Situationen. [Die Abteilung führte] bestimmte Forschungs- und Entwicklungsarbeiten in den Laboren der Special Operations Division des Army Biological Laboratory in Fort Detrick durch.«[51]

Wie üblich schien man sich bei der CIA wenig Gedanken zu Bürgerrechten, der Gesundheit der Zivilisten oder den langfristigen Auswirkungen dieser Mission gemacht zu haben. Wissenschaftler glauben, dass die Mikrobe bis heute, also nahezu 50 Jahre später, dank ihrer beneidenswerten Fähigkeit, auch in feindseligen Umgebungen zu überleben, noch immer im U-Bahn-System nachweisbar ist.[52]

Die Testeinrichtungen des Militärs für Freiluftversuche und Menschenversuche erstreckten sich von Fort Detrick und dem Dugway Proving Ground in Utah bis zum Staatsgefängnis von Ohio und diversen Stadtbereichen. Für einen Bericht erstellte die Chemical Weapons Exposure Study Task Force 1996 eine Übersicht darüber, was alles an Menschenversuchen durchgeführt wurde. Dazu zählten Experimente mit Tularämie (Hasenpest), Ricin, Botulinumtoxin,

Venezolanischer Pferdeenzephalomyelitis, dem Coxsackie-Virus, Rhinovirus, mit *Mycoplasma pneumoniae*, Brucellose, Pocken, Influenza, Staphylokokken-Enterotoxin B und Rocky-Mountain-Fleckfieber. Staatliche Wissenschaftler arbeiteten mit Aerosol-Inhalationen, über die Luft übertragenen Partikeln und Spritzen.[53]

Freigegebene Dokumente zu einem Experiment der Armee aus dem Jahr 1981 zeigen, dass die Wissenschaftler in sechzehn simulierten Angriffen auf amerikanische Städte zwei Szenarien untersuchten und die Wirksamkeit nach Kosten und Opferzahlen verglichen. Szenario eins arbeitete mit aerosolierten Tularämieerregern, das zweite Szenario war ein Angriff mit Stechmücken, die mit dem Gelbfiebererreger infiziert waren. Bei dieser Strategie könne man 625 000 Menschen für den Schnäppchenpreis von 0,29 Dollar pro Todesopfer umbringen, prahlten die Wissenschaftler.[54]

Die CIA arbeitete unter strengster Geheimhaltung, und ihr standen zu Zeiten des Kalten Krieges praktisch unbegrenzte Mittel zur Verfügung. Viele dieser Biowaffenangriffe gegen Amerikaner führte sie sowohl in großem Umfang als auch auf individueller Basis durch, um ihr weitreichendes und dauerhaftes Streben nach Bio- und Chemiewaffen voranzutreiben, mit deren Hilfe sich menschliche Lebewesen kontrollieren und zerstören ließen.

Im August 1949 führten zwei- und dreiköpfige Kommandoeinheiten von Special Operations einen heimlichen Angriff auf die Klimaanlage des Pentagons durch. Die Männer kamen mit Sprühgeräten, die in Kamerataschen und ähnlicher Ausrüstung versteckt waren, und kopierten das Vorgehen der Deutschen 1933 in der Londoner U-Bahn.[55] Über einen Zeitraum von 3 Wochen hinweg besprühte Special Operations im April 1950 ganze Städte mit *Serratia marescens* und *Bacillus atrophaeus*, einer Mikrobe, die dem Milzbranderreger ähnelt. Verteilt wurden die Erreger von den Decks der *USS Coral Sea* und der *USS Kenneth D. Bailey*. Die beiden Kriegsschiffe lagen vor Hampton, Virginia, und der Wind trug die Sporen nach Norfolk, Hampton und Newport News. Im September versprühten Army und Navy vor der Küste von San Francisco Bakterien und leuchtende Partikelwolken von Zink-Cadmiumsulfid. Sie meldeten: »Nahezu alle der 800 000 Menschen in San Francisco, die der Wolke bei normaler Atmung (10 Liter pro Minute) ausgesetzt waren, inhalierten 5000 oder mehr der fluoreszierenden Partikel.«[56]

1955 setzte die CIA über Tampa Bay in Florida ein unbekanntes Bakterium frei, weil man erproben wollte, inwieweit man größere Menschengruppen mit biologischen Wirkstoffen infizieren konnte. Einem Artikel der *Washington Post* aus dem Jahr 1979 zufolge handelte es sich höchstwahrscheinlich um *Bordetella pertussis*, den Erreger von Keuchhusten. Berichten nach hatte ein Agent eine Charge davon aus dem Biowaffenarsenal der Armee in Fort Detrick entnommen.[57]

1965 versprühten CIA-Agenten Bakterien sowohl am National Airport in Washington als auch in die Klimaanlage des Pentagons.[58]

Bei einem Feldversuch testete die CIA 1968 ihre Möglichkeiten, Trinkwasser zu vergiften, und gab zu diesem Zweck Chemikalien in die Wasserversorgung der FDA (U.S. Food and Drug Administration). Es entbehrt nicht einer gewissen Ironie, dass die CIA den Angestellten der Behörde für Lebens- und Arzneimittel zuvor nicht die Möglichkeit eröffnete, ihre Einwilligung zu der Operation zu geben.[59]

Laut einem offiziellen Bericht des Army Chemical Corps wurden mit denselben Substanzen beladene Flugzeuge vom Typ C-119 »Flying Boxcars« dazu eingesetzt, mehrere Testregionen zu besprühen. Diese reichten von South Dakota bis nach International Falls, Minnesota, von Toledo, Ohio, bis nach Abilene, Texas, von Detroit, Michigan, bis nach Springfield, Illinois, und dann weiter bis Goodland, Kansas. Am Boden zeichneten Messstationen die Wirksamkeit der Angriffe auf. Sie bewiesen, dass es »möglich ist, weite Gebiete des Landes mit biologischen Wirkstoffen abzudecken«, hieß es im Bericht des Army Corps. Alles in allem führten die Wissenschaftler aus Fort Detrick über 200 Versuche durch, und keine Ecke des Landes blieb verschont.[60]

Biologische Toxine und psychologische Kriegsführung

Propaganda und psychologische Kriegsführung sind ständige Begleiter, wenn es um den Einsatz von Biowaffen und Impfstoffen geht. Denken wir nur daran, wie während der Covidkrise mit eben diesen Mitteln, mit Zensur und mit Propaganda, gegen Amerikaner vorgegangen wurde, dann kann es von Nutzen sein, sich die historischen Bande zwischen biologischer und psychologischer Kriegsführung zu verdeutlichen.

Der Begriff *psychological warfare*, »psychologische Kriegsführung«, zog 1941 als Ableitung des Nazibegriffs »Weltanschauungskrieg« in den englischen Sprachgebrauch ein. Der Definition nach handelt es sich um die wissenschaftliche Anwendung von Propaganda, Terror und staatlichem Druck zum Erreichen eines ideologischen Sieges über einen Gegner. William »Wild Bill« Donovan, der Leiter des CIA-Vorgängers Office of Strategic Services (OSS), »amerikanisierte« die psychologische Taktik der Nazis und schickte das amerikanische Geheimdienstpersonal auf eine jährliche Dienstreise, damit sie herausfanden, wie sich einzelne Personen und Menschenmassen am besten kontrollieren ließen. Der neue Begriff wurde innerhalb der amerikanischen Geheimdienstkreise rasch populär. Für Donovan war der Komplex der psychologischen Kriegsführung eine weitere Säule innerhalb des US-Militärs und mithin genauso wichtig wie Heer, Flotte und Luftwaffe. Er war überzeugt davon, dass die »Konstruktion der Zustimmung« bei Propagandakampagnen in Friedenszeiten genauso wirksam eingesetzt werden könne wie zu Zeiten offener Kriege.[61]

Die CIA integrierte ihre Biowaffenprogramme und Anstrengungen in Sachen psychologischer Kriegsführung in eine ganze Serie düsterer Programme – zunächst in Camp King in Deutschland, später in Fort Detrick und bei den NIH. Jacobsen berichtet: »Das Unternehmen ›Paperclip‹ […] erschuf eine ganz Schar monströser Abkömmlinge, darunter die Unternehmen ›Bluebird‹, ›ARTICHOKE‹ und ›MK ULTRA‹.« Sie bildeten die Speerspitze der psychologischen Kriegsführung Amerikas. Hunderte Sozialwissenschaftler und Psychiater von nahezu 200 Universitäten standen unter Vertrag und experimentierten mit sensorischer Deprivation, Folter, Hypnose, biologischen Wirkstoffen und psychoaktiven Medikamenten.[62] Sie erprobten diese Waffen an »entbehrlichen« Insassen von Nervenheilanstalten, Waisenhäusern, Gefängnissen, an Militärangehörigen und sogar an Behördenmitarbeitern.

In einem Artikel für *CounterPunch* schrieben Jeffrey St. Clair und Alexander Cockburn 2017:

> »Die traurige Wahrheit ist: Eine sorgfältige Prüfung der Aktivitäten von CIA und der Organisationen, aus denen sie entsprungen ist, zeigen eine intensive Beschäftigung mit der Arbeit an Methoden zur Verhaltenskontrolle, zur Gehirnwäsche und zu heimlichen medizinischen und psychischen Experimenten an ahnungslosen Testobjekten, darunter religiöse Sekten, ethnische Minderheiten, Gefängnisinsassen, Insassen von psychiatrischen Kliniken, Soldaten und Todkranke.«

Sie enden mit:

> »Die Logik für derartige Aktivitäten, die Methoden und tatsächlich auch die Auswahl der menschlichen Versuchsobjekte weisen eine außerordentlich große und schauderhafte Übereinstimmung zu den Experimenten der Nazis auf.«[63]

Ab 1949 läutete die CIA in ihrem ersten Geheimgefängnis, Camp King in Deutschland, die Operationen »Chatter« und »ARTICHOKE« ein.[64] Operation »Bluebird« ging auf ein geheimes Memo aus dem Jahr 1951 zurück, das Allen Dulles an Richard Helms und Frank Wisner, den für Planung zuständigen CIA-Vizechef, geschickt hatte. Darin drängte er sie, die Verhörmethoden zu überarbeiten: »In unserem Gespräch vom 9. Februar 1951 skizzierte ich Ihnen Möglichkeiten, die üblichen Verhörmethoden zu erweitern, indem man Medikamente, Hypnose, Schocks etc. zur Anwendung bringt. Weiter skizzierte ich die offensiven Möglichkeiten, die sich aus diesem Feld der angewandten Medizinwissenschaft eröffnen.«[65] Dulles legte eine Akte der »Medizinabteilung« der CIA bei, in der näher darauf eingegangen wurde, was in Camp King ausprobiert werden sollte. Die westdeutsche Regierung hing von der Subventionierung durch CIA und US-Militär ab, insofern erlaubten deutsche Beamte »gewisse Aktivitäten, die durch die Regierung der Vereinigten Staaten nicht zugelassen sind (beispielsweise Milzbrand etc.)«.[66]

Jedes CIA-Projekt erhielt ein offizielles Code-Kryptonym, und die Programme der Abteilung Technical Services Staff begannen allesamt mit den Buchstaben M und K. Für ein Projekt, das zunächst »MK DETRIC« und später »MK NAOMI« hieß, beauftragte die CIA die Special Operations Division von Fort Detrick, Keime und Wirkstoffe zu liefern, die Menschen töten oder außer Gefecht setzen konnten, sowie die dazu passenden Trägersysteme, mit denen sich verdeckte Angriffe auf menschliche Ziele durchführen ließen. CIA-Offiziere leiteten das Programm in Fort Detrick gemeinsam mit Sidney Gottlieb, einem Biochemiker des California Institute of Technology (Caltech). Auf Drängen von CIA-Leiter Allen Dulles wurde im April 1953 »MK ULTRA« ins Leben gerufen. Auftrag der Operation: chemische und biologische Wirkstoffe zu entdecken, zu testen, zu produzieren und zu lagern, die »imstande sind, bei Menschen Änderungen von Verhalten und Physiologie herbeizuführen«. Es war das Gedankenkontrollprogramm der CIA.[67]

Nach dem Ende von »MK ULTRA« startete die CIA 1966 das Projekt »MK SEARCH«, um bewusstseinsverändernde Drogen und biologische Wirkstoffe herzustellen und zu erproben. Wieder stand dabei im Vordergrund, das Verhalten und Denken von Menschen zu beeinflussen.[68,69] Sechs Unterprojekte befassten sich damit, chemische und biologische Wirkstoffe an ahnungslosen menschlichen Versuchsobjekten zu testen.[70] Im Jahr darauf, 1967, startete die CIA »MK OFTEN« und »MK CHICKWIT«. Bei diesen Programmen ging es darum, an Menschen und Tieren eine Vielzahl von Giften und biologischen Wirkstoffen auf ihre toxikologischen Effekte hin zu erproben.[71]

In *Das wahre Gesicht des Dr. Fauci* habe ich gezeigt, wie die CIA und ihre westlichen Verbündeten während der Covidkrise ihr gesamtes Waffenarsenal zur psychologischen Kriegsführung gegen die amerikanische Bevölkerung ins Feld führten.

Die CIA rief das Office of Scientific Intelligence (OSI) ins Leben, übertrug Dr. Willard Machle die Leitung und beauftragte ihn, diese Methoden der Gedankenkontrolle zu erweitern.[72] Gleichzeitig rekrutierte die CIA Nazichemiker und -ärzte wie Fritz Hoffmann und Walter Schreiber, damit sie an Programmen zur Gedankenkontrolle mitwirken.

Ende der 1940er- und Anfang der 1950er-Jahre starteten die NIH und die CIA Programme zur Verhaltensbeeinflussung. In Camp King begann die CIA mit ihren »extremen Verhörmethoden« – gefangen genommene sowjetische Spione wurden unter anderem hypnotisiert, bekamen Elektroschocks und Psychochemikalien verabreicht sowie illegale Drogen von der Straße. Kurz zuvor hatte man sich mit Fort Detrick zusammengetan, um zu erforschen, inwieweit LSD für Verhöre geeignet sei.[73,74] Über einen Schweizer Chemiker, den er durch Fritz Hoffmann kennengelernt hatte, brachte Charles Loucks das LSD nach Amerika.[75]

Wie bereits erwähnt, ordnete Richard Helms 1973, als er bei der CIA ausschied, die Vernichtung sämtlicher Unterlagen zu »ARTICHOKE« und »Bluebird« an, also der Programme, die er verantwortet hatte.[76,77]

Betreuer dieser Methoden war Dr. Henry Knowles Beecher, Chef-Anästhesiologe am Massachusetts General Hospital und CIA-Berater bei »ARTICHOKE«. Seine Position am Mass General nutzte Beecher, um für das Biowaffenprogramm der CIA zu werben. Beide Männer, Helms und Beecher, bewahrten sich in der Öffentlichkeit ihr vorbildhaftes Image als Heiler von internationalem Renommee. Beecher setzte sich vehement für den Nürnberger Kodex ein – eine ethische Richtlinie zur Vorbereitung und Durchführung medizinischer, psychologischer und anderer Experimente am Menschen. Entworfen wurde die Richtlinie als Reaktion auf die Grausamkeiten, die während des Zweiten Weltkrieges im Namen der Medizinforschung begangen worden waren.[78] Es war seine Beteiligung an den düsteren und geheimen Biowaffenprogrammen der CIA, die Beecher letztlich in die Dunkelheit der Todeswissenschaften hinabzog. Beide Männer, der eine zu Beginn, der andere zum Ende des Kalten Krieges hin, agierten als Schleuser, die Todestechnologien der Sowjets für das amerikanische Biowaffenprogramm in Fort Detrick heranschafften.

Jacobsen schreibt: »Dr. Beecher war an geheimen, staatlich geförderten medizinischen Experimenten beteiligt, für die keine Zustimmung eingeholt wurde. CIA und Navy zogen Beecher als bezahlten Berater hinsichtlich der Frage hinzu, wie man bei sowjetischen Spionen, die unter Drogen gesetzt und verhört worden waren, am besten eine Amnesie auslösen kann, damit sie vergessen, was ihnen angetan wurde.«[79]

Nachdem die CIA ihre Arbeit an psychologischen, chemischen und biologischen Waffen von Deutschland nach Fort Detrick verlagert hatte, übertrug sie die Forschungsaufgaben nach und nach an die NIH. In seinem Buch *The Search for the »Manchurian Candidate«* schreibt John Marks: »Sowohl die Streitkräfte wie auch die NIH ließen sich von der CIA für die Finanzierung von Verbindungsleuten und nachrichtendienstlichen Quellen einbinden.«[80]

In den 1950er-Jahren führte die CIA am NIH-Stammsitz in Bethesda im National Institute of Mental Health zahlreiche teuflische Experimente durch.[81,82] Großer Impresario dieser NIH-Abteilung war der Leiter der Neurochirurgie, Captain Maitland Baldwin. Sein herausragendes Talent sei, so die Alliance Human Research Protection, das Fehlen jeglicher moralischer Zwänge gewesen.[83]

1953 rekrutierte der Leiter des CIA-Programms »ARTICHOKE« Baldwin für die Aufgabe, Möglichkeiten zur Kontrolle von Geist und Verhalten zu entwickeln und einen »Manchurian Candidate« zu erschaffen – also einen Auftragskiller, den man auch gegen seinen Willen programmieren kann. Robert Ludlum griff dieses Programm später in seinen Jason-Bourne-Romanen unter dem fiktiven Namen »Treadstone« auf.

Baldwin arbeitete später auch für das CIA-Programm »MK SEARCH«. Laut Marks diente Baldwin der CIA etliche Jahre als Berater. Berüchtigt war er für seine lange Liste abstoßender Gräueltaten, darunter groteske und barbarische Experimente zur Gedankenkontrolle, bei denen auch vor Folter, dem Einsatz psychoaktiver Chemikalien, extremer sensorischer Deprivation und der Verwendung von Hochfrequenzenergie nicht zurückgeschreckt wurde.[84] All diese Versuche in Sachen Gedankenkontrolle kamen seiner eigentlichen Obsession zugute – der Kopftransplantation. Wiederholt und stets erfolglos führte er entsprechende chirurgische Eingriffe an bedauerlichen Menschenaffen durch. Selbst die CIA verfolgte Baldwins Begeisterung für Akte von grausamem Sadismus mit Argwohn. »Er war mit so einer Begeisterung dabei, gepaart mit einem offenkundigen Schuss Verrücktheit.«[85]

Auch wenn sie ansonsten mit Pentagon und FDA gemeinsame Sache machten – dass der Geheimdienst mit Giftstoffen hantierte, zeigte, wie wenig ihn die Rechte und die Gesundheit der dort Beschäftigten interessierten. Bei einem Thanksgiving-Ausflug für Fort-Detrick-Wissenschaftler im Jahr 1953 verabreichte »MK ULTRA«-Soziopath Sidney Gottlieb seinem Kollegen Frank Olson wiederholt LSD.[86]

Ira Baldwin (nicht zu verwechseln mit Maitland Baldwin vom »ARTICHOKE«-Projekt) hatte Dr. Frank Olson 1943 für das Biowaffenprogramm in Fort Detrick gewinnen können.[87] Olson, ein Bakteriologe und Biowaffenexperte, stieg 1950 zum Chef der streng geheimen CIA-Abteilung Special Operations auf und war in die CIA-Programme für Gifte, Verhörmethoden und Biowaffen involviert. Er war darüber hinaus Teil eines Teams, das zusammen mit dem Naziwissenschaftler Kurt Blome in amerikanischen Bevölkerungsmittelpunkten biologische Kampfstoffe auf die ahnungslosen Menschen losließ.[88]

In Camp King verfolgte Dr. Olson, wie die CIA bei Verhören Gefangene folterte, einer Gehirnwäsche unterzog und ihnen Drogen verabreichte. Er überwachte die Forschung an Trägersystemen für Biowaffen, die dazu dienen sollten, Menschen zu vergiften, zu töten, zu foltern oder als Kriegswaffe einzusetzen. 1950 erhielt Frank Olson einen Diplomatenpass. Zwar war er keineswegs ein Diplomat, aber dieses Dokument ermöglichte es ihm, Gegenstände in Taschen und Koffern mitzuführen, ohne befürchten zu müssen, dass ihn der Zoll durchsuchte.[89]

Dass er an derartig barbarischen Taten mitgewirkt hatte, quälte Olson. Gegenüber Kollegen sagte er, bei den Verhören fühle er sich an die Grausamkeiten erinnert, die die Nazis in ihren Todeslagern begangen hatten. So sehr belastete ihn das schlechte Gewissen, dass er im Herbst 1953 seinem Kollegen Dr. Sidney Gottlieb mitteilte, er denke darüber nach, auszusteigen. Er brachte seine moralische Abscheu zum Ausdruck und kündigte seinen Abschied an.[90]

Gottlieb und der Chemiker Robert Lashbrook von der Specialist Operations Division luden den von Gewissensbissen geplagten Olson über Thanksgiving zu einem Betriebsausflug ins westliche Maryland ein, wo die CIA ein

Safe House betrieb. Dort verabreichten sie ihm LSD. Olson erlitt eine Psychose. Nachdem ein CIA-Arzt, der in die LSD-Experimente eingeweiht war, warnte, Olson könne das Projekt »ARTICHOKE« öffentlich machen, wiesen Olsons Führungsoffiziere ihn in eine Nervenklinik ein – laut Lashbrook in das Sanatorium Chestnut Lodge in Maryland.[91,92]

Seine letzte Nacht verbrachte Olson in New York in einem Zimmer des Hotels Statler. Lashbrook sagte der Polizei, Olson sei um Mitternacht durch ein geschlossenes Fenster gefallen und zwölf Stockwerke tief in den Tod gestürzt. Es gab reichlich Fakten, die dafür sprachen, dass Olson ermordet wurde, dennoch gab die New Yorker Polizei »Selbstmord« als Todesursache an.[93] Olsons Familie warf der CIA vor, sie habe den Biologen ermordet, um ihn zum Schweigen zu bringen. 1975 einigte sich die CIA mit der Familie außergerichtlich.[94]

◇◇◇

KAPITEL 8

Blütezeit: Die Biowaffenindustrie unter Volldampf

Das Genfer Protokoll vom 17. Juni 1925 verbot den Gebrauch chemischer und biologischer Waffen. Der völkerrechtliche Vertrag verbot jedoch nicht, Biowaffen zu Verteidigungszwecken, zur Abschreckung oder für Vergeltungsschläge zu entwickeln und zu lagern.[1]

1969 gab das Pentagon bereits 300 Millionen Dollar jährlich für die Herstellung von biologischen und chemischen Waffen und deren Trägersystemen aus.[2] Ein Großteil der Pentagon-Mittel floss an Pharma- und Chemieunternehmen, Rüstungsfirmen und Universitäten, deren Computersysteme imstande waren, Berechnungen hinsichtlich der komplexen meteorologischen und biochemischen Herausforderungen anzustellen, die bei der Verbreitung von Krankheitserregern und Gasen über die Luft vonnöten sind.[3,4]

Chemie- und Biowaffenforscher aus Deutschland, Japan und den USA arbeiteten in Fort Detrick und anderen streng geheimen Laboreinrichtungen, auf Versuchsgeländen an sechs Militärstützpunkten, auf über 70 Hochschulcampus und bei zahlreichen privatwirtschaftlichen und nicht gewinnorientiert arbeitenden Unternehmen daran, alles Mögliche waffenfähig zu machen – Krankheitserreger, Gase, Herbizide, Pestizide, Schlangen-, Spinnen- und Seeigelgifte, Entlaubungsmittel sowie zahllose geruchlose, farblose Nervengase, destilliertes Senfgas, Hautkampfstoffe, tödliche Erstickungsmittel und zur Krawalleindämmung einzusetzende Kampfstoffe. Die »Biowissenschaftler« von Fort Detrick experimentierten mit 160 biologischen Wirkstoffen,[5] darunter Infektionskrankheiten wie Tularämie (Hasenpest), Q-Fieber, Pferdeenzephalomyelitis, Papageienkrankheit, Lungenpest, Lungenmilzbrand, biologisch veränderter Milzbrand und Brucellosebakterien, außerdem mit virulenten Pilzen, Rosten und Fäulnisformen, die, als Waffe eingesetzt, Nahrungsmittelbestände vernichten sollen.[6]

Die CIA-Mitarbeiter in Fort Detrick entwickelten zudem innovative neue Gerätschaften zum Verbreiten waffenfähiger Pathogene, etwa Aerosol- und Puderspender oder ausgeklügelte Projektile. Ishii Shirō hatte sich noch vergeblich darum bemüht, Biobomben zu entwickeln, die man auf dem Schlachtfeld einsetzen konnte, doch diese Hürden hatte die CIA nun genommen.[7] Biologische Wirkstoffe wurden in Flüssigkeit gezüchtet; ihre Zellsubstanz bestand also zu ungefähr 75 Prozent aus Wasser.[8] Amerikas kühne Biowaffenkrieger machten sich alsdann an die Herkulesaufgabe, Techniken zu entwickeln, die es erlaubten, Biowaffen zu gefrierzutrocknen, um möglichst viele Killerkeime in Kanister, Bomben, Geschosse und Raketen packen zu können.[9]

Ein Dauerthema unter den Biokriegsenthusiasten sind Angriffe auf die Lebensmittelproduktion. Ein Reporter schrieb 1959 über die Einrichtung in Fort Detrick, sie umfasse auch: »Labore zur Massenzucht von pathogenen Mikroorganismen sowie Treibhäuser, in denen Pathogene und diverse Chemikalien untersucht werden, die Pflanzen nutzen oder schaden können.«[10]

Findigen amerikanischen Wissenschaftlern gelang es bis 1966, ein ganzes Kabinett des Schreckens gefrierzutrocknen – teuflische Mikroben wie Bakterien, die Pest und Milzbrand verursachen, Parasiten für das Q-Fieber und das Rocky-Mountain-Fleckfieber, Viren für Gelbfieber und Enzephalomyelitis und Agrarkrankheiten wie Reisbräune und Kartoffelfäule.[11]

Gefriergetrocknete Bakterien, Überschallwaffen und synthetische Biologie

Je heißer der Vietnamkrieg wurde, desto mehr verstärkten Pentagon und Geheimdienste ihre Forschung an Biowaffen. Das Pentagon beauftragte den

Rüstungskonzern Litton Industries (heute Northrop Grumman), eine »überschallschnelle Verteilung trockener biologischer Wirkstoffe« zu entwickeln, bei der »Mikroorganismen von überschallschnellen Vehikeln verbreitet werden«. 1964 verfügten sowohl die Army als auch die Navy über biologische Sprengköpfe für kleinere Raketen.[12] Im März 1967 waren die Wissenschaftler in Fort Detrick so weit, dass die gewaltigen ballistischen Sergeant-Raketen, die ohnehin bereits für chemische Waffen ausgelegt waren, auch mit einem Biowaffensprengkopf bestückt werden konnten.[13]

Neben Army und CIA spielten noch weitere Organisationen und Kommandos in dem Programm eine wichtige Rolle: Das Büro des Sanitätsinspekteurs (Office of the Surgeon General) rief 1950 eine biologische Abteilung ins Leben, vorgeblich zu dem Zweck, Abwehrmaßnahmen gegen biologische Waffen zu entwickeln. Marine, Luftwaffe, Public Health Service, Landwirtschaftsministerium und die Nationale Akademie der Wissenschaften beteiligten sich ebenfalls an dem eskalierenden Biowaffenhochrüsten.[14]

In dieser Biowaffenküche mischten zahlreiche Köche mit, und sie zauberten Fermente mörderischer Gifte und infektiöser Pathogene. In ihren Laboren in Camp Detrick, in Pine Bluff, Arkansas, in Utahs Dugway Proving Ground und auf Plum Island vor der Küste Long Islands in New York unterlagen sie keinerlei Kontrollen.[15]

Rund um den Globus setzten Ärzte die Ergebnisse der medizinischen Durchbrüche des 20. Jahrhunderts in ihren Praxen ein – Antibiotika, antivirale Medikamente und Impfstoffe. Gleichzeitig verkehrte das Biowaffenkartell den Heilauftrag der Medizin und der öffentlichen Gesundheit in sein Gegenteil, indem es Krankheitserreger züchtete, manipulierte und verstärkte. Sie verpassten mutierten Stämmen eine höhere Tödlichkeit und sorgten dafür, dass sie sich rascher ausbreiteten und resistenter gegen Antibiotika, antivirale Medikamente und Impfstoffe waren. Oder anders ausgedrückt: Diese Todeswissenschaftler widmeten sich denselben Krankheitserregern, auf deren Auslöschung Ärzteschaft und Forschung seit Hippokrates' Zeiten hingearbeitet hatten, und versahen sie mit innovativen Neuerungen, die sie resistent gegen jegliche Behandlungsversuche machen sollten. Es handele sich um »umgekehrte Krankheitsbekämpfung«, beschrieb ein hoher Regierungsvertreter die perverse Forschungsarbeit in Fort Detrick gegenüber Sy Hersh, Autor von *Chemical and Biological Warfare: America's Hidden Arsenal* (1968).[16]

1963 prahlte Major General Marshal Stubbs, Oberkommandeur des US Chemical Corps, stolz vor dem Kongress mit dem wachsenden Arsenal an mutierten Insekten, über die das Militär verfüge. Diese Tiere seien dafür gezüchtet worden, resistenter gegenüber kaltem Wetter, Medikamenten und Insektenvernichtungsmitteln zu sein. Sy Hersh über das erbitterte Biowaffenaufrüsten:

> »Die Entwicklungen hinsichtlich unserer Befähigung, Keimstoffe zu verbreiten, werden nur von den Fortschritten übertroffen, die beim Auffinden neuer, virulenter Keimstämme gemacht werden. Dank der dramatischen Erfolge, die in letzter Zeit in der Genforschung erzielt wurden, arbeiten die Wissenschaftler nun an Methoden, die es ihnen erlauben, einem bestimmten Virus oder einer bestimmten Bakterie eine Vielzahl von Resistenzen anzuzüchten – »biological engineering«, nannte es ein Forscher. Theoretisch ließe sich mit derartigen Methoden eine Sonderform der Lungenpest oder einer anderen Krankheit entwickeln, die nicht länger anfällig für Penicillin, Streptomycin und andere Antibiotika ist. Etwa vierzig Wissenschaftler in Fort Detrick betreiben derzeit genau diese Art von Forschung, und das Militär hat ihr hohe Priorität eingeräumt.«[17]

Hersh schildert, wie die Forscher aus Fort Detrick mithilfe des neuen Wissenschaftszweiges der synthetischen Biologie und hochmoderner Gain-of-Function-Technologien wie Strahlung und UV-Licht einsetzen, um die Mutation zu beschleunigen und medikamentenresistente Superkiller zu entwickeln. Im Vergleich zu der Gain-of-Function-Arbeit, die später durch Dr. Fauci erfolgen sollte, erscheinen uns die damaligen Experimente eher primitiv:

> »Es sind viele Methoden bekannt, [...] Resistenz- oder Erblichkeitsfaktoren zu verändern oder diese von einem Bakterium oder Virus auf ein anderes zu

> übertragen, beispielsweise die Immunität gegen Antibiotika. Diese Methoden reichen von einer einfachen, aber seltenen spontanen Resistenz, die zu einer Mutation führt, bis zu einem komplexen genetischen Austausch, der als Rekombination bezeichnet wird und auf unterschiedlichen Wegen herbeigeführt werden kann. Unter dem Strich ist das Ergebnis jedes Austauschs dasselbe – die Übertragung der Resistenz von Keim zu Keim findet offenbar durch den Transfer von Genmaterial statt, als ob Gene für Medikamentenresistenz übertragen würden.«[18]

Angeleitet von den »Paperclip«-Nazis und Ishii Shirōs Mitarbeitern aus der japanischen Einheit 731 sowie mithilfe ihres gesammelten Materials entwickelte Fort Detrick ein gewaltiges Arsenal an waffenfähigen Insekten, die sich als Überträger von Krankheiten eigneten. Ein Reporter schrieb, dass das Insekteninventar von Detrick 1959 unter anderem folgende Tiere umfasst habe: »Mit Gelbfieber, Malaria und Denguefieber infizierte Stechmücken; mit Pesterregern infizierte Flöhe; mit Tularämie, Rückfallfieber und Colorado-Zeckenfieber infizierte Zecken; mit Cholera, Milzbrand und Ruhr infizierte Stubenfliegen.«[19]

◇◇◇

KAPITEL 9

Haben die USA im Krieg illegal Biowaffen eingesetzt?

1943 sagte Franklin D. Roosevelt, der Einsatz von Bio- und Chemiewaffen sei »nach der allgemeinen Auffassung der zivilisierten Welt für verboten« erklärt worden. Der amerikanische Präsident versprach, die USA würden ihre B- und C-Waffen nur einsetzen, um einen entsprechenden Angriff zu vergelten:

> »Dieses Land hat sie nicht eingesetzt, und ich hoffe, wir werden niemals gezwungen sein, sie einzusetzen. Ich erkläre kategorisch, dass wir unter keinen Umständen zu derartigen Waffen greifen werden, es sei denn, unsere Feinde setzen sie zuerst ein.«[1]

Auch die Präsidenten Truman und Eisenhower verpflichteten sich persönlich, diese Waffen nicht für einen Erstschlag zur Anwendung zu bringen.[2] Insofern war diese Doktrin bis 1956 Amerikas offizielle Politik. Den Biowaffenunternehmern im Pentagon und bei der CIA war es mehr oder weniger egal, wer welche politische Erklärungen abgab und die nationale Politik definierte. Dort machte man einfach zügellos weiter und zog sich auf die eher libertinistische Position der »glaubhaften Bestreitbarkeit« zurück.

Dieser Ansatz verwandelte die Vereinigten Staaten in einen Schurkenstaat. 1952 warfen Russland, China und Korea den USA vor, im Koreakrieg auf japanische Technologie zurückzugreifen und mit entomologischen Waffen und Erregern von hämorrhagischem Fieber zu hantieren. Die USA hätten damit strafbar gegen das Genfer Protokoll von 1925 verstoßen (das die USA zwar unterzeichnet, aber nicht ratifiziert hatten) und die Genfer Konventionen verletzt, in denen international vereinbarte humanitäre Rechte und der Schutz von Zivilisten in Kriegszeiten festgeschrieben sind.[3,4]

Der pensionierte Psychologe Jeffrey Kaye warf im April 2021 in einem Artikel für *CounterPunch* der US-Regierung vor, die illegale Verwendung von Biowaffen während des Koreakrieges (1950–1953) zu vertuschen: »2010 gab die CIA Hunderte nachrichtendienstlicher (COMINT) Tagesberichte aus dem Koreakrieg frei [...] Diese Dokumente schildern anschaulich, wie die Militäreinheiten aus Nordkorea und China auf Angriffe mit biologischen Waffen reagierten und antworteten.«[5,6]

Nordkoreas Außenminister Pak Hon-yong erklärte am 8. Mai 1951 vor dem Sicherheitsrat der Vereinten Nationen, die USA hätten die Region Pjöngjang mit Waffen angegriffen, die mit dem Pockenvirus ausgerüstet waren. Die Angriffe seien zwischen Dezember 1950 und Januar 1951 erfolgt und hätten, so Pak, rund 3500 Fälle von Pocken ausgelöst, die zu 350 Todesfällen führten. Bereits im März des Jahres hatte Chinas Außenminister Zhou Enlai die Vereinigten Staaten beschuldigt, sein Land mit bakteriologischen Waffen bombardiert zu haben.[7] Die kommunistischen Regierungen warfen den USA vor, biologische Waffen über Nordkorea und angrenzenden chinesischen Regionen abgeworfen zu haben – eine Angriffsmethode, die stark an die von der Einheit 731 eingesetzten Taktiken erinnerte. Zu den Beweisen zählten »Geständnisse« von über dreißig gefangen genommenen Soldaten der US Air Force und Geheimdienstlern (Aussagen, von denen später viele zurückgenommen werden sollten) sowie Zeugenaussagen koreanischer Bürger, die sich über enorme Schwärme von Flöhen und anderen Insekten beschwerten, die nach amerikanischen Bombardements auftraten. Fotoaufnahmen sollten »amerikanische Keimbomben« und tote Fliegen zeigen, die angeblich mit diesen Waffen nach Nordkorea gekommen waren.[8] Vor 1950 war hämorrhagisches Fieber in Nordkorea nicht endemisch gewesen, nun, während des Krieges, meldeten die Gesundheitsbehörden Tausende Fälle, und zwar nicht nur in Gebieten, in denen Kampfhandlungen stattfanden, sondern auch unter

US-Truppen. Rund 3000 amerikanische Soldaten zogen sich bei ihrem Einsatz in Korea die Krankheit zu, Schätzungen zufolge starben 10 bis 15 Prozent von ihnen daran.[9,10]

Weiter warfen China und Nordkorea den USA vor, sie hätten in Korea Truppen der Vereinten Nationen von Wissenschaftlern der Einheit 731 begleiten lassen, die die Angriffe unterstützen sollten. Washington wies die Vorwürfe vehement zurück.[11]

Unter Führung des renommierten britischen Wissenschaftlers Dr. Joseph Needham, ehemaliger Berater der britischen Botschaft in China, führte eine internationale Kommission, die mit Wissenschaftlern aus Schweden, Frankreich, Italien, Russland und Brasilien besetzt war, eine lange und gründliche Untersuchung durch. Man kam zu dem Schluss, dass die USA in der Tat Biowaffen gegen Streitkräfte und Zivilbevölkerung angewendet hatten:

> »Die Bevölkerungen Koreas und Chinas fungierten als Ziele bakteriologischer Waffen. Eingesetzt wurden diese von Abteilungen der Streitkräfte der Vereinigten Staaten von Amerika, wobei zahlreiche unterschiedliche Methoden zur Anwendung kamen. Einige davon sind Fortsetzungen derjenigen Methoden, die japanische Streitkräfte im Zweiten Weltkrieg genutzt hatten.«[12]

Der Bericht der International Scientific Commission führte »37 Vorfälle in China und 13 in Nordkorea an, bei denen es sich vermeintlich um Angriffe mit biologischen Waffen gehandelt hat«.[13,14]

Die Kommission reichte ihren 669 Seiten langen Bericht am 8. Oktober 1952 bei den Vereinten Nationen ein. In der Studie wird detailliert aufgeführt, wie die USA mit Cholera infizierte Muscheln einsetzten, mit Milzbranderregern verseuchte Federn sowie Läuse, Flöhe, Stechmücken, Nagetiere, Hasen und andere Kleintiere, die mit Pest und Gelbfieber infiziert waren. Es kam kontaminiertes Toilettenpapier zum Einsatz, Briefumschläge voller Läuse und Kugelschreiber, deren Tinte mit Krankheitserregern belastet war. Fotografien zeigten mit Bakterien infizierte Tiere, die bei den Angriffen genutzt wurden, sowie amerikanische Keimbomben. Im Januar 1959 räumte die US-Regierung endlich ein, dass sie über derartige Biowaffen verfügte, bestritt allerdings weiterhin, sie gegen Nordkorea eingesetzt zu haben.[15]

Professor Mark Wheelis, möglicherweise Amerikas führender Historiker beim Thema Biowaffen, schreibt:

> »Sollten derartige Versuche stattgefunden haben, wären sie von der Special Operations Division (SOD) des U.S. Army Biological Laboratory in Fort Detrick durchgeführt worden. Diese Abteilung entwickelte gemeinsam mit der CIA biologische Waffen für Sabotagezwecke und verdeckte Einsätze. Die meisten Unterlagen zu den Projekten der SOD sind weiterhin unter Verschluss, und Berichte über ihre Aktivitäten wurden aus der offiziellen Geschichtsschreibung des amerikanischen Biowaffenprogramms herausredigiert.«

Untersuchungen durch den Kongress ergaben, dass eine verdeckte Nutzung von Biowaffen nicht ausgeschlossen werden konnte, da die CIA die relevanten Unterlagen vernichtet hatte.[16]

Nordkorea warf zudem der US-Marine vor, sie habe ihr Epidemiekontrollschiff *USS LCI-1091* dafür eingesetzt, koreanische und chinesische Soldaten zu entführen und Biowaffentests auszusetzen. Professor Wheelis bestätigt, dass das Schiff tatsächlich entführte nordkoreanische Patienten an Bord hatte. Das Pentagon erklärte allerdings, die Entführungen seien in erster Linie erfolgt, um einen Ausbruch der Pocken überwachen zu können.[17]

In den frühen 1950er-Jahren waren die USA weiterhin führend, was die Entwicklung chemischer und biologischer Waffen anging, und sie sperrten sich weiterhin gegen internationale Abkommen, die diesem Vorhaben hätten im Weg stehen können.

Mit Blick auf die Fortschritte, die die USA beim Biowaffenhochrüsten machten, rief die Sowjetunion ein eigenes Programm ins Leben. Schon bald sollten die Russen an den Amerikanern vorbeiziehen, was die Entwicklung biologischer Massenvernichtungswaffen anbelangte.

1956 formalisierten die amerikanischen Militärs die vertrauliche Politik, die sie zuvor informell beschlossen hatten. Die USA hatten das Genfer Protokoll noch immer nicht ratifiziert, das machten sich Pentagon und Außenministerium nun zunutze, um das von Roosevelt verhängte Verbot eines Erstschlags ausdrücklich aufzuheben. Einseitig erklärten die Spitzen des Militärs, den Streitkräften der USA stehe es fortan frei, als erste Kriegspartei chemische und biologische Waffen einzusetzen. Das wäre gemäß des Genfer Protokolls ein Kapitalverbrechen, aber die USA sollten sich noch bis 1975 hartnäckig weigern, es zu unterzeichnen.[18,19]

Bei seiner politischen Kehrtwende ließ sich das Pentagon von einem zivilen Gremium beraten, das von Otto N. Miller angeführt wurde, der ein hohes Amt beim kalifornischen Ölkonzern Standard Oil bekleidete.[20] Die Öffentlichkeit war sich einig darin, dass Chemie- und Biowaffen von »erschreckendem Charakter« seien, aber Miller tat das als überholte und praxisferne Ansicht ab, die nicht mehr zeitgemäß sei.[21] Man kann nur darüber spekulieren, inwieweit Eigeninteressen Millers zu seinen Überzeugungen beitrugen, aber die Raffinerien von Standard Oil sollten die lukrativen Rohstoffe liefern, die für die Herstellung chemischer Waffen benötigt wurden.[22]

Setzten die USA 1962 und 1971 Biowaffen gegen Kuba ein?

Kubas Regierung erhob im Nachhinein glaubwürdige Anschuldigungen, CIA und militärische Nachrichtendienste hätten den Inselstaat 1962 und 1971 mit Biowaffen angegriffen.

Diese Anschläge haben nichts mit den gut dokumentierten Versuchen zu tun, Fidel Castro zu vergiften; Attentatsversuche, deren Drahtzieher Sidney Gottlieb für die CIA war.[23] In einem solchen Fall nutzte die CIA zwei ahnungslose Gesandte, James Donovan und John Nolan. Die beiden waren von meinem Onkel John F. Kennedy, damals US-Präsident, und meinem Vater Robert Kennedy, damals Justizminister, nach Kuba entsandt worden, um nach der gescheiterten Invasion in der Schweinebucht die Freilassung amerikanischer Gefangener auszuhandeln.[24] Die Verhandlungen zogen sich über 6 Monate, und in dieser Zeit kamen sich die Amerikaner und Castro näher. Regelmäßig besuchten sie mit ihm Baseballspiele und andere Veranstaltungen.

Die CIA erkannte eine Gelegenheit, aus dieser Freundschaft Kapital zu schlagen, also gab sie den nichts ahnenden Unterhändlern einen Tauchanzug als Geschenk für Castro mit. Was Donovan und Nolan nicht wussten: Der Geheimdienst hatte die Innenseite des Anzugs mit einem giftigen Pilz beschichtet, der eine »lähmende und chronische Hautkrankheit« verursachen sollte.[25] Zum Glück wurde das Vorhaben abgebrochen und der Tauchanzug Castro niemals überreicht. »Andernfalls wäre unser Leben auf der Stelle verwirkt gewesen!«, sagte mir Nolan.[26]

Bei den beiden mutmaßlichen Biowaffenangriffen der CIA ging es um tierische Pathogene, wie sie die USA seit Langem im Rahmen ihres Biowaffenprogramms züchteten.[27] Die Erreger der Newcastle-Krankheit und der Afrikanischen Schweinepest wurden anfangs in Fort Detrick entwickelt, später auf Plum Island, New York, wo das Landwirtschaftsministerium eine Anlage betrieb.[28]

Kuba gibt der CIA die Schuld daran, dass es 1962 in vier Provinzen zu einem Ausbruch der Newcastle-Krankheit bei Geflügel kam. Über eine Million Vögel starben an dem hochansteckenden Virus oder mussten gekeult werden.[29]

Später erklärte ein namentlich nicht erwähnter kanadischer Geflügelfachmann, der regelmäßig nach Kuba reiste, gegenüber der amerikanischen Tageszeitung *Newsday*, amerikanische Geheimdienstler hätten ihm 5000 Dollar dafür bezahlt, kubanische Truthähne mit dem Virus für die Newcastle-Krankheit anzustecken. Zwar habe er im Mai 1962 das Geld und die Viruskulturen entgegengenommen, habe die Biowaffen jedoch vernichtet, bevor er im Juni nach Kuba reiste.[30]

Der Geheimdienstoffizier Brigadegeneral Edward Lansdale – ein CIA-Spion, der angeblich als Vorlage für die Hauptfigur in Graham Greenes Roman *Der stille Amerikaner* fungierte – wies im Januar 1962 das Verteidigungsministerium an, eine Methode zu entwickeln, mit der man mithilfe von biologischen Wirkstoffen, die von Insekten übertragen werden, die Arbeiten in den kubanischen Zuckerrohrplantagen lahmlegen könnte. Im Februar gelangte das Ministerium zu dem Schluss, dass der Vorschlag technisch noch nicht umsetzbar sei. Aus den Unterlagen geht allerdings nicht hervor, dass mögliche rechtliche, politische, moralische oder ethische Bedenken hinsichtlich Lansdales Vorschlag jemals Thema gewesen wären.[31]

1971 erneuerten die US-Geheimdienste ihre Biowaffenangriffe auf die Lebensmittelproduktion Kubas. Nun kam die Afrikanische Schweinepest ins Spiel.[32] Es war das erste Mal, dass diese Krankheit auf der westlichen Halbkugel beobachtet wurde. Bei dem Ausbruch starben im Verlauf von über einem Monat 445 000 Schweine, weil sie an der Krankheit verendeten, vorsorglich gekeult oder notgeschlachtet werden mussten.[33]

◇◇◇

KAPITEL 10

Vietnam

◇◇◇

In den 1960er-Jahren verwandelte das US-Militär Südostasien in ein Versuchslabor für eine neue Generation von Chemiewaffen wie Napalm und dioxinhaltige Entlaubungsmittel wie Agent Orange.

Cyrus R. Vance, Staatssekretär im Verteidigungsministerium, räumte im Mai 1967 vor einem Senatsunterausschuss zu Abrüstungsfragen ein, die Vereinigten Staaten würden aktiv chemische und biologische Waffen entwickeln.[1] Im selben Jahr wehrten die USA aggressiv einen Antrag der Vereinten Nationen ab, der die Nutzung sämtlicher Gase zu Offensivzwecken zum Verbrechen erklärt hätte.[2]

Armee und Sonderkommandos setzten zu diesem Zeitpunkt großflächig Tränen- und Reizgas in Vietnam ein, um die Tunnel der Vietkong zu räumen. Vertreter der USA argumentierten, das Genfer Protokoll von 1925 befasse sich nicht ausdrücklich mit nicht tödlichen Gasen, außerdem setze die US-Regierung daheim bei Bürgerrechtsdemonstrationen oder Protesten gegen den Krieg dieselben Waffen gegen ihre eigenen Bürger ein.[3]

Agent Orange

Weiter argumentierten die USA, das Abkommen von 1925 erstrecke sich nicht auf Herbizide wie Agent Orange. Der »Paperclip«-Wissenschaftler Fritz Hoffmann hatte während seiner Jahre in Nazideutschland bahnbrechende Forschungen an Dioxin geleistet, nun prahlte er damit, welch wichtigen Beitrag er bei der Entwicklung von Agent Orange für die CIA geleistet habe.[4] Viele Wissenschaftler halten Dioxin für eines der gefährlichsten nicht radioaktiven Moleküle der Welt.

Im Rahmen der Operation »Ranch Hand« versprühte das US-Militär rund 75 Millionen Liter unterschiedlicher Entlaubungsmittel über Wälder und Felder in Vietnam. Die Mittel trugen Codenamen wie Agent Pink, Agent Green, Agent Purple, Agent Blue, und auch das dioxinhaltige Agent Orange gehörte dazu. Mit diesen Methoden wollten die Amerikaner dem Vietkong seine Nahrungsversorgung und seine Verstecke nehmen.[5,6] Das Pentagon kaufte bei neun Unternehmen, darunter Dow Chemical und Monsanto, für Dutzende Millionen Dollar Entlaubungs- und Unkrautvernichtungsmittel – ausreichend für 12000 Einsätze von Fairchild-C-123-Transportern der Luftwaffe, die jeweils mit 1000 Gallonen (3500 Litern) oder 4,5 Tonnen an Chemikalien beladen wurden.[7,8] Bei jedem 4-minütigen Einsatz wurden etwa 1,2 Quadratkilometer an Weideland und Wald entlaubt. Der Slogan seiner Gruppe laute »Nur wir können Wälder verhindern«,* erklärte der Kommandeur von »Ranch Hand«, Air Force Major Ralph Dresser, gegenüber Reportern.[9]

Alles in allem entlaubten die Chemieeinheiten der USA über 22000 Quadratkilometer, was etwa 24 Prozent des Gebiets von Südvietnam entspricht. Es wurde ausreichend Agent Orange abgeworfen, um über 20000 Quadratkilometer Hochwald und mehr als 2000 Quadratkilometer Ackerland zu bedecken und zu zerstören. Die betroffene Fläche ist etwa so groß wie Hessen.[10] Bis 2015 waren fast 4,8 Millionen Vietnamesen in Kontakt mit Agent Orange gekommen. Rund 400000 Menschen starben, eine weitere Million erlitt dauerhafte Schädigungen oder bekam anderweitige gesundheitliche Probleme.[11] Rund 300000 Angehörige der amerikanischen Streitkräfte sind am Kontakt mit Agent Orange gestorben – mehr als fünfmal so viele als die rund 58000, die in Kampfhandlungen fielen.[12]

Bevor die Soziopathen von Fort Detrick Agent Orange großzügig über US-Soldaten, die vietnamesische Bevölkerung, ihre Nahrung und ihre Landschaft versprühten, testeten sie die Chemikalie, die das extrem krebserregende Dioxin

* Anm. d. Übers.: Eine ironische Abwandlung von »Nur du kannst Waldbrände verhindern«, dem Slogan von Smokey Bear, dem Maskottchen der amerikanischen Forstbehörde.

enthält, zunächst – wenig überraschend – an Gefängnisinsassen, in diesem Fall Häftlingen aus dem Staatsgefängnis Holmesburg, Philadelphia. Die Armee untersuchte die Versuchsteilnehmer im Anschluss auf Krebserkrankungen, was dafür spricht, dass man im Chemical Corps, der Kampfstoffeinheit der Armee, von Anfang an vermutete, dass Agent Orange karzinogen sein könnte – etwas, das die Spitzen des Militärs und ihre Kumpane bei den CDC anfangs unter Eid bestritten.

Bei der Seuchenschutzbehörde CDC war Coleen Boyle hauptverantwortlich dafür, die Fälle von Krebserkrankungen nach Kontakt mit Agent Orange zu vertuschen. Meineide vor dem Kongress und eine Flut manipulierter Studien erlaubten es ihr, das Kriegsveteranenministerium fast ein Jahrzehnt lang vor der Zahlung von Sozialleistungen an Militärangehörige für Krebs und anderer durch Dioxin erlittene Schäden zu schützen. Ein Senatsausschuss unter Leitung meines Onkels Ted Kennedy deckte diese Betrügereien schließlich auf, und Boyle wurde aus dem Amt gejagt. Sie fiel weich, denn die CDC versetzten sie unverzüglich an ihr nationales Zentrum für Geburtsdefekte und Entwicklungsstörungen. 2010 übernahm Boyle dort die Leitung und konnte die ausgesprochen stichhaltigen wissenschaftlichen Erkenntnisse unter den Teppich kehren, die für eine Verbindung sprechen zwischen dem epidemischen Auftreten von neurologischen und Autoimmunkrankheiten (einschließlich Autismus) bei Kindern und der Einführung des erweiterten Impfprotokolls für Kinder.

◇◇◇

KAPITEL 11

Bedenken seitens des Militärs gegenüber der Entwicklung von Biowaffen

In seinem wegweisenden Buch *Chemical and Biological Warfare: America's Hidden Arsenal* merkt der Enthüllungsjournalist Seymour »Sy« Hersh an, dass einige der lautstärksten Proteste gegen Amerikas Biowaffenprogramm von Strategen aus dem Pentagon geäußert worden seien. Diese zeigten sich besorgt darüber, dass die von den USA entwickelten Waffen von einer fremden Macht gegen die Vereinigten Staaten gerichtet werden könnten, und zwar mit verheerenden Auswirkungen.[1]

Biologische Waffen könne man für wenig Geld entwickeln und herstellen, und sie seien leicht zu verbreiten, argumentierten die Kritiker. Auf diese Weise erhielten arme Nationen und nicht staatliche Übeltäter eine Waffe zum Schnäppchenpreis an die Hand, die in ihrer Wirkung mit Atomwaffen vergleichbar sei.

Ein Chefstratege sagte Hersh: »Es handelt sich um einen Waffentyp, den zu besitzen nicht von Vorteil für die USA ist.« Ein weiterer Forscher erklärte, bei chemischen und biologischen Waffen »dreht sich enorm viel um das Überraschungsmoment, um den verdeckten Einsatz und um Angriffe auf große Bevölkerungsgruppen. Was wir [mit unserer Forschung] erreichen, ist, anderen Ländern dieses Zeug zum Geschenk zu machen. Möglicherweise sind wir am Ende das Ziel von verdeckten Angriffen auf unsere Städte.«[2]

Major General Stubbs warnte 1960 einen Kongressausschuss, ein ausländischer Feind könne durch einen Angriff mit gerade einmal zehn Flugzeugen, die trockene biologische Wirkstoffe ausbringen, 60 Millionen Amerikaner töten oder anderweitig ausschalten. »Wir glauben, ein derartiger Angriff ließe sich mit zehn Trägern durchführen, von denen jeder 4,5 Tonnen verteilt«, erklärte Stubbs. »Wir glauben, ein potenzieller Feind könnte mit Biowaffen in Trockenform Opferzahlen von mindestens 30 Prozent unter der Gesamtbevölkerung der Vereinigten Staaten erreichen.«[3]

Die Zweifler im Pentagon argumentierten, bei biologischen Waffen bestehe stets das Risiko eines verheerenden »Blowbacks«, also eines Bumerangeffekts. Das gelte auch dann, wenn die Guten den Angriff einleiten. Und entkomme zu Friedenszeiten ein virulenter Erreger mit angezüchteten Superkräften aus dem Labor, könne dies eine Weltuntergangsmaschinerie in Gang bringen, von der kein Mensch auf der Erde verschont bliebe. Während chemische Waffen natürlichen Grenzen unterliegen, könne jeder Einsatz einer infektiösen Biowaffe eine globale Pandemie mit verheerenden Folgen für Mensch und Natur auslösen.

»Hat man sie erst einmal eingesetzt, gibt man die Kontrolle über den weiteren Verlauf ab. Sie kehren zurück und fallen einem selbst auf die Füße«, erklärte mir Dr. Francis A. Boyle.[4] Boyle ist Amerikas führende Kapazität, was die Regulierung von Biowaffen anbelangt. Der Professor, Anwalt und Völkerrechtsexperte arbeitete mit am »Biological Weapons Anti-Terrorism Act of 1989« (BWATA), dem Gesetz, mit dem Amerika die Biowaffenkonvention von 1972 umsetzte, auf die wir in späteren Kapiteln eingehen werden. Beide Kammern des amerikanischen Kongresses verabschiedeten BWATA einstimmig, dann trat das Gesetz mit der Unterschrift von Präsident George Bush in Kraft.[5]

Der Bakteriologe Dr. Theodor Rosebury, der während des Zweiten Weltkrieges in Fort Detrick an Biowaffen forschte, schätzte die Dinge ähnlich ein wie Boyle und warnte:

> »Den Zockern und Hasardeuren bereitet es scheinbar große Freude, mit den schrecklichen Möglichkeiten der Biowaffen zu spielen. Doch auf diese Möglichkeiten wirken Ungewissheiten ein, die sie selten betonen. Beispielsweise

> ist es praktisch unmöglich, im Voraus zu wissen, was man von einem strategischen Angriff mit Biowaffen erwarten kann. Es gibt keine zufriedenstellende Möglichkeit, dies im Vorfeld zu testen.«[6]

Obwohl sie ihre Labore und Waffenarsenale mit immer tödlicheren Kombinationen, Kolonien und Kulturen füllten, beklagten Kritiker im Pentagon die Unberechenbarkeit dieser Waffen. Der ehemalige Leiter der Fort-Detrick-Labore, Dr. Leroy D. Fothergill, warnte 1964 in einem Beitrag für ein Fachmagazin, welch verheerende Folgen es haben könne, biologische Bomben auf die Menschheit und den Planeten loszulassen:

> »Alles, was im exponierten Bereich atmet, könnte dem Wirkstoff ausgesetzt werden. Das umfasst eine enorme Zahl an Säugetieren, Vögeln, Reptilien, Amphibien und Insekten. Unterschiedliche naturhistorische Untersuchungen zeigen, dass jeder Quadratkilometer Landschaft von einer erstaunlichen Vielzahl an Fauna bevölkert ist. Es ist vorstellbar, dass zahlreiche Spezies zum ersten Mal in ihrer Evolutionsgeschichte einem bestimmten Wirkstoff ausgesetzt sein würden. Uns liegen keinerlei Informationen darüber vor, inwieweit diese vielen Arten an Fauna für bestimmte Mikroorganismen anfällig sind, insbesondere bei respiratorischer Verabreichung infektiöser Aerosole. Welcher Art wären die Konsequenzen?«[7]

1969 verfügte das amerikanische Biowaffenprogramm über Kampfmittel, die ein ähnliches Vernichtungspotenzial besaßen wie Atomwaffen (auch als Waffen mit »nuklearer Equivalenz« bezeichnet), so David Franz, ehemaliger Kommandeur des U.S. Army Medical Research & Material Command in Fort Detrick.[8,9] Wie er einräumte, bestand die zentrale Schwierigkeit darin, Biowaffen so zu handhaben, dass sie nicht versehentlich entweichen konnten. Ironischerweise sollte Franz später eine zentrale Rolle bei den Gain-of-Function-Programmen von Pentagon und Fauci spielen, die zur Covid-19-Pandemie führten.

Im Rahmen ihrer Arbeit an biologischen Waffen erforschten die Wissenschaftler von Fort Detrick auch siebzehn Impfstoffe gegen die Krankheiten, die sie erschufen;[10] schließlich war die Entwicklung eines Gegenmittels zu jeder offensiven Biowaffe zwingend nötig. »Wegen des Bumerangeffekts kann man keine Biowaffe gegen den Feind einsetzen, ohne ein Gegenmittel in petto zu haben, mit dem man seine eigenen Leute vor einem Blowback schützen kann«, sagte Dr. Boyle. »Aus diesem Grund werden Biowaffen und Impfstoffe stets Hand in Hand entwickelt!«[11]

Ende der 1960er-Jahre wuchs das Lager der Militärstrategen, Gesundheitsexperten und anderer, die ein strenges Verbot der Forschung und Entwicklung und des Besitzes biologischer und chemischer Waffen forderten. Das Chemiekartell, weitaus besser aufgestellt und politisch vernetzt, sah seine Profite und seinen Einfluss gefährdet, also blies es zum Propagandafeldzug. Das Chemical Corps der US-Streitkräfte produzierte zu diesem Zeitpunkt jährlich Tausende Tonnen Sarin. Rund um die Uhr wurden Artilleriegeschosse, Fliegerbomben, Raketen und Sprengköpfe mit dem Nervengift beladen.[12] Das Kartell versuchte daher die Angst zu schüren, die Sowjets würden mit Gas angreifen, weshalb Amerika seine Chemiewaffenindustrie benötige, um sich ein eigenes Arsenal zu sichern: »In diesem Augenblick sind Sie und Ihre Familie, ja, wir alle, ohne Schutz, was die Bedrohung durch eine Terrorwaffe angeht, die noch tödlicher als eine Atombombe sein könnte.« In der Werbekampagne wurde das amerikanische Volk vor einem »Angriff im Stil von Pearl Harbor« gewarnt. Der Feind werde ein »geruchloses, farbloses und geschmackloses Nervengas einsetzen, das die Menschen mit lähmender Plötzlichkeit vernichten soll«.[13] Es war dies der Auftakt für die standardisierten Propagandabilder, mit denen die Geheimdienste seitdem die amerikanische Bevölkerung in Angst und Schrecken versetzen, auf dass diese auch weiterhin brav die Waffenprojekte finanziere.

Auch der Kommandeur des Chemical Corps, Major General E. F. Bullene, käute die abgenutzte Trope wieder, dass Angriff die beste Verteidigung sei: »Es gibt nur einen Weg hin zur Sicherheit – wir müssen bereit sein, Gas in überwältigenden Mengen einzusetzen.«[14] Dass Amerika schon in Sachen Atomwaffen übermächtig war, blieb bei dieser Argumentation natürlich völlig außen vor. Es ist dasselbe unsinnige und einzig dem Eigennutz dienende

Argument, dass die Keimkrieger bis heute ins Feld führen: Keime könne man nur stoppen, indem man mehr und mehr davon herstellt.

◇◇◇

KAPITEL 12

Die Biowaffen-konvention

◇◇◇

Das alles fand – scheinbar – zum Jahresausklang 1969 hin ein Ende, als der amerikanische Präsident Nixon erklärte, die USA würden einseitig ihre Forschung an biologischen Kampfstoffen einstellen. Er berief sich dabei auf moralische und strategische Gründe.

Präsident Nixon äußerte sich offen verächtlich über die Kriegsführung mit biologischen Waffen und bezeichnete sie als nutzlos und potenziell gefährlich.[1] Aus strategischer Sicht seien biologische Waffen ein Vabanquespiel: Im Kampf sei es aus taktischen Gründen erforderlich, den Gegner möglichst schnell zu töten, aber die Ausbreitung von biologischen Kampfstoffen sei nur schwer zu kontrollieren und das Risiko eines »Blowbacks« und einer Ansteckung amerikanischer Militärangehöriger und Zivilisten hoch.[2] Sein Nationaler Sicherheitsberater Henry Kissinger teilte diese Einschätzung und erklärte, die USA könnten einen Feind [mittels Abschreckung] problemlos davon abhalten, Biowaffen einzusetzen, denn man verfüge über ein überlegenes Arsenal an chemischen, atomaren und konventionellen Waffen.[3]

»Die Menschheit hält schon jetzt zu viel der Saat ihrer eigenen Zerstörung in Händen«, merkte Nixon an.[4]

Nixons Vorgehen war Ausdruck der besten Werte Amerikas – darunter unserer nationalen Tradition des intensiven Strebens nach und der Verwirklichung von Idealen – und festigte unseren Anspruch auf die globale Führungsrolle in moralischen Belangen.

Gleichzeitig war Nixons idealistischer Ansatz ein cleverer Schachzug, vollzogen von einem Meister der Strategie in Sachen Geopolitik. Die USA verfügten schließlich über das weltgrößte Atomwaffenarsenal und die fortschrittlichsten Trägersysteme. Der Atomwaffensperrvertrag von 1968 hatte den Atommächten quasi das Monopol auf Massenvernichtungswaffen erteilt. Nixon wollte verhindern, dass sich Länder der Dritten Welt und nicht staatliche Terrororganisationen Zugang zu vergleichsweise kostengünstigen Biowaffen verschaffen und mit diesen »Arme-Leute-Atombomben«, wie Strategen sie nennen, auf Augenhöhe mit den USA ziehen. Die anderen Atommächte erkannten möglicherweise denselben Vorteil, jedenfalls stellten sie sich sofort hinter den Vertrag und sorgten auf diese Weise dafür, dass sie sich ihr Quasimonopol auf Massenvernichtungswaffen sichern konnten.[5]

Präsident Nixons »Erklärung zu Politik und Programm bezüglich chemischer und biologischer Verteidigung« beendete einseitig sämtliche offensiven Biowaffenprogramme der USA. Nixon befahl die Zerstörung aller biologischer Kampfstoffe und Munitionsbestände. Angeblich schloss die Armee diesen Vorgang bis 1972 zu geschätzten Gesamtkosten von 12 Millionen Dollar ab.[6,7] 1975 übergab das Pentagon die Virusabteilung des Center for Biological Warfare Research in Fort Detrick an die NIH und das National Cancer Institute. Künftig sollte dort Krebsforschung betrieben werden.[8]

Im nächsten Schritt umwarb Nixon die größeren Mächte, die Biowaffenkonvention gemeinsam mit den Vereinigten Staaten zu unterzeichnen – das erste multilaterale Abrüstungsabkommen, welches die Herstellung und Lagerung einer ganzen Kategorie von Massenvernichtungswaffen verbot. 1975 ratifizierten die USA sowohl die Biowaffenkonvention als auch das Genfer Protokoll, Letzteres mit einer Verzögerung von 50 Jahren.[9]

Mit Stand Juni 2023 haben 185 Staaten die Biowaffenkonvention* unterschrieben.[10]

◇◇◇

* Anm. d. Übers.: Mit vollem Titel: »Konvention über das Verbot der Entwicklung, Herstellung und Lagerung bakteriologischer (biologischer) Waffen und Toxinwaffen sowie über die Vernichtung solcher Waffen«.

KAPITEL 13

Die Umgehung von Genfer Protokoll und Biowaffenkonvention

◇◇◇

Das Schlupfloch

Die Biowaffenkonvention verbietet die Forschung an offensiven Biowaffen. Was sie allerdings zulässt, ist die Entwicklung krankheitserregender Mikroorganismen, immer vorausgesetzt, dass die Projektbetreiber verbindlich erklären, ihre Erfindung diene friedlichen beziehungsweise rein defensiven Zwecken (beispielsweise der Entwicklung von Impfstoffen) und werde nur in geringen Mengen hergestellt.[1] Dieses Schlupfloch wird als »Dual Use Research« (»Forschung mit doppeltem Verwendungszweck«) bezeichnet. Colonel David Huxsoll, der damalige Kommandeur von AMRIID, dem medizinischen Armeeforschungsinstitut für Infektionskrankheiten in Fort Detrick, erklärte 1989, was die Labormethoden angehe, seien Forschung zu offensiven und Forschung zu defensiven Zwecken nicht zu unterscheiden.[2] (Seiner Ansicht nach könne diese Unterscheidung letztlich anhand der erzeugten und gesammelten Daten vorgenommen werden. Dr. Meryl Nass erklärte 1991, lege man Huxsolls Kriterien an, sei die Forschung des US-Verteidigungsministerium an »defensiven« Biowaffen als Forschung an offensiven Waffen einzustufen.)[3] Praktisch jeder Schritt bei der Entwicklung neuer Biowaffen lässt sich als Forschung an Impfstoffen deklarieren. Aus diesem Grund macht sich das Biowaffenkartell dieses Schlupfloch zunutze und unternimmt seine gewaltigen globalen Anstrengungen bei der Biowaffenentwicklung mit der Begründung, man produziere doch nur Vakzine.[4]

Hinzu kommt: Während viele andere Rüstungsabkommen Inspektionen vorsehen und Möglichkeiten zur Durchsetzung des Vertrags enthalten, fehlen diese Kontrollmechanismen in der aus fünfzehn Artikeln bestehenden Biowaffenkonvention gänzlich. Inspektionen vor Ort sind nicht vorgesehen, und wer sich nicht an das Abkommen hält, riskiert keinerlei Sanktionen. Es gibt kein Aufsichtsgremium, das Untersuchungen anstellen oder Strafen verhängen, geschweige denn durchsetzen könnte. All dies bedeutet unter dem Strich: Wer gegen das Abkommen verstößt, hat nichts zu befürchten.

»Das Problem ist, dass das Biowaffenabkommen ein zahnloser Tiger war«, sagte mir Francis Boyle.[5] 1975 trat der internationale Vertrag in Kraft, und es war vorgesehen, zu einem späteren Zeitpunkt ein System für Inspektionen und gegebenenfalls auch Sanktionen auszuhandeln. Doch amerikanische Diplomaten haben wiederholt die Vorstöße anderer Nationen blockiert, Schutzmaßnahmen auszuhandeln oder umzusetzen oder die Konvention auf andere Weise zu stärken.

Die CIA reagiert trotzig

Nixons kühnes Vorgehen sorgte für Schockwellen innerhalb des Chemie- und Biowaffenkartells. Die Gemeinschaft habe auf Nixons überraschende Ankündigung so reagiert, wie es zu erwarten war, sagte Dr. Boyle, »mit einer Mischung aus Unglauben und Wut«. Diese Lager hätten niemals den Traum aufgegeben, auch weiterhin an der Perfektionierung von Amerikas Biowaffenarsenal zu arbeiten, so Boyle. »Besonders unheilvoll war, dass in den Eingeweiden des Pentagons noch die Veteranen der alten Abteilung für chemische und biologische Kriegsführung (CBW) lauerten. Sie hofften darauf, dass das Programm wieder zum Leben erweckt würde, und planten und schmiedeten Ränke auf eben dieses Ziel hin.«[6]

Als Präsident Nixon 1969 biologische und chemische Waffen verbot, reagierte die CIA, indem sie ihre illegalen Experimente als »top secret« einstufte und im Geheimen weiter an Biowaffen arbeitete. »Die CIA hat die Biowaffenkonvention niemals ernst genommen«, sagte Boyle.[7]

Bevor die Armee 1972 ihre Bestände an Biowaffen in Fort Detrick vernichtete, entwickelte Sidney Gottlieb einen geheimen Vorschlag. Danach sollten CIA-Mitarbeiter aus der Special Operations Division des Labors in Fort Detrick die Laborkulturen der Armee irgendwie verschwinden lassen. Im Mittelpunkt standen die tödlichsten waffenfähigen Keime und Toxine, darunter Erreger von Pocken, Milzbrand, Tularämie, Venezolanischer Pferdeenzephalomyelitis, Kokzidioidomykose (Talfieber), Brucellose, Tuberkulose sowie chlorresistente Salmonellen (verursachen Lebensmittelvergiftung), Staphylokokken (Lebensmittelvergiftung), Borrelien, Paralytic Shellfish Poisoning (eine lähmende Muschelvergiftung), tödliches Schlangengift (Kobras und Krait), Microcystis (Magen-Darm-Grippe), Botulismus und Saxitoxin (Muschelvergiftung).[8] Wenige Jahre später sollten Ermittler in einem Chemielager der Navy in Washington auf eines dieser Biotoxine stoßen: Saxitoxin.[9]

2 Jahre bevor die USA die Biowaffenkonvention unterzeichneten, ordnete CIA-Leiter Richard Helms an, sämtliche Unterlagen zu den Biowaffengräueltaten seiner Behörde zu vernichten. »Die CIA agierte fortan unter extremer Geheimhaltung«, sagte Boyle.[10] Was die illegalen Biowaffenaktivitäten der CIA nach Unterzeichnung der Biowaffenkonvention angeht, konnten Historiker aus diesem Grund nur flüchtige Blicke darauf erhaschen. Allerdings tauchten sporadisch Dokumente auf, die dafürsprechen, dass die Spione weiterhin illegale Waffen erforschen und entwickeln.

So tat sich die CIA zwischen 1997 und 2000 mit dem Battelle Memorial Institute zusammen. Im Rahmen des kühnen, extrem geheimen und illegalen Programms mit dem Codenamen »Project Clear Vision« arbeitete man am Bau und der Erprobung einer Milzbrandbombe. In einem anderen Projekt formulierte die CIA zur selben Zeit Pläne, eine waffenfähige Form von Milzbrand genetisch zu verändern und dann zu beurteilen, »ob der gängige

Impfstoff, der aktuell Millionen amerikanischer Soldaten verabreicht wird, auch gegen einen derartigen Superkeim wirksam ist«.[11]

Unter dem Genfer Protokoll handelt es sich bei diesen Projekten wohl um Kapitalverbrechen, auf die die Todesstrafe steht. Entsprechend verstießen CIA und Battelle gegen weitere Gesetze, indem sie ihre verdeckten kriminellen Machenschaften nicht meldeten. In dem Bericht, den die US-Regierung im weiteren Verlauf des Jahres, wie von der Biowaffenkonvention vorgeschrieben, bei den Vereinten Nationen einreichte, fehlt jeder Hinweis auf diese Forschung.[12]

Fortschritte der Sowjets

Die CIA forschte also heimlich weiter an Biowaffen, und die US-Regierung verwehrte sich vehement allen ernsthaften Anstrengungen, der Biowaffenkonvention zu folgen. Das führte zu mindestens einem unbeabsichtigten negativen Nebeneffekt: Die Sowjetunion weitete ihr eigenes Programm aus.

Francis Boyle sagt: »Die Sowjets wussten, dass CIA, Pentagon und Fort Detrick als Reaktion auf Nixons Anweisung ihre Programme für offensive Biowaffen einfach im Untergrund fortführen und/oder sie unter dem Vorwand, dies alles diene einzig defensiven Zwecken, weiterbetreiben würden. Also taten es die Sowjets ihnen gleich und richteten ein eigenes verdecktes Programm für offensive Biowaffen ein, auch wenn dies natürlich ebenfalls gegen die Biowaffenkonvention verstieß.«[13]

Nach dem Auseinanderbrechen der Sowjetunion initiierten das Militär und die Geheimdienste der USA eine massive Neuauflage des Unternehmens »Paperclip«, indem sie Biowaffenentwickler der UdSSR anwarben und versuchten, deren Pathogenkulturen in die Hände zu bekommen. »Wir und die Briten haben den sowjetischen Experten für biologische Kriegsführung alles aus dem Kreuz geleiert, was sie uns geben konnten und wir für unsere eigenen Zwecke nutzen konnten,«[14] sagt Boyle.

◇◇◇

KAPITEL 14

Warum Impfstoffe bei der Entwicklung von Biowaffen eine so große Rolle spielen

◇◇◇

Um Geschichte und Zweck von Gain-of-Function-Forschung besser zu begreifen, müssen wir uns zunächst vor Augen führen, welchen militärischen Zwecken diese gefährliche Wissenschaft dient und dass Militär und Gesundheitsbehörden traditionell gesetzwidrig und unter dem Tarnmantel der Impfstoffentwicklung Biowaffen produzieren.

Seit Beginn des Kalten Krieges sind die Entwicklung von Impfstoffen und die Entwicklung von Biowaffen untrennbar miteinander verknüpft. Das Biowaffenkartell mag der Öffentlichkeit Impfstoffe als Abwehrmaßnahme gegen einen Angriff mit biologischen Waffen verkaufen wollen, doch Militärstrategen betrachten sie als entscheidenden Baustein eines Arsenals an offensiven Biowaffen.

In enger Zusammenarbeit entwickeln Militär und Gesundheitsbehörden Impfstoffe für eine militärische Verwendung. Sie tauschen Informationen untereinander aus, und ihr Personal arbeitet im Labor Seite an Seite. Impfstoffforschung ist häufig nichts weiter als eine Tarnung – oder ein Vorwand – für die illegale Biowaffenentwicklung.

Bei den meisten Biokampfstoffen besteht die Gefahr eines Blowback«, was zur Folge hat, dass sich kaum eine dieser Waffen einsetzen lässt, bevor man nicht zunächst einen Impfstoff entwickelt hat, den man den eigenen Truppen und Zivilisten verabreichen kann. (Eine Ausnahme von dieser Regel sind biologische Waffen, die auf bestimmte Ethnien abzielen.) Militärstrategen erachten Impfstoffe seit Langem als unerlässlichen Bestandteil eines jeden Systems von offensiven Biowaffen. Elinor Langer schrieb 1967:

> »Selbst lebensrettende Methoden wie eine Immunisierung spielen im Kontext mit biologischer Kriegsführung eine merkwürdige Rolle: Die Immunität unserer eigenen Bevölkerung und Truppen ist eine Vorbedingung dafür, dass unsere Streitkräfte Krankheiten auslösen, daneben ist sie eine Vorsichtsmaßnahme für den Fall, dass andere Krankheiten verbreiten. Einige Krankheiten werden derzeit nur deshalb nicht aktiv als biologische Waffe in Betracht gezogen, weil es bislang keine Impfstoffe gegen sie gibt.«[1]

Jede Regierung, die eine biologische Waffe entwickeln möchte, benötige drei zentrale Bausteine, sagt Dr. Francis Boyle:

1. einen schädlichen biologischen Wirkstoff;
2. einen Impfstoff zum Schutz der eigenen Truppen und der Zivilbevölkerung für den Fall, dass es bei dem biologischen Wirkstoff, den die eigenen »Biowissenschaftler« entwickelt haben, zu einem »Blowback« kommt;
3. einen wirksamen Mechanismus für die Abgabe und Verteilung des biologischen Kampfstoffs.[2]

Über die Abläufe schreibt er: »Sogenannte Biowissenschaftler entwickeln mithilfe genmanipulierter DNA einen neuartigen offensiven biologischen Kampfstoff. Über den Prozess des RNA-Spleißens entwickeln diese ›Biowissenschaftler‹ anschließend den Impfstoff. Ihre Arbeit krönen sie, indem sie den biologischen Kampfstoff versprühen und an lebenden Organismen erproben, um nachzuweisen, dass der Stoff das anvisierte Ziel erreichen kann und den geplanten schädlichen Effekt zu erzielen vermag.«[3]

Die Impfstoffe selbst sind Teil eines Arsenals offensiver Biowaffen, so Dr. Boyle: »Wann immer man eine biologische Waffe einsetzt, muss man zunächst die eigenen Truppen impfen, um Verluste durch einen ›Blowback‹ zu vermeiden. Die Strategie lautet stets: Man identifiziert einen biologischen Krankheitserreger. Anschließend entwickelt man einen Impfstoff, und dann – erst dann – entwickelt man die entsprechende Waffe. Hat man keinen Impfstoff, kann man die Waffe nicht einsetzen.«[4]

Die Möglichkeit, den biologischen Kampfstoff zu aerosolieren, entscheidet, so Boyle, »über den Erfolg der neuen Biowaffe, denn die meisten gegen Menschen gerichteten biologischen Kampfstoffe werden durch die Luft auf ihre Opfer losgelassen«.[5,6]

Sobald im selben Labor oder in angrenzenden Abteilungen an Methoden zur Aerosolisierung geforscht wird, ist das ein zentraler Hinweis darauf, dass die jeweilige Impfstoffforschung nur als Fassade für die Entwicklung von Waffen dient.

Verbesserung von Biowaffen: Beeinträchtigung des Immunsystems

Von Anfang an war den Forschern im Dienst des Militärs eines klar: Am effektivsten ließen sich Biowaffen gegen Populationen mit angegriffenem Immunsystem einsetzen. Deshalb stellten die militärischen Geheimdienste beträchtliche Mittel für die Entwicklung von Methoden bereit, die darauf abzielten, das Ziel »weichzukochen«, indem man zunächst dessen Immunreaktion schwächt, bevor tödliche Kampfmittel zum Einsatz kamen.

Auch Dr. Kurt Blome, der führende Biowaffenfachmann von Hermann Göring, sagte im Verhör aus, schon die Naziwissenschaftler hätten festgestellt, dass biologische Waffen ihre größte Wirkung entfalten, wenn sie es mit einem angeschlagenen Immunsystem zu tun haben. Die Deutschen kombinierten daher biologische Kampfstoffe mit einem Gas, »das den Rachen in

Mitleidenschaft zieht. Werden Membranen beschädigt, [...] erhöht das die Erfolgsaussichten der Bakterien zu infizieren«, so Blome.[7]

Die CIA beschloss, Blomes Empfehlung zu folgen, und beauftragte Maurice Weeks von der Abteilung für Giftdämpfe damit, zu untersuchen, wie sich »durch die Toxizität von Verbrennungsprodukten« die Wirksamkeit steigern ließe. Biologische Kampfstoffe sind nämlich tödlicher, wenn die Opfer durch das Einatmen von Gas und Rauch geschwächt sind.[8]

1965 veröffentlichten William S. Woodrow und Carl R. Valentine, beide beschäftigt im Labor von Fort Detrick, eine Arbeit, in der es um die Vorzüge mortalitätssteigernder Faktoren bei Biowaffen ging.[9] Hersh sagt:

> »Die Studie zeigte, dass [wenn man zuvor die Immunreaktion abgeschwächt hatte] Krankheiten, die ein Labortier üblicherweise in 6–9 Wochen töteten, weniger als eine Woche benötigten, wenn man sie mit speziellen, noch tödlicheren Wirkstoffen kombinierte. Am Stützpunkt Maryland läuft Forschung bezüglich wirksamer mortalitätssteigernder Faktoren.«[10]

1994 führte der Historiker Dick Russell ein Interview mit dem legendären Geheimdienstoffizier und Biowaffenexperten Frank Camper. Darin beschreibt Camper ähnliche Unternehmungen von CIA-Wissenschaftlern, darunter auch der NIH-Biowaffen-Impresario Dr. John McClure, mit dem Camper in den 1950er- und 1960er-Jahren in Kalifornien zusammengearbeitet hatte:

> »Dr. John [McClure] hatte in den frühen 1950er-Jahren die Idee eines Doppelschlags beim Einsatz von Biowaffen – der erste Schlag bestand darin, die Immunabwehr zu unterdrücken oder zu schädigen, der zweite Schlag war die Verbreitung von Viren, die zu Grippe und Lungenentzündungen führen. Seiner These nach konnten die Pneumonie/Grippeviren nur dann extreme Wirksamkeit entfalten, wenn das Immunsystem der Menschen stark geschwächt war. Er griff dabei auf seine Erfahrungen zurück, die er in den frühen 1950er-Jahren mit Grippe- und Pneumonie-Experimenten gemacht hatte, die für sich genommen keinerlei Bedeutung haben. NIH-Leute waren offenbar in die Sache eingebunden.«[11]

Als er noch bei der CIA für die Abteilung Special Operations arbeitete, wirkte Camper auch an »MK NAOMI« von Armee und CIA mit, an der Entwicklung psychoaktiver Waffen und an Programmen für psychologische Operationen. Diese Erfahrungen bildeten die Grundlage für seine Bücher *Mindbenders* und *The MK/ULTRA Secret*.[12,13]

In der heutigen Covid-19-Zeit hat die Taktik der Immunsystemschwächung für die Biowaffenbefürworter nicht mehr oberste Priorität. Als McClure in den 1950er-Jahren seine Doppelschlagtheorie formulierte, zunächst die Immunreaktion der Opfer lahmzulegen und dann eine virale Epidemie auszulösen, litten in der amerikanischen Bevölkerung gerade einmal 6 Prozent der Menschen an chronischen Krankheiten. 2022 betrug dieser Anteil knapp 60 Prozent, und der Wert steigt rasant.[14,15]

Die am weitesten verbreiteten chronischen Erkrankungen – Fettleibigkeit, Diabetes, Gelenkrheumatismus sowie epidemieartig auftretende andere Autoimmun- und neurologische Erkrankungen – werden allesamt in Verbindung gebracht mit dem erweiterten Impfprogramm für Kinder und dem Kontakt zu schädlichen Umweltgiften – etwa Mobilfunkstrahlen, Agrarchemikalien in Lebensmitteln und Lebensmittelverpackungen sowie mit PFOA*-haltigen Flammschutzmitteln.[16,17,18,19] Unsere Kinder schwimmen förmlich in einer Giftbrühe. Im Übrigen sind dies zufällig genau die Komorbiditäten, die für ein höheres Risiko stehen, an Covid-19 zu sterben.

Schreckt der Besitz von Biowaffen einen Feind davon ab, seine eigenen Biowaffen einzusetzen?

Alle Länder, die an Biowaffen forschen, tun dies dem eigenen Bekunden nach zu rein defensiven Zwecken. Die Professorin Jeanne Guillemin, medizinische Anthropologin und eine weltweite Koryphäe in Sachen Biowaffen, verweist in ihrem Artikel »Scientists and the History of Biological Weapons« darauf, dass

* Anm. d. Übers.: Perfluoroctansäure.

sich historisch betrachtet »eine gängige Rechtfertigung für die Entwicklung strategischer Biowaffen aus dem Verdacht speist, ein aggressiver Gegner habe sich bereits mit ähnlichen Waffen ausgerüstet. Derartige Verdachtsmomente beruhten ausnahmslos auf schlechter nachrichtendienstlicher Aufklärung und politischen Motiven, die auf freie Hand bei der militärischen Forschung abzielten«.[20]

Es gibt jedoch keine Belege dafür, dass der Besitz von Biowaffen andere Länder davon abhielte, ihrerseits solche heimlich einzusetzen. Das gilt insbesondere für die USA, die über eine Vielzahl mächtiger Abschreckungsmöglichkeiten verfügen. Als Richard Nixon die amerikanische Forschung an Biowaffen 1969 untersagte, war ihm bewusst, dass Amerika bereits das weltgrößte Arsenal an atomaren, chemischen und konventionellen Waffen besaß.[21] Wie sein Nationaler Sicherheitsberater Henry Kissinger anmerkte: »Wir glauben zudem, über andere Waffen zur Vergeltung zu verfügen, darunter Chemie- und Nuklearwaffen, die wir einsetzen könnten, sollte man Giftstoffe gegen uns anwenden.«[22] Gleichzeitig maximiert der Besitz von Biowaffen die Gefahr, dass sie – beabsichtigt oder unbeabsichtigt – zum Einsatz kommen.

Militärstrategen entwickeln regelmäßig Biowaffen unter dem Vorwand, man entwickele defensiv genutzte Impfstoffe, sagt Dr. Francis Boyle, ein führender Biowaffenexperte, der den »Biological Weapons Anti-Terrorism Act of 1989« verfasst hat, das Gesetz, mit dem die USA mit großer Verzögerung endlich die Biowaffenkonvention umsetzten. Die Wissenschaftler, so Boyle, würden ein Schlupfloch im Abkommen nutzen, dass die »Doppelnutzung« entsprechender Technologien zulasse.[23,24]

Mit der Entwicklung von Impfstoffen gehen zwei Risiken einher. Zunächst einmal erschaffen Wissenschaftler unter dem Vorwand, sie würden an Impfstoffen arbeiten, aufgemotzte pandemiefähige Krankheitserreger, die sich, falls nötig, problemlos in großen Mengen herstellen lassen. Diese Keime können aus ihrer Laborumgebung entweichen und unter der Menschheit wüten. Des Weiteren kann die Forschung an Biowaffen anderen Staaten und nicht staatlichen Akteuren einen Leitfaden an die Hand geben, wie sie sich »Arme-Leute-Bomben« mit der Schlagkraft eines nuklearen Sprengsatzes bauen können.[25]

Das Militär hat das öffentliche Gesundheitswesen mit Geld zugeschüttet. Gleichzeitig nisteten sich aber auch die Ethikmaßstäbe des Militärs und die moralische Kurzsichtigkeit der Biowaffenbruderschaft im Herzen des Medizinestablishments ein. Anthony Fauci nutzte den 42 Milliarden Dollar schweren NIH-Haushalt und warb die wichtigsten Wissenschaftler für die neue Religion an. An vorderster Front in Sachen Missionarstätigkeit sollten die Virologen stehen – eine Gemeinschaft, die in völliger Abhängigkeit von den NIH-Zuschüssen existiert. Sie wurden zu willfährigen Hohepriestern, wenn es darum ging, Pandemiepanik zu schüren, wissenschaftliche Methodiken geringzuschätzen und im Sinne der flexiblen Wertvorstellungen des Biowaffenkartells zu agieren.

◇◇◇

KAPITEL 15

Reagans Neokonservative und die US-Universitäten arbeiten wieder heimlich an Biowaffen

1981 kam während der Regierung von Ronald Reagan eine Bande eingefleischter Kriegstreiber an die Macht, die unter dem Namen »Neocons« (»Neokonservative«) bekannt werden sollte. Schon bald begannen sie, für eine Wiederaufnahme des amerikanischen Biowaffenprogramms zu werben. CIA und Neokonservative machten sich Schwachstellen im Biowaffenvertrag zunutze, um Amerikas Forschungs- und Entwicklungsprogramm heimlich wieder anlaufen zu lassen. Nach dem Zusammenbruch der Sowjetunion predigten die Neocons, als Sieger des Kalten Krieges stehe es Amerika zu, die Welt auf die nächsten 100 Jahre hinaus zu regieren. Globale Hegemonie erreiche man nur mit einer streitbaren Außenpolitik und einem aggressiven Einsatz von Militärmacht, und in Anbetracht der Vorbildfunktion der USA werde Amerikas Imperialanspruch überall begeistert aufgenommen werden, außer bei undankbaren und übelwollenden Elementen.

Professor Francis Boyle fasst diese Haltung so zusammen:

> »Die Reagan-Anhänger vertraten die Position, Amerika werde seine technische Überlegenheit in sämtlichen Bereichen der Wissenschaft für Zwecke nutzen, die mit der Kriegsführung in Zusammenhang stehen – also Atom-,

> Chemie-, Bio-, Weltraum-, Laser-, Computer- und andere Technologien. Mithin begannen die Reagan-Anhänger damit, gewaltige Mengen an Geld in die Erforschung und Entwicklung biologischer Kampfstoffe zu pumpen. Das diene ausschließlich ›defensiven‹ Zwecken, erklärten sie.«[1]

Das Pentagon berief sich auf das Schlupfloch der »Doppelnutzung« und reaktivierte klammheimlich »defensive« Biowaffen aus der Zeit vor 1972, ausgeflaggt als »Entwicklung von Impfstoffen«. Wir sprechen hierbei von veränderten Viren, natürlich auftretenden Toxinen und von Wirkstoffen, die durch Genmanipulation ihren immunologischen Charakter veränderten und auf keinen der bestehenden Impfstoffe ansprachen. So steht es in einem Bericht, der 1986 dem Kongress vorgelegt wurde.[2]

Mitte der 1980er-Jahre kamen neue Arten von Genmanipulation hinzu, Technologien wie synthetische Biologie und das Spleißen der RNA. Dadurch wurden völlig neuartige Biowaffen möglich, und zwar solche, welche in der Biowaffenkonvention überhaupt noch nicht berücksichtigt worden waren. Gleichzeitig gingen Navy und Army gemeinsam mit der CIA dazu über, die Entwicklung von Biowaffen heimlich an amerikanische Universitäten auszulagern.[3]

Was nun geschah, beschreibt Boyle so:

> »Reagans Pentagon zog los und schloss Verträge mit Forschern angesehener amerikanischer Hochschulen ab. Es ging darum, für jede exotische Krankheit, die sich in der Natur finden ließ, Genmanipulationsversuche anzustellen, die das Kriterium der ›Doppelnutzung‹ erfüllten und gleichzeitig offensiven wie defensiven Zwecken dienen konnten. Das Ganze trug einen geradezu orwellschen Namen – ›Biologisches Verteidigungsforschungsprogramm‹ (›Biological Defense Research Program‹)«.[4]

1978 ins Leben gerufen, wurde das Programm unter der Regierung Reagan intensiviert. Zwischen 1981 und 1987 stieg die Förderung von 15 Millionen auf 90 Millionen Dollar.

Diese Strategie entsprach eins zu eins dem Vorgehen der Biowaffenforscher von Ishii Shirō in Japan und Hermann Göring in Deutschland; auch sie hatten die Universitäten ihres jeweiligen Landes in die Biowaffenforschung mit eingebunden.

Boyle schreibt: »Bis 1980 finanzierte das Pentagon kein einziges Projekt, in dem mit rekombinanter DNA-Gentechnik gearbeitet wurde. 1984 waren es mehr als 40.«[5] Ein neuer Zweig, den die synthetische Biologie eröffnete, waren gegen Impfstoffe und Antibiotika resistente Superkeime, die für den Menschen noch tödlicher sind. Die Wissenschaftler entwickelten zudem »getarnte« Pathogene, die in den Körper eindringen und dort jahrelang unbemerkt schlummern, bis man sie aktiviert, auf dass sie ihr gefährliches Potenzial entfalten. Ein anderes Feld betraf die Entwicklung von »ethnischen Biowaffen«, die nur ausgewählte Bevölkerungsgruppen schädigen. »Die Neocons fanden, es sei gerechtfertigt, DNA-Genmanipulationen für eine offensive Kriegsführung mit biologischen Waffen durchzuführen«, sagt Boyle und verweist auf einen Bericht vom »Project for the New American Century« (PNAC, »Projekt für das Neue Amerikanische Jahrhundert«), einer Denkfabrik aus dem neokonservativen Lager. Der Bericht aus dem Jahr 2001 habe sich »starkgemacht für biologische Kriegsführung im Allgemeinen und biologische Kriegsführung, die sich gezielt gegen bestimmte Ethnien richtet, im Besonderen«:[6] »Moderne Formen biologischer Kriegsführung, die spezielle Genotypen ›anvisieren‹ können, vermögen die biologische Kriegsführung aus dem Reich des Schreckens zu führen und in ein politisch nützliches Werkzeug zu verwandeln.«[7]

Wie das Verteidigungsministerium einräumte, betrieb es 1987 trotz des Vertrags, der die Forschung an und die Entwicklung von biologischen Kampfstoffen untersagte, 127 über das Land verteilte Biowaffenforschungsprojekte an Universitäten und staatlichen Laboratorien.[8]

Genau vor einer derartigen Entwicklung hatte Präsident Dwight D. Eisenhower in seiner Abschiedsrede gewarnt. Er prangerte an, dass die Bundesregierung mit ihren Finanzhilfen die Wissenschaft kommerzialisieren und die Universitäten korrumpieren konnte, indem man diese zum Rückgrat des militärisch-industriellen Komplexes machte:

»Die freie Universität, in der Historie Quell freier Ideen und wissenschaftlicher Entdeckungen, hat, was ihre Forschungsarbeit anbelangt, eine Revolution erlebt. Auch wegen der gewaltigen anfallenden Kosten hat ein Regierungskontrakt praktisch die intellektuelle Neugier verdrängt. [...] Dass die Gelehrten des Landes durch Anstellungen beim Staat, Projektzuweisungen und die Macht des Geldes dominiert werden, ist ein Szenario, das ständig präsent ist und das man ernst nehmen sollte. [...] Wir müssen zudem wachsam gegenüber der Gefahr sein, dass die öffentliche Politik höchstselbst in die Fänge einer wissenschaftlich-technologischen Elite geraten könnte.«[9]

Leider haben sich Eisenhowers schlimmste Sorgen bestätigt. Dr. Francis Boyle klagt:

»An Amerikas Universitäten hat es Tradition, bereitwillig zuzulassen, dass Pentagon und CIA die eigene Forschungsagenda und die hauseigenen Forscher, Institute und Labore für Projekte der Todeswissenschaften vereinnahmen, korrumpieren und pervertieren. Das gilt unter anderem für Wisconsin, North Carolina, Boston, Harvard, MIT, Tulane, die Universität von Chicago, meine eigene Universität von Illinois sowie zahlreiche weitere.«[10]

Professor Boyle lehrt Völkerrecht am University of Illinois College of Law in Champaign. Er ist Doktor der Rechtswissenschaften mit Magna-cum-Laude-Abschluss und hat in Politikwissenschaften promoviert, beides in Harvard.

Ihm zufolge brach unter den amerikanischen Universitäten ein regelrechter Wettkampf darum aus, sich einen möglichst großen Anteil der NIH- und Pentagon-Gelder für die Forschung an Biowaffen zu sichern – alles unter dem Vorwand, man arbeite ja nur an Impfstoffen. Ende der 1980er-Jahre war nicht zu übersehen, dass Wissenschaftler zahlreicher amerikanischer Universitäten oder staatlicher Labore DNA-Gentechnik in mehrfacher Hinsicht missbrauchten: Zunächst entwickelten sie einen offensiven Biokampfstoff, dann produzierten sie einen angeblich »defensiven« Impfstoff. Anschließend wurde der Wirkstoff aerosoliert und auf seine Tödlichkeit hin an Tieren erprobt, die genetisch eng mit dem Menschen verwandt sind, beispielsweise an Schweinen. Zu guter Letzt übergab man die Ergebnisse seiner »Forschung und Entwicklung« dem Pentagon. Oder anders formuliert: Diese abscheulichen Todeswissenschaftler verhalfen dem Pentagon zu dem Rüstzeug für die Herstellung einer gewaltigen Vielzahl genmanipulierter Biowaffen. Für das Pentagon war es nunmehr ein Leichtes, weitere Verstöße gegen Artikel 1 der Biowaffenkonvention zu begehen und biologische Waffen zu produzieren, zu lagern und einzusetzen.[11,12]

Die Verträge für die staatlichen Zuschüsse seien üblicherweise so ausgestaltet, dass die Universitäten von sämtlichen Forschungsgeldern, die sie von den NIH, der USAID, dem Verteidigungsministerium oder der CIA kassieren, einen hübschen Batzen als »Verwaltungsgebühr« einbehalten dürfen, erklärt Boyle. Viele Universitäten würden mindestens 50 Prozent der staatlichen Förderung als Verwaltungsaufwand abrechnen, sodass bei den Wissenschaftlern nicht einmal die Hälfte der Gelder ankommt. Diese Universitäten haben sich abhängig gemacht; sie benötigen für ihren Haushalt die Gelder, die sie von den staatlichen Mitteln abzwacken. Es kam also genau so, wie Eisenhower es befürchtet hatte: Ihre Abhängigkeit von Staatsgeldern ist für die Universitäten Anreiz genug, über moralische Belange hinwegzusehen.[13]

Viele Experimente, die heutzutage an Universitäten durchgeführt werden, gehen einher mit unmoralischen und möglicherweise gesetzeswidrigen Versuchen an Tier und Mensch. Der ungebremste Strom staatlicher Zuschüsse macht es einer Universität eigentlich unmöglich zuzulassen, dass ihr handverlesener »Ethik«-Ausschuss diese lukrativen Verträge ablehnt, egal wie moralisch fragwürdig oder gesetzeswidrig diese »Forschungsaufträge« für Waffen auch sein mögen.[14]

In den späten Reagan-Jahren gab das Pentagon wieder so viel Geld für die Forschung an Biowaffen aus wie zu den Zeiten, als Präsident Nixon das Programm noch nicht offiziell eingestellt hatte. Nach einer inflationsbereinigten Rechnung erhöhten sich die Ausgaben von 300 000 Dollar (1981) auf 22 Millionen Dollar

(1986). Dieser sprunghafte Anstieg der finanziellen Unterstützung zeigt, wie sehr das Augenmerk wieder auf der Biowaffenforschung lag.[15]

Dr. Boyle sagte mir: »Seit die Neokonservativen 1981 an die Macht kamen, hat die Regierung der Vereinigten Staaten ein offensives Biowaffenprogramm und den Aufbau einer entsprechenden Industrie vorangetrieben. Mit ihrer Unterstützung im Rücken hat sich das Pentagon darauf vorbereitet, einen Krieg mit biologischen Waffen zu führen und zu »gewinnen«, ohne dass dies der Öffentlichkeit vorher bekannt gemacht oder zur Zustimmung vorgelegt worden wäre.«[16]

Ein weiteres durch und durch erschreckendes Beispiel dieser Zusammenarbeit: Gemeinsam mit den NIH hat die US Navy in einem speziellen Programm daran geforscht, krebsauslösende Viren zu entwickeln. Neben anderen fragwürdigen »Errungenschaften« gelang es im Rahmen dieser Kooperation, HTLV zu isolieren, das Humane T-lympotrophe Virus, gegen das keine Immunität existiert.[17] In seinem Werk *As Gods: A Moral History of the Genetic Age* zur Geschichte des amerikanischen Biowaffenprogramms befasst sich der Historiker und Biologe Matthew Cobb auch mit dem Fall Jennifer Doudna. Die Biochemikerin und Molekularbiologin Doudna, Nobelpreisträgerin und Miterfinderin der als »Genschere« bekannten CRISPR-Technologie, schlug Alarm, als sie herausfand, dass andere Wissenschaftler Adenoviren mit CRISPR-Bauteilen dafür nutzten, in Mäusen eine Form von menschlichem Krebs auszulösen.[18]

Der Erste Golfkrieg, 1980–1988

Als der Iran im Ersten Golfkrieg (1980–1988) den Irak zu überrennen drohte, war die Zeit gekommen, die Theorien der amerikanischen Neocons, was die Erfolgsaussichten einer Kriegsführung mit biologischen Waffen anbelangte, auf den Prüfstand zu stellen. Reagans Weißes Haus befürchtete angesichts der militärischen Erfolge der iranischen Nationalgarden, die Islamische Republik werde schon bald die vollständige Kontrolle über diejenigen Ölfelder übernehmen, die eigentlich Amerika zustanden, die Gott – der alte Schelm – jedoch in den Wüsten des Nahen Ostens versteckt hatte.[19]

In dem verzweifelten Bemühen, eine Wende im Kriegsgeschehen herbeizuführen, entsandte Präsident Ronald Reagan einen Sondergesandten in den Irak – Donald Rumsfeld, zu dieser Zeit CEO von Searle Pharmaceuticals. Rumsfeld übergab Iraks mordlüsternem Diktator Saddam Hussein zwei mit Perlen besetzte Revolver als Geschenk von Ronald Reagan, hatte jedoch noch mehr Gaben im Gepäck: Er sagte Saddam heimliche taktische Unterstützung zu, unter anderem in Form von Satellitenaufnahmen iranischer Stellungen sowie einem Arsenal an Chemie- und Biowaffen. Kurz darauf ließ die Regierung Reagan über die Gesundheitsbehörde CDC und American Type Culture Collection, ein auf biologische Proben spezialisiertes Unternehmen, waffenfähige biologische Wirkstoffe zu Saddam Hussein verschiffen. Und so gelangte dank staatlicher Unterstützung die tödliche Ernte der heimlichen »Doppelnutzung«-Forschung von Pentagon und CIA in die Hände eines völkermordenden Tyrannen. In Washington ging man davon aus, dass der Diktator diese Waffen in großen Mengen herstellen und gegen den Iran zum Einsatz bringen würde, auch wenn dies gegen die Biowaffenkonvention verstieß.[20]

Dank der amerikanischen Unterstützung verfügte der Irak 1985 über waffenfähige Milzbranderreger, über Botulinumtoxin, Aflatoxin und andere Kampfstoffe. Er verfügte zudem über ein selbst produziertes Arsenal an Trägersystemen, darunter Bomben, Raketensprengköpfe, Aerosolgeneratoren und Sprühsysteme. Tatsächlich tötete Saddam 50 000 Iraner und 5000 irakische Kurden mit Giftgas, aber es gibt keine handfesten Belege dafür, dass er auch Biowaffen gegen den Iran oder die Kurden einsetzte. Die illegalen Geschäfte mit dem Irak sollten den amerikanischen Streitkräften jedoch noch arge Kopfschmerzen bereiten, nämlich als Reagans Nachfolger selbst gegen Saddam Hussein in den Krieg zogen. Francis Boyle sagt: »Als amerikanische Streitkräfte 1991 im Irak einmarschierten, gab es einen ›Blowback‹ dieser Biowaffen, die Saddam Hussein dank der Hilfe von Reagan und seinen Neocons produzieren konnte.«[21]

Erster Irakkrieg, 1990–1991

Während im Spätherbst 1990 die Regierung von George Bush senior im Eiltempo in den Krieg zog, ließ sie 150 000 US-Soldaten gegen Milzbrand impfen. Das Vakzin war zwar zugelassen, galt aber als riskant. »Weitere 8000 Soldaten erhielten einen experimentellen Impfstoff, der sie vor Botulismus schützen sollte, einer Krankheit, die von einem bakteriellen Toxin verursacht wird«, schrieb die *New York Times.*[22] Die amerikanische Öffentlichkeit verstand die Dringlichkeit, als öffentlich wurde, dass die Reagan-Regierung Saddam Hussein 5 Jahre zuvor heimlich mit waffenfähigem Milzbranderreger und Botulinumtoxin versorgt hatte.[23]

Viele der amerikanischen Einheiten, die im Ersten Irakkrieg zum Einsatz kamen, wurden auf Anweisung des US-Militärs geimpft. 1997, lange nach Ende des Krieges, ordnete der damalige Verteidigungsminister William Cohen an, dass das gesamte Militär gegen Milzbrand zu impfen sei. Dieser gewaltige Menschenversuch endete erst 2003, als ein Bundesrichter das Ganze für unrechtmäßig erklärte. In einer einstweiligen Verfügung erklärte Richter Emmet G. Sullivan vom Bezirksgericht in Washington: »Tag für Tag riskieren die Frauen und Männer unserer Streitkräfte ihr Leben, um die Freiheiten zu bewahren und zu schützen, die alle Amerikaner schätzen und genießen. Die Vereinigten Staaten können nicht verlangen, dass Mitglieder der Streitkräfte gleichzeitig als Versuchskaninchen für experimentelle Arzneimittel herhalten.«[24] Daten zufolge sind ungefähr 200 000 Militärangehörige am sogenannten Golfkriegssyndrom erkrankt.[25,26]

Nach öffentlichen Anhörungen zu dem Skandal warf Senator Jay Rockefeller ranghohen Vertretern der Regierung George Bush senior vor, bei ihrem Umgang mit den eigenen Soldaten gegen den Nürnberger Kodex verstoßen zu haben, der Richtlinien für medizinische Experimente festlegt.[27]

Dr. Garth Nicolson vom MD Anderson Cancer Center im texanischen Houston stellte 1996 mit einer »Gen-Tracking« genannten Methode fest, dass viele Veteranen der Operation »Desert Storm«, wie der Militärschlag

Amerikas gegen den Irak hieß, Infektionen in sich trugen. Nicolson fand einen veränderten Stamm von *Mycoplasma fermentans incognitus*, einer Mikrobe, die im Verdacht steht, bei der Herstellung biologischer Waffen verwendet zu werden.[28]

Teil Zwei: Gain-of-Function-Forschung und das Zeitalter der Biosicherheit

Jahr	Monat/Tag	Ereignis
1997		Medikamentenhersteller dürfen im amerikanischen TV künftig Verbraucherwerbung schalten.
1998		Microsoft eröffnet in Peking ein »Innovationslabor«.
1999		Bill Gates gründet die Impfallianz Gavi mit dem Ziel, dass der Westen Impfprogramme in Entwicklungsländern stärker unterstützt.
2001	22. Juni	Bei dem Planspiel »Dark Winter« wird ein Angriff mit Pocken simuliert.
2001	11. September	Islamistische Terroristen entführen Passagierflugzeuge und steuern sie in strategische Ziele in den USA.
2001	Oktober	Medien und Senatsbüros erhalten Post, die waffenfähige Milzbranderreger enthält.
2001	26. Oktober	Präsident George W. Bush unterzeichnet den »Patriot Act«. Das Gesetz weitet die Befugnisse des Staates gegenüber der Bevölkerung aus.
2002		Die Ausgaben für die Verteidigung gegen Biowaffen steigen rasch und erreichen mit 4 Milliarden Dollar einen neuen Rekord.
2002		Baric und Denison perfektionieren das Klonen. Mithilfe von Bakterienzellen stellen sie große Mengen genetisch perfekter Kopien her und entwickeln eine neuartige Methode, Genmanipulation an Viren vorzunehmen.

Jahr	Monat/Tag	Ereignis
2002	November	Im chinesischen Guangdong bricht SARS aus.
2002		China verheimlicht Informationen über SARS und lässt zu, dass es sich ausbreitet.
2003	20. März	Die USA beginnen den Irakkrieg.
2003	16. Juli	Baric klont erstmals SARS-CoV-1.
2003	22. Dezember	Bundesrichter Emmet G. Sullivan urteilt, die Milzbrandimpfpflicht des US-Militärs sei gesetzwidrig.
2004	28. April	Präsident George W. Bush unterschreibt das Gesetz »Biodefense for the 21st Century«.
2004	Mai	Das Pentagon reanimiert sein Programm für Chemie- und Biowaffenabwehr.
2004		Ein russischer Forscher stirbt bei einem Laborunfall mit Ebolaviren.
2004		Der Bau des Virologischen Instituts Wuhan beginnt.
2004		Die Virologin Shi Zhengli identifiziert Fledermäuse als natürliche Träger des SARS-Virus.
2005		Die von den Medien aufgeblähte Vogelgrippe-»Pandemie« versandet.
2005	28. Oktober	Daszak und Shi veröffentlichen ihre Studie »Bats are Natural Reservoirs of SARS-Like Coronaviruses« (»Fledermäuse sind natürliche Reservoire für SARS-ähnliche Coronaviren«).
2006		Zahlreiche SARS-Infektionen der vorangegangenen 3 Jahre lassen sich zu Laboren zurückverfolgen.
2006		Der US-Kongress verabschiedet das Gesetz »Biodefense and Pandemic Vaccine and Drug Development Act of 2005«.
2006	Dezember	Daszak und Shi veröffentlichen Studie »Review of Bats and SARS« (»Bericht zu Fledermäusen und SARS«).
2007		Aus Laboren in Großbritannien verschwinden Erreger von Maul- und Klauenseuche. Hunderte Tiere müssen geschlachtet werden.

Jahr	Monat/Tag	Ereignis
2008		Chinas Regierung ruft das Programm »Tausend Talente« ins Leben.
2008		Das NIAID gibt EcoHealth 2,6 Millionen Dollar für die Untersuchung von Fledermauspathogenen.
2008	6. August	Das FBI macht Bruce Ivins für die Milzbrandanschläge von 2001 verantwortlich. Ivins hatte in Fort Detrick an Biowaffen gearbeitet.
2009		Ein Forscher in Chicago stirbt an Pestviren aus dem Labor.
2009		Die USAID ruft das Programm »PREDICT« ins Leben, das Viren mit Pandemiepotenzial identifizieren soll. Über die EcoHealth Alliance lässt die US-Behörde zudem dem Labor in Wuhan Mittel zukommen.
2010		Die Schweinegrippe-»Pandemie« verpufft mit weniger Grippetoten als üblich.
2012		Ein Postdoc in San Francisco stirbt nach Infektion in Labor.
2012	August	Das NIAID unterstützt Ralph Baric mit 21,7 Millionen Dollar bei seiner Forschung in Sachen Biosicherheit von Pathogenen.
2013		Hualan Chen manipuliert das H1N1-Virus so, dass es Menschen infizieren kann.
2014	März	In US-Laboren kommt es zu drei aufsehenerregenden Verstößen gegen die Sicherheitsregeln.
2014	Oktober	Präsident Obama verhängt ein Moratorium auf die Gain-of-Function-Forschung.
2014	21. Oktober	Die NIH verhängen achtzehn Abmahnungen gegen Gain-of-Function-Projekte.
2014		»PREDICT« und China finanzieren eine Studie, die nach Coronavirusstämmen mit Potenzial für Zoonose und Waffentauglichkeit sucht.
2015	März	In einem TED-Talk warnt Bill Gates, die wahre Bedrohung für das Leben, seien »nicht Raketen, sondern Mikroben«.

Jahr	Monat/Tag	Ereignis
2015		Ralph Baric erweckt Shis Fledermaus-Coronavirus SCH014 in seinem Labor zum Leben.
2015		»PREDICT« stellt Forschern in Wuhan Mittel für die Forschung an Fledermaus-Coronaviren zur Verfügung.
2015		Baric und Shi kooperieren für die Studie »A SARS-like Cluster of Circulating Bat Coronaviruses Shows Potential for Human Emergence« (»Ein SARS-ähnlicher Cluster zirkulierender Fledermaus-Coronaviren zeigt Potenzial für das Auftreten beim Menschen«) und nutzen dabei Barics Methoden zur Genmanipulation.
2017	9. Januar	Das US-Gesundheitsministerium veröffentlicht die »Potential Pandemic Pathogen Care and Oversight« (P3CO), (etwa: »Richtlinien für die Überwachung potenzieller Pandemieerreger«).
2017	10. Januar	Dr. Fauci prognostiziert, in der Amtszeit Trumps werde es zu einer Pandemie kommen.
2017	18. Januar	Auf dem Weltwirtschaftsforum gründet Gates CEPI (»Coalition for Epidemic Preparedness Innovations«, etwa: »Koalition für Innovationen in der Epidemievorbeugung«).
2017		Emory beginnt die Gain-of-Function-Forschung an der Vogelgrippe.
2017	19. Dezember	Das Moratorium zu Gain-of-Function-Forschung läuft aus.
2017		Chinesische Forscher in Wuhan nutzen Barics Methode zur Erschaffung von Coronaviruschimären.
2018	Januar	Chinas Regierung ernennt Shi Zhengli zur Projektleiterin für die Erforschung von »Gen-Evolution und Übertragungsmechanismen wichtiger von Fledermäusen übertragener Viren«.
2018	19. Januar	Die US-Botschaft in Peking warnt das US-Außenministerium, das Hochsicherheitslabor in Wuhan sei für Untersuchungen an Pathogenen nicht geeignet.
2018		Das Hochsicherheitslabor am Virologischen Institut Wuhan nimmt die Arbeit auf.

Jahr	Monat/Tag	Ereignis
2018		Gates sammelt große Geldbeträge für Technologien ein, die eine rasche Entwicklung von Impfstoffen ermöglichen sollen.
2018	März	Der »DEFUSE«-Vorschlag von EcoHealth regt Gain-of-Function-Experimente an, bei denen es darum geht, SARS- und MERS-Viren um eine Furin-Spaltstelle zu ergänzen.
2018		Die NIH erneuern ihre Zusage für Mittel an EcoHealth, obwohl Daszak eingeräumt hat, dass die Arbeiten im Labor Wuhan keiner Überwachung unterliegen.
2018	27. April	Gates drängt zur Eile in Bezug auf biologische Gefahrenlagen.
2018		Das NIAID bildet am Hochsicherheitslabor in Galveston chinesische Wissenschaftler aus.
2018	12. Juni	Die EcoHealth Alliance schließt sich dem »AI for Earth«-Programm von Microsoft an.
2018		Wissenschaftler in Wuhan erschaffen ein synthetisches Virus, das sich in menschlichen Zellen 10 000-mal schneller reproduziert als natürliche Viren.
2019		Dennis Carroll und Peter Daszak gründen das Global Virome Project.
2019	18. Januar	Die WHO erklärt »Impfskepsis« zu einer der zehn größten Bedrohungen der öffentlichen Gesundheit weltweit.
2019	Februar	Der US-Kongressabgeordnete Adam Schiff fordert eine Zensur von »Impfstoff-Falschinformationen«.
2019	März	Ein Wuhan-Wissenschaftler warnt vor einer möglicher Coronapandemie.
2019	28. März	Moderna stellt einen Patentantrag für die Coronavirus-impfstoffplattform.

◇◇◇

KAPITEL 16

Die Milzbrandanschläge – Geburtsstunde der Biosicherheitsagenda

◇◇◇

Die Geburtsstunde der neuzeitlichen »Biosicherheitsagenda« datieren Historiker auf die Milzbrandanschläge vom September 2001, doch schon Jahre früher hatten Strategen des Militärs und des medizinisch-industriellen Komplexes das Thema Biosicherheit im Blick. Sie sahen darin eine wirksame Methode, potenzielle Pandemien in eine deutliche Steigerung ihrer Mittel umzumünzen. Außerdem ließ sich mithilfe der Biosicherheit Amerika in einen die Welt beherrschenden nationalen Sicherheitsstaat umbauen.

Nach dem Zerfall der Sowjetunion 1991 versprachen Amerikas Politiker der Bevölkerung eine »Friedensdividende«. Nun sei endlich die Zeit gekommen, Schwerter in Pflugscharen zu verwandeln. Waren zuvor Milliarden Dollar in den Bau von Tarnkappenbombern geflossen, die im Regen nicht fliegen konnten, würden diese Gelder nun dem Bildungswesen zugutekommen, dem Transportsektor, dem Gesundheitsbereich, der Polizei und dem Umweltschutz. Kurzum: Man würde die öffentliche Infrastruktur errichten, die es brauchte, um einer amerikanischen Mittelschicht, die am Boden lag, weil 50 Jahre lang die Ausgaben für den Kalten Krieg Vorrang gehabt hatten, wieder auf die Beine zu helfen.

Die meisten Amerikaner erwarteten die mit großem Getöse angekündigte »Friedensdividende« sehnsüchtig, mit Ausnahme der Pentagon-Mandarine und ihrem Gefolge aus Auftragnehmern und Verbündeten in multinationalen Konzernen und Geheimdiensten. Und weniger noch die Neokonservativen wie Lewis »Scooter« Libby, Robert Kagan (Gründer von PNAC, der Denkfabrik »Projekt für das Neue Amerikanische Jahrhundert«) und seine Frau Victoria Nuland, Dick Cheney, Paul Wolfowitz, Donald Rumsfeld und John Bolton. Auf einmal sollten andere das Geld ausgeben, das doch rechtmäßig ihnen zustand, und Macht ausüben, die doch rechtmäßig ihnen gebührte? Aufgeschreckt von der Vorstellung, ihre Einkommensquellen könnten versiegen, sahen sich die Vertreter des militärisch-industriellen Komplexes nach einem neuen, zuverlässigeren Gegner um, der ihren Anspruch auf einen satten Anteil am Bruttoinlandsprodukt zementieren würde.

Amerikas Gründer haben wieder und wieder gewarnt, dass Demokratie im eigenen Land nicht vereinbar sei mit einer imperialen Außenpolitik. »Die Vereinigten Staaten von Amerika ziehen nicht aus, um in der Fremde Ungeheuer zu suchen, die sie zur Strecke bringen können«, sagte beispielsweise der sechste Präsident der USA, John Quincy Adams.[1] Und dennoch beflügelt die Aussicht, ein Monopol auf die Märkte und die Bodenschätze der Entwicklungsländer ausüben zu können, seit Langem die Fantasie von Amerikas Topmilitärs und Konzernlenkern.

1941 unterschrieb der britische Premierminister Winston Churchill auf Drängen von US-Präsident Franklin Roosevelt zögerlich die Atlantik-Charta, um sich auf diese Weise die Unterstützung Amerikas im Zweiten Weltkrieg zu sichern. In dem idealistischen und antiimperialistischen Dokument verpflichteten sich die Alliierten, nach Ende des Krieges ihre Kolonien in die Freiheit zu entlassen. Nach Unterzeichnung der Friedensverträge traten letztlich über fünfzig afrikanische, asiatische und europäische Staaten ihren Weg in die Unabhängigkeit an – nur um schon bald durch das US-Militär, die amerikanischen Geheimdienste und die US-Konzerne in eine Art »weichen Kolonialismus« gezwungen zu werden.

Dass das Pentagon und die amerikanischen Geheimdienste in praktisch jedem Entwicklungsland präsent waren, wurde mit dem Kalten Krieg begründet und der Notwendigkeit, Rebellionen im Keim zu ersticken, bevor sie sich zu Flächenbränden auswachsen konnten. Riefen kritische Stimmen zum Widerstand auf, wurden diese als »Kommunisten« gebrandmarkt. Als der Kalte Krieg

1991 endete, betrieben die USA rund 800 Militärstützpunkte in mehr als 70 Ländern.[2] Diese Präsenz hatte zur Folge, dass Lokalpolitiker und Oligarchen auf die Einnahmen angewiesen waren, die sie mit den US-Streitkräften vor Ort machten, gleichzeitig erleichterte sie amerikanischen Konzernen den Zugang zu den üppigen Bodenschätzen Afrikas, Asiens und Lateinamerikas. Neben dem Bestreben, die »Friedensdividende« zu verhindern, war es ein ständiges Ziel des militärisch-industriellen Komplexes, diese »Landgewinne« zu wahren.

Als 1993, nur etwas mehr als ein Jahr nach dem Zusammenbruch der Sowjetunion, ein Bombenanschlag auf das World Trade Center erfolgte, rettete dies im Grunde den militärisch-industriellen Komplex vor der vermaledeiten »Friedensdividende«. Von da an galt islamischer Terrorismus als neues Schreckgespenst, und der Vorfall diente als Startschuss für den kostspieligen Aufbau des amerikanischen Überwachungsstaates. Der islamische Terrorismus löste also die Sowjetunion als Nummer-eins-Widersacher in der amerikanischen Außenpolitik ab, rechtfertigte Militärausgaben wie zu Zeiten des Kalten Krieges und diente als Vorwand, um Amerikas Militärpräsenz in Europa und den Entwicklungsländern fortzusetzen.

Beim Militär und seinen Auftragnehmern dürfte man sich gefreut haben über diese Entwicklung, denn »Terrorismus« war als Dauerfeind weitaus verlässlicher als die Sowjetunion; schließlich ist Terrorismus kein Land, sondern eine Taktik und damit ein Feind, der sich niemals ein für alle Mal würde besiegen lassen. Wir können uns nur vorstellen, wie erleichtert die Rüstungsfirmen waren, als Vizepräsident Dick Cheney den »Langen Krieg« ausrief – ein Krieg, der sich, wie er versprach, über Generationen hinziehen würde und den man »über mehr als fünfzig Nationen verstreut« würde führen müssen.[3,4]

Für die Rüstungsfirmen brach ein ewiger Zahltag an; sie hatten nun die patriotische Mission zu erfüllen, ein kostspieliges neues Arsenal von Technologien zur Terrorbekämpfung aufzubauen. Aber auch der islamistische Terrorismus hatte so seine Mängel – wie sollte man die öffentliche Angst dauerhaft so hoch halten, dass es sich rechtfertigen ließ, einen beträchtlichen Anteil des BIP in die Bekämpfung einer Bedrohung zu pumpen, die jährlich weniger Amerikaner tötete als Blitzschläge?

Einige Planer im Pentagon blickten 1999 bereits mit mehr Weitsicht in die Zukunft. Sie nahmen den Krieg gegen Keime ins Visier – der versprach noch mehr, noch beständigeren Wohlstand. Nur die allerwenigsten Amerikaner würden wohl jemals Opfer eines Angriffs islamistischer Terroristen werden, aber hatte nicht so ziemlich jeder die berechtigte Sorge, ein tödlicher Keim könnte ihn und seine Liebsten befallen? Notfalls half man eben mit ein wenig entsprechender Propaganda nach und schürte die Angst.

Dieser immerwährende und furchteinflößendere Feind sollte nur kurz darauf den Kampf gegen den Terror ablösen – man blies zu einem »endlosen Krieg« gegen Keime. Die sogenannte »Biosicherheit«, häufig ist auch die Rede von »Pandemic Preparedness and Response« (PPR), lieferte den Grund dafür, dass die USA schon bald in jedem Entwicklungsland präsent waren. Viren spielten fortan die Rolle des furchteinflößenden und monströsen Bösewichts, der es erforderlich machte, dass Militär und Polizeistaat verstärkt eingriffen, dass man die Einheiten vergrößerte und dass man für ihren Erhalt und Ausbau immer mehr Geld in die Hand nehmen musste. Und so berief sich der noch junge medizinisch/militärisch-industrielle Komplex bald auch auf die Biosicherheit als Vorwand dafür, eine länderübergreifende zentralisierte Kontrolle und abgestimmte Reaktionen einzuziehen. Im großen Stil würden Biowaffenlabore in den USA gebaut und jeder Keim, der sich als Waffe nutzen ließ, im Namen der »Pandemieprävention« archiviert. Zensurbestimmungen würden eingeführt, die Medienkontrolle würde verschärft und eine beispiellose Überwachungsinfrastruktur aufgebaut werden, die vorgeblich für die Verfolgung von Infektionskrankheiten nötig war. Es würden digitale Ausweise eingeführt und bargeldlose Zahlungssysteme vorangetrieben werden, um die Ausbreitung von Krankheiten zu bremsen. Und zudem müssten eine Reihe von Befugnissen nationaler Regierungen an die Weltgesundheitsorganisation abgetreten werden. Globalismus lautet das Stichwort. Nutznießer all dieser Bestrebungen würde die Koalition hinter dem Biosicherheitskomplex sein – militärische und zivile Geheimdienste, Social-Media-Größen, Nationalbanken, Big Data und Big Pharma. Die neuen Schwergewichte würden sich dank dieser Einnahmen schon bald an der Spitze der Fortune 500* wiederfinden. Die Biosicherheitsagenda diente als Vorwand für die globale Kontrolle durch Milliardäre und eine immer einflussreicher werdende Techelite. Öffentlichkeitswirksam vorangetrieben wurden diese Bemühungen durch das Weltwirtschaftsforum und die Münchner Sicherheitskonferenz.

Die Milzbrandanschläge vom September 2001 lieferten den Anstoß dafür, dass sich die »Biosicherheit« zu einem mächtigen Werkzeug der globalen Hegemonie Amerikas entwickelte und dass das Biowaffenwettrüsten sein Comeback feierte. Chefarchitekt der Biosicherheitsagenda war George W. Bushs Vizepräsident, der »Mahatma« der Neocons, Dick Cheney. Gemeinsam mit seinem Stabschef Lewis »Scooter« Libby, Verteidigungsminister Donald Rumsfeld und dessen Staatssekretär Paul Wolfowitz ebnete Cheney den Weg dafür, dass die Biosicherheit zur Speerspitze der amerikanischen Außenpolitik werden sollte.

Aufstieg der Neocons

Während der Amtszeit von George W. Bush befanden sich die kriegstreiberischen Neokonservativen auf dem Höhepunkt ihrer Macht. Zuvor hatten sie unter Ronald Reagan das Weiße Haus dominiert, wurden dann aber während der Clinton-Jahre ins Abseits gedrängt. 1997 stellten diese republikanischen Ideologen eine Denkfabrik auf die Beine, das »Projekt für das Neue Amerikanische Jahrhundert« (»Project for the New American Century«, PNAC). Zu ihr gehörten Leute wie Cheney, Rumsfeld, Libby und Wolfowitz, dazu der ehemalige stellvertretende Justizminister John Bolton, der Staatssekretär für internationale Sicherheitspolitik im Verteidigungsministerium Richard Perle sowie Robert Kagan.[5,6] Libby verpassten seine Kollegen im Weißen Haus den Spitznamen »Keimjunge« (»Germ Boy«)[7], weil er die Biowaffenagenda so

* Anm. d. Übers.: Fortune 500 ist eine Liste der amerikanischen Zeitschrift *Fortune*, welche die 500 umsatzstärksten Unternehmen der USA pro Geschäftsjahr aufführt.

aggressiv bewarb. Auch sein 1996 veröffentlichter Roman *The Apprentice* half in dieser Hinsicht nicht. Er handelt von einer Gruppe Reisender, die wegen eines Pockenausbruchs in einem abgelegenen Gasthaus in Japan strandet.[8] Für die Neocons war das PNAC die chauvinistische Blaupause für Amerikas Aufstieg zur Weltherrschaft.[9] 13 der 25 Gründungsmitglieder des PNAC hatten unter George W. Bush im Weißen Haus gedient.[10] Die Neokonservativen im Weißen Haus, unverfrorene »Falken« durch und durch, bezeichneten sich selbst als »die Vulkanier«. Kritiker warfen ihnen vor, »Chicken Hawks« zu sein – also halb Huhn, halb Falke. Denn obwohl sie sich so aggressiv für Kriege starkmachten, hatten sie sich praktisch alle vor dem Militärdienst in Vietnam gedrückt – obwohl sie doch glühende Kriegsunterstützer sind. Wenig überraschend traten auch alle dafür ein, die Polizeibefugnisse stark auszuweiten und beispielsweise mehr Möglichkeiten der Überwachung im eigenen Land und der Folter im Ausland durchzusetzen. Zu den großen Wunschträumen des PNAC gehörte es, die Biowaffenforschung massiv voranzutreiben, die Biosicherheitsagenda ganz nach oben auf die Tagesordnung zu bringen und auf diesem Weg nichts Geringeres als die Weltherrschaft zu erlangen. Was früher Imperialismus und Kolonialismus hieß, wurde nun als PPR (»Pandemic Preparedness and Response«), also Biosicherheit, verkauft.

»Dark Winter«

Die offizielle Einführung der Biosicherheitsagenda erfolgte am 22. Juni 2001 – 3 Monate vor 9/11. Rückblickend haben wir es hier mit einem Fall geradezu wundersamer Voraussicht zu tun. Amerikas führende PPR-Verfechter inszenierten an diesem Datum ein von viel Publicity begleitetes Planspiel, bei dem es ebenfalls um einen Angriff auf die Vereinigten Staaten ging – allerdings mit biologischen Waffen. Vertreten waren unter anderem die CIA und das NIAID, diverse Neocon-Schwergewichte und die Reporterin Judith Miller von der *New York Times*. Der Codename der Übung lautete »Dark Winter«.[11,12]

Chefguru der Pandemietrockenübungen war der Biowaffen-Apologet Robert P. Kadlec, der Ende der 1990er-Jahre zwei Planspiele durchgeführt hatte, bei denen man Biowaffenangriffe auf Amerikas Landwirtschaft simulierte.[13] Kadlec war ein Zuträger der Geheimdienste und ein pensionierter Colonel der US Air Force. In der Regierung Trump war er als Staatssekretär im Gesundheitsministerium von August 2017 bis zum Januar 2021 für den Umgang mit der Covid-19-Krise verantwortlich.[14] In *Das wahre Gesicht des Dr. Fauci* zeige ich Kadlecs korrupte Beziehung zu seinen Gönnern und Geschäftspartnern auf – den El-Hibris, deren Unternehmen BioPort (heute Emergent BioSolutions) dank Kadlecs Intervention das staatliche Monopol auf Impfstoffe gegen Milzbrand und Pocken erhielt. Die Impfstoffe stammen aus dem Strategic National Stockpile (SNS)*, den Kadlec aufgebaut und in seiner eigenen Behörde untergebracht hatte. Kadlec sorgte dafür, dass die El-Hibris in der Frühphase des Biosicherheitszeitalters in großem Maßstab profitierten. Dank seiner Hilfe konnten sie während der Covid-19-Pandemie ihr lukratives Franchisegeschäft mit Impfstoffen ausweiten, und Emergent BioSolutions wurde trotz chronischer Unfähigkeit größter Franchisenehmer bei der Herstellung des Johnson-&-Johnson-Impfstoffs.[15,16]

Robert Kadlecs Skrupellosigkeit wird nur noch von seinem langjährigen Kumpanen und Mitstreiter Anthony Fauci übertroffen. Er spielte eine historische Führungsrolle bei der Verbreitung der These, Infektionskrankheiten seien eine Gefahr für die nationale Sicherheit und erforderten eine militarisierte Reaktion.

Seit dem Terroranschlag auf das World Trade Center 1993 warnte Kadlec ohne Unterlass, ein Milzbrandangriff stünde unmittelbar bevor und dass es dann vorbei sei mit dem »American Way of Life«. Mitte der 1990er-Jahre war Kadlec dann Teil eines Elitekommandos der Luftwaffe, das nach dem Ersten Golfkrieg im Auftrag der Vereinten Nationen in der irakischen Wüste nach

* Anm. d. Übers.: Der Strategic National Stockpile (SNS), ursprünglich National Pharmaceutical Stockpile (NPS) genannt, ist das Zentrallager der Vereinigten Staaten für Antibiotika, Impfstoffe, chemische Gegenmittel, Antitoxine und andere wichtige medizinische Hilfsgüter.

Biowaffen suchte. Doch Saddam Husseins angebliche Lager mit Milzbranderregern und Botulinum blieben unauffindbar.

Hätte sein Handeln nicht dermaßen tragische Konsequenzen gehabt, könnte Kadlec auch als Dr. Seltsam für Arme durchgehen mit seinen guten Verbindungen zu Spionagediensten, Big Pharma, dem Pentagon und Rüstungsunternehmen, die vor allem dann bestens verdienen, solange sich alle gehörig vor Biowaffen gruseln. Whitney Webb, Journalistin und auf Nachrichtendienste spezialisierte Historikerin, beschreibt Kadlec als einen Mann, »verstrickt in die Welt der Geheimdienste, der militärischen Aufklärungsdienste und der Unternehmenskorruption, welcher pflichtbewusst hinter verschlossenen Türen die Vision seiner in hohen Ämtern sitzenden Freunde umsetzt«.[17] 1998 erarbeitete Kadlec für das Pentagon ein internes Strategiepapier, in dem er die Entwicklung pandemischer Pathogene als verdeckte Waffen propagierte. Das Verteidigungsministerium könne diese Waffen gegen seine Feinde einsetzen, ohne verräterische Spuren zu hinterlassen.

> »Setzt man Biowaffen unter dem Deckmantel einer Endemie oder einer natürlich auftretenden Krankheit ein, kann man jegliche Beteiligung glaubhaft dementieren. Biowaffen können beträchtliche wirtschaftliche Verluste verursachen und damit für politische Instabilität sorgen. In Kombination mit der Möglichkeit, die eigene Rolle glaubhaft zu leugnen, macht dies Biowaffen allen anderen menschengemachten Waffen überlegen.«[18]

Das gesamte PPR-Projekt sollte vor dem Hintergrund dieses Memos betrachtet werden, denn Kadlec spielte eine wichtige Rolle dabei, die Architektur der Biosicherheitsagenda zu entwerfen und die Rahmenbedingungen festzulegen.

Im Juni 2001 hielten enge Kollegen und Geschäftspartner von Kadlec zusammen mit CIA-Spionen auf dem Luftwaffenstützpunkt Andrews bei Washington die Simulation »Dark Winter« ab.

Zu den Teilnehmern gehörten Ex-CIA-Direktor James Woolsey und der »Diplomat« und Nahostexperte Frank Wisner, dessen Vater Frank Wisner senior zu den Gründern der CIA zählte und der, bevor er sich 1965 das Leben nahm, einige der brutalsten und tödlichsten Operationen des Geheimdiensts verantwortete.

Tara O'Toole schrieb am Drehbuch für »Dark Winter« mit. Die CIA-Spionin und Pharmalobbyistin O'Toole gehört zur Führungsebene von In-Q-Tel, dem Investmentfonds der CIA. Sie ist außerdem Mitgründerin und ehemalige Direktorin des Johns Hopkins Center for Civilian Biodefense Strategies, einer von Bill Gates und den NIH mitfinanzierten Einrichtung, die heute unter dem Namen Center for Health Security firmiert.[19,20,21]

Senator Sam Nunn mimte bei »Dark Winter« den US-Präsidenten. Nunn hatte 5 Monate zuvor die Nuclear Threat Initiative (NTI) gegründet.[22,23] Zu den hehren Zielen dieser Initiative zählte es, dafür zu sorgen, dass Waffenentwickler und Wissenschaftler aus der ehemaligen Sowjetunion nach dem Untergang des Kommunismus nicht amerikafeindlichen Staaten und Terrorgruppen in die Hände fallen. In den frühen 2000er-Jahren spielte die NTI eine weniger idealistische Rolle als moderne Neuauflage der Operation »Paperclip«. Im Auftrag von DTRA, DARPA und des Programms »Cooperative Threat Reduction« (CTR) rekrutierte Michael Callahan ehemalige Biowaffenforscher der UdSSR und schnappte sich ihre Pathogensammlungen, um damit amerikanische Pharmafirmen und die Biowaffenbranche zu versorgen.[24]

Weitere Teilnehmer waren Luftwaffen-Colonel Randall Larsen, ein Kollege von Kadlec vom National War College und eine Biowaffenkoryphäe,[25] sowie Margaret Hamburg, damals stellvertretende NIAID-Direktorin, Vize von Dr. Anthony Fauci sowie Mitgründerin und Chefwissenschaftlerin der Nuclear Threat Initiative. Sie übernahm bei der Tabletop-Übung die Rolle der Gesundheitsministerin.[26,27] 21 Jahre später sollten Nunn und Hamburg zentrale Rollen bei der erschreckend prophetischen Affenpocken-Simulation auf der Münchner Sicherheitskonferenz von 2021 spielen. So, wie unmittelbar nach »Dark Winter« ein echter Anschlag mit Milzbranderregern erfolgte, rief die Weltgesundheitsorganisation 2022 den Affenpockennotfall exakt im Rahmen des Fahrplans aus, den die NTI-Simulation ergeben hatte. Sogar der Monat, Mai 2022, war korrekt.[28] Nicht weniger verblüffend: »Crimson Contagion« und »Event 201«, die CIA-Simulationen einer Coronapandemie vom

Mai beziehungsweise Oktober 2019, sagten die Covid-19-Pandemie exakt voraus.[29,30]

Judith Miller, die kriegstreiberische Sensationsjournalistin der *New York Times*, spielte sich bei »Dark Winter« selbst. Die eingefleischte Neocon-Anhängerin und Biowaffenbefürworterin verfasste 2002 das Buch *Germs* [dt. Titel: *Virus – die lautlose Bedrohung*], in dem sie sich für eine Neuauflage des amerikanischen Wettrüstens in Sachen Biowaffen starkmacht. Als Leiter der Katastrophenschutzbehörde FEMA agierte Jerome Hauer, Experte für Biosicherheit und Pharmaunternehmer. Schauplatz von »Dark Winter« war das Johns Hopkins Center for Health Security, eine von Bill Gates finanziell unterstützte Organisation. Die Bill & Melinda Gates Foundation hatte bei der Gründung des Johns Hopkins Center mitgeholfen und seit 1997 den Betrieb mit Spenden von über 1 Milliarde Dollar unterstützt.[31] Die NIH hatten der Johns-Hopkins-University rund 4 Milliarden Dollar zukommen lassen.[32] Bei »Dark Winter« ging es darum, dass ein irakischer Führer – ganz offenkundig Saddam Hussein – die Vereinigten Staaten mit Pockenerregern angreift.[33]

Während der folgenden 2 Monate tourten die Beteiligten der Simulation – allen voran Jerome Hauer und Judith Miller – durch die Sonntagmorgen-Talkshows der amerikanischen TV-Sender und warnten das Volk, ein Angriff mit biologischen Waffen stehe unmittelbar bevor, wobei sie unverhohlen auf Saddam Hussein zeigten. Im Zusammenspiel mit Hauers und Millers unermüdlichem Einsatz sorgte die Simulation »Dark Winter« für dermaßen viel mediale Aufmerksamkeit, dass unabhängig voneinander zwei Senatsausschüsse Anhörungen abhielten, die ihrerseits gute Einschaltquoten generierten. Zunächst tagte der außenpolitische Ausschuss des Senats. Am 5. September 2001, 6 Tage vor den Anschlägen auf das World Trade Center, fand die erste Anhörung zum Thema »Bedrohung durch Bioterrorismus und die Verbreitung von Infektionskrankheiten« statt. Den Vorsitz des Ausschusses wie auch der Anhörungen hatte Joe Biden.[34] Biden war etwas Besonderes – ein Demokrat und gleichzeitig ein »Falke«. Er hatte den ersten Irakkrieg gutgeheißen.

Bidens Sohn Hunter sollte später ein Vermögen mit Aufträgen aus dem Pentagon verdienen und durch die von der CIA installierte ukrainische Regierung in den Genuss einer Vorzugsbehandlung für Metabiota kommen, sein Biowaffenrüstungsunternehmen. Metabiota erhielt immense Geldsummen von der US-Regierung dafür, in der Ukraine und Georgien Biowaffenlabore aufzubauen und zu betreiben. Zudem tat sich Metabiota mit Peter Daszaks EcoHealth Alliance und der CIA-Tarnorganisation USAID zusammen und arbeitete im Labor in Wuhan daran, Viren zu entdecken und Gain-of-Function-Forschung zu betreiben.[35]

Der Vorsitzende Biden überredete einige Teilnehmer von »Dark Winter«, bei der Anhörung als Zeugen auszusagen.[36] Der republikanische Senator Bill Frist vertrat zwar offiziell Tennessee, machte sich aber mit einer derartigen Vehemenz für die Interessen der Pharmabranche stark, dass seine Kollegen im Ausschuss ihn als »Senator für Eli Lilly« verspotteten. Der Arzt Frist, Vorsitzender der Minderheit im Ausschuss, war dank einer Flutwelle an Eli-Lilly-Spendengeldern ins Amt gespült worden. Dass seiner Familie der Gesundheitskonzern Hospital Corporation of America gehört, dürfte ebenfalls nicht geschadet haben.[37] Die Demokraten warfen ihm vor, heimlich einen Zusatz in den »Patriot Act« schmuggeln zu wollen, den »Eli-Lilly-Paragrafen«, der Pharmafirmen davor schützen sollte, Schadenersatz wegen Quecksilber in Impfstoffen leisten zu müssen. Zu Beginn der Anhörungen erklärte Frist: »Jede Bedrohung der Sicherheit der Menschen in den Vereinigten Staaten durch eine Massenvernichtungswaffe, […] auch biologischer Waffen, muss ernst genommen werden.«[38]

Es ist ein verblüffender Zufall, aber diese Anhörungen begannen gerade einmal 6 Tage vor 9/11 und nur 15 Tage bevor in den Büros von CBS, NBC, ABC, *New York Post* und *National Enquirer* Umschläge eintrafen, die ein feines weißes Pulver enthielten – hochgradig waffenfähige Milzbrandsporen.[39] Noch während Senator Biden seine Anhörungen abhielt und das Land nach den Anschlägen auf das World Trade Center in höchster Alarmstimmung war, verschickte also jemand an diese Medienunternehmen waffenfähige Milzbranderreger per Post. Zunächst wurde darüber nicht berichtet, aber dann öffneten Mitarbeiter von US-Senator Patrick Leahy ähnliche mit Pulver gefüllte Umschläge. Abgestempelt worden waren diese am 9. Oktober 2001, mit Poststempel 15. Oktober folgten weitere Kuverts, die an US-Senator Tom Daschle adressiert waren.[40]

Diese Milzbrandsendungen stellten den schwersten Bioterroranschlag dar, den die Vereinigten Staaten in ihrer 230-jährigen Geschichte erlebt hatten. 22 Menschen infizierten sich, 5 starben.[41] Millionen Amerikaner wurden von »Milzbrandangst« erfasst, Hunderttausende überrannten, »um auf Nummer sicherzugehen«, Arztpraxen und Krankenhäuser. Mehr als 50 000 schluckten Breitbandantibiotika, viele weitere deckten sich für eine eventuelle Prophylaxe mit Arzneien, die gegen Bakterien wirken, ein.[42]

Öffentlich wurden die Milzbrandanschläge zu einem Zeitpunkt, als ein weiterer Senatsausschuss – in diesem Fall der Haushaltsausschuss – zu Geheimanhörungen zum Thema Bioterrorismus zusammenkam. Den Vorsitz bei den Anhörungen, die zwischen dem 3. Oktober und dem 29. November 2001 stattfanden, hatte Senator Robert Byrd.[43] Hätte jemand eine Propagandakampagne geplant, die darauf abzielte, der Öffentlichkeit eine Heidenangst in Sachen Bioterrorismus einzujagen und die Verabschiedung bösartiger und eigennütziger Gesetze (wie der »Patriot Act«) während einer Phase künstlich erzeugter Hysterie zu erleichtern, hätte dieser Jemand es vermutlich nicht besser hinbekommen können.

Unter den Zeugen bei den Byrd-Anhörungen befanden sich bereits viele der Mandatsträger aus dem medizinisch/militärisch-industriellen Komplex, die rund 22 Jahre später während der Covid-19-Krise ihre Biosicherheitsagenda triumphal durchdrücken sollten. Zu diesen großen Leuchten zählte auch Bob Kramer vom El-Hibri-Unternehmen BioPort. Weitere Zeugen waren unter anderem Manager der führenden nationalen Impfstoffhersteller, beispielsweise von Wyeth Pharmaceuticals (heute Pfizer), Abgesandte der Pharmahandelsverbände, NIAID-Leiter Anthony Fauci und der Biowaffenexperte James Le Duc. Die beiden Letztgenannten sollten sich 2020 blamieren, indem sie gemeinsam mit chinesischen Wissenschaftlern aus dem Dunstkreis der chinesischen Volksbefreiungsarmee dem US-Kongress wichtige Informationen über den Ursprung von Covid-19 vorenthielten.[44]

Der Zweite Irakkrieg

»Dark Winter« und die folgenden Anhörungen im Repräsentantenhaus und dem Senat erleichterten es der CIA und ihren neokonservativen Verbündeten, Saddam Hussein fälschlich der Milzbrandanschläge zu bezichtigen und die Terrorakte als Rechtfertigung dafür zu nutzen, erneut im Irak einzumarschieren. PNAC-Gründer Robert Kagan trug seinen Teil zur Hysterie bei, indem er gemeinsam mit Bill Kristol einen von A bis Z erlogenen Artikel für den *Weekly Standard* verfasste. Darin wirft er Saddam Hussein vor, er würde in einem Ausbildungslager im Irak ausländische islamistische Terroristen beherbergen. Diese könnten dort sogar an einer Boeing 707 Flugzeugentführungen trainieren.[45] (Kagans Frau Victoria Nuland sollte sich 2022 übrigens als Chefarchitektin des Ukraineskrieges hervortun.)[46]

Präsident Bush sagte später, der schwerste Fehler seiner Amtszeit sei es gewesen, den Beteuerungen von CIA-Direktor George Tenet, Saddam besäße Massenvernichtungswaffen und die Beweise dafür seien »hieb- und stichfest«, Glauben zu schenken.[47,48] Jahre später machte die *New York Times* den beispiellosen Schritt, sich dafür zu entschuldigen, wie sehr ihre chauvinistische, trügerische und unverantwortliche Berichterstattung im Vorfeld des Golfkrieges zu den Entwicklungen beigetragen habe.[49] Verantwortlich für diese Form von Sensationsjournalismus war Judith Miller, kriegstreiberische Starreporterin der *Times*.[50]

Wie ich in *Das wahre Gesicht des Dr. Fauci* zeige, hatte Miller beste Verbindungen zur CIA und zu den Neocons. Später kam sie aufgrund ihrer Rolle bei der Enthüllung der CIA-Agentin Valerie Plame in Beugehaft.[51] Das Ganze war Teil eines Plans von Neokonservativen, Plames Ehemann, den Diplomaten Joe Wilson, einzuschüchtern. Wilson hatte öffentlich die Erkenntnisse der CIA angezweifelt, wonach Saddam im Niger uranhaltigen Yellowcake erstanden haben sollte, um diesen zu einer »schmutzigen« Bombe weiterzuverarbeiten.[52] Angeführt von Vizepräsident Dick Cheney hatten die Neokonservativen im Weißen Haus diese Falschinformation als zentrale Rechtfertigung für einen Einmarsch der USA im Irak vorgebracht, in ein Land, das nichts mit den Anschlägen vom 11. September zu tun hatte und das islamistischen Terroristen weder Zuflucht bot noch sie unterstützte.[53] Cheneys Stabschef und Neocon-Messias Scooter »Keimjunge« Libby wanderte als Mastermind dieser Aktion ebenfalls ins Gefängnis.

Osama bin Laden, der Drahtzieher der Anschläge auf das World Trade Center, leitete diese Operation angeblich von einer Höhle in Afghanistan aus, aber, so klagte Donald Rumsfeld: »In Afghanistan gibt es keine guten Ziele.«[54]

Die »Chicken Hawks« beim PNAC blieben fest entschlossen: Sie würden 9/11 als Vorwand für einen Krieg gegen den Irak nutzen, und die Milzbrandpanik lieferte ihnen den passenden Anlass. Um das kommende Jahrhundert des amerikanischen Imperialismus herbeizuführen, war es für das PNAC unerlässlich, dass die USA Iraks Ölfelder kontrollierten. Und so wurde aus einem Biowaffenangriff auf Amerika die Provokation, die perfekt dafür geeignet war, eine vorbeugende Invasion zu rechtfertigen.

Der »Patriot Act«

»Dark Winter« bereitete auch die Bühne dafür, im Handstreich das 342 Seiten umfassende Gesetz »Patriot Act« durchzudrücken.[55] »Irgendwie war dieses Gesetz bereits fertig geschrieben und wartete bloß noch auf die passende Krise«, sagt Francis Boyle.[56] Am Tag nach 9/11 nahmen die Neocons den Entwurf aus der Schublade und peitschten ihn innerhalb von gerade einmal 45 Tagen durch den Senat und das Repräsentantenhaus. Dennis Kucinich war damals Mitglied im Repräsentantenhaus. Er sagte mir:

> »Sie verstießen gegen das Kongressprotokoll, indem sie den Kongressbeamten keine Kopien des Entwurfs zur Verfügung stellten. Es existierte eine einzige Version, und die lag im Büro des Clerks* aus. Das Dokument war in doppeltem

* Anm. d. Übers.: Der Clerk of the United States House of Representatives ist eine Art oberster Protokollführer im Repräsentantenhaus.

> Zeilenabstand gesetzt, hatte also einen Umfang von um die 700 Seiten. Ich beherrsche das Schnelllesen, und ich kann Ihnen garantieren, dass ich das einzige Mitglied des Kongresses bin, das den gesamten Text gelesen hat. Mir wurde klar, dass es sich nicht um denselben Entwurf handelte, den wir im Ausschuss erörtert hatten. Sie hatten ihn nach der Debatte einfach ausgetauscht – ein klassischer Taschenspielertrick. Mir war sofort klar, dass es sich um einen Frontalangriff auf unsere Verfassung handelte. Amerikas wichtigste Werte wurden geschleift, und die Tür zu einem Überwachungsstaat wurde aufgestoßen. FBI und Geheimdienste erhielten all diese schrecklichen neuen Befugnisse, Amerikaner zu bespitzeln und sich über die ›Bill of Rights‹ hinwegzusetzen. Ich versuchte, Alarm zu schlagen, aber niemand wollte etwas davon hören. 9/11 hatte sie alle intellektuell und moralisch ausgehebelt. Ein jeder wollte als jemand dastehen, der etwas Patriotisches tat, also beschlossen alle, einfach zu glauben, dass der »Patriot Act« genau das sei, was er zu sein vorgab.«[57]

Insgesamt haben die vermasselte Antwort Amerikas auf 9/11 und die Milzbrandanschläge das Land 8000 Milliarden Dollar gekostet – davon entfallen 2300 Milliarden auf den Afghanistan-/Pakistankrieg und 4100 Milliarden auf den Aufbau der Überwachungsstruktur für Amerikas neuen nationalen Sicherheitsstaat.[58,59] Eine Untersuchung der Brown University kommt zu dem Schluss, dass in diesen Konflikten und den anschließenden Kriegen in Syrien und Jemen, die direkt aus der Antwort Amerikas auf Milzbrand und 9/11 resultieren, rund 800 000 Menschen ihr Leben verloren hatten.[60] Etwa 2 Millionen Flüchtlinge aus dem Irak und Syrien strömten nordwärts, was den Brexit auslöste, den Aufstieg des rechten Nationalismus beförderte und die Destabilisierung der Demokratie in ganz Europa vorantrieb. Kurzum: Die Milzbrandanschläge führten zu einer beispiellosen Umschichtung an Nationalvermögen zugunsten der Interessen von CIA und ihren Verbündeten im militärisch-industriellen Komplex. Was die finanziellen Kosten und ihre zersetzende Wirkung auf die Demokratie anbelangt, war diese Umverteilung beispiellos – bis zur Coronapandemie 2020.

Und noch ein unheimlicher Zufall ist zu vermerken: Hauptziel der Milzbrandanschläge waren mit Tom Daschle und Patrick Leahy genau die beiden liberalen Senatoren, die im Senat an der Spitze des Widerstands gegen eine schnelle Verabschiedung des »Patriot Act« standen. Daschle, Fraktionsführer der demokratischen Mehrheit im Senat, hatte gemeinsam mit Dick Gephardt, dem Fraktionsführer der demokratischen Minderheit im Repräsentantenhaus, an Verteidigungsminister Donald Rumsfeld geschrieben und Besorgnis geäußert, was die ungebrochene Nutzung des Milzbrandimpfstoffs im Militär anging:

> »Angesichts der Fragen zur Sicherheit und Wirksamkeit des Vakzins und der Unfähigkeit des Vakzinherstellers, die Zustimmung der FDA zu erhalten, fragen sich viele, warum das Pentagon das Impfprogramm für sämtliches Militärpersonal nicht ausgesetzt hat, bis diese offenen Fragen zufriedenstellend beantwortet wurden.«[61]

Colonel Thomas »Buzz« Rempfer war einer der Aktivisten, die sich ganz besonders vehement gegen die Pflicht für Militärangehörige aussprachen, sich mit dem Milzbrandvakzin impfen zu lassen. Er telefonierte gerade mit Daschles Büro, als dort das Schreiben mit dem Milzbranderreger eintraf. Der Anschlag brach Daschles Widerstand gegen den Milzbrandimpfstoff, denn nach dem Angriff hauchte die Angst vor weiteren Anschlägen dem im Sterben liegenden Impfprogramm neues Leben ein.[62] Nachdem Daschles Mitarbeiter am 15. Oktober ein Schreiben geöffnet hatten, das Milzbranderreger enthielt, schloss die Kapitolpolizei den Sitz der amerikanischen Legislative für eine Woche. Am 11. Oktober hatte das Repräsentantenhaus den »Patriot Act« verabschiedet, der Senat folgte am 24. Oktober. Bush unterschrieb das Gesetz am 26. Oktober. Die Milzbrandanschläge legten also den Kongress passenderweise zu einem kritischen Zeitpunkt in der Geschichte Amerikas lahm – just, als unsere Gesetzgeber eigentlich ausführlich über den Einmarsch im Irak und den »Patriot Act« hätten debattieren sollen.[63] Das Gesetz trat in Kraft, ohne dass der Kongress in irgendeiner Form größeren Einfluss darauf genommen hätte.

Der »Patriot Act« pflügte die in der Verfassung verbrieften Rechte auf Privatsphäre und ein rechtsstaatliches Verfahren um. Bundespolizei und Spionagedienste erhielten beispiellose Befugnisse, was die Überwachung amerikanischer

Bürger auf sämtlichen Kommunikationskanälen anging. Amerikanische Staatsbürger konnten nun inhaftiert werden, ohne dass man ihnen ein ordnungsgemäßes Gerichtsverfahren zugestand. Derartiges war bis dahin streng verboten gewesen.

Das Gesetz enthält zahlreiche schockierende Bestimmungen. Eine davon hob das in der Verfassung festgeschriebene Verbot von Durchsuchungen ohne richterliche Anordnung auf wie auch das Verbot, wonach die CIA ihre eigenen Staatsbürger nicht bespitzeln darf. Der »Patriot Act« veränderte die Definition von Terrorismus und weitete sie so weit aus, dass nun jegliche Unterstützung, finanzieller oder sonstiger Natur, von Gruppen, die im Rahmen der erweiterten Auslegung für terroristisch erachtet wurden, darunter fiel.[64]

Wichtig in diesem Zusammenhang: Während der Covid-19-Pandemie weitete das Ministerium für Innere Sicherheit die Definition von »Terrorismus« eine Zeit lang auch auf »Impfskepsis« aus, also den Widerstand gegen Impfzwang und die Kritik an staatlicher Impfpolitik.[65,66] Oder anders gesagt: Genau wie ich wurden auf einen Schlag Millionen gesetzestreuer und patriotischer Amerikaner zu »Terroristen« und kamen damit in den Genuss all der Möglichkeiten zum Verfassungsbruch, die der »Patriot Act« zulässt.

Abschaffung des Genfer Protokolls und der Biowaffenkonvention

Die Neokonservativen versteckten im »Patriot Act« zudem Regelungen, die die Nutzung von Biowaffen erweiterten und damit im Grunde das Genfer Protokoll und die komplette Biowaffenkonvention außer Kraft setzten. Vor allem Abschnitt 817 des »Patriot Act«, die sogenannte Ausweitung des »Biological Weapons Statute«*, ergänzte die Liste der Aktivitäten, die ausdrücklich

* Das »Biological Weapons Statute« ist ein Teil des »United States Code« (Titel 18, Kapitel 10) und behandelt das Strafrecht zum Umgang mit biologischen Waffen. Der »United States Code« umfasst die Sammlung und Kodifikation des allgemeinen und permanenten Bundesrechts der USA.

nicht den Verboten des »Biological Weapons Statute« zur Entwicklung, Herstellung, Lagerung, Übertragung, dem Erwerb, dem Verwahren und dem Besitz biologischer Waffen unterlagen.[67]

Erlaubt war nun auch »Forschung in gutem Glauben«. Abschnitt 817 fügte dem Statut zwar ein weiteres Verbot für den Besitz »jedweden biologischen Kampfstoffs, Toxins oder Trägersystems« hinzu, schob aber gleich eine Ausnahme hinterher, nämlich für den Fall, dass die Art der Substanz oder ihre Menge »durch einen prophylaktischen, protektiven, Bona-fide- oder sonstigen friedlichen Zweck« vernünftigerweise begründet ist.[68] Und was unter Forschung »in gutem Glauben *(bona fide)*« zu verstehen ist, wird praktischerweise nirgendwo im »Biological Weapons Statute« oder dem »Patriot Act« definiert oder eingegrenzt. Mit diesem klaffenden Schlupfloch hoben die USA sowohl dem Wortlaut als auch dem Geist nach die Biowaffenkonvention auf. Der »Patriot Act« gab dem Militär und den Nachrichtendiensten also eine »Carte blanche« für Biowaffen. Das Wettrüsten bei Biowaffen, das Nixon beenden wollte, war nun wieder in vollem Gang und führte zum explosionsartigen Anstieg der Gain-of-Function-Forschung.

Bereits vor den Milzbrandanschlägen hatten die Neocons damit begonnen, den von ihnen verhassten Biowaffenvertrag auszuhöhlen. Die Regierung Clinton hatte ein »Verifizierungsprotokoll« ausgehandelt, das vorsah, dass die Unterzeichnerstaaten der Biowaffenkonvention, also auch die USA, in guter Absicht über Maßnahmen zur Durchsetzung und Verifizierung der Konvention verhandeln. Die Biowaffenkonvention sollte also endlich Durchschlagskraft erhalten.[69] Im Dezember 2001, im Fahrwasser der »Dark Winter«-Simulation, veröffentlichte die Regierung Bush eine Erklärung von Neocon-Häuptling John Bolton, zu diesem Zeitpunkt Staatssekretär für Waffenkontrolle im Außenministerium.[70] Bolton brachte die Absicht der Parteiführung zum Ausdruck, das Verifizierungsprotokoll offiziell abzulehnen. »Die Neocons und Bolton torpedierten das Vorhaben bei der ersten sich bietenden Gelegenheit«, sagt Boyle, der für das ursprüngliche Abkommen die Umsetzung in US-Recht verfasst hat. »Die Biowaffenkonvention ist so tot wie der Dodo, seit [sie] das Verifizierungsprotokoll gestrichen haben […] damit die

USA ihr Programm für offensive Biowaffen fortsetzen konnten. [Der Vertrag ist jetzt] nichts als ein Stück Papier.«[71]

Und wer steckte tatsächlich hinter den Milzbrandanschlägen?

Rasch stellte das FBI fest, dass es sich bei dem Material, das an zwei Senatoren und fünf Medienunternehmen geschickt worden war, um den »Ames«-Stamm des Milzbranderregers handelte. Dieser zählt zu den bösartigsten Stämmen, die uns bekannt sind, und war in amerikanischen Biolaboren weitverbreitet. 2008 gab das FBI einen Durchbruch in seinen Ermittlungen bekannt – eine neue Analysemethode erlaubte es der Behörde, Milzbrandproben aus dem gesamten Land zu untersuchen, und so konnten die Ermittler den Erreger zum gemeinsam von CIA und Pentagon betriebenen Biowaffenlabor in Fort Detrick, Maryland, zurückverfolgen, wo man einem Verdächtigen auf der Spur war – Bruce Ivins.[72]

Ivins, Mikrobiologe und Vakzinologe und ein ranghoher Biowaffenforscher, nahm sich praktischerweise das Leben, nachdem man ihm erklärt hatte, dass man ihn anklagen werde. Auf diese Weise konnte das FBI seine Ermittlungen einstellen, und es konnten keine unangenehmen Fragen dahin gehend gestellt werden, wer da in diesem Labor wohl noch an was arbeitete.[73,74]

Das FBI erklärte, Ivins sei ganz allein für die Anschläge verantwortlich gewesen – eine Darstellung, die viele prominente amerikanische Politiker anzweifelten, darunter auch Senator Patrick Leahy, eines der bekanntesten Ziele der Anschläge, Senator Chuck Connolly, Senator Arlen Specter und der Kongressabgeordnete Rush Holt. Sowohl ein Ausschuss der Nationalen Akademie der Wissenschaften als auch einer des Rechnungshofs des Kongresses (GAO) zweifelten das Fazit des »Amerithrax«-Berichts des FBI an, wonach ein einziger Armeewissenschaftler aus Fort Detrick die Erreger im Alleingang hergestellt haben sollte.[75,76] Das FBI forderte daraufhin die Akademie der Nationalen Wissenschaften auf, das FBI-Beweismaterial auszuwerten.

Das erledigte ein Ausschuss der Akademie, und dieser äußerte anschließend Zweifel an der FBI-Schlussfolgerung, die Milzbranderreger seien aus Ivins' Beständen in Fort Detrick gekommen. »Viele Leute halten Ivins für einen Sündenbock in einer gewaltigen Vertuschungsaktion, mit welcher der Staat eine False-Flag-Operation unter den Teppich kehren will, die den Auftakt für den modernen Sicherheitsstaat bildete«, sagt Dr. Merryl Nass.[77]

Auch Francis Boyle und viele weitere Kritiker äußerten den Verdacht, dass das FBI versuchte, etwas zu vertuschen. Im Mittelpunkt sehen sie dabei insbesondere den FBI-Chemiker Christian Hassell, seit Langem ein Protegé von Biowaffenguru Robert Kadlec und ein enger Vertrauter von Anthony Fauci. Boyle verweist darauf, dass das FBI anordnete, die Bestände an Milzbrandkulturen der US-Regierung in Ames, Iowa, zu vernichten. Diese Entscheidung sei ein weiterer Beleg dafür, dass das FBI sich bereitwillig an der Vertuschung beteiligte, so Boyle: »Die Spur genetischer Beweise hätte direkt zu einem Biowaffenprogramm der US-Regierung geführt, das geheim war, illegal und kriminell.«[78]

Im Verlauf dieser Verschleierungsaktion »knöpfte sich das FBI im Rahmen seiner fiktiven Ermittlungen praktisch alle unabhängigen Biowissenschaftler vor und verpflichtete sie zur Geheimhaltung«, so Boyle. »Möglicherweise ist das der Grund dafür, dass aus den Kreisen amerikanischer Biowissenschaftler zum Thema Milzbrandanschläge bis auf die Stimmen einiger weniger mutiger und unabhängig denkender Einzelpersonen nichts als ein von dem FBI verhängtes ›dröhnendes Schweigen‹ zu vernehmen ist.«[79]

Und noch etwas: 2 Jahre zuvor rief das Pentagon auf einem ehemaligen Atomwaffentestgelände in der Wüste von Nevada das streng geheime Unternehmen »Project Bacchus« ins Leben. Es ging darum, sich aus Dingen, die in jedem Baumarkt zu haben sind, eine Anlage zur Herstellung von Milzbranderregern zu bauen. Kritiker sagen, die Militärführung habe möglicherweise beabsichtigt, dass diese von einer Garage aus betreibbare Anlage in einer False-Flag-Operation zum Einsatz kommt. Die Anschläge mit Milzbranderregern hätte man dann einer Terrorgruppe in die Schuhe schieben wollen.[80] Eine berechtigte Erklärung dafür, warum das Pentagon Geld aus seinen schwarzen

Kassen ausgab, um sich mit Billigmitteln eine Milzbrandfabrik zusammenzubasteln, steht aus.

Der Aufstieg der Biosicherheitsagenda

Jetzt, da die Neokonservativen das Sagen hatten, kehrten auch die Biowaffenexperten aus ihrem langen Exil zurück und erklärten die Welt der Keime zur Zukunft der Kriegsführung und zum Schlüssel für Amerikas globale Vormachtstellung. Colonel Michael J. Ainscough, Absolvent des Air War College und nun beschäftigt beim Counterproliferation Center der US-Luftwaffe, schwärmte im April 2002 in einem Bericht, dank neuer Durchbrüche in der Genforschung und der synthetischen Biologie werde das Pentagon ansteckende Krankheiten waffenfähig machen können und ihr Tötungspotenzial über die kühnsten Träume früherer Biowaffenexperten hinaus maximieren. Voller Staunen über die Letalität der Spanischen Grippe, die 1918 zwischen 20 Millionen und 50 Millionen Menschen tötete, sinnierte Ainscough ganz benommen: »Was, wenn ein Land einen biologischen Kampfstoff entwickelt, der beim Feind zum selben katastrophalen Verlust an Menschenleben führt?«[81] Und in einem Essay, der 6 Monate nach den Milzbrandanschlägen veröffentlicht wurde, schwadronierte er: »Die Revolution in Molekularbiologie und Biotechnologie kann als potenzielle ›Revolution in Military Affairs‹* gelten.«[82] Ainscough verwies darauf, dass »neue Methoden der Molekulargenetik, der Genomsequenzierung und des Gen-Spleißens« das Potenzial hätten, Krankheitserreger mit »einer höheren Übertragbarkeit, Ansteckung oder Antibiotikaresistenz« zu versehen. »Ein derartiges ›Maßschneidern‹ klassischer Pathogene könnte sie schwerer aufspürbar, diagnostizierbar und behandelbar machen. Das bedeutet, militärisch wären sie nützlicher.«[83]

* Anm. d. Übers.: »Revolution in Military Affairs« ist ein Begriff aus der Militärwissenschaft und bezeichnet Neuerungen, beispielsweise strategische, taktische oder technologische, die die Kriegsführung auf eine neue Ebene heben.

Ähnlich begeistert wie Ainscough hatte sich 1998 schon Stanford-Professor Steven Block über die aufregenden Möglichkeiten geäußert, die genmanipulierte Krankheitserreger eröffnen: »Sie könnten sicherer zu handhaben, leichter zu verteilen, auf bestimmte Ethnien zugeschnitten oder so verändert werden, dass sie eine höhere Morbidität oder Mortalität nach sich ziehen«, so Block, Mitglied des zur CIA gehörenden Technologieberatungsunternehmen JASON, das für synthetische Biologie und andere Formen fortschrittlicher Biowaffenentwicklung wirbt.[84,85]

»Die ›schwarze Biologie‹ der Biotechnologie ermöglicht es, Gene so zu manipulieren, dass neue pathogene Charakteristika entstehen (höhere Überlebensfähigkeit, Infektivität, Virulenz, Medikamentenresistenz etc.)«, schrieb Ainscough. »Organismen mit veränderten Charakteristika sind die biologischen Waffen der ›nächsten Generation‹.«[86] Er beschrieb, wie sich Gain-of-Function-Forschung, in der mit Klonen und »Designer-Genen« gearbeitet wird, »zur Erschaffung biologischer Waffen nutzen lässt« – Waffen, die gegen alle bekannten Therapien resistent sind. Ainscough kommt zu dem Schluss: »Die ›nächste Generation‹ biologischer Waffen, die durch Gentechnik möglich wird, wird ein Paradebeispiel für asymmetrische Waffen darstellen.«[87]

Akademische Theoretiker wie Ainscough und Block mochten angesichts dieser trüben Aussichten für die Zukunft schwärmen, aber ein Mann hatte sich bereits als dunkler Strippenzieher des NIAID hervorgetan. Mit seinen Manipulationen sorgte er dafür, dass ihm bald reichlich Helfer bei der Aufgabe zur Seite stehen würden, diese Albtraumfantasien wahr werden zu lassen. Nur 2 Jahre zuvor hatte Dr. Anthony Faucis NIAID eine ganz bestimmte Studie finanziert und von Lili Kuo durchführen lassen. Diese lieferte den Beweis dafür, dass die Wissenschaftler tierische Krankheitserreger, die für den Menschen eigentlich ungefährlich waren, so manipulieren konnten, dass sie fortan Menschen infizierten.[88]

◇◇◇

KAPITEL 17

Auftritt Dr. Anthony Fauci

◇◇◇

Der »Patriot Act« mochte ihnen einiges an rechtlicher Immunität beschert haben, dennoch zögerten Pentagon und CIA, ihre Beteiligung an der Entwicklung von Biowaffen öffentlich einzuräumen. Möglicherweise sorgten sie sich, dass die Schlupflöcher im »Patriot Act« einer gerichtlichen Überprüfung nicht standhalten würden. Verstöße gegen das Genfer Protokoll stellen Kapitalverbrechen dar. Nach dem Vorbild von Ishii Shirō begannen Pentagon und CIA nun damit, den National Institutes of Health (NIH) massiv Mittel zukommen zu lassen. Die Gesundheitsbehörde sollte unter dem Deckmantel der Impfstoffentwicklung Forschungen an Biowaffen durchführen.

In Abstimmung mit dieser Strategie bündelte Vizepräsident Cheney die bundesstaatliche Biowaffenforschung, die bis dahin über zahllose Abteilungen und Behörden verstreut erfolgt war. Künftig sollte dies alles zentral über Anthony Faucis Behörde, das National Institute of Allergy and Infectious Diseases (NIAID), ablaufen. Im Grunde wurde Tony Fauci damit zum neuen Biowaffenzar gekürt. Die Sporen dazu hatte er sich 20 Monate zuvor verdient.

Gain-of-Function – die Ursprünge

Im Februar 2000 – der harmlos klingende Begriff »Gain of Function« war zu dieser Zeit noch längst nicht im öffentlichen Sprachgebrauch angekommen – läutete Dr. Fauci das wilde, unregulierte Zeitalter der »Doppelnutzung« in der Wissenschaft ein, indem er ein Experiment finanzierte, das Lili Kuo und ein Team der niederländischen Uni Utrecht durchführten.[1] In der daraus resultierenden Studie erklärten die Wissenschaftler, sie hätten einem Maus-Coronavirus ein Spike-Protein entnommen und dieses durch ein Spike-Virus aus einem Katzen-Coronavirus ersetzt.[2] Virologen sprechen im Zusammenhang mit derartigen Hybrid-Viren von »Chimären«, benannt nach dem mythologischen griechischen Ungeheuer, das teils Löwe, teils Ziege und teils Schlange war.[3]

Kuo hatte also eine Coronavirusmutante erschaffen, die Katzen befallen konnte und Mäuse verschonte. Damit hatte sie nicht nur die ultimative Biowaffe für die gebeutelten Nager dieser Welt entwickelt, sondern auch bewiesen, dass die Wissenschaft Mikroben zu entwerfen vermochte, und zwar auch tödliche, die von Art zu Art überspringen. 8 Monate später fanden die Milzbrandanschläge von 2001 statt, und riskante Experimente wie die von Kuo zogen bewundernde Blicke der Planer bei Militär und Biosicherheit auf sich, also genau der Kreise, die Tony Fauci gewinnbringend umwarb. Dr. Faucis Erfolg mit Kuo zeigte, dass er nun prinzipiell imstande war, tierische Pathogene zu züchten, die auf den Menschen übersprangen, sich dort rasch ausbreiteten und noch effizienter töteten. Oder anders formuliert: Er hatte gezeigt, wie man das Schlupfloch der »Doppelnutzung« dafür nutzen konnte, Biowaffen durch die Hintertür zu entwickeln, und welch schauderhaftes Potenzial sich dadurch eröffnete.

Die Anschläge vom 11. September und der »Krieg gegen den Terror« lösten eine tektonische Verschiebung hinsichtlich der globalen Prioritäten aus und zogen weltweit gewaltige Umschichtungen innerhalb der jeweiligen Verteidigungshaushalte nach sich. Offene Demokratien entwickelten sich hin zu Sicherheitsstaaten. Seit der Veröffentlichung von Kuos beunruhigender Studie waren gerade einmal 2 Jahre vergangen, da trieb Vizepräsident Cheney die Ausgaben für die Verteidigung gegen Biowaffen bereits massiv in die Höhe. Das wiedererwachte Interesse der US-Regierung an biologischer Kriegsführung eröffnete ganz neue Möglichkeiten. Betrugen die Ausgaben der USA für die Abwehr von Biowaffen 1997 noch bescheidene 137 Millionen Dollar,[4] so beantragte die Regierung Bush bereits 2003 mit Verweis auf die Milzbrandattentate und den SARS-Ausbruch im Vorjahr knapp 2 Milliarden Dollar.[5] Erstaunte Redakteure der *Los Angeles Times* rechneten nach: »Die Summe ist höher als die Forschungsbudgets für Brustkrebs, Lungenkrebs, Schlaganfall und Tuberkulose zusammen.«[6] Aber selbst diese öffentlich genannten 2 Milliarden Dollar waren nur die Spitze des Eisbergs; dank geheimer Zusatzhaushalte lagen die tatsächlichen Ausgaben deutlich höher. In einem Bericht im *Journal of Bioterrorism and Defense* hieß es 2018: »2002 erreichten die Ausgaben für Biowaffenschutz einen Hochstand mit über 4 Milliarden Dollar, nahezu das 10-Fache der 633 Millionen Dollar aus dem Vorjahr.«[7,8,9] (Für das Haushaltsjahr 2023 hat das Gesundheitsministerium 8 Milliarden Dollar für »Pandemic Preparedness« beantragt, und Präsident Biden sieht in seinem Haushalt für 2024 20 Milliarden Dollar für die Behörde insgesamt vor.)[10,11,12]

Präsident Bush regte zudem an, im Verlauf des folgenden Jahrzehnts zusätzlich 6 Milliarden Dollar für die Entwicklung und Lagerung von Impfstoffen in die Hand zu nehmen.[13,14] Seit 2001 haben die Vereinigten Staaten insgesamt etwa 100 Milliarden Dollar für den Schutz vor Biowaffen ausgegeben.[15] Jede Behörde, die auch nur ansatzweise eine Verbindung zur nationalen Sicherheit konstruieren konnte, beteiligte sich am großen Rennen um die monetären Fleischtöpfe. Biologische Kriegsführung war weiterhin illegal, also wurden Impfstoffe zu einem wichtigen Euphemismus für das Wiederaufleben der milliardenschweren Biowaffenindustrie. Quellen aus dem Pentagon sagten dem Wissenschaftsmagazin *Science*, das Militär beantrage »eine grundlegende Neuausrichtung der Art und Weise, wie die Bundesregierung Impfstoffe zum Schutz von Militär und Zivilbevölkerung entwickele«.[16] Dass der Verteidigungshaushalt für Forschung »mit doppeltem Verwendungszweck« unmittelbar nach 9/11 zunächst einmal unverändert blieb, lag vor allem daran, dass man in Militärkreisen noch eine Weile an der Legalität der Biowaffenforschung zweifelte.[17]

Dieses Zögern des Pentagons bedeutete, dass an seiner Stelle mit dem Gesundheitsministerium eine Behörde enorm profitierte, die in Sachen Biowaffengeschäft bis dato nur am Rand mitgemischt hatte. Fortan flossen die für Forschung mit »doppeltem Verwendungszweck« gedachten Gelder des Militärs in erster Linie an das NIAID. »Im Pentagon weckte die Aussicht, öffentlich an Biowaffen zu forschen, echte Bedenken«, erklärte mir der Enthüllungsjournalist Paul Thacker. »Also lagerten sie die Angelegenheit an Tony Fauci aus – und über Nacht verwandelte sich das NIAID in eine Biowaffenbehörde.«[18] Wie aus dem NIAID eine Quasiunterabteilung des Pentagons werden könnte, umriss Dr. Fauci im Februar 2002 in einer Veröffentlichung mit dem Titel »Strategieplan des NIAID zur Forschung an Biowaffenschutz«.[19]

Dass per Post Umschläge mit Milzbranderregern verschickt wurden, lag kaum 5 Monate zurück, da hatte Dr. Fauci bereits zwei Unterbehörden ins Leben gerufen, die ihm seinen Teil vom Kuchen sichern sollten – NIAID Strategic Plan for Biodefense Research und NIAID Biodefense Research Agenda for CDC Category A Agents. In die »Kategorie A« stuft die Seuchenschutzbehörde CDC Mikroorganismen mit der höchsten Priorität als biologische Waffe ein, die sogenannten »Select Agents«.[20] Fauci trommelte seine loyalsten Gefolgsleute und Projektleiter für Infektionskrankheiten aus der Blütezeit der HIV-Forschung zusammen, die den neuen Agenturen Leben einhauchen sollten. Ihr Auftrag bestand darin, der Öffentlichkeit ansteckende Krankheiten als brisante Terrorbedrohungen zu verkaufen, die Angst vor Biowaffen zu schüren und bei der Regierung um Unterstützung für NIAIDs neueste Batterie an Impfungen zum Schutz vor Biowaffen zu werben.[21]

Die Tatsache, dass das Pentagon ins Impfgeschäft vorstieß, war für Dr. Fauci und das NIAID Chance und Bedrohung zugleich. Praktisch jeder altgediente Bürokrat bemühte sich darum, auf der Welle des »Krieges gegen den Terror« mitzusurfen, bis man im lukrativen Kreis der Sieger angelangt war. In seinen Bestrebungen, etwas vom übervollen Topf der Gelder für die Bekämpfung von Bioterrorismus abzubekommen, hatte das Medizinkorps der Armee angeregt, dass jeder amerikanische Soldat bei der Einberufung 75 neue Impfstoffe erhalten solle, um vor jeder möglichen Biowaffe geschützt zu sein. Die Militärspitzen baten Präsident Bush, die Entwicklung dieses Impftrommelfeuers zu finanzieren. Dr. Fauci wollte sich nicht von den Militärärzten ausstechen lassen, also kündigte er im Oktober 2002 an, innerhalb von 10 Jahren werde seine Behörde »einen Impfstoff, ein therapeutisches Medikament und ein Adjuvans für jede der rund zwei Dutzend Biowaffenkrankheiten wie Pest und hämorrhagisches Fieber entwickeln«.[22]

In einem Artikel im Fachjournal *Scientific American* heißt es unter Berufung auf eine anonyme Quelle: »Er [die Quelle] erklärte, Dr. Fauci habe ihm gesagt, die Regierung Bush bestehe auf diesem Ziel, und er [Fauci] habe es akzeptiert, um zu verhindern, dass der Auftrag an das Verteidigungsministerium oder die Heimatschutzbehörde geht.« Mit der vorgeschobenen Behauptung, welch großes Risiko Milzbrand doch darstelle, lieferten sich Dr. Fauci und das Militär einen offenen Wettkampf darum, wer die Steuerzahler am stärksten schröpfen konnte. Allein der Haushalt des NIAID für den Biowaffenschutz versechsfachte sich von 2002 auf 2003 von 270 Millionen Dollar auf 1,75 Milliarden Dollar.[23]

Wie sich Faucis neue Verantwortlichkeiten auswirkten, beschreibt das NIAID in einem Artikel von 2003:

> »2003 wurde dem NIAID innerhalb des Gesundheitsministeriums HHS und der Gesundheitsbehörde NIH die zentrale Verantwortlichkeit übertragen für zivile Forschung im Bereich des Biowaffenschutzes mit dem Schwerpunkt auf Erforschung und frühzeitige Entwicklung medizinischer Gegenmaßnahmen gegen terroristische Bedrohungen durch Infektionskrankheiten und Strahlenbelastung. Später übernahm das NIAID die Verantwortung dafür, innerhalb der NIH die Anstrengungen zur Entwicklung medizinischer Gegenmaßnahmen gegen chemische Bedrohungen der Zivilbevölkerung zu koordinieren.«[24]

In dem Artikel wird hervorgehoben, was für eine »Meisterleistung« Dr. Fauci vollbracht hat, als er seine neuen Verantwortlichkeiten im Bereich des Biowaffenschutzes mit der traditionellen Aufgabe des NIAID verschmolz, um Infektionskrankheiten zu verhindern:

> »Neue potenziell tödliche Krankheitserreger wie die Vogelgrippe könnten nämlich natürlich auftreten, genauso aber auch vorsätzlich von Terroristen eingesetzt werden. Aus diesem Grund ist die Forschung des NIAID in Sachen

Biowaffenschutz Teil des größeren Portfolios neuer und wieder auftretender Infektionskrankheiten.«

Im Verlauf der nächsten 10 Jahre kam es zu keinen weiteren Angriffen mit Biowaffen, aber Dr. Fauci gelang es meisterhaft, den Strom an Forschungsgeldern in Milliardenhöhe nicht abreißen zu lassen. Dazu richtete er seine Rhetorik neu aus; weg vom Hype um Bioterrorismus, schürte er stattdessen die Panik vor natürlich auftretenden neuartigen Infektionskrankheiten. Dr. Faucis Schachzug, Infektionskrankheiten mit Terrorismus zu verknüpfen, erwies sich als Wendepunkt bei der Militarisierung der Pandemiebekämpfung und trug dazu dabei, dass die westlichen Demokraten ihre im Nürnberger Kodex festgeschriebene traditionelle Abneigung gegenüber erzwungenen medizinischen Interventionen überwanden.

Zu diesem wichtigen Zeitpunkt spielte ein Coronavirusausbruch in China Dr. Fauci bei seinen Bestrebungen in die Karten, Biowaffenanschläge und das natürliche Vorkommen von Infektionskrankheiten miteinander zu verquicken.

Ende 2002 tauchte in der Region Guangdong ein neuartiges Coronavirus auf, welches eine neue Krankheit verursachte, das »Schwere akute Atemwegssyndrom« (SARS), an dem weltweit letztlich 774 Menschen starben.[25] Miles Yu, zu dieser Zeit Berater des US-Außenministeriums zur Chinapolitik, sagt, chinesische Vertreter hätten hinter vorgehaltener Hand den Verdacht geäußert, bei dem ursprünglichen SARS-Virus von 2002 habe es sich um einen Krankheitserreger aus amerikanischen Laboren gehandelt. Offiziell führt die chinesische Regierung den Ausbruch von 2002 darauf zurück, dass das Virus von Fledermäusen und Schleichkatzen (hier der Spezies »Larvenroller«) auf den Menschen übersprang (Fachleute sprechen in solchen Fällen von Zoonose).[26]

In den Jahren 2003 bis 2006 kam es wiederholt zu kleineren SARS-Ausbrüchen, die man stichhaltig auf »isolierte Labor-Ausbrüche« zurückführte.[27] Selbst eingefleischte PPR-Befürworter sind sich einig, dass der SARS-Ausbruch von 2004 auf ein Leck in einem chinesischen Labor zurückgeht.[28] »Der ursprüngliche Ausbruch hat die Regierung schockiert«, sagte mir Yu. »Sie begann wie besessen damit, Viren zu studieren.«[29]

Die Todesrate mag kaum der Rede wert gewesen sein,[30] aber dennoch waren für Dr. Fauci die SARS-Ausbrüche zwischen 2002 und 2004 ein Gottesgeschenk. Die wichtigste Erkenntnis – dass mehreren Ausbrüchen Lecks in Laboren in China, Singapur und Taiwan vorausgegangen waren – ignorierte der NIAID-Direktor dabei.[31] 2011 prahlte Fauci: »Durch unsere Reaktion auf Milzbrand konnten wir eine physische wie auch intellektuelle Infrastruktur errichten, die dazu dienen kann, einer großen Spanne an auftretenden Gesundheitsbedrohungen entgegenzutreten.«[32]

Auf diese Weise hob Dr. Fauci die Arbeit seiner Behörde, den Kampf gegen Infektionskrankheiten, auf Augenhöhe mit einem Krieg. Er institutionalisierte die militarisierte Antwort auf Krankheitsausbrüche und legte das Fundament für eine martialische PPR-Kultur. Das NIAID sollte fortan keine Trennlinie mehr ziehen zwischen Biowaffenschutz und der Forschung an Infektionskrankheiten.

Das intramurale Ringen um die Gelder von Pentagon, CIA, BARDA, DARPA und Gesundheitsministerium eskalierte zu dieser Zeit. Tiefer und tiefer wurden das Militär, die CIA und das NIAID in die heikle Alchemie namens Gain-of-Function-Forschung hineingezogen. Kulminieren sollte das Ganze im Hochsicherheitslabor von Wuhan – der Büchse der Pandora.[33]

Mehr Geheimhaltung

Das NIAID übernahm also Verantwortung und Aufgaben (offizielle wie inoffizielle) im Bereich der Biowaffenabwehr. Damit ließ sich auch der Schleier der Geheimhaltung erklären, der den Großteil von Dr. Faucis Forschungsarbeit über die nächsten 2 Jahrzehnte umgeben sollte. Traditionell ist Transparenz im Gesundheitswesen typisch, aber die NIH erklärten Förderanträge und diesbezügliche Korrespondenz nun zu Themen der nationalen Sicherheit. Das führt dazu, dass der Großteil der Informationen über Biowaffen der Geheimhaltung unterliegt.

Wie hoch das Budget von Dr. Fauci für die Biowaffenabwehr tatsächlich ist, lässt sich nur schwer abschätzen. In den zuständigen Kongressausschüssen kennt nur eine Handvoll Leute die tatsächlichen Zahlen, und Dr. Fauci hat es sich zunutze gemacht, dass Geheimhaltung geboten ist und die kaum stattfindende Kontrolle ihn davon befreite, Rechenschaft abzulegen. Der Bio- und Chemiewaffenexperte Jonathan Tucker:

> »Nur fünf Mitglieder des Haushaltsausschusses des Repräsentantenhauses und nicht mehr als 5 Prozent des gesamten Repräsentantenhauses sind befugt, Informationen über Chemie- und Biowaffen zu erhalten. Das hat zur Folge, dass eine kleine Clique ranghoher Abgeordneter in Geheimsitzungen diesen Programmen Geld zuteilen konnte. Die einzelnen Punkte wurden dann in extrem umfangreichen Haushaltsgesetzen untergebracht, die mit wenig Vorlauf zur Abstimmung gegeben wurden, sodass kaum ein Abgeordneter Zeit hatte, sich den Entwurf durchzulesen.«[34]

Um zu unterstreichen, dass das NIAID nunmehr eine quasimilitärische Behörde war, postierte Vizepräsident Cheney seinen mächtigen Stabschef, Lewis »Scooter« Libby, im NIAID-Hauptquartier in Washington. Dort fungierte er »als eine Art ›politischer Kommissar‹ für das Büro des Vizepräsidenten. Auf diese Weise erhielt Dr. Fauci beispiellosen Zugang nicht nur zu Cheney, sondern auch zu Präsident Bush. Zu diesem gab es einen offenen Kanal«.[35]

Der preisgekrönte Historiker und Autor Ashley Rindsberg schreibt: »Fauci besaß im Grunde eine virtuelle Carte blanche. Nicht nur konnte er die Art Forschungsprojekte genehmigen, die er wollte, er konnte sie auch entwickeln und leiten – und das alles, ohne dass er jemandem gegenüber rechenschaftspflichtig war. Bioabwehrprojekte, die zuvor von Militär oder Geheimdiensten beaufsichtigt worden wären, unterstanden ihm nunmehr direkt.«[36]

Aus dem 6,5 Milliarden Dollar schweren Jahreshaushalt des NIAID entfallen seitdem schätzungsweise 2,1 Milliarden Dollar auf die Biowaffenabwehr und die Erforschung neuer Infektionskrankheiten.[37,38] Ganz wie Ishii Shirō begann auch Dr. Fauci seine Arbeit an der Biowaffenabwehr, indem er Mammon aus seiner jährlich aufgefüllten Schatzkiste an akademische Konsortien verteilte, allen voran die University of North Carolina in Chapel Hill,[39] die

University of California in Davis (UC Davis),[40] Harvard,[41] die University of Texas in Galveston,[42] die University of Pennsylvania,[43] die Boston University,[44] die Vanderbilt University[45] und die University of Wisconsin.[46] Von diesem neuen Geldstrom profitierte auch Dr. Fauci persönlich. Das Magazin *Forbes* berichtete im Oktober 2021, das Gesundheitsministerium habe Dr. Fauci 2004 eine dauerhafte Lohnerhöhung um 68 Prozent zugestanden, um »ihn angemessen für sein Maß an Verantwortung zu entschädigen […] insbesondere was seine Arbeit im Bereich der Biowaffenabwehr anbelangt«.[47]

Als Dr. Fauci im Januar 2023 in Rente ging, betrug sein Jahresgehalt 456 312 Dollar – eine Summe, die die Gehaltserhöhung von 2004 widerspiegelte und die ihn 2 Jahrzehnte lang zum bestbezahlten Staatsdiener in der Geschichte Amerikas gemacht hatte.[48,49] Dr. Faucis Gehalt war damit höher als das jedes Abgeordneten im Repräsentantenhaus, jedes Senators, jedes Richters am Obersten Gerichtshof, jedes Fünf-Sterne-Generals oder eines anderen der 4,3 Millionen Bundesbediensteten.[50] Zum Vergleich: Der Präsident der Vereinigten Staaten erhielt 2003 ein Jahresgehalt in Höhe von 400 000 Dollar.[51] Die Gehaltserhöhung sorgte dafür, dass Dr. Fauci auch ein persönliches Interesse an einer Fortführung der Biowaffenforschung hatte und ihn quasi an diese gefährlichen Hexer fesselte.

»Dieser Gehaltssprung war bloß ein Begleiterscheinung dessen, dass sich Amerika bei der Verteidigung gegen Biowaffen ganz neu aufstellte«, sagte Ashley Rindsberg. »Viel wichtiger war, dass Fauci im Grunde ganz an die Spitze einer Kommandokette gestellt wurde, von wo aus er nahezu uneingeschränkt entscheiden konnte. Nachdem er zuvor nur einer der Direktoren eines der 27 Institute gewesen war, die zu den NIH gehören, war er nun der Einzige, auf den es wirklich ankam.[52] Jahr für Jahr verteilen die NIH Finanzmittel in Höhe von etwa 30 Milliarden Dollar an rund 56 000 Empfänger, von denen die meisten an Universitäten und in Forschungslaboren sitzen. Dank dieser tiefen Taschen können Dr. Fauci und der NIH-Direktor, damals Francis Collins, über die Karriere und die Existenz weltweit führender Wissenschaftler den Daumen heben oder senken.

Und diese Macht sollten sie ins Feld führen, als es daran ging, die Corona-Ursprünge zu vertuschen.

Der »Project BioShield Act« von 2004

Die zentrale Aufmerksamkeit unserer Streitkräfte wurde nach den Milzbrandanschlägen neu ausgerichtet, weg vom islamischen Terrorismus hin zur »Biosicherheitsagenda«, die mithin zur offiziellen Speerspitze der amerikanischen Außenpolitik aufstieg. Ein heimliches Instrument, mit dem die USA ihre Macht zum Ausdruck brachten, war das globale Impfprogramm. Die Neokonservativen errichteten ein strategisches und physisches Bollwerk, um ein gewaltiges Biowaffenhochrüsten starten zu können.

Die renommierten Universitäten, die an Dr. Faucis Fleischtöpfen hingen, demonstrierten ihre Dankbarkeit in Form von unterschiedlichen Anerkennungen, Titeln und sonstigen Verbeugungen vor Dr. Faucis eigenen wissenschaftlichen Referenzen. Bis dato kann er 58 Ehrenauszeichnungen vorweisen.[53] Seine Macht, Forschung finanzieren zu können, geht scheinbar mit einer Art ungeschriebenem *ius primae noctis* einher, das sich in Faucis Fall so auswirkt, dass er als Co-Autor bei von ihm finanzierten Arbeiten fungiert. Zurückhaltung beim Einfordern dieses Preises hat sich Dr. Fauci offenbar nicht groß auferlegt, sein Name erscheint bei rund 1300 Peer-Review-Studien als Autor, Co-Autor oder Herausgeber. Zu den meisten hat er vermutlich kaum mehr als eine Unterschrift auf einem Scheck beigesteuert.[54] Dank seiner mehr als 1000 Autorenschaften ehrenhalber rangiert er unter den meistzitierten lebenden Wissenschaftlern der Welt auf Rang 44, wie 2002 eine Analyse von Google Scholar ergab.[55]

2004 unterschrieb Präsident George W. Bush das Gesetz »Project BioShield Act« und bekräftigte damit die Oberhoheit Dr. Faucis über die Biowaffenausgaben von Amerikas Gesundheitsbürokratie auch formell.[56] Mit diesem Gesetz wurde Dr. Fauci beauftragt, Amerikas Einrichtungen für biomedizinische und Verhaltensforschung zu modernisieren beziehungsweise neu aufzubauen. Dies bedeutete, die Biowaffenforschungslabore wieder zu öffnen und zu vergrößern, die Richard Nixon 1969 hatte schließen lassen – eine bedeutsame Tatsache, die von der nationalen Presse jedoch unbeachtet blieb.[57]

Dank der Milliarden, die das Verteidigungsministerium Jahr für Jahr über das NIAID und die NIH ausschüttete, konnte Dr. Fauci vier neue Biosicherheitslabore der höchsten Sicherheitsstufe (BSL-4) errichten lassen. Die neuen Anlagen waren für den Umgang mit allergefährlichsten Erregern gedacht und entstanden an der University of Texas in Galveston, an der Boston University, in Fort Detrick und am Rocky Mountain Laboratory in Montana.[58] Außerdem wurden dreizehn weitere Labore der Sicherheitsstufe BSL-3 an der University of California in Davis (UC Davis),[59] der University of Pennsylvania[60] sowie an weiteren glücklichen Campus im ganzen Land geplant.[61]

Wie viele BSL-3- und BSL-4-Labore derzeit in den Vereinigten Staaten betriebsbereit sind, lässt sich nur schwer sagen, weil sich eine dunkle Wolke der Geheimniskrämerei über alles gelegt hat, was mit Biosicherheit zu tun hat. Die NIH und das NIAID geben an, in den USA seien vier BSL-4-Labore in Betrieb.[62] Das UPMC Center for Health Security, eine Denkfabrik aus Baltimore, die zur Johns Hopkins Bloomberg School for Public Health gehört, führt elf auf.[63] Die Federation of American Scientists kommt auf dreizehn[64], die University of North Carolina auf fünfzehn.[65] Und wie viele BSL-3-Labore es in den USA gibt, ist völlig unbekannt. In einem Bericht des US-Rechnungshofs GAO heißt es, keine Bundesagentur führe eine vollständige Liste von BSL-3-Einrichtungen und geschätzt liege die Zahl bei deutlich über 1000.[66]

Dr. Fauci bezeichnete seine neuen Labore als »Exzellenzzentren für Biowaffenabwehr und Forschung an neuen Infektionskrankheiten«.[67,68] Ob denn überhaupt Bedarf für all diese neuen Hochsicherheitseinrichtungen bestehe, fragten kritische Medien und umsichtigere Wissenschaftler. Mehr als 700 Wissenschaftler legten förmlichen Protest dagegen ein, dass einer gefährlichen Form der Forschung derart monströse Mengen an Finanzmitteln zur Verfügung gestellt werden. Eine Sorge bestand darin, dass diese Entscheidung mit hoher Wahrscheinlichkeit die Prioritäten innerhalb der öffentlichen Gesundheit verschieben würde, da Mittel und Personal aus dem Heilsektor abgezogen und stattdessen der Waffenproduktion und anderen militärischen Belangen zugutekommen würden.[69] Noch beunruhigender: Dieser neue Schwerpunkt schien sowohl dem Schutz der Amerikaner vor biologischen Angriffen zu dienen, als auch das Potenzial zu besitzen, den apokalyptischen »Seuchen«-Reiter zu entfesseln.

In einem Meinungsbeitrag für das *Bulletin of the Atomic Scientists* warnte Eileen Choffnes von der Nationalen Akademie der Wissenschaften im September 2002: »Diese Labore könnten sich zu einer Ausbildungsakademie für die Modifizierung von Pathogenen oder zu einem ›Supermarkt‹ für biologische Kampfstoffe entwickeln.«[70] Einen Monat später nahm Dr. Fauci sein Programm gegen die Vorwürfe in Schutz. Einem leichtgläubigen Redaktionsmitglied der *Baltimore Sun* erklärte er, der Nutzen seines Programms übersteige die Risiken bei Weitem (wobei er weder das eine noch das andere quantifizierte). Für den Schutz des Landes sei es unerlässlich, dass die Flotte neuer Biolabore rasch entstehe, verkündete er. Zudem sei das Risiko seiner Experimente gering, denn: »Bei der Forschung in Sachen Biowaffenschutz kommen nur sehr geringe Mengen an [gefährlichem] Material zur Anwendung.« Nirgendwo wird in dem Artikel Dr. Faucis verquere Logik hinterfragt, wonach so winzige Keime doch wohl kaum eine großflächige Bedrohung darstellen dürften. An anderer Stelle argumentiert er regelmäßig genau andersherum. Und er betont inständig: »Wir versuchen, zum Schutz der Bevölkerung zu forschen, nicht zur Herstellung von Waffen.«[71]

Damit diese Labore ausreichende Schutzvorkehrungen ergreifen und angemessene Forschung durchführen, wurden eigentlich institutionelle Sicherungsmaßnahmen eingezogen, aber diese seien »nahezu funktionsunfähig«, urteilte das Sunshine Project, eine internationale Nonprofit-Organisation, die die lebensfeindliche Nutzung von Biotechnologie bekämpft.[72,73,74] Edward Hammond, damaliger Leiter des Sunshine Project, führte zahlreiche Beispiele dafür an, dass die Aufsichtsgremien dieser Forschungseinrichtungen keinerlei Prüfung der laufenden Forschung vornahmen. Zum Teil hatten sie noch nicht einmal eine Sitzung darüber abgehalten. Er sprach von Wild-West-Zuständen und davon, dass Auftragsarbeiten von ungenehmigten Forschungsprojekten abgelöst worden seien.[75,76]

Selbst Dr. Fauci musste widerstrebend einräumen, dass sein Herumstümpern mit diesen viralen Hexengebräuen nicht völlig frei von Risiken ist. In einem Schreiben an *mBio*, ein Fachmagazin für Mikrobiologie, verteidigte er 2012 seine Gain-of-Function-Teufeleien und entwarf ein Szenario, in dem er von möglichen Gefahren sprach und zugab, dass selbst die strengsten Vorkehrungen keinen 100-prozentigen Schutz böten. Heute – mehr als ein Jahrzehnt später – wirft sein Eingeständnis ein neues Licht auf seine weitsichtigen Aussagen, es werde zu Pandemien kommen:

> »Stellen Sie sich folgendes hypothetisches Szenario vor: In einem gut regulierten Weltklasselabor führen erfahrene Ermittler ein wichtiges Gain-of-Function-Experiment mit einem Virus durch, das über ernsthaftes Pandemiepotenzial verfügt. Die Informationen aus diesem Experiment werden dann aber von einem anderen Wissenschaftler genutzt, der weder über die Ausbildung noch über die Einrichtung verfügt und nicht denselben Auflagen unterliegt. Was wäre, wenn der unwahrscheinliche, aber vorstellbare Fall eintritt, dass sich der Wissenschaftler mit dem Virus infiziert, es zu einem Ausbruch kommt und auf diese Weise letztlich eine Pandemie ausgelöst wird?«[77]

Was wäre, wenn? Ja, genau! Das Schreiben beweist, dass Dr. Fauci sich sehr wohl bewusst darüber war, dass selbst die narrensichersten Vorsichtsmaßnahmen nicht verhindern können, dass unbedachtes Handeln das Risiko einer globalen Ansteckung erhöht. Er sprach nur aus, was offensichtlich ist.

Selbst die loyalsten Partner von Dr. Fauci haben wiederholt davor gewarnt, dass die Forschung, die der NIAID-Direktor damals in Wuhan und andernorts finanzierte, voller Risiken stecke.

Auch Dr. Thomas Inglesby, Leiter des von Gates und den NIH finanziell unterstützten Johns Hopkins Center for Health Security und ein Insider des Biowaffenkartells, zweifelte Dr. Faucis Behauptungen bezüglich der Sicherheit an.[78] Inglesbys Warnungen sind ernst zu nehmen, denn er gilt gemeinhin als führende Kapazität in Sachen Biosicherheit und als Aushängeschild der Biowaffenclique. Sein Institut hat Hunderte Millionen Dollar von den NIH erhalten.

Auf dem Treffen des National Science Advisory Board for Biosecurity (NSABB) warnte Dr. Inglesby 2016 eindringlich vor Dr. Faucis Experimenten.

Bei der Veranstaltung erörterte das Gremium, das die US-Regierung in Fragen der Biosicherheit berät, ob das Moratorium, das Präsident Obama 2015 gegen sämtliche Gain-of-Function-Forschung verhängt hatte, wieder aufgehoben werden könne. Inglesby sagte: »Ohne außerordentlichen und einzigartigen Nutzen sollten keine [Gain-of-Function-]Experimente stattfinden, bei denen eine Freisetzung eine Pandemie mit zahlreichen Toten auslösen könnte.«[79]

Inglesby folgende Äußerung pulverisierte die zentralen Argumente, mit denen Dr. Fauci seine Experimente verteidigte:

> »Ist ein Pathogen auf verstärkte Übertragbarkeit hin modifiziert, ist es unlogisch anzunehmen, dass es weiterhin für bestehende Kontrollmaßnahmen empfänglich wäre. Die Faktenlage stützt die Behauptung nicht, dass menschliches Verhalten die Übertragung von Viren wie Influenza wirksam reduziert, insofern sind Versuchsreihen, die die Übertragbarkeit eines Pathogens verstärken, beunruhigend. Es sollte nicht angenommen werden, dass die Ausbreitung eines neuartigen Pathogens kontrolliert verliefe.«[80]

Eine Fortführung der Gain-of-Function-Forschung sei nur durch nachweislich spektakuläre Vorzüge zu rechtfertigen, so Dr. Inglesby. Indes seien die Vorteile nicht so eindeutig oder einzigartig, dass sich über die potenziell katastrophalen Risiken hinwegsehen ließe: »Derartige Forschung sollte nur finanziert werden, wenn eine Partei ohne Eigeninteresse sehr überzeugende Argumente dafür vorbringen kann.«[81]

Dr. Fauci, der sich kaum als Partei ohne Eigeninteresse bezeichnen lässt, setzte sich hartnäckig über Inglesbys Warnung hinweg, aber nicht nur das: Wie wir sehen werden, hat er jede Menge Energie investiert, um sicherzustellen, dass keine Partei ohne Eigeninteresse jemals wieder zu einer Bedrohung für seine Gain-of-Function-Nekromantie werden könnte.

◇◇◇

KAPITEL 18

Der medizinisch/ militärisch-industrielle Komplex

Im April 2004 überzeugten Cheney und seine neokonservativen Freunde Präsident Bush, die Direktive »Biodefense for the 21st Century« zu unterzeichnen.[1] Diese Direktive schuf ein »umfassendes Rahmenwerk für den Schutz unseres Landes vor Biowaffen«. Sie ging darauf ein, dass Amerika anfällig für einen Angriff mit Biowaffen war, und schwor das Land auf das ein, was Bushs großer Wurf werden sollte – den Aufbau eines amerikanischen Biowaffenarsenals. Die Direktive beschreibt auch einen katastrophalen biologischen Angriff, der rückblickend erstaunlich dem ähnelt, was die Amerikaner während der Covid-19-Krise durchmachten. Es ist die Rede von einer »verheerenden Anzahl an Opfern, von langwierigen Krankheiten und Einschränkungen, psychologischen Traumata und Massenpanik; von Störungen zentraler Bereiche der Wirtschaft und des Alltags der Bevölkerung; von der Entstehung eines internationalen Kaskadeneffekts durch die Beeinträchtigung internationaler Handelsbeziehungen, sodass die Auswirkungen eines Anschlags auf amerikanischem Boden möglicherweise global zu spüren sind«.[2]

Dieses furchteinflößende Vorwort diente als Rechtfertigung für die bittere Medizin, die 2004 das Gesetz »BioShield Act« mit sich bringen sollte. So wurden unter anderem über einen Zeitraum von 10 Jahren verteilt 5 Milliarden Dollar für den Kauf von Impfstoffen im Falle eines Terroranschlags freigegeben, außerdem wurde zugelassen, dass bereits gelagerte Impfstoffe verteilt werden, deren Sicherheit und Wirksamkeit zuvor nicht an Menschen erprobt worden waren. Das Gesetz führte zudem die Emergency Use Authoriziation (EUA) ein, die sogenannte Notfallzulassung. Erstmals war es damit rechtmäßig, während einer offiziell festgestellten Epidemie der amerikanischen Bevölkerung Impfstoffe zu verabreichen, die zuvor nicht die Sicherheits- und Wirksamkeitsprotokolle der Zulassungsbehörde FDA durchlaufen hatten.

Präsident Bush forderte überdies den Kongress auf, das Gesetz »Biodefense and Pandemic Vaccine and Drug Development Act of 2005« zu verabschieden, welches die Haftungsbefreiung für die Hersteller von Impfstoffen festschrieb.[3]

Galt bislang der »Krieg gegen den islamistischen Terrorismus« als treibende Kraft hinter den Aktionen des »Sicherheitsstaat«-Kartells, hatte 2009 der Krieg gegen die Mikroben diesen fast gänzlich abgelöst. Amerikas Spione zeigten immer mehr Talent darin, Impfstoffe als Mittel der Außenpolitik einzusetzen. Der Kalte Krieg und sein unmittelbarer Nachfolger, der »Krieg gegen den Terror«, hatten den USA die Gründe dafür geliefert, warum sie rund um den Globus militärisch vertreten sein mussten – als Bollwerk gegen den Kommunismus beziehungsweise gegen radikalislamische Aufständische. Und genauso dienten Immunisierungsprogramme und »Pandemieschutz« nun als Begründung dafür, warum man in Entwicklungsländern mit hoher Krankenlast intervenierte, und sie fungierten wunderbar als Werkzeug für gesellschaftliche und politische Kontrolle. Kurzum: Biowaffenschutz hatte sich zu einem wirkmächtigen Mittel des amerikanischen Imperialismus entwickelt – bis hin zu einer Form von »sanfter« Landnahme, die so typisch ist für den Kolonialismus des 21. Jahrhunderts.

Im November 2009 erklärte Präsident Obama, Biosicherheit stehe an vorderster Front der amerikanischen Außenpolitik, und wies sämtliche Behörden und staatlichen Abteilungen an, Biosicherheit zum Teil ihrer Mission zu machen.

Im Januar 2010 hielt Bill Gates vor den Vereinten Nationen seine Rede zum »Jahrzehnt der Impfstoffe«,[4] im März desselben Jahres machte es die Weltgesundheitsorganisation wie Präsident Obama und erklärte Biosicherheit zu einem zentralen Bestandteil ihres Umgangs mit globalen Risiken.[5]

Und damit nicht genug. In dem Jahrzehnt seit den Milzbrandanschlägen brachte die Regierung einen Stapel neuer Gesetze ein, die ihr unter dem Strich revolutionäre Befugnisse einräumten. Sie konnte nun, basierend auf der Grundlage völlig willkürlich ausgewählter Fakten, den pandemischen Notstand ausrufen. Sie konnte in der Verfassung zugesicherte Rechte aussetzen (obwohl die Verfassung keinerlei Ausnahmen für Pandemiesituationen vorsah), und sie konnte im beschleunigten Verfahren entwickelte Impfstoffe landesweit verabreichen lassen, ohne dass diese zuvor auf Sicherheit oder Wirksamkeit getestet worden waren. Gleichzeitig wurden die Hersteller von Impfstoffen und die Impfstellen von jeglicher Haftung ausgenommen, zudem erhielten sie staatliche Subventionen obszönen Umfangs. Andere Gesetze räumten dem Pentagon die Macht ein, heimlich die Herstellung und den Vertrieb von Impfstoffen zu übernehmen und alle traditionellen Sicherheitsvorkehrungen zu ignorieren, die seit dem »Pure Food and Drug Act« vor über 100 Jahren eingezogen worden waren, um zu gewährleisten, dass Arzneimittel möglichst sicher und wirksam sind. Dank der neuen Befugnisse blieben Staatsbediensteten nun die klinischen Studien erspart, die üblicherweise für eine Zulassung durch die FDA erforderlich sind, ebenso wenig galten die standardisierten Anforderungen für die Herstellung, Qualitätskontrollen und Garantien.

Die Öffentlichkeit lebte in der Annahme, dass die Pharmaunternehmen ihre eigene Forschung betrieben, in Wirklichkeit war Operation »Warp Speed« jedoch ein Programm, das dem Verteidigungsministerium unterstand. Seine Beamten beaufsichtigten die Impfstoffentwicklung und steuerten die Versorgung, die Produktion und den Vertrieb. Sie ebneten den Weg dafür, dass an verängstigten und häufig ahnungslosen amerikanischen Bürgern zwangsweise Massenimpfungen mit unsicheren und haftungsbefreiten Impfstoffen vorgenommen wurden.[6,7,8,9]

Das B- und C-Waffen-Programm des Pentagons

Im Mai 2004 veröffentlichte das Pentagon eine Umweltverträglichkeitsstudie (FPEIS) zum neu aufgelegten Chemie- und Biowaffenschutzprogramm (CBDP). In der Studie wird der Missionsplan des Pentagons offiziell abgeändert. Er enthält nun die Möglichkeit, Maßnahmen zur offensiven biologischen und chemischen Kriegsführung im Fast-Track-Verfahren beschleunigt voranzutreiben.

> »1.2.2 Beschreibung des Chemical and Biological Defense Program
>
> 1.2.2.1 Missionsziele und Programm-Management
>
> Bis 2003 bestand die Aufgabe des CBDP des [Department of Defense] darin, C- und B-Waffenschutz der allerhöchsten Güte zu liefern, damit amerikanische Streitkräfte auf Schlachtfeldern, die mit C- und B-Waffen kontaminiert sind, überleben und erfolgreich ihre operativen Missionen durchführen können. 2003 wurde **diese Aufgabe jedoch dahin gehend erweitert,** dass sie die militärische Fähigkeit umfasst, angesichts von Bedrohungen bei Heimatschutzmissionen **sowie bei Kampfeinsätzen agieren zu können.**«[10] [Hervorhebung durch den Autor]

Unheilvolle Sprache, die, wie Professor Boyle anmerkt, den Vertrag von 1975 außer Kraft setzte.

Nach 9/11 hätten die Neokonservativen die amerikanische Außenpolitik übernommen, sagt Paula Jardine vom britischen Blog The Conservative Woman:

> »Der amerikanische General Wesley Clark, von 1997 bis 2000 Alliierter Oberkommandierender der NATO in Europa, also auch während der Balkankriege, [merkte an:] »Bei 9/11 hatten wir keine Strategie. Wir hatten keine parteiübergreifende Einigkeit. Wir hatten kein klares Verständnis. Stattdessen erlebten wir einen politischen Staatsstreich. Wir hatten einen Staatsstreich in diesem Land, einen Coup, einen politischen Coup. Einige hartgesottene Leute rissen die Ausrichtung der amerikanischen Politik an sich und machten sich niemals die Mühe, den Rest von uns zu informieren.«

Es sei so gewesen, wie es Edward Snowden formulierte, dass nämlich die staatlich orchestrierte Furcht in der Zeit nach 9/11 dafür sorgte, dass die Menschen zu »bereitwilligen Werkzeugen der Rache« wurden.[11]

Während der Regierungen Bush, Obama und Trump arbeiteten die Neokonservativen und die Lobbyisten der Geheimdienste mit ausgeklügelten Methoden daran, um die Macht des Pentagons bei Krisen im Bereich der öffentlichen Gesundheit weiter auszubauen. Wie das genau aussah, wurde erst während der Covid-19-Pandemie offenkundig.

Katherine Watt, Rechtsexpertin und Autorin der *Bailiwick News*, hat eine Bibliografie dieser beunruhigenden gesetzlichen Bestimmungen zusammengetragen. 1997 wurde unter Clinton eine zeitlich begrenzte Version der Notfallzulassung EUA eingeführt. Ihr Anwendungsbereich war eingeschränkt, und sie enthielt zahlreiche Sicherheitsvorkehrungen, beispielsweise die Vorgabe, dass es für die betreffende Krankheit keine bestehenden Behandlungsmethoden geben dürfe.[12]

Ein anderer Punkt ist eine ausgesprochen wichtige Bestimmung, die 2015 unter Obama überarbeitet wurde. Die Vorschrift »Other Transaction Authority of Title 10 – Armed Forces of the US Code 4021« erlaubt es dem Verteidigungsministerium, bei Herstellern aus der Privatwirtschaft militärische Prototypen für alles Mögliche bis hin zu Medikamenten und Impfstoffen zu bestellen. Was an Sicherheitsvorkehrungen noch Bestand hatte, lässt sich auf diesem Weg umgehen, auch Regulierungen, die üblicherweise für Pharmaunternehmen gelten.[13,14] Und das Gesetz »PREP Act« weitete die Möglichkeiten des Staatsapparates, sich über bestehende Sicherheitsgarantien hinwegzusetzen, noch aus.

Am 17. März 2020 wurde der »Public Readiness and Emergency Preparedness (PREP) Act« verabschiedet. Das Gesetz legt medizinische Maßnahmen für die Bekämpfung von Covid-19 fest und wurde seitdem elfmal überarbeitet. Stark involviert war hier Robert Kadlec, unter Trump Staatssekretär für Preparedness and Response.[15] Anfang 2020 erklärte Trump einen gesundheitlichen nationalen Notstand gemäß des »Stafford Act«.[16] Das Gesetz aus der Zeit Reagans wurde 2006 und 2018 so überarbeitet, dass der Regierung spezielle Befugnisse übertragen werden können, wenn ein Notfall ausgerufen ist. Das Gesetz war nie zuvor zur Anwendung gekommen.[17]

Alexandra »Sasha« Latypova, eine ehemalige Managerin aus der Pharma- und der Biotechindustrie, hat im Verlauf von über 25 Jahren für mehr als

60 Unternehmen Hunderte klinischer Studien gemäß der Vorgaben der FDA durchgeführt. Sie sagt, ist der nationale Notstand ausgerufen, ist der Gesundheitsminister befugt, die Notfallnutzung »verdeckter« experimenteller Gegenmaßnahmen anzuordnen. Das tat Alex Azar auch am 10. März 2020. Zu den Dingen, die die Regierung anordnen kann, zählen Impfstoffe für den Notfall, die von den üblichen Anforderungen an klinischen Studien ausgenommen sind, vorausgesetzt »sie könnten gegen die Krankheit von Nutzen sein«.[18]

»Das Gesetz gibt keinerlei Kriterien bezüglich der Anwendung vor«, sagt Latypova. »Der Gesundheitsminister hat da völlig freie Hand. Es gibt also keinerlei Kriterien für das Feststellen eines gesundheitlichen Notstands.« Der Minister kann den Empfehlungen der Weltgesundheitsorganisation folgen, aber Latypova weist darauf hin: »Die WHO ist eine ungewählte Organisation, die niemandem gegenüber Rechenschaft ablegen muss.«[19]

Durch das Gesetz »21st Century Cures Act« wurde die Einwilligung nach Aufklärung an Bedingungen geknüpft, so Sasha Latypova. Mit Blick auf die klinische Studie für den Covid-19-Impfstoff von Pfizer sagt sie:

> »Im ›Cures Act‹ steht, wenn es nicht im besten Interesse des Versuchsobjekts sei, muss es nicht informiert werden. In diesem Fall hat jemand – der Gesundheitsminister oder sonst wer – beschlossen, es sei nicht im besten Interesse der Probanden, ihnen zu sagen, dass die klinische Studie nur eine Farce ist. Also erfuhren sie es nicht, ebenso wenig die Prüfärzte oder die Auftragsforschungsinstitute oder die klinischen Prüfstellen oder sonst jemand, der daran beteiligt war.«[20]

2018 verabschiedete die Regierung den »Pandemic Crisis Action Plan« (PanCAP) und unterzog ihn 2020 einer weitreichenden Überholung. Dabei übertrug sie dem Nationalen Sicherheitsrat zusätzliche Befugnisse für die Zeiten offiziell erklärter gesundheitlicher Notstände.[21] Laut PanCAP wurde »am 27. Januar die Coronavirus Task Force des Präsidenten ins Leben gerufen und damit beauftragt, die Maßnahmen [der US-Regierung] umzusetzen. Ursprünglich wurde die Task Force vom Gesundheitsminister geleitet und durch den Nationalen Sicherheitsrat koordiniert.«[22] Aktuell fungiert die Direktorin der nationalen Nachrichtendienste Avril Haines als offizielle Beraterin des Sicherheitsrats in nachrichtendienstlichen Belangen.[23]

Der Nationale Sicherheitsrat ist ein Exekutivausschuss und berät den Präsidenten in Fragen der Außenpolitik und der nationalen Sicherheit. Es ist unüblich, dass Gesundheitsbehörden involviert sind. »Teilnehmer dieses Nationalen Sicherheitsrats sind in erster Linie Verteidigung[sministerium] und Geheimdienste«, sagt Latypova. »Behörden für das Gesundheitswesen nehmen nicht teil.«[24]

Federführend für das Tagesgeschäft von »Operation Warp Speed« war das Verteidigungsministerium, während der Gesundheitsminister als leitender wissenschaftlicher Berater fungierte. So lässt es zumindest das »Vaccine Development Portfolio« der FDA vermuten, das aus dem Büro des Staatssekretärs für die Pandemiebekämpfung stammt, einem Amt, das zum damaligen Zeitpunkt von Robert Kadlec ausgeübt wurde.[25] In einem Interview mit der südafrikanischen Fernsehjournalistin Lara Logan weist Sasha Latypova darauf hin, dass der Staat bei Klagen bezüglich Impfprogrammen die Industrie vertritt. »Erinnern Sie sich, wie [Anwalt] Aaron Siri die Freigabe der Daten zu Pfizers klinischen Studien einforderte? Daten, die sie 75 Jahre lang unter Verschluss halten wollten?« Und Latypova weiter: »Gegen wen argumentierte er da überhaupt? Pfizer-Anwälte waren vor Gericht nicht einmal anwesend. Es waren Anwälte des Justizministeriums da, und alle fragten sich: »Warum verteidigen sie die kommerziellen Interessen von Pfizer?« Der Grund lautet – die kommerziellen Interessen sind in Wahrheit gar nicht Pfizers Interessen, sondern die der US-Regierung.«[26]

Die Unternehmen, welche die Rüstungsindustrie bereits am Start hatte, entwickelten also die Impfstoffe. Nun könnte man sagen, dass wir doch dringend einen Impfstoff benötigten. Und da die üblichen Impfstoffhersteller die erforderliche Infrastruktur nun mal nicht besaßen, griff man selbstverständlich auf das zurück, was bereits da war.[27]

»Sie bezahlen die Pharmaunternehmen dafür, dass sie ihren Namen hergeben«, sagt Latypova. »So entsteht der Eindruck, dass es sich um das vertrauenswürdige Markenprodukt eines Pharmaherstellers handelt, denn man stelle sich vor, was geschehen würde, wenn sie erklärten: ›Ach übrigens, wir haben da diese Impfstoffe; das Verteidigungsministerium hat daran gearbeitet. Wir lassen sie von Emergent BioSolutions in großem Stil herstellen. Das ist ein Vertragsnehmer des Verteidigungsministeriums, ein Unternehmen also, das im Auftrag des Verteidigungsministeriums arbeitet. Und jetzt stellt euch alle schön brav in einer Reihe an.‹ Ohne vertraute Namen wie Pfizer und Johnson & Johnson hätten die Menschen deutlich mehr Fragen, oder?«[28]

Latypova deutet – völlig zurecht – an, dass alles rund um die klinischen Studien und die Zulassung eine Inszenierung war, die dazu diente, Öffentlichkeit und gutgläubige Presse glauben zu lassen, es gebe keinerlei Probleme, was Sicherheit und Wirksamkeit anbelangt. Dabei handelte es sich vom Start weg um ein Projekt des Pentagons. Staatsbürgerliche Kontrolle? Sicherheitsvorkehrungen zum Schutz der Öffentlichkeit? In Wirklichkeit hatten wir es mit Manipulationen zu tun, mit reiner Augenwischerei. Mit den neuen gesetzlichen Bestimmungen hatte man den Bürgern und dem Staat die Regulierung von Impfprodukten für den Notfall aus den Händen genommen und an das Militärs übergeben.[29]

Cui bono?

Seit 1995 begeisterte sich Kadlec vor den Studenten des Air War College für den Bioterrorismus. Und er drängte darauf, dass sich die USA ein Vorratslager, den sogenannten »Strategic National Stockpile« (SNS), mit Impfstoffen und andere Gegenmaßnahmen für künftige Notfälle anlegten.[30,31] 2004, Kadlec arbeitete inzwischen in der Regierung Bush für Verteidigungsminister Rumsfeld, verabschiedete der Kongress das – von Kadlec entworfene – Gesetz »Public Health Security and Bioterrorism Preparedness Act«. Darin wird das Gesundheitsministerium angewiesen, den gemeinsam von Heimatschutzbehörde und Gesundheitsministerium geleiteten SNS aufrechtzuerhalten.[32]

In derselben Woche verabschiedete der Kongress das Gesetz »Project Bio-Shield Act« – auch hier hatte Kadlec beim Entwurf seine Finger im Spiel –, mit dem BARDA ins Leben gerufen wurde, die Biomedical Advanced Research and Development Authority. Diese staatliche Investmentbank sollte die Saat für neue Technologien für Kadlecs Vorratslager legen. Unter der Führung von Kadlec sollte sich BARDA zu einer Art staatlichem Geldautomaten entwickeln, an dem sich Big Pharma, Firmen aus dem Bereich Biowaffenschutz und Gain-of-Function-Wissenschaftler bedienten. Neben Dr. Faucis NIAID und der Pentagon-Behörde DARPA sollte BARDA einer der größten Geldgeber für die Experimente sein, bei denen in Wuhan und andernorts an pandemischen Superkeimen geforscht wurde. Kadlec standen 5 Milliarden Dollar für Einkäufe für den SNS zur Verfügung, auch für Impfstoffe. Wie ich in *Das wahre Gesicht des Dr. Fauci* aufzeige, tat sich damit eine echte Goldmine auf für die El-Hibris, Kadlecs Freunde, Gönner und Geschäftspartner und die größten Anteilseigner von Emergent BioSolutions (ehemals BioPort).

Ein weiterer auffälliger Nutznießer des SNS war der damalige Verteidigungsminister und Boss von Kadlec, Donald Rumsfeld. Er machte einen ordentlichen Reibach mit gut getimten Aktienverkäufen während der Vogelgrippepandemie von 2005[33] – einer Pandemie, die sich Tony Fauci mit seinem britischen Verbündeten Jeremy Farrar ausgedacht hatte, einem ehrgeizigen jungen Arzt und Forscher am Wellcome Trust.[34] Bevor Rumsfeld Verteidigungsminister wurde, war er Vorstandsvorsitzender bei Gilead Services gewesen, dem Erfinder von Tamiflu, dem Mittel also, das die Weltgesundheitsorganisation für den Einsatz bei Vogelgrippe empfahl.[35]

◇◇◇

KAPITEL 19

Die Nationale Akademie der Wissenschaften knöpft sich (kurzzeitig) Dr. Fauci vor

»›Mord‹ rufen und des Krieges Hund entfesseln!«

William Shakespeare, Julius Cäsar
[in der Übersetzung von August Wilhelm von Schlegel, 1797]

Als Lili Kuo die Ergebnisse ihrer vom NIAID finanzierten Gain-of-Function-Experimente veröffentlichte, rüttelte dies die Nationale Akademie der Wissenschaften auf. Sie wurde aktiv in der Hoffnung, Dr. Fauci bremsen zu können, bevor eines seiner Pestgebräue entweichen und Unheil anrichten konnte. Während Dr. Fauci 2003 und 2004 die gewaltigen neuen Finanzmittel, die ihm für die Biowaffenabwehr zur Verfügung standen, dazu nutzte, seine Gain-of-Function-Beschwörungen zu intensivieren, beriet sich die Akademie. Schließlich empfahl sie, ein unabhängiges Gremium aus renommierten Forschern ins Leben zu rufen, das sich des problematischen Themas der »Doppelnutzung« annahm. Die Regierung gründete darauf das National Science Advisory Board for Biosecurity (NSABB) und besetzte es mit Vertretern und Abgesandten des Pentagons und diverser Unterbehörden des Gesundheitsministeriums.[1]

2005 gelang es dann ein paar Leuchten des medizinisch-industriellen Komplexes, den eigentlich ausgestorbenen Erreger der Spanischen Grippe von 1918 wieder zum Leben zu erwecken, zum einen am Mount-Sinai-Krankenhaus im dicht besiedelten New York, zum anderen an einem CDC-Labor in Atlanta.[2] Unter diesen Geistesgrößen waren Vertreter vom NIH und vom Armed Forces Institute of Pathology. »Es handelt sich hier um ein Virus, das seit Jahrzehnten nicht mehr auf der Erde vorgekommen war, das mindestens zwei Drittel der Weltbevölkerung infizierte und mindestens ein Prozent der Infizierten getötet hatte«, kommentierte der Rutgers-Mikrobiologe Richard Ebright die unheilvolle Wiederauferstehung. »Vom Kongress gab es scharfe Kritik an den NIH, dass man ein derart gefährliches Experiment ohne eine Risiko-Nutzen-Einschätzung vorgenommen hatte.«[3]

Es war schon verrückt genug, das vollständige Genom des Grippevirus von 1918 nachzubauen, aber an der University of Wisconsin ging ein Team um Yoshihiro Kawaoka 2007 noch einen Schritt weiter: »Er und seine Kollegen nutzten die Gensequenz für den Zweck, lebende und ansteckende Grippeviren von 1918 zu erschaffen. Um sie an menschenähnlicheren Testobjekten zu erproben, infizierten sie sieben Makaken damit. Wenig überraschend erkrankten die Primaten schwer.«[4,5]

»Es war, was die Gain-of-Function-Forschung anging, eine wilde Zeit«, sagte mir Paul Thacker. »Den Menschen ist nicht bewusst, dass es praktisch keinerlei Regeln gab, und Dr. Fauci sorgte erfolgreich dafür, dass es auch so blieb. Das eng verwobene Biowaffenkartell innerhalb von Pentagon und Geheimdienstapparat begann, ihm jede Menge Geld für die Durchführung seiner fragwürdigen Experimente zukommen zu lassen.«[6]

Das Gesundheitsministerium sprach nicht länger von »Doppelnutzung«, weil man den militärischen Aspekt aus dem Blickfeld verschwinden lassen wollte. Stattdessen überlegte man sich eine Umschreibung, die weniger bedrohlich klang – »Gain of Function«.

Thacker berichtet, was für eine »Alles geht«-Mentalität zu dieser Zeit herrschte: »Es war, als suche man nach Öl zu einer Zeit, als es weder Innenministerium noch Umweltschutzbehörde gab. Man zog einfach los, fing irgendwo an zu bohren [...] hier ist meine Ölquelle. Fauci finanzierte einfach, was ihm an Forschung zusagte. Es gab niemanden, der hätte Nein sagen können.«[7]

Die Vogelgrippepandemie von 2005, die sich Dr. Faucis Spießkumpan Jeremy Farrar ausgedacht hatte, verlief enttäuschend. Fauci begann nun, düstere Studien zu finanzieren, die darauf abzielten, Vogelgrippe einfacher übertragbar und tödlicher zu machen.[8,9,10,11] Dazu muss man wissen: Vogelgrippe, genauer gesagt das H5N1-Virus, breitet sich nicht leicht unter Menschen aus, steckten sich aber Geflügelzüchter tatsächlich einmal bei ihren Tieren an, entwickelte die Krankheit eine erschreckende Tödlichkeit – 60 Prozent der Infizierten starben.[12]

Das NIAID bezahlte zwei separate Teams dafür, dass sie H5N1-Mutanten entwickelten, die leicht von Säugetier auf Säugetier übertragbar waren. Das Team von der University of Wisconsin leitete Yoshihiro Kawaoka, also der Mann, der dafür verantwortlich gewesen war, mit dem wieder zum Leben erweckten Virus der Grippe von 1918 die Makaken getötet zu haben. Das andere Team, am Erasmus Medical Center in den Niederlanden, führte der Virologe Ron Fouchier an.[13,14]

Durch die serielle Passage des Virus in Frettchen züchteten die beiden Forschungseinrichtungen gezielt tödliche Mutanten, die mithilfe von Sekrettröpfchen von Vögeln auf Säugetiere überspringen konnten. Bei den Forschungsteams von Dr. Fauci knallten die Champagnerkorken, als es ihnen gelang, eine H5N1-Vogelgrippevariante zu züchten, mit denen sich Frettchen infizieren ließen und die sich dann, wenn die Frettchen husteten oder niesten, durch Sekrettröpfchen ausbreiteten.[15] Frettchen sind als Labortiere beliebt, weil ihr Lungenaufbau dem des Menschen ähnelt. Auf einem Treffen der Europäischen Wissenschaftlichen Arbeitsgruppe zu Influenza (ESWI) in Malta sprach Fouchier über den »Erfolg« seines waghalsigen Experiments und gestand: »Jemand hat mich letztlich davon überzeugt, etwas wirklich, wirklich Dummes zu tun.«[16]

Fouchier musste zudem einräumen, dass sein beruflicher Erfolg eine »sehr schlechte Nachricht« sei. Oder wie Katherine Harmon vom *Scientific American* es formulierte: Sein virales Produkt war »so leicht übertragbar wie ein grippaler Infekt«. In der Ausgabe von *Science* vom Dezember 2011 heißt es, Dr. Fouchier habe »gelassen eingeräumt«, dass das kleine Frankenstein-Monster, das er dank der freundlichen Unterstützung von Anthony Fauci mit dem Geld amerikanischer Steuerzahler geschaffen hatte, »möglicherweise zu den gefährlichsten Viren zählt, die man produzieren kann«.[17] Anfangs berichtete Fouchier, dass sein Virus bei Frettchen unweigerlich zum Tode geführt habe.[18] Eine bundesstaatliche Prüfung zur »Doppelnutzung« gelangte zu dem Schluss, dass Dr. Faucis kleiner Teufel eine ganz vorzügliche Biowaffe abgeben würde.[19]

Als Ende 2011 die Kunde von Faucis Studien vorzeitig durchsickerte, ordnete das neugegründete NSABB eine Prüfung an. Beunruhigt schimpften NSABB-Mitglieder, die hochgezüchteten Viren von Dr. Fauci könnten aus dem Labor entkommen oder feindliche Nationen beziehungsweise Terrorgruppen könnten sich die ausführliche Anleitung vornehmen, die Dr. Faucis Forscher demnächst veröffentlichen wollten, und sich mithilfe dieses Bauplans ihre eigenen tödlichen Biowaffen basteln.[20]

Paul Keim, Genetiker der University of Nothern Arizona und damals Vorsitzender des Ausschusses für Biosicherheit des NIH, erklärte gegenüber Reportern der *Washington Post*, Mitglieder des NSABB seien besorgt über die großen Risiken, die mit einer Veröffentlichung einhergingen. Man wolle keine detaillierte Anleitung herausgeben, die es jemandem ermögliche, einen Erreger für eine Vogelgrippepandemie zu bauen, der die Menschheit dezimiert.[21]

»Wir sagten: ›Wow, es ist hochgradig ansteckend, mit einer 60-prozentigen Sterblichkeitsrate‹«, berichtete Keim. »Man könnte im Handumdrehen 4 Milliarden Menschen töten, denn solche Viren ziehen um die Welt.« Angeführt von Marc Lipsitch von der Harvard T.H. Chan School of Public Health formierte sich ein Heer von Kritikern, das Alarm schlug. Dr. Faucis Experimente seien der »Weltuntergang aus dem Reagenzglas«, schrieb die *New York Times*.[22,23] In Interviews mit der *Washington Post* erklärten sechs Wissenschaftler aus dem Ausschuss für Biosicherheit, die schweren Bedenken gegenüber der umstrittenen Forschung hätten geäußert werden müssen, bevor den Experimenten in Rotterdam und Wisconsin NIH-Gelder zuteilwurden.[24]

»Als die Anträge geprüft wurden, warum hat da niemand bei den NIH hingeschaut und gesagt: ›Moment mal, da gibt es ein mögliches Problem‹?«, fragte Dr. Michael J. Imperiale in der *Washington Post*. Professor Imperiale ist ein

Virologe von der University of Michigan und saß von 2005 bis 2012 im Ausschuss des NSABB zu Biosicherheit, außerdem war er Chefredakteur von *mSphere*, einem Fachmagazin der amerikanischen Gesellschaft für Mikrobiologie.[25]

Warum Dr. Fauci auf seiner waghalsigen Herumpfuscherei beharre, wollten aufgebrachte Kritiker aus Kongress und Obamas Weißem Haus wissen. »Politische Entscheider bestanden auf einer Erklärung«, erinnerte sich Richard Ebright mir gegenüber an die Aufregung:[26] »Im Grunde fragte man NIAID-Direktor Anthony Fauci und NIH-Direktor Francis Collins: ›Wie konnten Sie erneut hochriskante Forschung finanzieren, ohne zuvor eine Risiko-Nutzen-Analyse durchgeführt zu haben? Umso mehr, als wir vor 5 Jahren bereits dieselbe Diskussion bezüglich des Virus für die Grippeepidemie von 1918 geführt haben?‹« Besonders empörend fanden Professor Ebright und andere Kritiker, dass Dr. Fauci das Risiko noch erhöhte, indem er sein fragwürdiges Voodoo nicht in den USA, sondern im Ausland stattfinden ließ. Was hätte Ebright wohl gesagt, hätte er gewusst, dass Dr. Fauci kurz darauf dieselbe Art Studien in den Niederlanden und China und sonst wo heimlich unterstützen würde und dass das Pentagon über DTRA und DARPA insgeheim parallele Experimente in der ehemaligen Sowjetrepublik Georgien, einem armen und instabilen Land, durchführen sollte.[27,28]

Wir haben es hier mit einem Musterbeispiel dafür zu tun, was für ein Meister Dr. Fauci darin ist, Halbwahrheiten, Geheimniskrämerei, blanke Täuschung und seinen manipulativen Einfluss auf Medien und wissenschaftliche Gemeinschaft dafür einzusetzen, eine auf Fakten basierende Realität durch eine auf Furcht basierende Lehre zu ersetzen und auf diese Weise die Hegemonie zu festigen, die er rund um den Globus beim Thema öffentliche Gesundheit ausübte. Während er mit diesen internen Komplikationen jonglierte, nahm Dr. Fauci auf bravouröse Weise das National Science Advisory Board for Biosecurity (NSABB) in den Schwitzkasten, um jedwede Angriffe auf seine Autorität abzuwürgen.[29] Eine vermeintliche Unabhängigkeit war ohnehin blanke Illusion, denn das Gremium setzte sich zusammen aus Fachleuten, die zum einen das Pentagon (kaum ein unbeteiligter Mittler) ausgewählt hatte, zum anderen die Regulierungsbehörden des Gesundheitsministeriums. Hinzu kamen akademische Stipendiaten, die vom NIH finanziell unterstützt wurden.[30,31,32,33]

Ohnehin hatte Dr. Fauci das NSABB seit dessen Gründung 2005 mehr oder weniger kontrolliert. Diese Kontrolle ermöglichte es ihm, den absoluten Großteil der Posten mit loyalen Gefolgsleuten und Partisanen zu besetzen. Dank dieser Ernennungen konnte er die Beratungen des Ausschusses dominieren und vorgeben, wie die Ergebnisse auszusehen hatten, beklagt Dr. Ebright. »Die Mitwirkenden im NSABB waren von Dr. Fauci handverlesen, ausgewählt nach Loyalität und ihrem Einsatz für das Thema Biowaffenabwehr. Er managte das Gremium mit viel Sorgfalt.«[34] Hinter vorgehaltener Hand wurde der Dr. Fauci hörige Ausschuss auch als »Frettchen-Komitee« bezeichnet, aber vielleicht wäre »Wiesel« treffender gewesen?[35] Um kritischen Stimmen noch weniger Raum zu geben, verhinderte Dr. Fauci, dass das Gremium überhaupt zusammenkam. Aber selbst seine gläubigsten Apostel liefen Sturm, als seine Machenschaften in Sachen Vogelgrippe publik wurden. Eine Gruppe aufrührerischer Gremiumsmitglieder zeigte Rückgrat und zwang Dr. Fauci, das NSABB nach mehr als einem Jahr wieder zusammenkommen zu lassen.

Am 30. November 2011 stimmte das Gremium einstimmig für die Empfehlung, die Blaupausen für das Vogelgrippevirus nicht zu veröffentlichen. Die NIH sollten zentrale Forschungsmethoden nicht publik machen, und zwar auf Dauer. Mit der Entscheidung wurden Dr. Fauci und NIH-Direktor Dr. Francis Collins öffentlich bloßgestellt.[36,37]

Die *Washington Post* schrieb: »Mit seinem Votum stellte das Board die Führung von Fauci und Collins direkt infrage«, denn die NIH hatten »pathogenverändernde Forschung […] ohne externe Überprüfung oder Veröffentlichung« genehmigt.[38]

»Sie hatten die Entscheidung getroffen, diese Arbeiten zu finanzieren«, sagte Dr. Imperiale, einer der Abtrünnigen. »Es war peinlich für sie.«[39]

Die *Washington Post* schrieb: »Fauci und Collins reagierten, indem sie sich hinter verschlossenen Türen daranmachten, die Empfehlung des Ausschusses für Biosicherheit zu kippen. Gleichzeitig vertraten sie öffentlich die Notwendigkeit derartiger Forschung.«[40]

Nachdem publik wurde, was hinter den Kulissen lief, verteidigten Dr. Fauci und Dr. Collins ihre Forschung in Rotterdam und Wisconsin vehement in einem Meinungsartikel, der am 30. Dezember 2011 in der *Washington Post* erschien. Unter der Überschrift »Ein lohnenswertes Grippevirus-Risiko« wärmten die beiden lebenslangen Technokraten einmal mehr Faucis abgedroschene Litanei betagter Argumente auf. Derartige Experimente würden dazu beitragen, künftige Pandemien zu verhindern, erklärten sie mit der für sie typischen Schwammigkeit: »Erzeugt man im Labor ein potenziell gefährliches Virus, können daraus wichtige Informationen und Erkenntnisse resultieren.« Die Experimente mit Frettchen würden »wichtige Wissenslücken schließen«, was die Übertragbarkeit beim Menschen anbelangt, so die beiden Autoren:[41]

»Bestimmt man die molekulare Achillesferse dieser Viren, kann das Wissenschaftlern die Möglichkeit eröffnen, neue Zielansätze für antivirale Medikamente auszumachen, die dann gefährdete Personen vor Infektionen schützen oder mit denen sich infizierte Personen besser behandeln lassen. Jahrzehntelange Erfahrung lehrt uns, dass es ein zentraler Baustein bei der Entwicklung angemessener Gegenmaßnahmen und letztlich beim Schutz der öffentlichen Gesundheit ist, mit seriösen Wissenschaftlern und Beamten des Gesundheitswesens Erkenntnisse aus der biomedizinischen Forschung zu teilen.«[42]

Während er in der Öffentlichkeit seine Experimente verteidigte, machte Dr. Fauci gleichzeitig Zugeständnisse gegenüber den Rebellen und deren Verbündeten im Kapitol. Er stimmte einem 3-monatigen Moratorium zu, was die Veröffentlichung von Fouchiers und Kawaokas Aufzeichnungen zur Optimierung dieser Viren anging.

Diese Atempause gab Dr. Fauci und Dr. Collins Gelegenheit, Gain-of-Function-Forscher aus den Vereinigten Staaten und Europa um sich zu scharen, die wirtschaftlich von den Fördermitteln der NIH abhingen. Die *Washington Post* berichtete: »Einige beschwerten sich darüber, dass sich der Staat in wissenschaftliche Entscheidungsfindungen einmischte.« Die Ironie, dass es sich bei dieser Wissenschaft um staatlich finanzierte Arbeit handelte, entging der *Post* dabei offenbar.[43]

Nach 90 Tagen beendeten Dr. Fauci und Dr. Collins still und heimlich das kurze Intermezzo. Die erfahrenen Strategen hatten das Ende des Waffenstillstands auf einen Zeitpunkt gelegt, an dem sich der öffentliche Aufruhr mittlerweile wieder gelegt hatte. Die Aufmerksamkeit der politischen Klasse hatte sich längst wieder anderen Themen zugewandt, und im Zusammenspiel mit Dr. Faucis unverfrorener Machtdemonstration sorgte dies dafür, dass der Aufstand innerhalb der NSABB abklang. Fauci und Collins befanden sich nun wieder in der Offensive, also versammelten sie am 29. März 2012 erneut das NSABB-Gremium zu Biosicherheit. Teilnehmer sprachen von einer »angespannten Stimmung«.[44] Dieses Mal gingen die NIH-Oberbosse auf Nummer sicher und hielten das Treffen hinter verschlossenen Türen ab. Jeder Teilnehmer war gezwungen, eine Geheimhaltungsvereinbarung zu unterschreiben.[45]

Bei diesem Geheimtreffen kippte der NSABB-Ausschuss seine frühere Haltung und stimmte mit 12 zu 6 Stimmen dafür, Fouchiers Arbeit zur Vogelgrippe zu veröffentlichen. Kleinlaut fügte er eine Empfehlung hinzu, zentrale Informationen zur Genomsequenz aus den Veröffentlichungen zu entfernen, damit Bösewichte aufgrund dessen keine pandemiefähigen Superkeime fabrizieren konnten. Einstimmig votierte das Gremium dafür, Kawaokas Studie zur Veröffentlichung freizugeben. Es gibt keinerlei öffentlich einsehbare Unterlagen zu dem Treffen.[46] Bei einer Aussage vor dem Senatsausschuss zum Heimatschutz beteuerte Dr. Fauci im April 2012, beide seiner BSL-Labore seien »zahllose Male inspiziert worden, und jedes Mal wurde festgestellt, dass die empfohlenen Maßnahmen zur Biosicherheit eingehalten worden waren«. Weiter sagte er, »die vom NIAID unterstützte Forschung […] bleibt von Bedeutung für die globale Gesundheit«.[47]

Dr. Fauci mag beteuert haben, dass andere Behörden die Labore inspiziert hätten, aber Anlass zur Zuversicht gibt das nicht automatisch. Für die Belegschaft in den Laboren ist das Justizministerium zuständig, die Zertifizierung der Labore selbst obliegt den CDC. In *Das wahre Gesicht des Dr. Fauci* zeige ich auf, dass die Seuchenschutzbehörde im Grunde der Kontrolle von Dr. Fauci und Dr. Collins unterliegt.

Der NSABB-Aufstand war niedergeschlagen, der Kongress wähnte sich wieder in Sicherheit, also veröffentlichten die beiden von Dr. Fauci finanzierten Wissenschaftler ihre Ergebnisse – Kawaoka im Mai 2012 in *Nature* und Fouchier im Juni 2012 in *Science*. Keine der umstrittenen Einzelheiten war herausredigiert worden. Und so ging es mit Dr. Faucis viraler Gain-of-Function-Nekromantie weiter voran.[48,49] Im Herbst 2012 setzte er eine weitere Verteidigungsrede seiner Gain-of-Function-Experimente auf. Im Fachmagazin *mBio* schrieb er: »Sämtliche Entscheidungen bezüglich derartiger Forschung müssen transparent vonstattengehen.«[50] »Transparenz« zählt zu den magischen Begriffen, die Dr. Fauci zusammen mit anderen luftigen Allgemeinplätzen gern beschwört, sie für sich in der Praxis jedoch in Bausch und Bogen ablehnt.

In einem Interview mit der *Washington Post* spottete ein Referent für Wissenschaftspolitik der Regierung Obama über Dr. Faucis Anspruch auf Transparenz. Die Quelle, die aus Sorge um ihre berufliche Laufbahn anonym bleiben wollte, erklärte, seit Gründung des NSABB habe das Büro des NIH-Leiters Zurückhaltung an den Tag gelegt, was wichtige Informationen über die unterschiedlichen Gain-of-Function-Vorhaben anbelangte – gegenüber dem NSABB und erst recht gegenüber der Öffentlichkeit.[51] Der im Staatsdienst beschäftigte Wissenschaftler sagte, er erinnere sich daran, unvollständige Angaben von den NIH bekommen zu haben. »Wie die endgültige Entscheidung bezüglich der fraglichen Förderanträge ausgefallen war, erfuhren wir nicht.«[52] Das NSABB mochte öffentlich gegen Faucis Gain-of-Function-Forschung aufbegehrt haben, aber letztlich blieb der Protest ohne Wirkung. Jetzt, wo er das NSABB wieder fest im Griff hatte, ließ Dr. Fauci seine Hunde des Biokrieges von der Kette.

Als im selben Jahr in Ägypten und Saudi-Arabien das MERS-Virus grassierte, nutzte Dr. Fauci dies als Rechtfertigung dafür, die NIAID-Fördermittel für Gain-of-Function-Arbeiten dramatisch hochzufahren.[53] Sein liebster Gain-of-Function-Nekromant, Dr. Ralph S. Baric, hockte derweil in seinem Labor an der University of North Carolina und intensivierte seine Bemühungen, diese und andere Tierviren genetisch so zu manipulieren, dass sie Menschen infizierten oder noch virulenter wurden.[54]

Für die Freunde der Biowaffen brachen wieder glückliche Zeiten an.

◇◇◇

KAPITEL 20

Das Obama-Moratorium

Als sich im Jahr 2014 in drei amerikanischen Biolaboren Pannen ereigneten, bescherte dies Dr. Faucis Gain-of-Function-Forschung zusätzliche unerwünschte Aufmerksamkeit. Was war geschehen?

Im März verschickte ein Mitarbeiter der Seuchenschutzbehörde CDC versehentlich Ampullen, die einen lebenden Stamm des tödlichen H5N1-Vogelgrippeerregers enthielten. Die Ampullen gingen von den CDC an ein Labor des Landwirtschaftsministeriums in Atlanta,[1] aber erst als eine Gruppe Hühner überraschend verendete, fiel der Fehler im Landwirtschaftsministerium auf. Am 5. Juni kam es dann im CDC-Labor in Georgia zu einem ernsten Unfall – rund 75 CDC-Angestellte wurden einem lebenden Milzbranderreger ausgesetzt.[2,3] Und nur einen Monat später stolperten Labortechniker der Zulassungsbehörde FDA über sechzehn falsch beschriftete Ampullen. Sie entdeckten diese in einem gemeinsam von FDA und NIH betriebenen Labor in Maryland in einem ungesicherten kalten Schrank, wo sie in einer vor sich hin leckenden Kiste standen. Die Ampullen enthielten 65 Jahre alte Pockenkulturen. Die Proben stammten von einer Seuche, die seit 1979 als weltweit ausgemerzt gilt, und eigentlich hätten sie längst zerstört oder wenigstens in einer Hochsicherheitsanlage der CDC gelagert werden müssen.[4]

Die Berichte über diese Pannen zogen Anhörungen des Kongresses nach sich, und im NSABB, das Dr. Fauci gerade erst wieder unter Kontrolle bekommen hatte, brach sich bei der Hälfte der Mitglieder erneut Unmut Bahn. Im Juni 2014 verlangten die Meuterer, dass Dr. Fauci die erste NSABB-Sitzung seit über einem Jahr einberief, damit man über die drei Zwischenfälle reden könne und er den tollkühnen Ansatz des NIAID bei der Finanzierung von Gain-of-Function-Forschung begründen möge. Verärgert reagierte Dr. Fauci mit der für ihn so typischen Dreistigkeit – er feuerte kurzerhand sämtliche Abweichler. Die schockierte wissenschaftliche Gemeinschaft sollte Dr. Faucis waghalsigen Handstreich fortan als das »Samstagabendmassaker im NSABB« bezeichnen.[5,6]

Nachdem im NSABB-Ausschuss nur noch die allertreuesten Gefolgsleute verblieben waren, stellte Dr. Fauci sicher, dass die Nachrücker nichts als gefügige Marionetten waren.[7] Empört über ihren Rauswurf, meldeten sich die Geschassten zu Wort und kritisierten – endlich – öffentlich den laxen Umgang des NIH mit Belangen der Biosicherheit. Der Harvard-Epidemiologe Marc Lipsitch und Richard Ebright von Rutgers – zwei der führenden amerikanischen Kritiker der Gain-of-Function-Forschung – scharten die bei der NSABB vor die Tür gesetzten Gremiumsmitglieder und weitere wissenschaftliche Koryphäen um sich und gründeten eine unabhängige Taskforce, die Cambridge Working Group.[8]

»Sie sprachen sich weiterhin für Biowaffenforschung aus, waren aber über ihren Rauswurf verärgert«, sagte Ebright über die Ex-NSABB-Samurai.[9] Die Gruppe wandte sich an Präsident Obama und machte sich dafür stark, sämtliche Gain-of-Function-Forschung auszusetzen, bis »es eine quantitative, objektive und glaubhafte Bewertung der Risiken, des möglichen Nutzens und der Möglichkeiten für eine Risikominderung gegeben hat sowie einen Vergleich mit Experimentiermethoden, bei denen die Sicherheit höher ist«.[10,11] Rasch unterschrieben mehr als 300 Personen die Petition, darunter einige weltweit führende Nestoren der Biowaffenkriegsführung und Virologie.[12,13,14]

Präsident Obama erhörte ihr Flehen und verkündete im Oktober 2014 ein Moratorium auf Gain-of-Function-Forschung an »neuartigen, potenziell pandemischen Pathogenen«. Darunter fielen auch die Erreger von Grippe, SARS und MERS.[15,16] Obama folgte auch den Empfehlungen der Cambridge Working Group und ordnete an, im Rahmen eines unabhängigen Beratungsprozesses festzustellen, ob der potenzielle Nutzen der Gain-of-Function-Forschung die Risiken rechtfertige.[17] Empört darüber, wie das Weiße Haus es wagen konnte, sich einzumischen, bliesen Dr. Fauci und Dr. Collins zum Gegenangriff.

Lee Smith, Experte für die US-Beziehungen zu China, hat einen Artikel mit dem Titel »The Thirty Tyrants« verfasst und arbeitet an einem gleichnamigen Buch.[18] Bei einem Interview, das wir am 20. Februar 2023 führten, sagte Smith mir:

> »Fauci hat zwei Aufgaben: Er ist de facto der Chef der NIH, und er ist der Biowaffenzar. Um sich seine Heerscharen an Univirologen, seine hervorragenden Beziehungen zum Pentagon und zu den Nachrichtendiensten, seine Privilegien und seine Einkünfte erhalten zu können, muss Dr. Fauci diese waghalsige Forschung fortsetzen, koste es, was es wolle. Sein gesamtes weit verstreutes Imperium fußt darauf.«[19]

◇◇◇

KAPITEL 21

Ein Moratorium wird ignoriert

Nachdem das Moratorium verkündet worden war, sah sich das Weiße Haus praktisch unmittelbar heftigem Widerstand seitens führender staatlich geförderter Virologen ausgesetzt. Dr. Faucis Heer an Gain-of-Function-Wissenschaftlern gierte nach Fördermitteln, also legten sie Protest ein gegen diesen Zwangsstopp, der sie finanziell zu ruinieren drohte. Am lautesten äußerten sich die Coronavirusforscher Ralph S. Baric von der University of North Carolina (UNC) und Mark R. Denison von der Vanderbilt University. Am 12. November 2014 schrieben die beiden das NSABB an und argumentierten im Grunde dafür, die Gain-of-Function-Forschung an Coronaviren so lange als sicher zu erachten, bis eventuelle Risiken belegt seien: »Wir halten es für voreilig, neu auftretende Coronaviren diesen Beschränkungen zu unterwerfen, denn bislang gab es in keinem seriösen Rahmen einen wissenschaftlichen Dialog, bei dem ernsthaft die Biologie, die Vor- und Nachteile, die wahrscheinlichen Gefahren für die Öffentlichkeit und die moralischen Grundlagen von Gain of Function diskutiert wurden.«[1] Baric äußerte »starke Bedenken«, was das Moratorium anging, und klagte, es »wird unsere Fähigkeiten, rasch und wirksam auf künftige Ausbrüche von SARS- oder MERS-ähnlichen Coronaviren zu reagieren, beträchtlich einschränken«.[2]

Baric schrieb weiter: »Es sind noch keine Studien zur Verbesserung der Übertragbarkeit eines Coronavirus durchgeführt worden. **Tatsächlich existieren keine Modellsysteme für die Durchführung derartiger Studien an Coronaviren.**«[3] Baric hob diese Aussage durch Fettdruck hervor und wollte damit offenbar seine fragwürdige Ansicht unterstreichen, dass dieses Versäumnis keine gute Sache sei. Seiner Meinung nach bestand die »kritische Notwendigkeit«, Coronaviren aus Fledermäusen und Kamelen genetisch so zu manipulieren, dass sie Zwischenwirte wie »Mäuse, Meerschweinchen und Frettchen« infizierten, damit er und seine Kumpane Abwehrmaßnahmen für den Fall entwickeln konnten, dass diese Viren auf den Menschen übersprangen.[4]

Dass er dabei nicht ganz unvoreingenommen argumentierte, erwähnte der Forscher von der UNC bei alledem nicht – tatsächlich hatte niemand so viel finanzielle Unterstützung von Dr. Fauci für die Gain-of-Function-Forschung erhalten wie Baric. Vielmehr hatte Dr. Fauci bereits dafür gesorgt, dass Baric mehrere NIAID-Stipendien erhalten würde, um derartige Forschung an Coronaviren vorzunehmen, die man aus chinesischen Fledermäusen gewonnen hatte. Zuletzt waren Mittel im Juli und August 2014 geflossen, nur wenige Monate also, bevor am 17. Oktober 2014 das Moratorium verkündet wurde.[5] Im Zuge dessen verschickten die NIH achtzehn Unterlassungsanordnungen an vierzehn Institute. Baric war einer der Gain-of-Function-Experten, deren Forschung davon betroffen war, dass die Finanzierung ausgesetzt wurde.[6,7,8]

Das NIAID hatte Baric im August 2012 21,7 Millionen Dollar für eine auf 5 Jahre angelegte Studie zugesagt[9] sowie nochmals 10 589 801 Dollar im Juni 2013 für eine weitere auf 5 Jahre angelegte Studie.[10] Allein 2014 segnete das NIAID neun unterschiedliche Förderanträge Barics ab![11,12] Diese Forschungsanträge mögen dergestalt ausformuliert gewesen sein, dass sie die sehr eng gesteckte Definition von Gain-of-Function umgingen, aber es steht außer Frage, worin ihre Absicht bestand: Es ging darum, virale Gene zu sammeln und sie in neuen synthetischen Kombination so zusammenzufügen, dass sich ihre Funktionalität verbesserte.

Ob es nun mit oder ohne Zustimmung von Dr. Fauci und Dr. Collins erfolgte – Ralph Baric setzte seine Gain-of-Function-Studien fort und ignorierte damit das von Präsident Obama verhängte Moratorium, das von 2014 bis 2016 galt. 2015 und im weiteren Verlauf des Moratoriums kopierte Baric weiter Coronaviren und nahm Genmanipulationen an ihnen vor, darunter auch an einem Virus (SHC014), das Shi Zhengli aus einer Fledermausart namens Hufeisennase gewonnen hatte, die aus der Mojiang-Höhle in der Provinz Yunnan stammte.[13] 2013 erschien in einem Fachmagazin ein Artikel, in dem geschildert wurde, wie Daszak und Shi dieses Virus isoliert hatten.[14] Im aufgegebenen Bergwerk von Mojiang wurde 2013 ein weiteres, sehr ähnliches Fledermaus-Coronavirus entdeckt, das sogenannte Virus RaTG13. Genetische Untersuchungen sprechen dafür, dass es der nächste präpandemische Verwandte von SARS-CoV-2 ist.[15] Baric sollte später erklären, die NIH hätten ihm trotz der Anweisung des Präsidenten erlaubt, das Virus auch weiterhin zu kopieren und zu manipulieren, denn: »Die jüngste Studie war bereits im Gange, als das Moratorium in den USA in Kraft trat, und die National Institutes of Health (NIH) ließen eine Fortführung zu, während die Arbeit von der Behörde geprüft wurde.« Baric weiter: »Die NIH gelangten letztlich zu dem Schluss, dass die Arbeit nicht so riskant sei, dass sie unter das Moratorium falle.«[16]

Doppelzüngigkeit von einem Meister der Irreführung. Obamas Moratorium bezog sich ausdrücklich auf laufende Studien. Dass sich Barics Studie »bereits im Gange« befand, als sich das Weiße Haus einschaltete, hätte also keinen Unterschied gemacht. Mehr noch: Bislang sind keine Unterlagen öffentlich bekannt, wonach der interne Prüfungsausschuss der NIH für Gain-of-Function-Forschung Barics Vorschlag jemals grünes Licht gegeben hat.

Barics Arbeit während des Moratoriums führte zu zwei Veröffentlichungen, eine gemeinsame mit Shi Zhengli im Jahr 2015 und eine ohne sie 2016. In beiden werden Experimente geschildert, bei denen mithilfe von reverser Genetik sogenannte chimäre Viren gebaut werden. Dazu wurden Geninformationen aus dem SARS-artigen Coronavirus aus Shis Fledermäusen mit Geninformationen aus einer an Mäuse angepassten Version des ursprünglichen SARS-Coronavirus kombiniert. Das Resultat waren Viren, die sich in menschlichen Zellen wie auch in Mäusen replizierten.[17,18]

Die Chimären waren für die Mäuse nicht tödlicher als die an Mäuse angepassten ursprünglichen SARS-Viren, insofern mag man streng genommen behaupten, dass die Ergebnisse nicht als Gain of Function bezeichnet werden können. Das scheint allerdings mehr dem Zufall geschuldet. Baric munkelte jedenfalls ominös, das neuartige Spike-Protein, das Shi Zhengli entdeckt hatte, sei wahrscheinlich ein Viruspool, der nur »darauf wartet, beim Menschen aufzutreten«.[19] Sein Virus sorge also für eine »robuste Infektion« und warte nur darauf, »beim Menschen aufzutreten« – angesichts dieser Aussage erscheint die Behauptung, die NIH würden dieses Experiment als so sicher einstufen, dass es vom Moratorium ausgenommen sei, unaufrichtig.[20,21]

In Wirklichkeit haben Dr. Fauci, Dr. Collins und Baric starrköpfig und mit Methoden der Täuschung, Einschüchterung und Manipulation vom Start weg das Moratorium ausgehebelt. Das Weiße Haus wurde von vielen Seiten unter Druck gesetzt – von den Chefs der NIH und des NIAID, von deren einflussreichen Gefolgsleuten in der akademischen Welt und, vermutlich hinter den Kulissen, auch vom Militär und den Geheimdiensten, die diese Forschung heimlich finanziell unterstützten.

Die Entschlossenheit im Weißen Haus begann zu schwinden. Präsident Obama machte das Zugeständnis, dass der Beratungsprozess, der doch ursprünglich von unabhängiger Seite erfolgen sollte, nun vollständig innerhalb der NIH ablief. Dieses Entgegenkommen war lächerlich, stellte es doch den Reformgedanken des Präsidenten völlig auf den Kopf. Und damit nicht genug: Mit seiner finalen Anordnung übertrug Obama NIH-Direktor Francis Collins und seinem Mitstreiter Anthony Fauci die Befugnis, all jene Gain-of-Function-Studien von dem Moratorium auszunehmen, die die beiden Männer für »dringend erforderlich zum Schutz der öffentlichen Gesundheit oder der nationalen Sicherheit« hielten.[22] Nun, da die Entscheidungsgewalt einzig bei diesen zwei Kumpanen lag, war das Schlupfloch so groß, dass das Moratorium im Grunde null und nichtig war.

2 Monate nachdem das zum Weißen Haus gehörende Office of Science and Technology Policy achtzehn besonders gefährliche NIH-Projekte identifiziert und die NIH Unterlassungsschreiben verschickt hatten,[23] gab Collins für sieben dieser gestoppten Projekte die Finanzierung wieder frei, darunter auch das von Baric. Jedes dieser Vorhaben sei für die öffentliche Gesundheit oder die nationale Sicherheit der USA von »dringender Notwendigkeit«, bescheinigte Collins.[24] Kurz darauf informierten Vertreter der NIH Baric und zahlreiche weitere Forscher aus dem Bereich Gain of Function, dass die Behörde ihre Projekte gegenüber dem Moratorium immunisiert habe.[25]

Wenig überraschend berief Collins Mark Denison von der Vanderbilt University in den NSABB-Ausschuss. Denison, der von Baric ausgebildet worden war, seit Langem mit ihm zusammenarbeitete und stark von den Mitteln der NIH abhängig war, sang eifrig das Hohelied der Gain-of-Function-Forschung. Gemeinsam mit Ralph Baric hatte er das Protestschreiben vom 12. November 2014 an das NSABB verfasst und unterschrieben.[26,27]

Im März 2019 ließ das NIAID Baric weitere 3,6 Millionen Dollar zukommen, damit er seine Gain-of-Function-Arbeiten fortsetzen konnte. Es handelte sich um ein Projekt, das der »Pate der Gain-of-Function-Forschung« wie folgt beschrieb: **»Mechanismen des MERS-CoV-Eintritts, der artenüberschreitenden Übertragung und Pathogenese«.**[28,29] Bis 2023 sollte Ralph S. Baric 186-mal Mittel von NIH und NIAID erhalten, insgesamt atemberaubende 215 Millionen Dollar.[30]

◇◇◇

KAPITEL 22

Dr. Fauci und Dr. Collins heben das Moratorium auf

»Doch in unserer Regierungsform müssen wir unser gesamtes Vertrauen in gewöhnliche Menschen setzen, nicht in Maschinen oder Fachleute.«

US-Senator John F. Kennedy, 10. Oktober 1957

Das von Präsident Obama verhängte Moratorium sollte ursprünglich in Kraft bleiben, bis eine unabhängige Prüfung die Gain-of-Function-Forschung des NIAID entlastete. Doch das Weiße Haus beauftragte die NIH damit, einen »unabhängigen« Prüfer zu bestellen. Insofern war von vornherein klar, wie die Risikobewertung ausfallen würde. Wie üblich hatten Dr. Fauci und Dr. Collins dafür gesorgt, dass sie sämtliche Trümpfe in der Hand behielten. Ein Musterbeispiel dafür, wie Technokraten ihren Lieblingsprojekten einen Persilschein beschaffen, der sie von allen Vorwürfen reinwaschen soll.

Das Office of Science Policy, eine Unterabteilung der NIH, beauftragte Gryphon Scientific mit der Durchführung der Risiko- und Nutzenanalyse. Das kleine Rüstungsunternehmen unterhielt enge Verbindungen zu den Biowaffenfans in den Nachrichtendiensten und der Pharmaindustrie.[1] Das Branchenverzeichnis NCBiotech Company beschreibt Gryphon als »Beratungsfirma für Naturwissenschaft und Life Sciences, die technische Expertise in den Bereichen öffentliche Gesundheit, Biowaffenschutz und Heimatschutz offeriert«.[2] Seine Zelte aufgeschlagen hat das Unternehmen an einer Umgehungsstraße in

Takoma Park, Maryland, wo sich, einer wahren Schlangengrube gleich, zahlreiche militärische Auftragnehmer und deren Lobbybuden angesiedelt haben.

Gryphons President Rocco Casagrande promovierte 2001 am MIT, anschließend arbeitete er für ein Nanotech-Biotech-Unternehmen aus dem Großraum Boston. Als Chef des Bioanalyselabors der Vereinten Nationen war er an den vergeblichen Bemühungen der CIA beteiligt, Saddam Husseins Massenvernichtungswaffen aufzuspüren.[3,4] Diese Operation erwies sich im Nachhinein als eine Art Ausbildungslager für die zwielichtigen Kumpane und Macher, die Dr. Fauci bei seiner Gain-of-Function-Arbeit halfen – also Leute wie Robert Kadlec, Christian Hassell und David Franz.[5,6] Nach seiner Rückkehr in die USA gründete Casagrande 2005 Gryphon Scientific. In einem online abrufbaren Lebenslauf rühmt er sich, über fünfzig Projekte bis zur Zulassung gebracht zu haben. Gryphons Rolle, so Casagrande, bestehe darin, »staatliche Investitionen in die Medizin, in Detektionssysteme und einschlägige Firmenstandorte zu leiten« sowie zu analysieren, »welche Missbrauchsmöglichkeiten fortschrittliche Biotechnologie eröffnet, und *Wege zu empfehlen, dieses Risiko zu minimieren, ohne dabei den wissenschaftlichen oder industriellen Fortschritt zu behindern*«.[7] [Hervorhebung durch den Autor]

Der letzte Part mag das entscheidende »Augenzwinkern« gewesen sein, das Dr. Fauci dazu bewog, Casagrande mit der Risikoanalyse zu beauftragen. Ganz offenkundig begriff Casagrande, welche politischen Zwänge und Erwartungen seinen Auftrag begleiteten. Als versierter Auftragnehmer des Staates schien ihm klar zu sein, dass »Untersuchung« nichts anderes als »Absolution erteilen« bedeutete. Richard Ebright sagte mir, er persönlich halte viel von Casagrande. »Rocco ist ein Guter«, so Ebright. »Aber wenn ein Vertragsnehmer vom Leiter einer Behörde eine große Summe erhält, wobei ihm stets klar ist, welcher Art das gewünschte Ergebnis sein sollte, dann neigt er natürlich dazu, diesen Bericht so abzufassen, dass die Erwartungen [des Auftraggebers] erfüllt werden.«[8] Dem National Public Radio erklärte Casagrande, wie er an den Auftrag kam, und haute dabei auch diesen Kracher raus: »Es gibt nur wenige Beispiele, wo der Staat die Finanzierung von Forschung aufgrund von Sicherheitsbedenken eingestellt hat.«[9]

Ende 2015, nach einer 18-monatigen Untersuchung, reichte Gryphon sein 1016 Seiten umfassendes Risiko- und Nutzen-Gutachten (RBA) ein.[10] Und wer hätte es gedacht – Dr. Faucis Gain-of-Function-Unternehmungen erhielten grünes Licht. Im April 2016 erschien dann Gryphons offizieller Bericht. Darin findet sich ein Verweis auf die potenzielle Gefahr eines im Labor hochgezüchteten Coronavirusstamms. Erhöhe man die Übertragbarkeit von Coronaviren, könne dies eine Pandemie auslösen und das Risiko, dass es zu Todesfällen kommt, »um mehrere Größenordnungen« erhöhen, heißt es dort.[11] Ansonsten jedoch enthält das Dokument weder ernsthafte Analysen, noch intellektuelle Schärfe oder sonstiges, was Casagrande von seiner vorgefertigten Meinung hätte abbringen können.

Besondere Erwähnung findet SARS-CoV, der Vorläufer von Covid-19. Gryphon beschwichtigt die NIH, indem er insinuiert: Selbst wenn ein manipuliertes Coronavirus entkommen sollte, würde die resultierende Pandemie nicht allzu heftig verlaufen. »Würde ein Coronavirus so modifiziert, dass es eine globale Pandemie auslöst, würden die lange Inkubationszeit und der Krankheitsverlauf zu einer Pandemie führen, die sich über viele Jahre hinweg aufbaut.« Die Entwicklung verliefe also so langsam, dass die öffentlichen Gesundheitsbehörden Zeit genug hätten, ihre Maßnahmen zur Eindämmung der Krankheit anzupassen und auszuweiten, so Casagrande.[12] So einfach ist das also – Coronaviren breiten sich zu langsam aus, um eine Pandemie zu verursachen. Problem gelöst!

Derart überragende Arbeit können hoch bezahlte staatliche Auftragnehmer also abliefern, wenn Tony Fauci wissenschaftliche Ergebnisse benötigt, die eine von vornherein feststehende Absolution stützen.

Gryphons Rechtfertigung dafür, sich für eine Fortsetzung der Gain-of-Function-Forschung auszusprechen, war absurd (und verhängnisvoll). Außerdem zog sie nahezu 250 Seiten an Kritik seitens entsetzter und empörter Fachleute aus der Wissenschaft nach sich. Dr. Marc Lipsitch verwies darauf, dass Gryphons »Recherche« in erster Linie darin bestanden habe, sich mit Gain-of-Function-Befürwortern an den vierzehn Laboren zu unterhalten, an denen Dr. Fauci und das Militär Gain-of-Function-Forschung förderten.

Er sprach also mit Menschen, deren Auskommen davon abhing, dass diese Forschung fortgesetzt wird. Nur 12 Prozent der von Casagrande durchgeführten Befragungen seien mit Personen durchgeführt worden, die Bedenken bezüglich dieser Art von Forschung geäußert hatten, so Lipsitch. »Alles in allem fällt es schwer zu erkennen, inwieweit dieser Prozess so angelegt war, dass die Öffentlichkeit maximale Mitsprachemöglichkeit erhält oder dass Befürworter und Kritiker von Gain-of-Function-Forschung sich die Waage halten oder dass die inhärenten Interessenkonflikte jener Menschen thematisiert werden, deren Forschung oder Finanzierungsportfolios Gegenstand der Diskussionen sind.«[13]

Ihre Zuverlässigkeit stellen Militärberater wie Gryphon Scientific dadurch unter Beweis, dass sie für einen niemals abreißenden Strom staatlicher Hohlköpfe pflichtbewusst plausible Entlastungen produzieren. Und weil Gryphon im Gain-of-Function-Fall für einen Freispruch plädierte hatte, hatte die Firma sich eine Belohnung verdient, und zwar in der Lieblingswährung der Berater von Staat und Militär – es folgten mithin eine Reihe lukrativer neuer Verträge. Nun ging es darum, die staatliche Reaktion auf unterschiedliche Szenarien der biologischen Kriegsführung zu analysieren.

So erhielt Casagrande den gut bezahlten Auftrag, Robert Kadlecs »Strategic National Stockpile«-Projekt schönzureden.[14] Kritiker hatten Kadlec vorgeworfen, seinen finanziellen Gönnern, den El-Hibris, eine Vorzugsbehandlung zukommen zu lassen. Es ging um eine ganze Batterie nicht zugelassener, schlampig erprobter, unnötiger und/oder gefährlicher Impfstoffe gegen Milzbrand und Pocken.[15] (Mehr dazu in *Das wahre Gesicht des Dr. Fauci.*) Gleichzeitig hatte Kadlec es versäumt, wichtige antivirale Wirkstoffe wie Hydroxychloroquin und Ivermectin einzulagern, aber auch Antibiotika, monoklonale Antikörper, Nährstoffe, Vitamine und andere Dinge, die Amerikanern tatsächlich dabei helfen könnten, eine Pandemie zu überstehen. Doch trotz aller offenkundigen Mängel hinsichtlich der Bevorratung wusch Casagrande, wie nicht anders zu erwarten, Kadlec von aller Schuld frei: »Mit Blick auf die von uns untersuchte Vielzahl an Bedrohungen verfügt der Strategic National Stockpile über die angemessene Menge an Material und im Großen und Ganzen über die richtigen Dinge.«[16] Dass Casagrandes Schlussfolgerung nichts als Augenwischerei war, machte die Covid-19-Pandemie deutlich.

Die triumphale Lossprechung, die Casagrande Dr. Faucis Gain-of-Function-Vorhaben zuteilwerden ließ, bewies dem Pentagon und den Gesundheitsbehörden, dass Casagrande als staatlicher Auftragnehmer eine verlässliche Größe war. Und so flatterte ihm, kurz nachdem Gryphon seinen Bericht veröffentlicht hatte, eine prestigeträchtige Einladung der National Academies of Sciences, Engineering, and Medicine (NASEM) auf den Tisch: Er wurde gebeten, im März 2016 auf der mit großem Getöse angekündigten Konferenz der NASEM zum Thema Gain-of-Function-Forschung zu sprechen.[17] Im Januar 2017 und Februar 2018 nahm Casagrande an Treffen hochrangiger Gain-of-Function-Wissenschaftler wie Ralph Baric teil, die in einen vom Staat finanzierten Bericht über »Biowaffenschutz im Zeitalter der synthetischen Biologie« mündeten, der den Umfang eines Buches hatte.[18]

Während Casagrande noch den Freispruch für die Gain-of-Function-Mauscheleien von Dr. Fauci und Dr. Collins formulierte, arbeiteten die beiden hinter den Kulissen bereits daran, im Vorgriff auf das Aus des Moratoriums auch die letzten Reste unabhängiger Aufsicht aus der Welt zu schaffen. Obamas Weißes Haus hatte ein neues Bollwerk errichtet, das die Öffentlichkeit vor gefährlichen Gain-of-Function-Experimenten schützen sollte: Die NASEM sollten ein abschließendes Zulassungsverfahren für sämtliche von den NIH finanzierten Gain-of-Function-Studien durchführen. Die *Washington Post* enthüllte 2021 allerdings, dass Collins, sein Stabschef Lawrence Tabak[19] und »weitere Bundesbeamte« (mutmaßlich inklusive Anthony Fauci) zwischen 2015 und 2017 heimlich mit nicht näher identifizierten Personen aus dem Nationalen Sicherheitsrat und dem zum Weißen Haus gehörenden Office of Science and Technology Policy zusammenkamen, um darauf hinzuarbeiten, dass dieses Zulassungsprotokoll von der Bildfläche verschwand.[20] Dass hier der Nationale Sicherheitsrat involviert war, dem satzungsgemäß auch der CIA-Direktor angehört, spricht dafür, dass Geheimdienste und Militär das finale Wort hatten, was Dr. Faucis Kampf anbelangte, alles abzuschütteln, was nach unabhängiger Aufsicht über seine Gain-of-Function-Forschung aussah. In diesen Konflikt waren also auch Militär und Geheimdienste involviert, denn sie waren zu diesem Zeitpunkt die größten Geldgeber für Gain-of-Function-Forschung in Wuhan und Dutzenden weiterer Geheimlabore rund um den Globus.

Es sei in diesem Zusammenhang erneut daran erinnert, wer zu diesem Zeitpunkt Präsident Obamas stellvertretende Nationale Sicherheitsberaterin war – Avril Haines.[21] Die ehemalige stellvertretende CIA-Direktorin sollte ihre Finger auch bei sämtlichen Aspekten der Covid-19-Pandemie und der folgenden Vertuschungsaktion im Spiel haben.[22]

Der Ausschuss der NASEM verlor nicht nur sein Vetorecht für Projekte, die den NIH unterstanden, auch die Zahl der Projekte, die zur Begutachtung vorgelegt wurden, schränkte man stark ein. Ursprünglich hatte das Weiße Haus den National Academies weitreichende Befugnisse über sämtliche Experimente mit Grippe- und Coronaviren überantwortet, die »unter Säugetieren übertragbar« sein könnten. Die neue Definition war enger gesteckt: Die NASEM würden ausschließlich Studien begutachten, in denen es darum ging, Krankheitserreger zu manipulieren, die »wahrscheinlich imstande sind, sich breit und unkontrollierbar unter menschlichen Bevölkerungen auszubreiten« – eine hochgradig subjektive Festlegung. Und selbst dieser zurechtgestutzte Aufgabenbereich sollte sich nur auf solche Pathogene beziehen, die »realistisch als Quelle einer potenziellen Pandemie beim Menschen denkbar sind«.[23] Wie üblich sollten es Dr. Fauci und Dr. Collins sein, die anhand dieser Kriterien einseitig entschieden, welche Projekte den NASEM letztlich zur Begutachtung vorzulegen seien.

Von Autoren der *Washington Post* darauf angesprochen, warum er diese Veränderungen vorgenommen habe, erklärte Collins, er könne die Einzelheiten »nicht mehr in Gänze rekonstruieren«, beteuerte aber, dass das Personal seiner Behörde an die Bewertung der Forschungsanträge »die allerhöchsten Maßstäbe« anlege.[24]

Ein niedergeschlagener Dr. Lipsitch wiederum sagte dem National Public Radio zur selben Zeit:

> »Selbst wenn man ihre in einigen Fällen ausgesprochen optimistischen Annahmen zugrunde legt wie auch ihre Falschannahmen in anderen Fällen, die sie zu der Einschätzung verleiten, das Risiko sei kleiner, als es in Wahrheit ist, steht unter dem Strich ein Risiko, das inakzeptabel ist [...] Laborexperimente, bei denen Viren hergestellt werden, die [...] beim Menschen hochansteckend sein könnten, sind extrem riskant und bieten im Vergleich zu sicheren Alternativen nur sehr wenig zusätzlichen Wert, wenn es um eine verbesserte Reaktion unsererseits auf diese Viren geht.«[25]

Aber Lipsitch und andere Kritiker der Gain-of-Function-Forschung bemühten sich vergeblich. Am 19. Dezember 2017 – Trump war bereits seit einem Jahr Präsident – endete der Entscheidungsprozess. Mit Rocco Casagrandes Freibrief in der Hand und den ins Abseits gedrängten NASEM zogen Dr. Collins und Dr. Fauci dem präsidialen Moratorium auf Gain-of-Function-Forschung still und heimlich den Stecker. Sein neuer Chef, Gesundheitsminister Alex Azar, wurde von Fauci weder im Vorfeld konsultiert noch im Nachgang darüber informiert, dass er und Collins die Anweisung des Präsidenten außer Kraft gesetzt hatten.[26] Die australische Journalistin Sharri Markson schreibt: »Dass die Einschränkung bei der Gain-of-Function-Forschung in den USA nicht mehr galt, erfuhr Azar erst [3 Jahre später] 2021 aus den Medien.«[27] Wiewohl das Moratorium eine direkte Anweisung von Präsident Obama gewesen war, hatten Collins und Fauci es eigenmächtig aufgehoben – ohne Genehmigung sowie ohne Ankündigung, Begründung oder öffentliche Debatte.[28,29]

◇◇◇

KAPITEL 23

P3CO

◇◇◇

Rocco Casagrande arbeitete daran, das Moratorium aus der Welt zu schaffen und den Boden dafür zu bereiten, dass die US-Regierung eine Flut neuer Gain-of-Function-Experimente finanzieren konnte. Gleichzeitig nutzte Dr. Fauci das Interregnum dafür, sich das lästige NSABB-Gremium mit seinen regelmäßig aufbegehrenden Meuterern ein für alle Mal vom Hals zu schaffen. Am 9. Januar 2017 rief das Gesundheitsministerium ein neues Organ zur Bewertung von Risiken bei der Gain-of-Function-Forschung ins Leben. Das Aufsichtsgremium vom NSABB wurde komplett abgeschafft, an seine Stelle trat P3CO, das »Potential Pandemic Pathogen Care and Oversight Framework«, fest in der Hand von Dr. Fauci und seinem Mitstreiter Robert Kadlec.[1,2] David Willman und Madison Muller von der *Washington Post* berichteten, Francis Collins sowie nicht namentlich genannte Vertreter der NIH, des zum Weißen Haus gehörenden Office of Science and Technology Policy und des Nationalen Sicherheitsrates hätten hinter verschlossenen Türen an Beratungen zur Zukunft der Gain-of-Function-Forschung teilgenommen.[3] Der dort gefasste Beschluss sah vor, dass Wissenschaftler, bevor sie Gain-of-Function-Forschung in Angriff nehmen können, zunächst die Zustimmung vom Expertengremium des P3CO einholen müssen. Dieser Ausschuss befindet dann darüber, ob die Forschung die Risiken wert ist.

Wenn es darum ging, Ausschüsse zu manipulieren, konnte natürlich niemand Tony Fauci das Wasser reichen. Er unternahm alles in seiner Macht Stehende, um dafür zu sorgen, dass das P3CO-Procedere zur reinen Farce verkam. Er ergriff all die sattsam bekannten Schutzmaßnahmen und ging sogar noch weiter, auf dass bloß keines seiner geliebten Projekte über so etwas Schnödes wie Skrupel stolpern konnte. Einer der zusätzlichen Schritte bestand darin, die Zahl der Mitglieder ebenso geheim zu halten wie ihre Namen und Zugehörigkeiten. Das galt selbstverständlich auch für Beratungen und Entscheidungen des Komitees.

»Geheime Mitglieder, geheime Abläufe, geheime Beratungen, geheime Ergebnisse«, sagte mir Professor Ebright. »Offiziell wird die ganze Geheimhaltung damit gerechtfertigt, dass man geschützte Informationen nicht gefährden wolle, aber ich kann Ihnen versichern, dass es bei Gain-of-Function-Studien keine geschützten Informationen gibt. Und falls es doch einmal welche geben sollte, wäre ihre Geheimhaltung leicht zu wahren.«[4]

Dr. Fauci beteuerte gegenüber der *Washington Post*, sämtliche Gain-of-Function-Experimente würden »mit dem allerhöchsten Maß an Aufsicht durchgeführt«. Und weiter: »Wo wir transparent sein können, wo uns das System Transparenz erlaubt, da übertreiben wir es sogar mit der Transparenz.«[5] Wie sich später herausstellen sollte, war Dr. Fauci alles andere als transparent, als es um den Technologietransfer in Richtung des chinesischen Militärs ging. Diese Aktivitäten verbarg er vor der amerikanischen Öffentlichkeit hinter einer Nebelwand der strengsten Geheimhaltung.

Im August 2021 versprach Collins der *Washington Post*, die Namen der Mitglieder des Prüfungsausschusses zu veröffentlichen, damit »wir die Art von Transparenz schaffen, die die Öffentlichkeit erwartet«.[6] Wir warten bis heute.

Nur ein einziges Mitglied wurde bislang öffentlich bekannt, und das ist der Vorsitzende des P3CO-Ausschusses, Dr. Christian Hassell, unter Kadlec stellvertretender Staatssekretär für Preparedness and Response.[7] Im Sommer 2021 hielt Dr. Hassell ein Briefing für Kongressmitarbeiter des Ausschusses für Energie und Handel ab. Dabei weigerte er sich, die Namen seiner Kollegen im P3CO-Ausschuss preiszugeben, räumte aber ein, dass alle aus dem Office of the Director* der NIH stammen. Als die Kongressmitarbeiter beim Gesundheitsministerium förmlich beantragten, Namen und Verbindungen sämtlicher

* Anm. d. Übers.: Das Office of the Director ist die Zentrale der NIH und verantwortlich für die Festlegung der NIH-Politik sowie für die Planung, Verwaltung und Koordinierung der Programme und Aktivitäten aller NIH-Bereiche.

Mitglieder des P3CO-Ausschusses zu erhalten, rückte die Behörde einige Namen von NIH-Angestellten heraus, allerdings wegen »Bedenken um die persönliche Sicherheit« nur unter dem Vorbehalt, dass die Daten vertraulich zu behandeln seien.[8]

Es steht zu vermuten, dass Dr. Hassell dieser wichtige Posten von Dr. Fauci und Dr. Collins übertragen wurde, weil er ein Meister der Diskretion ist – gemeint ist hier die Kunst, sich nicht angreifbar zu machen. Hassell ist ein alter Bekannter in Biowaffenkreisen. 2002, während der verpatzten Milzbrand-Ermittlungen, war er Labordirektor beim FBI und konnte sich in dieser Zeit beim Gesundheitsministerium als Zuverlässigkeit in Person etablieren. Kritiker warfen ihm vor, er habe im staatlichen Auftrag Dr. Bruce Ivins, den Wissenschaftler aus Fort Detrick, zu Unrecht beschuldigt, für die Milzbrandanschläge verantwortlich gewesen zu sein. Dank dieser Strategie wurden die El-Hibris, die Gönner und Geschäftspartner von Bob Kadlec, ebenso aus der Schusslinie genommen wie weitere potenzielle Schuldige aus den Militärlaboren und staatlichen Einrichtungen, die von Battelle gemanagt wurden.[9] In *Das wahre Gesicht des Dr. Fauci* dokumentiere ich ausführlich, wie sich die El-Hibris und Kadlec dank der Milzbrandanschläge nicht nur finanziell massiv bereicherten, sondern auch ihren Einfluss stark ausweiten konnten. Kadlec gab den El-Hibris, seinen früheren Arbeitgebern und Geschäftspartnern, ein unangreifbares Monopol für die Herstellung von Milzbrandimpfstoff für den von ihm kontrollierten National Stockpile. Zuvor hatte der damalige Verteidigungsminister William Cohen 1997 angeordnet, sämtlichen 2,5 Millionen Angehörigen der Streitkräfte den schlampig getesteten, unwirksamen und hochgefährlichen Milzbrandimpfstoff zu verabreichen.[10,11,12,13] Interessengruppen gehen inzwischen von Zehntausenden amerikanischer Soldaten aus, die Schäden davongetragen haben, weil man ihnen widerrechtlich das tödliche Vakzin gespritzt hatte.[14] Knapp 700 000 amerikanische Militärangehörige waren 1990 und 1991 im Golfkrieg im Einsatz, davon waren 175 000–250 000 vom Golfkriegssyndrom betroffen. Hinzu kommt eine unbekannte Zahl von Veteranen, die ab 1997 gegen Milzbrand immunisiert wurden, da die Impfungen fortgesetzt wurden.[15]

9 Jahre lang war Hassell Forschungschemiker bei DuPont, dann schloss er sich dem Los Alamos National Lab als Nachrichtendienstanalyst an. Sein Arbeitgeber war die Abteilung Field Intelligence Element des Energieministeriums. Unter dem Fort-Detrick-Kommandeur David Franz war er Teil der Iraq Survey Group in Bagdad. Das international besetzte Team wurde vom Verteidigungsministerium und der CIA aufgestellt und hatte den Auftrag, sich an der wilden Jagd nach Iraks vermeintlichen Massenvernichtungswaffen zu beteiligen. Anschließend diente Hassell im Verteidigungsministerium als stellvertretender Staatssekretär für Chemie- und Biowaffen. Hassell ist als Strippenzieher innerhalb der Biowaffenbruderschaft berüchtigt, was für eine Truppe mit derart vielen lausigen Charakteren schon einiges aussagt.[16] Während der Amtszeit von Präsident Trump meldete sich ein Whistleblower zu Wort und warf Hassell vor, er habe seinen Kumpanen Kadlec wiederholt um Staatsgelder in Höhe von 100 Millionen Dollar gebeten. Das Geld war für einige mit Hassell befreundete Biowaffenauftragnehmer gedacht, die, wie Hassell einräumte, wegen »zwielichtiger Geschäfte, gesetzwidriger Buchführung und Versäumnissen hinsichtlich ihrer Rechenschaftspflichten« in Schwierigkeiten steckten.[17] Seine mutmaßlich flexiblen Moralvorstellungen und sein überbordender Einfallsreichtum beflügelten seinen Marsch durch die Ränge der Biowaffenagenturen und bescherten ihm Dr. Faucis Plazet als Vorsitzender des P3CO-Gremiums.

Für den Fall, dass er mit all diesen strukturellen Schutzmaßnahmen das P3CO-System noch nicht ausreichend zu seinen Gunsten manipuliert haben sollte, hielt sich Dr. Fauci schließlich noch ein finales und absolut narrensicheres Schlupfloch offen, welches das P3CO auch vom letzten Rest seiner Funktionalität befreite – er räumte sich selbst die Option ein, den gesamten Prozess aus strategischen Gründen zu ignorieren.

Die P3CO-Richtlinien sehen vor, dass der Leiter jeder Behörde, die derartige Forschung finanziert, also NIAID und NIH, alle Förderanträge und Forschungsanträge identifiziert, die sich für eine P3CO-Prüfung qualifizieren, und diese Anträge dann an den Ausschuss weiterreicht. Also hebelten Dr. Fauci und Dr. Collins in den folgenden Jahren den gesamten P3CO-Prozess im Grunde völlig aus, indem sie sich schlicht weigerten, dem Gremium Gain-of-

Function-Projekte zur Überprüfung vorzulegen. In den 3½ Jahren seit Einführung der P3CO-Richtlinen gab es laut Professor Ebright mehrere Dutzend Forschungsanträge, die für eine Risiko-Nutzen-Überprüfung durch den Ausschuss geeignet gewesen wären. Dr. Fauci und Dr. Collins hätten davon gerade einmal drei eingereicht – und zwei davon waren ältere Studien, die sich bereits in der Pipeline befunden hatten.[18] Dr. Ebright sagt, Fauci und Collins hätten »beschlossen, dem Prozess eine lange Nase zu drehen. Es gab zwischen einem und vier Dutzend Studien, die die Kriterien erfüllten, und die hätten weitergeleitet werden müssen. Zwei waren Schnee von gestern. Sie leiteten nur eine einzige weiter. Und aufgrund der Geheimhaltung wissen wir bei keinem dieser Fälle, was dabei herausgekommen ist«.[19]

Gegenüber einem Reporter der *Washington Post* bestätigte Kadlec, der das Gremium beaufsichtigte und in der Regierung Trump als Staatssekretär für Preparedness and Response fungierte, dass Fauci und Collins zwischen 2017 und 2020 »nicht mehr als drei, vier Projekte« zur P3CO-Prüfung eingereicht hatten.[20]

Im August 2021 – zu diesem Zeitpunkt gingen einige seiner ranghohen Kollaborateure bereits auf Abstand zu den Gaunereien von Fauci und Collins – machte sich Kadlec noch über den Prozess lustig, für dessen Leitung das Pentagon ihn bezahlte. »Sie benoteten ihre Hausaufgaben selbst«, so Kadlec. Ohnehin seien die Möglichkeiten seines Ausschusses nicht »robust genug, um zu verhindern, dass schlimme Dinge geschehen«. Und weiter: »Ehrlich gesagt mangelte es uns an den wissenschaftlichen Mitteln.«[21]

Und während sich die Kontroverse um das Laborleck in Wuhan immer weiter aufheizte, begann sogar Christian Hassell auf Distanz zu dem Projekt zu gehen, mit dessen Verwaltung Dr. Fauci ihn beauftragt hatte. »Wir haben nur zwei Prüfungen abgeschlossen«, gestand er, als er am 23. Januar 2020 vom NSABB befragt wurde. Ein drittes Projekt sei eingegangen, aber niemals überprüft worden.[22] Dass so wenig zur Überprüfung vorgelegt worden sei, lag Hassell zufolge daran, dass Dr. Fauci dazu neigte, einen recht engen Rahmen anzulegen, wenn es darum ging zu beurteilen, welche Gain-of-Function-Forschung überhaupt einer Überprüfung wert sei. »Ich werde etwas offener sein, als es möglicherweise angemessen ist – ich glaube, er ist zu eng«, gestand

Hassell. »Meiner Ansicht nach sollte man bei dieser Sache keinen zu feinen Filter einsetzen.«[23] Es ist nicht belegt, dass Hassell diese »Ansicht« schon einmal zu einem früheren Zeitpunkt geäußert hätte, also bevor ihn das NSABB zu Beginn der Coronapandemie zur Rede stellte. Das Kind war zu diesem Zeitpunkt bereits in den Brunnen gefallen.

Ein langjähriger NIH-Mitarbeiter sagte gegenüber *Vanity Fair*: »Die NIH finanzierten derartige Forschung, und dort begegnete man den P3CO-Richtlinien vor allem mit Schulterzucken und Augenrollen. Verbietet man Gain-of-Function-Forschung, verbietet man die Virologie als solche. Seit dem Moratorium machten alle ›zwinker, zwinker‹ und führten ihre Gain-of-Function-Forschung trotzdem einfach fort.«[24]

Wer Initiative dabei zeigt, sich und anderen den Rücken freizuhalten, den belohnt das System der eigentümlichen institutionellen Moral, das bei den NIH vorherrscht. Hassell ist heute ein ranghoher wissenschaftlicher Berater des Gesundheitsministeriums unter Präsident Biden.[25]

NIH-Direktor Francis Collins singt und tanzt gerne; das zeigen die selbst gedrehten Videos, die er von seinen peinlichen musikalischen Auftritten veröffentlicht.[26] Dass er auch auf der metaphorischen Bühne eine geschmeidige Sohle aufs Parkett zu legen versteht, stellte er 2021 unter Beweis. Ein Reporter der *Washington Post* bat ihn zu enthüllen, wie viele Gain-of-Function-Projekte er und Dr. Fauci finanziert hätten, seit Kawaoka und Fouchier 2012 der Vogelgrippe beigebracht hatten, Frettchen umzubringen. Der Reporter der *Washington Post* hatte kurz zuvor NIH-Fördergelder in Höhe von 48,8 Millionen Dollar ausgemacht, die zwischen 2012 und 2020 in mindestens achtzehn Gain-of-Function-Projekte geflossen waren.[27] Collins bestätigte lediglich zwei Projekte aus dem Jahr 2018 und weigerte sich, eine Gesamtzahl zu nennen. Ausweichend meinte er: »Eine Antwort wäre davon abhängig, wie die Arbeit in einem bestimmten Jahr definiert wurde.«[28] Wir haben es bei »Gain of Function« also nicht nur mit einem dehnbaren Begriff zu tun, die Definition desselben ändert sich auch noch von Jahr zu Jahr!

◇◇◇

KAPITEL 24

Peter Daszak macht aus EcoHealth ein Instrument, mit dessen Hilfe Pentagon, Geheimdienstler sowie Technokraten aus dem Gesundheitswesen Geld und Biowaffentechnologie nach China schleusen

Wie wir gesehen haben, führte Dr. Fauci trotz des Moratoriums von Präsident Obama seine Gain-of-Function-Spielereien fort. Offenbar um seine Machenschaften wenigstens in Teilen zu verbergen, lagerte er einige der kontroversesten Experimente kurzerhand aus – in Chinas Biosicherheitslabor in Wuhan, weit weg von allzu neugierigen Nachfragen aus Weißem Haus und Außenministerium oder von Wichtigtuern wie Lipsitch und Ebright sowie deren scheinheiligen Schnüfflern von der Cambridge Working Group. Um noch weiter zu vertuschen, wie tief die NIH in der illegalen Forschung steckten, wusch

Dr. Fauci die Fördergelder für Wuhan. Dabei half ihm der in Großbritannien geborene Zoologe und Biowaffenfanboy Peter Daszak mit seiner kleinen New Yorker »Tierschutzorganisation« EcoHealth Alliance.

Seit über einem Jahrzehnt arbeitete Dr. Fauci an seinen Beziehungen zu Daszak und Laborbeamten, Wissenschaftlern und Technikern aus Wuhan. Gegenüber dem Virologischen Institut Wuhan hatte er sich als sprudelnder Quell von Fördermitteln erwiesen, der zusammen mit EcoHealth Alliance, chinesischem Militär und der Kommunistischen Partei Chinas Gain-of-Function-Studien finanzierte.[1] Am Virologischen Institut Wuhan herrschten undurchsichtige Zustände? Chinas Regierung pflegte einen laxen Umgang hinsichtlich der Sicherheitsprotokolle und sperrte sich gegen Kontrollen oder Überwachung von außen? Trotz alledem taten sich die NIH mit Chinas Nationaler Stiftung für Naturwissenschaften (NSFC) zusammen und pumpten viel Geld in Shi Zhenglis gefährliche Projekte.[2]

Seit 2011 haben die NIH mindestens sechzig wissenschaftliche Vorhaben im Labor Wuhan finanziert, was nahezu 63 Prozent aller Mittel entspricht, die das NIAID in der Vergangenheit in Gain-of-Function-Forschung investiert hat.[3] Der Großteil dieser Zahlungen floss über Daszaks Unternehmen, sodass man hier von einem fragwürdigen Modell sprechen könnte.

Mit Anbruch des Biosicherheitszeitalters hat sich der zwielichtige Dr. Daszak zu einem der zentralen Mittler in der Biowaffenforschung gemausert. Er fungiert mithin als Schnittstelle, an der sich die geheimen Ambitionen globaler Pharmakonzerne und der Technokraten aus US-Militär, US-Geheimdiensten und US-Gesundheitswesen mit denen ihrer chinesischen Gegenstücke kreuzen. Daszak und seine Nichtregierungsorganisation EcoHealth Alliance wurden somit zu einer Art Geldwäscherei, die für die NIH, das amerikanische Militär und die Spionagedienste Dutzende Millionen Dollar durchschleuste, damit in chinesischen Laboren an waffenfähigen Pathogenen geforscht werden konnte.[4]

Dr. Peter Daszak ist der Sohn von Bohdan Daszak, einem Ukrainer, der zum Ende des Zweiten Weltkrieges hin in britische Gefangenschaft geriet, als er, um Stalin zu entkommen, über die russischen Linien floh. Die Briten setzten ihn fest und schickten ihn nach Großbritannien. Dort entließen britische Beamte ihn in die Freiheit, weil seine Deportation in die Ukraine vermutlich dazu geführt hätte, dass ihn die Sowjets hinrichteten.[5] Bohdan heiratete die Britin Ruth Alice Mary Walton und arbeitete in der Hill's-Keksfabrik in Tameside, Greater Manchester. 1965 brachte Ruth Peter zur Welt. Daszak senior starb am 28. Januar 1996.[6,7]

1984 studierte Peter Daszak am University College of North Wales in Bangor und machte dort 1987 einen Abschluss in Zoologie. Seinen Doktor in Parasitologie machte er 1994 an der University of East London; er hatte sich auf Parasiten spezialisiert, die Reptilien und Amphibien befallen.[8,9] 1997 veröffentlichte er eine gemeinsame Arbeit mit dem britischen Gastroenterologen Dr. Andrew Wakefield.[10]

EcoHealth entstand 1971 unter dem Namen »Wildlife Trust« als Umweltschutzgruppe, die für den Tier- und Naturschutz eintrat. Im September 2010 firmierte die Organisation in EcoHealth Alliance um.[11] Unter Daszaks Führung fand die NGO rasch eine Nische auf dem jungen Markt für Pandemic Preparedness, also die Vorbereitung auf künftige Massenerkrankungen. Dazu weitete EcoHealth ihre Mission aus und begann, Tierkrankheiten zu katalogisieren, die an Orten, wo neue Siedler die Wildnis erschließen, auf den Menschen überspringen.[12,13]

Daszak gelangte dabei offenbar zu einer Erkenntnis, die ich ihm nach jahrzehntelanger Arbeit in der Waterkeeper Alliance – einer von mir mitgegründeten internationalen Organisation, die daran arbeitet, allen Menschen sauberes Wasser zur Verfügung zu stellen – auch so hätte weitergeben können: Bei der Arbeit für den Erhalt von Ökosystemen ist Geld ein knappes Gut. Schon früh spürte Daszak, dass es auf den Gebieten Biowaffen und Bioterrorismus sowie mit der Archivierung und ganz besonders der Erschaffung tödlicher Pathogene mehr zu holen gab.

Bereits 2005 finanzierte das Fogarty Center der NIH Daszaks Gain-of-Function-Forschung.[14] Im selben Jahr verfassten Daszak und die Chefwissenschaftlerin des Instituts in Wuhan, Shi Zhengli, eine gemeinsame Arbeit darüber, dass Fledermäuse natürliche Reservoirs für SARS-ähnliche Coronaviren darstellen.[15]

Shi Zhengli erzielte ihren Durchbruch in der Virologie damit, dass sie als Erste eine Verbindung zwischen Coronaviren in chinesischen Fledermäusen und dem SARS-Virus von 2003 erkannte.[16]

Offenbar verstanden sich Daszak und Shi von Anfang an prächtig. Er sorgte dafür, dass ein steter Strom an Fördergeldern des amerikanischen Staates in ihre Richtung floss, und taucht über die folgenden 15 Jahre als Mitautor bei diversen maßgeblichen Arbeiten Shis zur Gain-of-Function-Forschung auf. Das Fogarty Center der NIH, die NIH selbst, das NIAID und die USAID – sie alle nutzten die EcoHealth Alliance als Drehscheibe, über die sie, genauso wie der chinesische Staat, Shis Arbeit finanzierten. Im Dezember 2006 veröffentlichten die beiden gemeinsam mit Shis Kollegen Lin-Fa Wang eine zweite bahnbrechende Arbeit (»Review of Bats and SARS«).[17] Beide Veröffentlichungen ebneten den Weg für die folgende Welle an Gain-of-Function-Experimenten mit Coronaviren aus chinesischen Fledermäusen.

Während immer mehr Geld hereinströmte, richtete Daszak EcoHealth neu aus – weg vom Umweltschutz, hin zum lukrativeren Geschäft, das darin bestand, die potenziellen Biowaffenpathogene der Welt zu katalogisieren und ihr Waffenpotenzial durch biologische Manipulation und Bioengineering zu verstärken. In seinen öffentlichen Aussagen rechtfertige Daszak sein neu erwachtes Interesse damit, dass man auf diesem Wege Impfstoffe entwickeln und Pandemien besser vorhersagen könne. Gelegentlich erlaubte er sich in seinen Förderanträgen allerdings auch mehr Offenheit und stellte potenziellen Geldgebern neue Möglichkeiten in der Waffenentwicklung in Aussicht. Dieses Highlight seiner neuen Forschungsausrichtung erklärte Daszak ganz begeistert in einem Förderantrag, den er am 20. Oktober 2008 beim US-Gesundheitsministerium einreichte und den die publizistische Webseite *The Intercept* in die Hände bekam:[18,19]

> »Zwei dieser neu aufgetauchten Viren, das Hendra-Virus (HeV) und das Nipah-Virus (NiV), sind nicht nur völlig neue Entdeckungen, sie sind auch BSL4-Agenzien, denn einige ihrer biologischen Eigenschaften sorgen dafür, dass sie für eine Nutzung als Biowaffe sehr gut geeignet wären.«[20]

Auch beim NIAID schien man begeistert davon, welche Ergebnisse die neue Forschungsausrichtung bei EcoHealth zeitigte. Zwischen 2005 und 2014 erhielt Daszak 23-mal Fördermittel der NIH, darunter mehrere Male aus dem Haus von Dr. Fauci.[21] 2008 gewährte das NIAID Daszak ein Forschungsstipendium in Höhe von 2,6 Millionen Dollar über 5 Jahre, damit er »das Risiko einer Virusentstehung durch Fledermäuse« untersuchte.[22] Dank dieser Hilfe konnte das tollkühne Duo Daszak/ Shi sein gefährliches Treiben mit doppelter Energie vorantreiben.

Im Mai 2014 – der öffentliche Protest über Dr. Faucis Gain-of-Function-Hexereien wurde lauter, woraufhin 5 Monate später das Weiße Haus sein Moratorium anordnen sollte – genehmigte das NIAID der EcoHealth Alliance ein weiteres auf 5 Jahre angelegtes Forschungsstipendium, dieses Mal über 3,7 Millionen Dollar. Daszak führte diese Studienreihe unter dem Titel »Das Risiko des Auftretens von Coronaviren verstehen« durch.[23] Während des Obama-Moratoriums nutzte Daszak die Gelder, um seine Labore weiterhin waffenfähige Viren aus Fledermausexkrementen sammeln zu lassen. Außerdem bezahlte er chinesische und amerikanische Wissenschaftler dafür, diese Viren so zu manipulieren, dass sie Menschen leichter infizieren und töten konnten. Im Verlauf der nächsten 4 Jahre sollte Daszak diverse Projekte ins Leben rufen, die auf irgendeine Weise einer Prüfung entgingen, obwohl Mitarbeiter der NIH angaben, dass es sich in Teilen um Gain-of-Function-Arbeit handelte, die dem Moratorium unterlag.[24,25] Die Fakten sprechen dafür, dass die Torwächter der NIH – Dr. Fauci und Dr. Collins – Daszaks Anträge einfach an den Regulierern vorbei durchwinkten.

Daszaks Unternehmen wurde zur ersten Anlaufstelle für Amerikas Militär, Sicherheitsapparat und Nachrichtendienste, wenn es darum ging, Geld zu waschen, mit dem die Gain-of-Function-Forschung in China finanziert werden konnte.[26] 2016 erhielt Daszak 2,2 Millionen Dollar vom National Biosurveillance Integration Center der US-Heimatschutzbehörde für ein Projekt, das Daszak-Kritiker als reines Propagandavorhaben geißeln.[27] Es handele sich »mehr um Hype und PR als um Wissenschaft«, urteilte etwa die Organic Consumers Association.[28] Die Heimatschutzbehörde bezahlte Daszak dafür,

Fachleute – mutmaßlich Daszaks Buddys aus der Gilde der Virologie-Söldner – für ein sogenanntes Ground Truth Network zusammenzutrommeln, das im Falle einer Pandemie die offizielle Lesart unterstützen würde. Kritiker sagen, dass dieser Truppe viele der »unabhängigen« Experten angehörten, die Daszak später in Marsch setzte, um der Welt zu erzählen, bei dem Gerede, ein Laborleck habe Covid-19 ausgelöst, handele es sich nur um eine verrückte »Verschwörungstheorie«.[29]

»Ich garantiere Ihnen, dass es sich um dieselben Experten handelt, die der *New York Times*, CNN, NPR, *der Washington Post* und AP als Quellen dienten«, behauptete der republikanische Abgeordnete im Repräsentantenhaus Mike Gallagher im Mai 2021:

> »Wie verrückt das alles ist. Die Bundesregierung bezahlt Wissenschaftler dafür, gegen Falschinformationen vorzugehen. Tatsächlich jedoch füttern sie die Medien mit Falschinformationen, woraufhin diese ein verrücktes Narrativ verbreiten und den erstaunlichen Umstand ignorieren, dass sich das Virologische Institut Wuhan rein zufällig genau dort befindet, wo die ganze Pandemie begann.«[30]

Daszak wurde immer abhängiger von der Biowaffenforschung, und das machte ihn zum Jahrmarktschreier für die Gain-of-Function-Experimente. Er sprach bei Militär, Polizei, Gesundheitsbehörden, Impfstoffentwicklern und Unternehmen aus der Privatwirtschaft vor und bewarb weitsichtige Investitionen, die das Potenzial für astronomische Gewinne boten. Am 12. Februar 2016 – auf dem Höhepunkt des Obama-Moratoriums – wandte sich Daszak an die National Academies Press und forderte einen staatlich geförderten Propagandafeldzug, der sich für eine Finanzierung der Gain-of-Function-Forschung einsetzt. Dieses Vorhaben würde reiche Beute abwerfen, prognostizierte er:

> »Wir müssen das öffentliche Verständnis dafür stärken, dass wir medizinische Gegenmaßnahmen – etwa einen Impfstoff für sämtliche Coronaviren –

> benötigen.[31] Ein zentraler Faktor sind die Medien, und die Wirtschaft wird dem Hype folgen. Wir müssen uns diesen Hype zunutze machen und uns den wahren Themen zuwenden. Investoren werden folgen, wenn sie am Ende den Profit erkennen.«[32]

Daszaks Äußerungen erwiesen sich als vorausblickend: Die finanziellen Erträge aus den Covid-19-Impfstoffen übertrafen 2022 selbst seine kühnsten Prognosen. Allein Pfizer stellte 54,5 Milliarden Dollar Umsatz aus dem Impfstoffgeschäft in Aussicht, bei Moderna belief sich die Vorhersage für 2022 auf 38,7 Milliarden Dollar an Einnahmen durch Impfstoffe.[33] Im August 2022 verklagte Moderna Pfizer wegen Patentrechtsverletzung und forderte einen Teil der Einnahmen, die Pfizer mit seinem Covid-19-Impfstoff machte.[34] Die NIH wiederum verklagten Moderna, weil das Unternehmen NIH-Wissenschaftler bei seinem Patentantrag nicht erwähnt hatte und auf diese Weise Dr. Faucis Stellvertreter von der Möglichkeit ausschloss, sich ein schönes Stück von den Lizenzeinnahmen zu sichern, die der Covid-19-Impfstoff hereinspülte.[35,36] Während sich die Großen um ihren Anteil an der Beute balgten, musste die öffentliche Gesundheit zurückstecken. Rückblickend lässt sich vermutlich sagen, dass die vergleichsweise geringen Investitionen Daszaks in die Gain-of-Function-Forschung diesen historischen Zahltag überhaupt erst ermöglicht hatten.

2 Jahre nachdem er den obigen Artikel verfasst hatte, sprach Daszak im Februar 2018 auf einer 2-tägigen Virologentagung am Sitz der WHO in Genf.[37] Er ging gemeinsam mit Bill Gates auf die Bühne, um das Bewusstsein für eine »bevorstehende« Seuche zu schärfen, eine Epidemie, die beide Männer als »Krankheit X« bezeichneten. Laut *Wall Street Journal* sollte der Begriff »abdecken, wovor Wissenschaftler seit Jahrzehnten warnen – ein neuartiger Erreger, für den keine Behandlungsmethoden oder Heilmittel bekannt ist. Ein Erreger, der seinen Ursprung vermutlich in Tieren hat, der auf den Menschen überspringt und sich dort leise und rasch ausbreitet. Die genaue Zusammensetzung des Pathogens oder den Zeitpunkt, an dem es zuschlägt, konnte die Wissenschaft nicht vorhersagen, aber sie ist überzeugt, dass es kommen wird«.[38]

Im April 2018 brachte die *Washington Post* ein grelles, wenngleich in rühmendem Tonfall gehaltenes Propagandastück unter der Überschrift »Bill Gates fordert die USA auf, den Kampf gegen eine Pandemie anzuführen, die 33 Millionen [Menschen] töten könnte«.[39] Am Tag nach der Veröffentlichung schrieb Marianne DeBacker aus dem Board der EcoHealth Alliance an Peter Daszak: »Gibt es Verbindungen zu Bill Gates, die wir angesichts dieser perfekten Übereinstimmung unserer Ziele (re)aktivieren können?« Daszak erwiderte: »Betrifft Gates und Google – wir haben gute Verbindungen zu beiden Organisationen. Wir werden uns definitiv wieder an sie wenden. Seit dem Ebolaausbruch beschäftigt sich [die] Gates[-Stiftung] verstärkt mit Pandemic Preparedness.«[40] 2 Monate später, am 12. Juni 2018, gab die EcoHealth Alliance bekannt, dass sie sich dem »AI for Earth«-Programm von Microsoft anschließt.[41]

Microsofts Zusammenarbeit mit der EcoHealth Alliance umfasste auch ein Forschungsstipendium in nicht genannter Höhe für das Ziel, »das pandemische Zeitalter zu beenden«.[42] Wenn man bedenkt, dass Kritiker Peter Daszak vorwerfen, er habe entscheidend daran mitgewirkt, das pandemische Zeitalter überhaupt erst auszurufen, entbehrt es nicht einer gewissen Ironie, dass Daszak sich nun dem Ziel widmete, »das pandemische Zeitalter zu beenden«. Die Kooperation bescherte Daszak zudem den Zugang zu »Microsofts Rechenressourcen sowie eine Zusammenarbeit mit deren Teams«. KI-Werkzeuge sollten dafür eingesetzt werden, »Millionen wissenschaftlicher Artikel zu scannen und relevante Informationen automatisch zu extrahieren«.[43]

Bei der Veranstaltung im Februar 2018 schloss Daszak seine furchterregende Prognose mit einem eigennützigen Plädoyer für finanzielle Unterstützung, ein Aufruf, der sein Verkaufsgespräch eher wie eine Schutzgeldforderung wirken ließ: »Unsere Erfahrung und unser interdisziplinärer Ansatz sind es, die zwischen Ihnen und der nächsten Pandemie stehen.«[44] Maschen wie diese trugen dazu bei, EcoHealth als eine Art Geldwäscherei zu etablieren, über die staatliche US-Agenturen chinesischen Wissenschaftlern diskret finanzielle Mittel zukommen lassen konnten. Die Behörden sorgten sich zu Recht darum, welchen Eindruck es machen könnte, würde publik, dass amerikanische Beamte Biowaffenforschung in China betreiben ließen. Insofern war es praktisch, dass die EcoHealth Alliance als diskreter Mittelsmann auftrat und die Tatsache verschleierte, dass US-Behörden mehr und mehr Geld in dieses Vorhaben pumpten. Einige seiner staatlichen Partner haben Daszak möglicherweise auch als praktischen Sündenbock für den Fall auserkoren, dass die riskanten Experimente vor die Wand gefahren würden. Und siehe da – als es kam, wie es kommen musste, wurde Peter Daszak natürlich zum Blitzableiter.

Als das Geld strömte und strömte, stellte Daszak fest, dass er mehr als ein Zoologe war, er war der geborene Verkäufer. Seine Arbeitszeit verbrachte er damit, mit Forschern zu telefonieren, die in fernen Ländern Feld- oder Laborarbeit betrieben, mit staatlichen Geldgebern zu jonglieren und den NIH, dem NIAID, der Defense Threat Reduction Agency (DTRA), der Defense Advanced Research Projects Agency (DARPA) und dem CIA-Investmentfonds In-Q-Tel hochriskante Forschungsvorschläge anzupreisen. Die Reporterin Katherine Eban von *Vanity Fair* wurde von Daszak mit Geschichten aus den Zeiten beglückt, als er in den Cocktailkreisen der Hauptstadtelite seinen »Elevator Pitch« perfektionierte. Bei Appetithäppchen »pflegte« er seine Verbindungen zu Staatsdienern und polierte seinen Ruf dadurch auf, dass er bei Podiumspräsentationen gelegentlich neben Dr. Anthony Fauci sitzen durfte.[45] Seit 2007 hat allein das NIAID EcoHealth 24 Förderstipendien im Gesamtwert von 14 444 702 Dollar zukommen lassen.[46]

Dr. Fauci und Dr. Collins waren beileibe nicht die Einzigen, die die gefährliche Forschung in Wuhan förderten. Die NIH waren gerade einmal die drittgrößten Förderer Daszaks, an erster Stelle stand die CIA-Tarnorganisation USAID, dahinter rangierte das Verteidigungsministerium. Das BSL-4-Labor in China fungierte als Sammelbecken amerikanischer Staatsgelder, was an sich schon beunruhigend genug ist, aber hinzukommt, dass EcoHealth diese Stipendien erst 2020 öffentlich machte. Wer in der öffentlichen Datenbank *usaspending.gov* sucht, findet keine Hinweise darauf, inwieweit EcoHealth die Biowaffenforschung in chinesischen Laboren finanziell förderte.[47]

Dass Daszak so gut darin war, Gelder einzuwerben, machte sich ausgesprochen bezahlt. Zwischen 2004 und 2022 zog er allein dem amerikanischen

Gesundheitsministerium knapp 16 Millionen Dollar aus der Tasche, wie aus staatlichen Unterlagen hervorgeht, die *The Intercept* vorliegen. Der Großteil dieser Mittel sind NIAID-Stipendien.[48] Bis 2022 erhielt Daszak von amerikanischen Bundesbehörden mehr als 118 Millionen Dollar an Fördermitteln und Verträgen. Das Jahreseinkommen der EcoHealth Alliance lag bei über 16 Millionen Dollar, wobei mehr als 90 Prozent der Einkünfte aus staatlichen Stipendien stammten.

Daszak erweiterte seine Kundenliste um Big Pharma, die Bill & Melinda Gates Foundation[49] und praktisch das komplette Who's who der Biowaffenkriegsführung. Zu seinen Geldgebern zählten das US-Verteidigungsministerium, die Heimatschutzbehörde, BARDA, das Handelsministerium, das Landwirtschaftsministerium, das Innenministerium, die USAID,[50,51] die National Science Foundation, die mit der CIA seit Langem über Kreuz liegt, das Energieministerium und das »Chinesisch-Amerikanische Programm für die Zusammenarbeit bei neuen und wieder auftretenden Infektionskrankheiten«.

Die DARPA ist ein Erbe der Operation »Paperclip« und arbeitet daran, Technologien voranzutreiben, die als »Kraft-Multiplikatoren« dienen. Die Behörde bestreitet gerne, dass sie in Wuhan Gain-of-Function-Forschung betrieben hat. Tatsächlich arbeitet die DARPA mit Tricks, um ihr Engagement zu verheimlichen, aber in *The DisInformation Chronicle* zeigt Paul Thacker auf, wie tief die DARPA mit Wuhan und der EcoHealth Alliance unter einer Decke steckte.[52]

Auch mit akademischen Lehreinrichtungen machte Daszak gemeinsame Sache, beispielsweise mit der UC Davis, der vom NIAID finanziell unterstützten University of North Carolina, der University of Texas Medical Branch in Galveston und der Baylor University von Peter Hotez.[53,54,55,56] Diese Institutionen dienten den NIH und der USAID auch als Tarnung für ihre Förderung der umstrittenen Arbeiten im Labor in Wuhan.

Der mit weitem Abstand größte Sponsor Daszaks war die United States Agency for International Development (USAID), eigentlich eine Behörde für Entwicklungszusammenarbeit, tatsächlich jedoch ein verlängerter Arm der CIA. Über die USAID ließ die CIA der EcoHealth Alliance zwischen 2009 und 2020 fast 65 Millionen Dollar aus Mitteln des PREDICT-Forschungsprogramms zukommen.[57,58] Das Pentagon war der zweitgrößte Unterstützer von Peter Daszaks NGO und ließ ihr im selben Zeitraum 38 Millionen Dollar zukommen.[59] 34,6 Millionen Dollar davon, also der absolute Löwenanteil, stammten von der Defense Threat Reduction Agency (DTRA), einem Pentagon-Arm, dessen Auftrag lautet, »Massenvernichtungswaffen und unkonventionellen Bedrohungsnetzwerken durch Abschreckung entgegenzuwirken«.[60] Das Geld, das die DTRA der EcoHealth Alliance zukommen ließ, floss in diverse Projekte zur Biowaffenentwicklung – darunter Gain-of-Function-Experimente und das Sammeln von Pathogenen, die von Fledermäusen stammen und zoonotische Krankheiten verursachen, also auf den Menschen überspringen. Einige dieser Fördergelder fließen offenbar bis heute.[61,62]

Für jeden Schritt der Gain-of-Function-Forschung bot EcoHealth Unterstützung an und bezahlte beispielsweise dafür, dass von Osteuropa über Südasien bis nach Afrika potenziell waffentaugliche Viren gesammelt wurden und dass in Wuhan Forscher aus den USA und China daran arbeiteten, die Virulenz dieser Pathogene noch zu verstärken.

In Vorträgen und veröffentlichten Artikeln pries Daszak die Arbeit von EcoHealth und machte sich für Gain-of-Function-Forschung stark.[63] Gelegentlich trat er als Mitautor auf, etwa mit dem CIA-Mitarbeiter Michael Callahan, mit Ralph Baric oder mit Shi Zhengli und ihren chinesischen Kollegen.[64] (Die DTRA finanzierte auch die Entwicklung des antiviralen Arzneistoffs »Molnupiravir«* bei Merck & Co.)[65]

Peter Daszak finanzierte auch Studien an US-Biowaffenlaboren in anderen Ländern, aber das Flaggschiff war Wuhan. Der absolute Großteil von Veröffentlichungen des Virologischen Instituts Wuhan, die sich mit Gain of Function und Coronaviren befassten, ist von der EcoHealth Alliance finanziell

* Anm. d. Übers.: Unter dem Markennamen »Lagevrio« sollte »Molnupiravir« in der EU für die Behandlung leichter bis mittler Covid-19-Verläufe zugelassen werden, allerdings sprach sich die Europäische Arzneimittel-Agentur (EMA) dagegen aus, weil sie kein positives Verhältnis von Nutzen zu Risiken feststellen konnte. In anderen Ländern, beispielsweise den USA, Großbritannien und Japan, ist das Mittel zugelassen.

unterstützt worden.[66,67,68] Diese Arbeiten belegen, wie sich China bei der Herstellung pandemietauglicher Biowaffen dank amerikanischem Einfallsreichtum und NIAID-Geldern einen Vorsprung erarbeiten konnte.[69]

EcoHealth Alliance – Aufschlüsselung der staatlichen Fördergelder 2004 bis 2022

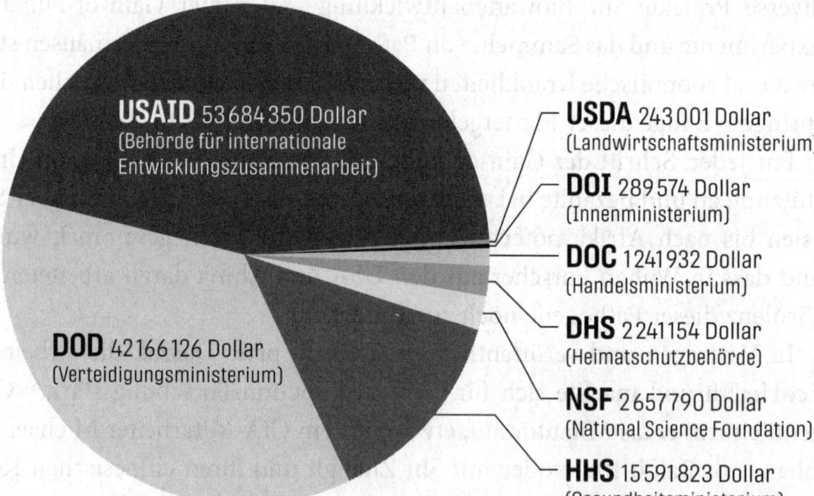

Quelle: *The Intercept*[70]

◇◇◇

KAPITEL 25

Daszak in den Zeiten des Moratoriums

Seine Hochphase hatte Daszak, als das Labor in Wuhan durch das Obama-Moratorium (2014–2017) unfreiwillig zum globalen Mekka der Gain-of-Function-Forschung aufstieg. Katherine Eban hat für einen Bericht, der am 31. März 2022 in der *Vanity Fair* veröffentlicht wurde, mehr als 100 000 Eco-Health-Alliance-Akten durchgearbeitet, darunter Veranstaltungsprotokolle, interne E-Mails und Berichte. Der Großteil der Dokumente stammt aus der Zeit vor der Covid-19-Pandemie.[1] Eban sagt, die Unterlagen würden einen beunruhigenden Blick auf das erlauben, was in den Hinterzimmern von Daszaks Zirkus ablaufe – inklusive »undurchsichtiger Fördervereinbarungen, fadenscheiniger Kontrollen durch die NIH und der Jagd nach staatlichen Stipendien, bei der man immer riskantere globale Forschung anpries«.[2]

Am 27. Mai 2014 – 5 Monate bevor Obama das Moratorium verkündete und zu einem Zeitpunkt, als die Debatten über die Gain-of-Function-Kapriolen der NIH bereits heftig tobten – erklärte das NIAID, man werde eine auf 5 Jahre angelegte Studie der EcoHealth Alliance mit 3,7 Millionen Dollar unterstützen. Thema der Studie: »Das Risiko eines Auftretens von Fledermaus-Coronaviren verstehen«.[3] Als Empfänger der Mittel nennt die Eco-Health Alliance das Virologische Institut Wuhan und die Wuhan University School of Public Health.[4] Dr. Faucis Behörde ließ zu, dass diese Forschung auch während des von Präsident Obama verhängten Moratoriums fortgeführt wurde. Daszak erhielt fünf Zahlungen, und zwar: 2015 (630 445 Dollar), 2016 (611 090 Dollar), 2017 (597 112 Dollar), 2018 (581 646 Dollar) und 2019 (661 980 Dollar).[5] Von diesen Mitteln wuschen die NIH zwischen 2014 und

2019 mindestens 665 000 Dollar und ließen sie über Daszak Shi Zhengli zukommen.[6] Im August 2020 genehmigten die NIH ein weiteres 5-Jahres-Forschungsstipendium für eine Studie, bei der es darum ging, das Risiko für ein Auftreten zoonotischer Viren in den Infektionshotspots Südostasiens zu untersuchen.[7] Im August 2022 setzten die NIH dieses Stipendium aus mit der Begründung, Daszak und seine chinesischen Forscher würden sich weigern, ihre Forschungsunterlagen, ihre Studienergebnisse und ihre Genomdaten mit den NIH zu teilen – wie es das amerikanische Bundesrecht verlangt.[8] Im weiteren Verlauf des Jahres nahmen die NIH allerdings ihre Entscheidung zurück und ließen die Gelder wieder fließen. 2016 reichte EcoHealth bei der amerikanischen Defense Threat Reduction Agency (DTRA) einen Förderantrag für eine Studie ein, die das Risiko für ein Auftreten von Zoonosen durch Fledermaus-Virusträger in Asien untersuchen wollte.[9,10,11] Dieser Antrag war Teil des Programms »One Health« der Gates Foundation, das die Forschung an viralen Übertragungseffekten von Tierbevölkerungen unterstützt. Im Förderantrag heißt es, man werde in mehr als einem Dutzend vorder- und ostasiatischen Ländern, darunter Georgien und China, Fledermäuse fangen und bestimmen, welche Viren sie in sich tragen, sowie das jeweilige Zoonoserisiko bewerten. Unter den Viren, die die Forscher zu finden erwarteten, waren neben den Coronaviren, die SARS und MERS verursachen, auch tödliche Erreger von Ebola und der Marburg-Krankheit sowie das Nipah-Virus – rein zufällig allesamt sehr gute waffenfähige Kandidaten.[12,13]

◇◇◇

KAPITEL 26

»Nichts Nützliches«

Dass er sich mit der gefährlichen Gain-of-Function-Forschung befasste, rechtfertigte Dr. Fauci mit der Behauptung, seine Experimente seien notwendig, um Amerikas Bevölkerung vor unbeabsichtigten oder beabsichtigten Pandemien zu schützen. Seine Kritiker halten dagegen, 20 Jahre der Gain-of-Function-Teufeleien hätten der Menschheit praktisch nichts von Nutzen beschert, die Welt aber gleichzeitig der unvermeidlichen Gefahr ausgesetzt, dass eine der gedopten Mikroben ausbricht und weltweit Unheil anrichtet. Dr. Thomas Inglesby, Vorkämpfer der Agenda für Biosicherheit, ergänzte 2016 den nahezu einhelligen wissenschaftlichen Konsens bezüglich Risiken und Nutzen von Gain-of-Function-Forschung um einen knappen, aber vielsagenden Kommentar: »Der Nutzen [der Gain-of-Function-Forschung] wird übertrieben und spiegelt in erster Linie die Auffassung der Befürworter der Gain-of-Function-Forschung wider.«[1]

Ähnlich pessimistisch wie Inglesby äußerte sich 2017 Dr. Marc Lipsitch vom Communicable Disease Center der Harvard School of Public Health. In einem Interview mit der *New York Times* sagte Lipsitch über die NIAID-Experimente Dr. Faucis: »Sie haben nur bescheidene wissenschaftliche Erkenntnisse erbracht und praktisch gar nichts dazu beigetragen, dass wir besser für Pandemien gerüstet sind. Gleichzeitig hat man riskiert, durch einen Unfall eine Pandemie herbeizuführen.«[2]

Bei seiner Aussage vor einem Senatsunterausschuss, der sich mit neuartigen Bedrohungen befasste, sprach Dr. Steven Quay am 22. August 2022 über den historischen Nutzen der Gain-of-Function-Forschung. Quay, Autor, Wissenschaftler, Geschäftsmann und Gründer des Biopharmaunternehmens Atossa Therapeutics aus Seattle, sagte: »Ich habe mir die gesamte Gain-of-Function-Forschung aus mehr oder weniger 2 Jahrzehnten angesehen, dabei aber nichts entdeckt, von dem man vernünftigerweise behaupten könnte, dass es bei der Covid-19-Pandemie oder anderen, kleineren Epidemien von Nutzen gewesen wäre.«[3]

»Aus praktischen Gründen geschieht das nicht«, sagt Biowaffenexperte Professor Richard H. Ebright, Mitglied des Institutional Biosafety Committee an der Rutgers University und der Arbeitsgruppe zu Pathogensicherheit des Staates New Jersey. »[Diese Forschung] hat keine umsetzbaren Ergebnisse produziert – keinerlei Resultate, die beispielsweise hilfreich bei der Aufgabe wären, eine Pandemie zu verhindern oder darauf zu reagieren.«[4] Professor Ebright ist Board of Governors Professor für Chemie und chemische Biologie an der Rutgers und Laborleiter am Waksman Institute für Mikrobiologie.[5] Im August 2021 unterhielt sich Ebright mit dem Enthüllungsjournalisten Paul Thacker, der bahnbrechende Erkenntnisse über die Gain-of-Function-Hexereien des Dr. Fauci zutage gefördert hat. In diesem Interview ging Ebright auf den kurzsichtigen und korrupten wirtschaftlichen Impuls ein, den er für den Antrieb der Gain-of-Function-Forschung hält:

> »Das geschieht, um die eigene Karriere voranzutreiben. Die [Gain-of-Function-] Experimente können simpel durchgeführt werden. Sie sind sehr gut publizierbar und sehr gut förderbar. Ein antivirales Medikament zu entwickeln dauert üblicherweise 20 Jahre, und die Erfolgsaussichten liegen bei 1:20. Gain-of-Function-Experimente dagegen dauern vielleicht nur ein halbes Jahr, und die Erfolgsquote liegt bei nahezu 100 Prozent. Mit Gain of Function gelangt man sehr rasch zu Ergebnissen, zur Veröffentlichung und sodann zur nächsten Subvention.«[6]

»Bei Infektionskrankheiten«, so Ebright weiter, »werden die meisten Forschungsprojekte vom National Institute of Allergy and Infectious Diseases (NIAID) gefördert. Eine typische NIAID-Forschungssubvention ist auf 5 Jahre angelegt, was bedeutet, dass man innerhalb eines einzelnen Förderzeitraums kein neues Medikament oder neues Vakzin entdecken und entwickeln kann.«[7]

2015 warnte Ebright, Gain-of-Function-Arbeiten hätten nur eine einzige greifbare Auswirkung: »In einem Labor entsteht ein neues, nicht natürliches Risiko.«[8]

Dennoch schien sich die Regierung Trump 2017 nicht daran zu stören, dass Anthony Fauci und sein nomineller Vorgesetzter, NIH-Direktor Francis Collins, das von Präsident Obama verhängte Moratorium de facto wieder aufhoben. Dabei war sich Collins nicht einmal zu schade, abermals die absurde und abgedroschene alte Leier vorzutragen, die niemand in den amerikanischen Medien zu hinterfragen scheint: »Gain-of-Function-Forschung ist wichtig, denn sie hilft uns, Strategien und wirksame Gegenmaßnahmen gegen sich rasch entwickelnde, die öffentliche Gesundheit gefährdende Krankheitserreger auszumachen, zu verstehen und zu entwickeln.«

Führende Wissenschaftler spotteten über Collins' Behauptung. Steven Salzberg, Bloomberg Honorarprofessor für Biomedical Engineering und Leiter des Center for Computational Biology an der Johns Hopkins, schrieb: »Ich kann das nicht einfach so stehen lassen. Diese Forschung ist potenziell enorm schädlich und bietet gleichzeitig dermaßen wenig Nutzen für die Gesellschaft, dass ich die Sorge habe, die NIH könnten das Vertrauen gefährden, das der Kongress in sie setzt.«[9]

Der ehemalige EcoHealth-Alliance-Vizepräsident und -Chefwissenschaftler Dr. Andrew Huff merkte treffend an: »Mir fällt kein einziges Beispiel aus der Geschichte ein, bei dem Gain-of-Function-Studien eine Pandemie verhindert, geschweige denn aufgehalten hätten oder wesentlich zu einer Behandlung oder Heilung beigetragen hätten. Sehen Sie sich an, wie es bei Covid-19 war – es begann in Wuhan, dem Epizentrum für globale Gain-of-Function-Forschung an Coronaviren. Selbst wenn wir tatsächlich glauben, dass sich die Krankheit auf natürlichem Weg entwickelte, so war man dort nicht imstande, das Auftreten von Covid-19 vorherzusagen oder einen Impfstoff oder ein Medikament zu entwickeln, mit dem sich Covid-19 im Vorfeld hätte behandeln lassen! Und das soll eine Erfolgsgeschichte sein?«[10]

Im nächsten Kapitel wolle wir uns anhand historischer Fakten ansehen, welche Risiken Laborlecks darstellen können.

◇◇◇

KAPITEL 27

Unfälle, Infektionen und Laborlecks

»Die meisten von uns leben in dem Irrglauben, wonach es nur ein winziges Risiko gibt, dass ein Laborleck eine Pandemie auslöst.«

Rowan Jacobsen, Mother Jones[1]

2012 stellte Peter Daszak als einer der Autoren einer Arbeit, die in *The Lancet* erschien, folgende wissenschaftlich nicht haltbare Schutzbehauptung auf: »Die meisten Pandemien – zum Beispiel HIV/Aids, das schwere akute Atemwegssyndrom (SARS) oder die pandemische Influenza – haben ihren Ursprung in Tieren.«[2,3] Dabei unterfüttert er derlei kanonische Aussagen weder mit Fakten, noch geht er an irgendeiner Stelle auf die überzeugenden Belege dafür ein, dass die tödlichsten und verheerendsten Ausbrüche und Pandemien des vorangegangenen Jahrhunderts auf menschliche Intervention zurückgegangen sein könnten.[4,5,6]

Bei der Vorstellung, waffenfähige Viren könnten, ob vorsätzlich oder durch einen Unfall, aus einem Labor entweichen und unter der Bevölkerung wüten, handelt es sich keineswegs um ein hypothetisches Horrorszenario. Tatsächlich haben wir es hierbei mit fast alltäglichen Ereignissen zu tun, die allerdings für einige der schlimmsten Seuchenausbrüche in der modernen Geschichte der Menschheit verantwortlich sein könnten.

So spricht die Beweislage beispielsweise sehr stark dafür, dass um das Jahr 1975 herum der pathogene Erreger *Borrelia burgdorferi*, eine durch den Menschen manipulierte Biowaffe, aus dem ehemaligen Labor der US-Armee auf Plum Island im Bundesstaat New York entwichen ist. Das Bakterium verursachte in Nordamerika eine Reihe von Lyme-Borreliose-Fällen – eine durch Zecken übertragene Krankheit, mit der sich jedes Jahr bis zu 476 000 Amerikaner infizieren.[7,8,9,10,11] Ähnlich die Sachlage bei der weltweiten RSV-Pandemie (Respiratorisches Synzytial-Virus). Ursprung dieser Atemwegserkrankung ist ein Leck in einem Militärlabor. Einer der Pfleger steckte sich am Polioimpfzentrum des Walter-Reed-Krankenhauses in Maryland bei einer Gruppe Menschenaffen an, infizierte Säuglinge und verbreitete die Krankheit in der Einrichtung.[12] Heute ist RSV die häufigste Ursache für Atemwegserkrankungen bei Kindern; jährlich sterben rund 100 000 Babys an RSV.[13]

In zahlreichen Büchern und Arbeiten wird auch die These aufgestellt, dass es sich bei HIV um ein Schimpansenvirus handelt, das durch Massenimpfprogramme in Afrika und Haiti unbeabsichtigt oder vorsätzlich in menschliche Blutvorräte gelangte.[14] Die Londoner *Times* berichtete 1987, ein kontaminierter Pockenimpfstoff, den die Weltgesundheitsorganisation 100 Millionen afrikanischen Kindern verabreicht hatte, habe die Ausbreitung von HIV in Afrika verursacht.[15] Der Enthüllungsjournalist und Historiker Edward Hooper zeichnet in seinem packenden Buch *The River: A Journey to the Source of HIV and AIDS* nach, wie HIV von seinem natürlichen Erregerreservoir – kongolesische Bonobos – Teil der Massenimpfung von Millionen kongolesischer Kinder und Erwachsener wurde, als diese in den frühen 1950er-Jahren Hilary Koprowskis Schluckimpfstoff gegen Kinderlähmung erhielten. Koprowski und Stanley Platkin hatten diesen Impfstoff auf einem Substrat aus Bonobonieren gezüchtet.[16]

Dr. Francis Boyle hat Beweise dafür vorgelegt, dass 2014 bis 2016 insgesamt 12 500 Westafrikaner dem Erreger der Ebolapandemie erlagen, der aus dem Labor stammte, das die amerikanische Seuchenschutzbehörde CDC in Kenema in Sierra Leone unterhielt.[17,18]

1957 sahen sich die NIH gezwungen, eine ihrer bekanntesten Forscherinnen zu maßregeln und mundtot zu machen. Bernice Eddy hatte gegen ihre Vorgesetzten aufbegehrt und öffentlich gemacht, dass die Polioimpfstoffe nach Salk (IPV) und Sabin (OPV) gegen Kinderlähmung mit einem Affenvirus verunreinigt waren, nämlich dem stark krebserregenden Simian-Virus 40 (SV40).[19,20]

Eddy wiederholte ihre Warnungen, dennoch ließen es NIH-Vertreter geschehen, dass Millionen amerikanischer Kinder die kontaminierten Impfstoffe erhielten. Heutzutage nutzen Wissenschaftler SV40 dazu, Weichteiltumore im Labor zu studieren, denn SV40 hat sich als verlässlicher Auslöser von Krebsgeschwüren bei Laborratten erwiesen.[21] Wie nicht anders zu erwarten, ist unter der Generation der Babyboomer ein verstärktes Auftreten von Weichteiltumoren zu verzeichnen. Die Mortalität liegt um ein Zehnfaches höher, als es in den 1950er-Jahren bei der Kinderlähmung der Fall war.[22,23]

Ein im Juli 2020 erschienener Artikel von Keith Rushworth stützt die beliebte Theorie, wonach es sich bei der Spanischen Grippe von 1918 gar nicht um eine virale Influenza, sondern um eine bakterielle Lungenentzündung handelte, die durch einen Impfstoff des US-Militärs ausgelöst wurde.[24] Ironischerweise hat Dr. Anthony Fauci 2008 eine Studie veröffentlicht, in der bestätigt wird, dass die Menschen gar nicht an der Spanischen Grippe, sondern an einer bakteriellen Lungenentzündung starben, die sich als Zweitinfektion festsetzte.[25]

So groß waren die Verluste an Menschenleben durch diese Seuchen, dass man sich durchaus fragen darf: Selbst wenn nur die Hälfte auf Laborlecks oder Impfstoffe zurückgehen, wiegen die Opferzahlen dann nicht weit schwerer als selbst die kühnsten Behauptungen, wie nützlich Impfstoffe doch angeblich für die öffentliche Gesundheit sind? Oder noch drastischer gefragt: Falls tatsächlich ein Zusammenhang zwischen Impfstoffen und diesen Erkrankungen besteht, wäre die Menschheit dann heute nicht gesünder und hätten nicht mehr Menschen überlebt, hätte es diese Impfstoffe nie gegeben?

Bestärkt wurden die Bedenken der CDC durch Vorfälle in jüngerer Vergangenheit, beispielsweise 2014 mit Ebolaviren in den Rocky Mountain Laboratories in Montana und mit *Burkholderia pseudomallei** an der Colorado State University in Fort Collins.[26,27,28]

* Anm. d. Übers.: Ein Bakterium, das beim Menschen Melioidose (Pseudo-Rotz) auslöst, eine Krankheit mit einer großen Spanne an Symptomen und Beschwerden. Akute Melioidose ist lebensbedrohlich und schreitet rasch voran; die Krankheit spricht auf viele Antibiotika nicht an.

Für den Zeitraum 2004–2010 haben die CDC insgesamt 727 Fälle von Diebstahl, Verlust und Leckagen biologischen Materials gemeldet. Bei 639 Fällen handelte es sich um Lecks, größtenteils Zwischenfälle im Zusammenhang mit Hochsicherheitslaboren der Stufe BSL-3.[29]

Und das Federal Select Agent Program (FSAP) erhielt für den Zeitraum 2009–2015 insgesamt 749 Berichte über Vorfälle in Forschungseinrichtungen mit Select Agents, also hochpathogenen biologischen Erregern und Toxinen, die strenger Regulierung unterliegen. »Konservativ gerechnet geht es bei 594 dieser Vorfälle, also 79,3 Prozent, um menschliches Versagen.«[30,31] Das FSAP hat zahlreiche erschütternde Vorfälle dokumentiert, bei denen Pathogene aus einem Labor entwichen, darunter extrem tödliche Mikroben,[32] Erreger unter anderem von Denguefieber,[33] Milzbrand,[34] H5N1-Vogelgrippe,[35] Pocken,[36] Ebola,[37] Zika[38] und Coronaviren.[39]

2014 schätzte die Cambridge Working Group, dass es allein in den USA durchschnittlich zweimal wöchentlich zu potenziell gefährlichen Laborlecks kommt.[40,41] 2018 war diese Zahl auf vier Fälle pro Woche angestiegen.[42]

Einer von zahlreichen Zwischenfällen, bei denen Pockenerreger aus einem Labor entkommen konnten, trug sich 1966 im englischen Birmingham zu. 72 Menschen erkrankten damals.[43,44] Die Fotografin Janet Parker aus Birmingham war 1978 der bislang letzte Mensch, der an Pocken gestorben ist. Sie hatte das Pech, über dem Labor zu arbeiten, aus dem sich das Virus erneut absetzen konnte.[45] Zwar war sie vollständig geimpft, starb aber dennoch 2 Wochen nach dem Kontakt mit dem Virus.[46] 7 Jahre zuvor, 1971, entwichen waffenfähige Pockenviren aus einem sowjetischen Labor in der Nähe des Aralsees. Drei Menschen starben.[47] 1967 kam es gleichzeitig in Westdeutschland und im heutigen Serbien zu Laborlecks, bei denen Viren von Äthiopischen Grünmeerkatzen entwichen und zu Fällen von Marburg-Fieber führten, einer Krankheit, die zu rund 50 Prozent tödlich verläuft.[48]

H1N1, das Grippevirus, dem man die Schuld an der verheerenden Spanischen Grippe von 1918 gibt, tauchte 1977 in China wieder auf und begab sich von dort auf Weltreise. Wissenschaftler vermuteten, dass aus Laborkühlanlagen im Süden der UdSSR oder im nördlichen China ein rekonstruierter Erreger der Spanischen Grippe entkommen war.[49,50]

In der UdSSR kam es 1979 in Swerdlowsk, dem heutigen Jekaterinburg, nach einem Unfall in einem militärischen Biolabor zu einem Milzbrandausbruch, der mindestens sechzig Menschenleben forderte.[51,52] 2007 verschwanden aus einem Forschungslabor in Großbritannien Erreger der Maul- und Klauenseuche, woraufhin Hunderte Nutztiere geschlachtet werden mussten.[53]

Die Nachrichtenagentur *Associated Press* zählte 36 Unfälle und verschwundene Lieferungen allein im Jahr 2007 und mehr als 100 Unfälle und verschwundene Lieferungen für den Zeitraum 2003–2007 in 44 Laboren in 24 US-Bundesstaaten. Dabei ging es unter anderem um Erreger von Vogelgrippe, Affenpocken und Beulenpest.[54]

Seit 2001 kam es praktisch jedes Jahr zu furchtbaren Zwischenfällen mit Viren, die dem Covid-19-Erreger ähneln. Dass gezüchtete SARS-Viren mindestens sechs Mal aus unterschiedlichen Laboren entwichen sind, stellt niemand mehr ernsthaft infrage. Der erste dokumentierte Vorfall fand im September 2003, also kurz nach Ende des ersten Ausbruchs, in einem Labor in Singapur statt; dabei gilt Singapur eigentlich als Vorbild für außerordentlich gutes Labormanagement.[55] Im Dezember desselben Jahres kam es in Taiwan zu einem Laborleck mit SARS-Viren.[56,57] Zwischen März und Mai 2004 setzten am Institut für Virologie in Peking, Chinas führendem Labor, Mitarbeiter gleich zweimal versehentlich SARS-CoV frei, was dazu führte, dass sich Menschen außerhalb der Einrichtung infizierten.[58,59] Der Datenwissenschaftler Gilles Demaneuf dokumentierte zwei weitere Laborunfälle, die seit 2004 in Peking stattgefunden haben und mit SARS zusammenhingen.[60] Und 2014 verschwanden aus dem Pariser Institut Pasteur 2349 Röhrchen mit SARS-Proben.[61]

»Laborlecks passieren ständig«, räumte Scott Gottlieb im Mai 2021 in einem Interview mit dem US-Fernsehsender CBS ein. Gottlieb, ehemaliger Leiter der amerikanischen Zulassungsbehörde FDA: »In China kam es zu mindestens sechs Ausbrüchen von SARS-1 aus Laboren. Der letzte Ausbruch war ziemlich schwerwiegend, und China wollte zunächst nicht eingestehen, dass der Erreger aus einem Labor stammte.« Und weiter: »Letztlich wurde dies erst durch einige Journalisten enthüllt, welche die Ursprünge zu einem Labor zurückverfolgen konnten.«[62]

2009 starb ein Forscher der University of Chicago, nachdem er sich mit einem im Labor gezüchteten Pestbazillus infiziert hatte. 2012 verstarb ein Postdoktorand am Veteranenkrankenhaus in San Francisco an Meningitis, die er sich in seinem Labor zugezogen hatte.[63]

Unter den richtigen Umständen könnten diese menschlichen, tierischen und technischen Pannen eine globale Pandemie lostreten, sagt Lynn Klotz von der Nichtregierungsorganisation Center for Arms Control and Non-Proliferation.[64]

So schilderte *USA Today* 2015 in einer Untersuchung einige der »ungeheuerlichsten Verstöße gegen die Sicherheit« aus über hundert Hochsicherheitslaboren in den Vereinigten Staaten.[65] Die Labore meldeten 37 Fälle allein im Zeitraum 2013–2014, in denen die unter Druck stehenden Schutzanzüge, die die Forscher in Amerikas BSL-4-Laboren tragen, gerissen waren. Inspekteure entdeckten außerhalb eines Biosicherheitslabors der UCLA Rattennester, die aus Beuteln mit kontaminiertem biologischen Sondermüll und gebrauchtem Laborbedarf gebaut worden waren. Innerhalb einer einzigen Woche stach sich ein Forscher der Texas A&M University erst mit einer Nadel, während er mit einer Maus hantierte, die mit Lyme-Borreliose infiziert war, nur um dann von einer anderen Maus gebissen zu werden, die denselben Erreger in sich trug.[66]

2004 stach sich eine Forscherin an Russlands Staatlichem Forschungszentrum für Virologie und Biotechnologie Vector versehentlich mit einer Nadel, die Ebolaerreger enthielt. Sie starb.[67] 2019 kam es in einem führenden russischen Biowaffenlabor zu einer schweren Explosion, für die keine Gründe genannt wurden.[68]

Und so weiter und so fort.

Der Arzt und Medizinhistoriker Martin Furmanski, ein ausgewiesener Experte zum Thema Biowaffen, meldete sich 2014 im *Bulletin of the Atomic Scientists* zu Wort und fand harsche Worte über die aktuelle Forschung an gefährlichen Krankheitserregern. Der Nutzen stünde in keinem angemessenen Verhältnis zu den Risiken, so Furmanski. Für ihn steht außer Zweifel, dass die unkontrollierte und ohne rechten Plan regulierte Forschung zu Epidemien beim Menschen führen wird.[69]

> Die Hochsicherheitsanlagen werden technisch immer besser und die Forderungen der Politik nach strengen Auflagen im Bereich der Biosicherheit und im Umgang mit gefährlichen Krankheitserregern immer lauter. Da ist es alles andere als beruhigend, dass es trotz alledem nahezu täglich zu Lecks und anderen Unfällen kommt, die schwere Folgen nach sich ziehen könnten. 2010 wurden 244 Fälle gemeldet, bei denen unbeabsichtigt Select Agents freigesetzt wurden, also potenzielles Material für biologische Waffen. Betrachtet man das Problem pragmatisch, muss die Frage nicht lauten, ob es zu einem schweren Ausbruch kommen könnte, der die Zivilbevölkerung in Mitleidenschaft zieht, sondern um was für einen Erreger es sich dann mutmaßlich handeln wird und welche Maßnahmen zur Eindämmung denkbar wären … falls eine Eindämmung überhaupt möglich ist.[70]

5 Jahre später lagen die Dinge keineswegs besser. Gerade als im November 2019 in Wuhan Covid-19 zu kursieren begann, entwichen aus einem Impfstofflabor im chinesischen Lanzhou Brucelloseerreger, die zunächst 96 Labormitarbeiter und dann insgesamt über 10 000 weitere Menschen infizierten.[71,72] Dieser bemerkenswerte Vorfall blieb in den globalen Medien größtenteils unbeachtet, obwohl es verblüffende Übereinstimmungen zu Covid-19 gab, was Ablauf und Auswirkungen anging.

Und auch die Covid-19-Pandemie trug wenig dazu bei, Reformen zu befeuern. Am 9. Dezember 2021, also nach fast 2 Jahren Pandemie, gab Taiwan bekannt, dass eine Forscherin in einem BSL-3-Labor in Taipeh positiv auf die Delta-Variante von Covid-19 getestet wurde. Zuvor war sie, während sie »im Labor mit dem Virus experimentierte«, von einer Maus gebissen worden.[73,74]

Als Gründer und Betreiber der führenden Biosicherheitslabore weltweit dürfte sich Dr. Anthony Fauci dieser alarmierenden Historie durchaus bewusst sein. Da liegt eine Frage zu seinen außergewöhnlich präzisen Vorhersagen bezüglich einer unmittelbar bevorstehenden globalen Pandemie nahe: Handelte es sich nicht schlicht und einfach um eine sichere Wette auf ein Ereignis, das unvermeidlich eintreten musste, weil er hochriskante Forschung in einem chinesischen Labor mit unzureichenden Sicherheitsstandards finanzierte?

Epidemie der Geheimhaltung

China reagiere reflexhaft mit Geheimhaltung und Ausflüchten, wenn wieder einmal Pathogene aus einem seiner Labore entwichen sind, sagt der Investigativreporter Paul Thacker: »Zahlreiche Ausbrüche nahmen ihren Anfang in China, und regelmäßig dementiert China zunächst, dass überhaupt etwas geschehen ist. Das war so bei dem Coronavirusausbruch 2002/2003,[75] der Vogelgrippe 2013[76] und bei Covid-19.[77] Man kann praktisch mit Sicherheit vorhersagen, dass China mit Lügen und Vertuschung reagieren wird.«[78]

Chinas Regierung ist keineswegs die einzige, die jegliche Schuld an den regelmäßig auftretenden Laborlecks gern von sich weist und versucht, alles unter den Teppich zu kehren. Voller Einsatz beim Verwischen der eigenen Spuren ist auch bei den NIH ein altbewährter Reflex. Ähnlich undurchsichtig agieren die mit den NIH kollaborierenden Universitätslabore, was die häufigen Pannen anbelangt. Ralph Baric, der seit 1986 mindestens 186 Stipendien[79] von der NIAID erhalten hat, den Großteil davon für Gain-of-Function-Forschung, prahlte 2020: In seinem BSL-3-Labor an der University of North Carolina in Chapel Hill sei man »vermutlich so sicher, wie man nur irgendwo sein kann«.[80] Das ändert nichts daran, dass amerikanische Medien allein für 2013 und 2014 acht Zwischenfälle dokumentierten, bei denen infizierte Labormäuse aus Barics Einrichtung entwichen. Seit 2015 kamen weitere sechs Fälle hinzu, bei denen Labormitarbeiter infolge von Unfällen Coronaviren ausgesetzt wurden. Die NIH weigern sich, nähere Einzelheiten zu den Unglücken preiszugeben, aber angesichts der schieren Zahl an Fällen war die Behörde in jenem Jahr gezwungen, einzuräumen: »Es hat den Anschein, dass die Maßnahmen der University of North Carolina zur Reduzierung der Wahrscheinlichkeit derartiger Ereignisse nicht wirksam waren.«[81]

Dieser blutarme Tadel scheint sich nicht positiv auf Barics Sicherheitsstandards ausgewirkt zu haben. Im August 2022 erstritt sich ProPublica vor Gericht Zugriff auf NIH-Unterlagen. Diese zeigen, dass Barics Labor den NIH zwischen 2015 und dem 1. Juni 2020 weitere 28 Zwischenfälle mit genmanipulierten Organismen meldete.[82] In sechs Fällen ging es um unterschiedliche

Arten laborgezüchteter Coronaviren, mehrere Vorfälle betrafen Mausbisse und ausgebrochene Mäuse. Noch im April 2020 unterzog sich ein Wissenschaftler der University of North Carolina einer 14-tägigen Quarantäne, nachdem er aufgrund eines Mausbisses in Kontakt mit SARS-CoV-2 geraten war. Den Transparenzrichtlinien der NIH zum Trotz beantworten Vertreter der Universität keine Fragen zu den Vorfällen und nennen auch keine wesentlichen Details, beispielsweise welche Viren involviert sind, in welcher Weise Baric sie verändert hat und welche Risiken der Ausbruch für die Öffentlichkeit darstellte.[83]

Dass es der University of North Carolina nicht gelungen ist, die Zahl der Unfälle mit potenziell tödlichen Viren zu reduzieren, stellt ein gefährliches Symptom eines systemischen Problems dar: Akademische Forscher und Regierungsvertreter berufen sich ständig auf die nationale Sicherheit als Vorwand dafür, dass sie das gesamte Programm an Gain-of-Function-Forschung hinter einer dicken Mauer der Geheimhaltung verstecken. »Die gesamte Branche hat die Lizenz, ohne Öffentlichkeit, ohne Presse und ohne regulatorische Aufsicht zu agieren«, sagt die Biowaffenexpertin Dr. Meryl Nass. »Dass sie davon befreit ist, sich rechtfertigen zu müssen, hat wie nicht anders zu erwarten zur Folge gehabt, dass die führenden Praktizierenden Arroganz an den Tag legen und es, was Laborsicherheit angeht, an Kontroll- und Sicherheitsmaßnahmen mangeln lassen.«

Selbst Amerikas Vorzeigelabor, die BSL-4-Einrichtung in Fort Detrick, die als weltweiter Goldstandard in Sachen Laborsicherheit gilt, hatte regelmäßig mit gefährlichen Laborlecks zu tun. Genau wie die NIH hat Fort Detrick eine lange Vorgeschichte, was das Vertuschen von Zwischenfällen anbelangt – selbst dann, wenn sie sich als tödlich erwiesen.

1951 starb der 46 Jahre alte Mikrobiologe William Boyles aus Fort Detrick an einer Vergiftung mit Milzbranderregern. Der Presse jener Tage entging dieser Vorfall völlig. Ähnlich am 5. Juli 1958, als der Elektriker Joel Willard in Fort Detrick starb. Von offizieller Seite hieß es, es handele sich um einen »berufsbedingten Tod«, den ein Vertreter Fort Detricks als »Atemwegserkrankung« bezeichnete. Im Gegensatz zu diesem lächerlichen Understatement findet sich in Willards Totenschein erfrischende Ehrlichkeit: »Myokardversagen durch vorangegangenen viszeralen Milzbrand.«[84] Das Militär beerdigte Willard in einem Sarg aus Blei.[85]

Im September 1959 infizierte sich der 22-jährige Forscher Ralph Powell in Fort Detrick versehentlich mit Lungenpest. Unbehandelt versterben an dieser Erkrankung 90–100 Prozent der Betroffenen, aber Powell kam gerade so durch.[86] Dr. Forbes H. Burgess, damals Leiter der Gesundheitskommission des Bezirks, erklärte dem Journalist Sy Hersh ganz unverfroren, warum er sich über Staatsgesetze hinweggesetzt und den Fall vor den örtlichen Gesundheitsbehörden geheim gehalten hatte, obwohl derartige Fälle dem Gesundheitsministerium von Maryland hätten angezeigt werden müssen. »Ich habe mit [Fort Detrick] kooperiert«, so Burgess. »Ich war ihnen gegenüber verpflichtet – ich hatte eine Sicherheitsfreigabe.« Und weiter: »Man wies mich an, den Fall nicht zu melden.« Burgess erklärte, Fort Detrick habe die Sache aus den Schlagzeilen halten wollen, weil es sich ja um die Pest handelte, und »wir wollten doch niemanden beunruhigen«.[87]

Bei einem ähnlichen Fall, allerdings mit weniger tragischem Verlauf, ließ das Militär von Fort Detrick zu, dass örtliche Ärzte den infizierten Anlagenbetreiber Bernard »Lefty« Kreh einen Monat lang in einem Krankenhaus von Frederick in einem Isolierzimmer wegsperrten.[88] Kreh überlebte die Tortur; er wurde zu einem der bekanntesten Naturautoren des Landes und ein Guru des Fliegenfischens. Eine persönliche Anmerkung: Mein Mentor Robert Boyle, Gründer der Naturschutzorganisation Riverkeeper und selbst ein Fliegenfischer von Weltrang, schrieb einen bahnbrechenden Artikel über Kreh. Der Text erschien in der *Sports Illustrated* vom 6. April 1980.[89] »Die Milzbrandsubstanz, die ihn im Krankenhaus von Fort Detrick um ein Haar getötet hätte, hat in Biowaffenkreisen stillen Ruhm erlangt, denn ein waffenfähiger Milzbrandunterstamm trägt bis heute seine Initialen.«[90]

1964 starb Camp Detricks Tierpfleger Albert Nickel an bolivianischem hämorrhagischem Fieber.[91] Im Totenschein steht als Ursache für sein Ableben »Enzephalitis, virale; Ätiologie unbestimmt«.[92] Selbst 3 Wochen nach Auftreten erster Symptome hatten es Vertreter von Fort Detrick noch nicht geschafft, die Gesundheitskommission des Bezirks über einen Fall von Meningitis zu informieren, welche die betroffene Person sich im Labor zugezogen hatte.[93] 1963 handhabten Fort Detrick und der Gesundheitsausschuss einen Typhusfall falsch, was dazu führte, dass sich der junge Sohn eines Fort-Detrick-Technikers ansteckte. Auch hier kehrten die Behörden den Zwischenfall unter den Teppich.[94]

Im Juli 2019, kurz bevor SARS-CoV-2 freigesetzt wurde, taten die CDC allerdings etwas Extremes: Aufgrund ernster Verstöße gegen die Sicherheitsbestimmungen für die Entsorgung gefährlichen Materials wurden die Arbeiten in Fort Detrick ausgesetzt.[95] Als offizielle Begründung führten Vertreter der Armee »Verfehlungen in der Biosicherheit« und ein »Versagen der Dampfsterilisierungsanlage von Fort Detrick« an.[96] Dass Fort Detrick für eine Weile aus dem Spiel genommen wurde, mag Dr. Fauci und seinen Spießgesellen als Mahnung gedient haben, welche Gefahren möglicherweise vom Virologischen Institut Wuhan mit seinen deutlich laxeren Sicherheitsbestimmungen und der schlechteren Infrastruktur ausgingen.

Profitieren Beamte des öffentlichen Gesundheitswesens davon, dass Geheimhaltung mit fehlender Verantwortlichkeit einhergeht, scheint es ihnen unmöglich zu sein, aus ihren Fehlern zu lernen. Am 27. März 2020 – die Covid-19-Pandemie erreichte gerade ihren Höhepunkt – gab die Seuchenschutzbehörde CDC dem USAMRIID in Fort Detrick grünes Licht dafür, die BSL-3- und BSL-4-Labore wieder uneingeschränkt zu nutzen.[97]

Im September 2022 dann unterschrieb Präsident Biden einen Erlass, der dazu führen wird, dass neue Wellen von riskanten Gain-of-Function-Projekten losgetreten und über die ohnehin schon gebeutelte Menschheit hereinbrechen werden.[98] Präsident Biden stellte nämlich 88 Milliarden Dollar für die sogenannte Pandemieprävention zur Verfügung, was nichts anderes bedeutet als weitere ungezügelte Biowaffenforschung und noch mehr halsbrecherische Gain-of-Function-Experimente.[99]

◇◇◇

KAPITEL 28

Wie häufig übertragen sich Seuchen vom Tier auf den Menschen?

◇◇◇

Wie die vorangegangenen Kapitel gezeigt haben, ist der Nutzen von Gain-of-Function-Experimenten rückblickend zu vernachlässigen beziehungsweise nicht existent. Befürworter dieser Forschung – darunter Anthony Fauci, Ralph Baric und Peter Daszak – führen zur Rechtfertigung ihrer hochriskanten Gain-of-Function-Studien das Argument ins Feld, man müsse sich für das unvermeidliche Auftreten von Zoonosen wappnen, also für den Fall, dass Krankheitserreger von Wildtieren auf den Menschen überspringen.[1,2,3,4]

Mir ist kein Beispiel dafür bekannt, dass ein Mainstream-Journalist diese Annahme hinterfragt hätte.

Die NIH behaupten – ohne Belege dafür vorzulegen –, 60–75 Prozent aller beim Menschen auftretenden Krankheiten seien auf Pathogene zurückzuführen, die von Tierpopulationen übergesprungen sind (Zoonosen).[5] Aber diese Schätzung zur Häufigkeit sogenannter Spillover-Ereignisse dient den eigenen Zwecken und dürfte mit hoher Wahrscheinlichkeit stark übertrieben sein. Viele Forscher beschwören in der Öffentlichkeit die Angst vor Zoonosen, um ein längeres Verweilen an den Fleischtöpfen der Gain-of-Function-Förderung zu rechtfertigen, haben jedoch noch nie eine Studie veröffentlicht, in der das tatsächliche historische Risiko von Zoonosen anhand strenger Maßstäbe quantifiziert wird. Genauso wenig haben diese Forscher kritische Untersuchungen zu den Risiken der Gain-of-Function-Forschung bis hin zur Gefährdung durch Laborlecks vorgenommen. Bei einem ehrlichen Vergleich von

Nutzen und Risiko müssten diese Forscher Farbe bekennen und einräumen, dass ihre Teufeleien nur sehr wenig Benefit erbringen. Stattdessen setzen sie lieber auf simplifizierte Aussagen wie »Der Nutzen rechtfertigt die Risiken«. Gutgläubige und unterwürfige Wissenschaftsjournalisten hinterfragen derartige Behauptungen nur selten!

Anthony Faucis berüchtigter Gain-of-Function-Forscher Ron Fouchier erklärte 2020 gegenüber dem Journalisten Rowan Jacobson, es sei fast unmöglich, dass seinem Labor ein pandemisches Pathogen entweichen könne – gemäß den Gesetzen der Wahrscheinlichkeit träte so ein Fall »weniger als einmal in einer Million Jahren« ein. Jacobson wiederum verweist darauf, dass Fachleute Fouchiers Einschätzung keineswegs teilen, und das aus gutem Grund.[6] Fouchier, der damals an allervorderster Front daran mitwirkte, die Ursprünge von Covid-19 zu vertuschen, hat sein Labor in den Niederlanden, was es für amerikanische Regulierer und Medien schwieriger macht, einen kritischen Blick auf die dortigen Zustände zu werfen. Wir wissen heute allerdings, dass Yoshihiro Kawaoka, der andere Wissenschaftler, dem es gelang, den Vogelgrippeerreger ansteckend für Frettchen zu machen, 2013 in seinem Labor an der University of Wisconsin gleich zwei Laborunfälle verzeichnete, die verheerend hätten ausgehen können. Bei dem ersten Fall stach sich ein Wissenschaftler mit einer Nadel, beim zweiten verschüttete ein Forscher Gewebekulturen über seine Kleidung und seine ungeschützten Knöchel. In beiden Fällen hantierten die Mitarbeiter mit potenziell tödlichen Vogelgrippeviren, und in beiden Fällen waren die Quarantänemaßnahmen ungenügend.[7]

Zu jenem Zeitpunkt wurde in Amerika noch hitzig über das Moratorium für die Gain-of-Function-Forschung debattiert, aber die Informationen über die Vorfälle wurden erst Jahre später publik. Fauci gelang es, die Vorkommnisse geheim zu halten, insofern können wir auch nicht mit Gewissheit sagen, ob es sich um isolierte Einzelfälle gehandelt hat. Aber selbst wenn dem so gewesen sein sollte, widerlegt jeder dieser Unfälle für sich schon die aufgestellte Wahrscheinlichkeitsrechnung von »weniger als einmal in einer Million Jahren«. Und das in einem Labor, das sich mit dem von Fouchier vergleichen lässt und in dem ähnliche Arbeiten durchgeführt werden.[8]

Wie gut Dr. Fauci kaltblütiges Krisenmanagement beherrscht, lässt sich daran ablesen, dass es ihm gelang, ein Durchsickern dieser Fälle zu verhindern, während er gleichzeitig die öffentliche Debatte in die von ihm gewünschten Bahnen lenkte und das NSABB auf den entsprechenden Kurs brachte.

Die offizielle Lesart, nach der die meisten Pandemien die Folge von Zoonosen sind, sei ein eigennütziger Mythos, den das Biowaffenkartell verbreite, schreibt Professor Paul R. Goddard in einem Artikel. Goddard sieht die Schuld vor allem bei der Weltgesundheitsorganisation, bei Anthony Fauci und bei dessen finanziell großzügig bedachtem Handlanger, dem Scharlatan Peter Daszak. Sie hätten das Schreckgespenst aggressiv und erfolgreich beworben, um auf diese Weise gefährliche Experimente zu rechtfertigen, die ihnen Prestige, Macht und Wohlstand einbrachten.[9] Professor Goddard schreibt:

> »Untersuchungen zeigen, dass es ein alltägliches Vorkommnis ist, dass Viren aus Laboren und vermeintlich kontrollierten Experimenten wie der Impfstoffforschung und Impfstoffprogrammen entkommen. Hinzu kommt, dass viele Pandemien auf Laborlecks zurückgehen und praktisch keine auf eine direkte Zoonose. Selbst wenn der Ursprung von Viren letztlich auf Tiere zurückgeht und die Viren auf den Menschen überspringen, brodeln sie zumeist über viele Jahre – Jahrhunderte oder Jahrtausende – in einer speziellen Gemeinschaft von Menschen vor sich hin, bevor sie sich dann während anormaler Bevölkerungsbewegungen ausbreiten.«[10]

Seine Schlussfolgerung:

> »Dr. Daszak und Dr. Fauci behaupten, die meisten Pandemien seien zoonotischen Ursprungs. Sie sagen, Pandemien beginnen, indem sich eine Krankheit von einem Tier ausbreitet, treffen aber keine Aussage bezüglich des Zeitrahmens, von dem wir sprechen. Ich möchte behaupten, dass Pandemien niemals durch die unmittelbare Ausbreitung von einem Tier entstehen. Damit es zu einer Pandemie kommen kann, muss sich ein Erregerreservoir entwickeln, das an den Menschen angepasst ist. Dieser Prozess nimmt üblicherweise

viele Jahre in Anspruch. Dazu kommt, dass die Ausbreitung üblicherweise infolge unnatürlich großer Wanderbewegungen von Menschen erfolgt, wie es bei Kriegen und Hungersnöten der Fall ist.«[11]

Und Dr. David Bell und Emma McArthur schreiben in einem Artikel für die Nachrichtenwebseite *The Daily Sceptic*:

»Die WHO führt für die vergangenen 120 Jahre nur fünf ›Pandemien‹ auf, wobei die höchste Mortalität bei der H1N1-Influenza-Pandemie von 1918/19 (›Spanische Grippe‹) verzeichnet wurde, also in einer Zeit vor Antibiotika und moderner Medizin. Abgesehen von Covid-19 gab es in den vergangenen 50 Jahren nur eine einzige ›Pandemie‹, und das war 2009/10 der Ausbruch der ›Schweinegrippe‹, und die tötete weniger Menschen als ein normales Grippejahr.«[12]

Die Biowaffenhistorikerin Dr. Meryl Nass merkte an: »In Industrienationen können natürliche Infektionen keine tödlichen Epidemien auslösen, und in weniger entwickelten Nationen verursachen sie nur sehr kleine Epidemien.«[13]

Infektionen hingegen, die man sich im Labor zugezogen hat, würden »beunruhigend oft« auftreten, heißt es bei der American Biological Safety Association.[14] Ein Blick in die Vergangenheit zeigt, dass diese Laborexperimente das Pandemierisiko für die Menschheit keineswegs schmälern, sondern vielmehr erhöhen. Thomas Inglesby, der führende Biowaffenkenner vom Johns Hopkins Center for Health Security, kritisierte indirekt all jene, die behaupten, Gain-of-Function-Studien würden die extremen Risiken lohnen, indem er darauf verwies, dass niemand sich die Mühe gemacht habe, die Grundrisiken häufiger Laborlecks zu quantifizieren: »Um das Grundrisiko bestimmen zu können, benötigen wir bessere Daten zu Laborunfällen in den Vereinigten Staaten und weltweit.«[15]

Dieser eine Satz sollte sämtliche »wissenschaftlichen« Annahmen zunichtemachen, die der Förderung dieser fragwürdigen Branche zugrunde liegen. Aber wie Rowan Jacobson im Politmagazin *Mother Jones* schrieb, gelangten

Wissenschaftler, die sich an derartigen Berechnungen versuchten, zu dem Schluss, dass die Risiken den Nutzen völlig in den Schatten stellen:

»Die Biosicherheitsexpertin Lynn Klotz und der Wissenschaftsjournalist Edward J. Sylvester haben die Zahlen der CDC zu Laborunfällen durchgesehen und eine konservative Schätzung aufgestellt, wonach die Wahrscheinlichkeit, dass ein Pandemieerreger aus einem Labor entweicht, bei gerade einmal 0,3 Prozent pro Jahr liegt. Das bedeutet, nach 536 Jahren würde die statistische Wahrscheinlichkeit für ein einzelnes Labor bei 80 Prozent liegen. Dieses Ergebnis mag akzeptabel erscheinen, aber die beiden Autoren kamen bei ihrer Zählung rasch auf 42 Labore, von denen bekannt ist, dass sie mit lebendigen Erregern von SARS, Influenza oder Pocken arbeiten. Das entspricht einer 80-prozentigen Wahrscheinlichkeit eines Laborlecks alle 12,8 Jahre. Und diese Untersuchung ist von 2012, als derartige Arbeiten noch weitaus seltener stattfanden als heutzutage. Später schätzten die beiden die Wahrscheinlichkeit dafür, dass ein entwichenes Virus ›exakt die Pandemie auslöst, die die Forscher doch angeblich verhindern wollen‹, auf bis zu 27 Prozent, ›ein inakzeptabel hohes Risiko‹.«[16]

Und weiter:

»Die Wahrscheinlichkeit ist signifikant, dass eine Pandemie mit über 100 Millionen Opfern auf eine unentdeckte im Labor erworbene Infektion zurückgeht, sollte ein einziger infizierter Labormitarbeiter sich in der Öffentlichkeit bewegen und dort die Infektion verbreiten.«[16]

Fassen wir daher noch einmal zusammen:

1. Welchen Vorteil die Gain-of-Function-Forschung bietet, ist niemals quantifiziert worden. Sollte es überhaupt einen Nutzen geben, kann man ihn allem Anschein nach vernachlässigen.
2. Die Gefahren sind niemals quantifiziert worden, scheinen aber gewaltig zu sein.

3. Multipliziert mit der Häufigkeit, mit der es zu Laborlecks kommt, machen die verheerenden Auswirkungen einer Pandemie derartige Forschung für die Gesellschaft nicht hinnehmbar und inakzeptabel.
4. Das Risiko, dass ein Erreger von einem Tier auf den Menschen überspringt (Zoonose), ist niemals quantifiziert worden und scheint eher gering zu sein.

◇◇◇

KAPITEL 29

Chinas Aufstieg

◇◇◇

Auch die chinesische Regierung verfolgte Faucis Arbeit mit regem Interesse. Gain-of-Function-Forschung bot naheliegende militärische Anwendungsmöglichkeiten, und China war hoch motiviert, auf diesem Feld tätig zu werden. Kein anderes Land hatte stärker unter biologischer Kriegsführung leiden müssen; rund 500 000 Chinesen verloren im Zweiten Weltkrieg ihr Leben durch derlei Kampfstoffe. Bei der Biowaffenforschung lag China jedoch weit hinter den Vereinigten Staaten zurück, also infiltrierte Peking die Labore amerikanischer Universitäten, an denen die NIH die Biowaffenforschung zu einem lukrativen Unterfangen höchster Priorität gemacht hatten. Unterwanderung war also das Mittel der Wahl, mit dem China zu den USA aufschließen wollte.[1,2]

Während der von Mao angeordneten Kulturrevolution (1966–1976) herrschte in China eine brutal antiintellektuelle Ideologie, die tiefe Spuren im uralten Universitätssystem und Medizinwesen des Landes hinterließ. In der Wissenschaft wie auch der Medizin ging die Entwicklung nach Ende der Kulturrevolution nur schleppend voran.[3] Maos unmittelbarer Nachfolger, Deng Xiaoping, führte 1977 wieder Zulassungsprüfungen für die Nationaluniversitäten ein. Ziel war es, die klügsten und talentiertesten jungen Menschen zu ermitteln und sie auf Mathematik und andere Wissenschaften anzusetzen.[4] Rund 5,7 Millionen Schüler legten im November und Dezember 1977 eine 2-tägige Prüfung ab; es war die »am heißesten umkämpfte Schulprüfung in der modernen Geschichte Chinas«. Nur 4,7 Prozent der Kandidaten wurden an den Universitäten zugelassen. Diese »Eliteklasse von 1977 « bildete das Fundament für Chinas Feldzug in Sachen globale Dominanz auch in den Wissenschaften.[5]

In den 1990er-Jahren rief Chinas Präsident Jiang Zemin eine Kampagne ins Leben, die darauf abzielte, China weltweit führend in der biomedizinischen Forschung zu machen.[6] Für die überalterte Führung der Kommunistischen Partei Chinas stellte der Rückstand des Landes in den Wissenschaften und der Medizin sowohl eine Gefahr für die nationale Sicherheit als auch eine persönliche Schwachstelle dar. Jiang erklärte: Das bevölkerungsreichste Land der Welt sollte die Führungsrolle in der Biomedizin übernehmen, und so betrachtete China es als eine nationale Aufgabe, zu diesem Zweck die größten Talente des Landes zu aktivieren.[7,8,9]

Nach der SARS-Epidemie von 2003 wechselte China dann in den Turbomodus, was seine wissenschaftliche Offensive anging. Wie Sir Jeremy Farrar sagt, verstärkte das Land seine Netzwerke zur Überwachung von Krankheiten und führte Onlinemeldesysteme für die Krankenhäuser ein.[10] »Es handelte sich nicht um lange angekündigte Optimierungen, das System wurde vielmehr radikal umgekrempelt«, sagt Dr. Farrar. »Chinas Seuchenschutzbehörde wandelte sich zu einer cleveren, professionellen und auf die Wissenschaft fokussierten Organisation mit neuen Gebäuden, einer neuen Infrastruktur und sehr gut ausgebildetem Personal, das jeder Forschungseinrichtung von Weltruf zur Ehre gereichen würde – zu diesen Leuten zählte auch George Gao [der berühmte Leiter des Chinesischen Zentrums für Krankheitskontrolle und -prävention, CCDC].«[11]

Bis 2012 hatten allein die Vereinigten Staaten mehr Geld für die wissenschaftliche und medizinische Forschung ausgegeben als China.[12] Nach Farrars Einschätzung hatte sich China erfolgreich in eine »Supermacht der Wissenschaften« verwandelt.[13]

Danach stagnierten in den USA die Investitionen in die Wissenschaft und die Medizin.[14] Es lohnt sich, sich an dieser Stelle erneut vor Augen zu führen, dass Amerikas Aufstieg im Bereich der Biomedizin das Ergebnis einer zielgerichteten Regierungspolitik war. 1957 hatten die Sowjets die Amerikaner geschlagen, als sie mit dem Sputnik den ersten Raumflug starteten – die USA reagierten, indem sie die staatlich geförderte wissenschaftliche Forschung deutlich ausweiteten. Die Regierung Kennedy hob die Ausgaben dafür auf

0,35 Prozent des Staatshaushalts an.[15,16] Hatte das Budget der National Science Foundation 1957 noch 40 Millionen Dollar betragen, so waren es 1968 bereits 500 Millionen Dollar.[17] Dank dieses Einsatzes konnte Amerika ein universitäres Forschungssystem von Weltrang aufbauen. Nach dem Ende des Kalten Krieges fielen die Forschungsausgaben der USA wieder auf unter 2 Prozent sämtlicher Ausgaben des Bundes und auf 0,3 Prozent vom BIP.[18]

Zum Vergleich: China investiert 2,5 Prozent seines BIP in die wissenschaftliche Forschung, und Ökonomen gehen davon aus, dass Chinas Bruttoinlandsprodukt im Jahr 2030 das amerikanische übersteigen wird.[19,20] Im Rahmen seiner ehrgeizigen Forschungs- und Bildungsziele hat China zwischen 2001 und 2014 mehr als 1800 neue Hochschulen eröffnet. Pro Jahr machten 5 Millionen Studierende, etwa zehnmal so viele wie in den USA, Abschlüsse in den wissenschaftlichen, technischen und ingenieurstechnischen Fächern. Und was die Fähigkeiten 15-jähriger Schüler in naturwissenschaftlichen Fächern, der Mathematik und beim Lesen und Schreiben angeht, sind die USA inzwischen auf Rang 31 von 70 untersuchten Ländern abgerutscht, einen Platz vor Lettland. China dagegen liegt auf Platz 10.[21]

Ein weiterer Aspekt: Schätzungsweise 46 Prozent sämtlicher Bundesausgaben für zivile Forschung fließen durch die NIH.[22] In den 5 Jahrzehnten stetig wachsender Macht hat Anthony Fauci der Pharmaindustrie und dem Militär immer mehr Mitspracherecht bei der Frage eingeräumt, wohin diese Mittel fließen sollen. Diese Prioritäten haben dazu geführt, dass die NIH immer weniger an der Verbesserung der öffentlichen Gesundheit arbeiten und neutral und unvoreingenommen empirische Untersuchungen betreiben. Stattdessen hat sich die Behörde zu einer Brutzelle für neue Pharmaprodukte und Biowaffenforschung gewandelt. Chronische Krankheiten sind in Amerika auf dem Vormarsch – litten 1948 etwa 10 Prozent der Bevölkerung an einer chronischen Erkrankung, waren es 2022 nahezu 60 Prozent. Für die Pharmabranche hat sich diese Entwicklung, wenig überraschend, als Goldgrube erwiesen.[23,24] Rund 86 Prozent aller Ausgaben im Gesundheitswesen entfallen auf Menschen mit chronischen Beschwerden.[25]

China bindet die medizinische Fachpresse ein

Nachdem China beschlossen hatte, international zum Vorreiter der Biomedizin aufzusteigen, starteten die Beamten des Landes einen ganz besonders kühnen Vorstoß gegen die wissenschaftliche Hegemonie des Westens: Man zielte nun darauf ab, sich die renommiertesten wissenschaftlichen Verlage des Westens gefügig zu machen.[26] Die führende Fachpresse einzubinden ist ein Projekt, das China seit 2 Jahrzehnten betreibt, und die verstärkte Kontrolle über westliche Fachmagazine spielte eine zentrale Rolle, als es darum ging, die Ursprünge von Covid-19 zu vertuschen. Angeschoben hat China diese Strategie mit einem großzügigen Anreizprogramm, das seine Wissenschaftler ermutigen sollte, in führenden westlichen Fachmagazinen wie *The Lancet*, *Science* und *Nature* zu veröffentlichen.[27]

Elaine Dewar beschreibt, wie die Regierung die Zahlungen staffelte, die sie an Forscher für Veröffentlichungen in renommierten Publikationen ausschüttete. (Im Februar 2020, also in der Frühphase der Covid-19-Pandemie, beendete China diese Methode. Möglicherweise als direkte Reaktion auf die Rolle, die dieses System beim Auftreten von Covid-19 gespielt hatte.) Ein Artikel in *Nature*, dem bei Zitationen an Platz 1 geführten Fachmagazin, brachte chinesischen Autoren Zuwendungen von bis zu 165 000 Dollar.[28] Bedenkt man, dass ein typisches Jahresgehalt für einen chinesischen Wissenschaftler bei rund 7500 Dollar liegt, wirkten diese extrem großzügigen Boni wie Raketentreibstoff für das ohnehin schon halsbrecherische Tempo, mit dem die Gain-of-Function-Forschung vorangetrieben wurde – ein Forschungsbereich, der, wie Richard Ebright aufgezeigt hat, zuverlässig zu raschen Veröffentlichungen führt. Das Gedrängel vor dem staatlichen Füllhorn führte, wie nicht anders zu erwarten, zu Forschungsprojekten, die in Blitzgeschwindigkeit zusammengestümpert wurden, die nicht selten zurückgezogen werden mussten und deren Protagonisten nur Missachtung für moralische Grundsätze übrig hatten. Trotz aller Rückschläge sollten sich Chinas aggressive Methoden aber bezahlt machen, stellten sie doch einen nützlichen Brückenkopf im Rahmen des größeren Plans dar, die Kontrolle über die Journale selbst zu übernehmen.

Im Rahmen seiner Militärstrategie »hat China bei seinem Streben nach globaler Dominanz systematisch jede wissenschaftliche und staatliche Einrichtung in eine Waffe verwandelt«, sagte mir Jan Jekielek im Februar 2023. Jekielek ist Redakteur bei der *Epoch Times*, einer mehrsprachig erscheinenden Zeitung, die von Falun-Gong-Anhängern gegründet wurde. Falun Gong ist eine Strömung des Buddhismus, die in China als regimekritisch verfolgt wird. »Chinas Kommunistische Partei [KPCh] verfolgte die Strategie, die medizinischen Einrichtungen des Westens zu infiltrieren und sie zum Erreichen dieses Ziels zu nutzen«, sagte Jekielek. »Die KPCh nahm Amerikas medizinische Einrichtungen ins Visier, die Universitäten, die medizinischen Fachzeitschriften, die Geheimdienste und das Militär. Oder anders gesagt: Chinas Plan bestand darin, Amerikas Institutionen als Waffe gegen Amerika einzusetzen.«[29]

Janet Levy schreibt: »Die größte Täuschung, die China dem Westen erfolgreich unterjubeln konnte, ist die, dass das Land friedlich aufsteigen wird, sich schrittweise öffnet und dass sich dabei gewaltige geschäftliche Möglichkeiten bieten. Peking hat ein meisterhaftes Einflussspiel betrieben, Regierungen eingewickelt und die akademische Welt, Denkfabriken, Kulturgruppen und Unternehmen im Westen dazu gebracht, am chinesischen Ziel der globalen Vormachtstellung mitzuwirken.«[30]

In seinem bahnbrechenden Buch *Spies and Lies: How China's Greatest Covert Operations Fooled the World*, das im Oktober 2022 erschien, zeigt der Analyst Alex Joske auf, wie die KPCh nach dem Massaker auf dem Tian'anmen-Platz im Jahre 1989 und dem Zusammenbruch der Sowjetunion beschloss, »den Zustrom westlicher Ideale nach China zu stoppen und ihrerseits ausländische Mächte zu infiltrieren«.[31]

Ausführlich schildert Joske, wie Chinas Ministerium für Staatssicherheit »das Spionagegeschäft überarbeitete, weg von Nacht-und-Nebel-Aktionen« und hin zu einer ausgereiften Unterwanderung der akademischen Welt des Westens, seiner Unternehmen, Medien, kulturellen Gruppen und Regierungseinrichtungen; dies alles unter dem Banner von Zusammenarbeit, Globalisierung und des Wohles der öffentlichen Gesundheit:

»Um den Eindruck zu erwecken, man sei begierig auf kulturellen und wirtschaftlichen Austausch, präsentierte China Nachrichtendienstmitarbeiter als Journalisten, Gelehrte und Vertreter von Handel und Tourismus. Die USA – und andere westliche Regierungen – ließen sich auf China ein und hielten das Land irrtümlich für einen wertvollen Partner. Häufig agierten sie dabei unter dem Druck von Unternehmen, die lukrative Geschäfte mit Peking anstrebten.«[32]

The Lancet – Chinas Propaganda-Lautsprecher

Beim Streben nach Dominanz über die globale Medizinforschung bestand ein wesentliches strategisches Ziel Chinas darin, die renommiertesten medizinischen Fachzeitschriften zu vereinnahmen und zu manipulieren. An allererster Stelle stand dabei das 1823 gegründete Magazin *The Lancet*.[33]

198 Jahre lang waren *The Lancet* und seine Hauptkonkurrenten, das 1811 gegründete *New England Journal of Medicine*[34] und das 1883 gegründete *Journal of the American Medical Society*,[35] Leuchtfeuer wissenschaftlicher Empirie und evidenzbasierter Gesundheitsfürsorge. Doch während der Covid-19-Krise erwiesen sie sich als Vasallen des chinesischen Staates, genauer, als kriecherische Apologeten, was Chinas Rolle in der Pandemie anbelangte.

»Mir wurde schlecht, als ich sah, wie die drei altehrwürdigsten und renommiertesten medizinischen Fachzeitschriften sich einen Wettstreit dabei lieferten, offenkundig gefälschte Arbeiten abzudrucken, die den politischen Zielen ihrer Meister und den Zielen von Anthony Fauci, Bill Gates und Big Pharma entsprachen«, sagte die Biowaffenexpertin Meryl Nass.[36] »Alle drei Journale führten sich beschämend auf, aber *The Lancet* tauchte ab in eine septische Klärgrube der Erniedrigung.«[37]

Auf der eigenen Webseite schreibt *The Lancet*, man besitze eine »umfassende globale Reichweite mit jährlich 36,8 Millionen Besuchen auf *TheLancet.com* und 98,8 Millionen heruntergeladenen Artikeln« sowie »mehr als 275 000 jährlichen Erwähnungen in Nachrichtenartikeln«.[38] Seit 1991 gehört *The Lancet* zum niederländischen Großverlag Elsevier, der 2650 weitere Wissenschaftsmagazine unterhält, die den Mischkonzern sehr reich gemacht haben.[39,40]

Zu weiten Teilen hängt Elsevier wirtschaftlich von der Pharmaindustrie ab, aber auch mit Bill Gates pflegt man nicht unerhebliche finanzielle Beziehungen. Auf der Elsevier-Webseite prahlt der Konzern, dass seine Veröffentlichungen »in Teilen oder in Gänze durch finanzielle Mittel der Bill & Melinda Gates Foundation unterstützt werden«.[41] Diese Verbindung zu Bill Gates ist wichtig, denn wie wir schon bald sehen werden, hat Microsoft, Gates' legendäres Unternehmen, sein Schicksal untrennbar an das der chinesischen Regierung geknüpft.

Seit 1995 ist der Brite Richard Charles Horton Chefredakteur von *The Lancet*.[42] Der Mediziner ist Honorarprofessor an der London School of Hygiene and Tropical Medicine und am University College London – beides Einrichtungen, die seit Langem von der Großzügigkeit der Gates Foundation profitieren.[43,44] 2019 erhielt Horton den mit 100 000 Dollar dotierten Roux Prize des Institute for Health Metrics and Evaluation (IHME) an der University of Washington in Seattle. Die Einrichtung wurde von der Gates Foundation ins Leben gerufen und seitdem üppig finanziell gefördert.[45,46,47]

Auch wenn die Gates Foundation *The Lancet* substanziell unterstützt, so macht das Magazin geschätzt 41 Prozent seiner beeindruckenden Einnahmen mit dem Verkauf von Nachdrucken an Arzneimittelhersteller.[48,49,50]

Das Geschäft mit den Nachdrucken ist besonders lukrativ und korrumpierend. Üblicherweise bezahlt ein Pharmaunternehmen Söldner-Forscher – im Englischen heißen Wissenschaftler, die für Geld lügen, auch *biostitutes*, ein Kofferwort aus *biologist* und *prostitute* –, eine manipulierte (und häufig stark fehlerbehaftete) Studie durchzuführen, an deren Ende überschwängliches Lob für das Medikament des Unternehmens steht. Das Fachmagazin veröffentlicht die Studie in dem Wissen, dass es großen Reibach machen kann, indem es dem Unternehmen Nachdrucke verkauft. Das betreffende Pharmaunternehmen erwirbt die Nachdrucke mit Aufschlag, und seine Vertreter verteilen sie dann an Zehntausende Ärzte. *The Lancet* verkauft seine prestigeträchtige Imprimatur und verleiht dadurch einem schlechten

Medikament den Anschein von Wirksamkeit. Richard Smith, ehemaliger Redakteur des *British Medical Journal* und Chef der Publishing Group, schrieb:

»Redakteure wissen sehr gut, dass sie für einen derartigen Artikel Nachdrucke im Wert von 1 Million Dollar verkaufen können, mit einer Gewinnmarge von vielleicht 70 Prozent. Anders formuliert: Veröffentlicht man diese eine Arbeit, bleiben unter dem Strich 700 000 Dollar. Es gibt nur wenige Geschäftstätigkeiten, bei denen man aus so wenig einen derart beträchtlichen Gewinn ziehen kann.«[51]

2004 monierte Horton persönlich den raschen Verfall an Moral, wissenschaftlicher Integrität und unabhängiger Rechenschaftspflicht, den er bei den führenden Fachzeitschriften beobachtete und auf den reichen Strom an Pharmadollars zurückführte. »Die Fachzeitschriften sind zu Informationswäschern für die pharmazeutische Industrie verkommen«, beschwerte sich Horton.[52,53] Im selben Jahr erklärte Marcia Angell, die langjährige Herausgeberin des *New England Journal of Medicine*, die führenden Fachmagazine seien mittlerweile »in erster Linie eine Vermarktungsmaschine« für Big Pharma, die ohnehin »jede Institution, die ihr im Weg stehen könnte, vereinnahmt«:[54,55]

»Es ist schlicht und einfach unmöglich, einem Großteil der Veröffentlichungen zu klinischer Forschung Glauben zu schenken, sich auf das Urteil vertrauenswürdiger Ärzte oder auf maßgebliche medizinische Leitlinien zu verlassen. Dieses Fazit bereitet mir keinerlei Vergnügen, aber ich bin in meinen mehr als 2 Jahrzehnten als Redakteurin des *New England Journal of Medicine* langsam und widerstrebend zu dieser Einschätzung gelangt.«[56]

Und Meryl Nass erklärt, dass sich *The Lancet* schon lange vor der Covid-19-Pandemie zu einer »100-prozentigen Tochter von Big Pharma« gemacht habe.[57]

Der Kotau vor China

Als mit den Chinesen neue Meister auf der Bildfläche erschienen und bereit waren, sich die Kontrolle über sein Journal einiges kosten zu lassen, dürfte es Horton kaum schwergefallen sein, etwaige Restskrupel über Bord zu werfen und sich vor den Chinesen in den Staub zu schmeißen. Schließlich war er es seit Langem gewohnt, im Tausch gegen Bares einen Kratzfuß vor Big Pharma und Bill Gates zu machen.

2008 – ein Jahr zuvor hatte die Gates Foundation einen Ableger in Peking eröffnet –[58] begann Horton, Chinas Medizinexperten und Gesundheitsbeamten Avancen zu machen, indem er sie mit Möglichkeiten überschüttete, Artikel zur Veröffentlichung einzureichen.[59] *The Lancet* rief »eine beispiellose wissenschaftliche Kollaboration« ins Leben, eine Partnerschaft mit dem Health Sciences Centre der Universität Peking und dem China Medical Board, einer amerikanischen Stiftung. Das Resultat war eine Reihe Artikel von 63 Wissenschaftlern aus zehn Nationen, die voll des Lobes für die Art und Weise waren, wie China sein Gesundheitssystem reformierte. Zwei Drittel der Autoren waren chinesische Wissenschaftler.[60]

Im Gegenzug für diese Schmeicheleien ehrte die chinesische Regierung Dr. Horton in jenem Jahr in der Großen Halle des Volkes am Tian'anmen-Platz in Peking.[61] Dort wurde auch die neue Partnerschaft der Universität Peking mit *The Lancet* gefeiert. 2010 fügte *The Lancet* seinen Redaktionssitzen in New York und London einen weiteren in Peking hinzu. 2015 reiste Horton nach Peking, um erneut ausgezeichnet zu werden, dieses Mal mit dem Freundschaftspreis, Chinas höchster Auszeichnung für ausländische Fachleute, die Herausragendes für den wirtschaftlichen und gesellschaftlichen Fortschritt des Landes geleistet haben.[62]

Nachdem Horton den Preis erhalten hatte, forderte *The Lancet* zu Einsendungen aus China auf und widmete diesen Arbeiten im Oktober 2016 eine ganze wöchentliche Ausgabe.[63]

2018 ging eine *Lancet*-Kommission eine Partnerschaft mit der Tsinghua-Universität in Peking ein, um »die speziellen Herausforderungen und Möglichkeiten im Bereich der Gesundheit in Chinas Städten« zu untersuchen.[64] Dr. Lincoln

Chen, Präsident des China Medical Board,[65] Mitglied im Board des von Gates finanziell geförderten Institutes for Health Metrics and Evolution, ehemaliger Executive Vice President der Rockefeller Foundation und ein Direktor des Harvard Center for Population and Development Studies,[66] zog in den internationalen Beirat von *The Lancet* ein.[67]

In ihrem Buch *On the Origin of the Deadliest Pandemic in 100 Years: An Investigation* schreibt Elaine Dewar:

»Einige – *Nature, The Lancet, eMI* – verwandelten sich in Plattformen für die wissenschaftliche Entsprechung von Propaganda. Die Geschichte von der Suche nach den SARS-CoV-2-Ursprüngen verdeutlicht: Wissenschaftliche Verlage und einige Forscher, die es eigentlich besser hätten wissen müssen, ließen sich von ihrem Wunsch korrumpieren, sich mit dem Land gut zu stellen, das demnächst zum größten Geldgeber der Wissenschaft und größten Verleger der Welt aufsteigt – China.«[68,69]

Ähnlich warnende Worte kommen von Paul Thacker: »Man kann über diese Pandemie nicht sprechen, ohne auf die versteckten finanziellen Interessen der Wissenschaftler einzugehen und darüber, wie sich Forschungsjournale in Propagandainstrumente verwandelten.«[70]

Mit seiner öffentlichen Haltung während der Pandemie richtete sich Horton getreu nach Chinas politischen Vorgaben wie ein Wetterhahn im Wind.

In seiner Autobiografie *Spike: The Virus vs. The People – The Inside Story* gibt Jeremy Farrar angewidert eine Anekdote wieder, die unterstreicht, welch tödliche Folgen Hortons Geschäftspolitik hatte. Horton stärkte Chinas Propagandaputsch bei jedem einzelnen Aspekt des Covid-19-Narrativs. Das begann schon Anfang Januar 2000, als er die Veröffentlichung eines Artikels abbremste, der die Übertragung des Virus von Mensch zu Mensch nachwies. China versuchte zu diesem Zeitpunkt noch, Fakten zu unterdrücken, die belegten, dass sich Covid-19 solchermaßen ausbreitete.[71] Horton traf eine grundlegende moralische Entscheidung, indem er die Loyalität zu China über seine Verantwortung gegenüber der öffentlichen Gesundheit stellte.

Am 23. Januar 2020 – Peking bemühte sich zu diesem Zeitpunkt, Sorgen angesichts der anhaltenden Ausbreitung von Covid-19 in Wuhan herunterzuspielen – verbreitete Horton per Twitter Chinas offizielle Lesart: »Die Medien schüren die Angst, indem sie von einem ›Killervirus‹ und ›wachsender Angst‹ sprechen. Tatsächlich weist nach allem, was wir derzeit wissen, 2019-nCoV eine moderate Übertragbarkeit und eine vergleichsweise geringe Pathogenität auf. Es gibt keinen Grund, mit einer überspitzten Wortwahl Panik zu schüren.«[72]

Doch dann schwenkte China auf gnadenlos strenge Lockdowns um, und der »flexible« Mister Horton legte eine ausgemachte Kehrtvolte hin. Am 31. Januar, gerade einmal 7 Tage nachdem er die Medien dafür kritisiert hatte, sie würden Panik schüren, sprach sich Horton auf Twitter aus für »drakonische Maßnahmen, die die Mobilität der Bevölkerung einschränken«.[73]

Am 10. März, einen Tag bevor die Gesundheitsbehörden in den USA eine Pandemie ausriefen, verlangte Horton vom Westen, dieser solle Chinas Beispiel folgen und »dringend Maßnahmen zu Social Distancing und Schließungen umsetzen«.[74] Ende März stellte Horton in der BBC britische Amtsträger an den Pranger, bezeichnete die träge Reaktion der Regierung als »nationalen Skandal« und legte nach: »[Schon] in der letzten Januarwoche wussten wir, was da kommt. Die Botschaft aus China war völlig eindeutig. Wir haben den Februar verschwendet, da hätten wir handeln können.«[75]

Horton empörte sich also im März darüber, dass die britische Regierung gegenüber Covid-19 exakt die laxe Handlungsweise an den Tag legte, die er ihr Ende Januar noch empfohlen hatte.

Während er seine Landsleute mit scharfer Kritik überzog, gab Horton gegenüber den Chinesen den beflissenen Stiefellecker. China sperrte zu diesem Zeitpunkt die Bevölkerung von Wuhan in ihren Häusers ein – und zwar buchstäblich, indem sie Türen vernageln ließ, Straßensperren errichtete und die Lebensmittelversorgung auf ein paar Löffel Reis pro Tag beschränkte.[76,77] Am 1. Mai trat Horton in einem Nachrichtenprogramm des chinesischen Staatssenders China Central Television auf und verteidigte das brutale Vorgehen des Regimes voller Leidenschaft: »Chinas Entscheidung, einen Lockdown über Wuhan zu verhängen, zeigt, mit welch ungeheurer Entschlossenheit die

Regierung angesichts eines akuten Notfalls reagierte.«[78] Horton schimpfte über die britischen und amerikanischen Politiker (wobei diese nichts weiter getan hatten, als seinem früheren Rat zu folgen), und erklärte, wie enttäuschend es doch sei, westliche Politiker dabei zu beobachten, »wie sie leider das Potenzial und die Aussichten einer globalen Zusammenarbeit beschädigen, indem sie gegenüber anderen Ländern, beispielsweise China, derart offen kritisch auftreten«.[79]

The Lancet sabotiert die Frühbehandlung von Covid-19

Seinen Zuchtmeistern aus der Pharmabranche diente *The Lancet* auch dadurch, dass sich das Magazin an die Spitze eines vom Medizinkartell geführten Kreuzzuges setzte, bei dem es darum ging, wirksame frühzeitige Behandlungsprotokolle für Covid-19 zu sabotieren – Protokolle, die eine Konkurrenz zu den megarentablen Impfstoffen darstellten und zu Remdesivir, dem riskanten und unwirksamen Arzneistoff, den Bill Gates und Anthony Fauci einsetzen wollten.[80]

Am 22. Mai 2020 veröffentlichte *The Lancet* eine fingierte Studie, die Hydroxychloroquin und Chloroquin diskreditierte.[81] In ihr wurde behauptet, Covid-19-Patienten, die diese Medikamente erhalten hatten, würden rascher sterben und mehr Herzprobleme bekommen als andere am Virus Erkrankte, die unbehandelt blieben. Die WHO führte die Studie als Rechtfertigung dafür an, ihre klinischen Versuche mit Hydroxychloroquin einzustellen.[82] Drei europäische Länder verboten gar die Anwendung bei der Behandlung von Covid-19.[83]

Nachdem sich Hunderte Ärzte und Wissenschaftler aus aller Welt meldeten und wütende Fragen bezüglich grober Ungereimtheiten in der *Lancet*-Studie stellten, musste notgedrungen eine Untersuchung angestellt werden. Diese brachte zutage, dass die Wissenschaftler ihre folgenreichen Verleumdungen von Hydroxychloroquin auf eine gewaltige Datenbank gestützt hatten, die überhaupt nicht existierte.[84] Der Datensatz, auf dem die Studie fußte, erwies sich als Erfindung eines kleinen Unternehmens für »medizinische Bildung« mit Sitz in Illinois. Die kleine Belegschaft der Surgisphere Corporation setzte sich eher ungewöhnlich zusammen: Neben einem Science-Fiction-Autor beschäftigte man dort auch ein Model, das für Erwachsenencontent zuständig war.[85] Horton gestand ein, dass die – inzwischen zurückgezogene – Arbeit eine Erfindung war und ein »gewaltiger Betrug«.[86] Der CEO von Surgisphere tauchte ab, und das Unternehmen verschwand aus dem Netz.[87]

Das von ähnlichen Problemen geplagte *New England Journal of Medicine* musste zeitgleich einen Artikel zurückziehen, der ebenfalls im Mai erschienen war und dessen Erkenntnisse ebenfalls auf derselben fiktiven Datenbank basierten.[88] Die Studien hätten niemals erscheinen dürfen, räumten Horton und Dr. Eric Rubin, Chefredakteur des *New England Journal of Medicine*, gegenüber der *New York Times* ein.[89] Die politische Organisation America's Frontline Doctors kommentierte: »Die schiere Menge und das Ausmaß der Dinge, die schiefliefen oder verschwanden, sind zu groß, als dass sie sich mit reiner Inkompetenz erklären ließen.«[90] Und weiter: »Unglaublich ist, dass die Chefredakteure dieser angesehenen Publikationen noch immer einen Job haben.«[91] Dr. James Todaro twitterte: »Das eskaliert zu einem der schrägsten und unglaublichsten Medizinskandale des Jahrzehnts.«[92] Und obwohl sie zurückgezogen wurde, war es der »Studie« von Surgisphere gelungen, dem Ruf von Hydroxychloroquin nachhaltigen Schaden zuzufügen.

The Lancet veröffentlichte noch weitere massiv irreführende Studien, die die offizielle Covid-19-Linie stärkten, beispielsweise eine betrügerische Arbeit, welche die angebliche Wirksamkeit von Remdesivir belegte, Anthony Faucis tödlichem und wirkungslosem Mittel, an dem Bill Gates und Gain-of-Function-Superstar Ralph Baric finanziell beteiligt waren.[93,94,95,96] Oder eine von der WHO unterstützte Studie, die angeblich belegte, dass sich das Infektionsrisiko von 1,3 auf 2,6 Prozent verdoppelt, wenn beim Social Distancing der Mindestabstand von 2 Metern auf einen Meter halbiert wird.[97] Beide Studien wiesen schwere Fehler auf, was ihnen viel Kritik von wissenschaftlicher Seite einbrachte, aber *The Lancet* weigerte sich hartnäckig, die Arbeiten zurückzuziehen.

Ende Mai 2020 veröffentlichte Horton eine Verteidigungsschrift (»Die Covid-19-Katastrophe: Was lief schief und wie lässt sich eine Wiederholung verhindern«).[98] In dem Beitrag wird der verheerend schlechte Auftritt von *The Lancet* während der Pandemie schöngeredet, und die westlichen Regierungen werden schamlos dafür an den Pranger gestellt, dass sie nicht getreu dem chinesischen Weg gefolgt waren. Eine Rezension vom 18. Juni 2020 in *Nature* fasst Hortons These so zusammen: Die »pathetischen« Bemühungen der USA und Großbritanniens seien vor allem deswegen gescheitert, weil Regierungen und Wissenschaftler »zu stark im Inseldenken gefangen sind, um direkt mit chinesischen Wissenschaftlern zu sprechen«.[99]

Horton gab also dem schlechten Management der westlichen Regierungen die Schuld daran, dass sich die Pandemie ausbreiten konnte. Darüber hinaus wetterte er, die westlichen Staatenlenker würden China mit Schuldzuweisungen überziehen, was die Ursprünge von Covid-19 anbelangte. Geflissentlich unbeachtet ließ er dabei den Umstand, dass Chinas Führung selbst zu diesem Zeitpunkt noch alle Bemühungen der WHO abblockte, der Frage nach dem Ursprung von Covid-19 auf den Grund zu gehen.[100]

Am 25. Juli 2020 legte Horton mit einer weiteren Rechtfertigung der chinesischen Politik nach und erklärte: »Der Rest der Welt kann noch immer viel davon lernen, wie es China erfolgreich gelang, den Ausbruch unter Kontrolle zu bekommen.«[101] Seit Ende Januar »warnte China die Welt mit Studien, die in *The Lancet* veröffentlicht wurden, vor der Bedrohung durch Covid-19«, klagte Horton und lobte das Land dafür, die Führungsrolle bei der Suche nach einem Impfstoff übernommen zu haben. Er verwies darauf, dass *The Lancet* in seinen Ausgaben vom Mai und Juli über vielversprechende Ergebnisse erster Versuche mit einem in China entwickelten rekombinanten Adenovirus-basierten Vektorimpfstoff gegen Covid-19 berichtet habe. »Chinas Erfahrungen zeigen, wie wichtig Solidarität innerhalb der Gemeinschaft ist und was sie zu leisten imstande ist.« Seine anbiedernden Tiraden krönte *The Lancet* mit der Prognose, China werde dank der Covid-19-Krise »schon bald die Lücke in der globalen Gesundheit schließen, die die USA hinterlassen haben«.[102]

Im Mai 2021 folgte die nächste Katzbuckelei des *Lancet* vor seinen chinesischen Herren, dieses Mal in Form eines scharfen Angriffs auf Dr. Narendra

Modi, den Ministerpräsidenten von Chinas Erzfeind Indien. Der Artikel kritisierte Modis Handhabung der Pandemie,[103] und im Leitartikel zitierte man eine Schätzung von Bill Gates' Institute for Health Metrics Evaluation (IHME), wonach Modis Fehleinschätzung einer Million Inder das Leben kosten werde. Tatsächlich lagen die Schätzungen – wie nahezu alle Prognosen der IHME-Modeler – katastrophal daneben. Indiens bevölkerungsreichster Bundesstaat Uttar Pradesh, Heimat von rund 240 Millionen Menschen, legte eine der dramatischsten Kehrtwenden während der Pandemie hin und bekam seine explodierenden Infektionszahlen rasch in den Griff, indem man sich für einen proaktiven Ansatz entschied: Mitarbeiter der Gesundheitsdienste machten Hausbesuche, und es wurden rasch Antigentests und »Erste-Hilfe-Sets« mit therapeutischen und prophylaktischen Medikamenten ausgegeben, darunter Ivermectin.[104,105]

Verfasserin des infamen Leitartikels war offenbar Helena Wang, Asien-Chefredakteurin von *The Lancet* und laut der Meinungswebseite TFIPost »eine enge Genossin der Kommunistischen Partei Chinas«. Wang stieß 2010 zu *The Lancet*, als das Magazin sein Büro in Peking eröffnete.[106] Im chinesischen Gesundheitsministerium hatte sie von 2003 bis 2007 als leitende Medizinredakteurin im Medizinischen Volksverlag gearbeitet, der dem Gesundheitsministerium unterstellt ist. Ein derartiges Amt setzt üblicherweise sehr gute Verbindungen zur KPCh voraus.

Beim *New England Journal of Medicine* ergaben sich ab dem Zeitpunkt, seit dem die Fachzeitschrift finanziell von China abhängig wurde, eine Fülle vergleichbarer Konflikte. In seinem Leitartikel vom 9. Oktober 2020 ging das *Wall Street Journal* darauf ein. Unter der Überschrift: »Das *New England Journal of Politics*, Teil II: Den Medizinredakteuren gefällt Chinas Virusmanagement besser« hieß es unter anderem: »Bequemerweise wird über die frühen Vertuschungsbemühungen und die Manipulation der Weltgesundheitsorganisation hinweggesehen.«[107]

◇◇◇

KAPITEL 30

Die Unterwanderung von US-Universitäten, um Technologie für China zu stehlen

Dass China großes Interesse an amerikanischer Biowaffentechnologie hegt, ist keineswegs eine sensationelle Enthüllung. Seit mehr als 4 Jahrzehnten arbeitet das Reich der Mitte an einem aggressiven »staatlich gesponserten Apparat für Technologietransfer«, der systematisch darauf abzielt, sich Technologien aus Nordamerika und Europa zu beschaffen. Das ist der Kern von Chinas Außen- und Entwicklungspolitik.

In den 1970er-Jahren entwickelte die chinesische Staatsführung einen Plan, den technischen Rückstand zum Westen wettzumachen. Dazu schickte sie Studenten in alle Welt, auf dass diese ihre Position dazu nutzen sollten, modernste Technik für das Mutterland nach Hause zu bringen. Bereits am 23. Juni 1978 erklärte Deng Xiaoping, es sei Chinas Staatspolitik, »Tausende oder sogar Zehntausende« chinesischer Studenten ins Ausland zu schicken, damit sie mehr über westliche Technologie herausfinden.[1]

Um die schweren Mängel in Chinas Graduiertenprogrammen zu beheben, begann China, seine vielversprechendsten Kandidaten an Universitäten in Nordamerika und Europa zu entsenden, wo sie sich zum Stand der Forschung im Westen schlau machen sollten.[2] 1994 rief die chinesische Akademie der Wissenschaften das »100 Talente«-Programm ins Leben. Es zielte darauf ab, im Ausland lebende Fachkräfte chinesischer Abstammung zur Rückkehr nach

China zu bewegen – mit westlicher Technologie im Gepäck, die dem Land dabei helfen sollte, zum Westen aufzuschließen.

Diese Initiative war so erfolgreich, dass die chinesische Führung 2008 den »1000 Talente«-Plan auflegte,[3] auch bekannt als »Rekrutierungsprogramm für globale Fachleute«. Die Maßnahme sollte die Beschaffung modernsten geistigen Eigentums durch chinesische Studenten, Forscher und Lehrkräfte an westlichen Universitäten rascher vorantreiben.[4,5] Der *Sunday Guardian* schreibt: »Peking hat rund zwei Dutzend Gesetze verabschiedet, mit der sie praktisch einen Technologie-Siphon erschaffen haben.«[6] 2013 aktualisierte Chinas Staatspräsident Xi Jinping die Formel, indem er »die im Ausland arbeitenden [Studenten und] Akademiker aufforderte, eine ›nützliche Rolle zu spielen‹ (发挥作用) und Chinas Nationalstrategie zu dienen.«[7] Xi wies sein Land an, »alles in seiner Kraft Stehende zu tun, damit für Expat-Gelehrte, die nach China zurückkehren, alle Bedingungen dergestalt sind, dass sie ihre Fähigkeiten mit ausreichend Spielraum ausüben können und dass Expat-Gelehrte, die im Ausland bleiben, über eine Möglichkeit verfügen, ihrem Land zu dienen«.[8]

Chinas Kommunistische Partei, die Volksbefreiungsarmee, Chinas Zentralregierung und die Kommunalverwaltungen folgten Xis Aufforderung. Sie betrieben »über 470 unterschiedliche Talentprogramme auf zentraler, Provinz-, Kommunal- und sogar institutioneller Ebene, und alle zielten darauf ab, Spitzentalente zu rekrutieren, insbesondere Expat-Talente«. All diese Einrichtungen wetteifern darum, örtliche Studenten an westlichen Universitäten unterzubringen und Auslandschinesen zur Rückkehr nach China zu bewegen. Wer mit im Ausland entwickeltem geistigem Eigentum zurückkehrt, das China militärisch oder technisch nach vorne bringt, dem winkt eine Belohnung – für die zumeist der Steuerzahler aufkommt.[9,10,11]

Der »1000 Talente«-Plan macht sich also die Freiheit von Wissenschaft, Forschung und Lehre zunutze, die an amerikanischen Hochschulen herrscht, und versucht mit exorbitanten finanziellen Anreizen die Tausenden chinesischen Wissenschaftler und Medizinstudenten, die aktuell an amerikanischen Universitäten studieren oder arbeiten, dazu zu bewegen, für China intellektuelles Eigentum zu stehlen.

Amerikanische Hochschulen seien »leichte Beute« für chinesische Spione, hieß es auch bei NBC News.[12] Die Autorin Elaine Dewar (*On the Origin of the Deadliest Pandemic in 100 Years*) sagte in einem Interview mit Paul Thacker für die Nachrichtenseite *The DisInformation Chronicle*: »China hat sämtliche Quellen amerikanischer Innovation ins Visier genommen, darunter Universitäten, Unternehmen und staatliche Labore. Man macht sich deren Offenheit und Naivität zunutze und setzt Methoden und handwerkliche Kniffe ein, die auf jedes Ziel zugeschnitten sind.«[13]

Aktuell studieren ungefähr 350 000 chinesische Staatsbürger an amerikanischen Universitäten, weitere 100 000 in Kanada.[14,15] Viele dieser Studenten, allen voran Kandidaten für Doktortitel oder andere Graduiertenabschlüsse, kamen dabei in den Genuss von Avantgarde-Forschung – Forschung also, welche die amerikanischen Professoren, die als Doktorväter und Doktormütter fungieren, mit Mitteln der NIH betrieben haben.

Chinas Studenten, die im Ausland studieren, sind eine Sache, aber China nimmt auch amerikanische Professoren und Wissenschaftler in den USA ins Visier, die Pionierarbeit im Hightechsegment oder der Biomedizin leisten. Peking unterhält eine Datenbank ausländischer Wissenschaftler, die vor den chinesischen Karren gespannt wurden und die nun als (potenzielle) Spender geistigen Eigentums gelten. In einer Untersuchung des *Sunday Guardian* wird detailliert aufgeführt, wie das Land ausländische Akademiker rekrutiert, kompromittiert und korrumpiert. Da wird mit großzügigen Ehrenauszeichnungen gearbeitet, mit Vergnügungstrips, die als Geschäftsreisen getarnt sind, mit »Stipendien, Pfründen und Bargeld«.[16,17] Im August 2019 verhaftete das FBI Professor Bo Mao von der University of Texas in Arlington wegen Diebstahls von Kommunikationstechnologie. Es ging um einen Schaltkreis, den er nach eigenen Angaben für ein akademisches Projekt benötigte, den er tatsächlich aber dem chinesischen Telekomkonzern Huawei zuspielen wollte.[18] Und im Juni darauf verhaftete das FBI einen Harvard-Dekan, weil er gelogen hatte, was seine lukrative Beziehung zum »1000 Talente«-Plan anging.[19] Dr. Charles Lieber hatte Studierende und Akademiker für China rekrutiert. Er arbeitete in chinesischen Laboren und hatte dabei modernste Technik im

Gepäck. »Das FBI gab ihm einen Klaps auf die Finger«, sagt der Journalist und Historiker Lee Smith.[20] Als Dekan von Harvards Fakultät für Chemie und chemische Biologie war Lieber zudem Autor von 400 Arbeiten, die eine Peer-Review durchlaufen hatten. Er gilt als weltweit führender Pionier für Chemie und Nanotechnologie und war Mentor zahlreicher weltweit führender Nanowissenschaftler. Als Verbindungen gibt er Harvard, die Columbia University und das Wuhan Institute of Technology an.[21] Am 28. Januar 2020 wurde Lieber angeklagt, im Dezember 2021 wegen sechs Verbrechen verurteilt, unter anderem wegen akademischer Spionage und weil er Ermittler von FBI, Verteidigungsministerium und der zum Verteidigungsministerium gehörenden Behörde DCIS belogen hatte, was seine Verbindungen zum »1000 Talente«-Plan betraf.[22,23] Lieber hatte im November 2018 einen Vertrag mit dem Wuhan Institute of Technology abgeschlossen.[24]

An dem Tag, an dem Lieber verhaftet wurde, klagten die Bundesbehörden zudem eine Studentin der Boston University wegen Visabetrugs an. Sie habe verschwiegen, dass sie Leutnant in der chinesischen Volksbefreiungsarmee sei, so der Vorwurf.[25]

Auch Forschungsuniversitäten und medizinischen Fakultäten in Großbritannien und Europa ließ China gewaltige Summen zukommen. Sir Richard Dearlove, von 1999 bis 2004 Chef des britischen Auslandsgeheimdienstes MI6, sagt, der wissenschaftliche Sektor des Landes sei durch »bösartigen Einfluss der chinesischen Kommunisten« kompromittiert worden.[26] Er vertritt die Ansicht, dass sich viele britische Hochschulen in den vergangenen 2 Jahrzehnten von Geldern aus China abhängig gemacht hätten.[27]

Einem Podcast der australischen Tageszeitung *The Australian* sagte Dearlove: »Für die Zukunft werden wir sorgfältige Schritte ergreifen müssen, um das zu kontrollieren. Wir müssen erfassen, wohin chinesische Forschungsstudenten gehen, wo ihre Interessen liegen, und wir müssen mehr zum Schutz des geistigen Eigentums an unseren Hochschulen unternehmen, insbesondere in Bereichen sensibler Forschung.«[28]

Besonders großes Interesse legt China an den Tag, wenn es darum geht, Biologen und Virologen zu umwerben, die Bahnbrechendes im Bereich der

Biowaffenforschung leisten. Elaine Dewar sagte Paul Thacker, China arbeite seit Jahrzehnten daran, in Sachen Virusforschung zu einem der mächtigsten – und vielleicht auch gefährlichsten – Akteure aufzusteigen.[29]

Chinas langjährige und erfolgreiche Bemühungen, die britische Wissenschaft zu kompromittieren, sind Dearlove zufolge ein zentraler Grund dafür, warum zwischen 2020 und 2022 praktisch alle akademischen Forscher »die Parteilinie Chinas nachplapperten, wonach Covid-19 *nicht* das Ergebnis eines Laborlecks in Wuhan ist«.[30]

Für diese Geschichte ist Dearloves Warnung ausgesprochen relevant, denn es geht hier nicht nur um Akademiker, sondern auch um Vertreter von Amerikas Gesundheitsbehörden, Militär und Geheimdiensten, die unerklärlicherweise hochmoderne Biowaffentechnologie nach China transferieren, und das zu einem Zeitpunkt, an dem sämtliche befreundete Dienste in Europa Alarm schlagen, was Chinas Absichten betrifft.

Wie wir bald sehen werden, zählten Anthony Fauci, Ralph Baric (der CIA-Spitzel), Peter Daszak, David R. Franz (ehemaliger Kommandeur von Amerikas Biowaffenflaggschiff Fort Detrick), sein langjähriger Stellvertreter und Freund James Le Duc und die CIA-Tarnorganisation USAID zu den Zielen der höchst erfolgreichen chinesischen Avancen.

Chinas Regierung nimmt auch amerikanische Wissenschaftler ins Visier, die in Waffenlaboren wie Fort Detrick und Los Alamos arbeiten oder in den BSL-4-Einrichtungen in Galveston und an der Boston University.

Die englischsprachige chinesische Tageszeitung *South China Morning Post* berichtete im März 2017 über »Amerikas heimliche Rolle in der chinesischen Waffenforschung«. In dem Artikel heißt es, an militärischen Forschungsprogrammen in China würden mittlerweile derart viele ehemalige Mitarbeiter aus Los Alamos mitwirken, dass bereits die Rede vom »Los Alamos Club« sei.[31] In Los Alamos war während des Zweiten Weltkrieges die Atombombe entwickelt worden, heute ist es ein Zentrum für streng geheime Forschung an Nuklear-, Nanopartikel-, Magnetpuls- und Biowaffen.[32,33,34] Strider Technologies, ein Beratungsunternehmen, das dabei hilft, geistiges Eigentum vor Cyberdiebstahl und Spionage zu schützen, kam 2022 in einer groß angelegten Untersuchung zu dem Schluss, dass China mithilfe umfassender und großzügig ausgestatteter Programme erfolgreich Tausende im Ausland wirkende Wissenschaftler und Akademiker dafür gewinnen konnte, die führenden Forschungslabore zu infiltrieren und dann nach China zurückzukehren, um dort die Entwicklung der staatlichen Wissenschafts- und Forschungsprojekte voranzutreiben.[35]

In dem Strider-Bericht werden mindestens 162 Wissenschaftler aufgeführt, die zwischen 1987 und 2021 in Los Alamos tätig waren und dann in ihr Heimatland zurückkehrten, um dort in der Forschung und Entwicklung zu arbeiten. 15 dieser Wissenschaftler waren in Los Alamos fest angestellt, 13 davon konnte die chinesische Regierung im Rahmen des »1000 Talente«-Plans nach China zurücklocken.[36] Einige hatten Fördermittel der US-Regierung für ihre sensible Arbeit erhalten. Noch bevor sie nach China zurückkehrten, hatten diese Waffenforscher ihre patriotische Pflicht gegenüber ihrem Vaterland erfüllt, indem sie Gastwissenschaftler und Postdocs aus China förderten und anleiteten.

»Mindestens eine dieser Personen hatte vom Energieministerium eine ›Q-Freigabe‹ [entspricht der ›Top Secret‹-Freigabe des Verteidigungsministeriums] erhalten, die ihr Zugriff auf streng geheime Daten und Informationen der nationalen Sicherheit ermöglichte.«[37]

> »Seit ihrer Rückkehr nach China haben die ehemaligen Los-Alamos-Mitarbeiter China in militärischen und zur »Doppelnutzung« zählenden Bereichen wie Hyperschall, bunkerbrechende Waffen, autonome Landfahrzeuge, Düsentriebwerke und Lärmreduzierung von U-Booten zu Fortschritten verholfen.«[38]

In der Strider-Studie heißt es weiter: »Mitglieder [des ›1000 Talente‹-Plans] erhalten 1 Million Yuan [rund 130 000 Euro] und ein Forschungsstipendium über 3 Millionen bis 5 Millionen Yuan [rund 390 000 bis 645 000 Euro].«[39]

Abschließend heißt es im Bericht von Strider Technologies:

> »Die genaue Zahl derjenigen, die nach Zeiten an staatlich finanzierten Laboren in den USA nach China zurückkehrten, ist unklar, aber die Personen, die

identifiziert wurden, tragen zu bedeutsamen Fortschritten bei der Modernisierung des chinesischen Militärs bei und stellen eine Reihe von Sicherheitsproblemen für die Vereinigten Staaten und ihre Verbündeten dar.«[40]

»Ich habe das FBI und das Justizministerium heftig dafür kritisiert, über dieses gewaltige Spionageprogramm hinweggesehen zu haben«, sagte mir der Journalist Lee Smith. Smith hat für die *New York Times* gearbeitet sowie für *Weekly Standard* und *Village Voice.* »Aber in Wahrheit hat niemand die Ressourcen, tagtäglich 300 000 chinesische Studenten und das ganze Ausmaß der Spionage im Blick zu behalten. Und niemand aus dem politischen Establishment will es sich mit den Universitätspräsidenten verderben oder mit Wall-Street-Schwergewichten wie BlackRock und Vanguard, die in China Geschäfte machen.«[41]

◇◇◇

KAPITEL 31

Emory – ein klassisches Beispiel für Chinas Spionagehandwerk

◇◇◇

Die Emory University liegt in Atlanta, keinen Kilometer vom Hauptquartier der Seuchenschutzbehörde CDC entfernt, und stellt ein typisches Beispiel für die Art und Weise dar, wie China erfolgreich Hochschulen und Gesundheitsbehörden der USA einbindet und dazu bringt, durch die Hintertür Biowaffenforschung für das chinesische Militär zu betreiben. Führen Sie sich bitte vor Augen, dass diese alarmierenden Verhältnisse auf praktisch jede führende Forschungsuniversität der USA zutreffen. Jedes Jahr verteilen die NIH knapp 45 Milliarden Dollar an rund 300 000 Forschungswissenschaftler, von denen der Großteil an amerikanischen Hochschulen sitzt.[1] Das Beispiel Emory zeigt auch, wie NIAID-Chef Anthony Fauci seine Möglichkeiten, Geld zu verteilen, dazu nutzte, Chinas Strategien entscheidend voranzutreiben.

Die bahnbrechende Kuo-Studie, bei der Gain-of-Function-Methoden dazu eingesetzt wurden, ein Mausvirus so umzuprogrammieren, dass es Katzen infizierte, haben wir bereits angesprochen. Diese Studie wurde von den NIH finanziert, und in den folgenden 2 Jahrzehnten entwickelte sich Fauci zur zentralen Schaltstelle, als es darum ging, den Transfer von militärisch nutzbarer Gain-of-Function-Forschung von amerikanischen Universitäten und ultrageheimen staatlichen Laboren nach China zu bezahlen. Fauci hat also den Transfer von Waffentechnologie an chinesische Forscher mit engen Verbindungen zur Volksbefreiungsarmee finanziert und gefördert.[2,3]

Die Enthüllungsjournalisten Lawrence Selin und Anna Chen legen in einem Bericht, der am 16. November 2021 auf der Nachrichtenwebseite *The Gateway Pundit* erschien, ausführlich dar, wie sich die Emory University mithilfe von NIAID-Geldern in ein Trainingsgelände für chinesische Militärwissenschaftler aus dem Umfeld der Biowaffenforschung verwandelte. Selin und Chen zeigen auf, dass das NIAID und die Emory gemeinsame Sache dabei machten, chinesische Militärwissenschaftler auszubilden, sie finanziell zu unterstützen und mit ihnen zusammenzuarbeiten.[4,5]

Emorys Fakultät für Mikrobiologie und Immunologie gehört auch Chinglai Yang an, der sein Grundstudium an der Universität für Wissenschaft und Technologie abschloss, einer Einrichtung, die über die chinesische Akademie der Wissenschaften der direkten Kontrolle der Kommunistischen Partei Chinas untersteht. Die Akademie der Wissenschaften arbeitet daran, Chinas Wirtschafts- und Verteidigungsinfrastruktur zu verbessern.[6,7] Emory-Professorin Ling Ye machte ihren Abschluss an der medizinischen Hochschule von Shanxi, dann folgten weitere Abschlüsse an der 4. Militärmedizinischen Akademie (heute die Militärmedizinische Universität der Luftwaffe) in Xi'an.[8] Beide, Yang und Ye, wurden vom NIAID mit Millionenbeträgen in ihrer Forschung unterstützt.[9]

Bereits 2007 vereinbarte das chinesische Militär eine Zusammenarbeit mit Anthony Faucis Center of Excellence for Influenza Research and Surveillance, der Organisation also, die die Aufsicht über die BSL-4-Labore in Galveston und an der Boston University und eine Vielzahl von BSL-4-, BSL-3- und BSL-2-Laboren an anderen Universitäten hat, beispielsweise über Emory, Johns Hopkins und die St. Jude Graduate School of Biomedical Sciences.

»Was macht St. Jude mit einem erweiterten BSL-3-Labor?«, fragt Dr. Francis Boyle. »Das ist doch das genaue Gegenteil dessen, was Danny Thomas beabsichtigt hatte.«[10] Thomas, in den 1950er- und 1960er-Jahren Star einer Sitcom, hatte 1961 das St. Jude Children's Research Hospital in Memphis gegründet, denn: »Kein Kind sollte in der Morgendämmerung seines Lebens sterben müssen.«[11] Der Namensgeber St. Jude – Judas Thaddäus – ist der katholische Schutzheilige der Hoffnungslosen.

Die vom NIAID geförderte Vereinbarung sieht vor, dass sich diese US-Universitäten mit dem veterinärmedizinischen Forschungsinstitut im chinesischen Harbin zusammentun und geistiges Eigentum, Befähigungen, Wissen, Technologie und Mittel amerikanischer Akademiker an die dortigen chinesischen Wissenschaftler übertragen. Geleitet wird das Projekt von Chinglai Yang von der Emory.[12] Das im Nordwesten Chinas gelegene Harbin ist eine Art globaler »Ground Zero« der Biowaffenforschung – in der seinerzeit von Japan besetzten Stadt hatte 1932 schon Ishii Shirō seine Labore betrieben. Das Harbin Veterinary Research Institute ist eines von drei chinesischen Hochsicherheitslaboren der Stufe BSL-4 und damit ein wesentlicher Bestandteil von Chinas Arbeit an Biowaffen.[13,14] Begriffe wie »Veterinärzentrum« sind häufig ein Euphemismus für Biowaffenforschung und spiegeln wider, dass für die Experimente große Mengen an Tieren benötigt werden. Das Harbin Veterinary Research Institute steht in direkter Verbindung zum Military Veterinary Research Institute (MVRI), Chinas führender Einrichtung für Biowaffenforschung.[15]

2008 bezahlten die NIH die Emory-Angestellten Chinglai Yang und Ling Ye dafür, Zhiyuan Wen vom Harbin Veterinary Research Institute sowie Lei Pan und Ke Dong von der 4. Militärmedizinischen Akademie auszubilden.[16]

Auch am Viral Disease Project der University of Texas Medical Branch in Galveston arbeiten und lernen Forscher des chinesischen MVRI. Dieses von Fauci finanzierte Programm leitet dessen Adjutant James Le Duc, der, wie wir sehen werden, den Chinesen dabei half, die Ursprünge von SARS-CoV-2 zu vertuschen.[17]

2013 führte Professorin Hualan Chen, Leiterin von Chinas Referenzlabor für Vogelgrippe, am Harbin Veterinary Research Institute eine Studie durch, mit der sie für einige Aufregung sorgte.[18] Wir erinnern uns an die abscheulichen Experimente, mit denen Fouchier und Kawaoka 2011 den tödlichen Vogelgrippeerreger H5N1 auf Frettchen übertragbar machte.[19] Dass das NIAID diese leichtsinnigen Experimente gefördert hatte, löste einen historischen Aufstand im NSABB aus. Und wir erinnern uns weiter, dass Fauci und Collins den Aufstand niederschlugen und im Anschluss durchdrückten, dass

Fouchier und Kawaoka im Frühjahr 2012 bei *Nature* und *Science* ihre Blaupausen für H5N1-Biowaffen abdrucken konnten.[20,21,22,23]

Fouchier selbst hatte gewarnt, dass die Veröffentlichung seiner Studie böswilligen Akteuren eine Anleitung für den Bau einer pandemietauglichen Biowaffe an die Hand geben könnte.[24] Ein Jahr später, im Mai 2013, führte Hualan Chen die Experimente von Fouchier und Kawaoka fort, indem sie Teile des Erregers der Spanischen Grippe von 1918 mit H5N1 verschmolz. Chen, die an den CDC in Atlanta im Manipulieren von Viren ausgebildet worden war, erschuf eine »Chimäre«, ein Virushybrid, der die tödliche Vogelgrippe auf den Menschen übertragbar macht.[25,26,27] Chen hatte eine furchteinflößende biologische Massenvernichtungswaffe kreiert und damit die schlimmsten Albträume von Richard Ebright, der Cambridge Working Group und den NSABB-Meuterern wahr werden lassen, was die möglichen Gefahren anging, die eine Veröffentlichung der Biowaffenarbeiten von Kawaoka und Fouchier mit sich bringen könnte. Hualan Chen wurde damit über Nacht international berühmt-berüchtigt.

Nur ein Jahr zuvor, 2012, war die Emory eine formelle und langfristig angelegte Zusammenarbeit mit Professor Chen eingegangen. Aufseiten der Emory war der NIAID-geförderte Vakzinologie-Professor Walter Orenstein verantwortlich, ein Mann, der den moralischen Bankrott verkörpert, was das Bündnis des Pharmakartells mit korrupten, von Kontroversen geplagten Regulierungsbeamten anbelangt.[28,29,30,31]

Walter Orenstein leitete 2000 die fast legendäre Simpsonwood-Konferenz, bei der Größen der Pharmabranche, staatlich geförderte Akademiker und Regulierer aus den USA, aus Europa und von der WHO gemeinsam beschlossen, wie man die auf Impfstoffe zurückgehende »Autismusepidemie« vor der Öffentlichkeit geheim halten konnte. Es ging darum, den Ruf des US-Gesundheitsministeriums zu schützen und Big Pharmas obszön lukratives Impfprogramm nicht in Gefahr zu bringen.[32,33] Anlass für das Treffen war eine interne Prüfung der CDC. Diese hatten sich Vaccine Safety Datalink vorgenommen, die größte Gesundheitsdatenbank der USA. Dabei zeigte sich, dass bei Neugeborenen, die mit Thiomersal versetzte Impfstoffe gegen Hepatitis B und/oder RhoGAM* (über ihre Mutter) aufgenommen haben, das Autismusrisiko 1135 Prozent höher liegt als bei ungeimpften Kindern.[34]

Orenstein berief das Treffen in der Absicht ein, Strategien zu entwickeln, wie man die Krise unter den Teppich kehren konnte. Im Verlauf der nächsten Monate war Orenstein Strippenzieher einer Studienreihe, die von den CDC und dem dänischen Trickbetrüger Poul Thorsen durchgeführt wurde (Thorsen wird heute von Interpol und FBI gesucht). Ziel der Studien war es, die Welt in die Irre zu führen, was Verbindungen zwischen Autismus und Impfungen im Kindesalter anbelangte.[35,36] Diese Studien – Musterbeispiele für wissenschaftliche Täuschung – zählen bis heute zu den meistzitierten Publikationen in Sachen Impfstoffsicherheit.[37,38,39]

Mindestens seit 2014 hat Chen mit Orenstein zusammengearbeitet und unterstand dabei Generalmajor Xianzhu Xia, dem Leiter des Biowaffenforschungsprogramms am MVRI.[40,41]

2017 führte Hualan Chen mit Mitteln der NIH ein weiteres leichtsinniges Gain-of-Function-Experiment durch. Dieses Mal manipulierte sie das Virus der Vogelgrippe so, dass es Meerschweinchen infizierte. Gleichzeitig beschleunigte sie das Tempo, in dem sich das tödliche Virus vermehrte.[42]

Mithilfe von Emory wuschen die NIH ihre Gelder für dieses Kamikazeprojekt.[43] Da niemand von dieser Universität an dem Forschungsvorhaben beteiligt war, handelte es sich bei der Studie um einen direkten, schnörkellosen Transfer von Biowaffentechnologie: US-Dollar flossen an das chinesische Militär, damit dieses Biowaffen entwickelte. »Es war ein weiteres Geschenk der NIH an die Volksbefreiungsarmee in Form von Technologie für Massenvernichtungswaffen«, sagt Francis Boyle. »Es ist eins dieser Geschenke, die nicht aufhören werden zu töten.«[44]

2018 öffneten die NIH erneut ihr Säckel und ließ Hualan Chen über Emorys Walter Orenstein Mittel zukommen. Dieses Mal ging es um ein Forschungsprojekt, an dem einzig chinesische Forscher des Harbin Veterinary

* Anm. d. Übers.: Ein Mittel, das Schwangeren verabreicht wird, um eine Rhesus-Inkompatibilität zwischen Mutter und Ungeborenem zu verhindern.

Research Institute beteiligt waren. Mithilfe reverser Gentechnik sollten sogenannte Saatviren für die Herstellung von Impfstoffen erzeugt werden.[45,46] In Kapitel 49 sprechen wir über Ralph Baric von der University of North Carolina und werden sehen, warum reverse Gentechnik bei der Gain-of-Function-Forschung so eine elementare Rolle spielt.

Viele der chinesischen Wissenschaftler mit Verbindungen zu Emory arbeiten bis heute mit Chinas Volksbefreiungsarmee an Influenza- und anderen Viren, darunter auch SARS-CoV-2. Die Forschung untersteht Generalmajorin Chen Wei, der Leiterin des chinesischen Biowaffenprogramms.[47,48,49] Chen übernahm irgendwann vor dem 31. Januar 2020 auch die Oberaufsicht über das Virologische Institut Wuhan. Am 31. Januar berichtete nämlich die staatliche chinesische Nachrichtenagentur *Pengpai* darüber und beschrieb die Offizierin als »größte Expertin unserer Nation«, was die Abwehr von B- und C-Waffen angeht. Chen sei Chinas »Kriegsgöttin«, lobhudelte der Artikel.[50]

2013 verkündeten Hualan Chen und ihr Team chinesischer Forscher, welch alarmierenden Erfolg sie dabei hatten, eine megatödliche H1N1-Chimäre zu züchten, die menschliche Zellen befallen kann.[51,52] Eine Handvoll empörter Kritiker wie Simon Wain-Hobson vom Institut Pasteur und Robert May, der ehemalige Präsident der Royal Society, verurteilten Chens Studie als leichtsinnig, gefährlich, unnötig und »erschreckend unverantwortlich«. Chinas Erfolg lasse die Alarmglocken schrillen, nicht nur, was Waffenforschung durch die Hintertür angehe, sondern auch bezüglich der Sicherheit des chinesischen Biolabors.[53,54] Daraufhin erhob sich die Bruderschaft amerikanischer und britischer Virologen und nahm – vermutlich zum Unverständnis vieler amerikanischer Patrioten – Chen in Schutz und bekräftigte das grundsätzliche Recht chinesischer Virologen und deren militärischer Förderer, überhaupt an diesen gefährlichen Biowaffen zu arbeiten.

Mit seiner Kampagne, führende Wissenschaftler auf seine Seite zu ziehen, und seinem steten Geldstrom für Forscher an medizinischen Hochschulen in Großbritannien und den USA sowie den führenden Wissenschaftspublikationen hatte sich China zu diesem Zeitpunkt mächtige Freunde im wissenschaftlichen Establishment des Westens erkauft.[55] Chens Labor sei »State of the Art«, lobte etwa Masato Tashiro, Direktor des von Gates finanziell unterstützten Kollaborationszentrums für Influenza in Tokio.[56] Und Jeremy Farrar, zu dieser Zeit Leiter der klinischen Forschungsabteilung der Oxford University in Ho-Chi-Minh-Stadt (und der Mann, der eigenhändig die Vogelgrippepandemie von 2005 in Gang setzte), erklärte, Chen sei »bemerkenswert« und ihr Experiment belege die »sehr reale Gefahr«, welche »eine anhaltende Verbreitung von H5N1-Stämmen in Asien und Ägypten« darstelle.[57] Farrar nahm Chens wahnsinnig waghalsige Experimente möglicherweise als eine Art Rechtfertigung zur Stützung seiner Lieblingsthese, dass die Vogelgrippe tatsächlich auf den Menschen überspringen könne (wenn auch nur mit entschiedener menschlicher Unterstützung).

Dass China systematisch daran arbeitet, bei Biomedizin und Biowaffen eine weltweite Führungsrolle zu übernehmen, ist keine Überraschung. Warum allerdings amerikanische Regierungseinrichtungen so fest entschlossen scheinen, China auf diesem Weg zu helfen, bleibt ein Rätsel. Am 28. Juli 2021 meldete die Nachrichtenwebseite *Daily Caller*, die National Institutes of Health hätten seit dem Haushaltsjahr 2012 Steuermittel in Höhe von nahezu 46 Millionen Dollar darauf verwendet, 100 chinesische Einrichtungen zu bezuschussen. Laut Daten des Bundes erhielten 27 dieser chinesischen Organisationen Mittel von Faucis NIAID für Forschungsarbeiten an Infektionskrankheiten. Zu diesen Einrichtungen gehörte auch das Virologische Institut Wuhan.[58]

Der *Daily Caller* schreibt: »Bei einem der Zuschüsse, die aus Faucis Unteragentur an eine staatliche chinesische Einrichtung gingen, heißt es ausdrücklich, dass die USA nur dann die Ergebnisse der mit amerikanischen Steuergeldern bezahlten Forschung erhalten, wenn die chinesischen Behörden dem zustimmen.«[59] Dass der US-Regierung der Zugang zu Forschung verwehrt wird, die mit Bundesmitteln gefördert wurde, verstößt gegen die Vorschriften des US-Gesundheitsministeriums. Die Bestimmungen sehen – vernünftigerweise – vor, dass die US-Öffentlichkeit das Recht auf die Früchte aller Studien hat, die mit dem Geld der Steuerzahler finanziert wurden.[60] Faucis Behörde scheint sich sehr ins Zeug zu legen, wenn es darum geht, sich über dieses Gesetz hinwegzusetzen. In der standardisierten Beschreibung eines

Zuschusses an die chinesische Seuchenschutzbehörde heißt es: »Nach dem Testen auf allgemeine Pathogene und nach Genehmigung durch die jeweiligen Behörden der chinesischen Regierung erhält die Washington University in St. Louis eine Teilmenge an Proben zur weiteren Analyse.«[61]

Im April 2021 genehmigte Anthony Fauci dem Emory-Team eine weitere Million Dollar für die Influenzaforschung.[62]

◇◇◇

KAPITEL 32

Ralph Baric

◇◇◇

Kein anderes seiner Wunderkinder hat Fauci derart großzügig finanziell gefördert wie Professor Ralph Baric von der University of North Carolina in Chapel Hill. Gleichzeitig mag der Fall Baric als Musterbeispiel dienen, um zu verstehen, wie es möglich ist, dass amerikanische Wissenschaftler, die staatliche Fördergelder aus den USA erhalten, dem chinesischen Militär Biowaffentechnologie zukommen lassen.[1,2]

Unglaubliche 230 Millionen Dollar hat Baric seit 1986 von den NIH und dem NIAID in Form von 200 Zuschüssen erhalten, viele davon für seine wegweisenden Gain-of-Function-Experimente.

Größter Nutznießer dieser staatlich geförderten Waffenforschung war möglicherweise Chinas Militär. Weil er bereit war, als Mittelsmann am Transfer von hochsensibler Biowaffentechnologie und geistigem Eigentum nach China mitzuwirken (Eigentum, das er mit Unterstützung der NIH entwickelt hatte), entwickelte sich Barics Karriere kometenhaft.[3]

Die University of North Carolina schmückt sich sogar mit Barics exzellenten Beziehungen zu China. Auf ihrer Webseite prahlt die Hochschule: »[Baric] hat Amerikas Wissenschaftler bei der Royal Academy of Sciences wie auch bei der chinesischen Akademie der Wissenschaften vertreten.«[4]

Ralph Baric führte die Kollegen aus Wuhan ein in die Kunst, durch Genmanipulation pandemietaugliche Coronaviren zu erzeugen. Er hat ihnen gezeigt, wie man aus kleinen Geninformationsschnipseln große Mengen stabiler synthetischer Viren klont, und er hat sie seine geheimen Methoden gelehrt, infektiöse Klone zu produzieren. Dabei werden Spike-Proteine mittels Genmanipulation so verändert, dass die virale Infektiosität in menschlichen Zellen ansteigt; anschließend werden sie von einem Fledermaus-Coronavirus auf ein anderes übertragen. Und er hat den Chinesen die »Seamless Ligation« beigebracht, ein Verfahren, um Hinweise auf menschliche Eingriffe zu verwischen.[5] Nur »Verschwörungstheoretiker« oder eingefleischte Zyniker würden nun die Vermutung anstellen, dass es blankes Eigeninteresse war, das Baric dazu veranlasste, den Chinesen derart törichte Geschenke zu machen.

Bevor er den Laborwissenschaftlern in Wuhan zeigte, wie man das Spike-Protein als Hebel dafür nutzt, pandemietaugliche Pathogene zur Waffe zu machen, reichte Baric 2015 einen Patentantrag auf das manipulierte Spike-Protein ein, das er entwickelt hatte. Damit sicherte er sich mögliche Besitz- und Lizenzansprüche auf Impfstoffe und Therapeutika, die während künftiger Pandemien verkauft werden. Pandemien, die aus seinen manipulierten Viren resultieren.[6] Weil das NIAID die Entwicklung von Modernas mRNA-Plattform durch Stipendien gefördert hatte, besaßen die NIH Sonderrechte am Moderna-Impfstoff. Diese sogenannten »March-in-Rights« erlauben es dem Staat, sich in Ausnahmefällen über das Patentrecht hinwegzusetzen und Lizenzen an weitere Lizenznehmer zu vergeben.[7,8] 2021 ergriffen die NIH diesen ungewöhnlichen Schritt und forderten im Namen der US-Regierung Miteigentumsrechte von Moderna ein.[9]

Um sich für die Eventualität einer derartigen Coronapandemie noch besser abzusichern, erhob Baric auch auf Remdesivir einen Patentanspruch, das einzige antivirale Medikament, für das eine Notfallgenehmigung vorlag.[10] Insofern sollten die NIH auch bei Remdesivir Sonderrechte hinsichtlich der Lizenzgebühren besitzen, schließlich hatten sie die Entwicklung finanziell unterstützt und dann die Notfallgenehmigung erteilt. Ein Bericht des Rechnungshofs GAO kommt allerdings zu einem anderen Schluss: »Im Fall Remdesivir führte Gileads Zusammenarbeit mit staatlichen Wissenschaftlern zu keinerlei Eigentumsrechten für staatlich finanzierte Forscher oder Regierungseinrichtungen.«[11,12]

Ralph Baric und seine Universität hatten – in Partnerschaft mit den NIH und Gilead Sciences – Remdesivir entwickelt, das als antivirales Mittel mit Breitbrandwirkung gedacht war.[13] Klinische Studien fanden in den USA, aber auch in China, Frankreich, Italien und Großbritannien statt.[14] Und im Rahmen der Vereinbarung erhielt China das Recht, dass der chinesische Arzneimittelhersteller BrightGene Remdesivir kopieren durfte.[15]

In Labortests zeigte Remdesivir vielsprechende Ergebnisse bei der Bekämpfung von Ebola, allerdings *erhöhte* es die Sterblichkeitsrate beim Menschen, anstatt sie zu senken. 2019 musste eine Studie in Afrika abgebrochen werden, weil die Aufsichtsbehörde befand, dass das Mittel sogar für die Behandlung von Ebola zu toxisch sei. Erstaunlich, wenn man bedenkt, dass üblicherweise 50 Prozent der an Ebola erkrankten Patienten sterben. Bei denjenigen hingegen, die Remdesivir erhielten, waren es 53 Prozent.[16] Im April 2019 verfassten Allison Totura, ehemalige Postdoc bei Baric, und der USAMRIID-Chef Sina Bavari eine Arbeit, in der sie die These aufstellten, die nächste Pandemie werde von einem Coronavirus verursacht und Remdesivir werde dann möglicherweise eine nützliche Rolle spielen.[17] Dieser Prognose stand allerdings die Tatsache gegenüber, dass Ärzte und Wissenschaftler Remdesivir als zu toxisch für die Behandlung von Ebola eingestuft hatten und dass Baric und Denison zuvor Daten veröffentlicht hatten, die belegten, dass Remdesivir bei einer weiter entwickelten SARS-Infektion nicht von Nutzen ist:

> »Wir untersuchten dann das therapeutische Potenzial von GS-5734 [Remdesivir] am 2. Tag post infectionem (dpi), also nachdem Virusreplikation und die Schädigung der Epithelzellen von Lunge und Luftweg ihren Höchststand erreicht haben [...]. Krankheitsschwere und Überleben veränderten sich durch die Behandlung nicht, wir beobachteten jedoch am 6. dpi einen signifikanten Rückgang (P<0,05) der SARS-CoV-Lungentiter bei mit GS-5734 behandelten Tieren. Diese Daten sprechen dafür, dass die nach Lungentiter-Peak erreichte Reduzierung der Virenlast nicht ausreichte, nach Beginn der immunpathologischen Phase der Erkrankung die Ergebnisse zu verbessern. Insofern kann GS-5734 in der Maus die Lungenfunktion verbessern, die Virenlast reduzieren und den Krankheitsverlauf abschwächen, wird es vor dem Peak der SARS-CoV-Replikation und dem Schadens-Peak des Atemwegsepithel verabreicht.«[18]

Ein Jahr später rettete Fauci sein Spielzeug vor dem wohlverdienten Abstieg ins Vergessen, indem er mit einer massiv fehlerbehafteten NIAID-Studie, die er manipuliert hatte, »bewies«, dass Remdesivir Krankenhausaufenthalte geringfügig verkürzte.[19] Den ursprünglichen Ergebnissen nach war Remdesivir wirkungslos gegen Covid-19, woraufhin Fauci eingriff und kurzerhand die Endpunkte der Studie veränderte.[20,21] Erst deutlich später sollten andere Studien dieses Papier endgültig entkräften, beispielsweise eine große WHO-Studie, die sich gegen eine Nutzung von Remdesivir aussprach.[22,23] Zu Beginn der Covid-19-Pandemie zählte Remdesivir allerdings zu den ersten Medikamenten, die in den USA eine Notfallzulassung erhielten. Zuvor hatte Fauci bei einem im Fernsehen übertragenen Treffen im Oval Office fälschlicherweise erklärt, dass das Medikament wirksam gegen das Virus sei.[24,25]

Ein Großaktionär des Remdesivir-Herstellers Gilead Sciences ist die Bill & Melinda Gates Foundation.[26] Die Stiftung vergab zudem zwischen Juni 2000 und April 2022 insgesamt 58 Stipendien an die University of North Carolina, darunter Fördermittel in Höhe von 726498 Dollar an Ralph Baric für Arbeiten an einem Impfstoff gegen das Denguevirus.[27,28]

Francis Boyle bezeichnet Baric als den »Soziopathen, der seine SARS-CoV-2-Biowaffe Chinas Volksbefreiungsarmee in die Hände drückte«.[29] Wie Boyle beschreibt, wurde Barics soziopathisches Verhalten durch die Vergabe staatlicher Mittel noch genährt. Die NIH hatten in vielen Fällen direkt mit chinesischen Quellen zusammengearbeitet und zahlreiche der bahnbrechenden Forschungsprojekte finanziert, die Baric mit Shi Zhengli durchgeführt hat.[30,31] So ist Baric beispielsweise der einzige amerikanische Autor einer 2015 veröffentlichten Arbeit zu Gain-of-Function, die mit Mitteln von den NIH und dem NIAID finanziert wurde.[32] Zwar galt zu jener Zeit das 2014 vom Weißen Haus verhängte Moratorium auf Gain-of-Function-Studien, aber angespornt von Fauci und Collins veröffentlichten Baric und Shi ihre Arbeit trotzdem.

»Bemerkenswert, dass Baric mehr als 15 Jahre zuvor darüber geschrieben hatte, welches Potenzial SARS-Coronaviren als Biowaffe aufweisen«, sagte mir Jeffrey Sachs, Ökonom der Columbia University.[33] »Kurz nach Auftauchen des ersten SARS-Virus verfasste Baric eine Arbeit über Biowaffen und biologische Kriegsführung. Darin propagierte er die Idee, ein SARS-Coronavirus könnte sich als eines der Viren erweisen, die nützlich für eine biologische Kriegsführung wären.«[34]

In der Arbeit von 2006 geht Baric auch auf die Frage ein, was eine Biowaffe können sollte, um sich als »Massenvernichtungswaffe« zu qualifizieren? Antwort: Sie sollte »den Feind töten, verwunden oder außer Gefecht setzen, Furcht einflößen und Volkswirtschaften verwüsten«.[35] Baric beschreibt zudem die idealen Eigenschaften einer wirksamen Biowaffe:

> »Traditionell drehten sich Überlegungen bezüglich biologischer Kriegsführung in erster Linie um eine relativ begrenzte, ausgewählte Gruppe natürlich auftretender Krankheitserreger, von denen es hieß, sie würden eine Reihe erwünschter Eigenschaften vorweisen: 1) hochgradig pathogen, 2) sofort verfügbar, 3) leicht herzustellen, 4) waffenfähig, 5) stabil, 6) bereits bei geringer Dosis infektiös, 7) leicht übertragbar und 8) furchteinflößend.«[36]

Baric beklagt indes: »Eine Reihe natürlich auftretender Viren können potenziell als Biowaffenagenzien genutzt werden, auch wenn die Verfügbarkeit dieser Agenzien oftmals begrenzt ist«, was damit zu tun hat, dass natürlich auftretende Krankheitserreger, die über »sämtliche Charakteristika der biologischen Kriegsführung« verfügen, sehr selten sind. Weiter weist er darauf hin, dass das wachsende Angebot an »Medikamenten, Impfstoffen und Diagnostika«, die natürlich auftretende Pathogene neutralisieren, die biologische Kriegsführung obsolet zu machen droht. Denkfabriken, die sich mit Biosicherheit befassen, würden, so Baric, davon ausgehen, dass neue Medikamente und Impfstoffe die »Bedrohungen, die von dieser kleinen Zahl an natürlich auftretenden pflanzlichen, tierischen und menschlichen Krankheitserregern ausgehen«, verringern könnten.[37]

Trotzdem sei er zuversichtlich, dass es der synthetischen Biologie und der Gain-of-Function-Wissenschaft gelingen werde, diese pessimistische Einschätzung hinter sich zu lassen, um der Kriegsführung mit Biowaffen eine strahlende Zukunft zu bescheren, so Baric.

Zudem gab er seiner Hoffnung Ausdruck, dass »synthetische Genomik« eine neue Generation Biowaffen erschaffen werde, die gegenüber traditionellen Gegenmaßnahmen immun sei. Zum Einsatz kommen würden »genveränderte und Designer-Pathogene [sowie] neue Technologien bei rekombinanter DNA, synthetischer Biologie, reverser Genetik und zielgerichteter Evolution«.[38]

Es gibt Werkzeuge, mit denen sich das Genom eines Krankheitserregers so manipulieren lässt, dass gleichzeitig die Virulenz, die Immunogenität, die Übertragbarkeit, die Spanne möglicher Wirte und die Pathogenese verstärkt werden. Mehr noch: Es lassen sich auf diesem Wege sogar ausgestorbene menschliche und tierische Pathogene wiederbeleben, beispielsweise das Influenzavirus, das die Grippewelle von 1918 auslöste.[39]

Als er im November 2022 vor Staatsanwälten der Bundesstaaten Louisiana und Missouri aussagte, gab Anthony Fauci zu Protokoll, er könne sich nicht erinnern, Ralph Baric jemals getroffen zu haben: »Ich weiß, wer er ist, ich bin mir aber nicht sicher, ob wir uns jemals gesehen haben«, sagte er unter Eid aus.[40,41]

Das NIAID hätte Baric Mittel zukommen lassen, räumte Fauci ein, als aber der stellvertretende Justizminister nachfragte: »Und trotzdem können Sie sich nicht daran erinnern, ihn jemals persönlich getroffen zu haben?«, erwiderte er. »Ich erinnere mich nicht. Möglicherweise habe ich ihn getroffen. Ich treffe mehrere Tausend Wissenschaftler, mit denen wir zusammenarbeiten, aber ich kann mich mit ziemlicher Sicherheit an kein Treffen mit ihm erinnern.«[42]

Faucis offizieller Kalender indes zeigt, dass er am 11. Februar 2020 privat mit Baric zusammengekommen war. 10 Tage zuvor, am 1. Februar, hatte eine Telefonkonferenz stattgefunden, auf der Bill Gates, Jeremy Farrar und Francis Collins sich allem Anschein nach mit führenden Empfängern von NIH-Stipendien und britischen Gesundheitsbeamten dazu verschworen, die Debatte zu den Ursprüngen der Covid-19-Pandemie auf betrügerische Weise abzuwürgen.[43]

Später erzählte Baric einem Freund, Professor Matt Frieman von der University of Maryland, in aller Ausführlichkeit von seinem Treffen mit Fauci. Frieman fertigte zeitnah ein Gedächtnisprotokoll an, aus dem hervorgeht, dass Baric und Fauci bei dem Treffen am 11. Februar über vom Menschen hergestellte

Viruskombinationen gesprochen hatten.[44] »Ich habe gestern lange mit Ralph gesprochen, er klingt erschöpft«, schrieb Frieman am 18. Februar 2020. »Er sagt, er habe in Faucis Büro gesessen und mit ihm über den Ausbruch und über Chimären gesprochen.«[45]

Auch im Fall von Shi Zhengli – ein Name, der zu diesem Zeitpunkt jedem Journalisten geläufig war – gab sich Fauci unsicher. »Bei asiatischen Namen gerate ich gelegentlich durcheinander«, sagte er dazu aus. Tatsächlich schickte Fauci seinem Stellvertreter und langjährigen Wasserträger Dr. Hugh Auchincloss am 1. Februar 2020 kurz nach Mitternacht einen Artikel über Shi zu und schrieb ihren Namen sogar in die Betreffzeile der E-Mail. »Dr. Faucis Aussage ist in diesem Punkt nicht glaubwürdig«, befanden die Justizminister von Missouri und Louisiana, Andrew Bailey und Jeff Landry.[46]

»In seiner Aussage erklärte Fauci zudem wiederholt, er erinnere sich nicht an Einzelheiten bezüglich des Geheimtelefonats, das er führte, nachdem er mit seinen Stellvertretern erörtert hatte, wie das NIAID Coronavirusexperimente im chinesischen Wuhan finanzierte, wo die ersten Covid-19-Fälle entdeckt wurden«, berichtete Zachary Stieber in der *Epoch Times*. »Kurz nachdem das Telefonat öffentlich bekannt wurde, erklärte Fauci gegenüber *USA Today*: ›Ich erinnere mich nicht mehr sehr gut.‹ ›Dass sich Dr. Fauci auf Gedächtnislücken beruft, ist nicht glaubwürdig‹, sagten die Anwälte.«[47]

Im Interview mit *USA Today* erinnerte er sich an zahlreiche Einzelheiten und sprach an anderer Stelle von einer »in guter Absicht geführten Pro- und Kontra-Diskussion zwischen Menschen, die sich kannten«. Stieber schreibt:

> »Auf diese Weise versucht Dr. Fauci – so sieht es zumindest die Generalbundesanwaltschaft –, alles auf einmal zu bekommen: Zum einen behauptet er, er erinnere sich an nichts oder an nur wenig von dem, was bei dem Telefonat besprochen wurde, zum anderen will er sich ganz deutlich daran erinnern, dass die gesamte Diskussion in guter Absicht und völlig unvoreingenommen geführt wurde. Wie dem auch sei, nachfolgende Kommunikation und Ereignisse machen deutlich, dass Dr. Faucis Aussage in diesem Punkt nicht glaubwürdig ist.«[48]

Watchdog-Organisationen haben auf der Webseite von »U.S. Right to Know« E-Mails öffentlich gemacht, darunter eine, die Shi Zhengli im April 2020 an Ralph Baric schickte. Darin beschwert sie sich darüber, wie sehr sie aufgrund ihrer gemeinsam veröffentlichten Arbeit unter Beobachtung stehe. Sie führt vier Punkte aus einem *Newsweek*-Artikel an, die ihrer Einschätzung nach »in die Irre führen«, darunter:[49]

> »1. Bezüglich unserer gemeinsamen Veröffentlichung 2015 in Nature Medicine: Das Experiment wurde in Ihrem Labor durchgeführt. Laut dieser Meldung ging man jedoch davon aus, es habe in meinem Labor stattgefunden. Tatsächlich erklären mich die Menschen seit Beginn des Ausbruchs aufgrund dieser Arbeit zur Schuldigen. [...]
>
> 4. Im letzten Absatz stimme ich mit Ihnen nicht überein, was den Ursprung des Virus angeht. Ian Lipkin arbeitet sehr eng mit einem Labor in der Provinz Guangdong zusammen. Mein Labor ist transparent und offen, was die Forschung an Fledermaus-Coronaviren angeht, denn ich habe mehrere langfristige internationale Partner. Wann immer ich mich mit unseren Kollegen innerhalb und außerhalb Chinas traf, meldete ich neue, unveröffentlichte Erkenntnisse. Wir haben nichts zu verbergen.«

Shi schloss: »Schade, dass unsere Wissenschaft in politische Konflikte verwickelt ist. Alles Gute, Zhengli.«[50]

◇◇◇

KAPITEL 33

Chinas erfrischende Offenheit beim Thema Gain of Function in der Waffenentwicklung

Nachdem Präsident Obama 2014 das Moratorium auf Gain-of-Function-Forschung verhängt hatte, wurden Chinas Bemühungen um die Biowaffenforschung der NIH von größtem Erfolg gekrönt: Rund 44 Prozent sämtlicher Gain-of-Function-Studien, welche die NIH in ihrer Geschichte finanziell unterstützten, wurden fortan am Labor in Wuhan durchgeführt.[1] Wie bereits erwähnt, war bei vielen dieser NIH-Studien vertraglich geregelt, dass China die Forschungsergebnisse exklusiv nutzen durfte und die Eigentumsrechte daran besaß. Insofern wäre es stark untertrieben zu behaupten, dass Fauci mit dem Geld der amerikanischen Steuerzahler nicht sonderlich gut umgegangen ist. Parallel dazu flossen Dutzende Millionen Dollar von der USAID und anderen Regierungseinrichtungen nach Wuhan und trieben die dortige Biowaffenforschung voran.

Seine Verbindungen zur Volksbefreiungsarmee verschleiert das Virologische Institut Wuhan nur sehr oberflächlich, insofern müssen Fauci, Daszak und die Schlapphüte von der USAID gewusst haben, dass die Einrichtung in Wuhan im Mittelpunkt der chinesischen Biowaffen- und Bioabwehrprogramme steht.[2] Im Mai 2020 veröffentlichte das amerikanische Außenministerium ein Datenblatt, aus dem hervorgeht, dass die Kommunistische Partei Chinas die Strategie einer »militärisch-zivilen Fusion« verfolgt. Ziel sei es,

Barrieren zwischen ziviler Forschung und dem chinesischen Militär abzubauen, um »militärische Dominanz zu erlangen«.[3] Elaine Dewar sagte Paul Thacker: »Seit Xi Jinping Präsident wurde, machte er deutlich, dass in strategisch wichtigen Bereichen wie der Biotechnologie militärische und zivile Forscher Hand in Hand zu arbeiten hätten. Künftig wurde nicht mehr zwischen ziviler und militärischer Forschung unterschieden.«[4] Niemand schafft es, am Virologischen Institut Wuhan ein hohes Amt zu bekleiden oder dort zu forschen, wenn er nicht enge Verbindungen zum Militär vorweisen kann und sich dessen Führung unterwirft.

Bis Ende 2019 wurde das BSL-4-Labor in Wuhan von Dr. Yuan Zhiming geleitet, dem Generalsekretär des für Wuhan zuständigen KPCh-Komitees.[5] Am 31. Januar 2020 meldete Chinas staatliche Nachrichtenagentur *Pengbai*: »Generalmajorin Chen Wei von der Volksbefreiungsarmee leitet die Maßnahmen gegen die Epidemie.« Zu ihren Aufgaben zähle auch die »Aufsicht über das Virologische Institut Wuhan«. Die Virologin Chen lenkt die Abteilung Bioengineering an Chinas Academy of Military Medical Sciences und gilt als Kopf der Sparte biologische Kriegsführung. Wie bereits erwähnt, sprach *Pengbai* im Zusammenhang mit der Offizierin von »der größten Kapazität unseres Landes«, was den Schutz vor Bio- und Chemiewaffen angehe, und kürte Chen zur »Kriegsgöttin«. Ihr anderer Spitzname lautet »Wolfskriegerin«.[6]

Während Fauci noch schüchterne Zurückhaltung an den Tag legte, haben die Chinesen offenbar kein Problem damit, offen zuzugeben, dass ihre Gain-of-Function-Experimente der Waffenentwicklung dienen.

2015, gerade einmal 2 Jahre nachdem chinesische Wissenschaftler dank finanzieller Unterstützung der NIAID und mithilfe der von Ralph Baric gelernten Methoden triumphierend verkünden konnten, sie hätten mit dem Vogelgrippeerreger eine tödliche Chimäre erschaffen,[7,8] veröffentlichten Militärwissenschaftler der Volksbefreiungsarmee und hohe Beamte des Gesundheitswesens ein 261 Seiten langes militärisches Handbuch. Verlegt wurde das chinesischsprachige Werk von Military Medical Science Press – einem Staatsunternehmen, das von der Logistikabteilung der Volksbefreiungsarmee geleitet wird.[9,10] Das Buch beschreibt, wie erfolgreich China darin war, tierische Coronaviren so zu manipulieren, dass sie Menschen befallen. Man stehe am Anfang eines vielversprechenden »neuen Zeitalters der Genwaffen«, heißt es.[11]

Dieses Buch aus dem Jahr 2015 erlaubt einen alarmierenden Einblick in die Haltung ranghoher Wissenschaftler an den führenden Universitäten der Volksbefreiungsarmee, was die Gain-of-Function-Forschung angeht, die Tony Fauci zu diesem Zeitpunkt bereits in ihren Laboren finanzierte. Diese Haltung passt perfekt zu den Biowaffenzielen, die Ralph Baric der Gain-of-Function-Forschung 2007 in einer Arbeit vorgab.[12] Die chinesischen Autoren schwärmen geradezu von der Möglichkeit, die militärische Durchschlagskraft ihrer manipulierten Pathogene zu verstärken. Dabei nutzen sie große technische Fortschritte, etwa das Verfahren zur Gefriertrocknung von Mikroorganismen. So lassen sich Biobomben einfacher lagern, transportieren, tarnen und am Einsatzort aerosolieren.

In einem Abschnitt werden Strategien beschrieben, wie sich Angriffe mit Biowaffen möglichst effektiv gestalten lassen. So wird empfohlen, im Labor entwickelte pandemische Biobomben vornehmlich bei auf- oder untergehender Sonne, bei Nacht oder bei bedecktem Himmel einzusetzen, da sich starkes Sonnenlicht schädlich auf die Krankheitserreger auswirke. Ideal für den Einsatz von Biobomben seien dem Handbuch zufolge auch eine stabile Windlage und trockenes Wetter, denn Niederschläge könnten dazu führen, dass die aerosolierten Partikel einfach »abregnen«. Günstige klimatische Bedingungen würden es dem chinesischen Militär ermöglichen, die Giftstoffe ins Zielgebiet treiben zu lassen, heißt es. Die Autoren prahlen auch damit, dass großflächige Biowaffenangriffe nicht nur Psychoterror bewirken, eine großflächige Morbidität verursachen und zahlreiche Opfer fordern würden, sie hätten darüber hinaus auch viele indirekte Effekte: Betroffene Volkswirtschaften müssten verheerende Schäden hinnehmen, Patientenzahlen würden schlagartig ansteigen und Krankenhäuser und Gesundheitssysteme überlasten; hinzu käme der Langzeitstress, der zu einer Zunahme chronischer psychischer Krankheiten führe – alles Folgen, die uns Amerikanern in diesen Zeiten bestens vertraut sind.[13]

Herausgegeben wurde das Buch von Xu Dezhong, emeritierter Professor für Infektionskrankheiten an der Medizinischen Universität der Luftwaffe in Xi'an.[14] Xu erhielt den Bildungsorden der Militärakademie in Gold und gilt als mustergültiges Parteimitglied. Als Postdoc hat er bei Peter Hotez am Baylor College of Medicine und an den CDC gearbeitet.[15] Während der SARS-Krise 2003 leitete er im Auftrag des chinesischen Gesundheitsministeriums die Fachgruppe zur Analyse der SARS-Epidemie und berichtete direkt an die oberste Führung des chinesischen Militärs und das Gesundheitsministerium.[16,17]

Jahrelang profitierten Chinas Militärwissenschaftler davon, dass das NIAID und die USAID ihre Forschungsarbeit finanziell unterstützten. 2020 waren sie so weit, dass sie pandemiefähige Coronaviren entwickelten, die sich rasch in der Bevölkerung ausbreiten konnten. Hinter dem Berg hielten sie mit dieser Neuigkeit keineswegs: Noch während die Covid-19-Pandemie im vollen Gange war, verkündeten chinesische Wissenschaftler öffentlich und voller Stolz, zu was sie imstande seien. 23 chinesische Forscher, darunter 11 von der Academy of Military Medical Sciences, dem Forschungsinstitut der Armee, erklärten im April 2020 – 7 Monate nachdem Covid-19 begonnen hatte sich auszubreiten –, man hätte mithilfe der Genschere CRISPR Mäuse mit menschlichen Lungenzellen versehen. Auf diese Weise werde es leichter, Coronavirusstämme zu entwickeln, die Menschen infizieren, so die Forscher.[18,19] Im Juni 2021 berichtete *Vanity Fair* über Erkenntnisse, die Ermittler für den Sicherheitsrat der Vereinigten Staaten gewonnen hätten: »Es ist klar geworden, dass die Mäuse irgendwann im Sommer 2019, also noch vor Beginn der Pandemie, manipuliert wurden. Die Ermittler fragten sich nun: Hatte das chinesische Militär humanisierte Mäuse Viren ausgesetzt, um herauszufinden, welche davon beim Menschen infektiös sein könnten?«[20]

Was diesen amerikanischen Staatsdienern noch nicht klar geworden war: Es handelte sich hier um exakt die Art Forschung, die Fauci und seine Partner beim US-Militär und den amerikanischen Geheimdiensten bereits seit Jahren am Labor in Wuhan durchführten und finanzierten. Schon 2002 hatten US-Forscher humanisierte Mäuse entwickelt; seit fast 2 Jahrzehnten also testeten von den NIH finanziell unterstützte Wissenschaftler wie Ralph Baric an humanisierten Mäusen, inwieweit ihre manipulierten Krankheitserreger Menschen befallen konnten![21,22]

◇◇◇

KAPITEL 34

Das Labor in Galveston

◇◇◇

Das Galveston National Laboratory zählt zu den vier Hochsicherheitslaboren (BSL-4), die Fauci ab 2003 bauen ließ, als nach den Milzbrandanschlägen die Sorge vor Biowaffenangriffen wuchs und das NIAID mit Geld geradezu überschüttet wurde. Das BSL-4-Labor auf dem Campus der University of Texas ist eine von zahlreichen Einrichtungen, an denen Tony Fauci seiner Obsession für Gain-of-Function-Forschung frönte. Galveston erhielt vom NIAID jährlich Hunderte Millionen Dollar für seine »Doppelnutzungsforschung« an gefährlichen Krankheitserregern. 2004 tat sich das Galveston-Team mit dem von Bill Gates geförderten Impfstoffentwickler Peter Hotez zusammen. Gemeinsam suchten sie vergeblich nach einem Impfstoff gegen SARS.[1] Außerdem wirkte Galveston am ersten Ebolaimpfstoff des NIAID mit. Das Mittel war ein wirkungsloser und gefährlicher Flop, aber die US-Zulassungsbehörde FDA gab ihm 2019 trotzdem grünes Licht. Und auch bei den unseligen Zikaimpfstoffen des NIAID mischte Galveston 2015 kräftig mit und testete eines der Vakzine.[2]

Texas Monthly berichtete im Mai 2020: »Möglicherweise wird an keiner anderen Institution weltweit so viel Gehirnschmalz auf Covid-19 verwendet wie an der University of Texas Medical Branch in Galveston (UTMB).«[3] Ekelhaft. Im März 2020 studierte die Galveston-Gang die Replikation von Coronaviren in humanisierten Mäusen.[4] In Galveston findet sich noch ein weiterer Gain-of-Function-Zauberer aus der Fauci-Schule, nämlich Vineet Menachery, Chefpathologe des Labors. Menachery hat unter Ralph Baric gelernt und arbeitete eng mit ihm und den chinesischen Kollegen in Wuhan zusammen.

So hat er beispielsweise gemeinsam mit der »Bat Woman« von Wuhan, Shi Zhengli, eine Studie durchgeführt.[5,6]

Im Galveston-Labor werde nur oberflächlich verschleierte Waffenforschung betrieben, sagt auch Dr. Francis Boyle. Das Labor habe »in freier Natur, in den exotischsten Gegenden der Welt nach möglichen Agenzien für die biologische Kriegsführung gesucht, um sie dann in Biowaffen zu verwandeln«. Boyle ist der Ansicht: »Man sollte Galveston schließen. Das Labor ist fortdauernder Hort einer kriminellen Vereinigung, die offenkundig gegen die Biowaffenkonvention verstößt und sich an wissenschaftlichen Arbeiten beteiligt, die hochgefährlich für die Menschheit sind – und das ohne irgendeinen nachweisbaren positiven Nutzen.«[7,8] Mit der Art Alchemie, mit der man in Galveston herumexperimentiere, könne man problemlos weite Teile der Weltbevölkerung töten, erklärte mir Boyle:

> »Jeden Tag öffnen sie eine neue Büchse der Pandora, die dazu angetan ist, eine neue Seuche über die Menschheit zu bringen. Ihr Ziel ist es, eine Infektionskrankheit zu erschaffen, die über die mörderische Kraft der Beulenpest verfügt, an der im 14. Jahrhundert 30–50 Prozent der Menschheit gestorben sind. Es ist völlig verrückt. Anthony Fauci stellt Galveston praktisch unbegrenzte Steuermittel zur Verfügung, damit dieser Albtraum wahr wird. Wir sprechen davon, vorsätzlich Mikroben zu erschaffen, bei denen ein Fehltritt ausreicht, und Milliarden Menschen verlieren ihr Leben.«[9]

Menacherys Alchemisten in Galveston würden sagen, »ihre Arbeit an Ebola diene der Herstellung eines Impfstoffs, aber das ist ihre euphemistische Umschreibung«, sagte Boyle.[10] Tatsächlich ist es dieselbe Wortkrämerei, mittels derer Ishii Shirō und der Naziwissenschaftler Kurt Blome ihre Arbeit an Biowaffen verbrämten.[11,12]

»Dass die Geldmittel vom medizinisch-militärischen Kartell fließen, liegt einzig daran, dass dieselbe Technologie für die Herstellung von Waffen genutzt werden kann«, so Boyle. So wie in Fort Detrick daran gearbeitet wurde, Milzbranderreger zu aerosolieren, arbeite man in Galveston daran, Ebola zu aerosolieren.

»Wann immer für die biologische Kriegsführung geeignete Agenzien aerosoliert werden, ist das ein Hinweis darauf, dass die wahre Absicht darin besteht, eine Waffe zu entwickeln«, so Boyle. Und weiter:

> »Die Aerosolierung verstößt gegen die Biowaffenkonvention. Biologische Waffen müssen zum Einsatz gegen Menschen über die Luft verteilt werden. Wenn man behauptet, man würde einen Impfstoff entwickeln, gibt es keinerlei Rechtfertigung dafür, waffenfähige Aerosolierungsmethoden zu entwickeln. Diese Art Biowaffenentwicklung verstößt gegen die Biowaffenkonvention und gegen entsprechende Bestimmungen in den USA, die dafür lebenslange Haftstrafen vorsehen. Sowohl Fort Detrick als auch Galveston sollten als Teil einer mörderischen Verschwörung des organisierten Verbrechens geschlossen werden.«[13]

Fauci hat nicht unerheblich zu Chinas Aufstieg auf dem Feld der Bioforschung beigetragen, indem er sich energisch dafür einsetzte, dass die Chinesen ihre eigene BSL-4-Infrastruktur aufbauen. Das Labor in Wuhan war die erste BSL-4-Einrichtung in China und ein wichtiger Schritt bei Chinas Plan, das Feld der Biomedizin zu dominieren und eigene Kapazitäten für die Herstellung biologischer Waffen zu entwickeln.

China begann mit dem Bau des Wuhan-Labors, nachdem 2004 ein Erreger aus einem Labor entwischte und einen SARS-Ausbruch auslöste. Das französische Bauunternehmen bioMérieux pries die Einrichtung in Wuhan an als »Leuchtfeuer internationaler Zusammenarbeit auf dem Feld der Wissenschaft«.[14] Wuhan sollte Chinas erstes Hochsicherheitslabor werden, das chinesische Gegenstück zu Fort Detrick – und das Flaggschiff für eine wachsende Zahl chinesischer Biosicherheitslabore. BioMérieux begann 2005 mit dem Bauprojekt, das 10 Jahre dauerte und 44 Millionen Dollar verschlang.[15,16,17] Frankreichs Militär und Geheimdienste liefen Sturm gegen das Vorhaben, weil sie den Chinesen unlautere Absichten unterstellten, aber bioMérieux stellte das Projekt dennoch fertig. BioMérieux-Chairman Alain Mérieux machte, als großes Tier der französischen Pharmabranche, seinen Einfluss geltend und konnte sich dank seiner persönlichen und politischen Verbindungen über die Bedenken von offizieller Seite hinwegsetzen. Das Monatsmagazin *American Spectator* beschrieb, dass chinesische Beamte die von französischer Seite geäußerten Sorgen bestätigten, indem sie strenge Geheimhaltung walten ließen. Mérieux' Begeisterung wich letztlich der Ernüchterung, und das Labor in Wuhan sollte sich vom Start weg als Schauplatz zwielichtiger Machenschaften erweisen. Der Journalist Joseph A. Harriss schreibt: »Eigentlich sollte eine französisch-chinesische Kommission das Projekt gemeinsam leiten, trat aber kaum einmal zusammen. Das verstärkte die Intransparenz nur.«[18]

Mérieux hatte auf enge Arbeitsbeziehungen zu den Chinesen gehofft, aber angesichts des unnachgiebigen Auftretens der Chinesen warf er schließlich frustriert hin. »Es ist eine sehr chinesische Unternehmung«, erklärte er. »Es ist voll und ganz ihre Angelegenheit, auch wenn sie mit technischer Unterstützung aus Frankreich entwickelt wurde.«[19] Ironischerweise war der damalige CEO von bioMérieux der Geschäftsmann Stéphane Bancel, der kurz darauf an die Spitze des amerikanischen Bio-Start-ups Moderna wechselte. Das mit Staatsmitteln geförderte Unternehmen sollte enorm davon profitieren, dass es im Labor von Wuhan zu Unregelmäßigkeiten kam.[20]

Dass Alain Mérieux wachsende Bedenken gegenüber Chinas Absichten an den Tag legte, entmutigte Anthony Fauci keineswegs, ganz im Gegenteil: Er löste Mérieux als Chinas treuesten Verbündeten ab.[21] Nach Obamas Moratorium 2014 führte Fauci seine verbotenen Experimente nun in den BSL-2-, BSL-3- und BSL-4-Laboren Wuhans fort und entzog sich damit den Blicken amerikanischer Regulierer. Gleichzeitig transferierte er Biowaffenwissen und -technologie der USA an Chinas militärische Topwissenschaftler.[22]

Das Virologische Institut Wuhan war das strahlende Symbol von Chinas Feldzug, zur globalen Nummer eins bei der biomedizinischen Forschung aufzusteigen. Die *MIT Technology Review* bezeichnete das vierstöckige Gebäude als »Kronjuwel der mikrobiologischen Forschung des Landes«.[23,24] Der US-Sender Fox News bezeichnete es als »Wuhans ganzen Stolz. Es wirft ein Schlaglicht auf Chinas Fähigkeiten und bringt die Forscher des Landes auf Augenhöhe zu ihren Kollegen in den USA und Europa«.[25]

Im Februar 2017 sollte die BSL-4-Einrichtung offiziell eröffnet werden. Zu diesem Zeitpunkt war ein weiteres BSL-4-Labor in Harbin gerade fertiggestellt worden; beide nahmen letztlich 2018 den Betrieb auf.[26,27] Geplant war zudem ein weiteres Hochsicherheitslabor der Stufe 4 in Peking.

Das NIAID leistete den Chinesen Starthilfe, indem es sowohl vor Ort als auch in Galveston chinesische Wissenschaftler und Techniker schulte.[28,29] James Le Duc, Labordirektor der Einrichtung in Galveston, koordinierte die Partnerschaft zwischen dem NIAID und den Chinesen und führte die Ausbildung der chinesischen Wissenschaftler durch.[30,31] Anfang 2018 veranstaltete das NIAID in Galveston mit Besuchern aus China praktischen Unterricht in Sachen Biosicherheit und Bioschutz, während zeitgleich ranghohe amerikanische Techniker in Wuhan, Harbin und Peking chinesische Ingenieure unterwiesen, die die dortigen Einrichtungen aufbauen beziehungsweise deren Management übernehmen sollten.[32,33] Am 31. Oktober 2017 meldete Le Duc dem NIAID-Chef per E-Mail: »Alle Leiter der drei neuen Labore haben zugestimmt, [am 16. Januar 2018] nach Galveston zu kommen.«[34] Gleichzeitig rief Le Duc eine Forschungszusammenarbeit ins Leben, bei der die hochmoderne Biowaffentechnologie der NIH nach China transferiert werden würde.[35]

Der Delegation aus China, die 2018 in Galveston eintraf, gehörten Faucis Pendants von der Chinesischen Akademie der Wissenschaften (Wuhan BSL-4), der Chinesischen Akademie der Medizinwissenschaften (Kunming BSL-4) und der Chinesischen Akademie der Agrarwissenschaften (Harbin BSL-4) an. In seiner E-Mail an Fauci vom 31. Oktober 2017 erklärte Le Duc, er rechne mit »etwa zehn bis zwölf ranghohen Chinesen und einer vergleichbaren Zahl ranghoher amerikanischer Wissenschaftler von außerhalb der UTMB sowie mehreren Leute von der UTMB«.[36] Zu der Gruppe gehörten auch Jeremy Farrars alter Freund und Mitarbeiter George Gao, Leiter der chinesischen Seuchenschutzbehörde, und Shi Zhengli aus Wuhan.[37] Die *Galveston County Daily News* meldete, Le Duc und seine Mitarbeiter im Galveston-Labor würden den chinesischen Technikern »kurzfristige Trainingserfahrungen« bieten: »Das Treffen wird sich zu gleichen Teilen auf Wissenschaft und Betrieb fokussieren und das Ziel verfolgen, den Grundstein für künftige Kooperationen zu legen sowie dafür zu sorgen, dass die neuen Labore die amerikanischen Best Practices in Sachen Sicherheit und Schutz kennen.«[38] Le Duc hatte offenbar vorher im Handbuch zum »1000 Talente«-Plan geschmökert, denn er prahlte damit, dass im Labor von Galveston zwei chinesische Postdocs gearbeitet hatten und mit Blick auf die Arbeit der NIH in den BSL-4-Laboren ausgebildet wurden, und dass sie schon bald nach China zurückkehren würden, um in Wuhan zu arbeiten.[39]

Das Labor von Galveston stand offenbar schon lange im Fadenkreuz des »1000 Talente«-Plans. Am 23. Februar 2013 hatte Han Xia, ein mit NIAID-Geldern geförderter Laborforscher aus Wuhan, Professor Dennis Bente in Galveston darüber informiert, dass der chinesische Staat ihn finanziell dabei unterstütze, als Postdoc im Labor in Galveston zu arbeiten. Er versprach: »Diese Mittel werden meine Arbeit nicht einschränken, und ich könnte meine gesamte Zeit darauf verwenden, mit Ihnen zu forschen.«[40]

Präsentationen aus dem texanischen NIAID-Labor zeigen, wie Le Ducs Forscher ihre chinesischen Kollegen am Virologischen Institut Wuhan im Umgang »mit den gefährlichsten Pathogenen der Welt« unterrichten.[41]

Während Le Duc in Galveston Labortechniker aus Wuhan schulte, vereinbarte die der CIA nahestehende National Science Foundation einen Workshop mit dem Wuhan-Institut in Shenzhen. Vierzig Wissenschaftler aus den USA und China nahmen daran teil.[42]

Le Duc, Doktor der Biologie mit 4 Jahrzehnten Erfahrung auf dem Feld der biologischen Kriegsführung, zählt nach allgemeiner Auffassung zu den weltweiten Koryphäen in seinem Bereich. 23 Jahre lang war er als Offizier im Medical Research and Development Command der U.S. Army tätig und reiste für das Studium von Biowaffen und Infektionskrankheiten um die Welt, bevor er zur WHO nach Genf wechselte. 1992 schloss er sich den CDC an, 2000 wurde er zum Leiter der Abteilung für virale Rickettsiosen. 2006 übernahm er das National Laboratory in Galveston.[43,44] Mangelndes Urteilsvermögen und gravierende moralische Defizite scheinen innerhalb der Biowaffenforschung eine Art Berufsrisiko zu sein – Le Ducs Verhalten lässt den Schluss zu, dass er von beidem betroffen ist.

In Kapitel 51 sehen wir uns Auszüge aus dem E-Mail-Schriftwechsel an, den Le Duc im April 2020 mit seinem Mentor David R. Franz führte. Franz, Amerikas anderer führender Biowaffenguru und Ex-Befehlshaber von Fort Detrick, half beim Aufbau des Labors in Wuhan und bildete vor Ort Wissenschaftler aus.[45] In ihrem Dialog zeigen sich die Männer überzeugt davon, dass Chinas Biowaffenlabore eine plausible Quelle von Covid-19 sind – und sie müssen schließlich wissen, wovon sie reden. Beide haben viel Zeit am Virologischen Institut Wuhan verbracht, und wohl kein anderer Amerikaner kennt sich dort so gut aus wie sie.[46]

Egal ob es um Biowaffen, um BSL-4-Einrichtungen, Gain-of-Function-Studien oder die Beziehungen zwischen den USA und China geht – Franz und Le Duc sind in all diesen Belangen Amerikas größte Experten. Das beunruhigt umso mehr, als dass, während die beiden Männer ihren privaten Meinungsaustausch betrieben, ihr Partner, Förderer und Finanzier Anthony Fauci gleichzeitig eine globale Desinformationskampagne fuhr. Diese diente dazu, den US-Präsidenten ebenso hinters Licht zu führen wie den Kongress, die amerikanischen Medien, die medizinische Gemeinschaft und die Beamten des öffentlichen Gesundheitswesens. Sie alle machte »America's Doctor« glauben, dass das Covid-19-Virus unmöglich aus einem chinesischen Labor stammen könne.

Le Duc und Franz bewahrten Schweigen, was Faucis folgenreiche Täuschung anbelangte. Damit stellten die beiden Anführer der amerikanischen Biowaffenbranche ihre Karriere und ihre Loyalität gegenüber Fauci über ihre Pflicht sowohl gegenüber ihrem Land als auch gegenüber der gesamten Menschheit.

Die Organisation U.S. Right to Know erklagte sich mithilfe des Informationsfreiheitsgesetzes Zugang zu Tausenden Seiten an Dokumenten aus dem Labor Galveston, die sich auf die Pandemie beziehen. Innerhalb dieser Dokumente stieß Paul D. Thacker auf mehrere aufschlussreiche E-Mails von Le Duc.[47,48]

Der Austausch belegt, dass Le Duc, mehr als einen Monat bevor die WHO Covid-19 zur Pandemie erklärte, den Verdacht hegte, das Virologische Institut Wuhan könne die Quelle für das Coronavirus sein.[49]

In dem Jahr, in dem Le Duc im Labor von Wuhan arbeitete, war Professor Yuan Zhiming der ranghöchste Offizier dort, für Le Duc »mein Freund«.[50,51,52] Rein formal verfügte das Labor über zwei Direktoren, doch die wahre Macht lag bei Yuan, Co-Direktor und Parteikommissar, während der andere Co-Direktor seinen Titel bloß auf dem Papier trug. Hans Mahncke schrieb in einem Artikel für die *Epoch Times*, es sei bei chinesischen Institutionen üblich, dass es eine Art Frühstücksdirektor und einen »Prätorianer der KPCh« gibt. Le Duc muss gewusst haben, dass Yuan der eigentliche Chef war.[53]

Yuans Aufstieg zur Macht kann man als stellvertretend für den gesamten »1000 Talente«-Plan ansehen. Er studierte am Pariser Institut Pasteur, in Dänemark an der Königlichen Veterinär- und Landwirtschaftshochschule (heute Teil der Universität Kopenhagen) und dem Nationalinstitut für Umweltforschung (heute Teil der Universität Aarhus) sowie in den USA an der University of Illinois, bevor er als politischer Kommissar für das Labor Wuhan nach China zurückkehrte und dort die Forschung an Fledermaus-Coronaviren beaufsichtigte.[54] Yuan war der für Biosicherheit und internationale Zusammenarbeit zuständige KPCh-Funktionär, ein Titel, der ihn ins Zentrum des »1000 Talente«-Plans rückte.[55]

Am 9. Februar 2020, die Pandemie breitete sich zu diesem Zeitpunkt aus, wandte sich Le Duc an seinen »Freund« Yuan und bat um eine Untersuchung »zur Möglichkeit, dass der Covid-19-Ausbruch aus einem Leck im Virologischen Institut Wuhan resultiert«.[56] Le Duc bot in der Nachricht anscheinend Hilfe dabei an, den Blick auf die Rolle der Einrichtung bei der Pandemie weniger streng ausfallen zu lassen.[57]

Le Duc fügte eine Liste von Fragen an Yuan bei. Es ging um den Umgang des Instituts mit Coronaviren, aber auch darum, wo das Labor seine Virus-Menagerie gesammelt hatte, und um die Frage, ob die Gain-of-Function-Experimente Auslöser für Covid-19 gewesen sein könnten. Le Duc beendete das Schreiben mit einem emotionalen Appell: »Sollte es in deinem Programm Schwächen geben, ist jetzt der rechte Zeitpunkt dafür, diese einzugestehen und sie korrigieren zu lassen. Ich setze darauf, dass du meine Empfehlungen dahin gehend verstehst, dass ein Freund einem anderen Freund durch eine sehr schwierige Zeit hilft.«[58] An keiner Stelle erklärt Le Duc, in welcher Form er denn Support anzubieten bereit ist. Wir wissen nicht, ob Yuan jemals auf das Hilfsangebot seines »Freundes« geantwortet hat.

Im April 2020 teilte Le Duc seine entlarvende E-Mail an Yuan mit Franz. Dieser dürfte zweifelsohne unter Druck gestanden haben, schließlich saß er im Beirat von EcoHealth. »Bitte nicht weiterleiten!«, warnte Le Duc. Franz antwortete, indem er sein Mitgefühl für den Kollegen in China zum Ausdruck brachte. Kein Wort hingegen zu den Millionen Menschen, die die Nachlässigkeit des Labors mit ihrem Leben bezahlen sollten. »Gutes Schreiben und von Ihrer Seite rechtzeitig. Ich finde es furchtbar, mit was sich unsere Freunde alles herumschlagen müssen … vor allem in ihrer Welt.« Le Duc äußerte Verständnis für den Wunsch Yuans, Stillschweigen zu bewahren, wie er Franz eine Woche später per E-Mail darlegte: »Ich schätze, sie haben ziemlich strenge Anweisung, nichts zu sagen.«[59]

Mit seinem Schweigen stellte Franz sein furchtbares Urteilsvermögen unter Beweis. Dabei hätte er es fraglos besser wissen müssen. Immerhin hatte er das USAMRIID befehligt, die medizinische Forschungseinrichtung der US-Armee zu Infektionskrankheiten in Fort Detrick.[60] Selbst nachdem die chinesische Regierung sein Leben weiter verkomplizierte, indem sie der US-Regierung vorwarf, das Covid-19-Virus in Fort Detrick entwickelt zu haben, blieb Franz stumm.[61]

Möglicherweise hatten seine Loyalitäten und seine Verwicklungen auf sämtlichen Ebenen des Biowaffenkartells Franz gewissermaßen paralysiert. Seine Verbindungen reichten bis zu EcoHealth Alliance, wo er als wissenschaftlicher Berater fungierte.[62] Bei drei Sonderkommissionen, die die Vereinten Nationen in Gang setzten, um im Irak nach Biowaffen zu suchen, war Franz »Chefinspekteur« gewesen. Seine Begleiter waren der junge Robert Kadlec und Christian Hassell, beide waren vor Ort im Einsatz. Franz beriet Kadlec später als Mitglied im nationalen wissenschaftlichen Beirat für Biosicherheit des Gesundheitsministeriums.[63] Franz stattete dem Virologischen Institut Wuhan 2017 einen längeren Besuch ab und skizzierte dabei »mögliche gemeinsame Projekte« für Wuhan und Fort Detrick, darunter Tabletop-Übungen wie »Dark

Winter« und »Event 201«, eine Zusammenarbeit bei Gain-of-Function-Forschung sowie »den Abbau von Barrieren für eine gemeinsame Nutzung von Stämmen und den Transport von Pathogenen«. In Unlimited Hangout schreibt Raul Diego: »Der letzte Punkt war zweifelsohne relevant für das offizielle Narrativ, was die Ursprünge des Virus anging.«[64]

Franz gehörte auch zur ersten amerikanischen Regierungsdelegation, die in den frühen 1990er-Jahren Biowaffenlabore und -produktionsanlagen der ehemaligen Sowjetunion besichtigte. Diese Expeditionen führten zur Gründung von DTRA, wo der CIA-Offizier Michael Callahan als klinischer Leiter für zahlreiche Biowaffenanlagen begann, bevor er sich 2005 DARPA anschloss.[65]

Übrigens: In derselben Woche, in der es zum Austausch zwischen Le Duc und Franz kam, meldete sich auch Franz' Vorgänger als Kommandeur von Fort Detrick, Philip Russell, bei Le Duc. Russell, der beim Medical Research and Development Command der US-Armee den Ton angab und nicht unter der Knute Chinas stand, leitete Le Duc einen Link zu einer Dokumentation von EpochTV weiter. In der Doku wurde Chinas Kommunistischer Partei mörderische Doppelzüngigkeit vorgeworfen und die Schlussfolgerung gezogen, Ausgangspunkt der Covid-19-Pandemie sei mit nahezu absoluter Gewissheit das Labor in Wuhan gewesen.[66] Le Duc antwortete, er glaube, das Virus stamme vom dortigen Straßenmarkt, aber den Kommentaren zur KPCh stimme er zu. Dann beklagte er sich: »Wirklich schade, dass die globale Pandemie mit den Herausforderungen in einen Topf geworfen wird, denen sich die Welt aufgrund der Kommunistischen Partei Chinas ausgesetzt sieht. Es sind beides wichtige Themen, aber ich bin nicht überzeugt, dass sie in Zusammenhang stehen.«[67]

Die aalglatte Art und Weise, wie Le Duc hier Wuhans Labortechniker in Schutz nimmt, wirkt unaufrichtig. So informierte Le Duc Russell nicht darüber, was er gerade einmal einen Monat zuvor getan hatte. Da hatten ihn seine eigenen Vermutungen, was Zusammenhänge zwischen dem Labor in Wuhan, der KPCh und dem Virus anging, dazu gebracht, seinem Freund Yuan die bereits erwähnten, ausgesprochen inquisitorischen Fragen zu stellen, und zwar in einem Ton, der nur als Vorwurf verstanden werden kann. Yuans Schweigen dürfte Le Ducs Argwohn keineswegs zerstreut haben.

Während er halbherzig versuchte, das Labor in Wuhan gegenüber Russell zu verteidigen, ging es ihm auch darum, seine eigene Entlastung vorzubereiten. Dennoch fand er Zeit, schmeichelnde Worte für Shi Zhengli unterzubringen, die Leiterin des Labors und laut Le Duc eine »sehr fähige Wissenschaftlerin und charmante Person«.[68]

Umso mehr muss sich Russells vernichtende Antwort für Le Duc wie eine Ohrfeige angefühlt haben. Russell tadelte seinen Kollegen dafür, die Chinesen zu hätscheln und Ausflüchte für eine globale Katastrophe zu suchen, der nach Angaben der WHO zu diesem Zeitpunkt bereits knapp 100 000 Menschen zum Opfer gefallen waren:[69]

> »Ich bezweifele nicht, dass Zheng Li Shi eine brillante Wissenschaftlerin und sehr charmant ist. Das schließt aber nicht die Möglichkeit aus, dass eines der vielen Fledermaus-Coronaviren, die im Labor Wuhan isoliert werden, einen Techniker befiel, der damit zur Tür hinausspazierte. Es muss sich nicht einmal um ein manipuliertes Virus gehandelt haben. Die dürftige, fadenscheinige Epidemiologie, die auf den Straßenmarkt hindeutet; das Fehlen von Fledermäusen auf eben diesem Markt; die Tatsache, dass kein tierischer Zwischenwirt identifiziert werden konnte; die außergewöhnlichen Maßnahmen, die die chinesische Regierung ergriffen hat, um den Ausbruch zu vertuschen, bis hin zur strafrechtlichen Verfolgung und möglichen Tötung zweier tapferer Ärzte; die Schritte, die unternommen wurden, um das Laborpersonal mundtot zu machen; der Wechsel in der Laborleitung – all das spricht dafür, dass der Ausbruch seine Quelle im Labor hat.«[70]

Nach Russells beißender Kritik trat Le Duc den Rückzug an. Rasch gestand er ein, es sei »durchaus möglich, dass ein Laborunfall Quelle der Epidemie ist«.

Bei den Biowaffenleuten scheint es eine Art Reflex zu sein, dass man die Chinesen beschwichtigen muss, insofern schließt Le Duc denn auch mit der üblichen Bitte: »Wir müssen ein Gleichgewicht finden, damit wir uns nicht als

Gegner gegenüberstehen.«[71] In Tausenden öffentlich gewordener E-Mails der Virologie-Granden klingt immer wieder die Angst an, man könnte es sich mit China verderben. Diese Haltung schwingt auch in einem bedeutsamen Kommuniqué mit, dem wir uns bald ausführlicher zuwenden werden. Darin ermahnt NIH-Direktor Francis Collins im Februar 2020 in einer Reihe vertraulicher E-Mails Anthony Fauci, Wellcome-Trust-Direktor Jeremy Farrar und eine Gruppe führender Virologen, sämtliche Debatten und Theorien über ein Laborleck »der internationalen Harmonie wegen« zu unterdrücken.[72] Mit diesem Ziel rechtfertigten die Biowaffentechnokraten ihr Lügen, ihr Unterdrucksetzen und ihre psychischen Manipulationen.

Aber Le Duc ging viel weiter und überschritt dabei Grenzen, welche die Frage nahelegen, inwieweit er Amerika gegenüber loyal ist. Im Mai 2022 erhielt die Stiftung Judicial Watch, die Korruption im Staatsapparat bekämpft, von der University of Texas in Galveston 412 Beweisstücke. Darunter ist auch eine E-Mail aus dem April 2020, in der Le Duc Shi und die Leitung des Labors in Wuhan heimlich warnt, dass der US-Kongress Untersuchungen zum Ursprung von Covid-19 aufnehmen könnte.[73] Im selben Monat bestellte ein Unterausschuss des außenpolitischen Ausschusses im Repräsentantenhaus Le Duc als Zeugen ein, damit er über die Theorie vom Laborleck aussagt – und Le Duc schickte Shi Zhengli, der stellvertretenden Leiterin des Labors in Wuhan, einen frühen Entwurf seiner Aussage, damit sie ihn überarbeiten und absegnen konnte. Die Organisation U.S. Right to Know besorgte sich über das Informationsfreiheitsgesetz eine Kopie dieser devoten E-Mail.[74] So verdreht waren Le Ducs Prioritäten und Loyalitäten, dass er Shi salbungsvoll um Input bat. »Bitte prüfen Sie sorgfältig und nehmen Sie alle Änderungen vor, die Sie wünschen. Ich möchte, dass dies so akkurat wie möglich ist, und ganz gewiss möchte ich keinen Ihrer wertvollen Beiträge in ein falsches Licht rücken«, schrieb Le Duc Shi.[75] Ihre Antwort ist unklar. Einen Tag zuvor hatte sich Shi mit Verweis auf »die komplizierte Situation« geweigert, mit Le Duc zu telefonieren, aber sie betonte, dass das Virus »kein Leck [sic] aus unserem Labor oder einem anderen Labor ist«.[76] Wie so viele andere amerikanische Wissenschaftler, die dem Zauber der Chinesen erlegen waren, stellte auch Le

Duc seinen Impuls, es den Chinesen um jeden Preis recht zu machen, über seine Loyalität gegenüber seinem Land.

Nur noch einmal zur Erinnerung: Wir sprechen hier von James Le Duc, ehemaliger Soldat und Leiter eines Biowaffenlabors, der eine dem chinesischen Militär nahestehende chinesische Wissenschaftlerin bittet, die Aussage zu überarbeiten, die er vor dem US-Kongress zu einem Thema der nationalen Sicherheit abzugeben gedenkt, wobei die Interessen besagter Forscherin deutlich von denen der Vereinigten Staaten abweichen.

Das ist keineswegs der einzige Zwischenfall, bei dem Le Duc und seine Kollegen Anlass gaben, ihre Loyalität gegenüber ihrem Vaterland anzuzweifeln. Dank Faucis Gnaden wurde im Februar 2020 Forschern am Galveston National Laboratory durch die CDC das Privileg zuteil, zu den ersten Empfängern von Lebendproben des Coronavirus zu zählen.[77] Im April 2020 schrieben Vertreter des amerikanischen Bildungsministeriums James Milliken an, den Kanzler von University of Texas System. Sie baten um Übermittlung sämtlicher Dokumente, die etwas zu tun haben mit den Beziehungen des Labors in Galveston zu dem Virologischen Institut Wuhan.[78] Seit 2014 hatte die University of Texas 24 Verträge mit diversen staatlichen Universitäten in China gemeldet, aber das Bildungsministerium war zu dem Schluss gelangt, dass verdächtige Vereinbarungen mit dem Institut in Wuhan vorsätzlich unterschlagen worden waren.[79] Insbesondere argwöhnte die Behörde, dass Shi und andere chinesische Forscher 2016 und 2017 in drei Fällen ansteckende Viren illegal erhalten hatten, darunter Stämme des Zika- und des Heartland-Virus, die waffenfähig gemacht werden können.

Sprecher der Universität wiesen die Vorwürfe zunächst zurück,[80] doch Ermittler des Ministeriums deckten weitere Beweise auf, bis Le Duc schließlich gezwungen war, sein Verbrechen einzugestehen.[81] Am 5. August 2022 machte ein Sprecher der Universität reinen Tisch – mehr oder weniger. Er räumte ein, dass Le Ducs Vereinbarungen mit Wuhan »möglicherweise gegen das Gesetz verstoßen haben« und dass es drei weitere dieser »schlecht formulierten« Vereinbarungen mit anderen Hochsicherheitslaboren in China gebe.[82]

Dank der Vorzugsbehandlung, die Le Duc ihnen in den Verträgen zukommen ließ, hatten die Chinesen das Recht, die University of Texas und Galveston anzuweisen, alles an geheimen Unterlagen, Materialien und Ausrüstungsgegenständen zu vernichten oder an China zurückzugeben. Auch sämtliche Backups fielen unter diese Regelung.[83,84] Anders gesagt: Le Duc überließ China das Recht, sämtlichen Nutzen aus der von den USA finanzierten Forschung zu ziehen und dem amerikanischen Staat vorzuenthalten. Es ist ein Wahnsinn, wie weit die Geheimhaltungsverpflichtung gefasst ist, aber nicht nur das: Sie kann alle 5 Jahre verlängert werden und erstreckt sich auf »alle Dokumente, Daten, Details und Materialien im Zusammenhang mit dieser Kooperation und diesem Austausch«.[85] Diese Bestimmung ist ein klarer Verstoß gegen Bundesgesetze und NIH-Regulierungen, die vorschreiben, dass Stipendiaten alle Ergebnisse ihrer Forschung den NIH zur Verfügung zu stellen haben.[86]

U.S. Right to Know erklagte sich Einsicht in die Verträge, die Le Duc mit den anderen beiden Hochsicherheitslaboren in China geschlossen hatte, dem Harbin Veterinary Research Institute und dem Institute of Medical Biology in Kunming.[87,88] Beide enthielten die identischen Bestimmungen bezüglich der Geheimhaltung.

Nachdem Zeitungen aus Texas über Le Ducs gesetzeswidrige Verträge berichtet hatten, verkündete ein Vertreter der University of Texas Medical Branch kleinlaut: »Wir haben unverzüglich sämtliche Absichtserklärungen aufgekündigt, deren Inhalt im Widerspruch zu Gesetz und Politik steht.« Die Universität versprach, ihre Abläufe und Gebräuche zu überprüfen und für eine neue Form von Aufsicht zu sorgen.[89]

Wann die Universität den »Fehler« entdeckte und wann sie die Absichtserklärungen aufgekündigt hat, wollten ihre Sprecher nicht sagen. Die einseitig verfassten Verträge, die Le Duc unterschrieben hat, sehen allerdings vor, dass die Bestimmungen zur Vertraulichkeit selbst dann noch Bestand haben, wenn der Vertrag aufgekündigt wurde.[90]

Ich sprach mit dem Senator Ron Johnson aus Wisconsin über diese Verträge, und er sagte verblüfft:

> »Ich tue mich sehr schwer damit, den Begriff »Verrat« zu verwenden, aber er kommt einem in den Sinn, betrachtet man dieses seltsame Verhältnis zwischen mit der nationalen Sicherheit betrauten Personen wie Le Duc und einer chinesischen Biowaffenforscherin wie Shi Zhengli. Shi steht ganz zweifelsohne unter vollständiger Kontrolle der Kommunistischen Partei Chinas und der Volksbefreiungsarmee.«[91]

Als Le Duc diese Vereinbarungen unterschrieb, die dem chinesischen Staat die alleinige Verfügungsgewalt über mit amerikanischen Steuergeldern finanzierte Forschung übertrugen, habe er ganz eindeutig gegen das Gesetz verstoßen, so Johnson:

> »Im Mittelpunkt dieser gesetzeswidrigen Verträge steht hochsensible und hochmoderne Arbeit an Biowaffen. Und was noch schockierender ist: Warum hat Le Duc das Gesetz gebrochen? Er muss gewusst haben, dass es illegal ist, den Chinesen waffenfähige Zika- und Heartland-Viren zu schicken.«[92]

Johnson hinterfragt auch, warum Le Duc seine unter Eid abgegebene Aussage vor dem Kongress zunächst von China absegnen lässt:

> »Laden wir einen Bundesbeamten vor, verlangen wir, dass diese Person die ganze Wahrheit sagt – nicht irgendeine Version eines Narrativs, an dessen Erstellung die chinesische Regierung mitgewirkt hat! China ist ein feindlicher Gegenspieler der Vereinigten Staaten, wissen die das denn nicht? Warum handeln all diese Beamten, als sei die chinesische Regierung ihr Boss? Was zum Teufel geht hier vor?«[93]

Ein Dokument, das im Rahmen des Informationsfreiheitsgesetzes (Freedom of Information Act, FOIA) beim Außenministerium eingeholt wurde, bestätigt, welch enge Verbindung zwischen Le Ducs Labor in Galveston und dem Virologischen Institut Wuhan herrscht:

»Neben der Unterstützung aus Frankreich hätten auch Fachleute aus dem NIH-geförderten P4-Labor an der University of Texas Medical Branch in Galveston Labortechniker aus Wuhan in Laborbetrieb und -wartung geschult, erklärten Vertreter des Instituts. Das Institut Wuhan beabsichtigt, Wissenschaftler aus dem Labor in Galveston einzuladen, in Wuhan Forschung zu betreiben. Ein Forscher des Virologischen Instituts Wuhan wurde 2 Jahre lang im Labor Galveston ausgebildet, und das Institut entsandte auch einen Forscher an das CDC-Hauptquartier in Atlanta, wo er 6 Monate lang an Influenza arbeitete.«[94]

◇◇◇

KAPITEL 35

Gates in China

»Viele Eliten entscheiden sich für eine Zusammenarbeit mit Peking, weil sie sich in einem falschen Gefühl der Sicherheit wiegen. Sie spielen all die Gräueltaten herunter, die Spionage und die Aggression und hoffen, dass sich China, wenn es erst einmal in den Kreis der westlichen Nationen aufgenommen wurde, schon reformieren werde. Aber die chinesische Führung hat stets deutlich gemacht, wonach sie strebt, ganz besonders unter dem aktuellen Präsidenten Xi Jinping: Es geht ihr um globale Dominanz, bedingungslose Ergebenheit gegenüber der KPCh, militärischen Erfolg und eine Schwächung ihrer Rivalen.«

Janet Levy[1]

Vorgänger der merkwürdigen Romanze, die zwischen Amerikas Militärs und Geheimdienstlern und der chinesischen Regierung bestand, war die Liebesaffäre, in die sich die Wall Street mit dem sich rasch industrialisierenden Land stürzte. Ende der 1970er-Jahre öffnete sich China für Auslandsgeschäfte. Das Land richtete sich ideologisch neu aus, bis hin zu einem Punkt im Kontinuum der Lehren, an dem Kommunismus (der Staat beherrscht die Wirtschaft) und Faschismus (die Wirtschaft beherrscht den Staat) ineinander übergehen und eine unzähmbare Verschmelzung von Staatsführung und Konzernmacht hervorbringen. Nachdem das Reich der Mitte sich also geöffnet hatte, machten die multinationalen Konzerne und ihre spirituellen Gurus vom Weltwirtschaftsforum den Chinesen scharenweise ihre Aufwartung.

Ihren Höhepunkt erreichte die Vernarrtheit, als Präsident Biden Brian Deese zu seinem ersten Wirtschaftsberater kürte. Deese war zuvor Vorstand für nachhaltiges Investieren bei BlackRock gewesen. BlackRock, mit einem verwalteten Vermögen von 10 000 Milliarden Dollar das weltgrößte Investmentunternehmen, riet seinen Anlegern 2021, sie sollten ihre Investitionen in China verdreifachen.[2,3,4]

Im Rahmen seiner Strategie, jedes Interesse, jede Gelegenheit und jede Beziehung als Waffe zu nutzen, hielt China westlichen Unternehmen fortan die Möhre »Zugang zu Chinas gewaltigen Märkten« vor die Nase und forderte im Gegenzug Zugriff auf proprietäre Technologien. Ein besonders lohnendes Ziel war da natürlich das Silicon Valley, und eine der größten aller Verlockungen stellte das Unternehmen Microsoft dar.[5,6]

Viele weitere amerikanische multinationale Konzerne haben mit dem Teufel paktiert, um Zugang zu Chinas gewaltigem Wachstumsmarkt mit seinen 1,4 Milliarden Verbrauchern und der zweitgrößten Volkswirtschaft der Welt zu bekommen. Aber Gates und Microsoft hoben ihre Verstrickung mit China auf eine ganz neue Ebene. Das Unternehmen hat sich in eine existenzielle Abhängigkeit von der KPCh-Führung begeben und sich voll und ganz der politischen Gunst Pekings ausgeliefert.

Dass Microsoft diesen Teufelspakt einging, lag vor allem an einer Erkenntnis, zu der Gates frühzeitig gelangte: Für IT- und Datenunternehmen ist keine einzige Fähigkeit so wichtig wie die Innovation. Die technische Evolution verläuft mit aberwitziger Geschwindigkeit, und selbst das wohlhabendste Silicon-Valley-Unternehmen kann durch disruptive Technologien innerhalb einer Nanosekunde seine Marktdominanz einbüßen.

Aus diesem Grund investierten die ersten Technologiekonzerne – Ma Bell* und IBM – gewaltige Summen in Innovations- und Forschungslabore. Diese wurden berühmt dadurch, Jahr für Jahr eine atemberaubende Abfolge aufregender neuer Produkte auszuspucken. Innovation lag ihnen im Blut.[7]

Auch die Wettbewerber Google und Apple verwandelten sich in Innovationsmaschinen. Dass sie imstande waren, ihre Führungspositionen zu behaupten, lag auch daran, dass sie mit lautem demokratischem Getöse aus Kreativität, Fantasie und Konzeption die besten Absolventen von MIT, Harvard und

* Anm. d. Übers.: Spitzname des amerikanischen Telekommunikationskonzerns AT&T.

Stanford für sich gewinnen konnten. Um die klugen Köpfe nicht nur anzuheuern, sondern auch zu halten, schufen Google und Apple ein warmes und einladendes Arbeitsumfeld, das als Treibhaus der Neuschöpfung diente.[8]

1998 eröffneten Gates und Microsoft im Silicon Valley ein Forschungslabor in der Absicht, die Innovationsmöglichkeiten des Konzerns zu erweitern. Das Labor sollte »die allerneuesten Ressourcen und Technologien liefern«.[9]

Doch Microsoft plagte ein Problem, das dem Unternehmen rasch das Genick brechen konnte: Jedermann wollte bei Apple, Google oder Facebook arbeiten; dort war die Action, dort herrschte eine Stimmung wie im Studentenheim. Diese Unternehmen stellten neuen Rekruten unvorstellbaren Reichtum in Aussicht und die Möglichkeit, Teil einer revolutionären Bewegung zu sein, die – so schien es – den Informationsfluss demokratisieren, die Welt miteinander verbinden und die Massen ermächtigen wollte.

Apple konnte mit Steve Jobs ein cooles und lässiges Genie vorweisen, Microsoft jedoch stand in dem Ruf, dass dort reaktionäre und autoritäre Zustände herrschten sowie eine Hierarchie, an der nicht zu rütteln war. Das Unternehmen galt als gnadenloser Monopolist, der sadistisches Mikromanagement betrieb. Verglichen mit der Welt aus *Star Wars*, verkörperte Microsoft das Imperium und Gates eine schräge, unbeholfene Version von Imperator Palpatine. Es hieß, anstatt neue Technologie selbst zu erschaffen, stehle er sie lieber.[10,11] Gates' persönlicher Stil wurde als kühl und wenig inspirierend beschrieben, dazu kam sein zwanghaftes Bedürfnis nach Anerkennung. Es gibt ein viral gegangenes Video von Bill Gates, in dem er 1998 beim Kartellverfahren gegen Microsoft aussagt – das verstörende und gleichzeitig fesselnde Portrait eines glanzlosen, wütenden Trolls, der fast hospitalistisch vor- und zurückschaukelte, während er den Fragen auswich und den Unschuldigen mimte. Bei dieser Befragung wirkte er weniger wie Palpatine, sondern eher wie Gollum aus *Herr der Ringe* – ein Gollum indes, dem es gelungen war, den Ring der Macht für sich zu behalten.[12,13]

Zudem machte Gates' Riesenkonzern Schlagzeilen mit ungeschicktem Marketing und einer Preispolitik, die dazu führte, dass die Software für Studenten und sogar für viele Berufstätige schlicht zu teuer war.

Andere Internetunternehmen gaben sich demokratisch, Microsoft dagegen eilte der zweifelhafte Ruf voraus, Konkurrenten zu schikanieren und eine Todeszone für Innovationen zu sein. Obwohl man eigens ein Labor im Silicon Valley gegründet hatte, konnten Gates und Microsoft weder die klügsten Köpfe anwerben noch halten. Lange Jahre bemühte man sich in dem Forschungslabor nach Kräften; 2014 dann schloss Microsoft die Innovationseinrichtung endgültig, weil man mit reizvolleren Konkurrenten wie Apple, Google und Facebook schlicht nicht mithalten konnte.[14] Richard Rashid erklärt: »Es gibt [hier] Dinge, die sie nicht einmal in Redmond* tun können. Sie finden einfach kein Personal.«[15]

Gates und Paul Allen hatten Microsoft 1975 gegründet, und nach nicht einmal 15 Jahren sollte das Unternehmen bereits einen Börsenwert von 200 Milliarden Dollar haben. 1991 warnte Microsofts Technischer Direktor Nathan Myhrvold Gates und die Geschäftsführung des Konzerns: »Die Technologie der Zukunft mag dazu führen, dass wir diesen Wert verdoppeln, aber sie kann ihn auch auf null senken.« Und weiter: »Es wäre verrückt, wenn wir uns da nicht einbringen würden.«[16] Der einzige Weg, Zugriff auf strategische Technologien zu erlangen, »besteht darin, es selbst in die Hand zu nehmen«.

Die Lösung hieß: China. 1997 verkaufte Myhrvold Gates die brillante Idee, das Reich der Mitte in Microsofts Innovationsmotor zu verwandeln.[17] Nach dem Vorbild von AT&T und IBM würde Microsoft dort ein gewaltiges Labor errichten und von den 4,2 Millionen Chinesen profitieren, die dort jedes Jahr von der Uni abgingen, darunter 1,4 Millionen mit einem Abschluss in Ingenieurswissenschaften. Zum Vergleich: Die USA zählten zu dieser Zeit 2 Millionen Absolventen, davon jedoch nur 128 000 Ingenieure.[18,19] Microsoft war ein angesehenes Unternehmen und hatte in China praktisch keine ausländische Konkurrenz zu fürchten; man konnte sich also gewiss sein, die allergrößten Talente aus dem gewaltigen Pool chinesischer Ingenieure abzuschöpfen. Dieses Labor würde Microsoft einen steten Strom an Innovationen

* Anm. d. Übers.: Microsofts Stammsitz befindet sich in Redmond bei Seattle im Bundesstaat Washington.

ermöglichen und den Konzern in die Lage versetzen, es mit Apple, Google und jedem anderen IT-Unternehmen aufzunehmen.

Risiken barg diese Strategie unendlich viele. Die besonneneren IT-Konzerne ließen sich nur begrenzt mit China ein, denn das Land stand im Ruf, geistiges Eigentum zu stehlen. Andererseits gab es vor Ort wenig Konkurrenz, wenn es darum ging, gute Softwareingenieure anzuwerben. Allerdings würde man mit diesem hochriskanten Vorhaben Microsofts Zukunft ganz davon abhängig machen, dass man es sich mit der Staatsführung nicht verscherzte. Regelmäßig katzbuckelte Gates dann auch im Rahmen der »Guanxi« genannten Kunst der Beziehungspflege vor chinesischen Beamten – ein Konzept, das die chinesische Regierung euphemistisch als eine »für beide Seiten nutzbringende Verbindung« beschreibt.[20] In diesem Kontext teilte Microsoft auch seine wichtigsten Geheimnisse mit seinen vor Ort tätigen Programmierern und damit auch mit der chinesischen Regierung.

2006 verfassten Robert Buderi und Gregory Huang das ultimative Werk zu Microsofts Aktivitäten in Asien (*Guanxi (The Art of Relationships): Microsoft, China, and Bill Gates's Plan to Win the Road Ahead)*. Darin wird auch beschrieben, auf welche Weise Gates seine »Aufrichtigkeit« unter Beweis stellte. Um in China erfolgreich zu sein – um also, wie Buderi und Huang es formulierten, »sowohl diesen gewaltigen Markt als auch den unglaublichen Pool von Talenten aus dem weltgrößten Hochschulsystem anzuzapfen« –, »haben multinationale Unternehmen lernen müssen, häufig auf die harte Tour, dass sie einen Weg finden müssen, wie sowohl sie als auch ihr Gastgeber [die Kommunistische Partei Chinas] profitieren«.[21] Dazu war es nötig, dass Gates etwaige Bedenken bezüglich Technologiediebstahl, schwacher Bestimmungen zum Schutz geistigen Eigentums und hinsichtlich staatlich geförderter Piraterie über Bord warf. Er musste auch über die Menschenrechtsverstöße des Regimes hinwegsehen, über den Genozid an den Uiguren und die Verfolgung von Mitgliedern der Falun-Gong-Bewegung, über die Missachtung der Meinungsfreiheit und über den Umgang mit Dissidenten, die regelmäßig verhaftet oder umgebracht wurden. Kurz: Gates musste der Staatsführung beweisen, dass er zu einer echten Partnerschaft mit China bereit war. Das bedeutete auch, dass

Microsoft seinen Inkubator nicht in Schanghai bauen würde, dem Innovations- und Wirtschaftszentrum des Landes, sondern in Peking, direkt unter den strengen Blicken der KPCh-Offiziellen, die für Erfolg oder Misserfolg des Vorhabens entscheidend sein würden.[22]

Microsoft Research Asia (MSR Asia), das Labor in Peking, nahm 1998 als Gemeinschaftsprojekt mit dem chinesischen Staat die Arbeit auf und entwickelte sich sofort zu einem Erfolg. Auch dank der starken Förderung durch die chinesische Regierung wuchs Microsoft Asia rasch zu einem Mekka für Chinas größte Talente heran. Das Land räumte Gates praktisch ein Monopol ein, was den Zugriff auf die vielversprechendsten Hochschulabsolventen in den Ingenieurswissenschaften anbelangte. Es ist schon außergewöhnlich, wie sehr sich die chinesische Regierung nach wie vor in jeden Aspekt der Partnerschaft einbringt. Sie beteiligte sich sogar am Einstellungsverfahren und sichtete die 10 000 Lebensläufe, die MSR Asia während seiner 6-wöchigen Rekrutierungsphase erhielt.[23] Elf der größten chinesischen Kommunalverwaltungen wirkten mit, indem sie Aufnahmeprüfungen bewarben und veranstalteten und Microsoft auf diese Weise dabei halfen, Aspiranten unter die Lupe zu nehmen. Microsoft hat auch die in China üblichen Beschäftigungspraktiken übernommen; so schlafen etwa Praktikanten auf Feldbetten neben ihrem Arbeitsplatz.[24,25] MSR Asia beschäftigt in China rund 9000 Wissenschaftler, Ärzte, Ingenieure und Verwaltungsmitarbeiter.[26]

Die Partnerschaft, die Gates mit China eingegangen ist, hat sich also zu einem gewaltigen Erfolg entwickelt. Praktisch vom Start weg »nahm das Labor einen zentralen Platz bei den Bemühungen Microsofts ein, den Kampf mit den Wettbewerbern Nokia, Sony und insbesondere Google aufzunehmen«.[27] Dank der Arbeiten im Pekinger Labor ist Microsoft zu einem globalen Schwergewicht in Sachen Infotech-Forschung und -Entwicklung geworden und zählt weltweit zu den ersten Adressen, was kabelloses Arbeiten, Videospiele, Internetsuche und Betriebssysteme für Großrechner angeht. Zwischen 2010 und 2018 wurden 154 000 Patente im Bereich künstliche Intelligenz beantragt. 697 davon gehörten Microsoft, deutlich mehr als jedem anderen Unternehmen.[28] Buderi und Huang schreiben:

»Der Technologiefluss aus Peking entwickelte sich zu einem Sturzbach, der praktisch jeden Bereich von Microsofts Geschäft erreichte – Text-to-Speech-Werkzeuge für die Textverarbeitung, Softwareschnittstellen für Handykameras, lebensechte Grafiksimulationen für Xbox-Spiele, bessere Onlineabfragen für das MSN-Internetportal und eine Vielzahl von Features für Microsoft Windows Vista, das lang erwartete neue Betriebssystem des Unternehmens ...«[29]

MSR Asia sei »das heißeste Computerlabor der Welt«, erklärten sie.[30]

14 Milliarden Dollar im Jahr ließ sich Microsoft die Forschung in den Bereichen Computerwissenschaften, Verhaltenswissenschaften, maschinelles Lernen, Sicherheitstechnologien, Wearables, Internet der Dinge und Datenverarbeitung kosten.[31,32] Auf dem Umschlag zum Buch von Buderi und Huang heißt es treffend: MSR ist »das Epizentrum von Microsofts nun intensiver geführten Kämpfen gegen Google bei Suchmaschinen, gegen Nokia im Mobilfunkbereich und gegen Sony bei Grafik und Unterhaltung«.[33]

Dank seiner Partnerschaft mit Gates lag China ganz weit vorn, was die bahnbrechendsten technischen Neuerungen angeht, und die Zusammenarbeit steuerte viel bei zu Chinas hochmoderner Technologie, die sie für den Betrieb ihres Überwachungsstaates einsetzt. Neben anderen Innovationen entwickelte das Labor sehr wirksame Überwachungswerkzeuge, Kontroll- und Datenverwaltungstechnologie, Gesichtserkennung, Stimmerkennung und künstliche Intelligenz. All diese Dinge haben den chinesischen Machthabern geholfen, einen straff geführten Big-Brother-Staat zu leiten.[34]

Als zuverlässig innovative Zugmaschine half das Labor in Peking Microsoft nicht nur dabei, zu überdauern, sondern sich »allem gnadenlosen und häufig unerbittlichen Wettbewerb zum Trotz auch durchzusetzen«.[35] Es ist »die Nabelschnur des Unternehmens zu Innovation und letztlich zum Überleben. Hier werden ausländische Spitzentalente rekrutiert und die neuen Produkte erschaffen, die das künftige Wachstum antreiben«.[36]

All dieser Erfolg hatte seinen Preis. Gates muss sich bewusst gewesen sein, dass er einen goldenen Pakt mit dem Teufel besiegelte, als er sich mit der größten kommunistischen Nation der Welt einließ. Er trat die finale Entscheidungsgewalt über seine wirtschaftliche Zukunft und die von Microsoft ab.[37] Die Zusammenarbeit mit China hat MSR Asia zum Rückgrat von Microsoft gemacht. MSR ist von zentraler Bedeutung für Microsoft, dort entstehen die bahnbrechenden Innovationen, die garantieren, dass Microsoft global eine Zukunft hat. Die Schattenseite: Microsofts wirtschaftliche Zukunft hängt voll und ganz von den Launen der Kommunistischen Partei Chinas ab.

MSR warb Chinas klügste Köpfe an und diente damit als »Ausbildungslager« für chinesische Wissenschaftler und als Vektor in Sachen Informationsverbreitung für die Regierung Chinas. MSR wurde zum Motor, der Chinas globale Führungsrolle bei den Computerwissenschaften antreibt.[38] »Es ist das Kernstück einer einmaligen Partnerschaft zwischen dem mächtigsten Softwareunternehmen der Welt und der größten kommunistischen Nation der Welt.«[39]

Während Fauci gemeinsam mit dem chinesischen Militär in Wuhan Forschung an Coronaviren betreiben ließ, stärkte Bill Gates seine eigene Liebesbeziehung zur chinesischen Regierung und leistete dabei obendrein dem Transfer hochmoderner Technologien zur biologischen Kriegsführung für Cyberkrieg und Überwachung Vorschub. Im Gegenzug profitierten Gates und Microsoft von einer Vorzugsbehandlung beim Zugang zu Chinas Märkten und einer mächtigen Partnerschaft mit dem chinesischen Staat. Landwirtschaft, Lebensmittelverarbeitung, Impfstoffe, Arzneimittelherstellung – in Bereichen wie diesen sollte Microsoft Chinas Unternehmen zukunftssicher machen.[40,41]

Durch die Partnerschaft erlangte Microsoft auch Vorteile bei der Einführung neuer Produkte in China. Das Land ist die Nummer eins, was die Zahl der Handybesitzer angeht, die Nummer zwei (hinter den USA) beim Kauf neuer PCs, und es verfügt über eine boomende heimische Internetindustrie.[42]

In China leben heute mehr Ingenieure als irgendwo sonst auf dem Planeten.[43] Seine gewaltigen Märkte machen das Land zum weltweit wichtigsten Wirtschaftsschlachtfeld des 21. Jahrhunderts – und Microsoft genießt einen Heimvorteil. Aus diesen Gründen ist das Labor in Peking für das Unternehmen »entscheidend bei der Aufgabe geworden, im Minenfeld widersprüchlicher Interessen zu navigieren«.[44]

Während MSR wuchs, jettete Gates kreuz und quer durch China und nutzte den philanthropischen Einfluss der Gates Foundation dafür, Beziehungen zu wichtigen Regierungsvertretern zu festigen, die Microsoft bei der Durchsetzung seiner Interessen würden helfen können. 2007 finanzierte die Stiftung den Bereich »Globale Gesundheit und Entwicklung« auf dem chinesischen Boao-Forum. Bei der jährlich stattfindenden Veranstaltung trat Gates als Keynote-Redner auf, und im selben Jahr eröffnete er in Peking einen Ableger seiner Stiftung.[45,46] Im September 2010 reiste er zum Zwecke der »Geschäftsentwicklung« durch China und traf sich dort, wie er sich selbst erinnert, mit seinem großen Team bei Microsoft Research Asia sowie mit Impfstoffherstellern und Energieunternehmen.[47] 2013 unterzeichnete die Gates Foundation eine Absichtserklärung mit Chinas Nationaler Stiftung für Naturwissenschaften (NSFC), einem der Hauptgeldgeber für Gain-of-Function-Forschung in Wuhan. Ziel der Zusammenarbeit sollte es sein, »gemeinsam Forschungsprojekte und bilaterale Workshops zu unterstützen«.[48,49] Unter den Projekten, die die NSFC mit Gates-Geld finanziert hat, findet sich auch eine Studie zur artübergreifenden Übertragung tierischer Influenzaviren. Der Beschreibung zufolge geht es um den genetischen Variationsmechanismus der chinesischen H5N1-Unterart des Vogelgrippeerregers und die Pathogenität bei Säugetieren. Kurzum, hier finden sich lauter Schlagworte aus dem Gain-of-Function-Umfeld. Die NSFC lässt sich laut eigener Aussage »vom sozialistischen Gedankengut von Präsident Xi Jinping« leiten. Beliebter Teil dieses Gedankenguts sind »strategische Kooperationsabkommen« mit Chinas Zentraler Militärkommission.[50]

Die Nationale Stiftung für Naturwissenschaften ist eine von mehreren wissenschaftlichen Organisationen der KPCh, die bei der Impfstoffentwicklung eine »Partnerschaft« mit dem Regime eingegangen sind.[51] Bill Gates ist zu einem Motor des »1000 Talente«-Plans geworden. Die NSFC betreibt mit der Gates Foundation ein dem »1000 Talente«-Plan ähnliches Programm, bei dem »Preisgelder von bis zu 1 Million US-Dollar und eine 4-jährige Zusammenarbeit zwischen chinesischen und internationalen Forschern« ausgelobt wurden, schreibt Natalie Winters für die Nachrichtenwebseite *The National Pulse.*[52,53]

Bei der GHD-Konferenz 2015 traf Gates Chinas Präsident Xi Jinping. Ende 2017 wurde er in die chinesische Akademie der Ingenieurswissenschaften aufgenommen, eine der führenden wissenschaftlichen Denkfabriken des Landes.[54] Bei zahlreichen Gelegenheiten besuchten Vertreter der NSFC und Kader der chinesischen Regierung den Stammsitz der Gates Foundation in Seattle, um über ihre Zusammenarbeit zu sprechen. Chinas Vizepräsident Huo Zengqian beispielsweise war im Oktober 2019 in Gates' Hauptquartier zu Besuch.[55]

Im November 2018 weihte die Bill & Melinda Gates Foundation das Global Health Discovery Institute in Peking ein, das »modernste globale Technologien mit Chinas Vorteilen auf dem Feld der Innovation« kombinieren soll.[56]

In vielen Bereichen der Biomedizinforschung hat Gates gemeinsame Sache mit China gemacht, vor allem bei Impfstoffen. So hat er beispielsweise in die Herstellung chinesischer Impfstoffe für Malaria, Tuberkulose und Covid-19 investiert.[57,58,59,60,61,62,63]

Einer der größten Erfolge des »1000 Talente«-Plans ist die Zusammenarbeit zwischen China und Gates bei TerraPower. Das von Microsoft unterstützte amerikanische Atomstrom-Start-up verkaufte seine revolutionäre Laufwellenreaktor-Technologie nach China.[64] Es war nur eines unter zahlreichen geschäftlichen Projekten Gates', bei denen ein Technologietransfer nach China eine Rolle spielte. China war anschließend in ein Luft- und Raumfahrtprogramm involviert, bei dem es darum ging, amerikanische Nukleartechnologie in die Finger zu bekommen. Das Vorhaben resultierte im bereits erwähnten »Los Alamos Club«. 2019 war Gates schließlich gezwungen, seine Partnerschaft mit China im Bereich der Atomstromentwicklung aufzugeben; zu groß waren auf amerikanischer Seite die Bedenken geworden, was den Technologiediebstahl durch China anging.[65,66]

Ein 55-jähriger Mann ist nach Angaben der chinesischen Regierung die erste Person, die sich Covid-19 zuzog. Die Meldung stammte vom 17. November aus Wuhan.[67] (Journalisten, beispielsweise der britischen *Sunday Times* und des *Wall Street Journal,* zweifelten im Juni 2023 diese offizielle Darstellung an.[68,69] Ihnen zufolge seien amerikanische Ermittler zu dem Schluss gekommen, dass die ersten drei Fälle Angestellte des Virologischen Instituts Wuhan waren, die sich mindestens einen Monat zuvor infiziert hatten.) Nur 2 Tage nachdem der vermeintlich erste Covid-19-Fall identifiziert worden war, flog Bill Gates nach China und traf sich dort mit Vertretern des New Economy Forum, einem Wirtschaftsforum, das in jenem Jahr von der Nachrichtenagentur *Bloomberg* und dem China Center for International Economic Exchanges (CCIEE) veranstaltet wurde.[70]

Während sich Covid-19 im November 2019 von Wuhan aus rund um den Globus ausbreitete, kam Gates in Peking mit Peng Liyuan zusammen, der Frau von Xi Jinping und »Goodwill-Botschafterin der Weltgesundheitsorganisation für Tuberkulose und HIV/Aids«.[71] Die beiden vereinbarten eine engere Zusammenarbeit im Bereich der Gesundheitsfürsorge. Gates war voll des Lobes für Chinas Fortschritte, laut seinen Formulierungen schien er Chinas imperialistische Pläne in Afrika, wo Gates sich seit Jahrzehnten für Pharmakolonialismus starkmacht, gutzuheißen.[72] Der chinesischen Presse sagte Gates, China habe »erstaunliche Fortschritte hinsichtlich der gesundheitlichen Chancengleichheit und beim Abbau der Armut erzielt«. Das Land sei ein Vorbild, das »anderen Schwellenländern, auch in Afrika, dabei helfen kann, ihre Entwicklung zu beschleunigen«.[73]

Für gute Guanxi-Beziehungen ist es vonnöten, dass Gates die Menschenrechtslage in China und das Vorgehen der chinesischen Regierung in Schutz nimmt. Und so trat er dann auch am Sonntag, dem 26. April 2020, bei CNN auf und verteidigte das Regime von Präsident Xi gegen Vorwürfe, es habe wichtige Daten verheimlicht, Falschinformationen verbreitet, Kritiker mundtot gemacht und Bemühungen torpediert, den wahren Gründen von Covid-19 auf den Grund zu gehen. Gates riet auch davon ab zu untersuchen, welche Rolle China beim Ausbruch der Pandemie gespielt hat: »Es ändert ja nichts an der Art und Weise, wie wir heute handeln.« Peking habe »anfangs eine ganze Menge richtig gemacht«, und China habe unfaire Kritik einstecken müssen. »Aber es ist ohnehin noch nicht die richtige Zeit für diese Diskussion«, erklärte er.[74] Chinas Kommunistische Partei lobte Gates unverzüglich dafür, wie er für sie in die Bresche gesprungen war, aber US-Außenminister Mike Pompeo hatte dafür nur Spott übrig. »Das ist kein Ablenkungsmanöver. Mittlerweile sind infolge dieses Virus Tausende Amerikaner gestorben, und wir wissen, wo es seinen Anfang genommen hat.«[75]

Janet Levy besprach im November 2022 ein Buch des Analysten Alex Joske (*Spies and Lies: How China's Greatest Covert Operations Fooled the World*). Darin beschreibt sie eine ausgeklügelte verdeckte Operation der chinesischen Staatssicherheit, die darauf abzielte, Computertitanen aus dem Westen mit der Aussicht auf Zugang zu Chinas Märkten zu ködern und sie zu Marionetten bei Xis Streben nach Weltherrschaft zu machen.

Levy könnte sehr wohl Bill Gates im Sinn gehabt haben, als sie schrieb: »Bei [Chinas] Unterfangen, Eliten zu beeinflussen, lag der Schwerpunkt darauf, die Zielpersonen dazu zu verleiten, von China gewünschte Narrative zu verbreiten. Häufig machte man sie glauben, sie würden in den innersten Kreis der Kommunistischen Partei Chinas (KPCh) aufgenommen – ein Weg zu exklusivem Zugang und für beide Seiten vorteilhaften Netzwerken.«[76]

Levy schreibt weiter:

> »Die größte Täuschung, die China dem Westen erfolgreich unterjubeln konnte, ist die, dass das Land friedlich aufsteigen wird, sich schrittweise öffnet und dass sich dabei gewaltige geschäftliche Möglichkeiten bieten. Peking hat ein meisterhaftes Einflussspiel betrieben, Regierungen eingewickelt und die akademische Welt, Denkfabriken, Kulturgruppen und Unternehmen im Westen dazu gebracht, am chinesischen Ziel der globalen Vormachtstellung mitzuwirken«[77]

Ausführlich schildert Joske in seinem Buch, wie Chinas Ministerium für Staatssicherheit das Spionagegeschäft neu ausrichtete, weg von Nacht-und-Nebel-Aktionen, und wie es eine ausgeklügelte Strategie entwickelte, prominente westliche Geschäftsleute zu verführen und zu kompromittieren. Joske zeigt, wie geschickt China mit geschäftlichen Transaktionen, Auszeichnungen, dem Zugang zu ranghohen Staatsdienern, mit verlockenden geschäftlichen Möglichkeiten und sogar mit finanziellen Ködern arbeitete, um einflussreiche westliche Geschäftsleute dazu zu bringen, nach außen die Meinung zu vertreten, dass sich China grundlegend öffne:

> »China verbarg sein Streben nach globaler Dominanz, seine militärische Aufrüstung, seinen Technologiediebstahl, seine Verstöße gegen die Menschenrechte und seinen territorialen Expansionismus. Um den Eindruck zu erwecken, man sei begierig auf kulturellen und wirtschaftlichen Austausch, präsentierte China Nachrichtendienstmitarbeiter als Journalisten, Gelehrte und Vertreter von Handel und Tourismus. Die USA – und andere westliche Regierungen – ließen sich auf China ein und hielten das Land irrtümlich für einen wertvollen Partner.«[78]

◇◇◇

KAPITEL 36

Die USAID, der verlängerte Arm der CIA

Der mit Abstand größte Geldgeber der EcoHealth Alliance war die United States Agency for International Development (USAID),[1] eine Unterabteilung des US-Außenministeriums. Sie fungiert seit Langem als verlängerter Arm der CIA und Tarnung für verdeckte Aktivitäten des Geheimdienstes. Während der Covid-19-Pandemie war die USAID federführend verantwortlich dafür, Amerikas staatlich geförderte Massenimpfprogramme im Ausland zu koordinieren. Über 10,6 Milliarden Dollar flossen in diese Unternehmung.[2] Der ehemalige USAID-Direktor John Gilligan räumte einmal ein, dass die USAID »von oben bis unten mit CIA-Leuten infiltriert« sei. Der Gedanke dahinter, so Gilligan: »Agenten sollten bei einfach allen Aktivitäten dabei sein, die wir im Ausland betrieben – sei es nun eine staatliche, freiwillige, religiöse oder sonstige Unternehmung.«[3] Die USAID sei »die kleine Schwester der CIA« und eine »Graduiertenschule für CIA-Agenten«, sagte Father George Cotter, ein katholischer Priester vom Maryknoll-Missionsorden. Cotter hat in Lateinamerika und Ostafrika an humanitären Projekten mitgewirkt und die USAID-Akademie besucht.[4]

Mein Onkel John F. Kennedy rief die USAID im November 1961 in seiner Funktion als US-Präsident ins Leben. Die Behörde sollte humanitäre Hilfe leisten und rund um den Globus Demokratie und Wirtschaftsentwicklung fördern.[5] Vor der Regierung Kennedy hatte das Außenministerium die Entwicklungshilfe als Werkzeug im Kalten Krieg genutzt – Geld floss zumeist an

Diktaturen, militärische wie zivile, die sich im Kampf gegen den Kommunismus hervorgetan hatten.[6] Manchmal landete es auch direkt auf den Konten US-freundlicher Despoten und Oligarchen. JFK vertrat die Ansicht, Amerikas Außenpolitik solle dazu beitragen, die Armut in den Entwicklungsländern zu lindern, die Demokratie zu fördern, die Mittelschicht zu stärken sowie Autokratie und Oligarchie zurückzudrängen. So wurden die USAID und die Alliance for Progress gegründet, damit Amerika militärische und kleptokratische Machtstrukturen umgehen und den Bedürftigen direkte Hilfe zukommen lassen konnte.[7]

Nach der Ermordung JFKs, während der Amtszeit von Präsident Lyndon Johnson, machten militärische und Unternehmensinteressen die USAID zu einem CIA-Werkzeug. Die Behörde wurde zum Mittel der Wahl, wenn es darum ging, Spionage zu betreiben oder ausländische Regierungen zu stürzen und durch Personen zu ersetzen, die den Interessen amerikanischer Großkonzerne positiver gesonnen waren.[8] Der Rechnungshof des Kongresses (GAO) berichtete in den 1970er-Jahren, dass das Office of Public Safety (OPS), eine Unterabteilung der USAID, Tausende Militärangehörige und Polizisten in Folter-, Verhör- und Terrormethoden sowie in der Unterdrückung kritischer Stimmen unterwies. Die Ausgebildeten stammten aus Vietnam, von den Philippinen, aus Indonesien, Thailand oder Lateinamerika sowie aus anderen Ländern, die dafür berüchtigt waren, Demokratiebestrebungen und politische Abweichler mit brutaler Gewalt zu unterdrücken.[9] Aufgrund dieser Vorwürfe schloss der Kongress das OPS im Jahr 1974, aber das Ministerium rief es 1986 in seiner bis heute gültigen Form erneut ins Leben: unter dem Namen »International Criminal Investigative Training Assistance Program« (ICITAP).[10,11,12]

Die USAID ist heute in über hundert Staaten aktiv.[13] Der Behörde stehen jährlich 63 Milliarden Dollar zur Verfügung; das Geld stammt aus dem Haushalt des Außenministeriums.[14] Während amerikanische Diplomaten über Selbstbestimmung, bürgerliche Freiheiten und Demokratie salbadern, ist die USAID eher praxisbezogen ausgerichtet und soll die Interessen von Amerikas multinationalen Konzernen schützen.[15] Das bedeutet oftmals, dass getan wird, was auch immer nötig ist, um unabhängige Demokratien zu Fall zu bringen, sollten sie sich dem Hegemonialanspruch der USA versuchen zu widersetzen.

Bis 1989 hatte die CIA in rund einem Drittel aller Länder weltweit Regierungen gestürzt oder dies versucht, häufig mit Unterstützung der USAID. Bei einem Großteil dieser Länder handelte es sich um Demokratien.[16,17] In der als »Familienjuwelen« bekannten Dokumentensammlung lässt sich nachlesen, wie die CIA die USAID zu ihrem Handlanger formte und in unzähligen verdeckten Operationen einsetzte.[18,19]

Für ihr Befriedungsprogramm in Vietnam nutzte die CIA in den 1960er-Jahren USAID-Mittel, um das berüchtigte Tötungsprogramm »Phoenix« zu finanzieren, in dessen Verlauf rund 10 000 örtliche Politiker umgebracht wurden.[20] In den 1960er- und 1970er-Jahren brachten Piloten des USAID-Ablegers Air America Waffen nach Laos und transportierten im Gegenzug Drogen außer Landes. Sie lieferten Schmuggelware nach Thailand und Südvietnam und bezahlten in Vietnam, Laos und Kambodscha von der CIA ausgebildete Söldner aus örtlichen Volksgruppen. Die USAID unterstützte 1965 den Staatsstreich der CIA gegen Indonesiens beliebten Präsidenten Ahmed Sukarno, der das Land befreit hatte. Bevor JFK ermordet wurde, freundete sich mein Vater mit Sukarno an. Er erzählte Sukarno, wie sehr ich Tiere liebe, woraufhin mir dieser einen ausgestopften Sumatra-Tiger senden ließ, den ich bis heute besitze. Er schickte mir auch zwei lebende Komodowarane, die aber nicht mehr leben. Um Sukarno auszuschalten, installierte die CIA General Suharto, der eine faschistische Kleptokratie aufbaute und dank abgezweigter USAID-Mittel Multimillionär wurde.

Ab Mitte der 1960er-Jahre diente die USAID der CIA als Tarnung für ihren schmutzigen Krieg gegen die kubanische Regierung, unter anderem für diverse Versuche, Präsident Fidel Castro zu ermorden.[21,22,23,24] Hauptarchitekt eines Versuchs (während Fidels Besuch in Chile 1971) war Antonio Veciana, Attentäter, USAID-Beamter sowie Gründer und Leiter der Anti-Castro-Terrorgruppe Alpha 66, die JFK schließen ließ. Ich besuchte Veciana 2017 in seinem Zuhause in Miami, wo er mir erzählte, er habe einen Monat vor der

Ermordung meines Onkels in Dallas Lee Harvey Oswald* kennengelernt. Sie hatten denselben Führungsoffizier bei der CIA, David Atlee Phillips.[25]

Von den 1960er-Jahren bis in die 2000er-Jahre war die USAID das Werkzeug, mit dem die CIA Interessen amerikanischer Unternehmen an Afrikas Bodenschätzen verteidigte. 1976 zweigte Gerald Fords neokonservativer Verteidigungsminister Donald Rumsfeld USAID-Mittel ab und finanzierte damit Jonas Savimbi, den amerikafreundlich eingestellten Anführer der antikolonialen Bewegung UNITA, obwohl es laut US-Gesetz untersagt war, angolanische Rebellengruppen zu unterstützen.[26] Zwischen 1965 und 1997 ließ die USAID zu, dass Mobutu Sese Seko, der von der CIA gestützte Diktator von Zaire (heute Demokratische Republik Kongo), amerikanische Steuergelder in Millionenhöhe für sich abzweigte und auf diese Weise zu einem der reichsten Männer der Welt aufstieg. Während der späten 1970er- und der 1980er-Jahre ließ die CIA Akademiker und Mitarbeiter von Hilfswerken, die Gelder von der USAID erhielten, den Afrikanischen Nationalkongress (ANC) von Nelson Mandela ebenso bespitzeln wie die Partei ZANU-PF in Simbabwe. In Südafrika wie in Rhodesien, dem heutigen Simbabwe, stellte sich die CIA hinter rassistische Regime.[27] Und in den 1980er-Jahren wusch die CIA über die USAID Zahlungen an islamische Extremisten in Afghanistan und Pakistan. Außerdem unterstützte sie mit Millionenbeträgen gewalttätige ultrarechte Todesschwadronen, die in Zentralamerika gegen Befürworter der Demokratie vorgingen.[28]

1998 trafen sich Vertreter von USAID und CIA hinter verschlossenen Türen mit Delegationen von großen Ölkonzernen, dem Nationalen Sicherheitsrat und dem Außenministerium. Es ging darum, wie man dafür sorgen konnte, dass Exxon, Mobil, Chevron (wo Condoleezza Rice damals dem Direktorium angehörte) und Texaco besseren Zugriff auf Afrikas Ölvorkommen bekommen könnten.[29] 2000, also 2 Jahre später, bezahlten CIA und USAID das private Söldnerunternehmen Military Professionals Resources dafür, Soldaten der nigerianischen Armee auszubilden. Sie sollten im ölreichen Nigerdelta

* Anm. d. Übers.: Der mutmaßliche Mörder des amerikanischen Präsidenten John F. Kennedy.

einen Aufstand der Volksgruppe der Ogoni mit völkermordähnlichen Methoden niederschlagen. Die Ogoni kämpften dafür, dass amerikanische Ölkonzerne die Umweltgesetze einhielten und das nigerianische Volk stärker an den Gewinnen der Ölförderung beteiligten.[30] 1994 hatte ich die Ehre, den jährlichen Menschenrechtspreis des Robert F. Kennedy Memorial an den nigerianischen Aktivisten Ken Saro-Wiwa übergeben zu dürfen. Saro-Wiwa wurde später von diesen Banden ermordet.[31]

Die USAID sei »eine CIA-Tarnorganisation, die seit Langem als ›humanitäre‹ Deckung für Operationen dient, die darauf abzielen, unabhängige linksgerichtete Regierungen zu destabilisieren, und das insbesondere in Lateinamerika«, schrieb 2021 Ben Norton in einem Beitrag für die Nachrichtwebseite *The Grayzone.*[32]

Nach den Terroranschlägen von 2001 wurde die USAID zum Werkzeug, mit dem die Neokonservativen auf die globale Hegemonie der USA hinarbeiteten. Ganz offen baute das Weiße Haus unter Präsident Bush die USAID in eine Art Quasigeheimdienst um, der mithilfe militärischer Macht die Neocon-Träume von globaler Hegemonie umsetzen sollte. Die damalige Außenministerin Condoleezza Rice, eine der Anführerinnen der Neokonservativen, sprach bei der Neuausrichtung von »transformativer Diplomatie«, was für sie nichts anderes bedeutete, als dass man Ländern, die nicht nach der Pfeife der USA tanzten, einen Regimewechsel aufzwang.[33] Heute unterhält die USAID ein mutig als »Amt für Übergangsinitiativen« (Office of Transition Initiatives, OTI) benanntes Programm, das rund um den Globus auf Regierungswechsel hinarbeitet. In dem Artikel auf *The Grayzone* beschreibt Ben Norton die neue Rolle der USAID wie folgt:

> »Das Ziel von OTI ist ganz einfach: Regierungen, die Washingtons globalen politischen und wirtschaftlichen Führungsanspruch hinterfragen, werden gestürzt. Das wird ziemlich deutlich auf der eigenen Webseite verkündet. Dort erklärt man, die Behörde ›unterstützt Ziele der amerikanischen Außenpolitik‹ und ›bietet rasche, flexible und kurzfristig verfügbare Unterstützung bei wichtigen politischen Übergängen‹.«[34]

Die USAID, so Rice, müsse ihren Teil beim Krieg gegen den Terror leisten und dabei Strategien anwenden, die über die traditionelle humanitäre und entwicklungspolitische Unterstützung hinausgehen.[35] Das bedeutete, auf Praktiken zurückzugreifen, die im Zusammenhang mit den brutalen Polizeiaktionen aus den Zeiten des Kalten Krieges standen. In einem Artikel für die Fachzeitschrift *Third World Quarterly* schrieb Alice Hills 2006, Rice habe versprochen, bei dem neuen Programm läge die Priorität auf »kurzfristigen Zielen der Staatssicherheit« anstatt auf traditionellen langfristigen Entwicklungszielen und humanitären Aufgaben zur »Stärkung der Demokratie und guter Regierungsführung«, etwa durch politische und wirtschaftliche Freiheit, Bekämpfung der Armut, bessere Bildung, mehr Urbanisierung und Unterstützung bei der Bekämpfung von Aids.[36]

Im Einklang mit dieser neuen Ausrichtung beteiligte sich die USAID unter Führung der CIA an (versuchten) Staatsstreichen und Wahlmanipulationen in Haiti 1994 und 2004 (Kritiker geben den Einmischungen der USAID die Schuld daran, dass Haiti der Armut nicht entkommt),[37] 1999 in Kroatien, in Eritrea und Südsudan 2002,[38] 2002 und 2006 in Venezuela, 2004 auf den Philippinen, 2009 in Kuba und 2013 in Bolivien.[39]

Rechtsgerichtete Medien und NGOs, die von der USAID Mittel erhielten, spielten 2018 bei dem versuchten gewalttätigen Staatsstreich gegen die demokratisch gewählte Regierung Nicaraguas eine Rolle.[40]

Rice formte die USAID zur Speerspitze der neuen Biosicherheitsagenda. In Afrika konzentrierte sich die Behörde nicht länger auf wirtschaftliche Entwicklung, sondern vorrangig auf Terrorismusbekämpfung, Biosicherheit und Impfbereitschaft.

In einem Strategiepapier zur nationalen Sicherheit in Fragen der Biosicherheit heißt es 2002 ausdrücklich, Infektionskrankheiten seien eine potenzielle Biowaffe, die Terroristen einsetzen könnten. Den »globalen Terror zu bekämpfen« bedeute, Amerikas eigene Fähigkeiten im Bereich der Biowaffen auszubauen.[41,42]

Zeitgleich machte sich Bill Gates daran, die WHO neu auszurichten. Statt sich auf wirtschaftliche Entwicklung, Hygiene, Ernährung, globale Demokratie und Subsistenzlandwirtschaft zu fokussieren, sollte es nun um Biosicherheit, Impfstoffe und Agrarchemie gehen. Diese Strategien machten Gates zu einem perfekten Partner für die USAID während des Aufstiegs des Biosicherheitsstaates.

2009 kürte Obama den Mediziner Rajiv Shah aus dem Direktorium der Gates Foundation zum neuen USAID-Leiter. Bei der Bill & Melinda Gates Foundation hatte Shah Staatshilfen in Höhe von 4,3 Milliarden Dollar für Gavi, die Impfallianz, eingesammelt, das von Gates angestoßene globale Impfprogramm. Den Einfluss, den Gates auf die WHO hatte, nutzte Shah, um Entwicklungsländern schlampig getestete, gefährliche, aber auch hochgradig rentable Impfstoffe aufzudrängen.[43,44] Wie so viele andere in der Welt der Biosicherheit hat sich auch Shah nach oben gescheitert. Seine erste Aufgabe bei der Gates Foundation bestand darin, AGRA (Alliance for a Green Revolution in Africa) zu leiten. AGRA, ein katastrophales Gemeinschaftsprojekt der Gates Foundation und der Rockefeller Foundation, zielte darauf ab, die Staaten Afrikas von der Subsistenzlandwirtschaft zu entwöhnen und sie auf genmanipulierte Feldfrüchte, erdölbasierte Düngemittel und einen auf Chemikalien basierenden Anbau umsteigen zu lassen.[45] Schon bevor die Covid-19-Lockdowns ein Übriges bewirkten, hatte das Programm 130 Millionen Afrikaner in eine unsichere Lebensmittelversorgung gestürzt.[46] Gates besaß Beteiligungen an amerikanischen Herstellern von hochverarbeiteten Lebensmitteln und genetisch veränderten Organismen, an Chemiefirmen und anderen Unternehmen, die von AGRA profitierten, beispielsweise Kraft, McDonald's, Cargill und Monsanto.[47,48,49] Nach missglückten Umsturzversuchen in Bolivien, Kuba und Kenia schied Shah 2015 bei der USAID aus und wurde Präsident der Rockefeller Foundation.[50]

Allein der Versuch, all das zu katalogisieren, was Shah und seine Spießgesellen von der CIA an verheerenden Einfällen hatten, die dazu angetan waren, die Welt unsicherer zu machen und Amerikas Ruf im Ausland zu beschädigen, ist viel Arbeit. Dabei war seine Amtszeit bei der USAID relativ kurz. Im Februar 2014, damals war Shah noch bei der Behörde, beschuldigte der kenianische Kabinettssekretär Francis Kimemia die USAID, Rebellen angeheuert zu haben, damit sie Demonstrationen gegen die Regierung organisieren und zum Umsturz aufrufen.[51] Im selben Jahr warfen katholische Ärzte in Kenia der WHO vor, eine verdeckte Sterilisierungskampagne durchzuführen. Angeblich hat die Weltgesundheitsorganisation einer Million Kenianerinnen einen Tetanusimpfstoff verabreicht, der hCG enthielt, ein Hormon, das zu Unfruchtbarkeit führen kann.[52,53]

2004/2005 machte die USAID gemeinsame Sache mit George Soros bei dem Versuch der CIA, die ehemaligen Sowjetstaaten Georgien, Ukraine und Kirgisien zu destabilisieren.[54,55] Russische Behörden warfen den amerikanischen Geheimdiensten zudem vor, im Nordkaukasus islamische Terroristen der Tschetschenen zu unterstützen.[56,57]

2012 setzte Russland die USAID mit der Begründung vor die Tür, die Behörde stachele »zu Protesten gegen die Wiederwahl von Präsident Putin an«.[58] Es sei in diesem Zusammenhang daran erinnert, wie Amerika auf Berichte reagierte, wonach sich Russland in die Präsidentschaftswahlen von 2016 eingemischt haben soll.

2014 wurde es peinlich für Rajiv Shah. Nach einer Reihe von Enthüllungen musste er einräumen, dass das zur USAID gehörende Office of Transition Initiatives ein Spionageprojekt finanziert hatte, bei dem es darum ging, in Kuba einen Twitter-Wettbewerber namens ZunZuneo aufzubauen, über den dann das Volk dazu »ermuntert« werden sollte, sich gegen das Castro-Regime zu erheben. Zudem belauschte die USAID rund 40 000 Kubaner, die irrtümlich geglaubt hatten, ihre Kommunikation über ZunZuneo sei privat und geschützt.[59] Es ist davon auszugehen, dass die USAID die Nachrichten zur Analyse und Speicherung an die NSA weiterleitete. In einem Bericht der Nachrichtenagentur *Associated Press* hieß es: »Letztlich gelang es dem Projekt nicht, zu politischen Unruhen anzustiften, aber es erwies sich für Havanna als praktisches Instrument dafür, mehr über die politischen Ansichten der 40 000 Kubaner herauszufinden, die den Dienst nutzten.«[60,61,62]

Im Dezember 2014 schrieb Peter Kornbluh, der Leiter des National Security Archive, eine NGO der George Washington University, einen Meinungsartikel für die *New York Times*. Darin beklagte er »verdeckte Operationen, welche die United States Agency for International Development in Kuba unter dem Vorwand der Demokratieförderung betrieb, die in Wahrheit aber einen Regierungswechsel herbeiführen sollten«.[63] Derartige Programme seien kontraproduktiv, so Kornbluh, und ein »verachtenswerter Verstoß gegen die kubanische Souveränität, der Amerikas Interesse an Kubas allmählicher, aber stetiger politischer und wirtschaftlicher Umwandlung untergräbt«.[64] Der scheidende USAID-Chef Rajiv Shah verteidigte das Kuba-Debakel bis zum Schluss.[65]

Shah stürzte sich sodann darauf, die USAID bereit für die neue Führungsrolle innerhalb der Biosicherheitsagenda zu machen und so aufzustellen, dass die Behörde möglichst umfänglich von der explosionsartigen Steigerung der Mittel für Biowaffenschutz profitierte. Kernstück der Biowaffenforschung der USAID war das Programm PREDICT, das 2009 ins Leben gerufen worden war, kurz bevor Shah zu der Behörde stieß. PREDICT wurde als globales Programm angepriesen, das zoonotische Krankheiten überwacht, Pandemien vorhersagt und auf diese Weise die Gesundheit der Menschen in aller Welt schützt.[66,67]

Betrieben wurde PREDICT im Rahmen des USAID-Programms »Emerging Pandemic Threats«.[68] Die USAID hat 10 Jahre lang rund 210 Millionen Dollar in PREDICT gepumpt. Es wurde von dem exzentrischen Virologen Dennis Carroll geleitet, den man sich von den CDC ausgeliehen hatte.[69] Die hochgesteckten Erwartungen hat PREDICT niemals erfüllt; tatsächlich ist es gut möglich, dass PREDICT, anstatt eine Pandemie zu prognostizieren, den Weg für die Pandemie ebnete, die in Wuhan ihren Anfang nahm – und dann ironischerweise nicht einmal die Pandemie vorhersagte, welche die USAID selbst in Gang gebracht hatte.

Zwischen 2009 und 2019 machte die USAID gemeinsame Sache mit der EcoHealth Alliance und PREDICT bei der Aufgabe, von Westafrika über die Ukraine bis nach Thailand insgesamt sechzig Forschungslabore aufzubauen beziehungsweise zu erweitern. Auf der USAID-Webseite heißt es stolz, im Rahmen dieser Kooperation habe man nahezu tausend neue Viren identifiziert, darunter SARS-ähnliche Coronaviren, und rund um den Globus etwa 6800 Personen für die Überwachung von Viren ausgebildet.[70,71] Im Rahmen der Kollaboration ließ PREDICT der EcoHealth Alliance rund 64 Millionen Dollar zukommen, größtenteils über Jonna Mazet von der UC Davis School of Veterinary Medicine – der größten tiermedizinischen Fakultät in den Vereinigten Staaten.[72]

CIA-Offizier Michael Callahan zählt zu den einflussreichsten Unterstützern, von Gain-of-Function-Studien in den USA. Callahan hat früher die USAID-Landesabteilung in Nigeria geleitet. 2002 wurde er im Rahmen des Programms »Cooperative Threat Reduction« Klinischer Leiter von sechs ehemaligen sowjetischen Biowaffeneinrichtungen, und man »übertrug ihm die Zuständigkeit für Gain-of-Function-Programme für virale Agenzien«.[73] Die DTRA hatte gerade damit begonnen, 46 Biowaffenlabore in der Ukraine zu übernehmen.[74] Es ist unklar, wie viele der sowjetischen Biowaffenforscher, die Callahan mit seiner Version von Operation »Paperclip« an Land zog, letztlich in diesen Laboren landeten. Ab 2014 fachte die CIA Demonstrationen in der Ukraine an, die letztlich darin kulminierten, dass die demokratisch gewählte Regierung des Landes ganz dem Wunsch der USA entsprechend gestürzt wurde. An ihre Stelle rückte eine westlich ausgerichtete Regierung, die schon bald den langjährigen Geheimkrieg der CIA gegen Russland fortführen sollte.[75] Rund 5 Milliarden Dollar pumpte das US-Außenministerium in die sogenannten »Maidan-Proteste«, die zum Sturz der ukrainischen Regierung führten.[76,77] Später wurde eine Audioaufnahme publik, auf der sich Victoria Nuland, Neocon-Schwergewicht und unter Obama Staatssekretärin im Außenministerium, mit dem US-Botschafter in der Ukraine unterhielt. Als es um ein mögliches Mitspracherecht der Europäer hinsichtlich des nächsten Herrschers über die Ukraine ging, sagte Nuland bloß: »Scheiß auf die EU!« und gab Anweisungen, wie die handverlesene neue Regierungsmannschaft auszusehen habe.[78] Der von Nuland orchestrierte Staatsstreich veranlasste Wladimir Putin dazu, unblutig die Krim zu annektieren, weil er Russlands einzigen Warmwasserhafen in Sewastopol schützen wollte.[79,80]

Callahan sagt, er habe sich Ende 2019 im Rahmen eines Spionageauftrags in Wuhan aufgehalten und nach seiner Rückkehr Robert Kadlec gebrieft.[81]

Ganz im Sinne der amerikanischen Regierung machte er sich zu einem der Fürsprecher, Chinas strenge Auflagen in puncto Maskenpflicht und Lockdownprotokolle zu übernehmen.[82]

2019 teilte die USAID ohne weitere Erklärung mit, man werde PREDICT nicht länger finanzieren.[83] Auf Nachfragen von Senator Angus King und Senatorin Elizabeth Warren erklärte die Behörde, »sie beabsichtige ein Nachfolgeprojekt aufzulegen«.[84,85]

Auf der Startseite von PREDICT ist die Rede von einer »Kollaboration zwischen USAID, UC Davis und EcoHealth«. Die erschreckende Erkenntnis, im Labor in Wuhan könnte etwas schiefgelaufen sein und eine globale Pandemie verursacht haben, scheint Peter Daszak in Panik versetzt zu haben. Kaum einen Monat nachdem die WHO am 11. März 2020 offiziell eine Pandemie ausrief, zeigten Leute wie ich bereits öffentlich auf das Labor in Wuhan als mögliche Quelle des Covid-19-Virus. Daszak schien sich endlich bewusst zu werden, in was für einer heiklen Lage er steckte, und er machte sich daran, seine und die Spuren der USAID zu verwischen. Am 28. April 2020 schlug er Alarm bei seinen Spießgesellen von EcoHealth, USAID, PREDICT und der UC Davis. In der E-Mail wies er sie an, die viralen Sequenzen diverser, von ihnen in China entdeckter und im Labor in Wuhan gelagerter Coronaviren zu verstecken: »Es ist von größter Wichtigkeit, dass diese Sequenzen nicht im Zuge unserer PREDICT-Freigabe an die GenBank gehen. […] Als Teil von PREDICT lenken sie unerwünschte Aufmerksamkeit auf die UC Davis, PREDICT und die USAID.«[86] Ganz offensichtlich war Daszak besorgt, dass jemand eine Verbindung zwischen seinen Coronavirusspielereien und der um sich greifenden Pandemie ziehen könnte. Chinas Regierung hatte bereits sämtliche Unterlagen zu den Gensequenzen von USAID, PREDICT und EcoHealth von der Webseite des Wuhan-Labors entfernt. Daszak schien nun den Kehraus vorzunehmen.

Nachdem Rajiv Shah im Februar 2015 sein Amt bei der USAID niedergelegt hatte, nominierte Präsident Obama die ehemalige Journalistin Gayle Smith als neue Leiterin der USAID.[87,88] Smith hatte zuvor als Sonderbeauftragte für US-Präsident Bill Clinton sowie als Senior-Direktorin für Afrika und Senior-

Direktorin für Entwicklung und Demokratie beim National Security Council (NSC) gearbeitet.[89] »Kurz gesagt ist Gayle Smith eine der Top-›Schlapphüte‹ in den Vereinigten Staaten und eine Frau, die der CIA Anweisungen gegeben hat«, fasst es Thomas Mountain in einem Beitrag für den venezolanischen Nachrichtensender Telesur zusammen.[90]

Am 5. März 2021 verkündete die Regierung Biden, Smith werde im Außenministerium die globale Covid-19-Krisenstrategie koordinieren. Der Schwerpunkt werde darauf liegen, Finanzierung und Kapazitäten im Zusammenhang mit Coronamaßnahmen abzustimmen und globale Bemühungen zur Verteilung von Coronaimpfstoffen zu leiten.[91,92] Im Rahmen dieses Programms arbeitete Smith auch an Bill Gates' COVAX Investment Opportunity der Gavi, das Mittel für die COVAX Facility der WHO einwerben sollte. Auf diesem Weg sollte Gates' Vision wahr werden, mit Mitteln westlicher Steuerzahler Impfungen in Ländern mit geringem oder mittlerem Einkommen auf eine Weise anzubieten, die nicht zulasten der Gewinne der Pharmabranche geht oder die Urheberrechte der Impfstoffhersteller verletzt.[93] Gates ist finanziell stark bei den Pharmaunternehmen engangiert, die von diesem Programm profitieren.[94]

Der ehemalige »Schlapphut« Gayle Smith führt mithin eine milliardenschwere »Hilfsagentur« mit Tausenden Mitarbeitern oder »Vertragsnehmern«, die weltweit daran arbeiten, Massenimpfungen vorzubereiten, zu bewerben und zu erzwingen.[95]

◇◇◇

KAPITEL 37

Die USAID und das Global Virome Project

◇◇◇

Sehen wir uns als Nächstes die Verbindungen zwischen der USAID und dem Global Virome Project (GVP) an. Sie veranschaulichen bestens, auf welch käuflichen, fadenscheinigen und betrügerischen Annahmen die PPR-Agenda fußt.

Das multilaterale Projekt PPR, kurz für »Pandemic Preparedness and Response«*, entwickelte sich in den 2 Jahrzehnten nach den Milzbrandanschlägen von 2001 zu einer unfassbar rentablen Sache. Es entstand aus öffentlich-privaten Partnerschaften; hier tummelten sich Unternehmer wie Bill Gates, die in die Impfstoffherstellung investierten, Pharmakonzerne, Big Tech und Firmen aus dem Überwachungssektor ebenso wie Militär, Nachrichtendienste und Gesundheitsbehörden sowie Medienunternehmen. Dieser neue Arm des medizinisch/militärisch-industriellen Komplexes hat privatwirtschaftlichen Unternehmen gewaltige Gewinne beschert, und die vermeintliche Bedrohung, der sich PPR entgegenstellt, diente als Rechtfertigung dafür, eine übergriffige und repressive Überwachungsinfrastruktur zu errichten, systematisch von der Verfassung garantierte Rechte zu beschneiden und autoritäre Sozialkontrollen einzuziehen.

Rohstoff dieser neuen Branche sind Krankheitserreger, insbesondere Viren, die sich gleichermaßen von Wissenschaft und Propagandaapparat manipulieren und instrumentalisieren lassen. Ein verlockendes und immerwährendes Anliegen der PPR-Leute ist es, ein Archiv aufzubauen, das sämtliche waffenfähigen Viren dieser Welt beherbergt. Vorgeblich besteht der Sinn und Zweck

* Anm. d. Übers.: Zu Deutsch etwa »Die Planung epidemisch bedeutsamer Lagen und deren Management«.

dieses Archivs beziehungsweise dieser Sammlung darin, sich für Pandemien zu wappnen und Impfstoffe zu entwickeln. Ernst zu nehmende kritische Wissenschaftler zeichnen ein anderes Bild: Sie sehen hinter dem Virussammeln eine ausgeklügelte Betrugsmasche, die bewusst darauf abzielt, in der Öffentlichkeit Ängste vor einer in Wirklichkeit gar nicht existierenden Pandemie zu schüren und dann Kapital daraus zu schlagen. Besonders zynische Kritiker behaupten, diese Archivare stellen ein Reservoir pathogener Mikroben bereit, aus dem sich ein steter Strom an Pandemien generieren ließe, von denen die PPR-Industrie dann bis in alle Zukunft profitiert.

PREDICT war 2020 gerade geschlossen worden, da starteten Daszak und einige seiner wichtigsten Komplizen aus dem staatlich geförderten Gain-of-Function-Pantheon ein mutiges, aber zwielichtiges Vorhaben. Es ging darum, die gesamte staatliche Gain-of-Function-Branche zu privatisieren. Sollten ihnen im Zuge dessen Reichtümer in den Schoß fallen, umso besser. Wichtigster Partner Daszaks bei dieser Unternehmung war Dennis Carroll, ein Experte für Infektionskrankheiten, den die CDC 1991 an die USAID abgestellt hatten. Carroll war ein Veteran in Sachen Pandemiemanagement. 2005 liehen die CDC ihn an die WHO aus, damit er dort die Maßnahmen im Hinblick auf Jeremy Farrars Vogelgrippepandemie vorantrieb, ebenso wie 2009 bei Faucis Schweinegrippepandemie und 2014 bei Ebola.[1,2]

Auch der Leiter von Chinas Seuchenschutzbehörde, George Gao, wirkte an den Plänen von Daszak und Carroll mit,[3] ebenso Faucis Fachfrau für Gain-of-Function-Forschung, die berüchtigte Virologin Marion Koopmans, Leiterin der Abteilung für Virologie am Medizinischen Zentrum der Erasmus-Universität in Rotterdam,[4] und Nathan Wolfe, Absolvent der Young Global Leaders des Weltwirtschaftsforums, seit 2004 Mitglied der Redaktion von EcoHealth und zusammen mit Daszak 2017 Verfasser einer Studie zu Fledermaus-Coronaviren.[5] Gemeinsam mit Präsident Bidens Sohn Hunter Biden gründete Wolfe Metabiota, ein Unternehmen, das mittlerweile in den Betrieb von mit amerikanischen Geldern finanzierten Biolaboren in der Ukraine verwickelt ist.[6] Russland behauptet, Metabiota habe in der Ukraine, nahe der Grenze zu Russland, heimlich an Biowaffen geforscht.[7]

Ende 2020 schloss USAID PREDICT.[8] U.S. Right to Know warf im Anschluss dem exzentrischen USAID-Abteilungsleiter Dennis Carroll vor, er habe sich mit Daszak und anderen verschworen, Hunderttausende, wenn nicht Millionen Dollar an USAID-Geldern unerlaubt in ein nicht staatliches Arsenal an waffenfähigen Viren umzuleiten, das unter dem Namen »Global Virome Project« aufgebaut werden sollte.[9] Bereits 2017 waren Daszak und Carroll an private und staatliche Geldgeber (darunter die chinesische Regierung) mit der Idee für ein Arsenal waffenfähiger Viren und begleitender mRNA-Impfstoffe herangetreten. Neu war diese Idee nicht – eine umfassende virale Waffenkammer stand bei praktisch jedem PPR-Experten ganz oben auf dem Wunschzettel, es war seit 2 Jahrzehnten der feuchte Traum jedes Biowaffenpioniers und jedes Big-Pharma-Profiteurs.

Ein derartiges Arsenal würde eine unterbrechungsfreie Versorgung mit waffenfähigen und pathogenen Superkeimen schaffen, die man im Krieg (oder auch in Friedenszeiten) einsetzen könnte. Außerdem würde es ein Depot patentgeschützter Impfstoffe bedeuten, die unvorstellbare Reichtümer versprachen, wann immer unabsichtlich oder absichtlich Erreger freigesetzt würden. Nur eines von zahlreichen Beispielen: Bill Gates' Impfstoffinitiative CEPI (Coalition for Epidemic Preparedness Innovations) drängte darauf, »Impfstoffsammlungen« aufzubauen. Den Anfang sollten alle 25 derzeit bekannten Virusfamilien machen, die den Menschen infizieren können. CEPI erklärte, für die Umsetzung sei Gain-of-Function-Forschung notwendig, weil man zu Übungszwecken Prototypen der Pathogene erschaffen müsse.[10] Dr. Fauci beantragte staatliche Mittel für ein ähnliches Projekt beim NIAID. Der Vorschlag von Daszak und Carroll ging sogar weiter: Sie versprachen, über eine Million waffenfähiger wilder Viren zu sammeln und zu sequenzieren.[11,12] Potenziellen Geldgebern sagten sie, sie würden die Fast-Track-Entwicklung von mRNA-Impfstoffen so weit erleichtern, dass man für jede nur denkbare wilde Pandemie gewappnet sei. Diese – patentierten und privatisierten – Sequenzen wären für Pharmaunternehmen von unschätzbarem Wert, ebenso für Militär, Geheimdienste sowie Unternehmen aus dem Bioschutzsektor. Mit Stand März 2018 wollte das GVP mindestens 1,2 Milliarden

Dollar einwerben, um Viren in freier Wildbahn einzusammeln. Anlegern wurde versprochen, man würde vorhersagen können, wo Viren von tierischen Wirten auf den Menschen überspringen werden. Das Global Virome Project sei »der Anfang vom Ende des pandemischen Zeitalters«, erklärte Carroll.[13,14,15] Die hohen Ausgaben für das Vorhaben verteidigte er, indem er empfahl, die projizierten Kosten mit den verheerenden Kosten einer Pandemie zu vergleichen.[16]

Ende 2022 ging Carroll mit einer Werbebroschüre an die Öffentlichkeit und erklärte den Medien, er habe das GVP nach seinem Ausstieg bei der USAID gegründet. Im selben Jahr warf U.S. Right to Know Carroll vor, er habe Steuerzahlergelder gestohlen und gewaschen, indem er Mittel von PREDICT für das Global Virome Project nutzte.[17] Die Organisation grub Fakten aus, die zeigten, dass Carroll von 2017 bis 2019 in großem Stil und widerrechtlich USAID-Mittel für sein neues Vorhaben mit Daszak abgezweigt und das Projekt auf behördlichem Briefpapier beworben hatte. Zudem war er auf Behördenkosten mit Mitarbeitern ins Ausland geflogen, um dort Gelder einzuwerben.[18] Carroll lenkte PREDICT-Mittel zum Global Virome Project um, während er selbst 166 500 Dollar Jahresgehalt für seinen Posten bei USAID einstrich, das maximal zulässige Gehalt für einen Bundesangestellten dieser Stufe.[19] USAID finanzierte Reisen nach Bangkok und Peking, bei denen es darum ging, GVP-Geldgeber zu überzeugen.[20,21] U.S. Right to Know schreibt:

> »Carroll organisierte Telefonate und Treffen mit anderen Gründern zur Projektarbeit, bemühte sich um Spenden, half bei den Vorbereitungen für Gespräche mit Geldgebern, spielte den Medien positive Nachrichten zu und machte sich beim Finanzamt schlau, was eine Steuerbefreiung des Projekts anbelangte – alles, während er noch bei der USAID angestellt war.«[22]

Potenziellen GVP-Geldgebern erklärte Carroll, er habe das 210 Millionen Dollar schwere PREDICT-Programm erfolgreich geleitet und das beweise die Machbarkeit seines neuen Privatvorhabens.[23] Dass man Steuergelder der

USAID zweckentfremdet hatte, um das neue Unternehmen ins Leben zu rufen, versuchte er gemeinsam mit Daszak zu vertuschen. Daszak hatte das GVP mit Carroll gegründet, fungierte als Sekretär und Schatzmeister und saß im GVP-Board.[24] In einer E-Mail vom März 2019 warnte Daszak Carroll, Rechtsanwälte des Staates seien auf seinen Interessenkonflikt aufmerksam geworden. Er empfahl, ein Schreiben des Board of Directors so umzuformulieren, dass die illegalen Aspekte unerwähnt blieben. Daszak schrieb: »Mir ist klar, dass das nicht die Regelung ist, die du wolltest, aber zu diesem sensiblen Zeitpunkt, an dem wir immer noch USAID-Mittel […] für GVP-bezogene Aktivitäten erhalten, ist es für uns sicherer.«[25,26] Carroll verließ die USAID 2019, um die Leitung des Global Virome Project zu übernehmen.[27]

Abgesehen davon, dass Daszak und Carroll in die Kasse gegriffen hatten, begannen selbst die Hauptfiguren im PPR-Lager, die ganze GVP-Nummer als übertrieben ehrgeizigen Firlefanz abzutun.

Dr. Michael Osterholm fällte im März 2022 in einem Interview mit Emily Kopp von U.S. Right to Know ein vernichtendes Urteil, was das Archivieren von Viren anbelangt. Callahan, Daszak und Carroll haben ihre Karriere darauf aufgebaut, diese Arbeit zu bewerben, und all die staatlichen Behörden wie NIAID, USAID, CIA, Pentagon, DTRA, DARPA, BARDA und Bill Gates' CEPI pumpten Hunderte Millionen Dollar in Programme und Organisationen mit Namen wie ARGUS, PREEMPT, PREDICT und nun auch GVP. Dahinter stand die Vorstellung, man könne die Menschheit vor Infektionskrankheiten bewahren, indem man sämtliche existierenden Viren sammelt und ihr Genom katalogisiert.[28] Bei Licht betrachtet wirken diese Vorhaben wie absurde Prestigeprojekte, die der Verbesserung der allgemeinen Gesundheitsvorsorge Mittel entziehen und gleichzeitig das Risiko globaler Pandemien erhöhen.

Was hatte Osterholm nun zu sagen über die Archivierung von Viren, diesem Programm, das CIA, USAID, Peter Daszak, das Global Virome Project und Dennis Carroll für dermaßen wichtig erachteten: »Würde ich an die Existenz einer Art ›Virus-Rauchmelder‹ glauben, würde ich alles Verfügbare in diese Aufgabe investieren, aber dieses Projekt gibt das nicht her, verstehen

Sie?« Man wisse mittlerweile sehr viel über Zika und Nipha, dennoch habe dies nicht dazu geführt, dass nachweislich wirksame Impfstoffe auf den Markt gekommen seien.[29]

Osterholm, so Kopp, habe über Carrolls »wagemutige Abenteuer im Indiana-Jones-Stil« gespottet, denen »leider jedweder handfester Nutzen für die öffentliche Gesundheit abgeht«. »Nennen Sie mir eine einzige Sache, die sie getan haben und die etwas bewirkt hätte. Nur eine Sache, die sie als Argument dafür anführen könnten, dass sie eine Pandemie abgewendet hätten. Welche haben sie denn verhindert?«, fragt Osterholm. »Haben Sie irgendetwas gefunden, das uns bei diesem Coronavirus geholfen hätte?«[30]

Osterholm ist kein Radikaler. Ganz im Gegenteil: Er zählt zu den Eckpfeilern im öffentlichen Gesundheitswesen, ist Regents Professor of the McKnight Presidential Endowed Chair in Public Health, Leiter des Zentrums für Infektionsforschung und -politik (CIDRAP) und Professor an der Medizinischen Hochschule der University of Minnesota.[31] 2020 war er eines von dreizehn Mitgliedern im Covid-19-Beratergremium des designierten Präsidenten Joe Biden.[32] 2018–2019 war er wissenschaftlicher Gesandter für Gesundheitssicherheit des US-Außenministeriums.[33] Er gehört der Nationalakademie der Medizin und der Denkfabrik Council on Foreign Relations an. Seit 2005 ist er Mitglied im National Science Advisory Board for Bioscience und sitzt in der Pandemiearbeitsgruppe des Weltwirtschaftsforums.[34] Wenn es um biologische Kriegsführung gibt, steht niemand stärker im Mittelpunkt des Establishments als Osterholm. Und er ist zu alledem auch jemand, der panische Angst vor Keimen hat! Das belegte er 2017, als er den *New-York-Times*-Bestseller *Deadliest Enemy: Our War Against Killer Germs* verfasste.[35]

Auch andere Vorkämpfer der Theorie, wonach die Viren auf natürlichem Weg auf den Menschen überspringen, äußerten Zweifel an den Versprechungen, mit denen das GVP um sich warf. Darunter drei Personen, die bei der Vertuschung von Covid-19 eine zentrale Rolle spielen sollten: der Evolutionsbiologe und Virologe Edward C. Holmes von der University of Sydney, der Virologe Andrew Rambaut von der University of Edinburgh und der Virologe Kristian G. Andersen vom Scripps Research Institute in San Diego. Die drei

Virologen veröffentlichten 2018 einen Artikel in *Nature*, in dem sie die Behauptung, das Global Virome Project könne Pandemien vorhersagen, als unwahrscheinlich abtaten, weil Tierviren zu selten beim Menschen Epidemien auslösen:

> »Es sind um die 250 menschliche Viren beschrieben, und nur eine kleine Untergruppe davon hat in diesem Jahrhundert schwere Epidemien verursacht. [...] Anhänger der Theorie, wonach sich Epidemien vorhersagen lassen, argumentieren, anhand der Sequenz und mit dem Wissen, wie ein Virus mit Zellen agiert (ein Wissen, erlangt etwa dadurch, dass man das Virus in menschlichen Zellkulturen studiert), werde man abschätzen können, mit welcher Wahrscheinlichkeit ein Virus beim Menschen auftreten wird. Das ist eine Fehlannahme.«[36]

Holmes, Rambaut und Andersen weisen darauf hin, dass die Kosten grob geschätzt einem Viertel des Gesamthaushalts für das National Institute of Allergy and Infectious Diseases entsprechen, der Behörde also, die führend ist, was die Finanzierung von Virenforschung anbelangt. Und dabei bliebe unberücksichtigt, dass bei gewissen Viren die Entwicklung sehr schnell ablaufe, was dazu führen könne, dass die Daten rasch veralten, so die Autoren weiter.[37]

Dr. Daniel Schmachtenberger, Gründer des Consilience Project, der führenden Denkfabrik, wenn es darum geht, existenzielle globale Risiken abzuschätzen, sagte mir im Juli 2023, das Geld wäre viel besser angelegt, würde man die Massentierhaltung beenden und die Straßenmärkte schließen, denn sie stellen das größte Risiko für das Entstehen einer Pandemie dar.[38] Holmes scheint ähnlicher Meinung zu sein. 2022 machte er sich in einem Leitartikel erneut über die Vorstellung lustig, man könne Viren in freier Wildbahn gründlich überwachen. Gleichzeitig betonte er die Notwendigkeit, Märkte, auf denen mit Lebendtieren gehandelt wird, streng zu regulieren.[39,40]

Am 25. März 2020 übte die Pathologieprofessorin Tracey McNamara der Western University of Health Sciences im kalifornischen Pomona scharfe Kritik an der Forschungsarbeit von Daszak und seinem Spießgesellen Ralph

Baric. Sie hatten Milliarden für ihre soziopathischen Unternehmungen ausgegeben, konnten im Gegenzug aber kaum etwas dafür vorweisen. McNamara schrieb:

> »Die Bundesregierung hat über 1 Milliarde Dollar für Global Health Security ausgegeben, um Entwicklungsländern zu helfen und um die Kapazitäten aufzubauen, die sie benötigen, um pandemische Bedrohungen zu erkennen, zu melden und zu bekämpfen. Weitere 200 Millionen Dollar flossen über die USAID in das PREDICT-Projekt, das im Ausland nach neuen Viren in Fledermäusen, Ratten und Affen suchte. Und jetzt will das Global Virome Project 1,5 Milliarden Dollar, um in der Weltgeschichte herumzugondeln und jedem Virus auf dem Antlitz unserer Erde nachzujagen. Vermutlich werden sie das Geld bekommen, aber keines dieser Programme hat die heimischen Steuerzahler sicherer gemacht.«[41,42]

◇◇◇

KAPITEL 38

Die Geheimdienste kochen ihr eigenes Süppchen

◇◇◇

Als es in den Jahren 2020–2023 darum ging, den Ursprung von Covid-19 zu vertuschen, mischten Amerikas Geheimdienste kräftig mit. Das dürfte wohl niemanden überraschen, denn die Agenten hatten schließlich das allergrößte Interesse daran, unter den Teppich zu kehren, dass die Covid-19-Pandemie im Virologischen Institut Wuhan ihren Anfang genommen hatte. Die Fingerabdrücke der CIA finden sich auf sämtlichen Gain-of-Function-Studien, die in Wuhan mit Geldern aus den USA durchgeführt wurden, auf den Vorbereitungen für den militarisierten Umgang mit einer Coronapandemie (Vorbereitungen, die begonnen wurden, als Experten für Infektionskrankheiten ein derartiges Ereignis noch lange nicht für wahrscheinlich hielten), auf der Herstellung der Covid-19-Impfstoffe, auch dem von Moderna, und auf Operation »Warp Speed«, den Bemühungen der US-Regierung, gemeinsam mit privatwirtschaftlichen Unternehmen möglichst schnell einen massenmarkttauglichen Impfstoff gegen Covid-19 zu produzieren.[1,2,3,4] Der Geheimdienst entwickelte drakonische und übergriffige Maßnahmen, die die öffentliche Gesundheit ignorierten und sich über etablierte Protokolle hinwegsetzten, um stattdessen autoritäre Kontrollen einzuführen. Wenig überraschend also, dass die Nachrichtendienste eifrig beim Vertuschen mitwirkten.

Die CIA-Tarnorganisation USAID förderte die Biowaffenforschung am Virologischen Institut Wuhan mit 64 Millionen Dollar und machte damit die Geheimdienste zu einer großen Nummer im Gain-of-Function-Haifischbecken.[5]

Praktisch ihre gesamte Förderung ließen USAID und NIAID dem Wuhan-Labor über die EcoHealth Alliance zukommen, das, wie wir im nächsten Kapitel sehen werden, wohl ab Dezember 2015 ebenfalls als Tarnorganisation der CIA fungierte.[6,7] Im weiteren Verlauf des Buches werde ich zudem zeigen, dass sich im Zusammenhang mit der Pandemie und den folgenden Vertuschungsbemühungen auch Hinweise auf den britischen Inlandsgeheimdienst MI5 finden, der seine Strategien regelmäßig mit der CIA abstimmt. An den Vertuschungen war neben Fauci, Collins und Daszak auch Sir Jeremy Farrar beteiligt, Direktor des Wellcome Trust, einer Organisation mit sehr weitreichenden Verbindungen zum MI5. Die ehemalige MI5-Generaldirektorin Elizabeth Manningham-Buller war Vorsitzende des Wellcome Trust, als 2020 die Pandemie losbrach.[8,9] In diesem Kapitel werden wir auf einige Fakten eingehen, die dafür sprechen, dass diese Geheimdienste eine direkte Rolle dabei spielten, als es ans Vertuschen ging.

Richard Ebright schreibt:

> »Der größte aus den USA stammende [Einzel-]Beitrag zur Finanzierung des Labors in Wuhan kam von der United States Agency for International Development (USAID) und wurde über Peter Daszaks EcoHealth Alliance weitergeschleust. Andere Mittel kamen vom NIAID, wiederum weitergeschleust über Peter Daszaks EcoHealth Alliance. Vertreter von USAID und NIAID, die über diese Art der Finanzierung entschieden, möchten nicht, dass darüber diskutiert wird, wer diese Entscheidungen gefällt hat und warum.«[10]

In einem Leitartikel schrieben Neil Harrison und Jeffrey Sachs, Vorsitzender der Taskforce der *Lancet*-Kommission zu den Ursprüngen von Covid-19: »Sollte das Virus in der Tat das Ergebnis von Laborforschung und -experimenten sein, ist es mit ziemlicher Sicherheit mit amerikanischer Biotechnologie und Knowhow aus Amerika entstanden, die man Forschern in China zur Verfügung stellte.«[11]

Auch der ehemalige stellvertretende CIA-Direktor Michael Morell räumte ein, dass die USA mitschuldig wären, sollte SARS-CoV-2 aus einem Labor in

Wuhan entwichen sein, schließlich hätten US-Behörden von 2014 bis 2019 derartige Forschung finanziert.[12] Ihre mögliche Teilschuld erklärt, warum die amerikanischen Geheimdienste bei der Horde, die sich um Vertuschung bemühte, ganz vorne dabei waren.

Die Beteiligung der CIA an dieser »Ich wasche meine Hände in Unschuld«-Nummer ist nur einer von zahlreichen Fällen, bei denen Amerikas Geheimdienste vorsätzlich die amerikanische Bevölkerung betrogen, um nicht dafür zur Verantwortung gezogen zu werden, dass ihnen eine ihrer verdeckten Operationen mit verheerenden Folgen um die Ohren geflogen ist.

Im Mai 2021 wies Präsident Biden die amerikanischen Geheimdienste an, Ermittlungen zum Ursprung von Covid-19 durchzuführen und dem Weißen Haus nach 90 Tagen Bericht zu erstatten.[13] Nach 3-monatigen Nachforschungen erklärten die Geheimdienste dem Weißen Haus im August, es sei ihnen nicht gelungen, eindeutig zu klären, ob der Covid-19-Erreger aus dem Labor in Wuhan stammt.[14] Am 12. September 2023, kurz vor Drucklegung der amerikanischen Ausgabe dieses Buches, berichteten Medien, ein hoher und seit vielen Jahrzehnten aktiver CIA-Offizier habe vor dem Kongress ausgesagt, leitende CIA-Offiziere hätten Mitarbeiter aus dem Team bestochen, das die Nachforschungen zum Ursprung von Covid-19 betrieb. Es seien »beträchtliche monetäre Anreize« geboten worden, damit das Team seine Einschätzung ändert, von »stammt aus einem Leck im Labor von Wuhan« zu »kann nicht eindeutig nachgewiesen werden«.[15] Der Ausschuss zur Coronapandemie und der Ausschuss zu Nachrichtendiensten, zwei Gremien des Repräsentantenhauses, schrieben CIA-Direktor William Burns mit Einzelheiten zu den Vorwürfen an.[16]

Fox News fasst das Schreiben an Burns wie folgt zusammen: »Der Whistleblower sagte vor dem Kongress aus, die CIA habe ein Team aus sieben Offizieren für die Covid-Ermittlungen zusammengestellt, ›multidisziplinäre, erfahrene Offiziere mit beträchtlicher wissenschaftlicher Erfahrung‹«.[17] Dem Whistleblower zufolge haben am Ende der Untersuchung »sechs der sieben Mitglieder des Teams die Auffassung vertreten, dass die nachrichtendienstlichen und wissenschaftlichen Erkenntnisse ausreichten, um eine sogenannte

›Low-Confidence-Einschätzung‹ [zu Deutsch etwa: »Einschätzung mit geringem Vertrauen«] abzugeben, wonach Covid-19 aus einem Labor in Wuhan, China, stammt«.[18]

Das siebte Mitglied des Teams, der ranghöchste Offizier, glaubte als Einziger, dass Covid-19 das Ergebnis einer Zoonose sei.[19] Dem Whistleblower zufolge bestachen hohe CIA-Offiziere die anderen sechs Mitglieder des Teams, damit sie ihre Einschätzung änderten.[20] Es handelt sich hier nur um die aktuellste unter zahlreichen ausgesprochen beunruhigenden Enthüllungen, auf die ich im Zuge meiner Recherchen für dieses Buch und das Vorgängerwerk *Das wahre Gesicht des Dr. Fauci* stieß. Sie zeigen, welch allumfassende Rolle amerikanische und andere westliche Geheimdienste bei praktisch jedem Aspekt der Covid-19-Pandemie hinter den Kulissen spielten.

Es ist keine leichte Aufgabe, herauszufinden, inwieweit Geheimdienste verdeckte psychologische Kriegsführung betreiben. Häufig muss man einer Spur von Brotkrumen folgen, die in Tarnung und Täuschung versierte Agenten sowie Dienste, die das Geschäft des Manipulierens und Desinformierens meisterhaft beherrschen, hinterlassen haben. Und selbst wenn sich ein Hinweis ergibt, führt der Weg durch ein im Dämmerlicht und Nebel liegendes Spiegellabyrinth.

Ich habe überzeugende Beweise dafür vorgelegt, dass die USAID, der größte Geldgeber der Gain-of-Function-Forschung in Wuhan, eine Tarnorganisation der CIA ist. Im nächsten Kapitel werde ich Fakten präsentieren, die dafür sprechen, dass Peter Daszak, der Präsident der EcoHealth Alliance, treibende Kraft der Gain-of-Function-Forschung insgesamt und wichtiger Akteur bei der Vertuschung, mit hoher Wahrscheinlichkeit für die CIA arbeitet. Im Oktober 2015 wurde Daszak bei In-Q-Tel vorstellig, um Mittel für seine Gain-of-Function-Vorhaben einzuwerben. In-Q-Tel ist die Investmentsparte der CIA.[21] Wenige Monate später rekrutierte die CIA EcoHealth als Informanten, so berichtet es die damalige EcoHealth-Führungskraft Andrew Huff.[22] Daszak hielt in der Frühphase der Pandemie Beratungen mit den Geheimdiensten ab. Einzelheiten dazu sind öffentlich nicht bekannt.[23]

Wir wissen ja bereits, dass ranghohe Vertreter von CIA und In-Q-Tel seit 20 Jahren eine Schlüsselrolle bei der Förderung der Biosicherheitsagenda einnehmen. Welch zentrale Rolle die CIA bei Amerikas Biowaffenprogramm zwischen 1943 und 1969 innehatte, habe ich bereits zusammengefasst, ebenso, wie sie sich 1969 über die Anweisung von Präsident Nixon, das Programm zu beenden, hinwegsetzte und wie sie gegen das Genfer Protokoll und das Biowaffenabkommen von 1972 verstieß. Ich habe beschrieben, wie CIA-Beamte ein Biowaffenarsenal horteten, das sie widerrechtlich aus den Laboren von Fort Detrick entwendet hatten, und wie sie dann Privatunternehmer damit beauftragten, eine illegale Milzbrandbombe zu entwickeln. Ich habe Daten vorgelegt, die für eine Beteiligung von CIA und US-Militär an den Milzbrandanschlägen sprechen und erahnen lassen, wie der »Patriot Act« verabschiedet wurde, das Gesetz, das den erneuten Startschuss für ein Hochrüsten in Sachen Biowaffen gab. Möglich wurde das durch einen Passus, der Staatsdienern vermeintlich Immunität vor strafrechtlicher Verfolgung gewährt, was Verstöße gegen die Biowaffenkonvention und Genfer Konvention anbelangt.[24] Nachdem der »Patriot Act« verabschiedet worden war, tat sich die CIA mit dem NIAID, dem Pentagon, der DTRA und Rüstungsunternehmen zusammen und errichtete Dutzende, wenn nicht Hunderte Biolabore in den USA, der Ukraine, in Georgien und auf dem afrikanischen Kontinent.[25,26,27,28,29] In den Jahren unmittelbar nach Inkrafttreten des »Patriot Act« verteilte das Pentagon Geld für Biowaffenforschung in erster Linie über das NIAID und dessen Leiter Anthony Fauci.

Ab 2014 fuhren Pentagon und Geheimdienste ihre finanzielle Unterstützung der Gain-of-Function-Arbeit in China und den ehemaligen Sowjetstaaten Georgien und Ukraine hoch, wobei die Mittel in erster Linie über die EcoHealth Alliance flossen. Der CIA-Offizier und ehemalige USAID-Mitarbeiter Michael Callahan hatte zu Beginn der 2000er-Jahre eine Neuauflage der Operation »Paperclip« ins Leben gerufen und ehemalige sowjetische Biowaffenforscher davon überzeugt, künftig für die USA zu arbeiten (und ihre tödlichen Kulturen mitzubringen). Das Geheimprogramm trug vermutlich seinen Teil zu den Biolaboren in Georgien und der Ukraine bei.[30,31] Anschließend wechselte Callahan zur DARPA, wo er gemeinsam mit dem NIAID Moderna finanziell unterstütze. Das Start-up-Unternehmen aus Cambridge, Massachusetts, entwarf und produzierte die mRNA-Impfstofftechnologie, die ihm während der folgenden Pandemie einen warmen Geldregen bescheren sollte.[32]

Während der Covid-19-Pandemie stieg die USAID auch zum größten Geldgeber hinter den amerikanischen Bemühungen auf, die ganze Welt zu impfen. Fast 10 Milliarden Dollar setzte die Behörde ein, um in Entwicklungsländern dafür zu werben, dass sich die Menschen den Impfstoff von Moderna oder anderen Herstellern verabreichen ließen.[33]

Neben ihren Intrigen hielten diese zwielichtigen Organisationen Tabletop-Simulationen ab, bei denen Pandemien als Vorwand dafür dienten, die Grundlagen für einen Überwachungsstaat zu legen und der Bevölkerung Massenimpfungen aufzuzwingen, die den Vakzinherstellern astronomische Gewinne bescherten.[34,35,36,37,38] In den 2 Jahrzehnten bis zur Coronapandemie von 2020 hat die CIA diese unheimlich genau vorausschauenden Pandemiesimulationen gesponsert, veranstaltet, finanziert und mit Drehbüchern ausgestattet. Die Spione übten auf diese Weise mit Tausenden Politikern, Ersthelfern und Gesetzeshütern aus Europa und Nordamerika ein, wie diese auf eine Pandemie reagieren sollten – indem sie anerkannte Maßnahmen der öffentlichen Gesundheit ignorierten und stattdessen totalitäre Kontrollen verhängten, die in Zwangsimpfungen der globalen Menschheit gipfeln, Impfungen mit nur oberflächlich erprobten experimentellen Impfstoffen. Im finalen Kapitel (»Keimkriege«) von *Das wahre Gesicht des Dr. Fauci* gehe ich ausführlich auf diese Übungen ein.[39]

Über 2 Jahrzehnte hinweg brachten sich die Geheimdienste in eine Position, die es ihnen, als die Pandemie endlich ihren großen Auftritt hatte, ermöglichte, ein strenges Regiment zu führen. 1998 wurde die ehemalige stellvertretende CIA-Direktorin Ruth David Präsidentin von Analytic Services (ANSER), einer eng mit der CIA verbandelten gemeinnützigen Gesellschaft.[40] ANSER warb nach 9/11 stark bei der US-Regierung, das Thema Heimatschutz zu priorisieren, und entwickelte sich zu einem wichtigen Förderer von Biometrie- und Gesichtserkennungssoftware für den Einsatz bei amerikanischen Gesetzeshütern.[41] ANSER finanziert auch Advanced Technology International (ATI), ein geheimnisvolles Rüstungsunternehmen aus South Carolina.[42] ATI wurde auf mysteriöse Weise zu dem Vektor, über den die

Regierung im Rahmen der Operation »Warp Speed« in der Summe mindestens 6 Milliarden Dollar an Geheimkontrakten mit Pfizer, dem von Bill Gates geförderten Novavax, Johnson & Johnson und Sanofi abwickelte.[43] Diese Verträge verschlangen den Großteil der 10 Milliarden Dollar, die für Operation »Warp Speed« zur Verfügung standen. Das spricht für eine weitreichende Beteiligung der CIA an dem Vorhaben, einen Covid-19-Impfstoff zu entwickeln. Biowaffenbefürworter Robert Kadlec unterzeichnete in seiner Funktion als Staatssekretär im Gesundheitsministerium entsprechend freundschaftlich gehaltene Verträge. Die Konditionen sehen vor, dass Operation »Warp Speed« über einen nicht staatlichen Mittelsmann milliardenschwere Verträge zur Herstellung von Coronaimpfstoffen vergeben kann. Auf diese Weise wurden »die regulatorische Aufsicht umgangen und die Transparenzbestimmungen, die bei traditionellen Vergabemechanismen des Bundes greifen«, berichtete National Public Radio.[44]

Zentral verantwortlich für die Covid-19-Politik war nicht etwa, wie man vermuten sollte, das Gesundheitsministerium, sondern der Nationale Sicherheitsrat – eine Einrichtung, die heute praktisch unter der Führung von Avril Haines steht, einer weiteren ehemaligen Vize-Direktorin der CIA.[45]

In diesem Kapitel geht es um die Rolle der Geheimdienste im Allgemeinen und Avril Haines im Speziellen, was das Vertuschen der Covid-19-Ursprünge betrifft. Haines ist aktuell – unter Präsident Joe Biden – Direktorin der nationalen Nachrichtendienste und war federführend, was die militarisierte Reaktion der US-Regierung auf die Covid-19-Gesundheitskrise anbelangte und die Bestrebungen des Staatsapparates, die Covid-19-Ursprünge zu verschleiern.[46]

Wir haben bereits das »Event 201« besprochen, die Simulation, die im Oktober 2019 stattfand, 3 Monate bevor die Welt erfuhr, dass in China ein pandemisches Coronavirus kursiert. In »Event 201« ging es um ein fiktives pandemisches Coronavirus, das aus einem Labor stammte, und Haines half im Rahmen dieser Trockenübung mit, eine Blaupause dafür zu schaffen, wie man die Ursprünge eines solchen Ausbruchs unter den Teppich kehrt. Auch George Gao, der Leiter der chinesischen Seuchenschutzbehörde, nahm an diesem Planspiel teil, das erschreckend präzise jene Pandemie vorwegnahm, die die Welt kurz darauf in Angst und Schrecken versetzen sollte. Trotz gegenteiliger Behauptungen der chinesischen Regierung wissen wir mittlerweile, dass SARS-CoV-2 zu diesem Zeitpunkt bereits in China kursierte, und das dürfte chinesischen Vertretern – darunter auch Gao – durchaus bekannt gewesen sein. Dieses Wissen würde erklären, warum die Übung dermaßen akkurat die Zukunft abbildete. Es gibt zu »Event 201« eine Reihe von fünf Videos, und in Teil 4 leitet Haines eine Diskussion zu der Frage, wie man Gerüchte, wonach das Virus auf ein Laborleck zurückzuführen sei, im Keim erstickt, zensiert, in eine andere Richtung lenkt oder ihnen generell entgegentritt.[47] Haines erklärt, Zensur allgemein würde nicht reichen, Gerüchte zu verhindern, und empfiehlt, auch in sozialen Medien Beiträge zu zensieren, die das Coronavirus mit einem Labor in Verbindung bringen, und »den Ort mit tonangebenden Stimmen zu fluten«, die einen derartigen Zusammenhang diskreditieren.[48] Wenige Monate später erschien Covid-19 auf der Bildfläche, und die Regierungsvertreter befolgten Haines' Vorgaben bis ins Detail, als es darum ging, öffentliche Debatten über die Ätiologie des Virus abzuwürgen. Haines selbst ging voran und bemühte sich schon in der Frühphase der Pandemie, die Hypothese vom Laborleck zu entschärfen.[49]

Ab dem Frühjahr 2020 breiteten sich Spekulationen über ein mögliches Laborleck in Wuhan aus. Haines und andere Topspione führten den Vorstoß der Geheimdienste und ihrer verbündeten Presseorgane an, der dazu führen sollte, zu einer einheitlichen Sprachregelung zurückzukehren. Am 30. April 2020 veröffentlichte das Büro der Direktorin für nationale Geheimdienste eine Presseerklärung, die sich indirekt auf Daszaks Schreiben in *The Lancet* bezieht (siehe Kapitel 61). In der Erklärung heißt es, die Geheimdienstgemeinde »stimmt mit dem allgemeinen wissenschaftlichen Konsens überein, wonach Covid-19 nicht von Menschenhand hergestellt oder genetisch verändert wurde«.[50] Hier vernahmen wir also die Art von »autoritärer Stimme«, von der Haines zuvor gesprochen hatte und die dazu beitragen sollte, störende Gerüchte im Keim zu ersticken.

Während der Covid-19-Pandemie von 2020 machten sich Scharen »ehemaliger« CIA-Offiziere daran, Internetdebatten über die Ursprünge von

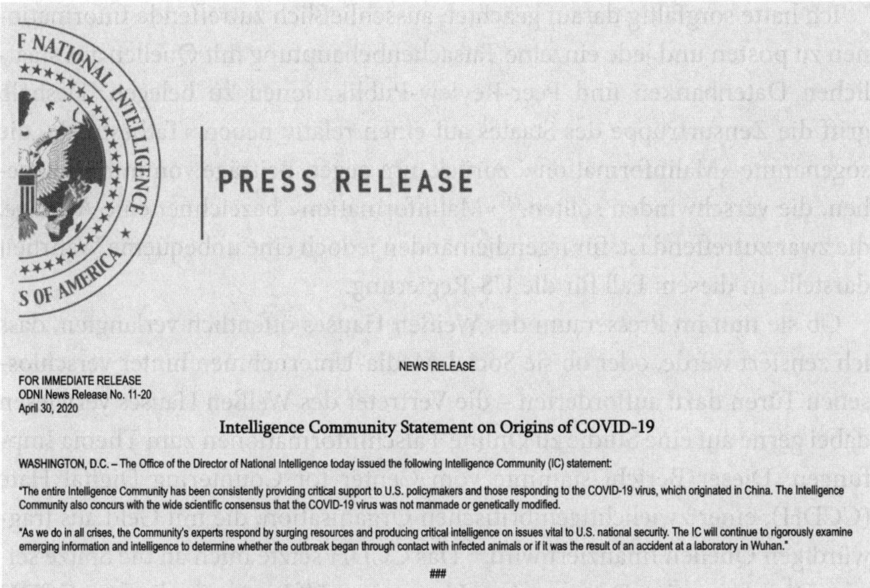

PRESS RELEASE

NEWS RELEASE

FOR IMMEDIATE RELEASE
ODNI News Release No. 11-20
April 30, 2020

Intelligence Community Statement on Origins of COVID-19

WASHINGTON, D.C. – The Office of the Director of National Intelligence today issued the following Intelligence Community (IC) statement:

"The entire Intelligence Community has been consistently providing critical support to U.S. policymakers and those responding to the COVID-19 virus, which originated in China. The Intelligence Community also concurs with the wide scientific consensus that the COVID-19 virus was not manmade or genetically modified.

"As we do in all crises, the Community's experts respond by surging resources and producing critical intelligence on issues vital to U.S. national security. The IC will continue to rigorously examine emerging information and intelligence to determine whether the outbreak began through contact with infected animals or if it was the result of an accident at a laboratory in Wuhan."

###

Covid-19 zu zensieren, indem sie auf Facebook und anderen sozialen Plattformen das »Moderieren von Inhalten« betrieben.[51,52] Die sogenannten »Twitter-Files« und die Klagen »Missouri gegen Biden« und »Kennedy gegen Biden« (ich bin ein namentlich genannter Kläger) deckten auf, welche Rolle die CIA und andere Geheimdienste dabei spielten, über ein spezielles FBI-Portal unerwünschte Stimmen von den Portalen zu entfernen und eine »Shadowbanning« genannte Form von Zensur zu betreiben.[53,54,55,56,57] Bundesrichter Terry Doughty erklärt in seinem 155 Seiten langen Urteil zum Fall »Missouri gegen Biden«, dass die Regierung Biden, das Weiße Haus und eine Vielzahl von Bundesbehörden offen und zweifelsfrei den ersten Verfassungszusatz verletzten, als sie soziale Medien dazu aufforderten, mich von ihren Plattformen zu verbannen und meine Kritik an der Regierungspolitik abzuwürgen – das Ganze gerade einmal 37 Stunden nachdem Präsident Biden den Eid abgelegt hatte, die Verfassung zu schützen.[58,59,60] Es war der Auftakt für eine sturzbachartige Massenzensur, die schon bald praktisch jede Stimme erstickte, die sich gegen die offizielle Darstellung erhob, das Virus gehe auf eine Zoonose zurück.

Ich hatte sorgfältig darauf geachtet, ausschließlich zutreffende Informationen zu posten und jede einzelne Tatsachenbehauptung mit Quellen aus staatlichen Datenbanken und Peer-Review-Publikationen zu belegen. Deshalb griff die Zensurtruppe des Staates auf einen relativ neuen »Tatbestand«, die sogenannte »Malinformation«* zurück, um gegen Beiträge von mir vorzugehen, die verschwinden sollten.[61] »Malinformation« bezeichnet eine Aussage, die zwar zutreffend ist, für irgendjemanden jedoch eine unbequeme Wahrheit darstellt, in diesem Fall für die US-Regierung.

Ob sie nun im Presseraum des Weißen Hauses öffentlich verlangten, dass ich zensiert werde, oder ob sie Social-Media-Unternehmen hinter verschlossenen Türen dazu aufforderten – die Vertreter des Weißen Hauses verwiesen dabei gerne auf eine Studie zu Online-Falschinformationen zum Thema Impfungen. Dieser Bericht stammte vom Center for Countering Digital Hate (CCDH), einer zwielichtigen britischen Organisation, die mit Geld aus fragwürdigen Quellen finanziert wird.[62] Das CCDH setzte mich an die Spitze seiner »Disinformation Dozen«, einer Liste von zwölf Personen, die dem CCDH zufolge für 65 Prozent der impfbezogenen Falschinformationen auf Facebook verantwortlich sind.[63] Jedoch: Diese Aussage ist ihrerseits eine Falschinformation. Facebook führte eine Analyse zum Kernvorwurf des CCDH durch und stellte fest, dass in Wirklichkeit weniger als 1 Prozent der abgelehnten Impfstoffinformationen auf das »Disinformation Dozen« entfiel.[64] Das hielt Jen Psaki, Pressesprecherin des Weißen Hauses, im Juli 2021 nicht davon ab, Bezug auf den CCDH-Bericht zu nehmen, als sie Facebook vorwarf, faktisch Impfpolitik zu untergraben. Psaki sagte: »Es gibt etwa zwölf Leute, die 65 Prozent der Falschinformationen zum Thema Impfung auf sozialen Medien produzieren« und regte an, dass die sozialen Medien die Accounts dieser Personen sperren.[65,66] Kurz darauf behauptete Präsident Biden gegenüber einem Reporter über dieselben Personen: »Sie töten Menschen.«[67] Der CCDH-Bericht diente auch als Vorlage für Kongressanhörungen der Demokraten.[68]

* Anm. d. Verlages: Nicht zu verwechseln mit »Desinformation« oder »Falschinformation«; eine ungefähre Übersetzung ins Deutsche wäre »Schadinformation«.

Paul D. Thacker, der früher als Ermittler für den Kongress tätig war, schrieb über den CCDH-Bericht: »Die Organisation gab dem Weißen Haus eine mächtige Waffe gegen Kritiker wie RFK Jr. und [Elon] Musk an die Hand, gleichzeitig setzte sie Plattformen wie Facebook und Twitter unter Druck, die Politik der Regierung umzusetzen.«[69] Am 31. März beteuerte ein Vertreter von Twitter gegenüber dem Weißen Haus: »Das Team zur Bekämpfung von Covid-19-Falschinformationen bereitet Maßnahmen gegen eine Handvoll Konten vor, die durch den CCDH-Bericht ins Rampenlicht gerückt wurden.«[70]

Recherchen Thackers und anderer Journalisten haben gezeigt, dass das CCDH Verbindungen zu britischen und amerikanischen Geheimdiensten unterhält sowie zu neoliberalen Kreisen in der britischen Labourpartei.[71,72] Geleitet wird das CCDH vom Briten Imran Ahmed, einem Politarbeiter mit engen Verbindungen zum wirtschaftsnahen Labourflügel.[73] Ahmed betrieb zuvor eine Kampagne zur Übernahme der Labourpartei durch Unternehmer und zur politischen Zerstörung von *The Canary*, einer linken Nachrichtenseite, die dem populistischen Labour-Vorsitzenden Jeremy Corbyn nahestand. Thacker schreibt über Ahmed, er habe »geholfen, die Linke im Vereinigten Königreich zu zerstören«.[74] Im Oktober 2023 veröffentlichte Thacker im jüdischen Politmagazin *Tablet* einen Bericht, in dem er die Verbindungen zwischen den größten Finanziers des CCDH und britischen sowie amerikanischen Geheimdiensten und Rüstungsunternehmen aufzeigt.

Thacker berichtet: »In dem rund einen Dutzend oder so geführten Gesprächen mit Menschen, die Ahmed seit Jahren beobachten, tauchte ein Gerücht immer wieder auf: Dass er für den britischen Geheimdienst arbeitet.« Imran Ahmeds ältester Kindheitsfreund sagte Thacker, Ahmed habe ihm gegenüber vor Jahren damit geprahlt, dass er sich bei einem britischen Geheimdienst beworben habe.[75] Kommunikationsleiterin beim CCDH war vom Oktober 2021 bis Februar 2022 Lindsay Moran, ehemalige CIA-Offizierin in Osteuropa.[76,77,78]

Chairman beim CCDH ist Simon Clark, ehemaliger Senior Fellow im Digital Forensics Lab der Denkfabrik Atlantic Council.[79] In den vergangenen Jahren saßen sieben CIA-Direktoren im Beirat des Atlantic Council. Mike Benz, ehemaliger Mitarbeiter im US-Außenministerium, sagte Thacker, die

Organisation zähle zu den »Hauptarchitekten der Onlinezensur«.[80] Matt Taibbi hat enthüllt, dass das Digital Forensics Lab von unterschiedlichen Regierungseinrichtungen und Rüstungsunternehmen aus den USA finanziert wird und eine zentrale Rolle im »Zensur-Industriekomplex« spielt.[81]

Senior Fellow war Clark auch am Center for American Progress, einer von John Podesta gegründeten Denkfabrik. Podesta leitete 2016 den Präsidentschaftswahlkampf von Hillary Clinton.[82,83,84] Das Center for American Progress steht aber auch der Regierung Biden sehr nahe. Thacker schreibt: »Man könnte zu dem Schluss gelangen, dass das CCDH als Arm des unternehmerischen Flügels der Demokratischen Partei fungiert und gegen dessen vermeintliche Feinde zum Einsatz kommt, egal ob gegen die von links oder gegen die von rechts.«[85] Thacker verweist zudem darauf, dass der Nachrichtenbereich des CCDH voll mit aufwendig recherchierten Berichten sei, für die keine Autoren angegeben sind und in denen weder auf Forscher noch auf Verfasser verwiesen wird.[86,87] »Wer arbeitet als Ghostwriter für das Center for Countering Digital Hate?«, fragt Thacker. »Das CCDH nennt außer Imran Ahmed niemals irgendeinen [weiteren] Autor.«[88]

Mike Benz leitet inzwischen die Foundation for Freedom Online, eine Watchdog-Organisation, die sich für Meinungsfreiheit stark macht. Benz sagte Thacker: »Es ist nicht das erste Mal, dass britische und amerikanische Geheimdienste eine Tarnorganisation schaffen, um die Onlinenachrichtenwirtschaft zu beeinflussen. Und zwar, um die öffentliche Debatte in einer Weise zu steuern, dass sie der politischen Agenda der Dienste entspricht.«[89,90]

Thacker schreibt:

> »Es muss betont werden, wie erfolgreich das CCDH war. Da erlangt eine winzige, unbekannte Nonprofit-Organisation im überfüllten und von starkem Wettbewerb geprägten politischen Raum in Washington, D.C., enorm viel Aufmerksamkeit – das ist so, als ob ein pummeliger Amateursportler beim Super Bowl den entscheidenden Touchdown erzielt und in derselben Woche auch noch den Weltrekord im Marathon aufstellt.«[91]

Am 2. Dezember 2020 erklärte William Evanina, bei der CIA ehemals zuständig für die Spionageabwehr, er sei stolz auf die Rolle, die er beim Zensieren sozialer Medien, beim Schließen von Accounts in den Netzwerken und im Zuge anderer »gewagter« Maßnahmen während der Pandemie gespielt habe.[92,93] Zu Evaninas Heldentaten gehören indes auch Verstöße gegen den ersten Verfassungszusatz, denn der verbietet es der Regierung, sich in die Meinungsfreiheit einzumischen. Genauso untersagen es die Statuten der CIA, in Amerika Propagandaarbeit zu betreiben.[94] Dass er sich nicht schämt, derart in der Öffentlichkeit damit zu prahlen, spricht dafür, dass Evanina einer dieser CIA-Offiziere ist, die ihren Eid auf die Verfassung nicht sonderlich ernst nehmen.

Im Juni 2023 erklärte mir der ehemalige Außenminister Mike Pompeo, er bedauere es zutiefst, dass er in seiner Amtszeit als CIA-Direktor (2017–2018) so schlecht dabei abgeschnitten habe, die Korruption zu bekämpfen, die den kompletten Geheimdienst durchdringe. Er klagte: »Die gesamte Führungsriege dieser Behörde setzt sich aus Leuten zusammen, die nicht an die demokratischen Institutionen der Vereinigten Staaten von Amerika glauben.«[95]

Auf der Münchner Sicherheitskonferenz 2021 wurde eine Simulation zu einer Affenpockenpandemie abgehalten, finanziert von Open Philanthropy, einer gemeinnützigen Organisation, die der Facebook-Mitgründer Dustin Moskovitz ins Leben gerufen hatte.[96,97,98] Im Drehbuch der Veranstaltung heißt es, die Ursprünge des fiktiven Ausbruchs gingen auf ein Labor zurück; wilde Affenpockenviren hätten beim Menschen nämlich noch nie eine Epidemie verursacht. Die Trockenübung prognostizierte eine globale Affenpockenepidemie für den Mai 2022. Und was geschah tatsächlich im Mai 2022? Es kam zu einer globalen Affenpockenepidemie, pünktlich und exakt so, wie in der Simulation vorhergesagt.[99] Haines spielte schon bei »Event 201« eine zentrale Rolle, und sie hatte auch bei der Affenpocken-Übung von 2021 ihre Finger im Spiel (sie ist als Beraterin für Open Philanthropy tätig). Das ist insofern erwähnenswert, als Regierungsvertreter diese fiktiven »Tabletop-Simulationen von Pandemien«, deren Ursprung im Labor hochgezüchtete Mikroben sind, dazu nutzen, den Beamten Methoden einzubläuen, wie sie strenge – und häufig verfassungswidrige – Sozialkontrollen verhängen können.[100] Als im Januar 2020 – wie vorhergesagt – Covid-19 ausbrach, reagierten Regierungen rund um den Globus praktisch simultan und setzten nahezu zeitgleich die lästigen Maßnahmen um, die Haines und ihre CIA-Kollegen entwickelt hatten.

Heute ist Haines unter Präsident Biden Direktorin der nationalen Geheimdienste und damit die Spitzenspionin des Landes.[101,102] Außerdem sitzt sie im Nationalen Sicherheitsrat und fungiert dort als führende Rechtsberaterin.[103] Eigentlich ist der Nationale Sicherheitsrat, wie der Name bereits sagt, für die nationale Sicherheit zuständig und darüber hinaus für außenpolitische Angelegenheiten, aber während der Pandemie führte er das Covid-19-Regime an.[104,105]

Als also Präsident Biden im Mai 2021 die Geheimdienste anwies, innerhalb von 90 Tagen zu eruieren, ob Wuhan der Ausgangsort für Covid-19 ist, übernahm Haines die Leitung der Vertuschungsbemühungen.[106] Sie unterzeichnete am 24. August 2021 höchstpersönlich den offiziellen Freispruch in Form einer Erklärung, wonach die Ursprünge von Covid-19 unmöglich festzustellen seien.[107] Wie bereits geschildert, ging im September 2023 ein CIA-Whistleblower an die Öffentlichkeit und erklärte, sechs der sieben CIA-Analysten, die diesen Bericht verfassten, der die USA von aller Schuld freispricht, seien von Spitzenkräften der CIA bestochen worden und hätten im Gegenzug ihre Schlussfolgerungen an Haines' offizielle Darstellung angepasst.[108]

Wie gut sie im Vertuschen und Verschleiern ist, hatte Haines bereits bei früherer Gelegenheit unter Beweis gestellt. Ihren Aufstieg innerhalb der Geheimdienste verdiente sie sich auch damit, dass sie sich konsequent Bemühungen um Transparenz verweigerte und dass es ihr wiederholt gelang, einige der übelriechendsten Skandale des Geheimdienstes so lange mit Parfum zu übergießen, bis der Gestank nicht mehr so auffiel. Kurz: Haines scheint immer eine Hand am Besen gehabt zu haben, wenn es darum ging, unbequeme Wahrheiten unter den Teppich zu kehren. Jeffrey Sachs, der die Untersuchungen von *The Lancet* zum Ursprung von Covid-19 leitete, sagt: »Ich denke, sie [die US-Beamten] haben guten Grund, nicht allzu gründlich unter den Teppich zu schauen.«[109]

Aufstieg der Königin der Biosicherheit

Avril Haines' Vater war ein Biochemiker, der mit Mitteln der NIH forschte. Er zählte zu den Gründern der CUNY School of Medicine und fungierte dort als Dekan des Fachbereichs Biochemie.[110,111,112] Haines' persönlicher Einsatz für die Biosicherheitsagenda geht möglicherweise auf ihre Teenagerzeit zurück, als sie bei der Betreuung ihrer Mutter Adrienne Rappaport half, die an Geflügeltuberkulose (der Erreger heißt *Mycobacterium avium*) erkrankt war.[113] Allen Bemühungen der Tochter zum Trotz starb die Mutter, als Avril 15 Jahre alt war. Später studierte Avril Physik an der Johns Hopkins und machte 2001 einen Jura-Abschluss in Georgetown, 3 Monate bevor Washington von den Milzbrandanschlägen heimgesucht wurde.[114]

Ihre berufliche Laufbahn verlief wie im Märchen. 2003, gerade einmal 2 Jahre nachdem sie ihren Abschluss gemacht hatte, und in der Blütezeit der Konservativen, arbeitete Haines bereits als Rechtsberaterin im Office of Political and Military Affairs des Weißen Hauses.[115] Mit diesem Job stand sie im Mittelpunkt des Geschehens. Die neokonservative und martialische Blase um Präsident George W. Bush hatte bei Amerikas Außenpolitik das Sagen, und der Traum von einem 100 Jahre währenden Amerikanischen Reich, den sie 1999 in ihrem Project for the New American Century formulierten, schien zum Greifen nah.[116] Angeführt von Dick Cheney, Donald Rumsfeld, John Bolton, Paul Wolfowitz und anderen neokonservativen Funktionären ließ Amerika seine Muskeln spielen, stellte in Afghanistan und Irak seine Kriegslust unter Beweis und legte mit dem »Patriot Act« das Fundament dafür, Amerika in einen Sicherheits- und Überwachungsstaat zu verwandeln.[117]

Passend für die Zeit entwickelten John Yoo und Jay Bybee, zwei Kollegen von Haines im Weißen Haus, eine kühne juristische Rechtfertigung dafür, dass sich die CIA über etablierte amerikanische Gesetze und Abkommen hinwegsetzen und foltern konnte. Dass die USA jedwede Foltermethoden traditionell stets ablehnten, tat Alberto Gonzales, Rechtsberater von Präsident Bush und ein weiterer führender Neocon, als »altertümlich« ab.[118] Unerbittlich steuerten die Neokonservativen Amerikas Demokratie fort von Traditionen, an denen niemand zu rütteln gewagt hatte, seit George Washington während der Amerikanischen Revolution den Einsatz von Folter untersagte. Abraham Lincoln zementierte diese moralischen Richtlinien während des Bürgerkrieges und legte das Fundament für die Genfer Konventionen, die Folter weltweit für gesetzeswidrig erklärten.[119] Nun, wo die Neocons aus dem Weißen Haus ihr einen juristischen Freifahrtschein erteilt hatten, machte sich die CIA daran, ein Folterprogramm aufzubauen, das illegale – und in diversen Fällen tödliche – Methoden wie das Waterboarding umfasste, also genau das Verbrechen, für das Amerika nach dem Zweiten Weltkrieg japanische Soldaten hinrichten ließ. CIA-Vertreter entwickelten neben Schlafentzug und »rektaler Ernährung« eine Palette an sexuellen Erniedrigungen. Gefangene wurden nackt mit Eis übergossen, und es gab weitere illegale Foltermethoden, die Haines' Kollegen von der Rechtsabteilung des Weißen Hauses euphemistisch als »erweiterte Verhörtechniken« umschrieben.[120,121,122]

Während 2007 Fotos aus dem irakischen Gefängnis Abu Ghuraib öffentlich wurden und ein schlechtes Licht auf die dort von den USA praktizierten Verhörmethoden warfen, wechselte Haines auf den Posten der stellvertretenden Chefjuristin für den außenpolitischen Ausschuss des Senats, ein Gremium, das von Joe Biden geleitet wurde.[123,124] Unter den Spitzenpolitikern der Demokratischen Partei stand Senator Biden der neokonservativen Vision einer kämpferischen US-Außenpolitik am nächsten. Im Lager der Demokraten fand sich wohl kein einflussreicherer Politiker, der Präsident Bushs Golfkrieg guthieß. Im September 2001, kurz bevor die Angriffe mit Milzbranderregern stattfanden, erfolgten unter Vorsitz von Biden im Kongress Anhörungen zur Biosicherheit.[125,126] Haines wechselte später aus Bidens Team zum Außenministerium und fungierte zwischen 2008 und 2010 als Rechtsberaterin für Präsident Obama, also in einem Zeitraum, als das Weiße Haus sein Drohnenprogramm aufstockte.[127]

2013 wurde Haines stellvertretende CIA-Direktorin und zählte als stellvertretende Beraterin für nationale Sicherheit zu Obamas engsten *consiglieres*.[128] Sie war nicht zimperlich und ließ sich von Skrupeln nicht aufhalten, was sie in eine neue Rolle katapultierte – als Frontkommandeurin des blutrünstigen

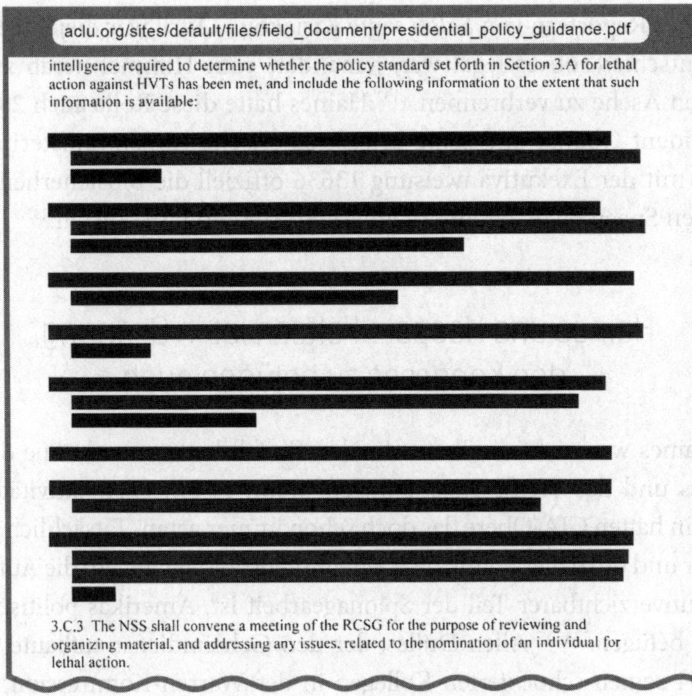

aclu.org/sites/default/files/field_document/presidential_policy_guidance.pdf

intelligence required to determine whether the policy standard set forth in Section 3.A for lethal action against HVTs has been met, and include the following information to the extent that such information is available:

[redacted]

[redacted]

[redacted]

[redacted]

[redacted]

[redacted]

[redacted]

[redacted]

3.C.3 The NSS shall convene a meeting of the RCSG for the purpose of reviewing and organizing material, and addressing any issues, related to the nomination of an individual for lethal action.

Seite 12 von Haines' Richtlinien für außergerichtliche Tötungen.
Erforderliche generische Angaben für Personen, die für den tödlichen Schlag »nominiert wurden«, sind geschwärzt.

Projekts der Neokonservativen, der Welt amerikanische Werte aufzuzwingen. Während Obamas Amtszeit beschrieb *Newsweek* Haines als die Art Beamtin, die »man gelegentlich mitten in der Nacht einbestellt, damit sie ihre Meinung zu der Frage kundtut, ob es rechtens ist, einen mutmaßlichen Terroristen mit einem Drohnenschlag zu Asche zu verbrennen«.[129] Sie sei eine »umgängliche Assassinin«, schrieb das Magazin *Salon*.[130] Und CIA-Whistleblower John Kiriakou sagt, Haines habe regelmäßig grünes Licht für Drohnenschläge gegeben, bei denen nicht nur mutmaßliche Terroristen getötet wurden, sondern auch deren gesamte Familie, was Haines als »Kollateralschaden« abtat.[131]

Gegenüber Reportern von *Salon* sagte Kiriakou: »Avril war diejenige, die darüber entschied, ob es legal war, jemanden vom Himmel herab zu einem Häufchen Asche zu verbrennen.«[132] Haines hatte diese Rolle auch 2013 inne, als Präsident Obama und seine kriegstreiberische Außenministerin Hillary Clinton mit der Exekutivanweisung 13636 offiziell die Biosicherheitsagenda zur neuen Speerspitze der amerikanischen Außenpolitik kürten.[133]

Haines und Haspel – Foltern ist in Ordnung, den Kongress zu belügen auch

Avril Haines war nicht die Erste, die den Einfall hatte, man könne doch den Kongress und das Weiße Haus anlügen, wenn es um CIA-Aktivitäten ging, immerhin hatten CIA-Obere das doch schon immer getan. Tatsächlich herrscht in Kultur und offizieller Politik des Geheimdienstes seit Langem die Auffassung, dass es unverzichtbarer Teil der Spionagearbeit ist, Amerikas politische Führung zu belügen.[134,135] Allen Dulles, der den Geheimdienst aufbaute, erklärte dies 1964 seinen schockierten Kollegen in der Warren-Kommission, die den Mord an John F. Kennedy untersuchte. Sollte Lee Harvey Oswald in der Tat für die CIA arbeiten, wofür es damals einige Indizien gab, würde er, Dulles, die amerikanische Öffentlichkeit und den Kongress in diesem Punkt belügen (später bekannt gewordene Dokumente belegen, dass die CIA Oswald 1958 rekrutierte und ihn seitdem für sich arbeiten ließ). Dulles sagte, seiner Ansicht nach hätten andere Nachrichtendienste – auch das FBI – sogar die vorrangige Pflicht, zum Schutz der eigenen Institutionen zu betrügen.[136,137,138,139] Die *New York Times* vermeldete dieses außerordentliche Geständnis im Jahr 1974.[140] Was diesen Teil ihrer Arbeit angeht, hat Avril Haines wirklich Herausragendes geleistet.

Ihr intensiver persönlicher Ehrgeiz, ihr eifernder Einsatz für aggressive militärische Interventionen, ihr unerschütterliches Eintreten für die Anwendung tödlicher Gewalt, ihre moralische Flexibilität und nicht zuletzt ihre Verachtung für Transparenz, für die »Bill of Rights«, für die in der Verfassung festgelegte Doktrin der Gewaltenteilung, für Amerikas historisches Nein zu Folter und für die Auflage, wonach die CIA Amerikas Bürger nicht bespitzeln darf – all dies führte dazu, dass Haines eine Karriere auf der Überholspur hinlegte.

Als Obamas Beraterin für nationale Sicherheit und stellvertretende CIA-Direktorin (2013–2015) war Haines geradezu für die Aufgabe prädestiniert, Amerikas skandalöses Folterprogramm zu vertuschen, das ihre Neocon-Kollegen von der Rechtsabteilung des Weißen Hauses unter Präsident Bush angeschoben hatten.[141] Ihre Sporen in Geheimdienstkreisen verdiente sich Haines damit, dass sie den furchtbaren Agenten beisprang, die in der Amtszeit von Präsident Bush in Geheimgefängnissen und im Gefangenenlager von Guantánamo entführte Personen widerrechtlich folterten.

Während Haines' Kollegen von 2002 bis 2004 im Weißen Haus Gesetze verdrehten, um Folter hoffähig zu machen, führte Gina Haspel (Spitzname »Bloody Gina«) als Stationsleiterin der CIA ein Geheimgefängnis in Thailand.[142] Dort überwachte sie die Folterung von inhaftierten Personen direkt. Zu den eingesetzten Methoden gehörten das bereits erwähnte Waterboarding, Menschen über einen längeren Zeitraum in winzige Kisten einzusperren und weitere illegale Grausamkeiten.[143,144] Als ihr Ermittler des US-Kapitols 2005 auf die Schliche kamen, setzte sich Haspel über Vorladungen des Kongresses hinweg und ordnete widerrechtlich die Vernichtung von 92 Stunden an Videoaufnahmen von Folterungen in Guantánamo und Geheimgefängnissen an.[145,146] Als der Senat begann, Haspels Verbrechen zu untersuchen, setzte Haines alles daran, diese Bemühungen zu blockieren.

Im Dezember 2014 stellte der Nachrichtendienstausschuss des Senats endlich seinen 6000 Seiten langen Bericht über Folter fertig, das Produkt einer mühseligen Untersuchung, die sich über 5 Jahre hingezogen hatte. Eigentlich sollte der Bericht veröffentlicht werden, aber Haines intervenierte und überzeugte die Vorsitzende des Ausschusses, Senatorin Dianne Feinstein, von einer Veröffentlichung abzusehen.[147] Senator Chuck Schumer sagte 2019: »Man legt sich besser nicht mit den Geheimdiensten an – sie haben unzählige Möglichkeiten, es dir heimzuzahlen.«[148]

In welcher Form Haines auch immer Druck ausgeübt haben mag – Feinstein stimmte zu, bloß eine 500-seitige Zusammenfassung zu veröffentlichen,

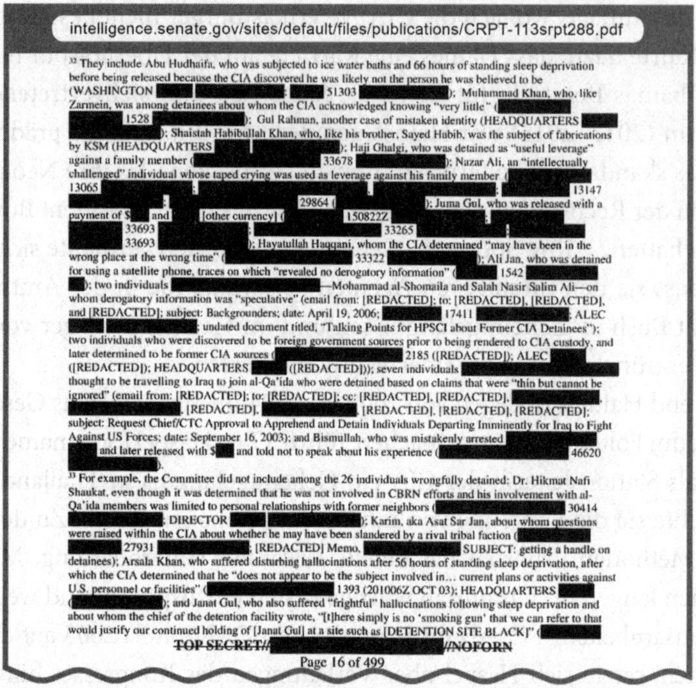

intelligence.senate.gov/sites/default/files/publications/CRPT-113srpt288.pdf

[32] They include Abu Hudhaifa, who was subjected to ice water baths and 66 hours of standing sleep deprivation before being released because the CIA discovered he was likely not the person he was believed to be (WASHINGTON [redacted]; [redacted] 51303 [redacted]); Muhammad Khan, who, like Zarmein, was among detainees about whom the CIA acknowledged knowing "very little" ([redacted] 1528 [redacted]); Gul Rahman, another case of mistaken identity (HEADQUARTERS [redacted]); Shaistah Habibullah Khan, who, like his brother, Sayed Habib, was the subject of fabrications by KSM (HEADQUARTERS [redacted]); Haji Ghalgi, who was detained as "useful leverage" against a family member ([redacted] 33678 [redacted]); Nazar Ali, an "intellectually challenged" individual whose taped crying was used as leverage against his family member ([redacted] 13065 [redacted]; [redacted], [redacted]; [redacted] 13147 [redacted]; [redacted] 29864 ([redacted]); Juma Gul, who was released with a payment of $[redacted] and [redacted] [other currency] ([redacted] 150822Z [redacted]; [redacted] 33693 [redacted]; [redacted] 33265 [redacted]; [redacted] 33693 [redacted]); Hayatullah Haqqani, whom the CIA determined "may have been in the wrong place at the wrong time" ([redacted] 33322 [redacted]); Ali Jan, who was detained for using a satellite phone, traces on which "revealed no derogatory information" ([redacted] 1542 [redacted]); two individuals [redacted]—Mohammad al-Shomaila and Salah Nasir Salim Ali—on whom derogatory information was "speculative" (email from: [REDACTED]; to: [REDACTED], [REDACTED], and [REDACTED]; subject: Backgrounders; date: April 19, 2006; [redacted] 17411 [redacted]; ALEC [redacted]; undated document titled, "Talking Points for HPSCI about Former CIA Detainees"); two individuals who were discovered to be foreign government sources prior to being rendered to CIA custody, and later determined to be former CIA sources ([redacted] 2185 ([REDACTED]); ALEC [redacted] ([REDACTED]); HEADQUARTERS [redacted] ([REDACTED])); seven individuals [redacted] thought to be travelling to Iraq to join al-Qa'ida who were detained based on claims that were "thin but cannot be ignored" (email from: [REDACTED]; to: [REDACTED]; cc: [REDACTED], [REDACTED], [redacted], [REDACTED], [redacted], [REDACTED], [REDACTED], [REDACTED]; subject: Request Chief/CTC Approval to Apprehend and Detain Individuals Departing Imminently for Iraq to Fight Against US Forces; date: September 16, 2003); and Bismullah, who was mistakenly arrested [redacted] and later released with $[redacted] and told not to speak about his experience ([redacted] 46620 [redacted]).

[33] For example, the Committee did not include among the 26 individuals wrongfully detained: Dr. Hikmat Nafi Shaukat, even though it was determined that he was not involved in CBRN efforts and his involvement with al-Qa'ida members was limited to personal relationships with former neighbors ([redacted] 30414 [redacted]; DIRECTOR [redacted]); Karim, aka Asat Sar Jan, about whom questions were raised within the CIA about whether he may have been slandered by a rival tribal faction ([redacted] 27931 [redacted]; [REDACTED] Memo, [redacted] SUBJECT: getting a handle on detainees); Arsala Khan, who suffered disturbing hallucinations after 56 hours of standing sleep deprivation, after which the CIA determined that he "does not appear to be the subject involved in… current plans or activities against U.S. personnel or facilities" ([redacted] 1393 (201006Z OCT 03); HEADQUARTERS [redacted] ([redacted]); and Janat Gul, who also suffered "frightful" hallucinations following sleep deprivation and about whom the chief of the detention facility wrote, "[t]here simply is no 'smoking gun' that we can refer to that would justify our continued holding of [Janat Gul] at a site such as [DETENTION SITE BLACK]" ([redacted]

~~TOP SECRET~~//[redacted]//~~NOFORN~~

Page 16 of 499

Seite 45 des redigierten Senatsberichts zu Folterungen durch die CIA.

bei der die belastendsten Beweisstücke für kriminelle Handlungen der CIA mit hoher Wahrscheinlichkeit fehlten.[149] Haines und ihre Truppe griffen sodann zu dicken Textmarkern und schwärzten damit nahezu die gesamte Zusammenfassung. So stellten sie sicher, dass Öffentlichkeit, Kongress und Gesetzeshüter nicht einmal verwässerte Einzelheiten des illegalen Programms zu lesen bekamen. Wie *Salon* schreibt, verwandelte Haines »das Dokument in eine 500-seitige, mit schwarzer Tinte verschmierte Zusammenfassung«.[150]

Der packende Film *The ~~Torture~~ Report* (Vice Studios, 2019)[151] zeigt, wie Haines Feinstein zusetzte, bis die Senatorin schmählich einknickte und zuließ, dass eine CIA-Beamtin die belastendsten Erkenntnisse des Berichts verschwinden ließ.[152,153,154,155]

Ein Jahr darauf, 2015, verschafften sich CIA-Agenten illegalerweise Zugang zu den Computern des Geheimdienstausschusses des Senats, um dessen Ermittlungen über die Inhaftierungs- und Folterprogramme des Spionagedienstes zu vereiteln. Haines, zu diesem Zeitpunkt stellvertretende CIA-Direktorin, überstimmte den Generalinspekteur der CIA und weigerte sich, die Agenten zur Rechenschaft zu ziehen – ein Verstoß gegen die Bestimmungen der US-Verfassung zur Gewaltentrennung. Laut Kiriakou stellte sich Haines nicht nur vor die Agenten, die sich illegal in die Büros des Senatsauschusses gehackt hatten, sie verlieh diesen Mitarbeitern auch noch einen Orden, die »Career Intelligence Medal«.[156] Indem sie sich auf die Seite der Gesetzesbrecher stellte und deren kriminellen Aktivitäten verteidigte und belohnte, sicherte sich Haines die Loyalität der schlimmsten Elemente innerhalb der CIA und demonstrierte ihre Missachtung für die vielen Tausend aufrichtigen und gesetzestreuen CIA-Angestellten, die angewidert auf einen derartigen Machtmissbrauch reagierten.[157]

Dass Haspel schockierenderweise entlastet wurde, verdankt sie zu weiten Teilen Avril Haines. Ihre Weste war nun wieder so rein, dass Präsident Donald Trump Haspel im März 2018 zur Nachfolgerin von Mike Pompeo als CIA-Direktorin kürte, trotz ihrer eindeutig kriminellen Handlungen in der Vergangenheit.[158] Während der Anhörungen zu ihrer Nominierung verwies das Weiße Haus auch darauf, wie sehr Haines sich für Haspel eingesetzt habe.[159] Als Präsident Biden Avril Haines im Dezember 2020 für das Amt der Direktorin der nationalen Geheimdienste vorschlug, bildete sich eine breite Koalition aus liberalen Gruppen (darunter CODEPINK, Progressive Democrats of America, World Beyond War und RootsAction) und forderte den Senat auf, die Zustimmung zu Haines' Ernennung zu verweigern.[160]

Die Menschenrechtsaktivistinnen Medea Benjamin und Marcy Winograd bezeichneten Haines als »Wolf im Schafspelz«. Ihre Zensur des Senatsberichts gehe »weit über den ›Schutz von Quellen und Methoden‹ hinaus«. Mit ihrem Handeln habe sie der CIA indes eine Blamage erspart »und gleichzeitig ihren beruflichen Aufstieg gesichert«.[161] David Segal von der politischen Interessengruppe Demand Progress sagte gegenüber CNN: »Unglücklicherweise ist Haines bekannt dafür, wiederholt Folter und Folterer in Schutz genommen zu haben.«[162]

Mark Udall, ehemaliges Mitglied im Senatsausschuss zu Geheimdiensten, sagte über Haines: »Soll unser Land einen Schlussstrich unter das dunkle Kapitel in unserer Geschichte ziehen, welches das Folterprogramm der CIA darstellt, müssen wir aufhören, Personen zu nominieren und zu befördern, die dieses furchtbare Programm anführten und mithalfen, es zu vertuschen.«[163] In der Amtszeit von Präsident Trump nahm sich Haines eine Auszeit vom Staatsdienst, um sich ordentlich etwas dazuzuverdienen – sie arbeitete als Beraterin bei den Wirtschaftslobbyisten WestExec Advisors, einer Organisation von Antony Blinken. Blinken war von 2013 bis 2015 unter Präsident Obama stellvertretender Berater für nationale Sicherheit gewesen und von 2015 bis 2017 Staatssekretär im Außenministerium.[164,165] WestExec Advisors nutzt die Kontakte seiner Berater in Regierungskreise für seine Einflussnahme und beschafft Rüstungsunternehmen lukrative Aufträge vom Pentagon.[166] Zu den Kunden zählen Microsoft (dieses Konto betreute Haines persönlich), Blackstone und Gilead, der Hersteller von Remdesivir, dem tödlichen und darüber hinaus auch unwirksamen Covid-19-Impfstoff.[167]

Mit ihrer Vorgeschichte, blutige Interventionsmaßnahmen gutzuheißen, fügte sich Haines problemlos in die Regierung Biden ein, wo sie auf die alte Truppe von Hillary Clintons Mitstreitern stieß – neoliberale interventionistische Falken wie Außenminister Antony Blinken und seinen »Sancho Pansa« Jake Sullivan, der als Berater für nationale Sicherheit fungiert. Hinzu kamen neokonservative Restposten aus der Bush-Ära wie Victoria Nuland, die federführend bei der Außenpolitik von Präsident Biden ist.[168]

Bevor sie ihr Amt als oberste Spionin Amerikas antrat, hübschte Haines noch rasch ihren Lebenslauf auf und ließ unter den Tisch fallen, dass sie als Beraterin für Palantir tätig gewesen war (Jahresgehalt: 180 000 Dollar). Das Privatunternehmen wurde 2003 von PayPal-Mitgründer Peter Thiel aufgelegt und betreibt Datamining für Pentagon und Nachrichtendienste.[169,170] Während Haines' dortiger Zeit erleichterte Palantir es der Regierung Trump unter anderem, massenhaft Einwanderer zu deportieren.[171] Ein großer Zahltag brach für Palantir an, als im Rahmen der Covid-19-Lockdowns die oppressiven Überwachungs- und Kontrollmaßnahmen eingeführt wurden, die Haines im Rahmen von »Event 201« entwickelt hatte. Das Unternehmen, möglicherweise weltweit führend, was prädiktive Überwachungstechnologien und -programme angeht, fuhr lukrative Aufträge von der CIA ein.[172,173,174] Ähnlich wie Microsoft, Google und Amazon zählte Palantir zu den Unternehmen, die während der Covid-19-Pandemie der Heimatschutzbehörde, den Centers for Disease Control und westlichen Regierungen Technologien zur Datenverfolgung, zur Überwachung und für digitale Identifizierung zur Verfügung stellten.[175,176,177] Bei Palantir scheint man ebenso wenig für amerikanische Traditionen und Werte übrig zu haben wie bei der CIA, denn das Unternehmen beteiligte sich an einer Rufmordkampagne gegen Anti-Kommerz-Aktivisten und gegen Journalisten, die staatliche Maßnahmen kritisch hinterfragten. Eines der Opfer war der Skandalreporter Glenn Greenwald.[178]

Ein Insider aus dem Weißen Haus, der aus Sorge vor negativen Folgen anonym bleiben wollte, sagte mir, Haines übe »beträchtlichen Einfluss« auf Präsident Biden aus. Ihre dominante Rolle als Vertraute des Präsidenten und ihr gutes Verhältnis zu seinen wichtigsten Beratern, etwa Blinken und Sullivan, sind besonders im Hinblick auf die offenkundigen kognitiven Probleme des Präsidenten beunruhigend, denn sie dürften zweifelsohne die Macht und den Einfluss seiner engsten Vertrauten stärken.

Jedem amerikanischen Bürger sollten angesichts dieses Szenarios die Haare zu Berge stehen: Hinter den Kulissen dirigieren Haines sowie amerikanische und britische Geheimdienste mit fester Hand die Pandemiemaßnahmen, während sie gleichzeitig gegenüber einem geschwächten Präsidenten und einer handzahmen und rückgratlosen Presse verheimlichen, welche Rolle sie bei der Entstehung eben dieser Pandemie spielten.

Die Ermittlungen des Außenministeriums werden behindert

Der irreführende Bericht, den Haines im August 2021 Präsident Biden vorlegte, war nicht der erste Fall, bei dem Geheimdienste Ermittlungen zum

Ursprung von Covid-19 abwürgten.[179] Als im Herbst 2020 die Covid-19-Pandemie auf ihrem Höhepunkt war, setzte Außenminister Mike Pompeo ein Gremium ein, das der Frage auf den Grund gehen sollte, wie es zu dieser Situation kommen konnte. Geleitet wurden die Untersuchungen vom Office of Proliferation, einer Unterabteilung des US-Außenministeriums, und auch der Nationale Sicherheitsrat beteiligte sich.[180,181]

Das Gremium stieß rasch auf umfangreiche Literatur, die dokumentierte, mit welcher Entschlossenheit China Gain-of-Function-Experimente betrieb.[182] Im Juni 2021 berichtete *Vanity Fair*, die Truppe aus dem Außenministerium habe mit der Arbeit an einer Fallakte begonnen, die den hartnäckigen Kreuzzug dokumentiert, den militärnahe chinesische Wissenschaftler mit dem Ziel führten, Fledermaus-Coronaviren eine höhere Pathogenität sowie eine bessere Übertragbarkeit auf den Menschen anzuzüchten.[183] Die Ermittler des Außenministeriums waren verständlicherweise erstaunt darüber, dass die Chinesen ganz offen an pandemiefähigen Superkeimen arbeiteten: »Nie zuvor hatten wir derartige Arbeiten rund um die Gain-of-Function-Idee gesehen«, sagte Lynn W. Enquist der *Washington Post*.[184] Enquist hatte von 2005 bis 2012 Faucis National Science Advisory Board for Biosecurity angehört und war Chefredakteur des *Journal of Virology*.[185] »Die Virulenz zu steigern oder die Übertragbarkeit zu erhöhen ist nichts, worüber die meisten Wissenschaftler schon einmal nachgedacht hatten. Das war ein Punkt, der Sorge bereitete.«[186]

Gegenüber Sky News sagte David Asher, ehemaliger Chefermittler für das Gremium des Außenministeriums, die von der Taskforce gesammelten Daten »brachten uns zu der Einschätzung, dass mit hoher Wahrscheinlichkeit das Institut in Wuhan die Quelle der Covid-19-Pandemie war«.[187] Staatliche Inspekteure des zum Außenministerium gehörenden Bureau of Arms Control, Verification and Compliance gelangten an geheime Informationen, wonach drei Forscher, die am Virologischen Institut Wuhan Gain-of-Function-Experimente an Coronaviren durchführten, im Herbst 2019 ins Krankenhaus eingeliefert worden waren, wobei ihre Symptome stark für eine Covid-19-Erkrankung sprachen. Im Herbst 2019 war allerdings noch keine

Rede von einem Covid-19-Ausbruch gewesen, den meldete die chinesische Regierung erst später.[188]

Doch die Ermittler des Außenministeriums stießen rasch auf Widerstand bei ihren Bemühungen, dem amerikanischen Präsidenten eine ehrliche Einschätzung zu liefern. Heute ist David Asher Senior Fellow am Hudson Institute, damals leitete er die täglichen Nachforschungen des Außenministeriums zu den Ursprüngen von Covid-19. Gegenüber *Vanity Fair* sagte er, es sei rasch offenkundig geworden, dass »eine gewaltige Gain-of-Function-Bürokratie [innerhalb der Bundesregierung] existiert«.[189] Die Journalistin Katherine Eban berichtete, am 9. Dezember 2020 seien etwa ein Dutzend Mitarbeiter aus vier unterschiedlichen Abteilungen des Außenministeriums in einem Konferenzraum zusammengekommen, um über die bevorstehende Erkundungsmission der WHO in Wuhan zu sprechen.[190]

Während bei der Zusammenkunft darüber debattiert wurde, welche Informationen man an die Öffentlichkeit geben könne, verblüffte Christopher Park die Versammelten, als er ihnen dringend empfahl, nicht länger herumzuschnüffeln, sondern Stillschweigen zu bewahren.[191] Park leitet in der Behörde Bureau of International Security and Nonproliferation die Abteilung für Biopolitik. Er warnte, jedwede öffentliche Reaktion könne dazu führen, dass bekannt würde, welche Rolle bestimmte amerikanische Regierungseinrichtungen bei der Gain-of-Function-Forschung spielen.[192] Anthony Ruggiero, Senior Director for Counterproliferation and Biodefense im Nationalen Sicherheitsrat und der ranghöchste Diplomat in dieser Gruppe, sagte Katherine Eban von *Vanity Fair*, Park habe die Beamten keineswegs gedrängt, jedem Hinweis nachzugehen, sondern sie im Gegenteil mehr oder weniger angewiesen, die Ermittlungen abzuwürgen. Daraufhin sei der Hammer gefallen, schreibt Eban: »›Man schickte uns fort«, so Ruggiero. »Die Reaktion darauf war ausgesprochen negativ.‹«[193]

Einige Teilnehmer waren Eban zufolge »völlig perplex«, dass sich ein Vertreter der amerikanischen Regierung »vor dem Hintergrund der sich abzeichnenden Katastrophe derart unverhohlen gegen Transparenz ausspricht. […] Das war schockierend und beunruhigend zugleich«.[194]

In öffentlichen Quellen sind nur wenige biografische Informationen über Christopher Park zu finden, aber sie stützen die Annahme, dass er für den Geheimdienst arbeitet. Von 1989 bis 1992 war Park Programmspezialist beim National Endowment for the Humanities. Die unabhängige Bundesbehörde stand damals unter der Leitung von Lynne Cheney, der Ehefrau von Dick Cheney, dem ungekrönten Anführer der Neokonservativen.[195,196] Nachdem Park das Endowment verließ, begann er, die Karriereleiter im Biowaffensektor aufzusteigen. Es waren unruhige Zeiten. Richard Nixon hatte 1972 mit der Biowaffenkonvention Amerikas Forschung an biologischen Waffen beendet (zumindest offiziell), und bis das Programm durch die Milzbrandanschläge von 2001 ein Comeback erlebte, sollte einige Zeit ins Land gehen. Bis dahin führte das Biowaffenkartell seine Pandemiearbeiten in einer Art Schattenwelt fort.[197,198,199,200] Von 1995 bis 1997 gehörte Park der amerikanischen Delegation im Planungsausschuss der Organisation für das Verbot chemischer Waffen an.[201] 2005 zählte er zu den Teilnehmern eines internationalen Fachtreffens, das offenbar eine wichtige Rolle bei der Entstehung von Jeremy Farrars Vogelgrippepandemie spielte.[202] Die Protokolle dieses Meetings sind aus dem Internet verschwunden, einzig die Liste der Teilnehmer ist abrufbar.[203,204]

Park studierte 2006 und 2007 am National War College und machte dort seinen Master of Science in nationaler Sicherheitspolitik, 2010 wurde er Leiter des Teams für Biopolitik im US-Außenministerium.[205,206,207]

Für andere Ermittler des Außenministeriums mag die Existenz zwielichtiger Gain-of-Function-Experimente eine Überraschung gewesen sein, nicht so für Park. Er saß 2016 von Amts wegen für Pentagon und Gesundheitsministerium im NSABB, zu einer Zeit also, als Anthony Fauci dort den Vorsitz hatte und sich seine Gremiumskollegen persönlich auswählte.[208,209] Wie Richard Ebright schilderte, holte Fauci loyales Gefolge und Biowaffenenthusiasten ins NSABB, damit gewährleistet war, dass alles an Gain-of-Function-Studien durchgewunken wurde, was Pentagon und NIH einreichten. Am 7. und 8. Januar 2016 nahm Park an einem NSABB-Treffen mit dem Kommandeur von Fort Detrick, James Le Duc, und dem berüchtigten Biowaffenenthusiasten Mark Denison teil, während Fauci und Francis Collins daran arbeiteten, das Moratorium wieder aufheben zu lassen, mit dem Präsident Obama die Gain-of-Function-Forschung belegt hatte.[210] Bei dem Treffen empfahl Denison mehr Flexibilität bei der Gain-of-Function-Forschung und eine stärkere Geheimhaltung, beispielsweise in Form »vertraulicher Peer-Reviews«. Er sprach sich *dagegen* aus, die Gain-of-Function-Forschung mit lästigen Dingen wie Sicherheits- und Schutzbestimmungen zu überfrachten. Übertriebene Vorsicht könne junge Gelehrte davon abhalten, sich diesem Forschungsbereich zuzuwenden, außerdem könne sie dazu führen, dass die Öffentlichkeit Misstrauen gegenüber Wissenschaftlern entwickelt und die Institutionen zögern, die riskante Forschung weiterhin zu finanzieren.[211] Park selbst äußerte bei einem anderen Treffen ähnliche Sympathien für eine Deregulierung der Gain-of-Function-Forschung.[212,213]

Im Dezember 2020 entwickelte Park gemeinsam mit der Nuclear Threat Initiative von Sam Nunn das Drehbuch für die Affenpocken-Simulation, die 2021 auf der Münchner Sicherheitskonferenz veranstaltet wurde.[214] Ein Jahr später twitterte Park ironischerweise: »Es gibt nur wenige Ideen, die so schlecht sind, dass sich jemand aus der Gemeinde der nationalen Sicherheit nicht vehement dafür eingesetzt hätte.«[215]

Park war nicht der einzige Staatsdiener, der die Ermittler des Außenministeriums davor warnte, an den falschen Stellen zu graben. Katherine Eban hat vier ehemalige Ermittler des Außenministeriums befragt, die angaben, andere, namentlich nicht genannte Vertreter der Behörde hätten sie angewiesen, die »Büchse der Pandora« nicht zu öffnen.[216] »Das Ganze roch nach Vertuschung«, sagte Thomas DiNanno, »und daran wollte ich mich nicht beteiligen«. DiNanno war seinerzeit im Bureau of Arms Control, Verification, and Compliance angestellt.[217]

Ranghohe Beamte hätten Führungskräfte seiner Abteilung davor gewarnt, »Ermittlungen zum Ursprung von Covid-19 voranzutreiben«, weil man damit »in ein Wespennest stechen würde«.[218] DiNanno hat seine gesamte berufliche Laufbahn als Geheimdienstanalyst und Fachmann für Spionageabwehr verbracht. Er war in Lateinamerika und den USA für unterschiedliche amerikanische Nachrichtendienste und den Heimatschutz im Einsatz.[219]

Am 26. Mai 2021 berichtete CNN, die Regierung Biden habe still und heimlich die Ermittlungen des Außenministeriums zum Ursprung des Covid-19-Virus beendet und die Ermittler anderen Aufgaben zugeteilt.[220]

Was sagt die Direktorin der nationalen Nachrichtendienste?

Politisch war es allerdings nicht durchsetzbar, die Suche nach den Ursachen für Covid-19 voll und ganz einzustellen. Aus Empörung über die ungelenken Vertuschungsbemühungen der WHO taten sich 26 angesehene Wissenschaftler zusammen, darunter auch Biowaffen-Grandseigneur Richard Ebright. Sie forderten öffentlich umfassende und uneingeschränkte forensische Untersuchungen zu den Ursprüngen der Pandemie.[221] Ebright warf Fauci und Collins vor, sie hätten »systematisch Bemühungen von Weißem Haus, Kongress, Wissenschaftlern und Fachleuten für Wirtschaftspolitik blockiert, besorgniserregende Gain-of-Function-Forschung zu regulieren oder auch nur Risiko-Nutzen-Analysen für [derartige] Projekte durchzuführen«.[222] Im Kongress forderten die Republikaner, die Regierung solle der Theorie von einem Laborleck nachgehen. »Es bedurfte enormer Anstrengungen von uns im Kapitol, die Geheimdienste dazu zu bringen, auch nur einen Blick auf die Ursprünge zu werfen. Wir mussten gegen enorme Widerstände ankämpfen«, sagte Derek Harvey, damals Analyst für den Geheimdienstausschuss im Repräsentantenhaus.[223]

So laut waren die Forderungen danach, die Ursprünge von Covid-19 herauszufinden, dass es dem Weißen Haus immer schwerer fiel zu rechtfertigen, warum man sich gegen Ermittlungen sperrte. Im Mai 2021 erreichte die Empörung darüber, dass die Untersuchungen des Außenministeriums abgewürgt worden waren, ihren Höhepunkt. Präsident Biden legte eine Kehrtwende hin und wies seine Nachrichtendienste an, »ihre Bemühungen zu verdoppeln«[224] und den Ursachen für Covid-19 auf den Grund zu gehen.[225] Federführend war das Office of the Director of National Intelligence (ODNI) unter Leitung von Avril Haines. Eine definitive Antwort verlangte der Präsident innerhalb von 90 Tagen zu erhalten.[226]

Als Präsident Biden Avril Haines diesen Auftrag erteilte, gab ich die Prognose ab, dass diese Ermittlungen niemals zu einem eindeutigen Befund führen würden. Ich wusste ja, dass Haines, Meisterin im Weißwaschen, bereits im Oktober 2019 (also 3 Monate vor dem offiziellem Ausbruch der Pandemie) beim »Event 201« Methoden entwickelt hatte, wie man den Theorien zu einem Laborleck entgegentreten konnte.

Dass das Weiße Haus ausgerechnet Haines mit den Ermittlungen beauftragte, erinnerte mich an 1964, als es dem ehemaligen CIA-Direktor Allen Dulles irgendwie gelang, Präsident Lyndon Johnson dazu zu bringen, ihn zu einem Mitglied in der Warren-Kommission zu machen. Das war eine ähnlich ungewöhnliche Wahl. Nachdem mein Onkel gestorben war, sagte ein von Schadenfreude erfüllter Dulles gegenüber einem Journalisten: »Dieser kleine Kennedy […] er hielt sich für einen Gott.«[227] Und trotzdem gelang es Dulles, die Beratungen der Warren-Kommission an sich zu reißen. Die anderen Mitglieder hatten Vollzeitjobs, volle Terminkalender und enorme Verantwortung zu schultern, sei es im Kongress oder als Richter am Obersten Gerichtshof. Nur Dulles war ohne Beschäftigung, nachdem ihn sein verhasster Widersacher gefeuert hatte, dessen Ermordung nun ausgerechnet er untersuchen sollte. Dulles' Biograf David Talbot schreibt: »So aktiv war er in diese sogenannte ›Untersuchung‹ involviert, dass einige enge Beobachter schon meinten, man hätte sie besser Dulles-Kommission nennen sollen.«[228] Dulles nutzte seine Position dafür, unzählige Beweise zu unterdrücken, die seine ehemalige Behörde mit der Ermordung meines Onkels in Verbindung brachten.[229]

Wie bereits erwähnt, hat ein Whistleblower kürzlich ausgesagt, sechs ranghohe Geheimdienstanalysten hätten sich von Behördenleitern schmieren lassen, um eine zum offiziellen Narrativ passende Einschätzung abzugeben. Das wirft die Frage auf, ob nicht Haines höchstpersönlich diese Bestechungszahlungen autorisierte.

Am 14. April 2021 – einen Monat bevor sie mit der Untersuchung beauftragt wurde – sagte Haines vor dem Kongress aus: »Die Geheimdienste wissen nicht genau, wo, wann und wie Covid-19 ursprünglich übertragen wurde.« Weiter sagte sie, die Theorien würden sich hauptsächlich um zwei Szenarien drehen – natürliche Übertragung von Tieren oder ein Laborunfall in China.[230] Ihre 3-monatige Ermittlungsarbeit sollte nichts dazu beitragen, mehr Licht in die Angelegenheit zu bringen.

Am 27. August 2021 legte Haines ihren Geheimbericht Präsident Biden vor.[231] Das Weiße Haus veröffentlichte eine kurze Zusammenfassung und teilte – wenig überraschend – mit, die Geheimdienste hätten die knifflige Frage nicht lösen können, ob das Labor in Wuhan der Höllenschlund war, aus dem der Keim in die Welt gelangte, der zu diesem Zeitpunkt weltweit bereits 4,6 Millionen Menschen getötet hatte.[232]

Amerikas Topspionin beklagte in ihrer knappen Zusammenfassung voller Inbrunst, dass eine befriedigende Antwort nicht zu finden gewesen sei. Trotz der gewaltigen Anstrengungen, die 36 amerikanische Spionagedienste unternommen hatten, sei man einfach nicht dahintergekommen, wo die Quelle der Pandemie genau liege.[233] Ohne neue Informationen aus China, in Form von klinischen Proben und epidemiologischen Daten zu den allerersten Fällen beispielsweise, würden die Analysten nicht imstande sein, »eine präzisere Erklärung« zu liefern, gab Haines zu Protokoll.[234] Ihre faktischen Erkenntnisse stellte Haines der Öffentlichkeit allerdings nicht zur Verfügung.

Ihre sorgfältig formulierten öffentlichen Aussagen sind das, was man in Spionagekreisen als »limited hangout« bezeichnet: Man rückt in einer Art Salamitaktik nur scheibchenweise mit der Wahrheit heraus und betreibt eine Politik der doppelzüngigen Desinformation, die sowohl hinsichtlich der vermeintlichen Ergebnisse als auch der Details möglichst vage bleibt.[235]

Allgemeiner Konsens unter den drei Dutzend Spionagediensten war, dass Covid-19 auf »natürlichen Kontakt zu einem damit infizierten Tier oder einem eng verwandten Vorläufervirus« zurückgeht. Doch trotz aller Mehrheitsverhältnisse gab das ODNI diese Schlussfolgerung nur mit »geringer Überzeugung« ab, der schwächsten von drei »Überzeugungsstufen«.

Interessanterweise hielt einer dieser Dienste eine Entstehung im Labor immerhin für möglich:

> »Ein Dienst bewertet mit mittlerer Überzeugung, dass die erste menschliche Infektion mit SARS-CoV-2 höchstwahrscheinlich das Ergebnis eines mit einem Labor zusammenhängenden Vorfall im Virologischen Institut Wuhan war. Vermutlich waren Experimente, der Umgang mit Tieren oder Proben involviert. Diese Analysten betonen die von Natur aus riskante Arbeit mit Coronaviren.«[236]

Professor Jeffrey Sachs las sich den Absatz durch und sagte mir dann: »Das sind also die Geheimdienste, und sie liefern uns gerade mal eine einzige Seite. Herzlichen Dank auch dafür.«

»Tja, hm, wir wissen's nicht. Mindestens ein Dienst denkt also, dass es aus einem Labor kommt? … Wow. Wie kommen die bloß darauf? Sagt es uns, lasst uns jetzt nicht hängen … Könnt ihr uns nicht ein wenig mehr geben?«, sagte Sachs. Und weiter: »Angeblich sind wir eine Demokratie. Wir sind das amerikanische Volk. Bei uns sind mehr als eine Million Menschen gestorben, daher würden wir gerne ein wenig mehr darüber erfahren. Hat das Schlagzeilen gemacht? Nein, das war das Ende der Geschichte. Eine Seite. Schluss. Da muss man sich doch wundern.«[237]

In einem anderen Gespräch sagte mir Sachs:

> »So etwas kann man nicht erfinden. Die Geheimdienste sagten: ›Hier ist was, das wir beunruhigend finden.‹ Und dann folgt schlagartige Stille, als habe jemand ein Stinktier in den Raum gelassen, aber niemand ist bereit, das zu thematisieren.[238]
>
> Aber das alles führt wieder zum zentralen Punkt, zu dem auch wir beide immer wieder zurückkehren – niemand sieht sich die knappe, völlig plausible und beängstigende Erklärung zum Ursprung des Virus an. Stattdessen heißt es bloß: ›Schauen Sie nicht in diese Richtung!‹«[239]

Mit dem Finger auf die Chinesen zu zeigen war ein bequemer strategischer Schachzug, lenkte er doch das Augenmerk fort von Amerikas Gesundheitsbehörden und Nachrichtendiensten. Selbstverständlich findet sich in der

Zusammenfassung keinerlei Eingeständnis der NIH, dass sie den chinesischen Wissenschaftlern die gefährliche proprietäre Technologie überlassen haben, mit deren Hilfe sich harmlose Coronaviren in tödliche pandemietaugliche Superkeime verwandeln lassen.

Am aufschlussreichsten in der Zusammenfassung der DNI ist das, was nicht drin steht: Es fehlt jeder Hinweis auf die Unmengen an Geld, mit denen Pentagon, NIAID, DARPA, BARDA, DTRA, NHSA, DHS sowie die CIA-Ableger USAID und EcoHealth Alliance das Labor in Wuhan zum Zwecke der Gain-of-Function-Forschung überschütteten. In Haines' Bericht fehlt zudem jeder Hinweis auf die zahlreichen Sicherheitsmängel im Institut für Virologie Wuhan. Es wird auch nicht darauf eingegangen, in wie vielen Fällen Viren aus Laboren entwichen sind, oder dass ein Großteil der Gain-of-Function-Forschung, die im Auftrag der NIH erfolgte, in BSL-2- und BSL-3-Laboren ablief. Und auch dazu, wie eng die Verbindungen zwischen dem Institut und der Volksbefreiungsarmee sind, findet sich nichts.

In ihrem Versuch, die ganze Sache weißzuwaschen, geht Haines mit keinem Wort darauf ein, dass bis zu dem Augenblick, an dem die Pandemie losbrach, CIA-Informanten wie Peter Daszak Seite an Seite mit Shi Zhengli arbeiteten und Zugriff auf Chinas Gendatenbanken hatten. Erwähnenswert in diesem Zusammenhang ist, dass Peter Daszak am 3. Februar 2020 für ODNI und FBI ein Briefing abhielt, also zu der Zeit, als er Unterschriften für sein Schreiben in *The Lancet* sammelte.[240] Haines erwähnt diese Treffen in ihrer Zusammenfassung nicht, der Inhalt der Briefings unterliegt der Geheimhaltung. Dass dieses Briefing überhaupt stattfand, passt zu Fakten, die wir im folgenden Kapitel betrachten und die dafür sprechen, dass Daszak für die CIA arbeitet.

Derek Harvey schreibt über den Haines-Bericht:

> »Erstaunlich war, dass sie bei der Veröffentlichung des Berichts niemals enthüllten, wen sie zurate gezogen haben. Sie behaupteten, die Identität müsse zum Schutz der Personen vertraulich bleiben. Das ergibt keinen Sinn. Die Geheimdienstausschüsse von Repräsentantenhaus und Senat und die

Group of Eight* verfügen über die allerhöchste Freigabe. Dass sich die Geheimdienste weigern, ihre Logik und ihre Quellen transparent zu machen, ist mehr als beunruhigend. Wir wissen, dass der Bericht Behauptungen enthielt, die nicht zutreffend sind und im Widerspruch zu bekannten Fakten stehen. Wer hat sie beraten? Warum dürfen wir das nicht wissen? Wer hat ihnen gesagt, es handele sich um ein natürliches Spillover-Ereignis? War das ein handwerklicher Fehler, oder handelt es sich um Vorsatz?«[241]

Man befürchte im Ausschuss, »dass der Haines-Report mit denselben Leuten arbeitete, die an der Gain-of-Function-Forschung in Wuhan beteiligt waren«, sagte mir Harvey im Februar 2023 und fügte hinzu: »Avril Haines war alles andere als kooperativ.«[242] Harveys Instinkte trogen ihn nicht. Im September 2023 fanden Ermittler des Kongresses heraus, dass Anthony Fauci heimlich nach Langley gereist war, um sich am CIA-Stammsitz mit den Spionen zu treffen, die zu den Ursprüngen von Covid-19 forschten. Laut Brad Wenstrup, Vorsitzender des Ausschusses des Repräsentantenhauses für Aufsicht und Reformen, begleiteten CIA-Vertreter Dr. Fauci in das Gebäude, aber im offiziellen Besucherbuch des Geheimdienstes taucht sein Name nicht auf.[243,244]

Innerhalb der Geheimdienstgemeinde gab es weitere Ausreißer, beispielsweise das Military Intelligence Medical Lab. Die Fachleute dieser Einrichtung kamen zu der widersprüchlichen Einschätzung, wonach Covid-19 aus einem Labor in Wuhan stammt, aber für ihren Bericht nahm Haines weder Kontakt zu dieser Behörde auf, noch benachrichtigte sie sie. Im Juni 2023 wurden Informationen freigegeben, die verdeutlichen, dass das Energieministerium und das FBI ebenfalls nicht an Haines' Geschichte von einer Zoonose glauben.[245] Das FBI war sich in seiner Einschätzung (»moderate Überzeugung«)

* Anm. d. Übers.: Als »Gang of Eight« (Harvey spricht von der »Group of Eight«) werden Spitzenpolitiker aus Senat und Repräsentantenhaus bezeichnet, die der US-Präsident über CIA-Aktivitäten informiert, wenn das Thema so brisant ist, dass nicht die kompletten Geheimdienstausschüsse informiert werden sollen. Der Gruppe gehören die republikanischen und demokratischen Fraktionsführer in Senat und Repräsentantenhaus an sowie die Vorsitzenden der jeweiligen Geheimdienstausschüsse und ihre Stellvertreter.

am sichersten, was umso bemerkenswerter ist, als das FBI, wie Katherine Eban von *Vanity Fair* schreibt, die Behörde ist, die »die meiste Laufarbeit macht« und die »über die größte Erfahrung mit Untersuchungen zu biologischen Bedrohungen verfügt, darunter Laborlecks und vorsätzliche Anschläge«.[246,247] Haines mauert dennoch weiter. Zwei Senatoren, die den Gesetzentwurf befürworteten, der im Juni 2023 zur Freigabe von Informationen führte, erklärten dann auch, die Direktorin der nationalen Nachrichtendienste habe sich nicht an das Gesetz gehalten.[248]

In der Öffentlichkeit übernahm Präsident Biden Haines' Einschätzung und gab den Chinesen die Schuld. Am 27. August 2021 erklärte er: »In der Volksrepublik China existieren sehr wichtige Informationen über die Ursprünge dieser Pandemie, aber chinesische Regierungsvertreter haben sich vom Start weg bemüht, internationale Ermittler und Vertreter der globalen Gesundheitsgemeinschaft von diesen Informationen fernzuhalten.«[249]

Mehr als 130 000 Menschen sind in Amerikas Geheimdiensten beschäftigt, aber als der Präsident erklärte, ohne die Unterstützung und die Mitarbeit Chinas könnten sie die Frage des Präsidenten nicht beantworten, zuckten Amerikas ruhiggestellte und gefügige Medien nur mit den Schultern. Dennoch: Was Präsident Biden behauptet, ist schlicht unglaubwürdig.

Wenn doch Regierungseinrichtungen wie CIA, NIAID, USAID und Verteidigungsministerium seit einem Jahrzehnt das Virologische Institut Wuhan intensiv überwacht haben, wie können sie dann die These von einem Laborleck einfach ignorieren? Die CIA wusste, dass in Wuhan an pandemietauglichen Supercoronaviren gearbeitet wird, aber nicht nur das: Die USA lieferten diesen Wissenschaftlern auch noch die Technologie und das Knowhow, das sie für derartige Experimente benötigten. David R. Franz, James Le Duc und andere Vertreter von Militär und Geheimdiensten arbeiteten monatelang im Wuhan-Labor mit und sprachen offen über die Möglichkeit, dass ein Laborleck zu der Pandemie geführt haben könnte. Mitarbeiter des Außenministeriums warnten wiederholt, dass das Labor nicht sicher sei. Wie kann es also angehen, dass all diese Menschen die Füße still hielten, als sich die Pandemie von Wuhan aus explosionsartig ausbreitete?

Amerikas Bevölkerung tut gut daran sich zu fragen, was die Geheimdienste wussten und wann sie es wussten. Dasselbe gilt für die Fragen, welche Informationen genau sie prüften und aus welchen Gründen Haines und ihre Kollegen die These vom Laborleck schließlich abtaten. In einer Demokratie verdienen die Bürger Antworten auf derlei Fragen.

◇◇◇

KAPITEL 39

Die CIA rekrutiert die EcoHealth Alliance

◇◇◇

Seit 2015 – das von Präsident Obama verhängte Moratorium auf Gain-of-Function-Forschung war auf seinem Höhepunkt – arbeitet Peter Daszak der CIA zu. So berichtete es mir Andrew Huff, von 2014 bis 2016 Associate Vice President und wissenschaftlicher Leiter bei der EcoHealth Alliance.[1,2] Huff glaubt, die CIA sei vor allem deshalb an einer Zusammenarbeit mit EcoHealth interessiert gewesen, weil der Geheimdienst über die Aktivitäten der Chinesen auf dem Laufenden gehalten werden wollte.[3]

Jan Jekielek, altgedienter Redakteur der *Epoch Times*, hält diese Einschätzung für glaubwürdig. Er nehme an, die Begeisterung der CIA für China sei stark von der Liebesaffäre zwischen Wall Street und Chinas Regierung geprägt, sagte er mir. Peking versprach, Chinas gewaltige Märkte für das westliche Kapital zu öffnen und billige Arbeitskräfte zu stellen.[4] Die Aussicht, Zugang zu den Reichtümern Ostasiens und einer modernen Neuauflage der Seidenstraße zu erlangen, begeisterte die Wall Street und ihre globalistische Vertretung, das Weltwirtschaftsforum, so sehr, dass sie bereit waren, potenzielle Bedenken zu Dingen wie Menschenrechtsverletzungen beiseitezuschieben. Die CIA hatte seit jeher ein offenes Ohr für die kommerziellen Ambitionen der Wall Street. Der Historiker David Talbot hat gründlich dokumentiert, wie sehr der Geheimdienst diese Ambitionen mit den nationalen Interessen der USA verquickte.

2012 führte eine undichte Stelle in den USA dazu, dass achtzehn bis zwanzig CIA-Topspione in Peking verhaftet oder hingerichtet wurden, sagte Jekielek.[5] Dieses Debakel hatte zur Folge, dass »die CIA in China fortan keine

Augen mehr hatte und vermutlich verzweifelt nach Gelegenheiten suchte, neue Informanten vor Ort einzusetzen«. Und so dürfte es ein ziemlicher Coup für die Geheimdienste gewesen sein, über einen längeren Zeitraum hinweg V-Leute in Chinas wichtigstem militärischen Biolabor zu haben, spekulierte Jekielek. Das würde das rücksichtslose Vorgehen der CIA bei dem Versuch erklären, das Labor in Wuhan zu infiltrieren. Der Geheimdienst schreckte nicht einmal davor zurück, proprietäre amerikanische Waffentechnologie gegen Spionagemöglichkeiten einzutauschen. »Amerikanische Behörden begehen aus Hochmut häufig den Fehler zu glauben, sie seien den Chinesen zwei Schritte voraus«, sagte Jekielek. »Leider sind die Chinesen der CIA fast immer zehn Schritte voraus.«[6]

Ende 2015 stellte Daszak seine Forschungsarbeit direkt bei In-Q-Tel vor, dem Wagniskapitalgeber der CIA. Seine PowerPoint-Präsentation trug den Titel »Vorhersagbare Muster bei der Entstehung von Krankheiten erkennen«.[7,8] Wir wissen nicht, ob und inwieweit die CIA oder In-Q-Tel nach diesem Meeting aktiv wurden, denn In-Q-Tel macht seine Investitionen nicht immer öffentlich. Interessanterweise investierte In-Q-Tel in Metabiota, einen engen strategischen Partner von EcoHealth Alliance beim PREDICT-Programm der USAID, geführt von Dr. Nathan Wolfe. Das Leistungsspektrum von Metabiota war dem der EcoHealth Alliance zur damaligen Zeit sehr ähnlich. Einer der Eigner von Metabiota war Rosemont Seneca, das Wagniskapitalunternehmen von Hunter Biden. Metabiota selbst wiederum erhielt vom Pentagon die sehr lukrativen Aufträge, für die USA Biowaffenlabore in der Ukraine zu errichten.[9,10]

Wenige Monate später habe sich der Spionagedienst mit einem Gegenvorschlag bei Daszak gemeldet, sagte Huff. Er erzählte mir, dass er sich am letzten Arbeitstag des Jahres 2015 in New York am Firmensitz von EcoHealth in der 34. Straße befand. Zusammen mit Daszak habe er letzte Arbeiten erledigt, bevor man für die Feiertage zumachte. »Es muss zwischen 21:30 und 22:00 Uhr gewesen sein. Wir arbeiteten beide noch an Förderanträgen.« Daszak fing Huff im Vorraum ab: »Kann ich dich etwas fragen?« Dann gestand er Huff mit ruhiger Stimme, dass sich jemand von der CIA bei ihm gemeldet habe, der vor allem an ihrer Arbeit in China interessiert gewesen sei: »Sie wollen wissen, wo wir arbeiten, mit wem wir arbeiten und was für Daten wir sammeln.«

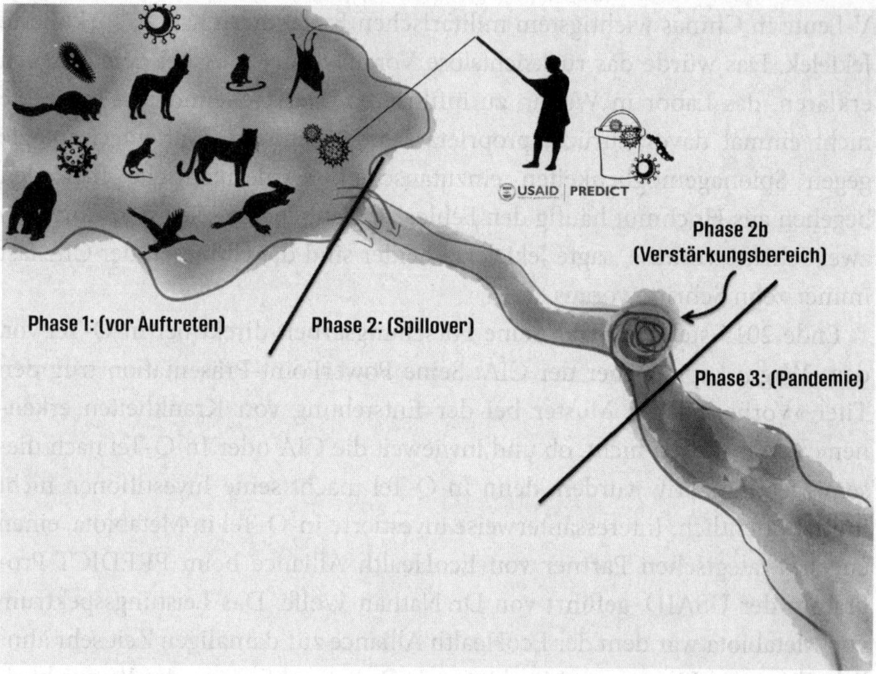

Folie 23 aus der Präsentation, die Daszak bei In-Q-Tel abhielt.[11]

Daszak bat Huff um Rat: »Findest du, dass wir [bei der EcoHealth Alliance] mit ihnen arbeiten sollten?«[12] Huff war zunächst schockiert, empfahl Daszak dann aber: »Es kann nicht schaden, mit ihnen zu reden. Möglicherweise ist da Geld zu holen.«

Im Verlauf der nächsten 2 Monate gestand Daszak Huff bei drei Gelegenheiten, er habe das Angebot des Geheimdienstes angenommen: EcoHealth arbeitete nun direkt für die CIA. Die 34 Folien umfassende PowerPoint-Präsentation von EcoHealth für das USAID-Programm PREDICT umreißt ganz deutlich die globale Mission, riskante Krankheitserreger zu jagen, wobei der Schwerpunkt auf Coronaviren liegen sollte.[13,14] Ein weiteres Programmziel bestand darin, auf eine »global einheitliche Regierungspolitik beim Umgang mit Krankheiten« hinzuarbeiten. Folie 29 zeigt die Absicht, die Methoden von One Health zu validieren, indem man »politische Maßnahmen und Praktiken bewirbt, die das Risiko einer Virusentwicklung, eines Spillover, einer Verstärkung und einer Ausbreitung reduzieren«. Außerdem sei für die Zukunft eine Partnerschaft mit der Weltbank vorgesehen.[15] One Health ist eine länderübergreifende Kollaboration, welche die PPR-Agenda vorantreibt, indem sie die Angst der Öffentlichkeit vor Spillover-Ereignissen schürt. Zu den Zulieferern, Gründern und Finanzierern gehören die Rockefeller Foundation, die WHO, die Weltbank, die CDC, die UC Davis, die Bill & Melinda Gates Foundation und die USAID.[16,17,18,19,20]

Daszak sollte sich auf den Wunsch der CIA hin so positionieren, dass er Informationen über Chinas Fähigkeiten in Sachen biologische Kriegsführung sammeln könne, sagt Huff.[21] Die Partnerschaft zwischen der EcoHealth Alliance und China »ist eine geheimdienstliche Aufklärungsoperation, die hochsensible Labore in China ins Visier nimmt«, so Huff. Er vertritt die Auffassung, die USAID unterstütze EcoHealth finanziell, »um zu erfahren, was die Chinesen in ihren stark geschützten und geheimen Laboren treiben«.[22]

»Von Anfang an hatte ich Fragen, was den wahren Zweck des USAID-Programms zu Infektionskrankheiten anging«, so Huff. PREDICT habe den Schwerpunkt sehr auf Coronaviren gelegt, »dabei gibt es Hunderte weiterer Tierpathogene, die auf den Menschen überspringen können. Sie schienen indes bloß diejenigen Krankheiten zu erforschen, die eine Impfstoffentwicklung begünstigen würden«. Zufälligerweise sind das, wie Huff sagt, auch genau die Krankheiten, die sich möglicherweise als biologische Waffe nutzen lassen.[23]

»China benötigt unser Geld nicht«, sagt Huff. »Was China benötigt, sind unsere moderne Biotechnologie und unser geistiges Eigentum. EcoHealth Alliance, USAID und NIH gewährten dem Land privilegierten Zugang zur gefährlichsten und modernsten Biowaffentechnologie weltweit.« Amerikas Geheimdienste dachten, sie würden im Gegenzug Einblick in das erhalten, was in den Laboren vor sich ging. Was die nationale Sicherheit betraf, war das ein katastrophal schlechter Handel. Amerika hat praktisch keinerlei Nutzen daraus gezogen.

»Das ganze System ist schlecht durchdacht. Die Sicherheitsmaßnahmen am Virologischen Institut Wuhan waren lax, bei der EcoHealth Alliance fehlte ein angemessenes Management der Biorisiken. Da war es absehbar, dass das Labor einen Ausbruch auslöst«, sagt Huff. »Jeder, der die Abläufe dort kannte, wusste, dass ein Leck unvermeidlich war.«[24]

Diese Ansicht teilt auch Lee Smith: »Covid-19 war ein gewaltiges Versagen der Geheimdienste. Aber schlimmer noch: Anthony Fauci, unser Biowaffen-zar, hat mit hoher Wahrscheinlichkeit Technologie für Massenvernichtungswaffen an das chinesische Militär übergeben.«[25]

Sollte tatsächlich das Sammeln von Informationen aus China das Ziel gewesen sein, wären die Bemühungen von EcoHealth und der USAID katastrophal gescheitert, sagt Huff: »Die USAID und die NIH haben über die EcoHealth Alliance Millionen Dollar dafür ausgegeben, dass man in Laboren das Genom von Viren manipulierte, um ihr Auftreten besser vorhersagen zu können. Dann entwich das Virus, doch niemand prognostizierte es!« Das Problem, so Huff: »Bei der CIA wird niemals jemand wegen Versagens gefeuert. Nehmen Sie nur 9/11 – das größte geheimdienstliche Versagen der Geschichte. Dennoch hat offiziell niemand seinen Job verloren. Also haben sie im Falle Wuhan so richtig über die Stränge geschlagen. Jetzt ist Covid-19 das größte geheimdienstliche Versagen der Geschichte. Und wieder wird niemand zur Rechenschaft gezogen.«

Als die USAID am 5. Oktober 2021 ankündigte, 125 Millionen Dollar zusätzlich in die Jagd nach Viren zu pumpen,[26] wiederholte Huff seine Beschwerde:

> »Sie sind krachend an der Aufgabe gescheitert, die vorherige Pandemie vorherzusagen. Und jetzt geben wir ihnen noch mehr Geld? CIA, USAID, Außenministerium und Verteidigungsministerium haben allesamt Wuhan über Jahre hinweg beobachtet. Sie waren mittendrin im Geschehen. Wie konnten sie das übersehen? Und wie können sie Stillschweigen bewahren, was das Laborleck angeht? Wie können sie dasitzen und ganz schockiert tun, während sich die Pandemie von Wuhan ausbreitet?! Anstatt uns einen Plan mit Gegenmaßnahmen vorzulegen, organisieren und dirigieren sie die Vertuschung!«[27]

Was Huff und anderen große Sorgen bereitet: All diese Viren und all die Überwachungsmethoden sind theoretisch dafür ausgelegt, eine endlose Lawine an Pandemien loszutreten. »Füttert man die Pandemiepipeline immer weiter mit waffenfähigen Viren, bleibt es nicht aus, dass welche ausbrechen oder vorsätzlich freigesetzt werden«, sagt Meryl Nass. »Wir wissen, dass die CDC allein 2018 von US-Laboren 201 Berichte über verloren gegangene oder freigesetzte Biowaffenagenzien erhalten haben.«[28] Und Francis Boyle warnt: »Die Gendatenbank zu allen Viren der Welt lässt sich dafür nutzen, PCR-Tests zu entwickeln, die jede alltägliche Erkältung als exotisches neuartiges Virus präsentieren, als Vorwand dafür, eine neue Pandemie auszurufen.«[29] Dass sich auf dem globalen Impfputsch überall die Fingerabdrücke der CIA finden, sollte uns innehalten lassen. In den Annalen der CIA, in ihren Statuten, in ihrer Struktur oder in ihrer Kultur findet sich nichts, was dafürspricht, dass der Auslandsgeheimdienst ein wie auch immer geartetes Interesse an öffentlicher Gesundheit oder Demokratie hätte. Historisch betrachtet hat sich die CIA stets mit Macht und Kontrolle befasst, das zeigen allein schon die 72 versuchten Staatsstreiche zwischen 1947 und 1989.[30] Öffentliche Gesundheit ist nichts, was bei der CIA auf der Agenda steht. Demokratie ist nichts, was bei der CIA auf der Agenda steht. Was bei ihr auf der Agenda steht, sind Staatsstreiche.

Die Covid-19-Pandemie ist »eine Geheimdienstoperation, die aus dem Ruder gelaufen ist«, sagte Huff mir gegenüber. »Es ist sonnenklar, dass die Geheimdienstgemeinde die Covid-19-Vertuschung orchestrierte. Avril Haines stand am Ruder. Ihre Fingerabdrücke finden sich überall, bei der Planung, der Umsetzung und dem Vertuschen.«[31]

Wie üblich liefern die Vertuschungs*bemühungen* das entscheidende Indiz. Haines kommt in ihrem Bericht zu dem Schluss, dass es sich nicht um ein Laborleck handelt. Warum versteckt sie dann ihre Quellen? Warum hat man die Fakten über die Gain-of-Function-Forschung, die die USA in Wuhan betreiben, nicht in vollem Umfang öffentlich gemacht? Das ist der verräterische Belastungsmoment. Huff sagt: »Wüssten die Amerikaner, was sie [die Geheimdienste] gemacht haben, würden sie vor Wut explodieren.« Wie soll man den Bürgern vermitteln, dass Amerikas Spionagedienste, sein Militär und seine Gesundheitsbehörden heimlich einer potenziell feindlichen Nation geholfen haben, besser im Umgang mit Biowaffen zu werden?

Amerika hat China – einem potenziellen Feind – vorsätzlich sein überlegenes Wissen in Sachen Biowaffen überlassen. Für Menschen, die über konventionelle Rivalitäten zwischen Ländern nicht hinausdenken, ergibt das nur wenig Sinn. Wenn es darum geht, was die amerikanischen Geheimdienste dazu gebracht hat, chinesische Biowaffenforschung in China selbst zu unterstützen, kommt Bespitzelung als ein komplexeres Motiv ins Spiel. Amerikas Geheimdienste haben den Auftrag zu wissen, was die Chinesen beabsichtigen. Dass sie still und heimlich hochmoderne Technologien teilen, kann aber auch in einem institutionellen Eigeninteresse begründet sein. Schließlich weiten die Dienste ihre Macht aus, indem sie verhindern, dass der Feind seine Möglichkeiten ausdehnt. Das heißt in der Folge: Je bedrohlicher die Fähigkeiten einer anderen Nation, desto stärker die Rechtfertigung dafür, den Haushalt und die Macht im eigenen Land zu erhöhen. Es ist traurig, aber wahr: Händigt man den Chinesen immer bessere Waffen und Waffentechnologien aus und tritt dann vor seine Geldgeber, um furchterfüllt davor zu warnen, welch schreckliche Seuchen auf die Welt losgelassen werden könnten, steigt die Wahrscheinlichkeit, dass die eigenen Befugnisse und Mittel aufgestockt werden.

Biowaffenexperte Francis Boyle beschreibt die Zwickmühle so: »Erstens sehen Militär und Geheimdienste natürlich einen unwiderstehlichen Vorteil darin, über jeden technischen Fortschritt Bescheid zu wissen, den der Feind macht, selbst dann, wenn das eigene Handeln diese Fortschritte begünstigt. Zweitens beschert jeder militärische Fortschritt Chinas Amerikas Militärs und Geheimdienstlern mehr Mittel, höhere Gewinne, mehr Macht und mehr Arbeitsplatzsicherheit.«[32]

»Es ist diese Art nacktes politisches Kalkül, das Amerikas Spionage-, Verteidigungs- und Gesundheitsbehörden dazu treibt, Chinas Biowaffenforschung zu unterstützen«, so Boyle. »Innerhalb der Biowaffenteams der CIA scheint die Möglichkeit, die Macht der eigenen Institution und die Gewinne des Unternehmens auszuweiten, den Patriotismus und das Pflichtgefühl stets zu übertrumpfen. Patriotismus ist in der Welt der Biowaffen nicht mehr als eine nette Fiktion.«[33]

Für die NIH und das NIAID gelten dieselben perversen Anreize, die den gesamten Bereich der Biowaffen zu zerstörerischem Handeln verleiten. Rüstungsunternehmen verdienen am Krieg, und es ist eine genauso simple Tatsache, dass die Pharmaindustrie und die ihnen ausgelieferten Regulierer bei den NIH und beim NIAID ihre Umsätze und ihre Macht nicht erhöhen, indem sie uns gesund erhalten, sondern indem sie uns krank machen. Die »öffentliche Gesundheit« ist dementsprechend ein flüchtiges Ziel bei den NIH. »Darüber sprechen sie, wenn sie mehr Mittel haben möchten«, sagt Meryl Nass voller Bedauern.[34] Und schließlich ist da noch der paradoxe Anreiz, dass alle genannten Akteure – Pharmabranche, Verteidigungsministerium, CIA und NIH – mehr Einfluss und mehr Geld bekommen, sollte eine der Schöpfungen aus der Gain-of-Function-Forschung entweichen. Noch besser wird es für sie nur, wenn sich das Ganze einer ausländischen Macht wie den Chinesen in die Schuhe schieben lässt.

Laut Francis Boyle arbeiten schätzungsweise 13 000 »Todeswissenschaftler« an Biowaffen, entweder für den amerikanischen Staat direkt oder an mit Steuergeldern geförderten Hochschulen.[35] Für jeden einzelnen von ihnen gilt: Sollte irgendwo ein pandemiefähiger Supererreger entwischen, dürfte das ihren Arbeitsplatz sicherer machen und ihre Macht, ihr Renommee, ihren Einfluss und ihren Status verbessern. Das heißt, praktisch jeder dieser 13 000 Wissenschaftler hat einen wirtschaftlichen Anreiz, heimlich einen Krankheitserreger freizusetzen. 2001 setzte eine Person aus dem Biowaffenprogramm der USA Milzbranderreger frei. Die Folge: Ausgaben in Höhe von 5800 Milliarden Dollar und die Verabschiedung des »Patriot Act«.[36] Schlagartig erhielten Amerikas Geheimdienste bis dahin völlig unvorstellbare Befugnisse zum Bespitzeln der eigenen Bevölkerung, und sie konnten ihr Hochrüsten in Sachen Biowaffen wieder aufnehmen.[37] »Sollte eine Regierungsbehörde über die Gelegenheit verfügen, ihre Macht durch eine Handlung, die im Rahmen ihrer Möglichkeiten liegt, auszuweiten, dann wird sie früher oder später diesen Weg wählen«, beklagt Dr. Robert Malone.[38]

Inzwischen sollte jeder erkannt haben, dass Pandemien für das Militär, die Geheimdienste und die Gesundheitsbehörden eine weitere Möglichkeit darstellen, mehr Mittel und mehr Macht zu erlangen. 2020 machten Gesundheitsdienste, Verteidigungsbehörden und Geheimdienste eine Covid-19-Pandemie waffenfähig. Das bescherte Big Pharma beispiellose Gewinne und führte zu einer dramatischen Ausweitung des Sicherheits- und Überwachungsstaates bis hin zu einem systemischen Außerkraftsetzen von Rechten, die in der Verfassung garantiert werden. Im Grunde handelt es sich hierbei um einen globalen Staatsstreich gegen die liberale Demokratie.

Dass die CIA hinter den Kulissen im Bereich der öffentlichen Gesundheit mitmischt, sollte jeden Amerikaner aufrütteln. Die CIA war noch nie ein Vorkämpfer für Demokratie, stattdessen ist sie rund um den Globus mit aggressiver Feindseligkeit gegen die Demokratie vorgegangen.[39] Ging es darum, Regierungen zu stürzen, die nicht nach dem Geschmack der US-Obrigkeit waren, griff die CIA häufig auf die USAID zurück.[40] Wiederholt war die CIA zudem auch an Frontalangriffen auf Amerikas Demokratie beteiligt, beispielsweise in Form der Operation »Mockingbird«, einem systematischen Versuch, freie und unabhängige Medien zu schwächen.[41] Hinzu kommen zahlreiche kriminelle Versuche, Amerikaner zu überwachen, obwohl dies gegen US-Recht und die CIA-Statuten verstößt.[42] Dazu kommt die Massenerprobung biologischer Waffen an ahnungslosen amerikanischen Staatsbürgern.[43] In Tausenden Fällen war der Auslandsgeheimdienst der Vereinigten Staaten widerrechtlich an Entführungen, Folterungen, Morden und außerordentlichen Auslieferungen beteiligt, was zeigt, dass die CIA-Führung Amerikas Werten bloß Verachtung entgegenbringt.[44] Aber die CIA zeige ihren Patriotismus doch, indem sie für die Sicherheit der amerikanischen Bürger oder der amerikanischen Regierung sorge, mögen ihre Verteidiger einwenden. Aber selbst wenn dem so sein sollte, heißt das noch lange nicht, dass man der Verfassung und den demokratischen Institutionen oder Traditionen so etwas wie Liebe entgegenbringt. Dafür ist die CIA zu oft über diese Dinge hinweggetrampelt.

◇◇◇

KAPITEL 40

Die Bevölkerungspolitik der USAID und der CIA

Die Partnerschaft zwischen der CIA und der USAID in Fragen des Gesundheitswesens begann nicht erst mit dem Aufkommen der Biosicherheitsagenda. Frühere Anlässe hatten allerdings nahezu ausschließlich die Geburtenkontrolle in Entwicklungsländern zum Thema. Unlängst wurde ein Bericht aus dem Jahr 1974 freigegeben, bei dem es um »dringend benötigte Pläne zur Bevölkerungskontrolle« geht. Hauptautoren des Berichts sind die USAID, die CIA und das US-Außenministerium; federführend war zudem Henry Kissinger.[1]

Hinter dem vertraulichen Dokument steht das klare Glaubenssystem, nach dem das weltweite Bevölkerungswachstum verlangsamt werden muss (eine Ansicht, die viele vernünftige Menschen teilen). Die globale Politik und auf die Bevölkerung abzielenden Programme sollten »das endgültige Bevölkerungsniveau so nah wie möglich bei acht Milliarden halten«.[2]

Vielleicht hilft das Acht-Milliarden-Ziel – und der Umstand, dass wir gerade dabei sind, die Acht-Milliarden-Grenze zu knacken – zu erklären, warum so viele der geplanten Aktionen, die seit dem 1. Januar 2020 in Gang gesetzt wurden, den Charakter von Notfallmaßnahmen haben. Am offensichtlichsten wird das vielleicht, wenn wir uns ansehen, wie viele Menschen rund um den Globus von Hunger betroffen sind: Vor Covid-19 lag diese Zahl bei 717 Millionen, innerhalb von 2 Jahren schnellte sie um 207 Millionen auf 924 Millionen Menschen in die Höhe.[3]

Der Kissinger-Bericht stellt eine Vorlage und einen Ausgabenplan bereit, der unter anderem folgende Punkte enthält (ich zitiere wörtlich):[4]

- »Fruchtbarkeits- und Verhütungsforschung«
- »biomedizinische Forschung würde verdoppelt«
- »Feldversuche bestehender Technologie«
- »Entwicklung neuer Technologie«, darunter die Entwicklung von »oralen Verhütungsmitteln: Die optimalen Steroidkombinationen und Dosierungen für die LDC* müssen genauer definiert werden.«
- »Intrauterinpessare unterschiedlicher Größen, Formen und Bioaktivität«
- »Sterilisierung von Männern und Frauen«
- »Sterilisierung von Frauen wurde dank technischer Fortschritte bei Laparoskopien und Kuldoskopien verbessert und erleichtert abdominale chirurgische Eingriffe sehr. Weitere Verbesserungen durch die Nutzung von Eileiterligaturen, transzervikalen Zugängen und einfacheren Techniken lassen sich entwickeln. Bei Männern gibt es derzeit mehrere aktuelle Methoden, die vielversprechend sind, aber noch weiter verbessert werden müssen«
- »injizierbare Kontrazeptiva für Frauen mit einer Wirksamkeit von 3 Monaten oder mehr, verabreicht von Paar-Experten [...] Aktuell [...] begrenzt durch Nebenwirkungen und mögliche Gefahren [...] was mit zusätzlicher Forschung überwunden werden kann«
- »auf Luteolyse und Progesteron abzielende Ansätze der Fruchtbarkeitskontrolle, inklusive der Nutzung von Prostaglandinen«
- »es wird ein männliches Kontrazeptivum benötigt, insbesondere eine Injektion, die über längere Zeiträume hinweg wirksam ist«
- »eine weitere zu entwickelnde Methode sollte eine Spritze sein, die Frauen eine regelmäßige Periode gewährleistet. Das Medikament zur Zyklusnormalisierung würde von Paar-Experten verabreicht, einmal im Monat oder nach Bedarf«

* Anm. d. Übers.: LDC = least developed countries, zu Deutsch: die am wenigsten entwickelten Länder.

Was für jeden beabsichtigten/empfohlenen Schritt an Mitteln in dem Bericht vorgesehen ist, spricht dafür, dass jedem Punkt hohe Priorität und ein hohes Maß an Aufmerksamkeit zugewiesen wird.[5]

Der Bericht kommt zu folgendem Schluss: Bietet man Maßnahmen zur Familienplanung »im Rahmen umfassenderer Gesundheitsdienste an, kann dies dazu beitragen, das Thema für die jeweiligen Anführer oder Personen, die Familienplanung aus unterschiedlichen (ideologischen oder schlicht humanitären) Gründen ablehnen, akzeptabler zu machen«. Es liegt auf der Hand: Bindet man das Konzept der »Familienplanung« gut verdaulich in andere Gesundheitsprogramme ein, hat man eine Strategie, die auf breitere Akzeptanz stößt.[6]

Der Bericht konzentriert sich eindeutig auf die Geburtenregelung in den sogenannten »am wenigsten entwickelten Ländern« (LDC) und benennt diese auch. Gleichzeitig mahnen die Autoren: »Wir müssen dafür Sorge tragen, dass unsere Handlungen bei den LDC nicht den Eindruck erwecken, hier würde eine Industrienation eine gegen die LDC gerichtete Politik betreiben.«[7]

Die Formulierung »Sorge tragen« soll den USA dabei helfen, den Vorwurf zu entkräften, man sei mehr an der Senkung der Bevölkerungszahlen in den am wenigsten entwickelten Ländern als an der Zukunft und dem Wohlergehen dieser Staaten interessiert. »Wir sollten uns im Klaren darüber sein, dass diejenigen, die ideologisch argumentieren, viel Aufhebens darum machen, dass der Anteil der USA an Entwicklungs- und Gesundheitsprogrammen stetig geschrumpft ist, wohingegen die Finanzierung von Bevölkerungsprogrammen stetig gestiegen ist.«[8]

In dem Bericht werden die International Planned Parenthood Federation und die USAID als federführend genannt. Ihr Ziel: »einfache, kostengünstige, wirksame, sichere, lang anhaltende und akzeptable Methoden der Fertilitätskontrolle«.[9]

Primäres Hauptaugenmerk sollte dem Bericht zufolge auf einer »Mäßigung des Bevölkerungswachstums« liegen, angewendet auf »die größten und am schnellsten wachsenden Entwicklungsländer, in denen das politische und strategische Interesse der USA besonders groß ist«. 1974 handelte es sich hierbei um: Indien, Bangladesch, Pakistan, Nigeria, Mexiko, Indonesien, Brasilien, die Philippinen, Thailand, Ägypten, die Türkei, Äthiopien und Kolumbien.[10]

Übrigens: 2021 spendeten die USA Covid-19-Impfstoffe an die folgenden Länder: Pakistan, Bangladesch, die Philippinen, Kolumbien, Indonesien, Nigeria, Brasilien, Äthiopien und Thailand.[11]

Es sei »im Sinne amerikanischer Interessen«, mit dem Bevölkerungsfonds der Vereinten Nationen (UNFPA) zu arbeiten, heißt es in dem Bericht. Der Fonds betrieb 1975 bereits in mehr als achtzig Ländern Projekte.[12] Der UNFPA sieht sich dem Vorwurf ausgesetzt, im Rahmen einiger Programme würden Zwangsabtreibungen und Zwangssterilisationen vorgenommen.

Unter dem Punkt »Was wir tun« steht als Erstes: »Familienplanung […] eine stete und zuverlässige Versorgung mit qualitativ hochwertigen Verhütungsmitteln gewährleisten […] darunter Pillen, Implantate, Intrauterinpessare und chirurgische Eingriffe, die die Fruchtbarkeit einschränken.«[13]

Wichtiger noch: Im Kissinger-Bericht heißt es: »Eine wachsende Zahl von Fachleuten vertritt die Ansicht, die Bevölkerungssituation sei bereits heute ernster und damit weniger erfolgreich durch freiwillige Maßnahmen zu korrigieren, als es nach allgemeiner Auffassung der Fall ist […] Es werden noch strengere Maßnahmen benötigt, und man wird sich mit einigen grundlegenden, moralisch sehr schwierigen Themen befassen müssen.«[14] Was hier als »strengere Maßnahmen« umschrieben und in den vergangenen Jahren umgesetzt wurde, ist in Wirklichkeit aus moralischer Sicht ein Albtraum.

Mit Geld aus den USA und anderen westlichen Nationen hat der Bevölkerungsfonds der Vereinten Nationen der Regierung der Volksrepublik China Mittel für die dortigen Programme zur Geburtenkontrolle zur Verfügung gestellt – Programme, die vielerorts als schwere Verstöße gegen die Menschenrechte kritisiert werden und von denen vor allem Frauen und Mädchen betroffen sind. Genauso hat der UNFPA Zwangssterilisationen, die Indiens Regierung durchführen ließ, finanziell gefördert. Publik wurde die Maßnahme 2014, als Dutzende Frauen in den »Sterilisierungslagern« starben, in die man sie mit der Aussicht auf gesellschaftliche Vorteile gelockt hatte. Das Programm wurde mit staatlichen Geldern aus Deutschland, Norwegen und

Großbritannien ebenso unterstützt wie von diversen amerikanischen Organisationen, darunter der Bill & Melinda Gates Foundation.[15]

Ebenfalls 2014 führten die WHO und UNICEF in Kenia Tetanusimpfungen durch, in deren Mittelpunkt eine Million Kenianerinnen im gebärfähigen Alter standen. Der Verband der katholischen Ärzte Kenias stellte später fest, dass die Impfstoffe das Hormon hCG (humanes Choriongonadotropin) enthielten. Dieses trophische Sexualhormon ist wichtig dafür, eine Schwangerschaft auszutragen, im Zusammenspiel mit dem Tetanus-Toxoid löst es jedoch eine Immunreaktion aus und führt bei Schwangeren zu einer Fehlgeburt und bei nicht schwangeren Frauen praktisch zur Unfruchtbarkeit.[16,17]

In dem Bericht wird dem US-Präsidenten anheimgestellt zu entscheiden, welcher Zweig der US-Regierung das letzte Wort in Fragen weltweiter Bevölkerungspolitik haben sollte: der Nationale Sicherheitsrat (Option A) oder die USAID (Option B).[18] Wenig überraschend stellten sich der Nationale Sicherheitsrat und die CIA hinter Option A, ebenso die »Ministerien für Außenpolitik, Finanzen, Verteidigung, Landwirtschaft, Gesundheit und Bildung sowie Handel«.[19]

Hinweis: Wenn Sie an einer ausführlichen Erörterung dieser Themen und des Kissinger-Berichts, Malthus und dergleichen interessiert sind, empfehle ich Ihnen diesen Artikel: *https://thewolf.report/2017/08/27/the-kissinger-report-and-the-world-population-control* oder *https://tinyurl.com/5fudvvdm*.

◇◇◇

KAPITEL 41

Das NIAID finanziert Gain-of-Function-Forschung in Wuhan (2005–2020)

◇◇◇

Ihre enge Zusammenarbeit mit Chinas Militärforschern ließen sich NIAID, US-Militär und Amerikas Geheimdienste in den ersten Jahrzehnten des neuen Jahrtausends viele Millionen Dollar kosten. Das Geld floss in Versuche, das Spike-Protein von Coronaviren so zu verändern, dass das Virus Menschen befallen kann. Der Erreger sollte lernen, sich an menschliche Rezeptoren zu binden und die Immunabwehr des Körpers möglichst zu umgehen. Vom NIAID finanzierte Wissenschaftler wie Daszak, Baric, Shi, Denison von der Vanderbilt University und Menachery aus Galveston schusterten Abschnitte aus wilden Viren zusammen und stellten auf diese Weise erfolgreich Chimären her, die imstande sind, im großen Stil Menschen zu infizieren und scharenweise Opfer zu produzieren.

Mit der Arbeit an Fledermaus-Coronaviren begann das Virologische Institut Wuhan nach dem SARS-Ausbruch von 2002/2003. Was potenziell pandemietaugliche Pathogene anging, hatten Coronaviren bis dahin niemals zur ersten Riege gezählt, dafür waren die Symptome, die sie erzeugten, zu schwach (etwa wie bei einer gewöhnlichen Erkältung) und die Infektiosität zu gering. Da war SARS schon etwas anderes, denn SARS konnte tödlich verlaufen – nach ersten Schätzungen belief sich die Sterblichkeitsrate der infizierten Personen auf 40 Prozent. Das SARS-Virus tat sich allerdings schwer, von Mensch zu Mensch überzuspringen. Um als Auslöser für eine Pandemie zu taugen, war es schlicht nicht infektiös genug. Und dennoch diente das Auftauchen von SARS und dessen hohe Mortalitätsrate einer Generation von Biowaffenstrategen als Inspiration, sich die Familie der Coronaviren näher anzusehen und zum vielversprechendsten Reservoir hochzustufen, was Biowaffen der nächsten Generation anbelangte. Miles Yu, Diplomat im US-Außenministerium und China-Chefberater des Ministers, sagt, die hohe Mortalität ließ chinesische Regierungsvertreter glauben, das Virus sei von den USA künstlich erzeugt und dann freigesetzt worden. Für China war das Anlass, ein eigenes Bioschutz- und Biowaffenprogramm aufzulegen.[1]

SARS tauchte erstmalig im November 2002 in Südchina auf, und zwar bei einer Reihe von Personen, die Kontakt zu einem Straßenmarkt hatten, auf dem Wildtiere verkauft wurden.[2] Insgesamt sollte SARS weltweit gerade einmal 8000 Menschen befallen, von denen letztlich nur 774 starben, was einer Sterblichkeitsrate von weniger als 10 Prozent entspricht.[3] Dennoch war SARS sehr nützlich für die seinerzeit noch junge PPR-Branche; so konnte man die Gefahr künstlich aufblähen und der Welt das Coronavirus als neuzeitliches Gegenstück zur Beulenpest verkaufen. Für China war die ganze Angelegenheit eine Blamage und kostspielig noch dazu, denn Quarantänen verursachen wirtschaftlichen Schaden in Milliardenhöhe.

Chinas Behörden beauftragten eine Fachfrau für Garnelen, die Virologin Shi Zhengli, den Ursprüngen von SARS auf den Grund zu gehen. Shi führte ab 2004 Teams zu Höhlen im Süden Chinas und zählte zu den ersten Wissenschaftlern, die erkannten, dass der SARS-Erreger SARS-CoV in der freien Natur bei den in Höhlen lebenden Hufeisennasen-Fledermäusen zu finden ist.[4] SARS ließ diese fliegenden Säugetiere auf den Wunschzetteln von Virologen aus aller Welt nach ganz oben schießen.

Daszak arbeitete erstmalig 2004 mit Shi zusammen. Bei dem Projekt, gefördert mit Mitteln der NIH, ging es darum, Fledermaus-Coronaviren zu sammeln und zu manipulieren. In ihrer Arbeit hieß es dann auch: »Fledermäuse sind natürliche Reservoirs von SARS-ähnlichen Coronaviren.«[5] Mit der National Science Foundation war auch ein CIA-Handlanger unter den Geldgebern.

Durch ihre kühnen Expeditionen in tropische Höhlen voller Fledermäuse verdiente sich Shi den Spitznamen »Bat Woman« und stieg zur führenden Coronavirusforscherin am Virologischen Institut Wuhan auf. 2006 absolvierte sie im französischen Lyon am dortigen Hochsicherheitslabor Jean Mérieux-Inserm eine Postdoc-Fortbildung in Virologie.[6] 2011 übernahm Shi das Amt als Direktorin des Zentrums für neuartige Infektionskrankheiten am Virologischen Institut Wuhan, 2013 wurde sie Direktorin des dortigen BSL-3-Labors.[7]

In den 16 Jahren ab 2005 durchstreiften Shi und Daszak Ostasien nach tierischen Pathogenen. Im Rahmen ihrer Coronavirusforschung suchten sie Dutzende Male chinesische Höhlen auf, in denen Tausende Fledermäuse brüteten. Die Wissenschaftler sammelten Guano und nahmen Proben. Bewaffnet mit Schutzanzügen und Japannetzen stießen Daszak, Shi und ihre Teams immer weiter in die Kalkhöhlen vor, fingen dort lebende Fledermäuse, nahmen Kotproben und Analabstriche und sammelten Blutproben, um die gefundenen Viren dann in staatlichen und militärischen Laboren zu katalogisieren und zu manipulieren.[8,9]

Shis Team wies nach: »Die Fledermäuse in Südchina waren proppenvoll mit Viren, insbesondere mit Coronaviren. Über einen Zeitraum von 10 Jahren hinweg sammelte das Team bei Fledermäusen aus der Region über 10 000 Proben und entdeckte dabei Hunderte neuer Coronaviren«, darunter auch einige, die den Menschen befallen konnten.[10]

»Bat Woman« und ihrem pummeligen New Yorker »Robin« gelang es, mehr als 500 neuartige Coronaviren zu identifizieren, darunter rund fünfzig, die mit den Erregern von SARS und MERS verwandt waren. In Wuhan sequenzierten sie Coronavirusgenome und unterzogen die Viren seriellen Passagen und physischen Veränderungen. Offenbar hofften sie, die Schwächen des SARS-Erregers von 2003 ausmerzen und Coronaviren für den Menschen ansteckender machen zu können. Richard Ebright sagte *Vanity Fair*, die Art Forschung, die Daszak betrieb – Proben aus tief in der Wildnis gelegenen Höhlen in eine 11-Millionen-Einwohner-Stadt zu verbringen, um sie dort noch gefährlicher zu machen – sei so, »als würde man mit einem brennenden Streichholz nach einem Gasleck suchen«.[11]

2012 und 2013 entnahm Shi den gärenden Guanohaufen in einer stillgelegten Kupfermine in Mojiang in der Provinz Yunnan diverse Coronavirusproben. Sechs Bergleute waren nach Reinigungsarbeiten in der dortigen Höhle unlängst erkrankt, drei von ihnen starben später.[12] Ihre Symptome (beidseitige Lungenentzündung, Gefäßbeschwerden wie Lungenembolie und begleitende Infektionen) haben im Rückblick doch sehr viel Ähnlichkeit mit denen von Covid-19.[13] Auf die Familien der Bergleute breitete sich die Krankheit nicht aus, was dafürspricht, dass eine Ansteckung von Mensch zu Mensch nicht möglich war. In einer chinesischen Masterarbeit wird die Erkrankung der Bergarbeiter auf ein SARS-ähnliches Coronavirus zurückgeführt.[14,15] Bei ihrer Suche nach wilden Coronaviren, die sich waffenfähig machen lassen, ging es Daszak und Shi um exakt solche Viren. Zwischen Juli und Oktober 2012 erhielt das Institut in Wuhan Blutproben von vier der im Krankenhaus liegenden Bergleute, und das Blut wies SARS-ähnliche Antikörper auf. Shi Zhengli schrieb in einem 2017 veröffentlichten Artikel, dass die Hufeisennasen-Fledermaus, die man in der Mojiang-Höhle gefangen hatte, aus derselben Population zu stammen schienen wie die Exemplare, die 2003 das SARS-Coronavirus verbreitet hatten.[16]

293 Coronaviren sammelte Shis Team zwischen 2012 und 2015 in der Mojiang-Höhle und deren Umgebung.[17] Demnach hielten Chinas Militärs die Höhle wohl für eine vielversprechende Quelle von etwas, das sie gerne haben wollten. Der fünfköpfigen Truppe von Shi gehörten auch der Epidemiologe Oberst Cao Wuchun und Generalmajorin Chen Wei, Chinas führende Expertin für Bioschutz, an. Beide sitzen im Biosicherheitsausschuss der Volksbefreiungsarmee. Oberst Cao gehört zudem dem Beirat des Virologischen Instituts Wuhan an, hat als Forscher für die Academy of Military Medical Sciences der Volksbefreiungsarmee gearbeitet und leitet den militärischen Expertenrat für Biosicherheit. Mitte 2020 war Cao der zweithöchste Militär der Delegation, die die chinesische Regierung nach Wuhan entsandte, um das Auftauchen von Covid-19 zu untersuchen.[18] Generalmajorin Chen, höchste Biowaffenforscherin des chinesischen Militärs und »Kriegsgöttin«,[19] leitet inzwischen das Labor in Wuhan.

Dank der Mittel aus den USA und China verlief das seltsame Rennen, einen SARS-Erreger so ansteckend zu machen, dass er eine echte Pandemie würde auslösen können, immer schneller. Über EcoHealth und das NIAID flossen Gelder, die Ralph Baric und Shi Zhengli halfen, 2015 erfolgreich eine Coronaviruschimäre zu erschaffen, indem sie Abschnitte unterschiedlicher Stämme kombinierten.[20,21] Es war der erste Schritt auf dem Weg zu einem Coronavirus, das sich als Biowaffe nutzen ließ. In den folgenden Jahren betrieben Daszak und Shi weitere Gain-of-Function-Forschungen, das zeigen eine Vielzahl akademischer Arbeiten sowie bei den NIH eingereichte Förderanträge und Fortschrittsberichte, die im Namen des Informationsfreiheitsgesetzes öffentlich gemacht werden mussten. Daszak und Shi erschufen Hybridcoronaviren, die sowohl tödlicher als auch ansteckender waren als ihre Verwandtschaft in der freien Wildbahn. Die Zusammenarbeit brachte diverse Pathogene hervor, von denen man mit Fug und Recht annehmen kann, dass es sich um mögliche Vorläufer von SARS-CoV-2 handelt.[22,23]

Es existiert ein Video aus dem Februar 2016, das zeigt, wie Daszak eine Rede hält (»Neue Infektionskrankheiten und die nächste Pandemie«). Vor seinem Publikum brüstet er sich damit, dass seine »Kollegen in China« vom Virologischen Institut mit seiner Hilfe SARS-ähnliche »Killer«-Coronaviren erschaffen hätten.[24]

2019 hatte Shis Truppe ein beeindruckendes Arsenal an Fledermaus-Coronaviren zusammengetragen. Nach der aktuellen Faktenlage lässt sich der Covid-19-Stammbaum wohl auf die Erreger zurückführen, die sie in der Mojiang-Höhle sammelte und anschließend mit Kollegen wie Ben Hu, Lin-Fa Wang und anderen manipulierte.[25]

Shi, regelmäßige Empfängerin von NIAID-Geldern, entwickelte eine enge Verbindung zu Faucis Gain-of-Function-Magier Ralph Baric von der University of North Carolina sowie zu führenden NIAID-Subalternen wie Vineet Menachery vom Labor der University of Texas Medical Branch in Galveston. Baric wie auch Menachery betrieben bahnbrechende Biowaffenforschung und weckten damit bei den Chinesen großes Interesse.

Ab 2014 finanzierten Fauci und die USAID Shi Zhenglis Gain-of-Function-Forschung. Im Januar 2014 erhielt Shi über EcoHealth eine NIH-Einzelzuwendung in Höhe von 665 000 Dollar für das Projekt »Die Ökologie von Fledermaus-Coronaviren und das Risiko künftigen Auftretens von Coronaviren«. Weitere 559 500 Dollar flossen vom USAID-Programm PREDICT.[26,27,28]

PREDICT hatte es den NIH gleichgetan und sich ins Geschäft mit Coronaviren gestürzt. Die NIH waren in dieser Hinsicht zwar früher gestartet, aber das machte PREDICT nun wett, indem es deutlich mehr Geld in die Hand nahm als die Gesundheitsbehörde. 2009 begann das Labor in Wuhan seine Zusammenarbeit mit PREDICT, dem neuen »Frühwarnsystem« der USAID. Es ging darum, Wissenschaftler dafür auszubilden (und zu bezahlen), unbekannte Viren auszumachen, bevor sie auf den Menschen überspringen konnten – oder wie Shi es formulierte: »Sie zu finden, bevor sie uns finden.« PREDICT war in Dutzenden Ländern aktiv, aber wichtigstes Standbein war das Virologische Institut in Wuhan.[29]

Unterstützt von NIH- und USAID-Geldern veröffentlichten Shi und ihre Kollegen zwischen 2014 und 2016 diverse Folgestudien zu Coronaviren, so auch zu den Viren, die Shi in China gesammelt hatte.[30] Wir werden sehen, dass eines dieser Viren über ein Genom verfügt, das dem von SARS-CoV-2 stark ähnelt. Die Rede ist von RaTG13, einem Coronavirus aus der Mojiang-Höhle.[31] Die Bezeichnung RaTG13 setzt sich zusammen aus den Abkürzungen von *Rhinolophus affinis* (die Fledermausart Java-Hufeisennase) und Taroko Gorge (dem Standort der Mojiang-Höhle) sowie der Zahl 13 für das Jahr 2013, in dem das Virus gesammelt wurde.

Nachdem Fauci und Francis Collins Obamas Moratorium still und leise für wieder aufgehoben erklärt hatten, flossen die Gelder von NIAID und USAID noch schneller an Daszaks Organisation.[32]

2015 vergab PREDICT über Daszak und die University of California, Davis, Mittel in unbekannter Höhe an Wissenschaftler aus Wuhan für die Forschung an Fledermaus-Coronaviren.[33,34] EcoHealth ignorierte wiederholt die Meldeauflagen, die amerikanische Gesetze vorschreiben. Im Oktober 2021 räumten die NIH ein, dass EcoHealth einige Ergebnisse aus diesen staatlich geförderten Studien niemals gemeldet hatte – Studien, bei denen es Shi Zhengli gelungen war, bei Mäusen explosive Infektionsgeschehen mit im Labor manipulierten Coronaviren hervorzurufen.[35] 26 Mitglieder des Kongresses schrieben im Februar 2022 die USAID-Chefin Samantha Power an und forderten Antworten. »Die NIH verlangten, dass EcoHealth innerhalb von 5 Tagen sämtliche unveröffentlichten Daten übergab, die im Zusammenhang mit einem mehrjährigen Forschungsstipendium aus dem Jahr 2014 standen.« In dem Schreiben heißt es: »Wenn es darum geht, Meldevorschriften der Bundesregierung zu missachten, weist EcoHealth eine beunruhigende Vorgeschichte auf.«[36]

Weiter schreiben die Abgeordneten: »Darüber hinaus hat EcoHealth Unterstipendien an das Virologische Institut Wuhan erst öffentlich gemacht, nachdem es am 8. Juli 2020 ein Aussetzungsschreiben von den NIH erhielt. Erst dann lieferte die Organisation Berichte über Fördermittel, die zwischen 2015 und 2019 an das Virologische Institut Wuhan gegangen waren. Dieses Verhalten ist vor allem deshalb so besorgniserregend, weil eine Suche in der öffentlichen Datenbank *usaspending.gov* vor dem Juli 2020 nicht gezeigt hätte, dass EcoHealth das Virologische Institut Wuhan finanziert hat.«[37]

Oder anders formuliert: Selbst vor seinem Geldgeber, dem amerikanischen Staat, hielt Daszak verborgen, dass er Fördermittel an Shi vergeben hatte.

Der *Washington Examiner* berichtete 2021, die USAID weigere sich, Einzelheiten zu einem Forschungsstipendium preiszugeben, das die Behörde für den Zeitraum 2015–2020 an die UC Davis vergeben hatte.[38] Im April 2020 hatte Daszak per E-Mail Vertreter von der USAID, der UC Davis und von EcoHealth dringend ermahnt, die aus der Studie resultierenden Genomsequenzen aus der öffentlichen Datenbank GenBank herauszuhalten. Eine Veröffentlichung dieser Daten würde auf die UC Davis und die USAID zurückfallen, mahnte er.[39,40]

Was Daszak mit »zurückfallen« meint? Nun, mit ziemlicher Sicherheit wollte er es vermeiden, dass weitere Belege für eine Verbindung zwischen EcoHealth, den Machenschaften der US-Regierung in Wuhan und der Covid-19-Pandemie publik werden.

2019 segnete das NIAID zusätzliche 3,7 Millionen Dollar für ein auf 6 Jahre angelegtes Gain-of-Function-Forschungsprogramm in Wuhan ab, bei dem es darum ging, weitere Coronaviruschimären zu entwickeln, die Menschen leichter infizieren konnten.[41] Und wieder schleuste Fauci die Finanzspritze über Daszak und dessen EcoHealth Alliance nach China. Im Rahmen der neuen Studien sollte auch versucht werden, durch Genmanipulation die Übertragbarkeit und Virulenz zu steigern.[42]

Im Oktober 2021 war der Skandal bereits in vollem Gang und öffentlich. Das scherte die Leute beim PREDICT-Programm wenig; sie vergaben trotzdem völlig unbeirrt 4,67 Millionen Dollar an die EcoHealth Alliance, dabei waren weiterhin Fragen hinsichtlich der Forschung an Fledermaus-Coronaviren offen, die auch mit EcoHealth-Mitteln am Virologischen Institut Wuhan betrieben worden war.[43]

DARPA-Mittel

Gegenüber *Newsweek* erklärte ein DARPA-Sprecher im September 2021: »Die DARPA hat niemals – direkt oder indirekt als Subunternehmen – Aktivitäten oder Forscher finanziert, die mit der EcoHealth Alliance oder dem Virologischen Institut Wuhan in Verbindung gebracht werden.«[44,45]

Später wurden – im Zuge einer Klage auf Akteneinsicht im Rahmen des Informationsfreiheitsgesetzes – Dokumente der UC Davis öffentlich, die zeigen, dass die DARPA sehr wohl die mittlerweile in Verruf geratenen Aktivitäten der EcoHealth Alliance in Wuhan finanzierte. In den E-Mails findet sich eine Konversation zwischen UC-Davis-Forschern aus dem Jahr 2018. Dabei geht es um die geheime Beteiligung der DARPA an einem Programm für Pandemic Preparedness, das die Hochschule für Partner wie die EcoHealth Alliance, Hunter Bidens Biowaffenunternehmen Metabiota und die Smithsonian Institution betrieb.[46]

Elizabeth Leasure von der UC Davis wiederum bestätigt, dass UC-Davis-Forscher DARPA-Gelder dazu genutzt hatten, EcoHealth zu bezahlen. In einer E-Mail an ihre Kollegen schreibt sie: »Einiges Personal/andere Kosten werden zur DARPA verschoben, sobald die Untervergabe abgeschlossen ist. Die frei werdenden Mittel können, je nach Bedarf, neu an andere Länder oder Tests vergeben werden.«[47]

Es handelt sich zudem um dieselbe Studie, von der Daszak sprach, als er seine Mit-Geldempfänger von der UC Davis in einer späteren E-Mail ermahnt, Stillschweigen zu bewahren.[48]

Damit existiert ein eindeutiger Beweis dafür, dass die DARPA der EcoHealth Alliance eben doch Geld zukommen ließ. Trotzdem sagte ein DARPA-Sprecher dem Journalisten Paul D. Thacker, als dieser die Behörde mit den belastenden E-Mails konfrontierte: »Wie bereits in der früheren Erklärung dargelegt, hat die DARPA die EcoHealth Alliance niemals finanziell unterstützt, weder direkt noch indirekt als Subunternehmer.«[49] Thacker dazu: »Die DARPA hat sich auf eine Geschichte festgelegt, und an der hält man jetzt fest.«

2020 zeigten mehr und mehr Finger auf die NIH. Als Daszak und seine chinesischen Kooperationspartner sich weigerten, Unterlagen und Ergebnisse aus dem chinesischen Labor zu übergeben, verfestigte sich die Einschätzung, dass EcoHealth nicht länger haltbar für die NIH sei. Um einem Sturzbach an wüsten Beschimpfungen zuvorzukommen, beendeten die NIH im April ein an die EcoHealth Alliance vergebenes Forschungsstipendium. 77 Nobelpreisträger kritisierten daraufhin die Regierung Trump dafür, die Coronavirusforschung einzustellen. Sie schrieben: »Wir vertreten die Ansicht, dass dieser Schritt einen gefährlichen Präzedenzfall darstellt, weil der Staat in die Abläufe von Wissenschaft eingreift und dass dies das öffentliche Vertrauen gefährdet, was die Vergabe staatlicher Mittel für Forschungszwecke anbelangt.«[50,51]

Mit großem Getöse strichen die NIH der EcoHealth Alliance im April 2020 zwar diese Fördermittel, machten dies aber rasch wieder gut, indem sie der Organisation 4,2 Millionen Dollar für vier unterschiedliche Projekte zuschossen.[52,53]

Im Oktober 2022, 18 Monate nachdem die NIH das ursprüngliche Forschungsstipendium beendet hatten, setzte die Behörde den Kongress in Kenntnis, dass die EcoHealth Alliance den Forderungen der NIH und den an die Fördermittel geknüpften Bedingungen weiterhin nicht nachgekommen sei. Man habe weder Updates zu Fortschritten in der Forschungsarbeit erhalten noch Notizen von Daszak. Und was hatte das für Konsequenzen für EcoHealth? Die NIH reaktivierten das zuvor ausgesetzte Stipendium und ließen EcoHealth wieder Fördermittel zukommen!

Teil Drei: Covid-19 und das Cover-Up

Jahr	Monat/Tag	Ereignis
2016		Moderna patentiert die Nutzung von Spike-Proteinen bei Coronavirusvakzinen.
2019	März	Das NIAID überlässt Ralph Baric 3,6 Millionen Dollar für Gain-of-Function-Forschung.
2019	Mai	Durchführung der Simulation »Crimson Contagion«. Im Mittelpunkt steht eine Pandemie einer »neuartigen Influenza«, deren Ursprünge in China liegen.
2019		Microsoft entwickelt einen subdermalen Chip, der medizinische Unterlagen speichert.
2019	Juli	Wegen schwerer Verstöße gegen die Sicherheitsbestimmungen schließen die CDC-Labore in Fort Detrick.
2019		Die NIH geben 3,7 Millionen Dollar für ein Programm, im Rahmen dessen in Wuhan Coronaviruschimären entwickelt werden sollen. Ziel ist es, herauszufinden, was nötig ist, damit diese Menschen infizieren.
2019	August	Ein Professor der University of Texas wird verhaftet, weil er für ein chinesisches Telekomunternehmen Technologiediebstahl begangen hat.
2019	September	In Wuhan beginnt sich Covid-19 mutmaßlich zu verbreiten.
2019	12. September	Razzia im Labor von Wuhan. Der Staat entfernt Virussequenzen aus Onlinedatenbanken.
2019	September	Die Bill & Melinda Gates Foundation kauft 3 Millionen Aktien von BioNTech, dem späteren Hersteller eines Covid-19-Impfstoffs.

Jahr	Monat/Tag	Ereignis
2019	18. Oktober	»Event 201« simuliert eine Coronapandemie, bei der es zentral auch darum geht, Gerüchte über ein Laborleck abzuwürgen.
2019	17. November	Die *South China Morning Post* meldet den ersten »offiziellen« Covid-19-Fall, einen 55-Jährigen aus Wuhan.
2019	8. Dezember	Die Gesundheitsbehörden von Wuhan schließen den Fischmarkt Huanan und nehmen Proben von Boden und Tieren.
2019	30. Dezember	Schwerer Ausbruch von Lungenentzündungen in Wuhan. China führt diesen auf ein »rätselhaftes neues Coronavirus« zurück.
2020	Januar	Covid-19 breitet sich global aus.
2020	3. Januar	Chinas Nationale Gesundheitskommission verbietet es, Informationen über eine »unbekannte Krankheit« öffentlich zu machen.
2020	5. Januar	Aus Patientenproben wird erstmals erfolgreich das Genom von SARS-CoV-2 sequenziert.
2020	11. Januar	Die Gesundheitskommission von Wuhan meldet den ersten »offiziellen« Todesfall durch Covid-19.
2020	11. Januar	Die Gensequenz von SARS-CoV-2 wird international freigegeben.
2020	14. Januar	China und WHO bestreiten, dass Covid-19 von Mensch zu Mensch übertragen wird.
2020	20. Januar	China räumt ein, dass Covid-19 von Mensch zu Mensch übertragen wird.
2020	22. Januar	Chinas Nationale Gesundheitskommission ermahnt die Bürger, Wuhan weder zu besuchen noch die Stadt zu verlassen.
2020	23. Januar	Die Behörden von Wuhan verhängen einen drakonischen Lockdown über die gesamte Stadt.
2020	23. Januar	Jeremy Farrar, Richard Hatchett und Stéphane Bancel geben auf dem Weltwirtschaftsforum in Davos eine Pressekonferenz zu Covid-19.

Jahr	Monat/Tag	Ereignis
2020	23. Januar	Die *Daily Mail* zitiert in einem Artikel US-Beamte, die 2017 vor einem Laborleck in Wuhan warnten.
2020	26. Januar	Anthony Fauci sagt, von dem Wuhan-Virus gehe nur ein »sehr, sehr geringes« Risiko aus.
2020	27. Januar	Peter Daszak bestätigt, dass das NIAID chinesische Coronavirusforscher finanziert, die SARS-ähnliche Coronaviren entdeckten, die sich an menschliche Zellen binden können.
2020	30. Januar	Die WHO erklärt Covid-19 zur gesundheitlichen Notlage internationaler Tragweite.
2020	31. Januar	Präsident Trump verhängt ein Einreiseverbot für Personen, die aus China kommen.
2020	31. Januar	Forscher in Neu-Delhi veröffentlichen ein Preprint, in dem es heißt, das Spike-Protein von SARS-CoV-2 enthalte genetisch einzigartige »Insertionen«.
2020	1. Februar	Jeremy Farrar hält geheime Telefonkonferenzen mit Fauci, Collins und zahlreichen von ihnen finanziell geförderten Wissenschaftlern ab. Man spricht über die Möglichkeit, dass Covid-19 aus einem Labor stammt.
2020	1. Februar	Anthony Fauci schreibt in einer E-Mail: »Verstärkt wurde der Verdacht dadurch, dass Wissenschaftler der Universität Wuhan bekanntermaßen Gain-of-Function-Experimente durchgeführt haben, um die molekularen Mechanismen zu bestimmen, die dazu führen, dass Fledermausviren sich an eine Infektion beim Menschen anpassen, und dass der Ausbruch in Wuhan seinen Ursprung hatte.«
2020	3. Februar	Shi Zhengli und andere chinesische Wissenschaftler behaupten in einem Artikel, bei Covid-19 handele es sich um einen Spillover von wilden Fledermauspopulationen.
2020	3. Februar	Kelvin Droegemeier* schreibt die Präsidentin der US-Nationalakademie der Wissenschaften an und bittet um Hilfe bei der Bestimmung der Ursprünge von Covid-19.

* Anm. d. Übers.: Der Forschungsmeteorologe Kelvin Kay Droegemeier war von 1/19 bis 1/21 Direktor des Office of Science and Technology Policy, einer Abteilung des Weißen Hauses, die die Wissenschaftspolitik und Technologiepolitik koordiniert.

Jahr	Monat/Tag	Ereignis
2020	3. Februar	Fauci stellt der Nationalakademie bei Zoom-Meeting Informationen und Berater zur Verfügung.
2020	6. Februar	Die drei Präsidenten der Nationalakademie schreiben an das Weiße Haus. In dem Brief ist keine Rede von der Möglichkeit eines Laborlecks.
2020	6. Februar	Auf Betreiben seiner chinesischen Kollegen schreibt Peter Daszak an *The Lancet* und tut die These von einem Laborleck als »Verschwörungstheorie« ab. Er sammelt Unterschriften bei Kollegen.
2020	6. Februar	In einem Preprint stellen zwei Forscher namens Xiao eine Verbindung her zwischen Covid-19 und der Gain-of-Function-Forschung, die mit NIAID-Mitteln betrieben wurde.
2020	7. Februar	Generalmajorin Chen Wei übernimmt die Leitung des Virologischen Instituts Wuhan.
2020	11. Februar	Anthony Fauci trifft sich privat mit Ralph Baric.
2020	16. Februar	Kristian Andersen und Andrew Rambaut laden ein Preprint von »The proximal origin of Covid-19« auf *virological.org* hoch.
2020	19. Februar	*The Lancet* veröffentlicht Daszaks Schreiben, das von 27 weiteren Wissenschaftlern unterzeichnet ist. Von den zahllosen Interessenkonflikten dieser Personen ist nicht mit einem Wort die Rede.
2020	26. Februar	Botao Xiao zieht sein Preprint zurück und erklärt gegenüber dem *Wall Street Journal*, die Arbeit werde »nicht von direkten Beweisen« gestützt.
2020	29. Februar	Das US-Gesundheitsministerium meldet den ersten Covid-19-Toten in den USA.
2020	13. März	Präsident Trump verkündet den Gesundheitsnotstand.
2020	13. März	Bill Gates scheidet bei Microsoft aus, um die Bekämpfungsmaßnahmen der globalen Coronapandemie zu leiten.

Jahr	Monat/Tag	Ereignis
2020	März	Forscher stellen fest, dass RaTG13 zu 96,2 Prozent mit SARS-CoV-2 identisch ist, aber zusätzlich über eine »Furin-Spaltstelle« verfügt.
2020	März	China führt Covid-19 auf importierten Fisch oder einen Angriff der USA mit Biowaffen zurück.
2020	17. März	*Nature Medicine* veröffentlicht »The Proximal Origin of SARS-CoV-2«.
2020	27. März	Labore in Fort Detrick dürfen nach »Pannen bei der Biosicherheit« den Betrieb wieder aufnehmen.
2020	April	Das US-Energieministerium wirft der University of Texas Medical Branch vor, chinesischen Forschern gesetzeswidrig drei ansteckende Viren überlassen zu haben.
2020	18. April	James Le Duc fragt bei Shi Zhengli nach, wie er Fragen des US-Kongresses nach dem Ursprung von Covid-19 beantworten soll.
2020	April	Die NIH setzen Fördermittel für die EcoHealth Alliance aus.
2020	28. April	Dr. Li-Meng Yan sagt gegenüber US-Medien, Ausgangspunkt der tödlichen Pandemie sei das Labor in Wuhan.
2020	28. April	Peter Daszak warnt seine Partner bei PREDICT davor, Daten zu Virussequenzen zu veröffentlichen.
2020	20. Mai	Eine (mittlerweile zurückgezogene) Studie diskreditiert den Einsatz von Hydroxychloroquin bei Covid-19-Patienten.
2021	15. Januar	Das US-Außenministerium veröffentlicht ein »Informationsblatt«, in dem drei Problembereiche zum Ursprung von Covid-19 umrissen werden.
2021	März	US-Geheimdienste würgen umfangreiche Ermittlungen des Außenministeriums zum Ursprung von Covid-19 ab.
2021	März	Auf der Münchner Sicherheitskonferenz findet eine Simulation zu einer Affenpockenpandemie statt. Der Ausbruch wird für den Mai 2022 prognostiziert.

Jahr	Monat/Tag	Ereignis
2021	2. Mai	James Le Duc und David R. Franz tauschen sich in E-Mails darüber aus, wie wahrscheinlich es ist, dass SARS-CoV-2 auf ein Laborleck in Wuhan zurückgeht.
2021	12. Mai	Fauci legt einen Meineid ab, als er vor dem Senat aussagt, die NIH hätten niemals Gain-of-Function-Forschung in Wuhan finanziert.
2021	25. Mai	Fauci räumt ein, dass das NIAID die Arbeit chinesischer Wissenschaftler am Genom von Coronaviren finanziert hat.
2021	26. Mai	Präsident Biden weist die Nachrichtendienste an, ihre Ermittlungen zum Ursprung von Covid-19 wieder aufzunehmen und ihm in 90 Tagen Bericht zu erstatten.
2021	Mai	Der ehemalige FDA-Leiter Gottlieb bekennt: »Laborlecks geschehen dauernd.«
2021	August	Die Direktorin der Nationalen Geheimdienste, Avril Haines, veröffentlicht eine »ergebnislose« Zusammenfassung des Berichts.
2021	August	Eine Untersuchung der Republikaner im US-Kongress gelangt zu dem Schluss, SARS-CoV-2 stamme aus einem Laborleck in Wuhan.
2021	27. August	Avril Haines, Leiterin der Nationalen Geheimdienste, überreicht Präsident Biden ihren Bericht. An die Öffentlichkeit gelangt eine zweiseitige Zusammenfassung, die als »Low-Confidence-Einschätzung« zu dem Schluss kommt, dass Covid-19 auf eine natürliche Zoonose zurückzuführen ist.
2021	Oktober	EcoHealth meldet endlich den phänomenalen Erfolg von Shi Zhengli beim Infizieren humanisierter Mäuse mit Coronaviren aus dem Labor.
2021	5. Oktober	Die USAID kündigt an, 125 Millionen Dollar für DEEP VZN bereitzustellen. Das neue Projekt will, wie zuvor PREDICT, unbekannte Viren mit Pandemiepotenzial suchen.
2021	20. Oktober	Der stellvertretende NIH-Leiter Tabak wirft Peter Daszak vor, extrem infektiöse Chimären von Fledermaus-Coronaviren nicht gemeldet zu haben.

Jahr	Monat/Tag	Ereignis
2021	21. Oktober	NIH-Direktor Collins kündigt Konsequenzen für Daszaks Gain-of-Function-Forschung an.
2021	November	Fauci erklärt vor dem Senat: »Unmöglich, dass aus den Viren, an denen gearbeitet wurde, SARS-CoV-2 wurde.«
2021	November	Die Bill & Melinda Gates Foundation verkauft ihre Beteiligung an BioNTech (Mitentwickler des Covid-19-Impfstoffs von Pfizer) und macht damit Hunderte Millionen Dollar Gewinn.
2021	23. November	Bill Gates räumt ein, dass die Covid-19-Impfstoffe die Übertragung nicht stoppen.
2021	1. Dezember	Die WHO legt den Internationalen Vertrag zur Pandemieprävention vor.
2021	Dezember	Harvard-Chemiker und Nanotechnologie-Pionier Charles Lieber wird wegen Spionage verurteilt.
2022	Mai	Die CDC teilen mit, dass Fälle bekannt geworden sind, in denen Affenpocken von Mensch zu Mensch übertragen wurden.
2022	23. Juli	Die WHO erklärt Affenpocken zum Gesundheitsnotstand.
2022	August	Daszak erklärt, er könne keinen Zwischenbericht abgeben, weil seine chinesischen Partner ihm ihre unveröffentlichten Daten und Notizen nicht zur Verfügung stellen.
2022	19. August	Die NIH informieren das Repräsentantenhaus, dass die Fördermittel, die via EcoHealth an das Virologische Institut Wuhan gehen, gestrichen werden, weil EcoHealth gegen Bedingungen verstoßen habe.
2022	14. September	*Politico* enthüllt, dass Bill Gates über die Gates Foundation, CEPI, Gavi und Wellcome die Pandemiemaßnahmen finanzierte und koordinierte.
2022	22. Oktober	Eine Preprint-Studie findet im Genom von SARS-Cov-2 Beweise für Barics Methode.
2022	Oktober	Die NIH informieren den Kongress, dass die EcoHealth Alliance Bedingungen für Fördermittel nicht erfüllt.

Jahr	Monat/Tag	Ereignis
2022	Oktober	Biden bittet um 88 Milliarden Dollar für Gain-of-Function-Forschung und andere Bioschutzmaßnahmen.
2022	November	Fauci gibt zu Protokoll, er habe Ralph Baric niemals persönlich getroffen.
2022	Dezember	Die WHO verkündet, dass Jeremy Farrar zum Mai 2023 Wissenschaftlicher Leiter wird.
2023	10. Juni	Die britische *Sunday Times* berichtet, Ermittler des US-Außenministeriums hätten festgestellt, dass im Herbst 2019 drei Forscher des Instituts in Wuhan mit Covid-19 ins Krankenhaus kamen. Das spricht dafür, dass sie wahrscheinlich Ursprung der Pandemie waren.
2023	13. Juni	Die Journalisten Michael Schellenberger, Matt Taibbi und Alex Gutentag sagen, Ben Hu sei einer der Forscher gewesen, die im Herbst 2019 an Covid-19 erkrankten. Das *Wall Street Journal* »bestätigt« dies.
2023	23. Juni	Das Office of the Director of National Intelligence gibt Material aus den Ermittlungen zum Ursprung von Covid-19 frei.
2023	23. Juni	Die Direktorin der Nationalen Geheimdienste, Avril Haines, gibt eine fünfseitige Zusammenfassung über »mögliche Verbindungen zwischen dem Virologischen Institut Wuhan und dem Ursprung der Covid-19-Pandemie« frei.
2023	Juli	Ein Ausschuss des Repräsentantenhauses zur Coronapandemie kommt zu dem Schluss, Fauci und Collins hätten Wissenschaftler dazu angestiftet, die »Proximal Origin«-Arbeit zu schreiben und mithilfe »fatal fehlerbehafteter Wissenschaft« die These vom Laborleck zu »widerlegen«.
2023	19. Juli	Die Regierung Biden streicht dem Virologischen Institut Wuhan sämtliche Zuwendungen.

◇◇◇

KAPITEL 42

Dr. Fauci leistet einen Meineid

Im ersten Jahr der Pandemielockdowns arbeitete Anthony Fauci verbissen daran, alle Spekulationen, Covid-19 habe seine Geburtsstunde in einem Labor erlebt, zum Verstummen zu bringen. Dabei unterstützte ihn eine im Geheimen operierende Gruppe von internationalen Verschwörern, darunter Peter Daszak, Francis Collins, Jeremy Farrar und die renommiertesten Virologen der Welt. Ihre Privatkorrespondenz aus jener Zeit zeigt, dass jeder dieser prominenten Ärzte und Wissenschaftler davon überzeugt war, dass diese Pandemie nicht nur möglicherweise, sondern mit hoher Wahrscheinlichkeit durch ein Laborleck verursacht worden war.[1,2] Das hielt sie jedoch nicht davon ab, ein ganzes Arsenal an Täuschungsmanövern, Irreführungen, Falschinformationen, Drohungen, Zensurmaßnahmen, Psychotricks und anderen Formen von Machtmissbrauch aufzubieten, um die Menschheit glauben zu machen, das Virus sei auf natürlichem Wege in die Welt gekommen. Nur eines fand sich in ihrer Waffenkammer nicht – unumstößliche wissenschaftliche Beweise.

Im April 2020 schlug Fauci einen gleichermaßen autoritären wie wissenschaftlich anmutenden Ton an, um die leichtgläubigen Schreiberlinge, die aus dem Weißen Haus berichteten, von dieser Geschichte zu überzeugen: »… die Mutationen, die nötig waren, um zu dem Punkt zu gelangen, an dem sie jetzt sind, stehen voll und ganz im Einklang mit der Übertragung einer Spezies vom Tier auf den Menschen.«[3,4] Das kriecherische Pressekorps hat Fauci niemals aufgefordert zu erklären, wie in aller Welt bei einem Fledermaus-Coronavirus ein Spike-Protein mit einer Furin-Spaltstelle, die hervorragend für die

Übertragung beim Menschen ausgelegt ist, aber keine Fledermäuse mehr infizieren kann, auftauchen kann, ohne sich vorher in einem Zwischenwirt entwickelt zu haben.

19 Monate später stand Fauci vor einem weniger dankbaren Publikum, einem überparteilichen Senatsausschuss, um erneut sein wirres, pseudowissenschaftliches Geschwafel von sich zu geben, dieses Mal garniert mit einem Appell an die Obrigkeit: »Ungeachtet der Debatten über Definitionen wird Ihnen jeder erfahrene Molekularvirologe sagen können, dass die finanzielle Unterstützung der NIH sowie die Viren, an denen gearbeitet wurde, unmöglich zu SARS-CoV-2 geführt haben können, denn sie sind in ihrer Evolution dermaßen weit voneinander entfernt, dass nichts dazu hätte führen können.«[5]

In den 2½ Jahren, die der gesundheitliche Notstand in den USA galt, fungierte Fauci als oberster Berater des US-Präsidenten für Covid-19. In dieser Zeit unternahm er keinerlei ernsthafte Anstrengungen, dem Ursprung von Covid-19 auf den Grund zu gehen. Stattdessen führte er fortwährend nur nichtssagendes Blabla ins Feld, das seinen Standpunkt untermauern sollte, wonach Covid-19 die Folge eines Spillover-Ereignisses sei. Was er an Quellen vorlegte, waren zweifelhafte Artikel, deren Verfasser auf Faucis Gehaltsliste standen – Artikel, die er selbst heimlich in Auftrag gegeben und in einigen Fällen auch redigiert hatte.[6,7,8,9] Während Fauci mit großem Aplomb seine Statements unter die Leute brachte, äußerten sich unabhängige Wissenschaftler und Staatsdiener, aber auch Faucis loyale Verbündete in ihren privaten Gesprächen mit ihm deutlich zurückhaltender.[10,11,12] Seine Tricksereien veranstaltete »America's Doctor« in Komplizenschaft mit der politischen Führung im Weißen Haus und im Kongress sowie mit Politikern, die in ihrer Parteilichkeit gefangen waren, bewusst auf Ignoranz setzten und/oder schlicht zu feige waren, um aufzubegehren.

Professor Jeffrey Sachs von der Columbia University, zeitlebens Mitglied der Demokraten und zudem Vorsitzender der *Lancet*-Kommission, die sich mit dem Ursprung von Covid-19 befasste, erinnert sich an die seinerzeit herrschenden Zustände: »Die Medien aus dem Lager der Demokratischen Partei sprangen Fauci zur Seite und spotteten: ›Seht euch bloß diese Verschwörungstheoretiker von den Republikanern an.‹ Dadurch wurde das Thema innerhalb der Kongressausschüsse sehr schnell politisch aufgeladen. Nahezu die gesamte Action fand aufseiten der Republikaner statt.«[13]

Am 11. Mai 2021 stellte Senator Rand Paul endlich die Frage aller Fragen: »Dr. Fauci, sind Sie weiterhin dafür, dass die NIH das Labor in Wuhan finanziell fördern?« Wütend fuhr Fauci daraufhin den Fragesteller an: »Senator Paul, bei allem gebührenden Respekt: Sie liegen völlig, völlig und vollständig falsch. Die NIH haben niemals Gain-of-Function-Forschung im Virologischen Institut Wuhan finanziert und tun es auch jetzt nicht.«[14] Senator Pauls Frage tat er als Verleumdung ab, in die Welt gesetzt von »Medien, die Verschwörungstheorien verbreiten, und von politisch motivierten Organisationen«.[15]

Man muss wissen, dass Dr. Fauci zum Zeitpunkt seiner Aussage unter Eid stand. Dass er also alles in Bausch und Bogen zurückwies, war ein auffallend kühner Meineid, denn das NIAID finanzierte seit über einem Jahrzehnt Gain-of-Function-Experimente in Wuhan, und es gab reichlich öffentliche Dokumente, die das belegten. Zudem war all dies unzweideutig in PubMed dokumentiert, dem offiziellen NIH-Archiv aller weltweiten Veröffentlichungen, die eine Peer-Review durchlaufen hatten.[16,17] In zahllosen Gain-of-Function-Studien danken Autoren ganz offen dem NIAID und den NIH für die Förderung ihrer Forschung im Labor in Wuhan. Seriöse Journalisten – soll heißen, Journalisten, die Faucis Nimbus der Unfehlbarkeit kritisch betrachten und auf eigene Faust recherchieren – hätten diese Quellen innerhalb von Minuten entdecken können.

Bedenkt man, wie mühelos diese hieb- und stichfesten Belege für seine Täuschung zu finden waren, erscheint Dr. Faucis Lüge umso gewagter, doch der damalige NIAID-Chef ist mit allen Wassern gewaschen: Offenkundig setzte er darauf, dass das Thema politisch dermaßen überfrachtet war und die Medien die offizielle Linie der Regierung in einer Art Nibelungentreue stützten, dass die Wahrheit mittlerweile gar nicht mehr von Belang war.

Seit Beginn der Krise haben die führenden Medien des Landes Dr. Fauci seine öffentlichen Täuschungen durchgehen lassen und ihn vor unbequemen

Fragen in Schutz genommen. Tatsächlich rückte die Debatte um die Ursprünge von Covid-19 auch noch eine andere Pandemie, nämlich die des weltweiten medialen Versagens, ins Rampenlicht. Nicht nur die amerikanische Presse ist dienstbar und in wissenschaftlichen Belangen nicht versiert, darüber hinaus ist sie abhängig von den Werbeeinnahmen, die ihnen seit Ende der 1990er-Jahre in die Kassen strömen, als Arzneimittelherstellern in den USA direkte Verbraucherwerbung erlaubt wurde.[18] Die Medien wurden korrumpiert durch Hunderte Millionen Dollar an Förderung durch die Gates Foundation und eine milliardenschwere schwarze Kasse des Gesundheitsministeriums.[19,20] Darüber hinaus arbeiten sie heimlich mit dem FBI und den Nachrichtendiensten zusammen[21], und immer wenn es um Präsident Trump geht, führt so etwas wie ein kollektiver Hirnschlag augenblicklich zur Erblindung. All das trug in Summe dazu bei, dass die Medien Fauci niemals ernsthaft aufforderten, sich legitimen Fragen zu seinen umstrittenen Gain-of-Function-Studien in Wuhan und andernorts zu stellen.[22]

Die Mainstreammedien blieben also stumm, aber unabhängige Wissenschaftler aus aller Welt, Politiker und alternative Medien bombardierten die NIH mit veröffentlichten Referenzen, die dokumentierten, dass die Behörde seit einem Jahrzehnt Gain-of-Function-Experimente in Wuhan finanzierte.[23] Es wurden sogar Stimmen laut, die forderten, dass Fauci wegen Meineids angeklagt werden sollte.[24,25,26,27]

Am 25. Mai, 2 Wochen nach seiner verbalen Auseinandersetzung mit Senator Rand Paul, sah sich ein abgezehrt wirkender Fauci angesichts der Flut an Vorwürfen genötigt, widerwillig eine »Klarstellung« zu veröffentlichen: Ja, das NIAID hatte tatsächlich »eine bescheidene Zusammenarbeit mit hoch angesehenen chinesischen Wissenschaftlern« finanziert, Wissenschaftler, bei denen es sich um »globale Experten in Sachen Coronaviren« handelt.[28] Offensichtlich sprach er von Shi Zhengli, Lin-Fa Wang, Xing-Yi Ge und Ben Hu – die, wie wir sehen werden, in diesem Augenblick damit beschäftigt waren, hinter den Kulissen gemeinsam mit Fauci, Daszak und Baric die Vielzahl an Beweisen verschwinden zu lassen, die dafür sprachen, dass es vermutlich ihre Forschung war, die die Pandemie ausgelöst hatte.

In seinen 5 Jahrzehnten in der Technokratie des öffentlichen Gesundheitswesens hatte sich Fauci zu einem Meister in der dunklen Kunst des bürokratischen Vertuschens entwickelt. Selbstverständlich beherrschte er auch die Kunst, jedwede Schuld von sich zu weisen. Als der NIAID-Leiter also am 20. Juli 2021 erneut vor einen empörten Rand Paul trat, war von Reue nichts zu spüren.[29]

Rand Paul: Dr. Fauci, Sie wissen, es ist ein Verbrechen, den Kongress zu belügen. Möchten Sie also Ihre Aussage vom 11. Mai zurückziehen, in der Sie behaupteten, die NIH hätten niemals Gain-of-Function-Forschung in Wuhan gefördert?[30]

Anthony Fauci: Senator Paul, ich habe den Kongress noch nie belogen, und ich ziehe diese Aussage nicht zurück. Dieses Dokument, auf das Sie sich beziehen, wurde von qualifiziertem Personal auf unterschiedlichen Ebenen als »nicht einer Gain-of-Function-Forschung entsprechend« beurteilt. Es war – lassen Sie mich zu Ende reden.

Rand Paul: Sie nehmen ein Tiervirus und steigern die Übertragbarkeit auf den Menschen – und das soll kein Gain-of-Function sein?

Anthony Fauci: Ja, das ist korrekt. Und Senator Paul: Sie haben ehrlich gesagt keine Ahnung, wovon Sie reden. Ich möchte das ganz offiziell sagen: Sie haben keine Ahnung, wovon Sie reden.

Rand Paul: Das kommt direkt von den NIH!

Anthony Fauci: Sie haben eine Person –

Rand Paul: Lesen wir doch die Definition der NIH –

Anthony Fauci: Darf ich die Frage beantworten?

Rand Paul: – zum Thema Gain-of-Function ... das ist wohlgemerkt *Ihre* Definition, die *Ihre* Leute geschrieben haben ... da heißt es: »Wissenschaftliche Forschung, die die Übertragbarkeit zwischen Tieren erhöht, ist Gain-of-Function.« Sie haben tierische Viren genommen, die nur bei Tieren auftreten, und sie haben deren Übertragbarkeit auf den Menschen gesteigert. Wie können Sie behaupten, es handele sich hierbei nicht um Gain-of-Function?

Anthony Fauci: Tut es nicht.

> **Rand Paul:** Es ist ein Tanz. Und Sie tänzeln drumherum, weil Sie die Verantwortung für die 4 Millionen Menschen verschleiern wollen, die rund um den Globus in einer Pandemie sterben.[31,32]

Jeffrey Sachs, selbst eine liberale Ikone, sollte später seine Verblüffung darüber zum Ausdruck bringen, mit welch zynischem Geschick Fauci Parteipolitik als Waffe einsetzte und mit welch unverfrorenen Lügen er sich aus der Verantwortung stahl. Als Leiter der *Lancet*-Kommission gelangte auch Sachs zu dem Schluss, dass Faucis leichtsinnige Experimente Auslöser für die Pandemie waren. Tatsächlich hatte Sachs bis zur Pandemie – im Rahmen von HIV-Programmen in Afrika – sehr umfangreich mit Fauci kooperiert. Er empfand Respekt für den NIAID-Chef, hielt ihn gar für einen Freund. Während seiner Suche nach den Ursprüngen von Covid-19 musste er allerdings Bekanntschaft mit Faucis dunklerer Seite machen und kam sich rückblickend wohl einigermaßen naiv vor:

> »Ich bin Demokrat und möchte hier die Auffassung der Demokraten darlegen: ›Das ist keine Verschwörungstheorie. Hier ist eine sofortige Untersuchung durch den Kongress vonnöten. Machen wir das nicht zu einer Parteiangelegenheit. Bringen wir jetzt einfach etwas Licht und Ehrlichkeit in die Angelegenheit, und finden wir gemeinsam heraus, was da vor sich geht. Das ist kein parteipolitisches Thema, es ist ein Thema, das die öffentliche Gesundheit anbelangt. Hier geht es um wissenschaftliche Verantwortung. Hier geht es um Rechenschaft.‹«[33]

Am 1. September 2022 – 13 Monate nachdem Fauci zuletzt mit Senator Paul in den Ring gestiegen war – sagte Robert Redfield, ehemaliger Leiter der CDC sowie Freund und langjähriger Forschungskollege des NIAID-Chefs, dem ehemaligen Senatsermittler Paul D. Thacker: Als er bestritt, die Forschung finanziert zu haben, habe Fauci »den Kongress in die Irre geführt«. Und Redfield weiter: »Solange aber die Regierung Biden am Ruder ist, wird nichts passieren.«[34]

Auf der Webseite *The DisInformation Chronicle* machte Thacker Redfields verheerende Schuldzuweisungen öffentlich: »Tony und ich sind Freunde, aber in diesem Punkt sind wir überhaupt nicht einer Meinung.« Redfield erinnerte sich, dass er Fauci »in der 2. oder 3. Januarwoche 2020« kontaktiert habe, um seinem Widerspruch Ausdruck zu verleihen: »Ich war sehr besorgt darüber, dass [Fauci] diese Theorie vertrat, wonach es von Tieren stammt.«[35]

Allen eindeutigen wissenschaftlichen Fakten zum Trotz hätten Fauci und Collins ein Klima geschaffen, »in dem jeder dem Narrativ zuzustimmen hatte«, wonach Covid-19 auf einem »Straßenmarkt« in Wuhan aufgetaucht war und nicht aus dem Virologischen Institut Wuhan kam.

»Es gab bestimmte Elemente beim Coronavirus, beispielsweise das, was als ›Spaltstelle‹ bezeichnet wird, denen zufolge es offensichtlich war, dass es nicht von Fledermäusen stammen konnte […] Dieses Ding war manipuliert, inszeniert«, sagte Redfield. »Diese Spaltstelle wurde erschaffen.«[36]

Noch verheerender fiel das Urteil aus, das Robert Kadlec in einem Interview mit der führenden australischen Tageszeitung *The Australian* fällte. Kadlec ist bekanntlich ein langjähriger Freund, Kollege und Kooperationspartner Faucis. Zudem ist er als Staatssekretär im Gesundheitsministerium auch Faucis Vorgesetzter. Während der Operation »Warp Speed« war er Leiter der Impfstoffentwicklung. Kadlec sagte: »Wir glauben, dass Impfstoffforschung zu der Pandemie geführt hat – dass die Impfstoffforschung die unmittelbare Ursache war.«[37]

◇◇◇

KAPITEL 43

Gain-of-Function-Forschung in China – ein ausführlicher Überblick

◇◇◇

»Ich führe nicht Buch darüber, was die Chinesen möglicherweise getan haben, und ich bin voll und ganz für weitere Untersuchungen zu den Ereignissen in China. Ich wiederhole jedoch noch einmal: Die NIH und das NIAID haben ausdrücklich keine Gain-of-Function-Forschung finanziert, die im Institut von Wuhan durchgeführt werden sollte.«

Dr. Anthony Fauci zu Senator Rand Paul, 11. Mai 2011.[1,2]

Den Auftakt der Zusammenarbeit von NIAID und NIH mit der chinesischen Regierung kann man durchaus als unschuldig bezeichnen. 2005 beispielsweise förderten die NIH die erste Veröffentlichung von Daszak und einer Laborleiterin am Virologischen Institut Wuhan namens Shi Zhengli.[3] Die Arbeit erschien in *Science* und befasste sich mit dem Umstand, dass Fledermäuse natürliche Reservoire für SARS-ähnliche Coronaviren sind,[4] und damit, welch übermenschliche Anstrengungen die Autoren auf der Suche nach neuartigen Coronavirusstämmen bei chinesischen Fledermäusen unternommen haben. Aus über 1000 Proben konnten sie ein vollständiges Genom isolieren, das dem für den SARS-Ausbruch von 2003 verantwortlichen Virus ähnelte. 2006 veröffentlichten Shi, Lin-Fa Wang und Daszak einen weiteren Artikel, ebenfalls finanziert mit Fördermitteln von den NIH und der

National Science Foundation. Diese Arbeit über die Zusammenhänge zwischen Fledermäusen und SARS erschien im Fachmagazin *Emerging Infectious Diseases*.[5]

Daszak und seine chinesischen Partner stellten ihre Arbeit als wichtigen Beitrag zu der Aufgabe dar, künftige Pandemien vorherzusagen und Impfstoffe zu entwickeln. Ihr Wirken war aber genauso unerlässlich für die Entwicklung von Biowaffen. Beide Projekte befassen sich zwar mit Fledermaus-Coronaviren, die auf den Menschen überspringen können, doch damit identifizierten die Forscher gleichzeitig auch Coronavirusstämme mit dem Potenzial zur Nutzung als Waffe.

Shi und weitere Forscher des Virologischen Instituts Wuhan veröffentlichten 2008 im *Journal of Virology* eine Arbeit, die auf den früheren Studien aufbaute und weitere wissenschaftliche Erkenntnisse dazu lieferte, wie sich Coronaviren zu gegen Menschen einsetzbaren Waffen umfunktionieren lassen.[6] Gefördert wurde die Studie von der Europäischen Kommission und Wissenschaftsbehörden aus China. Die Forscher untersuchten die Genome SARS-verwandter Coronaviren, um die Frage zu beantworten, welche Veränderungen nötig wären, damit diese Viren Menschen infizieren. Diese Studie mehrte also auch das Wissen über die Mechanismen der Infektiosität beim Menschen – Mechanismen, die Ralph Baric später für seine Versuche nutzen sollte, diese Infektiosität noch zu steigern.

Alles in allem segneten amerikanische Regierungseinrichtungen zwischen 2014 und 2020 neun Förderanträge ab, bei denen über die EcoHealth Alliance Gelder an das Labor in Wuhan flossen.[7,8] Das Virologische Institut Wuhan war für die EcoHealth Alliance *das* Aushängeschild, was Forschungspartnerschaften anbelangte, und Daszak wird bei mindestens neun der wichtigsten Coronavirusstudien Shis als Co-Autor geführt. Dritter Dreh- und Angelpunkt in diesem Forschungskartell war der Epidemiologe Dr. Ralph Baric, Faucis Gain-of-Function-Wunderkind und Professor an der University of North Carolina.

Baric hatte unmittelbar nach dem SARS-Ausbruch von 2003 begonnen, gemeinsam mit chinesischen Wissenschaftlern zu forschen. 2008 lud er aus einem GenBank-Datensatz, den chinesische Wissenschaftler 2005 beigetragen hatten, vier unvollständige Coronavirussequenzen herunter.[9] Sodann gelang es ihm in seinem Labor, eine neue, im Computer generierte RNA-Sequenz zum Leben zu erwecken. Die vier Teilsequenzen nutzte er dabei, um den »Konsens« eines künstlichen Fledermaus-Coronavirus zu erschaffen. Einen kleinen Bereich des Spike-Proteins ersetzte Baric mit einem Abschnitt aus dem SARS-Virus von 2003, der sich an menschliche ACE2-Rezeptoren bindet. Dadurch griff das Schlüssel-Schloss-Prinzip – das neue Virus, Barics synthetischer Klon, konnte menschliches Gewebe infizieren. Bei diesen Experimenten ging Baric mit chirurgischer Präzision vor und stellte damit unter Beweis, dass er der unangefochtene König der reversen Genetik und des Umgangs mit infektiösen Klonen ist. Er griff dabei auf Methoden zurück, die Vincent Racaniello und David Baltimore erstmalig beim Poliovirus angewendet hatten.[10,11]

Im Mai 2020 bemerkte der Biomedizinforscher James Lyons-Weiler eine Reihe von Bindemotivunterschieden zwischen SARS-CoV-1 und SARS-CoV-2 – Unterschiede, wie sie auch bei 2008 veröffentlichten Sequenzen beobachtet worden waren, die man für SARS-CoV-1 gehalten hatte. Lyons-Weiler war beunruhigt, dass möglicherweise sowohl in chinesischen als auch in amerikanischen Laboren leichtsinnig mit diesen Sequenzen umgegangen wird. Und er schlussfolgerte, dass Baric und seine Kollegen sich nicht vollumfänglich der Risiken bewusst waren, die damit einhergehen, wenn man sich Wildviren ins Labor holt und dort ihre biologischen Eigenschaften untersucht, ohne zunächst ihre mögliche Tödlichkeit zu begreifen. »Man dachte, man könne einen Blick in die Büchse der Pandora werfen, ohne dass dabei irgendwelche Dämonen entkommen.«[12]

Nach Auffassung von Lyons-Weiler war es höchstwahrscheinlich dieser Prozess, der zur Entstehung von SARS-CoV-2 führte: Man nahm bei einem Fledermaus-Coronavirus präzise Änderungen am Bindemotiv eines Spike-Proteins vor, um das so manipulierte Virus anschließend zu klonen. Er schrieb Dr. Baric an und warnte ihn, dass er möglicherweise potenziell tödliche, mit SARS-CoV-2 verwandte Viren in seinem Labor habe. Antwort erhielt er von Baric keine.

»Sehe ich mir im Nachhinein die Fachliteratur an, ist es offenkundig, dass die Chinesen dieselben Methoden, wie sie Baric 2008 zur Veränderung der Rezeptorbindungsdomäne einsetzte – also reverse Genetik und infektiöse Klone –, 10 Jahre später dafür nutzten, das tödliche Coronavirus aus der Mojiang-Höhle mit einer Furin-Spaltstelle zu versehen«, sagt Lyons-Weiler. »Das Resultat war eine globale Pandemie.«[13]

Im Dezember 2007 veröffentlichte Baric eine ungewöhnlich unverblümt formulierte Arbeit, in der er darlegte, warum er derartige Experimente durchführte. Diese Arbeit sollte als Fundament für sämtliche künftige Gain-of-Function-Forschung dienen.[14] Ralph Baric hat es Anthony Fauci zu verdanken, dass er zu den führenden Empfängern von Fördermitteln der NIH zählt. Mit seinen rund 200 Zuschüssen von NIAID und NIH sowie Hunderten wissenschaftlichen Arbeiten kann man den Epidemiologen getrost als den »Paten der waffenfähigen Viren« und als weltweit führenden Fachmann für Coronaviren bezeichnen.[15,16,17]

Die Gemeinschaft der Virologen und ihre staatlichen Förderer fahren dieselbe Strategie wie seinerzeit der japanische Biowaffenpionier Ishii Shirō und behaupten regelmäßig, Sinn und Zweck der Gain-of-Function-Forschung sei es, Spillover-Ereignisse vorhersagen und rechtzeitig Gegenmaßnahmen (sprich Impfstoffe) entwickeln zu können. In seinem Artikel von 2007 bejubelt Baric jedoch ganz ungeniert die neuesten Revolutionen in Sachen synthetischer Biologie, Genmanipulation und Klonen. Das sei ein potenzieller Segen für eine schöne neue Welt der Biowaffenentwicklung, sagt er. Später sollte er sich zwar anders äußern, aber der Baric von 2007 gab sich erfrischend offen, was die martialischen Zwecke seiner Gain-of-Function-Arbeiten anging. Doch auch in Barics Artikeln findet sich immer wieder die obligatorische Propaganda, wonach Gain-of-Function-Forschung doch völlig defensiv ausgelegt sei und einzig dem Wohlergehen der Menschheit diene. Ansonsten jedoch ist der Text ein unverhohlener und überschwänglicher Appell an potenzielle Geldgeber, denen es in erster Linie darum geht, Biowaffen zu entwickeln.

Zunächst warnt Baric, traditioneller Bioschutz konzentriere sich auf »die kleine, natürlich auftretende Gruppe pflanzlicher, tierischer und menschlicher

Pathogene [mit Biowaffenpotenzial]«, und ergänzt: »Mit der Terrorbekämpfung befasste Denkfabriken rechnen damit, dass sich diese speziellen Bedrohungen im Verlauf des nächsten Jahrzehnts aufgrund von medizinischen Gegenmaßnahmen (zum Beispiel Medikamente, Impfstoffe, Diagnosen) abschwächen werden.«[18] Nachdem er andeutet, dass Mutter Natur wohl nicht mehr allzu viel Waffenfähiges in ihrem Köcher hat, erklärt Baric dann, man könne Fortschritte bei der Genmanipulation und der synthetischen Biologie dazu nutzen, neue Biowaffen zu entwickeln, die imstande seien, traditionelle medizinische Abwehrmaßnahmen zu umgehen.[19] Er drängt das Biowaffenkartell, keine Zeit mehr zu verschwenden und mithilfe dieser neuen Gain-of-Function-Technologien hochzurüsten. »Die Technologie, die es braucht, um Genome synthetisch nachzubauen, ist vergleichsweise einfach, und wenn die Vereinigten Staaten sie nicht nutzen, werden es andere Länder tun.«[20] Bedenkt man, welch zentrale Position Baric auf dem Feld der Gain-of-Function-Forschung einnimmt, werfen seine Überlegungen einen düsteren Schatten auf den gesamten Bereich.

In den Jahren nach der Veröffentlichung begannen begeisterte Biowaffenbefürworter damit, »das Spillover-Potenzial zu bewerten«, ein neuer Euphemismus dafür, Biowaffen zu erforschen und zu entwickeln. Abwandlungen dieser Formulierung tauchten schlagartig überall auf, so auch in Dutzenden Förderanträgen bei den NIH, der USAID und der National Science Foundation, und überall dienten sie dazu, die Arbeit an Biowaffen zu verschleiern.

Bis er 2007 seine ominöse Arbeit verfasste, hatte Baric zahlreiche Ansätze verfolgt, Tierviren dazu zu bringen, tödlicher zu werden und den Menschen zu befallen. All diese Methoden hatten jedoch mit den bekannten Nachteilen zu kämpfen, die sich beim Züchten von Coronaviren ergeben. Bereits 2002 hatte der Epidemiologe mit der Hilfe von Mark Denison eine Technologie perfektioniert, die diese Schwierigkeiten umgeht. Injizierte man einer wachsenden Bakterienkultur eine DNA-Version einer identifizierten viralen RNA, produzierten die Bakterien dank ihrer hervorragenden Reproduktionsfähigkeiten enorme Mengen an perfekten Kopien synthetischer Coronavirus-RNA. Mit Stromimpulsen überträgt man die neue RNA auf eine frische Zellkultur und erhält das virale Ausgangsmaterial für die folgenden Experimente.[21] Dieser Ansatz unterscheidet sich von der Methode, Viren im Rahmen einer Infektion zu gewinnen, denn RNA bei einer natürlich auftretenden Infektion zu kopieren verläuft längst nicht so perfekt. RNA-Virus-Replikation unterliegt von Haus aus starken Schwankungen, was bei dem natürlichen Verfahren zu einer sogenannten Quasispezies führt. In dem Schwarm an Viren, der bei einer natürlichen Infektion auftritt, dominiert eher genetische Variation als Monotonie. Ein Großteil der produzierten Viruspartikel weist fatale genetische oder andere Fehler auf, die dazu führen, dass sie nicht ansteckend sind. Das ist vermutlich ein Grund dafür, warum viele RNA-Viren nur so schwer im Labor zu züchten sind, wenn man mit traditionellen Methoden arbeitet.

In einer Arbeit aus dem Jahr 2008 klagt Baric: »Nur wenige zoonotische Stämme von SARS-CoV wurden, wenn überhaupt, erfolgreich isoliert und in Kulturen erhalten. Das verhindert ihre Nutzung bei Vakzin- und Pathogenese-Studien.«[22] Coronaviren setzen sich aus Strängen von RNA-Code zusammen, der in freier Wildbahn sehr instabil ist und mit jeder Replikation instabiler wird. »Wahrscheinlich ist das der Grund, warum die SARS-Pandemie von 2002 so rasch abklang«, sagt der Biologe Jonathan Couey. »Ein RNA-Virus verhält sich wie eine Audiokassette von 1970. Das Master ist Highfidelity, aber jede folgende Kopie büßt an Qualität und Kohärenz ein.« Mit seiner Methode der reversen Genetik war Baric jedoch imstande, auf dem Papier DNA-Klone künstlich infektiöser Virusstämme zu erschaffen und dann im Labor gewaltige Mengen identischer Partikel zu erzeugen, die weitaus reiner als jede natürliche Infektion sind. Auf diese Weise lassen sich Vorräte aufbauen, die perfekte Ausgangspunkte für Pandemien darstellen.

Ein weiterer Beitrag Barics: ein SARS-ähnliches Coronavirus, das Mäuse tötete. Wissenschaftler suchten nach Wegen, SARS zu studieren, ohne sich mit den ethischen Problemen auseinandersetzen zu müssen, die Versuche am Menschen mit sich bringen. Baric behauptete, sein neuer, an Mäuse angepasster SARS-Stamm bilde Infektionen beim Menschen sehr genau nach.[23] 2007, 5 Jahre vor seinem Treffen mit Shi, führte Baric – gefördert mit Mitteln der NIH – an jungen Mäusen serielle Passagen einer geklonten Version des

Fledermaus-Coronavirus (Urbani-Stamm) durch, das 2002 SARS ausgelöst hatte. Über fünfzehn Passagen hinweg wurde das Virus immer pathogener, bis die Forscher schließlich eine Version gewannen, die tödlich war. 2008 berichtete Baric in einer Arbeit über seine neue Schöpfung MA-15, die Mäuse tötet, aber für den Menschen ungefährlich ist.[24]

Peter Daszak veröffentlichte seit 2005 mit Shi Zhengli und nimmt für sich in Anspruch, Shi mit Ralph Baric bekannt gemacht zu haben.[25,26] In einem Artikel in der *MIT Technology Review* schildert Baric allerdings, dass er 2012 oder 2013 auf einer internationalen Konferenz eine Präsentation von Shi hörte und sich im Anschluss bei ihr vorstellte. Baric schlug ihr eine Zusammenarbeit bei der Gain-of-Function-Forschung vor – immerhin ein Angebot von der weltweit führenden Kapazität auf dem Feld der Coronaviren (Baric kann Hunderte veröffentlichte Arbeiten vorweisen).[27,28]

Shi wiederum galt weltweit als die absolute Nummer eins, was das Katalogisieren wilder Coronaviren anging. Ihr Team sammelte Tausende Proben aus dem Guano von Fledermäusen, aus Fäkalabstrichen, ihrem Blut und ihrem Gewebe und untersuchte diese Proben auf Gensequenzen, die dem SARS-Erreger ähnlich waren. Auf diese Weise hatte man zahlreiche enge Verwandte gefunden.[29] Barics Labor dagegen konnte keine Datenbank mit genetischen Informationen vorweisen, wie sie die Chinesen in Wuhan zusammengetragen hatten. Diese neue Zusammenarbeit würde es ihm erlauben, seine Innovationen mit den Geninformationen von Shi zu kombinieren, was diese Art der Forschung deutlich gefährlicher machen würde.

Ihre Exkursionen führten Shi 2012 zur Mojiang-Höhle, einer stillgelegten Kupfermine in Yunnan, einer tropischen Provinz tief im Süden Chinas.[30] Zu Beginn dieses Jahres hatten sechs Bergarbeiter Reinigungsarbeiten in der Grube durchgeführt, waren dabei in Kontakt mit Fledermausguano gekommen und erkrankt. Ihre Symptome ähnelten denen, die man später mit Covid-19 in Verbindung bringen sollte. Drei Bergarbeiter starben, aber ihre Familien blieben unversehrt.[31] Ganz offenkundig konnte das Fledermausvirus tödlich sein, wenn es vom Tier auf den Menschen übersprang, aber dieses »natürliche Experiment« sprach auch dafür, dass sich die Infektion nicht von Mensch zu

Mensch auszubreiten vermochte. Oder anders formuliert: Man hatte das perfekte Rohmaterial für eine Biowaffe entdeckt. Dank seiner technischen Mittel konnte Baric diese Erreger klonen und dabei ihre Infektiosität dramatisch steigern. Es schien, als könne das Virus aus der Mojiang-Höhle sein Potenzial als Biowaffe voll und ganz entfalten.

In Fäkalproben, die sie 2012 in der Mojiang-Höhle gesammelt hatten, entdeckten Shi und ihr Team zwei Coronavirusstämme, die stark deckungsgleich mit SARS waren. Die Stämme erhielten von ihnen die Bezeichnung WIV1 beziehungsweise SHC014.[32]

Shi und ihre Kollegen waren zwar Meister darin, in der freien Wildbahn Coronaviren zu sammeln, aber es gelang ihnen nicht, im Labor Klone dieser Viren zu erschaffen. Sie konnten nur versuchen, sie in vitro zu züchten und ihr Genom mithilfe traditioneller Sequenzierung zu erfassen. Damit man ein Coronavirus im Labor untersuchen kann, benötigt man eine stabile und einheitliche Quelle großer Viruskonzentrationen, was sich bei einer gesunden infizierten Fledermaus oder einem anderen Tier als schwierig erweist.[33]

Mithilfe der traditionellen Vorgehensweisen gelang es Shi und Daszak 2013, WIV1 in Shis Labor zu züchten und nachzuweisen, dass der Erreger menschliche Zellen direkt infizieren kann.[34] In einem Artikel, der im Oktober 2013 in *Nature* erschien, beschrieben sie, wie sie ein Fledermaus-Coronavirus isoliert und bestimmt hatten, das den ACE2-Rezeptor nutzt.[35] Zu den Förderern des Projekts zählten der chinesische Staat, das NIAID, das NIH Fogarty International Center und das PREDICT-Programm von der USAID.[36] Ausgelassen meldeten die Forscher die »erste verzeichnete Isolierung eines lebendigen SL-CoV (ein SARS-ähnliches Coronavirus)« sowie »die erste Identifizierung eines wilden Fledermaus-SL-CoV, das fähig ist, ACE2 als Rezeptor für den Eintritt zu nutzen«.[37] Mit Fördermitteln aus den USA stellten die chinesischen Wissenschaftler rasch zusammen, was sie benötigten, um ein Coronavirus zu erschaffen, das für Menschen tödlich ist und von Mensch zu Mensch übertragen werden kann.

Dem Team um Shi und Daszak mochte es zwar gelungen sein, WIV1 zu sequenzieren, aber sie hatten keinen vergleichbaren Erfolg bei SHC014, einem der beiden engsten Verwandten des ursprünglichen SARS-Virus. Baric war es geglückt, synthetische Klone von Viren herzustellen, die sich bis dahin allen Züchtungsbemühungen entzogen hatten. Das half ihm, mit genetischen Verfolgungstechniken und Fragmenten aus Shis Proben diese Viren zu rekonstruieren. Selbst wenn sich ein Virus aus einer bestehenden Probe nicht kultivieren lässt, liefern Virussequenzen doch zahlreiche Informationen. Mit seiner »reverse Genetik« genannten Klon-Methode war Baric imstande, auch aus Bruchstücken einen synthetischen Klon aus dem Gencode wiederauferstehen zu lassen.[38]

Baric hatte also alles zusammen, was er brauchte, um aus den diversen unvollständigen Genomen, die die Chinesen zwar identifizieren, aber nicht züchten konnten, synthetische Coronaviren zu entwickeln. Das Einzige, was ihm noch fehlte, waren die Sequenzen,[39] und hier wollte er unbedingt SHC014 in die Hände bekommen.[40]

Wie Baric selbst sagt: »Wir unterhielten uns nach dem Meeting. Ich fragte sie, ob sie bereit wäre, nach der Veröffentlichung entweder die Sequenzen für das SHC014- oder für das WIV1-Spike zur Verfügung zu stellen. Sie war so freundlich, uns diese Sequenzen nahezu unmittelbar zukommen zu lassen – tatsächlich sogar noch *vor* Veröffentlichung.«[41]

Dass Baric imstande war, extrem ansteckende Klone natürlich auftretender Viren künstlich zu erschaffen, löste ein langjähriges Problem der Coronavirusforschung:[42,43,44] Bei den meisten Spezies ist es so gut wie unmöglich, sie in vitro zu kultivieren. »Wissenschaftler reichen Viruskulturen nicht einfach so herum, wie sie es mit Bakterien, Zelllinien oder Mauslinien tun«, sagt der Biologe Jonathan Couey. Kann man ein Virus nicht züchten, kann man auch keine ausreichenden Mengen für ein stabiles Labormodell herstellen. Dank der Methoden von Baric war dies nun kein Thema mehr.[45]

Seine Laborklone waren nahezu 100-prozentig rein. Wie beunruhigend das ist, lässt sich kaum genug betonen: Baric hatte eine Methode entwickelt, gewaltige Mengen an infektiöser RNA zu produzieren, die in der Natur so nicht existieren würde. Sein Ansatz erlaubte es ihm, alle »identifizierten« Virusgene, die Shi von ihren Expeditionen mit nach Hause brachte, im Labor nach Belieben neu zu kombinieren. Blut, Fäkalien und Speichel von Fledermäusen wurden durch metagenetische Sequenzierung untersucht, dann erschuf der Epidemiologe Milliarden identischer Laborklone in einer Konzentration und einer Reinheit, wie sie perfekt dafür geeignet sind, eine Pandemie auszulösen. Baric und die Anleitungen, die er den Chinesen an die Hand gab, sorgten dafür, dass diese Methoden heute unerlässliche Grundlagen für moderne Gain-of-Function-Forschung darstellen, insbesondere für Experimente mit SARS-ähnlichen Coronaviren.[46]

»Es ist durchaus vorstellbar, dass diese Bestände oder ihr Gegenstück in den Laboren des Virologischen Instituts Wuhan letztlich der Auslöser für den Auftakt der Pandemie waren«, sagt Couey.[47,48,49] »Tatsächlich ist es sogar sehr wahrscheinlich, dass das aktuelle SARS-CoV-2 auf diese Weise erschaffen wurde. Es ist kurz gesagt genau das, was es laut Michael Osterholm nicht sein kann: ein Virus, das ein Gen-Jockey per Tastatur erschaffen hat«, so Couey weiter.[50]

Barics technischer Fortschritt ermöglichte es ihm somit, Shis zentrales Problem zu lösen. Mithilfe der reversen Genetik konnte er die SHC014-Sequenz nehmen und an der University of North Carolina einen Klon daraus erschaffen.

Und das Schlimmste dabei ist: Mit seinem Protokoll für reverse Genetik konnte Baric sowohl stabile Versionen wilder Sequenzen als auch neue Chimären erschaffen. Dazu kombinierte er Teile unterschiedlicher Stämme und passte sie aneinander an.[51] Baric wies Shi und ihre Kollegen in dieses Vorgehen ein und übergab ihnen damit den Schlüssel zur Erschaffung neuartiger Viren. Viren, die über speziell ausgewählte Eigenschaften verfügten, um sie noch ansteckender und tödlicher zu machen. Baric verfolgte mittlerweile die Theorie, dass das Spike-Protein der entscheidende Faktor war, sollte ein Coronavirus Menschen infizieren. Er sagte Shi, er wolle das Spike-Protein-Gen von SHC014 auf ein Mausmodell des SARS-Pandemievirus von 2003 übertragen, das er in seinem Labor bereits hergestellt hatte. Es fehlte die berühmte Furin-Spaltstelle, die dafür sorgt, dass SARS-CoV-2 im ganzen Körper Infektionen auslösen kann, aber das SHC014-Spike wies eine ähnliche Affinität zu ACE2-Rezeptoren auf.[52] Möglicherweise war es diese Eigenschaft, die es dem Virus ermöglicht hatte, die sechs Bergarbeiter aus der Mojiang-Höhle anzustecken.

Eine Chimäre aus seinem MA-15-SARS-Stamm, erweitert um das SHC014-Spike-Protein, wäre imstande, an ACE2-Rezeptoren in menschlichen Lungenzellen anzudocken und ihnen ihr Genmaterial zu injizieren, vermutete Baric.[53] Er hatte also, wie er ankündigte, die Absicht, sein MA-15-Virus darauf zu trimmen, Menschen zu befallen.

Mit seinem Moratorium unterbrach Präsident Obama diese leichtsinnigen Experimente vorübergehend. Allerdings wies Baric Shi in seine Arbeitsweise ein, möglicherweise im Gegenzug dafür, dass sie ihm die Nukleotidsequenz von SHC014 überlassen hatte. Mit diesem Wissen begann Shi ihre eigenen Gain-of-Function-Experimente und erschuf aus den bis dahin vergleichsweise harmlosen Coronaviren aus den chinesischen Höhlen Krankheitserreger, die imstande waren, Pandemien zu verursachen.[54] Baric war so freundlich gewesen, Shi eine Kolonie seiner transgenen Mäuse mit menschlichen ACE2-Rezeptoren in der Lunge zukommen zu lassen, sogenannte humanisierte Mäuse. Und Fauci förderte über Peter Daszaks EcoHealth Alliance bereitwillig die Arbeit von Baric und Shi.[55]

Im Mai 2014 wurden Laborlecks in Einrichtungen des US-Gesundheitsministeriums publik, was zu lautstarken Protesten der Cambridge Working Group führte. Die negative Stimmung gegenüber Gain-of-Function-Forschung in den Vereinigten Staaten wuchs, aber das war den NIH egal. Unbeirrt ließen sie der EcoHealth Alliance 3,1 Millionen Dollar an Fördermitteln für einen Zeitraum von 5 Jahren zukommen.[56] Peter Daszak wurde als Hauptprüfer für das Studienvorhaben benannt, an dem mehrere Forscher aus China mitwirkten.[57,58] Teil der NIH-Förderung waren 599 000 Dollar für Shi und das Wuhan-Institut für die Aufgabe, Fledermaus-Coronaviren zu identifizieren, die Menschen befallen könnten.[59,60] Diese Studie zementierte die fatale Zusammenarbeit zwischen Forschern aus Wuhan und Faucis Starwissenschaftler Ralph Baric.[61,62,63] Großzügig weihte Baric die Chinesen in seine bahnbrechenden Methoden für reverse Genetik und Genmanipulation ein, mit denen er tödliche und ansteckende Klone erschuf und wilden Coronaviren beibrachte, wie sie Menschen befallen können.[64] Im ersten 5-Jahres-Zeitraum erschufen die Forscher in Wuhan neuartige Chimären SARS-ähnlicher

Coronaviren, die bei humanisierten Mäusen ein 10 000-fach höheres Wachstum an den Tag legten. Eine erschreckende Erfolgsgeschichte, die die NIH aber nicht davon abhielt, diese folgenreiche Förderung 2019 neu aufzulegen.[65]

Daszaks Antrag, die Förderung von 2014 zu verlängern, enthält eine Zusammenfassung, in der im Grunde von A bis Z erklärt wird, wie man pathogene Superkeime baut. »Übersetzt in eine Art Laiensprache […] würde diese Hypothese getestet, indem man sich fragt, ob neuartige Viren, die über Spike-Proteine mit einer Rezeptorbindung der höchsten Affinität verfügen, auch am besten geeignet sind menschliche Zellen in Kulturen und Labortieren zu infizieren.«[66]

Im November 2015 produzierten Baric und sein Team (dem zu diesem Zeitpunkt auch Shi angehörte) ihr Frankenstein-Virus in großen Mengen und erprobten es an Mäusen und an einer Kultur menschlicher Atemwegszellen (ACE2) in einer Petrischale. Zum Einsatz kamen dabei auch Gendaten für das SHC014-Spike-Protein, die Shi ihm überlassen hatte.[67] Um darüber hinwegzutäuschen, wie waghalsig ihr Herumspielen mit Biowaffen war, verpassten die Forscher ihrer Arbeit einen gewollt banalen Titel: »Ein SARS-ähnlicher Cluster zirkulierender Fledermaus-Coronaviren zeigt Potenzial für ein Auftreten beim Menschen.«[68] Für den Biowaffenexperten Francis Boyle ist dieser Artikel der entscheidende Beweis, der »zeigt, wer die Schuld an der Covid-19-Pandemie trägt«.[69]

Für diese Studie führten Baric und Shi ein Experiment durch, das weit darüber hinausging, ein lebendes SARS-ähnliches Fledermaus-Coronavirus zu isolieren.[70] Erstmals veränderten sie den Erreger so, dass er menschliche Zellen befiel. Dazu erschufen sie Stämme, denen es in den Laborkulturen gelang, sich an die ACE2-Rezeptoren zu binden. Die Wissenschaftler nahmen die Sequenz vom Spike-Protein eines Fledermaus-Coronavirus und kombinierten sie mit dem Backbone aus Barics tödlichem Maus-Stamm MA-15. Mit dieser Chimäre konnten sie erproben, inwieweit das Spike-Protein aus dem Fledermausvirus imstande war, an menschliche ACE2-Rezeptoren anzudocken – während sie gleichzeitig nach außen mit Maus-adaptierten Viren arbeiteten. Tatsächlich hatten sie mit ihrer Rekombination MA-15 in ein potenziell pandemiefähiges

Pathogen verwandelt, das an einen menschlichen Rezeptor andocken, sich replizieren und eine Infektion auslösen konnte.

Die Forscher prahlten, sie hätten Barics tödliches Maus-adaptiertes SARS-Virus so verändert, dass es in Zellkulturen menschliche Lungenzellen befallen konnte.[71] Die Chimäre aus dem Spike-Protein des Fledermaus-Coronavirus SHC014 in einem Maus-adaptierten SARS-CoV-Backbone, so die Forscher, »vermehrt sich effizient in primären menschlichen Atemwegszellen und erreicht In-vitro-Titer von SARS-CoV-Erregerstämmen«.[72]

Es lässt sich nicht daran rütteln, dass das Team den Erreger mit einer neuen Funktion versehen hatte – der Fähigkeit, Menschen zu infizieren. Insofern haben wir es hier völlig unzweideutig mit Gain-of-Function-Forschung zu tun.[73]

Wie bereits gesagt: Ralph Baric und andere Forscher der University of North Carolina in Chapel Hill erhielten von Shi Zhengli und ihrem Kollegen Xing-Yi Ge eine unvollständige Virussequenz mit dem Namen SCH014. Wichtig in diesem Zusammenhang ist, dass diese Sequenz eine neuartige Spike-Protein-Sequenz enthielt und dass es sich um ein Virus handelte, das Shi, Daszak und Forscher aus Wuhan 2012 in Proben von Fledermauskot identifizierten, die sie in einer Höhle in der Provinz Yunnan gesammelt hatten.[74] Shis Spike-Protein verfügte nicht über die mittlerweile berühmte Furin-Spaltstelle, die dafür sorgt, dass SARS-CoV-2 Gewebe im gesamten menschlichen Körper infizieren kann, aber seine Affinität ermöglichte es Barics tödlichem Keim, sich an den ACE-Rezeptor menschlicher Zellen zu binden.[75,76]

Die Wissenschaftler schilderten, wie sie das Spike-Protein aus SCH014, dem Coronavirus, das Shi bei der Roux-Hufeisennase (*Rhinolophus rouxii*) gefunden hatte, in den Backbone (das »Rückgrat«) des Maus-adaptierten Virus implantierten. Bei diesem handelte es sich um einen Laborabkömmling des SARS-Virus, das 2003 insgesamt 8098 Menschen infizierte und 774 tötete.[77] Indem sie Shis Spike-Protein aus der Mojiang-Höhle mit dem SARS-MA-14-Virus kombinierten, erschufen die Forscher eine Chimäre, die problemlos ACE2-Rezeptoren in menschlichen Zellen befiel. Das war ihr Beweis für das zoonotische Potenzial von SCH014.

Erinnern wir uns: Das SARS-Virus von 2003 war ausgesprochen tödlich, kostete aber gerade einmal 774 Menschen das Leben, bevor es wieder von der Bildfläche verschwand. Warum die Zahl so gering blieb, wissen wir nicht. Möglicherweise war das SARS-Virus von 2003 weniger gut darin, an ACE2-Rezeptoren anzudocken, vielleicht war die Übertragbarkeit auch geringer, weil es keine hohen Titer in den oberen Atemwegen erzeugen konnte. Höhere Titer und zusätzlich eine Furin-Spaltstelle könnten den funktionellen Unterschied bei SARS-CoV-2 ausmachen. Barics im Labor erzeugter Erreger replizierte nicht nur »effizient« in Kulturen menschlicher Lungenzellen, er hielt auch Antikörpern und Impfstoffen stand, die aus ähnlichen Viren gewonnen worden waren.[78]

Laienhaft gesagt, hatten die Wissenschaftler deutlich mehr getan, als nur zu zeigen, dass das Potenzial für eine Übertragung auf den Menschen existiert. Sie hatten eine neuartige Biowaffe entwickelt, die imstande war, eine Pandemie zu verursachen, bei der herkömmliche und erprobte medizinische Gegenmaßnahmen nicht greifen würden. Sie pflanzten einem SARS-Coronavirus aus dem Labor ein neues Spike-Protein ein und erschufen auf diese Weise eine neuartige Form von SARS, die sowohl Mäuse wie auch Zellen in den menschlichen Atemwegen befallen konnte. Interessanterweise verliefen die vom NIAID geförderten Experimente so, dass ältere Mäuse der Krankheit erlagen, während die jüngeren sie ohne allzu große Probleme überstanden hatten – ein Verlauf, wie ihn Mediziner später bei an Covid-19 erkrankten Menschen beobachten sollten.[79]

In der vorangestellten Zusammenfassung warnt Baric, die Experimente würden »die Gefahr unterstreichen, dass speziesübergreifende Übertragungen zu Ausbrüchen beim Menschen führen«.[80] Er verkündet diesen wenig überraschenden Fakt, als handele es sich um eine verblüffend hilfreiche Enthüllung. Anscheinend sollen die Rezipienten auf diese Weise davon überzeugt werden, dass diese banale »Entdeckung« seine leichtsinnige Forschung irgendwie rechtfertigt. Das Problem dabei: Es ist längst Allgemeinwissen, dass sich Fledermausviren auf den Menschen übertragen können, schließlich hatten Fledermaus-Coronaviren aus der Mojiang-Höhle schon 2012 Bergleute infiziert.[81]

Barics Forschung erfüllte somit keinen wirklichen Zweck – schon gar keinen Zweck, der die damit einhergehenden außergewöhnlichen Risiken rechtfertigen würde.

Baric selbst schien dagegen in Ehrfurcht zu erstarren angesichts der ominösen Gefahren, die seine neueste Kreation für die Menschheit darstellte. In seiner Arbeit von 2015 heißt es, »wissenschaftliche Gutachtergremien könnten ähnliche Studien […] für zu riskant befinden«. Und unheilvoll gesteht er ein:

> »Diese Informationen und Einschränkungen stehen für einen Scheideweg, was die Bedenken gegenüber der Gain-of-Function-Forschung anbelangt. Das Potenzial, sich für künftige Ausbrüche zu wappnen und diese abzuschwächen, muss abgewogen werden *gegen das Risiko, noch gefährlichere Pathogene zu erschaffen.* [Hervorhebung durch den Autor] Die künftige Politik muss den Wert von Informationen, den diese Studien erbringen, berücksichtigen und abwägen, ob derlei Studien zu Virus-Chimären weitere Forschung rechtfertigen oder ob die ihnen innewohnenden Risiken zu groß sind.«[82]

Am 9. November 2015 veröffentlichte Barics Labor eine Pressemitteilung mit der düsteren Schlagzeile: »Neues SARS-ähnliches Virus kann direkt von Fledermaus auf Menschen überspringen, keine Behandlung verfügbar.«[83] An anderer Stelle wiederum schwadronierte Baric begeistert über seinen Erfolg. In einem Interview mit dem Onlinemagazin *Motherboard* prahlte er: »Der Stamm wuchs in menschlichen Zellen ähnlich gut wie SARS. Er widerstand allen Impfstoffen und auch einer Immuntherapie.« Rasch schob er die übliche Mär hinterher, seine Forschung trage dazu bei, Impfstoffe für die nächste Epidemie vorzubereiten.[84]

Triumphierend berichteten Baric und seine Co-Autorin Shi Zhengli, ihre Chimäre habe in menschlichen Zellen eine »robuste Replikation« an den Tag gelegt.[85] Baric kooperierte bei der Herstellung synthetischer, aus cDNA gewonnener Viren mit chinesischen Wissenschaftlern, dadurch erlangte China die notwendigen Fähigkeiten, um aus seiner gewaltigen Genomsequenz-Datenbank eine endlose Abfolge potenziell pandemischer und tödlicher Biowaffenagenzien gewinnen zu können.

Die Fördermittel für die Studie »Understanding the Risk of Bat Coronavirus Emergence« (2014–2019) haben die NIH an den Aufpassern im Weißen Haus vorbeigeschmuggelt, sagt der Molekularbiologe Richard Ebright. »Obwohl sie seit 2016 wussten, dass die Mittel für Gain-of-Function-Forschung genutzt wurden, die dem Moratorium von Obama unterlag, verstießen die NIH gegen das Moratorium, indem sie die Förderung nicht unterbrachen.«[86]

Eine Klage von Judicial Watch im Rahmen des Informationsfreiheitsgesetzes förderte im Juni 2021 zutage, dass im Virologischen Institut Wuhan noch weitere Gain-of-Function-Forschung finanziell unterstützt wurde. So überwies das NIAID im Verlauf eines auf 5 Jahre angelegten Stipendiums 826 277 Dollar an das Institut in Wuhan.[87] Die ersten Gelder flossen 5 Monate vor dem Inkrafttreten des Moratoriums am 17. Oktober 2014.[88,89] (Das Forschungsstipendium lief vom 1. Juni 2014 bis zum 31. Mai 2019.) Bis heute weigern sich die NIA, ausführliche Einzelheiten zu dem Stipendium publik zu machen.

Baric verfügte über ein Labor der Biosicherheitsstufe 3+, aber Shi und ihre Kollegen führten ihre parallel stattfindenden Experimente in einem BSL-2-Labor mit vergleichsweise rudimentären Sicherheitsprotokollen durch.[90] Baric und Fauci müssen gewusst haben, wie gewagt es war, Shi dabei zu unterstützen, unter derart laxen Bedingungen an den gefährlichsten Krankheitserregern der Welt zu forschen. Vertreter des US-Senats verfassten 2021 einen Bericht über die Ursprünge des Coronavirus und beschreiben darin die Sicherheitsprotokolle des Labors in Wuhan als »vergleichbar mit denen in einer Zahnarztpraxis«. 2022 sagte Michael Lin, Bioingenieur der Stanford University, Rowan Jacobson von der *MIT Technology Review*: Unabhängig davon, ob nun eine Verbindung zu Covid-19 bestünde, sei es ein »veritabler Skandal«, dass die NIH zuließen, dass in einem BSL-2-Labor an potenziell gefährlichen Fledermausviren gearbeitet wird.[91] Und als Jeffrey Sachs die Ermittlungsgruppe von *The Lancet* anführte, sagten ihm Wissenschaftler:

»Ein durch die Luft übertragenes Virus in einem BSL-2-Labor – nicht auszudenken. Das ist so extrem gefährlich.«[92]

Mit NIH, NIAID und EcoHealth verfügte die aufkeimende Romanze zwischen Baric und Shi bereits über einiges an Rückendeckung, aber als größter Unterstützer erwies sich die USAID.

2014 tat sich das USAID-Programm PREDICT mit der Volksrepublik China zusammen, um erneut eine Zusammenarbeit von Shi, Ben Hu und Daszak zu fördern. Dieses Mal ging es darum, bei Kleinsäugern in China unterschiedliche neuartige Astroviren zu finden.[93] Diese Studie erweiterte die Suche nach Virenstämmen mit Zoonose- und Biowaffenpotenzial.

Im November 2015, auf dem Höhepunkt von Obamas Moratorium, erschien eine weitere beängstigende Arbeit in *Nature Medicine*. Zu den fünfzehn Autoren zählten Ralph Baric, Shi Zhengli, Xing-Yi Ge und Vineet Menachery vom Biolabor in Galveston. Ihre Forschung steht dem Geist wie dem buchstabengetreuen Inhalt des Moratoriums diametral entgegen; insofern stellt sich die Frage, ob man sich womöglich über die Anweisung des Weißen Hauses lustig machen wollte. Gefördert wurde die Studie von den NIH und der USAID.[94]

Der Baric-Artikel von 2015 belegt ein weiteres Mal, dass Fauci bei der Befragung durch Rand Paul einen Meineid ablegte.[95] Baric dankt den Geldgebern für das beunruhigende Experiment und nennt an allererster Stelle das NIAID. Die Autoren erklären, sie hätten sowohl vom NIAID und von den NIH als auch – via EcoHealth Alliance – über das USAID-Programm PREDICT Mittel erhalten.

Bei der USAID hatte man möglicherweise das Gefühl, man müsse seine Spuren verwischen, denn in der ersten, online erschienen Version des Artikels fehlt PREDICT als Förderer – die ganze Geschichte wurde also EcoHealth in die Schuhe geschoben.[96] Auch der chinesische Staat trug zu dem Projekt bei und erhielt privilegierten Zugriff auf sämtliche Früchte, die die wissenschaftliche Arbeit abwarf.[97]

Empört über Barics Prahlerei warnte Simon Wain-Hobson, ein Virologe am Pariser Institut Pasteur: Barics neuartiges Virus, das »erstaunlich gut« in menschlichen Zellen wachse, sei eine Gefahr. »Sollte das Virus entkommen, könnte niemand die Entwicklung vorhersagen.«[98]

Und der Molekularbiologe Professor Richard Ebright weist auf das Offensichtliche hin: Barics »Projekt erfüllte die Kriterien für Obamas ›Pause‹ in den Jahren 2014–2017, und es erfüllte nach 2017 auch die Kriterien für eine P3CO-Prüfung. Aber es wurde nicht pausiert, und es wurde niemals geprüft«.[99] In seiner Danksagung liefert Baric eine vielsagende Erklärung dafür, wie es ihm gelang, seine Experimente durchzuführen, obwohl doch Präsident Obama ein Moratorium verhängt hatte: »Experimente mit SHC014 in voller Länge und der rekombinanten Chimäre wurden begonnen und durchgeführt, bevor die Förderung der Gain-of-Function-Forschung pausiert wurde. Anschließend wurden sie von den NIH geprüft, und die Fortsetzung wurde genehmigt.«[100] Diese Aussage war, gelinde gesagt, irreführend. Obamas Moratorium sieht keine Ausnahmen für bereits geförderte Studien vor, und weder die NIH noch das P3CO-Gremium haben Barics Studie jemals formal geprüft. Und ganz gewiss haben sie keine Fortsetzung der Experimente abgesegnet.[101] Tatsächlich überstellten die NIH Baric mit dem Inkrafttreten des Moratoriums 2014 eine Unterlassungsverfügung und ordneten an, dass er dieses ominöse Vorhaben beendet.[102,103]

Vermutlich haben die NIH-Oberen den Präsidenten überstimmt und, Moratorium hin oder her, Barics Experimenten grünes Licht gegeben. Alarmiert reagierten die NIH Anfang Februar 2020, als Fauci sein Personal anwies, eine Liste sämtlicher Experimente zu erstellen, die in den Laboren von Wuhan mit Mitteln der NIH durchgeführt worden waren. Am 1. Februar wies Faucis Vertreter und langjähriger Wasserträger Hugh Auchincloss seinen Chef auf Barics Studie mit dem alarmierenden Kommentar hin, »keine Coronavirusarbeit ist durch P3 gegangen«.[104,105]

Es war nicht das erste Mal, dass Fauci sich über Anweisungen des Präsidenten hinwegsetzte, um seine Gain-of-Function-Pläne voranzutreiben. Das zeigt, dass sich der NIAID-Direktor als allerhöchste Instanz in Sachen öffentliche Gesundheit begriff und mithin auch dazu berechtigt, Befehle des Präsidenten zu ignorieren. Einige Jahre später, am 30. November 2021, lächelte Fauci selbstzufrieden, als Präsident Biden witzelte: »Ich sehe Dr. Fauci häufiger, als ich meine Frau sehe. Wir nehmen uns gegenseitig auf den Arm. Aber – hey, sehen Sie, wer ist der wahre Präsident? Fauci!«[106] Fauci hat wiederholt gezeigt, dass er Schmeicheleien wie diese ernst nimmt, und die Pandemie schien diesen Größenwahn bloß zu befeuern. Im November 2021 erklärte er: »Zu kritisieren ist einfach, aber tatsächlich kritisieren sie die Wissenschaft, denn ich stehe für die Wissenschaft. Das ist gefährlich.«[107,108]

Am 14. April 2020 erhielten Menachery und Baric per E-Mail eine Anfrage von Marcus Williamson zu ihrem am 9. November 2015 in *Nature Medicine* erschienenen Artikel.[109] Der Forscher kam direkt auf den Punkt:

> »Haben Sie und Ihre Gruppe, vorsätzlich oder versehentlich, das heute als Covid-19 bekannte Virus erschaffen? Wurde dieses Virus dann, vorsätzlich oder versehentlich, in Wuhan von einem oder mehreren Ihrer dort lebenden Mitautoren freigesetzt? Bitte antworten Sie offen und aufrichtig, vielen Dank.«[110]

In dieser oder ähnlicher Form befragten weitere Journalisten und Forscher zwischen dem 2. Februar und 30. März 2020 Baric und Menachery. Die beiden Wissenschaftler beschlossen, nicht zu antworten.

Ergreifender formuliert ist eine E-Mail, die Linyou Cao, außerordentlicher Professor für Ingenieurwesen an der North Carolina State University, am 3. Februar 2020 an Menachery und Baric sandte:

> »Ich hatte darauf gehofft, herauszufinden, ob das Coronavirus, das sich derzeit in China und der Welt ausbreitet, dasselbe Virus oder eine mutierte Form des Virus ist, das in der Arbeit untersucht wurde. Diese Information wäre von allerhöchster Wichtigkeit für die Entwicklung einer wirksamen Strategie, mit der sich die Ausbreitung kontrollieren und mit der Zeit stoppen ließe, ebenso für die Entwicklung medizinischer Behandlungsmethoden. Ich würde eine Antwort zu schätzen wissen, diente sie doch dem Wohlergehen von Milliarden Menschen in China, die enorme mentale und körperliche Schmerzen bis hin zum Verlust ihres Lebens erleiden. Vielen Dank.«[111]

Am 16. April 2020 leitete Menachery einige dieser E-Mails an James Le Duc weiter: »Hey Jim, ich erhalte mehr Nachfragen zum Virologischen Institut Wuhan und meinem Umgang mit ihnen. Ich habe kein gesteigertes Interesse daran, darüber zu sprechen, und hatte auch nur begrenzt Kontakt. Ich habe dir ein paar [der E-Mails] weitergeleitet. Ich wollte nur wissen, ob es für dich in Ordnung ist, wenn ich diese Fragen an dich weiterreiche.«[112]

Baric und Shi gehörten zu den sieben Co-Autoren einer weiteren grundlegenden und NIAID-geförderten Gain-of-Function-Studie, die ebenfalls 2015, also während des Moratoriums, veröffentlicht wurde. Es geht darum, dass zwei Mutationen entscheidend dafür waren, dass der MERS-Erreger* von Fledermäusen auf den Menschen überspringen konnte. In diesem Artikel sprechen die Forscher ganz offen über ihre Arbeit daran, das Spike-Protein eines Coronavirus so mutieren zu lassen, dass das Virus für Menschen ansteckender wird: »Um die potenziell erforderlichen genetischen Veränderungen bewerten zu können […] was das Infizieren menschlicher Zellen anbelangt, haben wir ein Spike [eines Coronavirus] in der Absicht überarbeitet, seine Kapazitäten beim Eindringen des Virus in menschliche Zellen zu steigern.«[113]

Wie man es auch dreht und wendet – was hier an Arbeiten im Labor Wuhan beschrieben wird und vom NIAID gefördert wurde, entspricht Gain-of-Function-Forschung.

Im März 2016 (noch immer während des Moratoriums) veröffentlichten Ralph Baric und sein Team von der University of North Carolina eine Arbeit mit dem Titel »SARS-ähnliches WIV-Coronavirus kurz davor, beim Menschen aufzutreten«. Die Arbeit erschien im Journal *Proceedings of the National Academy of Sciences of the United States of America.*[114] Baric und seine Mannschaft prahlten damit, wieder einmal Chimären-Viren erschaffen zu haben, die erfolgreich Mäuse befielen. Dazu hatten sie Spike-Protein aus Fledermausproben, die Shi in der Mojiang-Höhle gesammelt hatte, mit

* Anm. d. Übers.: Die Abkürzung »MERS« steht für »Middle East Respiratory Syndrome«. MERS-CoV ist ein zoonotischer Erreger; das bedeutet, dass er vom Tier, in diesem Fall vom Dromedar, auf den Menschen übertragen werden kann.

MA-14 kombiniert, Barics tödlichem, an Mäuse angepasstem SARS-CoV-Stamm. Auch bedankte sich Baric bei Shi für den »Zugang zu Fledermaus-Coronavirussequenzen und Plasmid des WIV1-CoV-Spike-Proteins«. Das NIAID und die NIH förderten die Studie.[115]

Auf einem Forum fasste Daszak im Februar 2016 zusammen, welche Früchte seine Partnerschaft mit Wuhan getragen hatte. Seine Worte entlarven Faucis unter Eid abgegebene Aussage, wonach das NIAID keinerlei Gain-of-Function-Forschung in Wuhan finanziert hat, als Lüge. In seiner Rede mit dem Titel »Neuartige Infektionskrankheiten und die nächste Pandemie« brüstete sich Daszak vor Publikum damit, dass seine »Kollegen in China« am Virologischen Institut Wuhan mit seiner Hilfe ein SARS-ähnliches Coronavirus erschaffen hätten, das ein wahrer »Killer« sei:[116,117]

> »Wir entdeckten andere Coronaviren in Fledermäusen, ganze Scharen davon, und einige davon sahen SARS sehr ähnlich. Daher sequenzierten wir das Spike-Protein, also das Eiweiß, das sich an [menschliche] Zellen bindet. Dann haben wir … nun, ich habe diese Arbeit nicht gemacht, sondern meine Kollegen in China. Man erschafft Pseudopartikel, man fügt die Spike-Proteine von diesen Viren ein und überprüft, ob sie an menschliche Zellen andocken. Bei jedem Schritt kommt man diesem Virus, das bei Menschen wirklich pathogen werden könnte, näher und näher … *Zum Schluss hat man eine kleine Menge an Viren, die wahrlich wie Killer erscheinen.*«[118,119] [Hervorhebung durch den Autor]

Einige Wissenschaftler in Staatsdiensten reagierten – verständlicherweise – beunruhigt angesichts der Cowboymethoden, mit denen Baric und Daszak, gefördert vom NIAID, ihre Forschung betrieben. Der Biologe Larry Kerr ist ein Fachmann für Biosicherheit und leitete von 2016 bis 2022 das zum US-Gesundheitsministerium gehörende Büro für Pandemien und neuartige Bedrohungen. Als er unter Obama im Weißen Haus diente, half er dabei, das Gain-of-Function-Moratorium durchzusetzen.[120] Am 17. April 2016 schrieb Kerr sechs Wissenschaftler des Bundes an und warnte in seiner E-Mail, dass die riskante Gain-of-Function-Forschung leichtsinnigerweise immer rascher vorangetrieben werde. Mit Bundesmitteln geförderte Wissenschaftler würden »genetisch-synthetisierte infektiöse Viren einsetzen«, schrieb er und fügte hinzu: »Gain-of-Function […] kein schönes Thema.«[121]

Weil Fauci seine mächtige Hand über sie hielt, konnten Daszak, Baric und Shi derartige Mahnungen geflissentlich ignorieren. Gleichwohl reagierten NIH-Bedienstete der unteren Ränge besorgt darauf, dass sich Daszak regelmäßig über Regeln hinwegsetzte.

◇◇◇

KAPITEL 44

Ein weiterer verrückter Vorschlag – wie die dysfunktionalen NIH ein abtrünniges Biowaffen-experiment in China finanzierten

Die E-Mail, die Kerr beunruhigt verschickte, stammte aus dem April 2016. Einen Monat später informierte EcoHealth die NIH, man wolle im 3. Jahr des auf 5 Jahre angelegten 3,1-Millionen-Dollar-Förderstipendiums zwei Experimente durchführen.[1] Der tollkühne Vorschlag nahm einen verschlungenen Weg und zeigt, wie viel Einfluss Daszak innerhalb der NIAID-Bürokratie genoss, wie schlampig die Kontrollen bei der Behörde waren und was für ein miserables institutionelles Urteilsvermögen sie an den Tag legte. Daszak schlug erneut vor, Chimären aus einem SARS-ähnlichen Virus zu entwickeln, das um Spike-Proteine ergänzt werden sollte. Auf diese Weise wollte er einen neuen pandemischen Supererreger erschaffen, der humanisierte Mäuse befallen konnte.[2]

Daszak höchstselbst hatte zuvor gewarnt, dass das allergrößte pandemische Risiko die Forschung sei, die darauf abziele, Coronaviren so zu verändern, dass sie menschliche Zellen auf humanisierten Mäusen infizieren.[3,4]

Im Fortschrittsbericht 2016 bat die EcoHealth Alliance die NIH um Mittel für zwei parallele Experimente.[5] Beim ersten ging es darum, Chimären aus dem MERS-Virus herzustellen, beim zweiten sollten Chimären aus »Fledermausviren entwickelt werden, die mit SARS verwandt sind«.[6] MERS wird von Kamelen übertragen und tötet 35 Prozent der Menschen, die sich damit infizieren. Das Virus ist allerdings nicht sehr ansteckend, was erklärt, warum weniger als tausend Menschen an dieser Krankheit gestorben sind, seit sie 2012 in Jordanien erstmals beobachtet wurde.[7] EcoHealth wollte nun an dieser Schwachstelle arbeiten und den Chinesen helfen, MERS-Erreger mit Spike-Proteinen der ansteckendsten Coronavirusstämme nachzurüsten.[8]

»Bat Woman« übernimmt

Anders formuliert: Daszak bat um amerikanisches Steuergeld, mit dem er chinesische Wissenschaftler dafür bezahlen wollte, dass sie gewöhnliche Coronavirusstämme waffenfähig machen und zu diesem Zweck Teile der ansteckendsten und gefährlichsten Viren kombinieren.

In dem Förderantrag geht Daszak auf die Risiken ein, die in jedem Abschnitt des Vorhabens zu erwarten waren. Das begann mit dem Sammeln von Viren: »Feldarbeit birgt das höchste Risiko, in Kontakt mit SARS oder anderen CoVs zu kommen, wenn man in Höhlen mit hoher Fledermausdichte arbeitet, wo die Gefahr besteht, Fäkalstaub einzuatmen.«[9] In dem Antrag wird auch darauf eingegangen, welche Gefahren es mit sich bringt, im Labor mit infizierten Fledermäusen und Nagetieren zu arbeiten.

2022 erklärte die Molekularbiologin Alina Chan der Nachrichtenwebseite *The Intercept*, dass die düsteren Warnungen in seinem eigenen Förderantrag Daszak und die NIH eigentlich hätten daran erinnern müssen, dass ein Laborleck als Erklärung für Covid-19 eine realistische Möglichkeit war.[10] Dennoch erklärte Daszak nach der Pandemie, ein Laborleck als Ursprung sei unwahrscheinlich, und widerspricht damit seinen eigenen Aussagen bezüglich derartiger Risiken, so Chan:

> »In diesem Vorschlag verweisen sie darauf, dass sie wissen, wie riskant diese Arbeit ist […] Wieder und wieder sprechen sie darüber, dass Menschen gebissen werden könnten […] und sie führten Buch über alle, die gebissen wurden. Ist EcoHealth im Besitz dieser Unterlagen? Wenn nicht, wie können sie dann einen mit Forschungsarbeiten zusammenhängenden Unfall ausschließen?«[11]

U.S. Right to Know untersuchte die Ursprünge von Covid-19. Der Exekutivdirektor der Organisation, Gary Ruskin, sagte *The Intercept*, das Experiment, das Daszak 2016 vorschlug, sei eine Blaupause für die Erschaffung von Covid-19 gewesen.[12] »Es handelt sich um einen Fahrplan zu der Art hochriskanter Forschung, die möglicherweise zur aktuellen Pandemie geführt hat«, so Ruskin.[13]

Bei den NIH waren Jenny Greer, eine Spezialistin für Stipendien, und Erik Stemmy als Programmbeauftragter für Coronaviren dafür zuständig, Daszaks vagen Antrag zu bearbeiten. Im Verlauf der Prüfung stellten sie fest, dass der vorgeschriebene Fortschrittsbericht für das Förderprojekt von 2014 seit einem Jahr überfällig war.[14] In einem Artikel für *Vanity Fair* beschreibt Katherine Eban, wie diese Erkenntnis die Alarmglocken läuten ließ. Eban sagt, die beiden NIH-Mitarbeiter drohten, Daszaks neuem Antrag die Mittel vorzuenthalten, bis er pflichtgemäß Updates zu seiner älteren Studie nachgereicht habe. Daszak schusterte hastig eine Kurzfassung seiner Ergebnisse zusammen, aber »die löste bei den Spezialisten für Stipendien der Behörde nur noch mehr Sorge aus«. Zum ersten Mal erfuhren die NIH-Mitarbeiter nun, dass Daszak die Fördermittel von 2015 bereits dafür verwendet hatte, chinesische Wissenschaftler zu bezahlen, die aus dem SARS-Coronavirus von 2003 erfolgreich zwei Supererreger-Chimären entwickelt hatten.[15]

Nachdem sie den Antrag geprüft hatten, sagten Greer und Stemmy Daszak, dass sowohl seine früheren wie auch seine vorgeschlagenen Experimente mutmaßlich gegen das Verbot des Weißen Hauses, Gain-of-Function-Forschung zu betreiben, verstoßen. Mit Schreiben vom 28. Mai 2016 setzten sie die EcoHealth Alliance davon in Kenntnis, dass im Zuge seiner Experimente »offenbar Forschungsarbeit involviert ist, die von der Pause [gemeint ist das

Obama-Moratorium] betroffen ist«. Das bedeutete, die NIH würden gegen das Gesetz verstoßen, sollten sie Daszaks Förderantrag absegnen.[16]

Doch Daszak gab nicht auf. In seiner Antwort vom 8. Juni 2016 bot er eine verworrene und absurde Erklärung dafür an, warum die von ihm vorgeschlagenen Experimente nicht die Kriterien der Gain-of-Function-Forschung erfüllen.[17] Das WIV1-Coronavirus von Shi – das als Backbone seiner neuen Chimäre fungieren sollte – »habe noch niemals nachweislich Menschen infiziert oder beim Menschen Krankheiten ausgelöst«, so die Begründung. Er beteuerte gegenüber seinen NIH-Aufsehern, frühere Forschung spräche »stark dafür, dass die Fledermaus-Spike/Fledermaus-Backbone-Virus-Chimären keine erhöhte Pathogenität bei Tieren haben sollten«.[18]

Dass diese Behauptungen nicht nur lachhaft waren, sondern glattweg gelogen, muss Daszak gewusst haben. Daszaks Partner Ralph Baric hatte nämlich im März 2016, also gerade einmal 3 Monate zuvor, eine Studie veröffentlicht – welche Daszak wiederum aus dem gleichen NIH-5-Jahres-Förderstipendium an die EcoHealth Alliance finanziert hatte –, die zeigte, dass das WIV1-Coronavirusbackbone, das Kernstück von Daszaks Vorschlag, tatsächlich menschliche Zellen infizieren konnte! Für Menschen stelle WIV1 eine »anhaltende Bedrohung« dar, warnte Baric, denn das Virus »repliziert sich leicht und effizient in Kulturen menschlicher Atemwegszellen sowie in vivo, was für die Fähigkeit einer direkten Übertragung auf Menschen spricht«.[19]

Zudem hatte Daszak behauptet, er erwarte keine gesteigerte Pathogenität oder Infektiosität, was wohl im Umkehrschluss bedeuten sollte, dass seine Experimente vom Moratorium ausgenommen seien, weil er ja gar nicht *vorhabe*, die Viren infektiöser zu machen. Auch diese Argumentation war offenkundig unaufrichtig. In seinem ursprünglichen Förderantrag hatte Daszak als Absicht angegeben, die Übertragbarkeit der Erreger auf den Menschen zu steigern![20] Zudem verkaufte er seinen Förderern seine leichtsinnigen Teufeleien seit Jahren mit der Behauptung, er weise ein potenzielles Überspringen auf den Menschen nach, was das genaue Gegenteil dessen ist, was er nun anführte.

Greer und Stemmy dürfte zweifelsohne bewusst gewesen sein, dass Daszaks Behauptung nichts als eine leicht durchschaubare Masche war. Mit seinen

Ausweichmanövern und blanken Lügen hätte er kompetente NIH-Mitarbeiter wie Greer und Stemmy niemals auch nur für einen Augenblick hinters Licht führen können. Insofern können wir annehmen, dass Daszak politischen Druck hätte ausüben lassen können für den Fall, dass NIH-Mitarbeiter allzu viele unangenehme Fragen stellten. Und obwohl Greer und Stemmy zuvor starke Bedenken geäußert hatten, zeigen E-Mails, dass sie Daszaks zwielichtige Experimente am 7. Juli 2018 absegneten.[21] Erik Stemmy machte anschließend einen Sprung auf der Karriereleiter und rückte in den Stab von Anthony Fauci auf, während Jenny Greer beim National Institute of Environmental Health Sciences nun die Abteilung für das Fördermittelmanagement leitet.[22]

Was für die beiden als schmachvoller Rückzug begann, entwickelte sich rasch zu einer handfesten Schlappe. Erstaunlicherweise übernahmen die beiden Programmverantwortlichen der NIH sogar die Sprachregelungen, die Daszak höchstpersönlich in der Absicht formuliert hatte, seinen fortgesetzten Gain-of-Function-Unternehmungen möglichst viel Spielraum zu verschaffen. So tauchen in der Bewilligung der Fördermittel mehrere Sätze auf, die Stemmy und Greer praktisch wortwörtlich aus Daszaks E-Mails übernommen haben müssen und die regeln, was EcoHealth zu tun habe, sollten Shis Versuche zufällig doch dazu führen, dass die Coronaviren leichter übertragbar werden.[23] Genauer: Sollte sich eine Chimäre auf menschlichem Gewebe zehnmal schneller vermehren als die natürlichen Viren, würde EcoHealth unverzüglich sämtliche Experimente beenden und die Programmverantwortlichen bei den NIH informieren; so sah es die von Daszak formulierte Regelung vor.[24]

Die NIAID-Vertreter hakten nach und fragten Daszak, ob er und Baric die chinesischen Kollegen überhaupt engmaschig genug beaufsichtigten, um zu erkennen, wann Shis neue Organismen die Zehnfachgrenze überschritten. Daszak musste daraufhin in einer E-Mail vom 27. Juni 2016 eingestehen, dass die Chinesen diese Experimente ganz allein durchführten, ohne Beaufsichtigung durch ihn oder Baric.[25] Das heißt, man würde sich also darauf verlassen müssen, dass Shi und das Virologische Institut Wuhan sie informierten, sollten sich ihre im Labor produzierten Viren zehnmal schneller vermehren als die natürliche Variante. Wörtlich schreibt Daszak den NIAID-Mitarbeitern:

»Sie haben völlig recht, auf diesen Fehler in unserem Schreiben hinzuweisen. Die University of North Carolina beaufsichtigt die am Virologischen Institut von Wuhan durchgeführten Arbeiten an den Chimären nicht.«[26] Daszak hatte auch noch eine Idee in petto, wie man die eklatanten Sicherheitsmängel beheben könnte – hilfsbereit bot er an, mit Shi zu sprechen und dafür zu sorgen, dass die Chinesen dem Grundsatz von Treu und Glauben folgen würden.

»Wir werden heute Abend mit Professorin Shi Zhengli klären, wer genau benachrichtigt wird, sollte eine erhöhte Virusvermehrung zu beobachten sein. Dann werden wir das Schreiben anpassen und Ihnen zukommen lassen, damit das geklärt ist. Ich werde mit Zhengli auch die Zusammensetzung des Biosicherheitsausschusses im Virologischen Institut von Wuhan besprechen«, fügte Daszak hinzu. »Nach meinem Verständnis allerdings werde ich als [Projektleiter] unmittelbar informiert, damit ich Sie beim NIAID informieren kann.«[27,28]

Anstatt ihn einfach voller Hohn und Spott vom Hof zu jagen, ließen es Faucis Mitarbeiter zu, dass Daszak den P3CO-Prüfprozess umging und auf diese Weise Verfahrenseinschränkungen aushebelte, die die Bundesregierung für Coronavirusexperimente festgelegt hatte.[29] Die NIH beschlossen also, Daszak zu fördern, auch wenn er und sein Team die chinesischen Forscher, die diese gefährlichen Experimente durchführen würden, nur marginal und lückenhaft kontrollierten.[30]

Der Vorschlag »beruhte vollständig auf gegenseitiger Transparenz«, schreibt Katherine Eban.[31] Shi würde Daszak informieren, falls sich eine Rekombinante zehnmal schneller vermehrt als ein natürliches Virus, und Daszak würde dann die Behörde informieren. Wie es dann weitergehen sollte? Dafür gab es keinen Plan. Vermutlich würden die NIH sich dann gemeinsam mit Daszak etwas überlegen.[32,33]

Daszak schrieb Greer 4 Tage später, hocherfreut darüber, dass sich die Prüfer vom NIAID hatten unterbuttern lassen:[34] »Das ist großartig! Wir freuen uns sehr über die Mitteilung, dass die Förderungspause für unsere Gain-of-Function-Forschung aufgehoben wurde.«[35]

Ein außergewöhnlicher Schriftwechsel, der eine seit Langem im Raum stehende Frage an Bedeutung gewinnen lässt: Warum sollten die NIH Steuergelder dafür bereitstellen, die Biowaffenforschung von Wissenschaftlern des chinesischen Militärs zu bezahlen, noch dazu völlig unbeaufsichtigte Forschung?

Die Korrespondenz zwischen den NIH und EcoHealth sei ein schockierendes Beispiel für das Fehlverhalten einer Regulierungsbehörde, sagte Richard Ebright:[36] »Der Aufsichtsprozess ist hier eindeutig gescheitert.«[37] Der Nachrichtenwebseite *Daily Caller* sagte Ebright:

> »De facto übertrugen die NIH EcoHealth Alliance die Entscheidungsbefugnis in der Frage, ob es sich bei der Forschung um Gain-of-Function-Arbeiten handelte, die der Finanzierungspause unterlagen. EcoHealth besaß die Befugnis, die Kriterien für die Urteilsfindung festzulegen, und die Befugnis, sich über vom Weißen Haus verhängte bundespolitische Maßnahmen hinwegzusetzen …«[38]

Und *The Intercept* sagte Ebright:

> »Das ist in etwa so, als gäbe Ihnen die Lehrerin die Möglichkeit, sich die Hausaufgabe selbst auszusuchen, um sie anschließend dann auch noch selbst zu benoten. Und dann finden Sie, da die Lehrerin so nachsichtig war, dass Sie die Arbeit gar nicht erst abgeben müssen.«[39]

2018 führten die Wissenschaftler im Labor in Wuhan also die Experimente durch, und – wer hätte es gedacht?! – Daszaks kleine Frankenstein-Monster wuchsen doch tatsächlich in menschlichen Lungenzellen heran … allerdings nicht zehnmal so schnell wie das natürliche Virus, sondern 10 000-mal![40] Und nicht nur das: Der brandneue Supererreger aus dem Hause Daszak machte die humanisierten Mäuse im Labor krank und tötete sie.[41] Dank der technischen und monetären Unterstützung der NIH hatten die Chinesen also eine Biowaffe erschaffen, die ein gewaltiges Risiko darstellte.

Die Vereinbarung mit den NIH sah vor, dass die Chinesen ihre Versuche sofort stoppen und die Ergebnisse melden würden, sollte das Virus die Zehnfachgrenze überschreiten. Doch Shi und Daszak taten nichts dergleichen. Als er im EcoHealth-Fortschrittsbericht für das 4. Jahr mit seinen erzielten Erfolgen prahlte, unterbrachen die NIH das Experiment keineswegs, und sie nahmen auch keine Neubewertung vor.[42] Stattdessen unterstrich Faucis Team seine Begeisterung für das Projekt, indem es EcoHealth 7,5 Millionen Dollar an Fördermitteln zuteilte, mit der Option auf Verlängerung im Jahr 2020 (die ebenfalls genehmigt wurde).[43]

»Eine absolute Unverschämtheit«, sagte 2021 der Virologe Simon Wain-Hobson vom Pariser Institut Pasteur gegenüber *The Intercept*, nachdem diese Studien ans Licht gekommen waren. »Die NIH verbiegen sich, um Menschen, die sie finanziell fördern, zu helfen. Es ist nicht ersichtlich, dass die NIH den amerikanischen Steuerzahler schützen.«[44]

Seiner Empörung ließ Richard Ebright in einem Trommelfeuer auf Twitter freien Lauf:[45,46]

> »Das Material zeigt, dass die Stipendien, die die NIH 2014 und 2019 an EcoHealth mit Nebenverträgen für das Virologische Institut Wuhan vergaben, Gain-of-Function-Forschung finanzierten, wie sie die Bundesregierung definiert […] Weiter zeigt das Material erstmals, dass eines der resultierenden neuartigen, im Labor erzeugten SARS-ähnlichen Coronaviren (eines, das zuvor nicht öffentlich gemacht worden war) für humanisierte Mäuse pathogener war als das Ausgangsvirus, aus dem es gebaut worden war […] Vernünftigerweise war von ihm demzufolge nicht nur eine erhöhte Pathogenität erwartet worden, sondern tatsächlich wurde gezeigt, dass es eine erhöhte Pathogenität aufwies.«

Und Ebright weiter:

> »Die Dokumente verdeutlichen, dass die Beteuerungen von NIH-Direktor Francis Collins und NIAID-Direktor Anthony Fauci, wonach die NIH keine Gain-of-Function-Forschung oder die Manipulation potenziell pandemischer Pathogene am Virologischen Institut Wuhan unterstützt haben, nicht der Wahrheit entsprechen.«[47]

Es gibt reichlich Beweise dafür, dass Anthony Fauci bei seiner Aussage vor dem Senat 2021 einen Meineid leistete, aber die besten Beweise liefert Fauci selbst. In einer E-Mail, die sich auf die geheime Telefonkonferenz bezieht, mit der wir uns in Kapitel 59 befassen, schreibt Fauci am 1. Februar 2020:

> »Man war besorgt wegen des Umstands, dass beim Betrachten der Sequenzen mehrerer nCoV-Isolate Mutationen im Virus beobachtet wurden, bei denen eine natürliche Entwicklung in den Fledermäusen ausgesprochen ungewöhnlich wäre. Es gab den Verdacht, dass diese Mutation vorsätzlich eingefügt wurde. Verstärkt wurde der Verdacht dadurch, dass Wissenschaftler der Universität Wuhan bekanntermaßen Gain-of-Function-Experimente durchgeführt haben, um die molekularen Mechanismen zu bestimmen, die dazu führen, dass Fledermausviren sich an eine Infektion beim Menschen anpassen, und dadurch, dass der Ausbruch in Wuhan begann.«[48]

Diejenigen Experimente, die dazu dienten, »die molekularen Mechanismen zu bestimmen, die dazu führen, dass Fledermausviren sich an eine Infektion beim Menschen anpassen«, sind dieselben Experimente, die Fauci und Collins bereits seit Jahren förderten. Insofern ist die Schlussfolgerung unausweichlich, dass Anthony Fauci einen Meineid leistete, als er 2021 vor dem Senat von Senator Rand Paul befragt wurde.[49,50] Darüber hinaus ist es beunruhigend, dass die Forscher in Wuhan – größtenteils finanziert von NIAID und anderen amerikanischen Regierungseinrichtungen – in Zusammenarbeit mit Ralph Baric und Peter Daszak bereits 2017 Coronaviruschimären erschaffen hatten, die Menschen infizieren konnten. 2017 war nicht nur das Moratorium noch in Kraft, wir reden hier auch über einen Zeitpunkt, *bevor* die BSL-4-Anlage in Wuhan in Betrieb genommen wurde.[51,52]

◇◇◇

KAPITEL 45

Die Laborratten gehen in Deckung

◇◇◇

Als der republikanische Kongressabgeordnete James Comer, Vorsitzender des Aufsichtsausschusses, die NIH mit den hieb- und stichfesten Belegen für diese schmutzige Transaktion konfrontierte, kam es, wie es kommen musste: Die Behörde lehnte selbstverständlich jede Verantwortung ab und zeigte mit dem Finger auf Peter Daszak, der bereits im Vorfeld für den Fall der Fälle zum Sündenbock auserkoren worden war. In einem Schreiben an den Kongress schob der stellvertretende NIH-Direktor Lawrence Tabak am 20. Oktober 2021 Daszak alle Schuld zu, schließlich hatte dieser sie nicht über die megaansteckende Virus-Chimäre unterrichtet: »EcoHealth hat diese Erkenntnis nicht, wie in den Bestimmungen des Stipendiums vereinbart, unmittelbar gemeldet.«[1] Tabak versprach, hart durchzugreifen. Die NIH würde eine neue, härtere Linie fahren, so ließ er verlauten, und man habe Daszak nicht mehr als 5 Tage Zeit gegeben, »sämtliche unveröffentlichten Daten aus den Experimenten und durchgeführten Arbeiten« nachzureichen, sonst würde es aber was setzen.[2] Am Tag darauf legte NIH-Direktor Francis Collins nach und versprach der *Washington Post*, Daszak werde sein blaues Wunder erleben: »Das haben sie gründlich vermasselt. Das wird Konsequenzen für EcoHealth haben.«[3] Collins ging 2 Monate später in den Ruhestand, ohne weitere Einzelheiten genannt zu haben, wie hart die NIH EcoHealth abzuwatschen gedachten.[4]

Am 24. Oktober versuchte Collins in einem Interview, Pamela Brown von CNN hinter die Fichte zu führen, indem er ihr in aller Ausführlichkeit erklärte, wie schockiert man bei den NIH gewesen war, als man erfuhr, dass Daszak 2016 Gain-of-Function-Studien in Wuhan finanziert hatte.[5] Nachfragen Browns wollte Collins parieren, indem er haarspalterische Dispute über die Definition von Gain-of-Function vom Zaun brach. Brown unterbrach ihn wiederholt und verlangte von Collins eine Erklärung dafür, wie er so sicher sein könne, dass keine NIH-Mittel mehr für Gain-of-Function-Forschung genutzt würden, schließlich habe man seiner Aussage zufolge doch erst vor Kurzem herausgefunden, dass Daszak und seine chinesischen Stipendiaten Geld der Behörde für eben diesen Zweck eingesetzt hatten. Collins versuchte, dieser Frage mit noch mehr Blabla aus dem Weg zu gehen, aber Browns zeigte – endlich – leidenschaftliche Skepsis und Rückgrat, Eigenschaften, die den amerikanischen Journalisten in den 2 Jahren davor abhandengekommen waren. Sie ignorierte die Nebelkerzen, die Collins warf, und brachte es auf den Punkt: »Warum sollten die Amerikaner Ihnen und den NIH hinsichtlich der Frage nach dem Covid-19-Ursprung vertrauen, wenn Sie nicht mal wussten, was für Programme Ihre Behörde in China mit Steuergeldern fördert?«[6]

Am 25. Oktober 2021 twitterte Josh Rogin von der *Washington Post*:

> »Dieses @PamelaBrownCNN-Interview mit dem scheidenden @NIHDirektor Francis Collins sollten sich alle ansehen, um zu erkennen, wie Collins irreführende Argumente anführt, um bloß nicht eingestehen zu müssen, dass die NIH völlig davon überrascht wurden, dass ihr Zuwendungsempfänger in Wuhan gefährliche Forschung an Fledermaus-Coronaviren betrieb [...] Collins greift zu sämtlichen rhetorischen Tricks, um zu täuschen und abzulenken [...]«[7]

Als Reaktion auf Browns Fragen verfiel Collins in einen unzusammenhängenden Schwall von Fachjargon, Umschreibungen und Geschwafel. EcoHealth »tat einige Dinge, über die man uns hätte informieren müssen«, erklärte er, »doch sie betrieben nicht die Art Gain-of-Function-Forschung, bei der eine besondere Beaufsichtigung von höherer Stelle vonnöten wäre«.[8] Ach nein? Die Nachrichtenwebseite *Zero Hedge* schreibt: »*Hätte* EcoHealth die Ergebnisse seiner Forschung gemeldet, *hätte* das zusätzliche Aufsichtsmaßnahmen von höherer Stelle nach sich gezogen. Warum tut Collins so, als ob er wüsste, dass sie davon ausgenommen gewesen wären?«[9]

Ebright fasst die ganze Saga wie folgt zusammen:

»Die NIH – und insbesondere Collins, Fauci und Tabak – belogen den Kongress, belogen die Presse und belogen die Öffentlichkeit. Wissentlich. Vorsätzlich. Dreist.«

Offiziell schied Collins am 19. Dezember 2021 bei den NIH aus. 8 Wochen später, am 16. Februar 2022, kündigte Präsident Joe Biden an, er setze Collins als Wissenschaftsberater ein sowie als Co-Vorsitzenden des Gremiums, das den Präsidenten zu wissenschaftlichen und technologischen Fragen berät.[10]

August 2022: Das 5-tägige Ultimatum, das Tabak Daszak gestellt hatte, war seit fast einem Jahr verstrichen, da informierte Daszak die NIH, es sei ihm unmöglich, wie verlangt Labor-Notebooks, Dateien und andere unveröffentlichte Unterlagen zu seinen chinesischen Gain-of-Function-Experimenten auszuhändigen. Seine chinesischen Partner, die all diese Dokumente besäßen, würden sich weigern, Daten und Unterlagen mit ihm zu teilen, klagte er. Erneut drohten die NIH damit, Daszaks Forschungsstipendium zu beenden (wenn auch nur in Teilen), sollte er sich weiterhin nicht an die Bestimmungen halten.[11,12] Angesichts dieser Sackgasse mussten die NIH eingestehen, dass die Biowaffenforschung, die in Wuhan mit amerikanischen Steuergeldern betrieben wurde, voll und ganz der Kontrolle der chinesischen Regierung unterstand. Doch diese weigerte sich, die Geldgeber von den NIH darüber zu informieren, was die chinesischen und amerikanischen Wissenschaftler an Erkenntnissen gewonnen hatten.

Am 19. August 2022 schrieb Michael Lauer, stellvertretender NIH-Direktor für außeruniversitäre Forschung, an James Comer, den Vorsitzenden des Ausschusses für Aufsicht im Repräsentantenhaus. Lauer erklärte, die NIH hätten EcoHealth in Kenntnis gesetzt, dass sie die Untervergabe von Fördermitteln an das Virologische Institut Wuhan einstellen, weil Bedingungen für die Vergabe nicht erfüllt und den NIH nicht wie vereinbart die geforderten Unterlagen übergeben wurden.[13,14]

Ab Mai 2023 flossen wieder NIH-Fördermittel an EcoHealth.[15]

◇◇◇

KAPITEL 46

Die Zauberlehrlinge

Spätestens ab 2017 beherrschten Chinas Forscher alles, was Ralph Baric an vertraulichstem – und potenziell tödlichstem – Wissen besaß. Nun stießen sie eigenständig in neue Bereiche vor und nutzten dazu Barics Technologie zur Entwicklung neuer Biowaffen. Und dennoch finanzierten die USAID und Tony Fauci die unkontrollierbaren Bestrebungen Chinas auch weiterhin via EcoHealth.

Aus ihren eigenen Unterlagen geht hervor, dass das NIAID der EcoHealth Alliance neun Zuschüsse für Projekte zukommen ließ, bei denen in China Fledermaus-Coronaviren untersucht werden sollten.[1,2] Peter Daszaks NGO war damit der größte NIH-Zuschussgeber an das Wuhan-Labor. Noch weitaus größere Summen schleuste Daszak via USAID Richtung China. Für Baric, den Gain-of-Function-Impresario von Chapel Hill, war jede dieser finanziellen Zuwendungen ein Vektor, seine chinesische Auszubildende Shi Zhengli in seiner ureigensten Alchemie zu unterweisen. Und auch Daszak scheint Shis Zauber erlegen zu sein.

In jenem Jahr trieb Daszak für Shi weitere NIAID-Fördermittel auf, und zwar für zwei Arbeiten, in denen es darum ging, neuartige und potenziell pandemische Erreger herzustellen. Beide Studien verstießen offenkundig gegen das Moratorium des Weißen Hauses und die P3CO-Richtlinien, die auf das Moratorium folgten.[3,4] 2016 hatten die chinesischen Wissenschaftler im *Journal of Virology* eine Arbeit zu einer mit NIAID-Mitteln durchgeführten Studie veröffentlicht.[5] Für dieses Experiment nahmen Daszak und seine Kumpane vom Virologischen Institut Wuhan genetische Veränderungen an WIV1 vor, dem Coronavirus, das Shi 2013 erfolgreich isoliert hatte.[6,7] Daszaks Unterstützung und die von Ralph Baric entwickelte Methode der reversen Genetik verhalfen Shi und ihrem Team zum Erfolg. Es gelang ihnen, in Wuhan mehrere Versionen dieses Virus zu erschaffen, indem sie genetische Informationen in der RNA des WIV1-Coronavirus löschten oder ergänzten. Mithilfe dieser Experimente wollten die Wissenschaftler untersuchen, wie Coronaviren die Immunabwehr ihrer Wirte überwinden. Auch diese Arbeit zeigt, wie viel Verachtung Fauci P3CO entgegenbrachte, dem Regulierungsprozess, den er immerhin selbst geschaffen hatte. Gesetzeswidrig gaben die NIH grünes Licht für diese Studie, ohne, wie es das Gesetz vorschrieb, zuvor den P3CO-Ausschuss zu informieren.

Dank der Fördermittel von NIAID und USAID konnten chinesische Wissenschaftler ab 2017 künstliche und potenziell pandemietaugliche Coronaviren in atemberaubendem Tempo produzieren.

2017 veröffentlichten Ben Hu, Shi Zhengli und Lin-Fa Wang als Erstautoren eine Arbeit, die vom NIAID und von der USAID gefördert worden war und die Chinas beeindruckendes neues Arsenal an im Labor erzeugten Biowaffen weiter ausbaute. Bei der Arbeit ging es um neue Erkenntnisse zum Ursprung des SARS-Coronavirus, Erkenntnisse, die durch Forschung an Fledermaus-Coronaviren gewonnen worden waren.[8] Im Jahr zuvor hatte man in Wuhan erstmalig die reverse Genetik eingesetzt; nun nutzten chinesische Wissenschaftler sie dafür, acht eigenständige Chimären zu erschaffen, indem sie WIV1 die Spike-Proteine unterschiedlicher SARS-ähnlicher Coronaviren einsetzten. Zwei dieser Chimären (WIV1-Rs4231S und WIV1-Rs7327S) und ein natürliches Virus (Rs4874) vermehrten sich erfolgreich in menschlichen Zellen und in den Lungen humanisierter Mäuse. Dazu dockten sie an ACE2-Rezeptoren an.[9]

Dr. Fauci mag behaupten, das NIAID fördere keine Gain-of-Function-Forschung, aber wie die Wissenschaftler selbst ihre alarmierenden Erfolge bei diesen Versuchen beschreiben, führt seine Aussagen ad absurdum:

> »Mithilfe der Methode der reversen Genetik, die wir zuvor für WIV1 entwickelten, konstruierten wir eine Gruppe infektiöser Bacterial-Artificial-Chromosomes-(BAC)-Klone mit WIV1-Backbone und Varianten von S-Genen aus acht unterschiedlichen Fledermaus-SARSr-CoVs […]

> Bei sämtlichen Infektionen wurde eine effiziente Virusvermehrung beobachtet. Um einzuschätzen, ob die drei neuartigen SARSr-CoVs menschliche ACE2-Rezeptoren für den Zelleintritt nutzen, führten wir Untersuchungen zur Infektiosität des Virus mithilfe von HeLa-Zellen durch, mit und ohne menschliches ACE2. Alle Viren vermehrten sich effektiv in den Zellen, die menschliches ACE2 exprimierten […]
> Unsere früheren Studien belegten die Fähigkeit sowohl von WIV1 als auch WIV16, ACE2-Orthologe für den Zelleintritt zu nutzen und sich effizient in menschlichen Zellen zu vermehren. In dieser Studie bestätigten wir die Nutzung von humanem ACE2 als Rezeptor für zwei neuartige SARSr-CoVs. Genutzt wurden dafür Virus-Chimären, bei denen das WIV1-Backbone durch das S-Gen der neu identifizierten SARSr-CoVs ersetzt worden war.«[10]

Daszak, Shi und die anderen Forscher aus Wuhan klopfen sich hier also selbst auf die Schulter dafür, dass sie Barics reverse Genetik zu dem Zweck genutzt hatten, aus gefährlichen Teilen unterschiedlicher bekannter Coronaviren Chimären herzustellen. Chimären, wie sie zuvor in freier Wildbahn nicht existiert hatten. In ihrer Arbeit prahlen Shi und ihre Kollegen damit, dass drei dieser Coronaviruschimären dazu imstande seien, menschliche Zellen leichter zu befallen, was nichts anderes bedeutet, als dass sie stark ansteckend sind.[11] Hipp, hipp, hurra – drei neue Agenzien für Biowaffen!

Für die MIT-Forscherin Alina Chan ist diese Arbeit ein Beweis dafür, dass – von NIH und USAID finanzierte – Wissenschaftler in Wuhan zu diesem Zeitpunkt bereits erkannt hatten, »welche Mutationen erforderlich sind, damit bestimmte Fledermaus-Coronaviren an den menschlichen ACE2-Rezeptor andocken können. Das ist ein zentraler Schritt für die Infektiosität von SARS-CoV-2 beim Menschen«.[12]

In den Unterlagen für die NIAID-Förderung führt Daszak seine Kollegin Shi in der Funktion »Projektverwaltung, Supervision« auf, sich selbst unter »Fördermittelakquise« und »Autor«.[13] Das NIAID, das USAID-Programm PREDICT und die chinesische Regierung hätten die Arbeiten gemeinsam gefördert, gibt Daszak zu Protokoll.[14,15,16]

Als ein Team des britischen Fernsehsenders Channel 4 Dr. David Relman fragte, ob die NIH jemals Gain-of-Function-Forschung in Wuhan finanziert hätten, verwies der Arzt und Biowaffenexperte der Stanford University auf eben diese Studie. »Woher wir das wissen?«, sagte Relman. »Nun, gleich auf der ersten Seite steht: ›Gefördert durch das NIAID und die NIH‹.«[17,18]

Wie schon bei früheren Arbeiten stammte die überwältigende Mehrheit der Autoren vom Virologischen Institut Wuhan (in diesem Fall 14 von 17). Das NIAID trickste erneut und schleuste seine Fördermittel wieder einmal durch Daszaks große Waschmaschine namens EcoHealth. Offenbar war man der Ansicht, es sehe merkwürdig aus, wenn eine US-Behörde die Biowaffenforschung chinesischer Wissenschaftler in einem Labor des chinesischen Militärs fördere, was zu alledem auch noch gegen ein Moratorium des US-Präsidenten verstieß.[19]

Der Virologe Christian Drosten von der Berliner Charité übernahm für diese Arbeit die Redaktion.[20] Drosten hatte Fördermittel von NIAID und Wellcome Trust erhalten; er spielte eine zentrale Rolle, als es im Februar 2020 daran ging, die Ursprünge von Covid-19 zu vertuschen, und als später in Europa die Maßnahmen gegen die Covid-19-Pandemie militarisiert wurden.[21,22,23,24]

Das Fachmagazin *PLOS Pathogens* veröffentlichte das Paper am 30. November 2017, zu einem Zeitpunkt also, als Obamas Moratorium noch in Kraft war. Es steht mithin außer Frage, dass die Forschungsarbeiten stattfanden, während sich das Moratorium auf seinem Höhepunkt befand.[25]

Faucis Behörde umging zwischen 2014 und 2017 das Moratorium und anschließend das Ende 2017 eingeführte P3CO-Regelwerk und verschleierte die Förderung mittels der EcoHealth Alliance. Weder wurde die Forschung ausgesetzt noch dem P3CO-Gremium zur Prüfung vorgelegt. Dreist erklärte ein NIH-Sprecher dem *Daily Caller*, nach »sorgfältiger Prüfung« sei man beim NIAID zu der Einschätzung gelangt, dass diese Forschung nicht die Kriterien der Gain-of-Function-Forschung erfülle, denn: »Es ging nicht um die Steigerung der Pathogenität oder Übertragbarkeit der untersuchten Viren.«[26] Tatsächlich war es sowohl die erklärte Absicht als auch das nachweisliche

Ergebnis dieser Forschung, die Pathogenität und die Übertragbarkeit von Coronaviren zu erhöhen.[27] Wir haben es hier mit einem weiteren Fall zu tun, bei dem Dr. Fauci, wie Ebright es formulierte, »systematisch das P3CO-Rahmenwerk des Gesundheitsministeriums aushebelte – ja, es sogar systematisch annullierte –, indem er sich weigerte, Anträge zur Prüfung anzumelden und weiterzuleiten«.[28]

Bei seinem Schlagabtausch mit Senator Rand Paul im Mai 2021 wich der NIAID-Direktor zunächst aus,[29] als Paul fragte, ob Dr. Ralph Baric von der University of North Carolina Gain-of-Function-Studien durchgeführt habe. Baric hatte zu diesem Zeitpunkt von Faucis Behörde 167 finanzielle Förderungen erhalten, darunter auch solche für Gain-of-Function-Studien.[30] Doch obwohl er nur Augenblicke zuvor im landesweiten Fernsehen geschworen hatte, die Wahrheit zu sagen, griff Fauci zu einer unverhohlenen Lüge. Wie üblich lieferte er sie mit der für ihn typischen Mischung aus »Brustton der Überzeugung« und fadenscheinigem Geschwafel ab. Der Mann, der es nicht gewohnt war, dass man selbst seine abstrusesten Behauptungen auch nur sanft hinterfragte, legte eine bodenlose Unverfrorenheit an den Tag:

> »Dr. Baric betreibt keine Gain-of-Function-Forschung, und wenn doch, entspricht sie den Richtlinien und wird in North Carolina durchgeführt. Sehen Sie sich die Subvention an, und sehen Sie sich die Fortschrittsberichte an – es ist kein Gain-of-Function, auch wenn die Leute das twittern und in dieser Weise darüber schreiben.«[31]

3 Jahre zuvor hatte Baric höchstpersönlich keinen Zweifel daran gelassen, welcher Art seine Forschung ist. Im Mai 2018 hielt er eine Rede mit dem Titel »Wie schlimm könnte die nächste Pandemie werden, wie könnte sie verlaufen, und werden wir gewappnet sein?«. Darin erklärte er:

> »[…] Sequenzieren Sie Fledermäuse, stoßen Sie auf alle möglichen Arten SARS-ähnlicher Viren. Tatsächlich sind sie bis zu 97 Prozent identisch mit den

> epidemischen Stämmen, die Menschen erkranken lassen. Verfügen sie über präpandemisches Potenzial? Das ist eine Frage, an der wir interessiert sind. Was wir also gemacht haben: Wir haben das Spike-Gen aus diesen epidemischen Stämmen entfernt und an seine Stelle diese Fledermaus-Spike-Gene insertiert. […] Von den fünf, die wir insertiert haben, konnten sich drei tatsächlich ordentlich vermehren und beim Menschen Rezeptoren für den Zelleintritt nutzen. Sie übernehmen die Struktur der menschlichen Lunge […] sie dämpfen die Virulenz, das ist eine gute Nachricht. Aber nimmt man eine Maus, die den menschlichen Rezeptor besitzt, […] sind diese Viren tödlich.«[32]

Baric beschrieb, dass die von ihm erschaffenen Viren die älteren Mäuse töteten, nicht aber die jüngeren – und nahm damit möglicherweise die unverhältnismäßig hohe Gefährdung vorweg, als die sich Covid-19 für ältere Menschen erweisen sollte. Dann folgte die bizarre Prophezeiung von einer bevorstehenden Pandemie, die schwer nach einer »Ihr werdet hören von Krieg und Kriegsgeschrei«-Passage aus dem Matthäusevangelium klang: »Es wird irreführende Geschichten in den sozialen Medien geben«, sagte er voraus. »Wundermittel werden angepriesen werden, Verschwörungstheorien […] Verantwortliche und Gesundheitsexperten müssen ihre Glaubwürdigkeit bewahren und mit einer Stimme sprechen.« Wenig überraschend beendete Baric seine Jeremiade mit einem Appell, der ihm in die Karten spielte: »Es ist von zentraler Wichtigkeit, Grundlagenforschung und angewandte Forschung zu unterstützen und offen für neue Technologien zu sein, die sich für eine rasche Entwicklung von Impfstoffen einsetzen lassen […] Was unsere revolutionären Fähigkeiten anbelangt, rascher als je zuvor zu reagieren, stehen wir wirklich auf dem Höhepunkt.«[33]

Seine unheilvolle Moralpredigt enthält derart viele Bösartigkeiten, dass man kaum weiß, wo man anfangen soll.

Wie intensiv sich die NIH bei der Gain-of-Function-Forschung einbrachten, fasste Jeffrey Sachs in einem Interview zusammen, das ich im August 2022 mit ihm führte:

»In den Jahren bis zu dieser Pandemie lag viel Augenmerk darauf, SARS-CoVs oder Sarbecoviren zu manipulieren, zu schauen, ob sie über Furin-Spaltstellen oder proteolytische Spaltstellen verfügen, und in Experimenten Furin-Spaltstellen zu insertieren – das nennt man Gain-of-Function-Forschung und das ist es, wovon wir so viel hören. Das war kein kleines Programm, es war vielmehr ein ziemlich umfassendes Programm. Und es war ein Programm, bei dem amerikanische Wissenschaft [...] wirklich genial, aber auch ein wenig furchteinflößend [...] also Wissenschaft mit einem großen Anteil an Genialität Virus-Chimären zusammenflickte. Man nimmt sich unterschiedliche Teile und stellt ein neues Virus oder Konsens-Viren her, baut sie nach ihrem Gencode zusammen. Das ist gewissermaßen wie ein Durchschnitt aller bekannter Viren, und man fügt bei existierenden Viren Gene ein, um ihr sogenanntes Spillover-Potenzial zu verändern oder zu testen. Und dieses Forschungsprogramm ist nun mal [...] die NIH haben alles unternommen, um es aus dem Blickfeld verschwinden zu lassen.«[34]

Dermaßen viel Geld pumpten die NIH nach Wuhan, dass Stand Dezember 2019 »mehr als 65 Prozent aller weltweit zu Coronaviren veröffentlichten wissenschaftlichen Arbeiten auf das Virologische Institut Wuhan entfielen«, sagt Dr. Steven Quay.

Nipah-Virus

Quay war besorgt, dass die Chinesen Barics Methoden dafür genutzt haben könnten, mit Biowaffenagenzien zu experimentieren, deren Tödlichkeit deutlich höher liegt – darunter einige mit potenziellen Tötungsraten, die der von Atomwaffen entsprechen, wie er mir sagte. Im August 2022 legte Quay dem Heimatschutzausschuss des US-Senats beunruhigende Fakten zu »Forschung in synthetischer Biologie« vor, die »im Dezember 2019 am Virologischen Institut Wuhan in unsicheren BSL-2/3-Einrichtungen am Nipah-Virus durchgeführt wurden«. Quay erklärt: »Das Nipah-Virus ist ein kleineres Virus als

SARS2 und deutlich weniger gut übertragbar. Aber es ist eines der tödlichsten Viren. Die Letalität beträgt über 60 Prozent. Das macht es 60-mal tödlicher als SARS2.«[35] Nipah werde von Natur aus nicht über die Luft übertragen, ließ Quay mich wissen, aber er befürchte, die chinesischen Wissenschaftler würden mit Barics und ihren eigenen Methoden Nipah beibringen, sich über die Luft und durch Sekrettröpfchen auszubreiten. »Das ist die gefährlichste Forschung, die mir jemals untergekommen ist«, sagte Quay.[36,37]

Verständlicherweise haben die Chinesen keine Arbeiten zu ihren Nipah-Experimenten veröffentlicht, aber Quay stieß bei einer Auflistung von Laborkontaminanten auf eindeutige Indizien für Nipah. Das Dokument zeige »einen Teil des Nipah-Virus-Genoms in einem Laborvektor, der üblicherweise für synthetische Biologie genutzt wird. […] Das Labor, in dem die menschlichen Proben verarbeitet wurden, hat nicht die höchste Biosicherheitsstufe BSL-4, sondern war eine BSL-2- oder -3-Einrichtung«.[38] Angesichts der Möglichkeit, dass am Virologischen Institut Wuhan potenziell tödliche Experimente in Laboren mit vergleichsweise geringer Sicherheitsstufe durchgeführt wurden, drängt sich die Frage auf: Was hatten sich die Wissenschaftler für ihr BSL-4-Labor aufgespart?

»Warum forschten sie im Dezember 2019 mithilfe der synthetischen Biologie am Nipah-Virus? Ich kann keine Spekulationen anstellen«, sagte Quay. »Aber breitet sich ein modifiziertes Nipah-Virus von einem Labor aus, könnte die Covid-19-Pandemie im Vergleich dazu wie ein Kindergeburtstag erscheinen.«[39,40]

◇◇◇

KAPITEL 47

Daszak dreht frei – der DEFUSE-Vorschlag

◇◇◇

»Die Gesellschaft hat stets Neigung, erst einmal jeden für das zu nehmen, als was er sich gibt, sodass ein Scharlatan, der ihr das Genie vorspielt, immer eine gewisse Chance hat, für genial gehalten zu werden.«

Hannah Arendt, Elemente und Ursprünge totaler Herrschaft

Wie gefährlich Daszak geworden war, lässt sich an einem Förderantrag ermessen, den er, etwa ein halbes Jahr nachdem Fauci und Collins Obamas Moratorium still und heimlich für beendet erklärt hatten, einreichte. Der Antrag namens »Project DEFUSE: Defusing the Threat of Bat-borne Coronaviruses«, den EcoHealth im März 2018 bei der Defense Advanced Research Projects Agency, kurz DARPA, abgab, ist sehr aufschlussreich und mehrt nicht nur die Zweifel an Daszaks Urteilsvermögen, sondern auch an seiner geistigen Gesundheit insgesamt.[1,2] Der damalige EcoHealth-Vizepräsident Andrew Huff sagt, die Organisation habe zu diesem Zeitpunkt in schweren finanziellen Nöten gesteckt und Daszak habe verzweifelt nach neuen Fleischtöpfen der Bundesregierung gesucht.[3]

Die Aufgabe der DARPA besteht darin, Technologien zu entwickeln, die als Kraftmultiplikatoren die Kampffähigkeit amerikanischer Soldaten verstärken sollen. Und so formulierte Daszak seinen Antrag passend zu dieser Mission. Er entwickelte den ehrgeizigen Plan, ein Coronavirenarsenal waffenfähig zu machen, und hoffte offenkundig, damit bei der DARPA oder den oberen Rängen im Pentagon Gehör zu finden. EcoHealth schlug eine Zusammenarbeit vor, der auch Shi Zhengli, das Virologische Institut Wuhan und die University of North Carolina inklusive ihres Gain-of-Function-Magiers Ralph Baric angehören sollten. Im Antrag prahlt EcoHealth, Daszak, Baric und Shi hätten bereits über 180 zuvor ungemeldete Stämme von Sarbecoviren (SARS-Coronaviren) konstruiert, die man auf ihr Spillover-Potenzial hin überprüfen wolle. Aber Daszak hatte sich darüber hinaus etwas beängstigendes Neues überlegt: EcoHealth regte ausdrücklich an, eine besondere Furin-Spaltstelle zu produzieren, die Spike-Proteine damit auszurüsten und all diese Viren auf diese Weise extrem gut übertragbar zu machen.[4] Es ist genau die Spaltstelle, die dafür sorgt, dass SARS-CoV-2 ansteckender als seine Vorgänger ist. Die Pathogenität ihrer neuen Schöpfungen wollte die EcoHealth Alliance unter Beweis stellen, indem man die Erreger auf humanisierte Mäuse mit ACE2-Rezeptoren in den Lungen und Luftwegen losließ.[5]

Steven Quay sagt dazu: »Im Labor ein Virus zu entwerfen, dem man eine synthetische Furin-Spaltstelle verpasst, damit es das Enzym Furin verwendet, ist bei Gain-of-Function-Arbeiten an der Tagesordnung. Tatsächlich haben seit 1992 mindestens vierzehn Veröffentlichungen, darunter auch eine Studie aus dem Virologischen Institut Wuhan, darüber berichtet, dass einem Virus ohne Furin-Spaltstelle selbige hinzugefügt wurde. In 14 von 14 Fällen macht es die Viren bösartiger.«[6,7]

Es ist schon auffällig: Mit seinem Antrag an die DARPA liefert Daszak die detaillierte Rezeptur für die Herstellung eben jener Sorte Krankheitserreger, die später die Covid-19-Pandemie verursachen sollten. In freier Wildbahn verfügen weder SARS noch die eng verwandten sogenannten Sarbecoviren über Furin-Spaltstellen.[8] Seit 1998 ist den Wissenschaftlern klar, dass aus einem gefährlichen Virus, das sich nur schlecht überträgt, nahezu immer ein tödlicheres Virus wird, wenn man ihm eine Furin-Spaltstelle einbaut. Simon Wain-Hobson urteilte, nachdem er den DARPA-Vorschlag gelesen hatte: »Das ist im Grunde die Roadmap hin zu einem SARS-CoV-2-ähnlichen Virus.«[9]

Eine Einschätzung, die Jeffrey Sachs teilt: »Was einem die Haare zu Berge stehen lässt – zumindest meine –, ist die folgende Seite. Nachdem sie erklären: ›Wir haben ein ganzes Portfolio bislang nicht gemeldeter Viren‹, heißt es weiter:

›Wir werden diese Viren dahin gehend untersuchen, ob sie eine proteolytische Spaltstelle haben. Gibt es eine Diskrepanz, werden wir eine [Spaltstelle] einfügen.‹ Spätestens zu diesem Zeitpunkt sollten alle Alarmglocken schrillen, denn das beschreibt im Grunde genau das, was SARS-CoV-2 ist.«[10] In einem Interview mit Brihana Joy Gray für ihren Podcast Bad Faith sagt Sachs: »Oder anders formuliert: In dem Antrag auf Förderung wird genau das Experiment beschrieben, das zu diesem Virus geführt haben könnte.«[11]

Daszak geht in seinem Antrag nicht auf eventuelle Risiken seiner gewagten Forschungsarbeit ein. An keiner Stelle wägt er die offenkundige Gefahr ab, dass irgendwelche Schurken – ob nun Einzelpersonen oder staatliche Akteure – seine Blaupausen dafür missbrauchen könnten, ihre eigenen Biowaffen herzustellen. Ebenso wenig wird thematisiert, inwieweit Unfälle bei der Handhabung seiner neuen Schöpfungen globale Pandemien in Gang setzen könnten. Stattdessen versicherte die EcoHealth Alliance der DARPA mit erstaunlicher Unverfrorenheit und voller Überzeugung, dass dieses Projekt nicht unter die P3CO-Bestimmungen der NIH fallen würde.[12,13] Nichtsdestotrotz lehnte die DARPA Daszaks Antrag ab und verwies darauf, dass EcoHealth nicht auf die moralischen, rechtlichen und sozialen Aspekte des Projekts eingegangen sei. Gegenüber Katherine Eban erklärte ein ehemaliger DARPA-Mitarbeiter, der zum Zeitpunkt der Anfrage bei der Behörde tätig war, einer der Gründe für den negativen Bescheid sei »ein schrecklicher Mangel an gesundem Menschenverstand« gewesen.[14]

Jahrelang hatten die NIH Daszak als den Inbegriff für verantwortungsvollen Professionalismus hingestellt und seine wissenschaftlichen Vorschläge als wertvolle Beiträge zur öffentlichen Gesundheit gelobt. Das Urteil, das die DARPA nun fällte, stand in krassem Gegensatz zu diesem Bild. Eban sagt, für die Gewährung von Geldern zuständige Personen bei der DARPA hätten EcoHealth als »Gesindel« mit unterdurchschnittlichen Sicherheitsstandards abgetan.[15] Die Quelle bei der DARPA sagte Eban, wenn man zulasse, dass die EcoHealth Alliance Hauptauftragnehmer bei einem Forschungsprojekt wird, das die nationale Sicherheit berührt, sei das so, »als ließe man seinen Mietwagenanbieter eine Armada anführen«.[16]

Dass die DARPA-Militärstrategen derartige Bedenken anführen, wirkt beruhigend – und geradezu kurios –, wenn man bedenkt, dass die NIH Daszaks durchgeknallte Biowaffenforschung fast ein Jahrzehnt lang üppig förderten und ihm dabei jede Menge Handlungsspielraum ließen.

Sowohl EcoHealth wie auch die NIH geben zu Protokoll, dass das Projekt DEFUSE niemals durchgeführt wurde. Allerdings gibt es Zweifel an dieser Aussage. Sachs beispielsweise spottet über diese offizielle Erklärung:

> »Und was ist ihre Antwort? ›Nun ja, sie haben kein Geld gegeben.‹ Als ob das eine Antwort ist! Was wir wissen: Es gab eine Rezeptur, es gab einen Wunsch, es gab ein großes wissenschaftliches Programm, es gab die technischen Möglichkeiten. Und dann erscheint eines Tages in einem Sarbecovirus [SARS-Coronavirus] eine Furin-Spaltstelle, wie es sie nie zuvor gegeben hat. Und an diesem Punkt stehen wir heute.«[17]

Seine eigenen Erfahrungen mit den Abläufen bei der Vergabe von Fördermitteln würden seine Bedenken bloß bestärken, so Sachs:

> »Jeder in meiner Branche, der akademischen Welt [...] jeder, der Fördermittel beantragt, weiß, dass man, schon bevor man den Antrag stellt, etwas Forschung in dieser Richtung betrieben hat. Wird der Antrag abgelehnt, setzt man möglicherweise das Vorhaben dennoch in Gänze um, denn es werden sich schon anderswo Mittel auftreiben lassen. Werden wir in diesem Land jemals eine ernsthafte, aufrichtige Diskussion darüber führen? Warum werden derartige Dinge überhaupt vorgeschlagen? Wer hat sie gemacht? Was haben sie gemacht? Was wir wollen, ist die Wahrheit für Erwachsene. Wir unterstellen nicht, dass es ein Laborleck oder eine Labormanipulation ist. Wir sagen: ›Natürlich hätte es das sein können‹, denn die Methoden, mit denen man an dieser bemerkenswerten Stelle dieses Virus genau diese Art Insertion vornimmt, war nicht nur bekannt, nein, sie wurde auch vorgeschlagen. Und bei vielen anderen Experimenten an anderen Viren hat genau das stattgefunden.«[18]

Ähnlich äußert sich Dr. Jonathan Couey:

> »Es ist nicht von Belang, dass Fauci und die NIH Daszaks Vorschlag abgelehnt haben. Der Vorschlag selbst belegt, dass die Arbeit möglicherweise bereits abgeschlossen wurde, denn so wird moderne Forschung durchgeführt und finanziert. Der Staat ist fein raus: Er kann offiziell und öffentlich erklären, er habe Daszaks Antrag abgelehnt, das Projekt habe also niemals stattgefunden. Für 90 Prozent der Bevölkerung mag dies als Zusicherung ausreichen, denn die meisten Leute verstehen die Abläufe beim Thema Forschungsfördergelder nicht. Jeder arbeitende Wissenschaftler allerdings wird angesichts dieser Darstellung die Stirn runzeln.«[19]

Auf jeden Fall belegt der Antrag, dass Daszaks Organisation 2018 mit wahnsinnig gefährlicher Alchemie hantierte und damit punktgenau die im Labor durchgeführten Änderungen vorwegnahm, die zur Entstehung von Covid-19 geführt haben könnten.[20]

Durchaus denkbar ist auch, dass der Vorschlag dazu führte, dass es die Chinesen waren, die Covid-19 erschufen. Dass Shi bei diesem Vorschlag als Mitarbeiterin geführt wird, gibt zumindest reichlich Anlass für derartige Spekulationen. Ab Anfang 2018, also genau zu dem Zeitpunkt, als Daszak DEFUSE vorschlug, intensivierte Shi 1½ Jahre lang ihre Bemühungen, das Coronavirus ausschließlich mit chinesischen Fördermitteln waffenfähig zu machen. Seltsamerweise veröffentlichte sie keine Ergebnisse mehr.[21] Haben Shis Förderer beim chinesischen Militär ihr still und heimlich Mittel für irgendein DEFUSE-Experiment zur Verfügung gestellt? Führte dies zur Entstehung von Covid-19?

Selbst wenn DEFUSE möglicherweise nicht direkt zur Entstehung von SARS-CoV-2 geführt hat, so steht seine Existenz doch im direkten Widerspruch zu sämtlichen offiziellen Erklärungen, wie sie beispielsweise Peter Hotez, das sichtbarste Sprachrohr der Impfstoffindustrie, im Dezember 2022 auf Twitter von sich gab: »Es gibt null Beweise dafür, dass Covid-19 die Folge von Gain-of-Function-Forschung oder eines Laborlecks ist. Null, nada.«[22]

In einem Interview mit Katherine Eban sagte Jamie Metzl vom Beraterausschuss der Weltgesundheitsorganisation zur Genom-Editierung beim Menschen im Oktober 2021:[23] »Wenn ich Mittel dafür beantrage, um den Central Park purpurfarben anzumalen, und der Antrag abgelehnt wird, ein Jahr später aber der Central Park über Nacht purpurfarben erstrahlt, wäre ich wohl einer der Hauptverdächtigen.«[24,25] Metzl gehörte ehemals dem Nationalen Sicherheitsrat an und war unter Senator Joe Biden stellvertretender Stabsdirektor im außenpolitischen Ausschuss des Senats.[26]

◇◇◇

KAPITEL 48

Impfungen für wilde Fledermäuse

◇◇◇

Es ist kaum zu glauben, aber Daszaks geheimer DEFUSE-Förderantrag, den er bei der DARPA stellte, führte sogar ein noch verrückteres Projekt auf.[1,2] Daszak wollte von der DARPA 14 Millionen Dollar für ein haarsträubendes Gain-of-Function-Experiment, bei dem es darum ging, an wilden Fledermauspopulationen einen Coronaimpfstoff zu testen, der sich selbst ausbreitet.[3]

Bereits seit Jahrzehnten träumen Militärs und Geheimdienste davon, dass der Wissenschaft der Durchbruch gelingt und sie einen Impfstoff entwickelt, der sich selbst verbreitet. Sie schwärmen von dem gewaltigen Nutzen für das Militär und die öffentliche Gesundheit.[4] Um diesem Ziel näherzukommen, schlug Daszak vor, Kolonien wilder Fledermäuse mit genetisch manipulierten Coronaviren einzunebeln. Diese Coronaviren, so Daszaks These, würden wie ein über die Luft übertragener Impfstoff agieren.[5] Konkret bedeutete dies, dass Daszak Nanopartikel aerosolieren wollte, die »neuartige chimärische Spike-Proteine« enthalten und die Haut durchdringen können. Er würde sodann Fledermauskolonien in Chinas Höhlen mit diesem Coronavirusstamm besprühen und die Fledermäuse auf diese Weise gegen noch tödlichere Stämme »impfen«.[6] Laut seiner abstrusen Theorie würden Fledermäuse, die in Kontakt mit den Spike-Proteinen aus dem Labor kommen, fortan weniger natürlich auftretende Viren ausscheiden.[7] Daszaks Vorschlag war von A bis Z haarsträubend – das ging schon damit los, dass es absolut keinen Beweis dafür gibt, dass diese Fledermauspopulationen irgendein Virus in sich tragen, das kurz davor steht, auf den Menschen überzuspringen. Insofern erhebt sich die Frage: Gegen welche Form des Coronavirus wollte Daszak also diese unglücklichen Höhlenbewohner impfen?

Was er an Viren aus diesen Fledermauskolonien einsammelte, stellte Daszak gerne als »eindeutige und unmittelbare Gefahr für unser Militär und die globale Gesundheit« hin,[8] aber diese Art der Bedrohung schien einzig als Ausgeburt von Daszaks fiebrigen Fantasien zu existieren. Obwohl seine berufliche Laufbahn vornehmlich darauf basierte, dass irgendein pandemischer Coronavirusstamm von Fledermäusen auf den Menschen überspringt, hat er niemals Beweise dafür vorgelegt, dass dieser Fall jemals eingetreten ist. Erinnern wir uns: Das SARS-Virus von 2003 ging angeblich auf einem chinesischen Wildtiermarkt von Fledermäusen auf Schleichkatzen über, erreichte aber niemals »pandemische Stärke«. Hinzu kommt die von offizieller chinesischer Seite geäußerte Vermutung, dass das Virus vorsätzlich waffenfähig gemacht wurde.

Ein derart irrer Vorschlag würde praktisch überall sonst erschlagen von 5000-seitigen Umweltverträglichkeitsprüfungen, die als Resultat jahrelanger kostspieliger Untersuchungen ausführlich alle potenziellen negativen Folgen beschreiben, die es hätte, wenn man in wilden Tierpopulationen hochansteckende, genetisch veränderte Mikroben freisetzt. Um alle rechtlichen Bedenken aus der Welt zu schaffen, müssten diese Umweltverträglichkeitsprüfungen zwingend eine erschöpfende Untersuchung der Worst-Case-Szenarien enthalten, dazu eine Auflistung weniger riskanter Alternativen und eine ausführliche Kosten-Nutzen-Analyse. Im Rahmen dieses Prozesses müsste Eco-Health exakt quantifizieren, wie groß das Risiko eines natürlichen Spillover-Ereignisses bei wilden Fledermäusen ist, und dieses Risiko würde dann gegen das Risiko eines Laborlecks abgewogen – etwas, was die Virologengemeinde mit ihren laxen Regeln, der umfassenden Geheimhaltung, der praktisch nicht existenten Aufsicht, den extravaganten Privilegien und der endemischen Arroganz lange Zeit vermeiden konnte. Von der allgegenwärtigen Korruption und der Immunität gegenüber Haftung, lästigen Nachfragen seitens der Medien und Rechenschaftspflichten gar nicht zu reden. Neben einer veröffentlichten Umweltverträglichkeitsprüfung gehören zu einem derartigen Antrag auf Förderung durch den Staat üblicherweise auch ein ausführlicher

Austausch mit der Öffentlichkeit, Informations- und Zustimmungsregeln, wissenschaftliche Belege, die jede Behauptung untermauern, öffentliche Anhörungen mit Aussagen von Fachleuten und mit Befragungen sowie eine Vielzahl von Rechtsmitteln.[9] Aber weil die Biowaffengemeinde ein derart geheimniskrämerischer Haufen ist, können die NIH die Demokratie getrost ein bisschen schleifen. Es reicht ein Nicken von Fauci und Kumpanen, und schon haben es unheilvolle Projekte wie dieses über die Ziellinie geschafft.

Nun ist man von der bizarren Welt der Virologie einiges gewohnt. Spinner rangeln hier um Fördermittel mit begeisterten Anhängern der Keimtheorie, Söldnern der Medizinkartelle, Biowaffenpsychopathen und verblödeten Scharlatanen aus der akademischen Welt. Aber selbst vor diesem Hintergrund bietet Daszaks abgedrehter Vorschlag keinerlei Nutzen für die öffentliche Gesundheit. Möglicherweise hat er geglaubt, sein diabolisches Experiment sei eine ausgezeichnete Machbarkeitsstudie für eine neue Generation Biowaffen, die sich selbst verbreiten – was einem dem Heiligen Gral gleichen Schatz entspräche, nach dem der industrielle Biowaffenkomplex strebt. Daszak mag das Gefühl gehabt haben, sein Vorschlag sei für amerikanische Militärstrategen von unwiderstehlichem Reiz, könnten sie doch Chinas Fledermauskolonien dafür nutzen, China aus dem eigenen Land heraus verdeckt anzugreifen, um dann sämtliche Beschuldigungen bequem von sich zu weisen.

Es sei Daszak verziehen, dass er dachte, die Vorstellung, chinesische Fledermäuse mit Coronaviruserregern zu infizieren und ihre Nisthöhlen in Biobomben zu verwandeln, könne seinen Förderern beim Militär gefallen. Schließlich ist die Idee, dass das Militär infizierte Tiere – auch Fledermäuse – als Biowaffen einsetzt, nicht neu. Wie bereits beschrieben, nutzte Japan in China während des Zweiten Weltkrieges sowohl Nagetiere als auch Hunde für die Übertragung von Krankheiten auf den Menschen.[10] Gegen Kriegsende schlug die amerikanische Air Force vor, per Fallschirm Kanister über Tokio abzuwerfen. Diese sollten lebende mexikanische Fledermäuse enthalten, die mit Zeitzünderbomben ausgerüstet waren. Man hoffte, dass sich die Tiere in den Dachvorsprüngen und Speichern der vor allem aus Holz und Papier gebauten japanischen Häusern niederlassen und Feuersbrünste verursachen würden.[11]

Während des Kalten Krieges entwickelten Amerikas Militär und Geheimdienste Möglichkeiten, Nagetiere, Vögel und Insekten als Überträger ansteckender Krankheiten einzusetzen.[12] Und es liegen Fakten vor, die besagen, dass die US-Regierung von 1955 bis 1991 Insekten und andere Tiere als Waffen gegen Nordkorea, China, Kuba und Russland ins Feld geführt hat.[13] Auch gibt es zwingende Beweise dafür, dass das US-Militär in Dutzenden Laboren in den ehemaligen Sowjetstaaten Georgien und Ukraine aktuell Experimente mit genmanipulierten Insekten finanziert, die als Biowaffe dienen sollen.[14]

Die zuständigen Prüfer bei der DARPA reagierten skeptisch auf Daszaks Beteuerungen, seine Gain-of-Function-Arbeit mit derartigen Virus-Chimären sei »kein Fall für P3CO«. Erneut lehnten sie seinen durchgeknallten Vorschlag aus moralischen und Sicherheitsbedenken ab.[15,16] Die DARPA wies zudem darauf hin, dass Daszak die Gefahren, die ein Hochrüsten des Virus mit sich brächte, nicht gründlich durchdacht hatte, was umso schwerer wog vor dem Hintergrund, dass er seinen Impfstoff über die Luft verbreiten wollte. Die DARPA warnte: »Es ist klar, dass das vorgeschlagene DEFUSE-Projekt unter Führung von Peter Daszak örtliche Gemeinden hätte in Gefahr bringen können.«[17,18]

Für den unwahrscheinlichen Fall, dass ein derartiges Vorhaben jemals abgesegnet werden würde, empfahl die DARPA, einen angemessenen Risikominderungsplan in die Vertragsbestimmungen aufzunehmen.[19] Derartige Vorsichtsmaßnahmen dürften Daszak als völlig neuartiges Konzept erschienen sein; schließlich gibt es keinerlei Hinweise darauf, dass Fauci oder Collins für die zahlreichen Gain-of-Function-Studien, die die NIH finanzierten, jemals einen Risikominderungsplan eingefordert hätten.

Am 24. August folgte der nächste Beleg für die Massenpsychose, von der Amerikas Gesundheitsbehörden heimgesucht worden war: Wissenschaftler der von Gates finanziell unterstützten University of Washington in Seattle berichteten in *Science Translational Medicine* über ihre vorläufige klinische Studie zu einem Malariaimpfstoff, der von Moskitos übertragen wird. Vierzehn Freiwillige nahmen an der Studie teil und erhielten dafür jeweils 4100 Dollar.[20,21]

Die mit üppigen NIAID-Mitteln ausgestatteten Wissenschaftler füllten eine mit Netzgitter verschlossene Kiste mit 200 infizierten Stechmücken. Vierzehn Probanden hielten ihre Arme über die Kiste und ließen sich stechen, bis sie bluteten.

Projektleiter Dr. Sean Murphy sagte dem National Public Radio: »Wir nutzen die Moskitos wie tausend winzige fliegende Spritzen.« Murphy, Forscher an der University of Washington und in Seattle als Arzt tätig, erklärte, die Insekten »übertragen lebende, Malaria verursachende Plasmodium-Parasiten, die genetisch so verändert wurden, dass sie Menschen nicht krank machen. Der Körper produziert aber trotzdem Antikörper gegen den abgeschwächten Parasiten und ist dadurch im Ernstfall für den Kampf gerüstet«.[22] Murphy räumte ein, dass es noch weitere klinische Studien gibt, bei denen mit der Übertragung von Impfstoffen durch Stechmücken experimentiert wird.

Und Dr. Kirsten Lyke sagte gegenüber National Public Radio, einen genetisch veränderten lebenden Parasiten einzusetzen sei, was die Impfstoffentwicklung angeht, ein »absoluter Gamechanger«.[23]

In Medienberichten hieß es über das Vorhaben, es handele sich um »ein von der Weltgesundheitsorganisation genehmigtes RTS,S-Vakzin«, bei dem ein abgeschwächter Parasit zum Einsatz kommt und das »nur ein einziges von über 5000 Proteinen anvisiert«, das der Parasit herstellt.[24]

Natürlich förderte Anthony Faucis NIAID diesen Science-Fiction-Albtraum und stellte weitere Mittel – in Höhe von 952 Millionen Dollar! – in Aussicht, sofern erste Erfolge erzielt würden.[25]

Bill Gates bewirbt diese innovative Technologie als neuen Ansatz, lästigen moralischen Verpflichtungen wie informierter Einwilligung ebenso aus dem Weg gehen zu können wie einer Impfskepsis. Diese fliegenden Spritzen würden nicht erst nach irgendwelchen »irrationalen« Einwänden fragen, sondern einfach zustechen und ihren Impfstoff abliefern, egal, ob der Betroffene nun geimpft werden möchte oder nicht.[26,27]

In einer anderen Studie ließen Wissenschaftler Stechmücken frei, die einen Malariaimpfstoff aus im Labor manipulierten Parasiten verbreiten sollten. Max Barnhart vom National Public Radio (ein Rundfunk-Syndikat, das von

Gates finanziell unterstützt wird) erklärte dazu aufgeregt: »Das Neue ist, dass dieses Team für das Entschärfen CRISPR einsetzte – eine hochmoderne Genschere, die DNA durchtrennen kann.«[28] Von den vierzehn Teilnehmern, die später Malaria ausgesetzt wurden, erkrankten sieben, was bedeutet, dass der Impfstoff bestenfalls zu gerade einmal 50 Prozent wirksam ist. Bei den anderen sieben ließ der Schutz innerhalb weniger Monate nach.

Wacker redete Barnhart diese Enttäuschungen schön: »Die an der geringen Zahl von 26 Teilnehmern durchgeführten Versuche zeigten, dass die veränderten Parasiten einige Teilnehmer einige Monate lang vor einer Malariainfektion schützten.«[29] National Public Radio hat 21,5 Millionen Dollar Unterstützung von der Bill & Melinda Gates Foundation erhalten und seitdem wiederholt begeistert über unterschiedliche Impfprojekte berichtet.[30]

Den Probanden, die sich Malaria zugezogen hatten, gaben die Wissenschaftler ein Medikament und schickten sie dann nach Hause. Das wirft die Frage auf: Warum müssen wir ahnungslosen Teilnehmern einen hochriskanten, genetisch manipulierten Impfstoff verabreichen, dessen Folgen für die Umwelt und die menschliche Gesundheit katastrophal sein könnten, wenn es doch für die Behandlung der Krankheit ein zugelassenes Medikament gibt?

◇◇◇

KAPITEL 49

Baric entwickelt eine Methode, sämtliche Spuren zu verwischen

Er fördere Gain-of-Function-Experimente, um mehr darüber zu lernen, inwieweit Menschen anfällig für tierische Viren sind. Dies geschehe vorbeugend, um Ausbrüche besser vorhersagen und Gegenmaßnahmen entwickeln zu können, behauptete Fauci. Wenn dem tatsächlich so war, warum steckte er dann so viel Geld in Methoden, die dazu dienten, Manipulationen durch den Menschen zu verschleiern? Bereits 2002 entwickelte Ralph Baric – auch dank einer 220,5-Millionen-Dollarspritze durch das NIAID – einen Weg (»nahtlose Ligation« genannt), der es ihm angeblich ermöglicht, bei im Labor erschaffenen Viren sämtliche Spuren zu verbergen, die auf Manipulation durch den Menschen hinweisen.[1] Baric taufte seine Methode ironischerweise »No-see-um«* (»Nix zu sehen«).[2,3]

In einer Arbeit von 2005 beschreibt Baric als einer der Autoren seine Tarnmethode als »neue Konstruktionsstrategie«, die dazu diene »infektiöse Volllängenklone« zu installieren und auf diese Weise neue, ansteckende Coronaviren zu erschaffen.[4] Dank dieses magischen Tricks könnten Forscher sämtliche Beweise dafür verschwinden lassen, dass im Labor nachgeholfen wurde, prahlte Baric.

Wie er dafür sorgt, sämtliche Fingerabdrücke unsichtbar zu machen, beschreibt Baric so: »Nach Restriktionsverdau und Ligation werden die fremden Sequenzen bei einem beliebigen Nukleotid in die Backbone-Sequenz

* Anm. d. Übers.: Als *no-see-ums* werden im Englischen Gnitzen oder Bartmücken *(Ceratopogonidae)* bezeichnet, eine Familie winziger, zumeist blutsaugender Mücken.

›vernäht‹. Es bleiben keinerlei Hinweis auf die Restriktionsorte, an denen die neuen Sequenzen in das MHV**-Backbone eingefügt wurden.«[5]

Der Evolutionsbiologe Bret Weinstein las sich Barics Arbeit durch und erklärte mir im Anschluss: »Diese Art der Forschung steht im kompletten Widerspruch zu den Zielen der Medizin oder der Gesundheitspolitik. Es ist die Antithese zur Pandemievorsorge – das exakte Gegenteil dessen, was man tun würde, wollte man die Öffentlichkeit schützen. So würde man vorgehen, wenn man ein glaubhaftes Dementi für den Fall benötigt, dass ein Virus entweicht, das man mithilfe von Gain-of-Function-Protokollen verstärkt hat.«[6]

Weinstein weiter: »Diese Methoden sind der Beweis für eine vorsätzliche Vertuschung auf molekularer Ebene für den Fall eines Viruslecks oder noch etwas Schlimmerem. Sie dienen einem einzigen Zweck – um die Fingerabdrücke des Labors von den dort erschaffenen Erregern zu entfernen. Wäre es Ihr Ziel, die Öffentlichkeit zu schützen, würden Sie jegliche Änderungen an den Molekülen mit molekularen roten Flaggen kennzeichnen, damit Sie die Ausbreitung innerhalb Ihres Experiments verfolgen könnten. Auf diese Weise wären Sie imstande, Ihren Fehler aufzuspüren und rasch zu reagieren, sollte es zu einem Laborleck kommen. Sie würden das nicht verstecken. Es gibt nur einen einzigen Grund, eine Möglichkeit zu entwickeln, die Arbeit zu vertuschen, und das ist der, dass man finstere Absichten verfolgt – etwa die illegale Entwicklung von Biowaffen. Oder aber man ist sich bewusst, dass die Gefahr eines Laborlecks sehr hoch ist, wohingegen sich die Sorge um die Öffentlichkeit in Grenzen hält, sodass es lohnenswert erscheint, sich auf diese Weise abzusichern.«[7]

Dass Baric mit Geldern der NIH vehement an Methoden arbeitete, Spuren menschlicher Manipulation zu beseitigen, passt so gar nicht zu Faucis Behauptung, seine Experimente wären allesamt Teil des idealistischen Vorhabens, einen Coronaimpfstoff zu entwickeln oder das nächste natürliche Spillover-Ereignis vorherzusagen.

** Anm. d. Übers.: MHV = Mäusehepatitisvirus.

Dennoch finanzierte Fauci begeistert diese Taschenspielertrick-Experimente – zu welchem Zweck, weiß Gott allein. »Es geht offenkundig nicht länger darum, Pandemien zu bekämpfen«, sagte Weinstein. »Es geht um Waffenentwicklung, getarnt als Forschung im Dienste der öffentlichen Gesundheit.«

Was noch beunruhigender ist: Als sie zwischen 2014 und 2016 sehr intensiv zusammen an Coronaviren forschten, brachte Baric Dr. Shi Zhengli und ihrem Team seine »No-see-um«-Methode bei.[8] In ihrem Artikel von 2015 schildern Baric und Shi, wie es ihnen gelang, Genmanipulationsmethoden zu entwickeln, die helfen, bei Coronaviruschimären verräterische Anzeichen einer Manipulation im Labor zu verbergen.[9] In einem Artikel von 2005 verkündete Baric stolz, dass sein neues Virus von der Wildform nicht zu unterscheiden sei; nichts lasse erkennen, dass es künstlich erschaffen wurde.[10] Mit Blick auf die Frankenstein-Experimente, die er 2015 gemeinsam mit Shi und ihrem Team aus Wuhan veranstaltete, sagte Baric später, er habe vorsätzlich einige typische Manipulationen bestehen lassen, um zu zeigen, dass der neue Erreger genmanipuliert ist: »Ansonsten gibt es keinen Weg, ein natürliches Virus von einem zu unterscheiden, das im Labor hergestellt wurde.«[11,12]

2017 hatten die chinesischen Wissenschaftler am Virologischen Institut Wuhan – auch dank finanzieller Unterstützung durch Dr. Fauci – die Tarnmethoden der University of North Carolina gemeistert. In einer Arbeit aus demselben Jahr verkündete Zeng Lei-Ping, wissenschaftlicher Mitarbeiter im Labor von Wuhan und Doktorand bei Shi Zhengli, man habe Barics Methode zum Verbergen menschlicher Fingerabdrücke erfolgreich nachvollziehen können.[13] Zeng prahlte, Forscher des Virologischen Instituts Wuhan hätten erst Hybride von Fledermaus-Coronaviren so umgebaut, dass sie menschliche Lungen befallen, und anschließend hätten sie Barics »No-see-um«-Methode dazu genutzt, alle Spuren ihrer Manipulationen zu verwischen:

> »Wir etablierten ein System der reversen Genetik für Coronaviren, und auf der Grundlage des WIV1-Gen-Backbones etablierten wir ein System, das S-Gen ohne Spuren zu ersetzen, konstruierten infektiöse BAC-Klone von 12 S-Genen chimärischer rekombinanter Viren und erfolgreicher Virus-Rescue.

> Vier dieser rekombinanten Virusstämme (Rs4231, Rs4874, Rs7327 und SHC014) wurden auf Nutzung von ACE2 in Menschen, Zirbelkatzen und Fledermäusen getestet.«[14]

Zeng Lei-Ping, an der Stanford University als Postdoktorand im Bereich Bioengineering tätig, weist das klassische »1000 Talente«-Profil auf. Shi ist seine Beraterin.[15]

Bereits im Mai 2020 beschwerte sich Richard Ebright, dass die Virologen des Instituts in Wuhan mit »Methoden der ›nahtlosen Ligation‹ arbeiten, bei der alle Spuren der Manipulation durch den Menschen verschwinden« – ausgerechnet an dem Ort also, der zu diesem Zeitpunkt als Hauptverdächtiger für ein Laborleck galt.[16]

Selbst auf dem Höhepunkt der Covid-19-Pandemie schien sich Baric nicht im Geringsten daran zu stören, welche Erfolge seine chinesischen Lehrlinge mit seinen Methoden erzielt hatten. Gegenüber der *Huffington Post* rühmte er sich im September 2020 vielmehr erneut, dass er die Chinesen in die Kunst der vollständigen Spurenverwischung eingewiesen hatte: »Sie können ein Virus erzeugen, ohne dabei Spuren zu hinterlassen. Die Antworten, die Sie suchen, sind jedoch einzig in den Archiven des Labors in Wuhan zu finden.«[17]

Sachs fasst die Chronologie wie folgt zusammen:

> »Und dann entwickelte Baric die sogenannte reverse Genetik, die es ermöglicht, diese Viren zu manipulieren … [und] die nahtlose Ligation, er spricht von der ›No-see-um‹-Methode. [Wie] ein Künstler, der sein Gemälde nicht signiert, signiert der Virologe sein Virus nicht und lässt uns nicht wissen, ob es auf natürlichem Wege entstand, ob es also natürlich aufgetaucht ist oder in einem Labor hergestellt wurde.«[18]

Am 9. September 2020 berichtete das *Boston Magazine* über Alina Chan, eine Molekularbiologin des Broad Institute, »spezialisiert auf Gentherapie und Zelltechnik«. Chan habe »ein Detail erwähnt, das niemandem sonst aufgefallen war: Covid-19 enthält eine unübliche Gensequenz, die Gentechniker in der Vergangenheit dazu nutzten, Gene in ein Coronavirus einzufügen, ohne eine Spur zu hinterlassen. Die Sequenz erscheint genau an der Stelle, die es Experimentatoren erlauben würde, unterschiedliche Genteile auszutauschen und auf diese Weise die Infektiosität zu beeinflussen«.[19]

2 Jahre später, am 22. Oktober 2022, erschien auf dem Preprint-Server bioRxiv eine Studie von Valentin Bruttel und Kollegen, in der weitere Hinweise auf Barics Handschrift im Genom von Covid-19 nachgewiesen wurden. Die Arbeit zeigt, dass die Tarnmethode der »nahtlosen Ligation« doch winzigste und mithin lesbare Spuren hinterlässt – was Baric offenbar nicht wusste. Hinzu kommt, dass dieselben Forscher die belastende Signatur im Genom von SARS-CoV-2 fanden.[20]

Bei den Autoren der Studie handelt es sich um Forscher der Duke University, des Universitätsklinikums Würzburg und des Unternehmens Selva Analytics. Sie stießen im Aminosäuren-Code auf eine charakteristische Signatur, ein unauslöschliches Artefakt, das aus Barics »No-see-um«-Methode hervorgegangen sein kann.[21]

Indem sie möglicherweise den Fingerabdruck der Baric-Methode erkennt, stellt die bioRxiv-Studie Verbindungen zwischen den Brotkrumen her und zieht eine direkte Linie von der Forschung, die Baric mit US-Steuergeldern durchführte, hin zum Ausbruch der globalen Pandemie.

Baric selbst räumte in einem Interview im Sommer 2021 ein, dass zu dem Zeitpunkt, an dem die Pandemie begann, nur zwei oder drei Labore weltweit mit seinem Protokoll arbeiteten – darunter seine eigene Einrichtung an der University of North Carolina und das Virologische Institut Wuhan.[22]

Die Schlussfolgerungen der Autoren der bioRxiv-Studie basieren darauf, dass das Covid-19-Virus besondere Positionen enthält. Diese Positionen erlauben es speziellen Enzymen, den sogenannten Restriktionsendonukleasen, die DNA in Bausteine einzigartiger Größe zu zerschneiden, die dann in der korrekten Reihenfolge des Virusgenoms wieder »vernäht« werden, sagen die Autoren.[23]

Im Grunde könnte man sagen, dass Barics Methode im »Gen-Vokabular« signifikante, ungewöhnliche Schreibweisen hinterlässt, die sich vom typischen Vokabular des Virus unterscheiden.

Jonathan Couey erklärt: »Das Magische an der ›No-see-um‹-Methode von Baric besteht darin, dass sie diese verräterischen Änderungen an der ›Schreibweise‹ unsichtbar in die Virussequenz einwebt, inmitten wichtiger Gene und ohne das Virusprotein zu verändern. Das ist so, als würde man die ›Schreibweise‹ eines Wortes verändern, ohne die Aussprache oder Bedeutung zu beeinflussen. Wer nur oberflächlich zuhört, wird den Unterschied niemals registrieren.«[24]

Couey weiter: »Bedenken Sie nur, wie ein Brite ›colour‹, ›manoeuvre‹ oder ›paediatric‹ schreiben würde. Die Entscheidung, wie Sie ein Wort buchstabieren, kann Rückschlüsse auf Ihr Heimatland liefern. Und in ganz ähnlicher Weise verraten diese kaum wahrnehmbaren Veränderungen in der Virussequenz, dass dieser Erreger aus dem Labor stammt.«[25]

Mit forensischem Werkzeug untersuchten die Wissenschaftler das SARS-CoV-2-Genom auf winzigste Unterschiede in der »Schreibweise«, die verraten, dass hier im Labor mit der »No-see-um«-Methode Manipulationen vorgenommen wurden.

Baric hatte Shi Zhengli seine Technik der nahtlosen Ligation gelehrt und damit dafür gesorgt, dass das Virologische Institut Wuhan über das für den Montageprozess benötigte Handwerkszeug verfügte. Detailliert dargelegt werden diese Methoden in dem bereits erwähnten berühmt-berüchtigten DEFUSE-Vorschlag, den EcoHealth Alliance 2018 bei der DARPA einreichte.[26]

Ralph Baric ist Anthony Faucis beliebtester Gain-of-Function-Forscher. Dank der Fördermittel von »America's Doctor« ist Baric zu einem globalen Schwergewicht in Sachen Gain-of-Function-Forschung aufgestiegen. Er und sein Labor an der University of North Carolina erhielten vom NIAID mehr als 186 Zuschüsse mit einem Gesamtvolumen von fast einer Viertelmilliarde Dollar, was Hunderte Veröffentlichungen in medizinischen Fachzeitschriften nach sich zog. Und die University of North Carolina könnte ein Viertel bis die Hälfte von Barics Fördermitteln für »Verwaltungskosten« einbehalten haben, das entspräche zumindest der gängigen Praxis.[27,28]

Es sind also gewaltige Summen, die da geflossen sind, und für die Universität mögen sie Anreiz genug gewesen sein, wegzusehen, wenn es um Barics leichtsinnige Experimente ging und die zweifelhafte Entscheidung, seine riskanten Methoden mit einem chinesischen Militärlabor zu teilen. Mit einem Labor wohlgemerkt, das bekanntermaßen Sicherheitsprobleme hatte und dessen schlampige Bauweise es »weniger sicher als eine Zahnarztpraxis« machte, wie es Ermittler des US-Kongresses formulierten.[29,30]

Die University of North Carolina hat möglicherweise nicht nur fragwürdige Machenschaften zugelassen, sondern auch zu einer globalen Pandemie beigetragen. Dies könnte durchaus dazu führen, dass Haftungsansprüche wegen Fahrlässigkeit laut werden.

◇◇◇

KAPITEL 50

Um den Finger gewickelt – Was Fauci kann, können die Chinesen jetzt auch

◇◇◇

Spätestens 2018 beherrschten auch Chinas Forscher die gefährliche Alchemie, die Ralph Baric mit seiner Gain-of-Function-Forschung betrieb. Es begann ein hektischer Wettbewerb, bei dem es darum ging, die ehemaligen Lehrmeister zu überflügeln und beim Biowaffenhochrüsten die Nase vorn zu haben. Die chinesische Regierung bestand nun darauf, dass die NIH in ihren Förderverträgen die Eigentumsrechte und die Kontrolle über sämtliche Ergebnisse an China abtraten und dass Chinas Wissenschaftler ihre Forschungsresultate den Amerikanern nur mit Pekings Zustimmung überlassen durften. Das war ein direkter Verstoß gegen US-Bundesgesetze, die vorschreiben, dass die NIH die Oberhoheit über sämtliche Forschung behalten müssen, die sie mit Fördermitteln unterstützen.[1,2,3]

Insofern verletzen derartige Vereinbarungen zweifelsfrei die Bestimmungen, die die Bundesregierung zum Teilen von Daten festgelegt hat. Das hinderte Fauci nicht daran, auch in den 2 Jahren unmittelbar vor dem Beginn von Covid-19 weiterhin (über Daszak) Forschung chinesischer Wissenschaftler zu fördern – Forschung, die die Pathogenität SARS-ähnlicher Coronaviren erhöhen sollte, indem man das Spike-Protein dafür präparierte, sich an menschliche ACE2-Rezeptoren anzukoppeln.

Chinas Regierung pumpte zu diesem Zeitpunkt eigenes Geld in vielversprechende Forschungsprojekte und ersetzte somit bis zu einem gewissen Grad die Fördermittel an chinesische Wissenschaftler durch die US-Regierung. Wenig überraschend ließ sich der Stand der chinesischen Forschung dadurch nur noch schwerer abschätzen. Hinzu kommt, dass die Situation für Fauci und Collins immer schwieriger wurde, je ungleicher das Verhältnis zwischen den US-Behörden und den chinesischen Militärbehörden wurde. »Die Chinesen benötigten nie amerikanisches Geld«, sagte mir Dr. Francis Boyle. »Das Einzige, was sie wollten, war unser geistiges Eigentum, und nachdem Fauci und Baric den Chinesen alles beigebracht hatten, was sie wussten, gab es für sie keinen Grund mehr, so zu tun, als würde man kooperieren.«[4]

2018 und 2019 scheinen Shi, Ben Hu und ihre Kollegen in Wuhan sehr intensiv Gain-of-Function-Forschung betrieben zu haben. Shi veröffentlichte in dieser Zeit gemeinsam mit Daszak mehrere Arbeiten zu Coronaviren, aber interessanterweise behandelt keine dieser Veröffentlichungen ihre Gain-of-Function-Forschung.[5] Was auch immer sie in dieser Zeit getrieben haben mag, Shi Zhengli und ihre Vorgesetzten aus dem chinesischen Staatsapparat trafen die fragwürdige Entscheidung, das, was Shi in dieser wichtigen Phase an Entdeckungen gemacht hat, nicht mit dem Rest der Welt zu teilen. Es gibt jedoch Hinweise darauf, dass sie große Fortschritte erzielte.

2018 machte die chinesische Akademie der Wissenschaften Shi zur Co-Direktorin eines neuen Spezialprojekts, dessen Name vermuten lässt, dass es um die Entwicklung von Biowaffen ging: »Pathogen-Wirtsanpassung und Immunintervention.«[6,7] Es umfasste Bereiche, die unzweideutig zum Bereich Gain-of-Function zählen: »Artengrenzen überschreitende Übertragung« und »Pathogene Mechanismen«.[8] Teil dieses Unterprojekts waren drei Schwerpunkte, die für sämtliche Gain-of-Function-Forschung erforderlich waren: 1) Rückverfolgbarkeit, Evolution und Übertragungsmechanismen neuer Pathogene; 2) Molekularmechanismen Artengrenzen überschreitender viraler Infektionen und Pathogenität sowie 3) Interaktionsmechanismen zwischen Virus und Wirt.[9,10]

Im Januar 2018 ernannte die chinesische Regierung Shi zudem zur Projektleiterin für ein neues strategisches Forschungsprogramm von hoher Priorität (»Strategic Priority Research Program«). Es handelte sich um ein Vorhaben der chinesischen Akademie der Wissenschaften, die mit 8,1 Millionen Yuan (rund 1,35 Millionen Dollar) Untersuchungen zur »genetischen Entwicklung und zu Übertragungsmechanismen wichtiger von Fledermäusen übertragener Viren« förderte.[11] Im selben Monat leitete Shi eine Studie zu Evolutionsmechanismen von SARS-ähnlichen, an die Wirtszellrezeptoren angepassten Fledermaus-Coronaviren und den Risiken einer artenübergreifenden Infektion.[12,13] In der Studie heißt es ausdrücklich, dass Shi Coronaviren repliziert und modifiziert. Chinas Nationale Stiftung für Naturwissenschaften förderte das Experiment mit 660 000 Yuan (104 000 Dollar).[14,15]

2020 räumten Forscher des Virologischen Instituts Wuhan gegenüber Ermittlern der Weltgesundheitsorganisation ein, dass sie 2018 und 2019 mit Coronaviruschimären experimentiert hatten. In einem Interview mit *Science* gestand Shi, es sei Teil sämtlicher von ihr durchgeführten Coronavirusexperimente, humanisierte Mäuse und Schleichkatzen zu infizieren, denen menschliche ACE2-Rezeptoren in der Lunge angezüchtet worden waren.[16,17,18]

Vanity Fair schreibt: »Vor Beginn der Pandemie veröffentlichte Shi nichts zu Arbeiten, die aus diesen Mitteln finanziert worden waren. Insofern ist es unmöglich zu sagen, was für Experimente sie in den Monaten vor der Pandemie durchführte.«[19]

Was Veröffentlichungen anbelangte, herrschte bei Shi Dürre, dennoch hatte sie offensichtlich mehr als genug Material zum Prahlen. Im Januar 2019 erhielt sie mit ihrem Team einen naturwissenschaftlichen Preis für »Forschung an wichtigen Viren bei chinesischen Fledermäusen«.[20] Mit fünf der sechs Co-Autoren hatten sie bereits 2013 an ihrem bahnbrechenden Paper zu Gain-of-Function gearbeitet, bei dem es um ein SARS-ähnliches Fledermaus-Coronavirus ging, das den ACE2-Rezeptor nutzt.[21]

Daszak war unterdessen eifrig damit beschäftigt, Gelder von amerikanischen Gesundheitsbehörden, Geheimdiensten und Militärorganisationen neu zu etikettieren, um Shi dabei zu unterstützen, Coronaviren genetisch zu manipulieren und ihre neu erschaffenen Kreationen an menschlichen Immunsystemen zu erproben. Der Gefahren, die ihn schon kurz darauf zu zerstören drohten, schien er sich nicht bewusst zu sein.

Am 9. Dezember 2019 gab Daszak einige Geständnisse ab, die im Rückblick geradezu leichtsinnig selbstbelastend erscheinen. Die Welt war zu diesem Zeitpunkt ahnungslos, dass Covid-19 – ausgehend vom chinesischen Wuhan – begonnen hatte, Menschen zu töten. Auf einer Konferenz in Singapur prahlte Daszak gegenüber dem Virologen Vincent Racaniello von der Bühne herab, dass, seit SARS 2002 als erste Pandemie dieses Jahrhunderts auf einem Wildtiermarkt erschienen war, er persönlich auf seinen Expeditionen zu den Fledermäusen Südchinas »mehr als hundert neue SARS-ähnliche Coronaviren« entdeckt habe.[22] Einige davon, so Daszak weiter, »dringen im Labor in menschliche Zellen ein«, und andere »können bei humanisierten Mausmodellen SARS verursachen«. Die Erkrankungen seien »mit therapeutischen monoklonalen [Antikörpern] nicht zu behandeln, und man kann auch nicht mit einem Vakzin gegen sie ankämpfen«.[23]

Der Moderator der Veranstaltung fragte, was wir denn tun würden, wenn Impfung und antivirale Medikamente nicht infrage kämen. Daszak lieferte daraufhin einen seiner verlogenen und eigennützigen Vorträge, in denen er für noch mehr Gain-of-Function-Forschung warb und die zugleich vor belastenden Eingeständnissen nur so strotzen:

> »Ich finde Coronaviren ziemlich gut […] sie lassen sich im Labor recht einfach manipulieren. Spike-Proteine sind ein wichtiger Faktor bei dem, was mit Coronaviren geschieht, Risiko einer Zoonose. Man kann sich die Sequenz besorgen, man kann das Protein bauen, und wir arbeiten mit Ralph Baric von der UNC daran, fügen es in das Backbone eines anderen Virus ein und nehmen einige Arbeiten im Labor vor. Man kann bessere Prognosen treffen, wenn man eine Sequenz findet. Man hat diese Vielfalt. Wenn Sie einen Impfstoff für SARS entwickeln, nehmen die Menschen das Pandemie-SARS als

> [Modell], aber versuchen wir doch mal, einige dieser anderen ähnlichen zu insertieren und einen besseren Impfstoff zu bekommen.«[24]

Nur wenige Wochen zuvor – wie viele genau, lässt sich nicht sagen, weil die chinesische Regierung entsprechende Informationen zurückhält – war eine geheimnisvolle Lungenentzündung aufgetaucht, die begann, Menschen in der Nähe der Labors von Wuhan dahinzuraffen. In der Nähe derjenigen Labore also, in denen Daszak und seine chinesischen Partner Barics Methoden dazu genutzt hatten, SARS-ähnliche Coronaviren für die Aufgabe bereit zu machen, Menschen zu infizieren.[25] Tatsächlich hat die Londoner *Sunday Times* unlängst in einem Artikel bestätigt, dass es sich bei den ersten Fällen um drei Mitarbeiter des Virologischen Instituts selbst handelte.[26] Und Daszak wiederum stellte sich hin und gab zu, dass es in seinen Experimenten in eben dieser Stadt darum ging, humanisierte Mäuse mit genetisch veränderten Chimären zu infizieren, Chimären mit Spike-Proteinen, die er so manipuliert hatte, dass sie an menschliche ACE2-Rezeptoren andocken. Aber war es Peter Daszak peinlich? Bedauerte er sein Handeln? Nein, er schien vielmehr das Gefühl zu haben, weil er an derartigen Bösartigkeiten mitgewirkt hatte, verdiene er ein größeres Stück vom künftigen Impfstoffkuchen.[27] War es fehlendes Fingerspitzengefühl oder schlicht unheilbare Hybris, die Shi und Baric im Mai 2020, also in Monat 5 der Pandemie, dazu verleitete, eine Studie[28] zu veröffentlichen, mit der sie ihre lange Zusammenarbeit in der Coronavirusforschung fortführten – zu einem Zeitpunkt, als ihre Gain-of-Function-Machenschaften in Wuhan gerade ein ganz heißes Thema waren. Shi und Baric nahmen dasselbe humanisierte Mausmodell, zu dem sie zuvor bereits publiziert hatten, und zeigten, dass SARS-CoV-2 (das Virus stammte aus einer Probe, die einem Patienten 5 Monate zuvor entnommen worden war und dazu gedient hatte, die Originalsequenz zu erzeugen) humanisierte Mäuse infizieren konnte. Diese Mäuse stellten somit »ein wertvolles Werkzeug zum Erproben potenzieller Impfstoffe und Therapeutika dar«.[29,30] Den Daten zufolge wurden Viruspartikel offenbar in Auge, Herz und Gehirn nachgewiesen.

Die Forschungsmittel und Veröffentlichungen machen deutlich, dass von Wuhan aus, wo Gain-of-Function-Forschung an Coronaviren mit Mitteln aus den USA gefördert wurde, eine Spur von Brotkrumen direkt bis vor die Tür von Dr. Fauci verläuft.

Doch haben Faucis Experimente zur Pandemie beigetragen? Dann hätte Präsident Trump Fauci sein ungeheuer schlechtes Verhalten allerdings über alle Maßen vergolten, indem er ihn damit beauftragte, die Pandemiemaßnahmen der USA zu koordinieren. Vielleicht erklärt dies Faucis auffälliges Desinteresse an einer Antwort auf die Frage nach den Ursprüngen von Covid-19. Von einem Oberbefehlshaber der Pandemiebekämpfung hätte die Welt indes etwas anderes erwartet.

Jeffrey Sachs sagte mir: »Was komisch ist … nein, komisch ist es beileibe nicht – all das ist todernst: Nahezu 18 Millionen Menschen sind verlässlichen Schätzungen zufolge in dieser Pandemie gestorben. Das Erstaunliche daran ist: Man sollte doch meinen, dass sie [gemeint sind ›die da oben‹; Anm. d. Übers.] großes Interesse an all dem hätten zeigen müssen, sie aber haben diesbezüglich niemals auch nur einen Funken Neugier an den Tag gelegt.«[31]

Welche Gründe, abgesehen von einem schlechten Gewissen, hätten Fauci dazu bewegen sollen, nicht einmal so zu tun, als stelle er ernsthafte Untersuchungen zu den Ursprüngen der Pandemie an? Covid-19 hatte rund um den Globus verheerende Folgen für die Gesundheit, die Wirtschaft und die Menschenrechte. All das schreit doch geradezu danach, dass wir möglichst viel darüber herausfinden, wo dieser Erreger herkam. Für die meisten Menschen, die im Jahr 2022 dabei waren, stellte Covid-19 das Ereignis in ihrem Leben mit der größten zerstörerischen Wirkung dar. Die Seuche wird als Wendepunkt in die Weltgeschichte eingehen. Die Gegenmaßnahmen der Staaten fügten der Weltwirtschaft schweren Schaden dazu – der ehemalige US-Finanzminister Lawrence Summers beziffert in einem Bericht die Verluste für die USA auf 16000 Milliarden Dollar. Allein in Amerika wurden mehr als eine Million kleiner Unternehmen vernichtet. Ist es mit Blick auf den gesunden Menschenverstand und aus Gründen der Umsicht nicht zwingend nötig, dass die Entscheider im Gesundheitswesen, in der Politik und im Bereich der nationalen Sicherheit jede nur mögliche Anstrengung unternehmen, die Ätiologie von Covid-19 zu begreifen und dafür zu sorgen, dass sich etwas Derartiges nicht wiederholen kann? Stattdessen setzte Fauci alle Hebel in Bewegung, um sicherzustellen, dass so wenig wie möglich über den Ursprung von Covid-19 bekannt wird und alle Bemühungen scheitern, zum Ausgangspunkt der Pandemie vorzustoßen.

Die Covid-19-Pandemie hatte verheerende Auswirkungen, aber es hätte alles noch viel schlimmer kommen können. Wir sind bereits auf die Aussage eingegangen, die Dr. Steven Quay vor dem US-Kongress machte. Er legte stichhaltige forensische Beweise dafür vor, dass 2020 im Labor von Wuhan mit dem Nipah-Virus (NiV) experimentiert wurde. Mit einer Sterblichkeitsrate von 60 Prozent zählt NiV zu den gefährlichsten Viren der Welt.[32] Die Seuchenschutzbehörde CDC stuft das Nipah-Virus als bioterroristischen Krankheitserreger ein, und laut Quay ist es unklar, inwieweit es überhaupt legal ist, NiV für synthetisches Bioengineering einzusetzen.[33] Es steht völlig außer Frage, dass das Nipah-Virus eine potenzielle biologische Massenvernichtungswaffe darstellt.

◇◇◇

KAPITEL 51

Eine Katastrophe war unausweichlich – und Fauci wusste das

Fauci hatte guten Grund zu der Annahme, dass seine mutierten Dämonen irgendwann aus dem Labor in Wuhan ausbrechen und rund um den Globus Chaos anrichten würden. In einem Bericht des US-Kongresses vom August 2021 hieß es, die Sicherheitsmaßnahmen in der BSL-2-Einrichtung in Wuhan seien »vergleichbar mit denen in einer Zahnarztpraxis«.[1,2] Weiter hieß es: »Ein natürliches oder genverändertes Virus hätte problemlos aus dem Labor entweichen und das Umfeld infizieren können.«[3]

Seit der Eröffnung des Labors in Wuhan meldeten sich wiederholt Beobachter aus der Wissenschaft oder diplomatischen Kreisen zu Wort und prangerten alarmierende Sicherheitsmängel an.[4] Hartnäckig ignorierte Fauci diese unheilvollen Unkenrufe. Er schlug Warnungen des US-Außenministeriums genauso in den Wind wie die der französischen Regierung und sogar chinesischer Vertreter. Sie alle warnten, dass das Labor in Wuhan nicht sicher sei und schlecht geführt werde.

Wichtig in diesem Zusammenhang: Keinesfalls möchte ich mit diesem Buch der chinesischen Regierung vorsätzlich düstere Motive oder Handlungen unterstellen. Chinas Regierung hat meines Erachtens im rationalen Eigeninteresse gehandelt, als das Land auf der Grundlage amerikanischer Forschung sein eigenes Biowaffenprogramm entwickelte. Wohl keine andere Nation hat so unmittelbar die verheerende Wirkung von Biowaffen am eigenen Leib erfahren müssen wie China. Insofern ist es nachvollziehbar, dass die

Regierung weiterhin wachsam gegenüber dieser Bedrohung bleibt und danach strebt, sich die nötigen wissenschaftlichen Fertigkeiten anzueignen. Mehr noch: Wie der Rest der Welt drängen die Chinesen seit Langem darauf, dass das Biowaffenabkommen um Bestimmungen ergänzt wird, die sich auch durchsetzen lassen. Doch die USA sperren sich und pumpen immense Summen in das Vorhaben, heimlich und widerrechtlich ihr eigenes Biowaffenarsenal aufzustocken. Chinas Nachbar und traditioneller Rivale Russland wiederum hat seinerseits ein beachtliches Biowaffenarsenal aufgebaut, übertroffen nur vom amerikanischen, und liefert damit China zusätzliche Gründe, in die Biowaffenforschung und die Entwicklung von Gegenmaßnahmen zu investieren. Und dass die Chinesen die USA dazu ermutigt haben, ihnen proprietäre Biowaffentechnologie zu überlassen, ist selbstverständlich ebenfalls rational. Die Übeltäter in diesem Fall sind im amerikanischen Staatsapparat zu suchen. Dort blockierte man zunächst Kontrollmechanismen und teilte dann vorsätzlich eigene Technologie mit China.

Es gab noch weitere Alarmsignale. Nach der SARS-Pandemie von 2003 beauftragte China das französische Unternehmen bioMérieux, Chinas erstes Hochsicherheitslabor der Stufe 4 zu errichten.[5] BioMérieux setzte sich über den Widerstand des französischen Verteidigungsministeriums hinweg und auch über Beschwerden französischer Geheimdienste, China wolle mithilfe des Labors ein eigenes Biowaffenarsenal aufbauen.[6] Das vierstöckige, 3000 Quadratmeter große Gebäude kostete 44 Millionen Dollar und wurde nach 11 Jahren Bauzeit fertiggestellt. Weitere Zeit verging, bis sämtliche Voraussetzungen für die Erteilung der Betriebserlaubnis erfüllt waren.[7]

An der offiziellen Eröffnungsfeier nahmen Vertreter aus Frankreich und von bioMérieux teil.[8] Nachdem der erste Vertrag ausgelaufen war, zog sich das Unternehmen allerdings aus der Partnerschaft mit China zurück, auf Druck der französischen Regierung und weil die eigenen Bedenken wuchsen, was die Absichten der Chinesen anbelangte.[9]

Der außenpolitische Ausschuss des US-Repräsentantenhauses meldete, das Virologische Institut Wuhan habe Probleme mit dem wichtigen Unterdrucksystem, das verhindern soll, dass die mikroskopisch kleinen Krankheitserreger aus dem Gebäude entweichen. China suche eifrig nach einem Unternehmen, das die wichtigen Arbeiten an dem System übernehmen könne, hieß es in dem Bericht, denn angesichts einer derartigen Schwachstelle wäre es praktisch unvermeidlich, dass ein Virus aus der Anlage ausbricht. Chinas Finanzamt machte zudem eine offene Ausschreibung für die Entsorgung von Gefahrengut aus dem P4-Labor bekannt, was dafürspricht, dass auch dieser Bereich der Infrastruktur Mängel aufwies.[10,11]

Ich habe im Mai 2021 eine E-Mail mit Fragen an Stéphane Bancel geschickt, der zu dieser Zeit CEO von bioMérieux war, als das Unternehmen das Labor in Wuhan baute. Er wollte sich nicht zu dem Thema äußern. Es mag wieder einmal ein gewaltiger Zufall sein, aber Bancel ist heute Chef von Moderna, dem amerikanischen Impfstoffhersteller, in den Anthony Fauci, Bill Gates, Robert Kadlec und die DARPA (zu diesem Zeitpunkt von CIA-Offizier Michael Callahan geleitet) 2,5 Milliarden Dollar pumpten, größtenteils Steuergelder. Moderna erhielt die finanziellen Mittel, um in freudiger Erwartung eines möglichen Laborlecks ein mRNA-Coronavirusvakzin zu entwickeln.[12] Dass Modernas aktueller Chef damals Chef von bioMérieux war, ist schon ein wenig peinlich, schließlich ist es durchaus vorstellbar, dass die Covid-19-Pandemie, die sein Unternehmen so enorm reich gemacht hat, nur deshalb zustande kam, weil sein altes Unternehmen es nicht geschafft hat, ein vernünftiges Unterdrucksystem zu installieren.

Im März 2019 – vermutlich 6 Monate bevor in Wuhan der erste Covid-19-Fall auftrat – stellte Bancel beim amerikanischen Patentamt einen Patentantrag für Modernas mRNA-Impfstoffplattform.[13] Moderna drang auf eine beschleunigte Überprüfung und behauptete, die Situation erfordere eine rasche Bearbeitung des Antrags: »Aufgrund der Sorge, das SARS-Coronavirus könne erneut auftauchen oder vorsätzlich freigesetzt werden, wurde die Impfstoffentwicklung eingeleitet.«[14]

Zu diesem Zeitpunkt hatte die DARPA 25 Millionen Dollar in Moderna investiert, und zwar im Jahr 2013; für Oktober 2020 wurden damals weitere 56 Millionen zugesagt.[15] Im Januar 2016 investierte die Bill & Melinda Gates

Foundation 19 984 859 Dollar in ModernaTX, Inc., »um eine neuartige Plattformtechnologien [sic] für Antikörper zu entwickeln oder Impfstoffe, die die Neuinfektion mit HIV in Entwicklungsländern reduzieren«.[16] Im März 2019 investierte die Gates-Stiftung weitere 1 051 128 Dollar in ModernaTX.[17] Zwischen Januar 2020 und März 2022 stellten die NIH 490 Millionen Dollar für klinische Studien bereit.[18] Die BARDA steuerte im Juli 2020 472 Millionen Dollar bei, womit sich die Gesamtinvestitionen der US-Bundesregierung auf knapp 1 Milliarde Dollar beliefen – und das zu einer Zeit, in der die Bevölkerung noch nicht eine einzige Dosis Covid-19-Impfstoff erhalten hatte.[19] Die Ironie in diesem Zusammenhang: Einer der größten Förderer der Gain-of-Function-Forschung in Wuhan, die NIH, zählte zugleich zu den größten Investoren bei dem Unternehmen, das einer der größten finanziellen Nutznießer der Pandemie werden sollte. Die NIH halten nach eigenen Angaben die Hälfte von Modernas Patent für den mRNA-Impfstoff. Moderna wiederum besitzt nach eigenen Angaben das mRNA-Patent von Pfizer und klagt deshalb derzeit gegen den Pharmakonzern, um seine Ansprüche durchzusetzen.[20]

Anfang Januar 2020 begann Covid-19, weltweit für Aufmerksamkeit zu sorgen, und praktisch gleichzeitig legte sich die Regierung Frankreichs mächtig ins Zeug, um sich lautstark von sämtlichen Aktivitäten in Wuhan zu distanzieren. Frankreich sei nicht dafür verantwortlich zu machen, wie das Labor in Wuhan gebaut worden sei, verkündete Paris unaufgefordert. »Wir möchten deutlich machen, dass es bis zum heutigen Tage keinerlei faktische Beweise gibt, die aktuelle Berichte in der US-Presse stützen, in denen ein Zusammenhang zwischen dem Ursprung von Covid-19 und der Arbeit des P4-Labors in Wuhan, China, angedeutet wird.«[21] (Ein P4-Labor ist dasselbe wie ein BSL-4-Labor.) Ein vehementes Dementi, wenn man bedenkt, dass niemand Anschuldigungen gegen Paris erhoben hatte.

Am 19. Januar 2018 verschickte die US-Botschaft in Peking eine Depesche an hochrangige Vertreter des Außenministeriums und der Geheimdienste in Washington. In dem Schreiben (Verschlusssache, aber nicht klassifiziert) geht es um schwere Mängel bei Betrieb und Wartung des Labors in Wuhan, beispielsweise um einen »Mangel an den hoch qualifizierten Technikern und Ermittlern, die es braucht, um ein BSL-4-Labor sicher betreiben zu können« und ein Fehlen eindeutiger Sicherheitsprotokolle. Aufgrund von »undurchsichtigen staatlichen Prüf- und Genehmigungsprozessen« sei das Labor zudem nur eingeschränkt nutzbar.[22]

Allen Mängeln zum Trotz eröffneten die chinesischen Vertreter die Anlage und erklärten, sie sei »bereit für die Forschung an Klasse-4-Pathogenen (P4), darunter die virulentesten Viren mit einem hohen Risiko für eine Übertragung von Mensch zu Mensch durch Aerosole«.[23]

Anfang 2018 entsandte die US-Botschaft in Peking Diplomaten sowie hauseigene Technologie- und Sicherheitsexperten nach Wuhan, um das Labor zu inspizieren. Der Gruppe gehörten unter anderem der Beamte Rick Switzer sowie Jamie Fouss an, der US-Generalkonsul in Wuhan. Man besichtigte das Labor und kam bei dieser Gelegenheit mit Wissenschaftlern aus Wuhan zusammen, unter anderem auch mit Shi Zhengli.[24,25]

Nach Auffassung der amerikanischen Inspekteure handelte es sich bei dem Labor um ein schlampig zusammengeschustertes Ding.[26] Bauarbeiter renovierten die Anlage gerade zwecks Behandlung gefährlicher Abfälle. Die zentrale Klimaanlage hatte niemals richtig funktioniert, und durch die schlechte Belüftung verblieben Viruspartikel in der Luft, was die Wahrscheinlichkeit erhöhte, dass sich Labormitarbeiter infizierten.

Im Anschluss an ihre Rückkehr nach Peking verschickte die Delegation ihre Depesche an das Außenministerium und warnte ausdrücklich, dass man in dem Labor mit aufgemotzten Coronaviren hantiere, die eine Pandemie auslösen könnten:

> »Insbesondere zeigten die Forscher, dass diverse SARS-ähnliche Coronaviren mit ACE2 interagieren können, dem menschlichen Rezeptor für das SARS-Coronavirus. Diese Erkenntnis spricht sehr dafür, dass SARS-ähnliche Fledermaus-Coronaviren auf den Menschen überspringen und dort Krankheiten verursachen können, die SARS ähneln.«[27,28]

In dem Schreiben riet man zudem davon ab, die Gain-of-Function-Forschung am Labor in Wuhan fortzusetzen.[29] Es ist unklar, ob die Vertreter des Außenministeriums wussten, dass die CIA – mittels des USAID-Programms PREDICT und ihrer Tarnorganisation EcoHealth Alliance – und das NIAID genau diese Art von Arbeiten finanziell unterstützten.

Switzer und Fouss beschwerten sich über den Mangel an Transparenz und darüber, dass sich die WIV-Chefetage dagegen sperrte, dass ausländische Wissenschaftler die Laborarbeit beaufsichtigten. Besonders beunruhigte die beiden Diplomaten, dass das Labor seine eigene Datenbank aufbaute – ein umfassendes Archiv sämtlicher tödlicher Viren mit Pandemiepotenzial. Dies könnte der erste Schritt auf dem Weg zu einem Biowaffenarsenal sein. Chinas Bemühungen würden in direkter Konkurrenz zum Global Virome Project von Peter Daszak stehen, einem ehrgeizigen, mehrere Milliarden schweren Vorhaben (siehe Kapitel 37). Daszaks Schätzungen zufolge sind bei rund 800 000 Viren die Aussichten auf eine militärische und/oder wirtschaftliche Nutzung vielversprechend.[30] Das bedeutete, es war sowohl für das Militär als auch für die Wirtschaft interessant, das Genom dieser Viren zu erfassen. Wenn die Chinesen nun in Wuhan ein Konkurrenzprojekt schufen, stellte dies ein Problem dar. Denn es kam einer Eskalation im Verlauf des Wettrennens gleich, Tausende Erreger von potenziell militärischem und/oder pharmazeutischem Nutzen zu kontrollieren, waffenfähig zu machen und sie eventuell auch zu patentieren und damit für sich zu beanspruchen. »Es liefe auf eine eigene Version des Konzepts namens Global Virome Project (GVP) hinaus«, heißt es in der Depesche. »Das GVP will dieses Jahr als internationale Kollaboration an den Start gehen und binnen 10 Jahren praktisch alle Viren dieses Planeten identifizieren, die eine Pandemie oder Epidemie auslösen und auf den Menschen überspringen könnten.«[31]

In ihrem Buch *What Really Happened in Wuhan: The Cover-Ups, the Conspiracies and the Classified Research* schreibt die australische Journalistin Sharri Markson: »Die Erkenntnis, dass das Labor [in Wuhan], auf das die USA keinen Zugriff hatten, eine derartige Datenbank aufbaut, hätte hochgradig alarmierend sein sollen.«[32]

In der Depesche vom 19. April 2018 werden Zweifel geäußert, was die Zuverlässigkeit Chinas und die Absichten des Landes anbelangt:

> »China hat ein Interesse daran zum Ausdruck gebracht, die GVP-Datenbank aufzubauen. Das würde China eine Führungsposition verschaffen. Andere Länder sind zuversichtlich, dass die Chinesen eine derartige Datenbank erschaffen könnten, äußern sich jedoch skeptisch zu der Frage, inwieweit China als ›Gatekeeper‹ dieser Informationen Transparenz zusichern würde.«[33]

Selbst wenn Fauci von den diplomatischen Nachrichten nichts gewusst hat, muss ihm dennoch bewusst gewesen sein, dass das Labor in Wuhan unsicher war. Bei allen, die sich auch nur beiläufig mit dem Thema befasst haben, war das allgemein bekannt.

2018 veröffentlichten die Armeewissenschaftler des USAMRIID in Fort Detrick eine ominöse Warnung, die sich auf sämtliche Arten der Gain-of-Function-Forschung anwenden ließ, die Fauci zu diesem Zeitpunkt in China, an der University of Texas Medical Branch in Galveston und in Ralph Barics Labor an der University of North Carolina finanziell unterstützte. Die Militärwissenschaftler erklärten, wenn Gain-of-Function-Experimente vorsätzlich die Übertragbarkeit von Coronaviren zu steigern suchten, könne dies eine tödliche Variante hervorbringen, die sich nicht kontrollieren lasse: »Biologische Faktoren, die die artenübergreifende Übertragung steigern oder die Ausbreitung von Mensch zu Mensch, könnten Coronavirusstämme hervorbringen, die sich nicht eindämmen lassen, indem man infizierte Personen rechtzeitig unter Quarantäne stellt.« Sollten derartige biologische Faktoren die menschliche Bevölkerung erreichen, könnten die Folgen »potenziell verheerend« sein.[34]

Im Juni 2019 läutete George Gao, Chef der chinesischen Seuchenschutzbehörde, prophetisch die Alarmglocken.[35] Gao, Oxford-Absolvent und ein Kumpel sowohl von Anthony Fauci wie auch dessen britischem Gegenstück Jeremy Farrar, beklagte Sicherheitslücken in Laboren wie dem von Wuhan. In dem Artikel für das Fachmagazin *Biosafety and Health* hieß es:

> »Fortschritte in der Biomedizin, etwa beim Gen-Editing und der synthetischen Biotechnologie, können neue Wege eröffnen, was die biologische Intervention in der Humanmedizin anbelangt. *Die zunehmende Verbreitung derartiger Technologien bedeutet aber, dass sie auch den Ehrgeizigen, den Sorglosen, den Unfähigen und den Unruhestiftern zur Verfügung stehen, die sie in einer Weise missbrauchen können, die unsere Sicherheit gefährdet* […] Ähnlich könnten genetische Veränderungen, die das Wirtsspektrum von Pathogenen, deren Übertragbarkeit und Virulenz steigern, zu neuen Bedrohungen durch Epidemien führen.«[36] [Hervorhebung durch den Autor]

Gao warnte dringend, dass für die zunehmenden Bemühungen, Coronaviren zu manipulieren, eine strenge Regulierung notwendig sei:

> »Ähnlich erlangten synthetische SARS-ähnliche Coronaviren von Fledermäusen eine erhöhte Befähigung, menschliche Zellen zu infizieren. Deshalb müssen Veränderungen am Genom von Tieren (inklusive des Menschen), von Pflanzen und von Mikroben (inklusive Pathogenen) streng reguliert werden.«[37]

Zu diesem Zeitpunkt hatte Dr. Fauci seit Jahrzehnten erfolgreich sämtliche Maßnahmen abgewürgt, mehr Transparenz in diese Forschungsarbeit zu bringen oder sie auf eine Weise zu regulieren, die den Namen Regulierung verdiente.

3 Monate später, im September 2019, zu einem Zeitpunkt, als das Virus mutmaßlich bereits in Umlauf war, meldete sich auch Shis Boss Yuan Zhiming zu Wort, der Leiter des Labors Wuhan. In einem Artikel für das *Journal of Biosafety and Biosecurity* griff er Gaos Warnung auf und monierte weitverbreitete Sicherheitsprobleme und unzureichende Protokolle in *allen* Biosicherheitslaboren des Landes. Es mangele an Ressourcen, die Managementsysteme in Sachen Biosicherheit seien ungenügend, die Labore würden nicht effizient arbeiten und seien nicht gut beaufsichtigt, es kranke an professionellen Kapazitäten, und beim Umgang mit Pathogenen, Abfällen und Labortieren würden sich gefährliche Schwachstellen zeigen, so Yuan. Und weiter:

»Die Wartungskosten werden allgemein vernachlässigt. Mehreren hochrangigen BSL-Laboren fehlt es an Betriebsmitteln für Routineaufgaben von zentraler Bedeutung. Aufgrund der begrenzten Ressourcen laufen einige BSL-3-Einrichtungen unter extrem geringen Betriebskosten oder in einigen Fällen völlig ohne.«[38]

Im selben Monat war Gao ein auffälliger Teilnehmer bei »Event 201«, der Simulation einer Coronaviruspandemie. Die Übung fand in New York statt, Gastgeber waren Bill Gates, das Weltwirtschaftsforum und das Johns Hopkins Center for Health Security, das mit Geldern von Gates und den NIH gefördert wird.[39,40] Auffällig war Gaos wichtigster Beitrag zum Diskurs insofern, als er nämlich vehement und hartnäckig darauf bestand, dass zu den Maßnahmen zur Eindämmung der Pandemie unbedingt auch Strategien gehören müssten, um in den sozialen und traditionellen Medien öffentliche Spekulationen über ein Laborleck eindämmen zu können. Mit anderen Worten: Das angsteinflößende Potenzial einer Pandemie, die im Labor ihren Ursprung nimmt, war allen Teilnehmenden durchaus bewusst. Dieser Fakt ist unstrittig und sollte Zweifel an Faucis Aussage verstärken, ein Laborursprung von Covid-19 sei »unwahrscheinlich«. Tatsächlich ist das Szenario eines Laborlecks ein sehr vorhersehbares Resultat der leichtsinnigen Experimente, die das NIAID in Wuhan betrieb.

BSL-2- und BSL-3-Einrichtungen

Selbst eine oberflächliche Prüfung hätte ausgereicht, und Fauci wäre sich der unzähligen Probleme bewusst geworden, was die Sicherheitsstandards in den drei chinesischen BSL-4-Laboren (Harbin, Kunming und Wuhan) anbelangte.[41] Aber es kommt noch schlimmer: Erschrocken mussten Fachleute für Biosicherheit 2020 zur Kenntnis nehmen, dass Shi einen Großteil ihrer gefährlichen und vom NIAID geförderten Gain-of-Function-Experimente in Laboren der Biosicherheitsstufe 3 durchführte – darunter eine BSL-3-Einrichtung der Universität Wuhan – und einige Labore sogar nur für die Biosicherheitsstufe

2 ausgelegt waren.[42,43,44,45] In derartigen Laboren sind die Sicherheitsprotokolle erwartungsgemäß viel laxer als in BSL-4-Einrichtungen.[46]

Viel spricht dafür, dass Dr. Fauci das wusste. Wie wir gesehen haben, kämpfte Peter Daszak bereits im Sommer 2017 damit, dass die chinesischen Empfänger von NIAID-Geldern nicht mehr so spurten, wie sie sollten. In der E-Mail vom 8. Juni räumte er gegenüber seinen Prüfern von den NIH ein, bei den furchteinflößenden Gain-of-Function-Experimenten, die er und Ralph Baric an Shi Zhengli ausgelagert hatten und die in Wuhan mit Mitteln der NIH durchgeführt wurden, hätten weder er noch US-Regulierer irgendeine Möglichkeit, Einblick in die Sicherheitsvorkehrungen zu nehmen. Er sei völlig abhängig von der Bereitschaft der Chinesen, aus eigenem Antrieb etwas zu melden, gestand Daszak dem für die Fördermittel zuständigen NIH-Sachbearbeiter. »Die University of North Carolina hat keinerlei Kontrolle über die Arbeit an Chimären. Sie wird in Gänze am Institut für Virologie in Wuhan durchgeführt.«[47,48] Genauso beunruhigend ist die Tatsache, dass Daszak, Baric und Shi bis zur Eröffnung der BSL-4-Anlage in Wuhan ihre hochriskante Forschung am Stufe-3-Labor der Universität Wuhan durchführten: »Experimentelle Arbeiten an humanisierten Mäusen werden am Biosicherheitslabor der Stufe 3 für Tierexperimente der Medizinischen Fakultät der Universität Wuhan in Wuhan, China, durchgeführt […] Tiere werden in einer BSL-3-Einrichtung untergebracht und von einem Veterinär in Vollzeit betreut.«[49]

In einem Interview mit Briahna Joy Gray für den Podcast Bad Faith beschrieb Jeffrey Sachs, wie Fachleute für Biosicherheit reagierten, als sie erfuhren, dass das NIAID Gain-of-Function-Forschung in Laboren mit nicht ausreichenden Sicherheitsmaßnahmen finanzierte: »Die Wissenschaftler sagten zu mir: ›Oh, mein Gott. Ein durch die Luft übertragenes Virus in einem BSL-2 – kaum auszudenken. Das ist so extrem gefährlich.‹« Diese Labore arbeiten nämlich nicht mit den üblichen BSL-4-Protokollen. Die Schutzanzüge, die Leitungen, die Unterdruckräume und all der Rest. Hier steht im Grunde alles auf einem Labortisch, vielleicht tragen sie einen Kittel, und an der Tür ist ein Schloss, vielleicht [tragen sie] auch eine Maske. Aber im Grunde fehlen sämtliche Schutzmaßnahmen, die man erwartet, wenn es heißt: ›Mein

Gott, ihr arbeitet mit einem gefährlichen Erreger.‹ Können die NIH uns das bitte erklären?«[50]

David R. Franz und James Le Duc waren beide bestens vertraut mit den Zuständen, die am Virologischen Institut Wuhan herrschten. Ihre E-Mail-Korrespondenz vom Mai 2021 belegt, dass beide es für plausibel hielten, dass SARS-CoV-2 dort ausbrach. Sie halten allerdings eher die BSL-2- und BSL-3-Einrichtungen für den Geburtsort der Pandemie. Und beide verband die ernste Sorge, dass diese Labore, die weit außerhalb behördlicher Zugriffsmöglichkeiten lagen, absehbar Unfälle produzieren würden.

Am 2. Juni 2021 schrieb Le Duc an Franz:

> »Dass das Augenmerk auf BSL-4 liegt, ist gerechtfertigt, aber das größere Problem stellt wahrscheinlich BSL-3 dar, von denen es viel mehr gibt und in denen die Standards variieren.«[51,52]

Franz stimmte zu:

> »Außerdem sind es so viele 2er und 3er, dass es praktisch unmöglich ist, sich mit ihnen allen zu befassen.«[53,54]

In einer Mail vom Mai 2021 hatte Le Duc angemerkt:

> »Möglicherweise ist es viel zu spät dafür, noch mehr herauszufinden, fürchte ich, aber man sollte es versuchen. Dazu gehören auch die BSL-2- und BSL-3-Labore, bei denen das Risiko für eine versehentliche Freisetzung größer ist, wie ich vermute.«[55,56]

Franz antwortete Le Duc:

> »Ich habe auch das Problem erwähnt, das du bezüglich des Schwerpunkts auf 4er zur Sprache gebracht hast. Zum einen werden sie von den Regierungen

ernster genommen (was sie vermutlich sicherer und besser geschützt macht) als 2er oder 3er, zum anderen sind die 2er und 3er grundsätzlich anfälliger als 4er.«[57,58]

Privat sprachen diese Biowaffenexperten ganz offen miteinander, aber keiner der beiden brachte den Mut auf, seine moralischen Bedenken öffentlich zu machen. Sowohl Franz als auch Le Duc wussten zweifelsohne, dass Fauci und Collins massiv mit Zensur und Druck gegen Kollegen vorgingen, die öffentlich die Möglichkeit eines Laborlecks einräumten. Keiner dieser Ex-Soldaten besaß genügend Courage, die Lehren von Dr. Fauci infrage zu stellen. Und so scheint pure Feigheit der Grund dafür zu sein, dass diese beiden Militärs den Mund hielten.

Fauci wusste: Selbst die am besten betriebenen und am strengsten geführten Labore der Welt haben Schwierigkeiten mit diesen tödlichen Mikroben, auch unter direkter Aufsicht der amerikanischen Regulierer. Nur wenige Monate bevor das Covid-19-Virus begann, seine Kreise zu ziehen, legten die CDC im Juli 2019 die BSL-4-Anlage des USAMRIID in Fort Detrick still, »aus Gründen der nationalen Sicherheit«.[59] Welche Mängel im Einzelnen die CDC zu dieser Entscheidung veranlasst haben, führte die Seuchenschutzbehörde nicht aus, aber als Reaktion auf die Anweisung der CDC kündigte das USAMRIID an, die Forschung an Ebola und anderen »gefährlichen Mikroben« einzustellen. Das Forschungsinstitut der US-Armee räumte eine Reihe von Sicherheitsbedenken ein, darunter unzureichende »Systeme zur Dekontaminierung von Abwasser« aus den Laboren der höchsten Sicherheitsstufen.[60] Ein CDC-Memo vom November 2019 spricht von zwei Laborlecks, die das USAMRIID gemeldet hatte, und bei denen die Eindämmungsmaßnahmen nicht ausgereicht hätten, »Select Agents oder Toxine [aus BSL-3- oder BSL-4-Laboren] einzudämmen«.[61] Select Agents sind Mikroorganismen, die nach Einschätzung von CDC oder US-Landwirtschaftsministerium eine Pandemie auslösen könnten.

Fauci hatte sehr eng mit dem USAMRIID-Labor zusammengearbeitet. Hat er sich denn damals nie gefragt, ob derartige Probleme im Vorzeigehochsicherheitslabor der US-Regierung möglicherweise nur ein düsterer Vorgeschmack auf das sind, was in einem weitaus weniger streng kontrollierten chinesischen Labor passieren könnte, in dem er die Herstellung pandemiefähiger Superkeime finanziert?

Wenige Monate später brach die Covid-19-Pandemie aus, und die Trump-Administration wie auch die chinesische Regierung zeigten gegenseitig mit dem Finger aufeinander. China erklärte, das USAMRIID habe versehentlich oder vorsätzlich diesen Virusstamm auf die Welt losgelassen.[62]

Robert Redfield, ehemaliger CDC-Direktor und langjähriger Freund von Anthony Fauci, sagte dem Journalisten und ehemaligen Senatsermittler Paul D. Thacker im September 2022: »Das Ganze ist das Ergebnis wissenschaftlicher Hybris. Es herrscht die arrogante Auffassung, man könne es eindämmen und es werde schon nicht entweichen«, so Redfield. »Ich habe viele Jahre, während meiner Zeit beim Militär und während ich an der University of Maryland war, mit den chinesischen CDC zusammengearbeitet. Viren entkommen aus Laboren. Das ist nun einmal die Natur der Dinge.«[63]

◇◇◇

KAPITEL 52

In China beginnt das globale Vertuschen

◇◇◇

Das Virus nahm seinen Anfang in China und breitete sich von dort aus über die gesamte Welt aus. Dasselbe gilt für die autoritären Gegenmaßnahmen, die zur Eindämmung der Seuche aufgefahren wurden, und für die Vertuschungsbemühungen, was die Ursprünge von Covid-19 anging. Von Anfang an hielt der chinesische Staat wichtige Informationen über den Stammbaum der Covid-Mikroben zurück.[1]

Die englischsprachige Tageszeitung *South China Morning Post* aus Hongkong berichtete, nach Angaben chinesischer Beamter habe es sich bei dem Indexpatienten (»Patient null«) um einen 55-jährigen Mann aus Wuhan gehandelt, der sich am 17. November 2019 infizierte.[2,3] Am 8. Dezember meldeten die Behörden das neue Virus und berichteten, das Jinyintan-Krankenhaus in Wuhan habe diesen Mann am 1. Dezember aufgenommen.[4,5,6,7] Pflichtbewusst unterstützte *The Lancet* diese Darstellung in einem Artikel, den mehrere Ärzte mitverfasst hatten, die in dem besagten Krankenhaus auf der Station für Atemwegserkrankungen arbeiteten.[8] Am 30. Dezember – knapp einen Monat nach dem »offiziellen« Krankheitsausbruch – postete ein Augenarzt aus dem Zentralkrankenhaus von Wuhan etwas über eine rätselhafte neue und akute Atemwegserkrankung, die sich viral ausbreitete.[9,10] Am selben Tag schlossen Mitarbeiter von Wuhans Gesundheitsamt den Huanan-Großhandelsmarkt für Fische und Meeresfrüchte, vertrieben Tausende Verkäufer von ihren Ständen, versiegelten den Eingang und nahmen Boden- und Tierproben.

Eine von den Republikanern im US-Kongress initiierte Untersuchung kam im August 2021 allerdings zu einem von der offiziellen Darstellung der Ereignisse abweichenden Schluss. Zahlreiche Indizien sowie Einschätzungen amerikanischer Geheimdienste sprechen demnach dafür, dass das Virus »irgendwann vor dem 12. September 2019« aus dem Labor in Wuhan entwich, dass die chinesischen Behörden wussten, dass eine SARS-ähnliche Lungenentzündung in der 11-Millionen-Stadt kursierte, und dass sie zum obigen Zeitpunkt bereits bemüht waren, Virus und öffentliches Narrativ in den Griff zu bekommen.[11] Shi Zhenglis Forschungsassistent Ben Hu und Kollegen aus Wuhan kamen im November 2019 mit Covid-19-Symptomen ins Krankenhaus. Vermutlich handelt es sich bei diesen drei Personen um die wahren Indexpatienten.[12] Ermittler des Kongresses glauben, einer oder mehrere Labortechniker hätten sich im August versehentlich infiziert und im Anschluss die U-Bahn genutzt, von wo aus sich die Krankheit zunächst in Wuhan und später bis ins Ausland ausbreiten konnte. Die infrage kommende U-Bahn-Linie führt vom Virologischen Institut zum internationalen Flughafen Wuhan-Tianhe. Rund um diese Hauptachse scheinen sich alle frühzeitig gemeldeten Fälle zu ballen.[13]

Am 10. Juni 2023 druckte die Londoner *Sunday Times* eine ausführliche Recherche ab, die diese Version stützt, insbesondere die rätselhafte Atemwegserkrankung, wegen der im November 2019 drei »ausgebildete Biologen des Instituts in Wuhan in ihren 30ern und 40ern« ins Krankenhaus eingeliefert wurden.[14] Die Ermittler des US-Außenministeriums, die als Quelle für diesen Artikel fungierten, waren »felsenfest davon überzeugt«, dass die Wissenschaftler an Covid-19 erkrankt waren. Dass so junge Menschen wegen einer Influenza ins Krankenhaus kommen, ist selten. Das lässt es als wahrscheinlich erscheinen, dass es sich bei den Laborangestellten, die daran arbeiteten, SARS-ähnliche Fledermaus-Coronaviren genetisch zu verändern, um die »Patienten null« der Pandemie handelt. Und dass es eben nicht jener glücklose 55-Jährige war, dem die chinesische Regierung dieses fragwürdige Etikett anhängen wollte. Geheimdienstquellen bezeichneten die Qualität ihrer Informationen bezüglich dieser Patienten als »hervorragend« und beschwerten sich, dass das Virologische Institut Wuhan Ermittler der WHO auflaufen ließ, indem es die Rohdaten nicht mit ihnen teilen wollte, ihnen keinen Einblick in die Sicherheitsunterlagen gewährte und die Laborunterlagen aus der Fledermausforschung unter Verschluss hielt.[15]

Am 12. September 2019 fand im Labor Wuhan eine Durchsuchung statt, was dafürspricht, dass man von offizieller Seite das Virologische Institut bereits im Verdacht hatte, Ausgangspunkt einer ansteckenden Krankheit zu sein.[16] Um Mitternacht gab die Universität Wuhan eine überraschende Inspektion bekannt, als Trupps von Beamten für eine ungeplante »Wartungsvisite« im Labor des Virologischen Instituts einfielen.[17] Zwischen 2:00 und 3:00 Uhr in jener Nacht entfernten Beamte die Onlinevirendatenbank des Instituts, die unter anderem rund 22 000 unveröffentlichte Pathogenproben sowie Genomsequenzen enthielt, die über einen Zeitraum von 20 Jahren gesammelt worden waren, zum Teil auch mit Geldern der NIH.

Die Datenbank enthielt wichtige Informationen zu jeder Probe, beispielsweise zum Wirtstier, zur Virusart und zum Stamm, zur Ähnlichkeit zu anderen bekannten Viren, dem Ort, an dem Forscher die Probe genommen hatten, sowie Angaben dazu, ob das Virus im Labor erfolgreich isoliert werden konnte.[18] Unter den Genomsequenzen befanden sich Tausende Coronavirusproben, die Shi, Daszak und ihre Teams in der Mojiang-Höhle und in anderen Fledermausbrutstätten in Südasien gesammelt und sodann sequenziert und möglicherweise auch modifiziert oder manipuliert hatten – oftmals finanziell unterstützt von den NIH.[19] Seit Beginn der Pandemie hat kein westlicher Forscher und keine westliche Organisation mehr Zugriff auf diese Datenbank gehabt. Um 19:09 Uhr am folgenden Abend veröffentlichte das Virologische Institut Wuhan eine Ausschreibung. Gesucht wurde jemand, der Sicherheitsdienste für das Labor erledigt.[20] Irgendwann vor Jahresende installierte die chinesische Regierung dann die »Kriegsgöttin« der Volksbefreiungsarmee, Generalmajorin Chen Wei, als neue Direktorin des Labors.[21] Chen ist Biowaffenforscherin und Professorin an der Akademie für militärmedizinische Wissenschaften in Peking. Außerdem gehörte sie als Delegierte dem 12. Volkskongress an.

Die Harvard Medical School, die Boston University School of Public Health und das Boston Children's Hospital haben bei einer Auswertung von

Satellitenaufnahmen festgestellt, dass vom 12. September bis Ende Oktober 2019 die Parkplätze der Krankenhäuser in Wuhan überfüllt waren. Bei fünf von sechs städtischen Krankenhäusern war das Tagesaufkommen an geparkten Fahrzeugen höher als zu jedem anderen Zeitpunkt in den 2½ Jahren zuvor.[22]

Dieser Umstand passt zu der Tatsache, dass in diesem Zeitraum in Wuhan auf der beliebten chinesischen Suchmaschine Baidu verstärkt nach den Begriffen »Husten« und »Durchfall« gesucht wurde. Quellen aus den US-Geheimdiensten berichteten, im Internetverkehr aus Wuhan hätten Suchanfragen nach Krankheitszeichen sowie Gespräche über typische Covid-19-Symptome explosionsartig zugenommen. Diese Frequenz nahm 4 Monate vor Dezember noch zu, also 4 Monate bevor nach offiziellen Angaben Chinas die Pandemie begann.[23]

Am 9. Mai 2020 meldete NBC News, amerikanische Geheimdienstler hätten Standortdaten von Mobilfunkgeräten ausgewertet und seien dabei zu dem Schluss gekommen, dass ein »gefährliches Ereignis« am Virologischen Institut Wuhan zur Schließung der Einrichtung vom 7. bis zum 24. Oktober 2019 geführt hatte.[24]

All diese Erkenntnisse stellen starke zusätzliche Beweise für die These dar, dass die Pandemie von einem Laborleck ausgelöst wurde, das sich zu einem früheren Zeitpunkt zutrug als in der offiziellen Darstellung genannt und von dem die chinesische Obrigkeit wusste.

Forscher des Institute for Genomics and Evolutionary Medicine der Temple University analysierten Tausende Genomprofile aus Proben von Covid-19-Patienten. Die im Januar 2021 veröffentlichten Ergebnisse sprechen dafür, dass sich der Coronavirusstamm aus einem »Vorläufer«-Genom entwickelte, das zwischen Mitte Oktober und November 2019 in China präsent war und in den Vereinigten Staaten möglicherweise schon zwischen dem 13. und dem 16. Dezember 2019 erstmals auftauchte.[25,26]

Mitte Mai 2020 räumte Liu Dengfeng von der Nationalen Gesundheitskommission Chinas gegenüber der Presse ein, man habe die ältesten Proben des neuen Coronavirus vernichtet, und zwar wenige Tage bevor man am 31. Dezember die WHO über eine nicht identifizierte Infektionskrankheit informierte.[27] Trotz aller Bemühungen seitens der Chinesen, die Virusproben zu zerstören,[28] blieb von den Daten so viel übrig, dass Wissenschaftler zu dem Schluss gelangten, die DNA-Rückstände, die chinesische Beamte im Dezember bei Pathogenen vom Tiermarkt fanden, gingen vermutlich auf Stämme der zweiten Generation zurück, die mit einem späteren Superspreader-Ereignis auf dem Markt zusammenhingen.[29]

Steven Quay forschte 2 Jahre lang zu den Ursprüngen der Pandemie. Sein Urteil: »Die Pandemie begann mit einer im Labor erworbenen Infektion«, und zwar möglicherweise bereits im August 2019. Dr. Quay stützt seine Schlussfolgerung auf die Signaturen der systematischen Biologie (Gain-of-Function-Forschung) und auf separate genomische Untersuchungen des Virus, einschließlich der Furin-Spaltstelle.[30]

Am 3. August 2022 sagte Quay vor einem Unterausschuss des Heimatschutzkomitees des US-Senats aus und verwies dabei auf einige Punkte aus den vorangegangenen 2 Jahren:

- »Noch nie wurde ein Tier entdeckt, das mit CoV-2 infiziert war. Hunderte Exemplare vom Markt wurden getestet und mehr als 80 000 in ganz China. Sie alle waren negativ.«
- »Sämtliche Umweltproben vom Markt waren das Ergebnis menschlicher Infektion, nicht tierischer. Zum Vergleich: Bei SARS 2003 waren über 90 Prozent der Markttiere infiziert.«
- Zwei frühe Arbeiten, die vom chinesischen Staat abgesegnet wurden, verwiesen auf den Markt von Wuhan als mutmaßlichen Ausgangspunkt für die Pandemie. Beide unterschlugen »ohne erkennbaren Grund Fälle von der Ostseite des Jangtse nahe des Virologischen Instituts. Dazu gehören Fälle, die während der Untersuchung durch die Weltgesundheitsorganisation identifiziert worden waren«. (Quay deutet damit an, dass die chinesischen Behörden vorsätzlich Fälle unter den Teppich kehrten, die nicht zum Narrativ passten, wonach die Pandemie vom Tiermarkt ausging.)

- »Wissenschaftler sind sich einig, dass ›Lineage A‹* – der älteste gemeinsame CoV-2-Vorfahr, der Menschen infizierte – keine Patienten vom Markt ansteckte.«
- »Orthogenale Methoden besagen übereinstimmend, dass das Virus bereits im Herbst 2019 in Wuhan kursierte, also weit vor den Fällen vom Markt. Genauso wie viele andere glaube auch ich, dass die Marktfälle auf ein Superspreader-Ereignis zurückzuführen sind.«[31]

Die serologischen Daten des Coronavirus (Blutproben, die im Herbst 2019 entnommen wurden) sprechen Quay zufolge dafür, dass »der früheste Cluster hospitalisierter Patienten mit sowohl Lineage-A- als auch Lineage-B-Virus im Krankenhaus der Volksbefreiungsarmee in Wuhan zu finden ist. Dieses Krankenhaus liegt etwa 3 Kilometer vom Virologischen Institut entfernt und entlang der U-Bahn-Linie 2«. Und Quay weiter: »Sämtliche frühen Fälle fanden sich entlang ein und derselben U-Bahn-Linie, einer von neun in Wuhan. Die Wahrscheinlichkeit, dass es sich um einen Zufall handelt, beträgt 1 zu 68 000.«

Zur »Covid-Linie 2«, wie Quay sie nannte, »gehören das Krankenhaus der Volksbefreiungsarmee, das Virologische Institut, der Markt und als letzter Halt der internationale Flughafen. Man kann buchstäblich in die U-Bahn einsteigen und als Nächstes in London, Paris, Dubai oder New York City aus dem Flugzeug steigen – und das alles, bevor sich irgendwelche Symptome zeigen. Im Herbst 2019 bewegten sich täglich eine Million Menschen entlang der Linie 2«. Von Dritten angestellte Modellrechnungen sprächen dafür, so Quay, »dass es ohne den ausbreitenden Effekt der Linie 2 nicht zu einer Pandemie hätte kommen können«.[32]

Ist diese zeitliche Abfolge zutreffend, wusste Chinas Regierung spätestens Anfang Oktober über den Ausbruch Bescheid und traf die folgenschwere Entscheidung, die Militärweltspiele nicht abzusagen. Und so war Wuhan vom 18. bis 27. Oktober 2019 Gastgeber für 9308 Athleten aus 140 Nationen.[33] Es scheinen immerhin so viele Staatsbedienstete von dem Ausbruch gewusst zu

* Anm. d. Übers.: zu Deutsch etwa ›Abstammungslinie A‹.

haben, dass die Verwaltung während der Spiele wichtige Straßen blockierte.[34] Athleten, die an den Spielen teilnahmen, berichteten von Covid-ähnlichen Krankheitsfällen. Und Covid-ähnliche Symptome reduzierten die Zahl der US-Athleten, die zu ihren Wettbewerben antreten konnten, drastisch.[35,36] Die amerikanische Delegation verließ Wuhan Ende Oktober bis Anfang November mit so wenig Medaillen wie nie zuvor – möglicherweise dafür aber mit florierenden SARS-CoV-2-Kolonien im Gepäck. Tausende weitere Athleten kehrten von dieser Superspreader-Olympiade in ihre Heimatländer zurück, sodass sich Covid-19 von Wuhan aus nicht nur langsam in China ausbreitete, sondern im Düsenjettempo rund um den Globus.

Mitte November 2019 wütete Covid-19 bereits in Europa. Am 23. November entwickelte ein 4-jähriger Junge aus Mailand einen ungewöhnlichen Husten. Monate später wurde sein Blut auf Covid-19 untersucht – er war positiv.[37] Richtig schlimm wurde es ab dem 11. Januar. Das Gesundheitsamt von Wuhan gab bekannt, dass ein 61-jähriger Mann an dieser neuen viralen Lungenentzündung gestorben sei.[38]

Chinas nationale Gesundheitskommission warnte am 20. Januar die Bürger des Landes davor, Wuhan aufzusuchen. Die Bevölkerung von Wuhan wiederum sollte die Stadt nur verlassen, wenn es unbedingt erforderlich sei. 3 Tage später stellte die Stadtverwaltung den öffentlichen Transport ein und verhängte einen drakonischen Lockdown über die Millionenstadt.[39]

Derweil machte sich Chinas Kommunistische Partei (KPCh) daran, die ganze Angelegenheit nach Kräften unter den Teppich zu kehren. Die Bemühungen, bei denen die Weltgesundheitsorganisation mithalf, führten dazu, dass das Laborleck eine weltweite Pandemie nach sich zog. So unterdrückte die KPCh eindeutige Beweise dafür, dass das Virus von Mensch zu Mensch übertragen wurde. Ende 2019, Anfang 2020 machte man monatelang Ärzte mundtot oder verhaftete sie, genauso ließ man Journalisten verschwinden, die versuchten, die Wahrheit öffentlich zu machen. Zwei chinesische Journalisten – Fang Bin und der Menschenrechtsanwalt Chen Qiushi – verschwanden, nachdem ihre Videos über den Ausbruch in Wuhan im Dezember 2019 viral gingen.[40,41] China ließ die Videos löschen und griff hart gegen sämtliche

Spekulationen zum Ursprung des Virus durch. Mehrere weitere Berichterstatter aus den Reihen der einfachen Bevölkerung verschwanden während dieser Zeit aus Wuhan. Eine von ihnen, die 37-jährige Anwältin Zhang Zhan, wurde zu 4 Jahren Haft verurteilt, nachdem sie online über die staatlichen Coronamaßnahmen in Wuhan geschrieben hatte.[42]

Dieses Vorgehen spricht dafür, dass hochrangige chinesische Regierungsvertreter Geheimnisse zu hüten hatten, die nicht öffentlich werden sollten. KPCh-Zensoren und Forscher des Virologischen Instituts Wuhan löschten praktisch jeden Hinweis auf die Coronavirusforschung, der die Entstehungsgeschichte der Covid-19-Pandemie hätte offenbaren können. Die Säuberungen in dieser Richtung begannen damit, dass Mitte September 2019 die Virusproben aus dem Labor Wuhan entfernt wurden. Im Internet löschten die Chinesen Hunderte Seiten Informationen über das Virologische Institut Wuhan, darunter mehr als 300 Studien von Chinas Nationaler Stiftung für Naturwissenschaften. Unter den verschwundenen Onlineinhalten sind zahlreiche Studien, die auf die Arbeit der 56-jährigen Shi Zhengli zurückgehen.[43]

Am 3. Januar 2020 wies Chinas nationale Gesundheitskommission Krankenhäuser, Universitäten und andere Einrichtungen an, »keine Informationen bezüglich der ›unbekannten Krankheit‹ zu veröffentlichen«. Labore erhielten Order, der KPCh alles an Proben zu überlassen oder den Bestand zu vernichten.[44] Der Tiermarkt von Wuhan blieb geschlossen und wurde für Reporter und Ausländer zur Sperrzone erklärt.[45] Internationale Fachleute, auch solche der WHO, durften Wuhan nicht besuchen, chinesische Wissenschaftler mussten fortan alles Material, das die Forschung an Covid-19 betraf, vor der Veröffentlichung vom Staat absegnen lassen.[46,47]

Am 3. Januar rief Amerikas Gesundheitsminister Alex Azar im Büro des Direktors von Chinas nationaler Gesundheitskommission an, um ihm ein Team von CDC-Fachkräften für Epidemiebekämpfung anzubieten, das China helfen sollte, die neue Krankheit zu bekämpfen, zu bestimmen und zu behandeln. Es sollte 3 Wochen dauern, bis er den Direktor persönlich erreichte. Vor Azar hatte CDC-Chef Robert Redfield am selben Tag seinem chinesischen Gegenstück George Gao bereits dasselbe Angebot gemacht:

»Ich möchte technische Fachkräfte der CDC für Laborarbeiten und Epidemiologie von infektiösen Atemwegserkrankungen anbieten, die Sie und die chinesische Seuchenschutzbehörde dabei unterstützen, diesen unbekannten und möglicherweise neuartigen Erreger zu identifizieren.«[48] Redfield ließ am 6. Januar eine weitere E-Mail und ein förmliches Schreiben folgen. Auch er biss 3 Wochen lang auf Granit, bevor er endlich eine Antwort erhielt.[49]

An jenem Tag meldete die Nachrichtenagentur *Agence France-Presse*, Beamte in Wuhan hätten »acht Personen dafür bestraft, ›Falschinformationen ohne Verifizierung‹ im Internet veröffentlicht oder weitergeleitet zu haben«. Die Polizei teilte in den sozialen Medien die Verhaftungen mit und ermahnte die Bevölkerung von Wuhan, sich an das Gesetz zu halten und keine »Falschinformationen« über Covid-19 zu verbreiten.[50]

Chinas Zensurkampagne weitete sich erstaunlicherweise mit derselben Geschwindigkeit aus wie Covid-19 in den Demokratien des Westens. Die meisten dieser Länder übernahmen Pekings Strategie, wahrheitsgemäße, aber nicht erwünschte Aussagen als »Covid-19-Fehlinformationen« zu brandmarken und zu zensieren. Auf diese Weise (und viele weitere) zersetzte die Seuche in Europa, Amerika und Australien Demokratien und Verfassungsrechte. Westliche Regierungen taten es den Chinesen gleich und wandten sich gegen ihre Völker und die von ihnen hochgehaltenen Werte. Es wurde über Rechte hinweggetrampelt, die von der Verfassung garantiert werden, die Redefreiheit und abweichende Meinungen wurden unterdrückt, und der Glaube der Bevölkerung an demokratische Institutionen wurde vernichtet.

Ende Dezember 2019 stemmten sich die Krankenhäuser in Wuhan gegen die Flut neuer Fälle. Gleichzeitig gingen die Behörden gegen Meldungen über die Krankheit in den sozialen Medien vor. Es handele sich um nichts weiter als gefährliche und gesetzeswidrige Verschwörungstheorien, hieß es von offizieller Seite. Am 3. Januar 2020 verhaftete die Polizei Li Wenliang, einen Augenarzt aus Wuhan, der Ende Dezember eine Handvoll enger Kollegen warnte, bei der grassierenden Lungenentzündung könne es sich um eine Form von SARS handeln. Die Behörden warfen Li vor, die »soziale Ordnung« gestört zu haben, und zwangen ihn zu öffentlicher Selbstkritik.[51] Li starb am

6. Februar 2020 an Covid-19.[52] Chinas Untergrund erklärte ihn zum Nationalhelden.

In ihrem Buch *On the Origin of the Deadliest Pandemic in 100 Years: An Investigation* beschreibt Elaine Dewar den sorgfältig vorbereiteten Propagandaputsch, den Chinas Spionagedienste im Internet vollzogen, um das Gerede über das Virus zum Verstummen zu bringen:[53]

> »Anweisungen ergingen an die Hunderttausende bezahlten Trolle der Cyberspace-Verwaltung. Bei diesen Menschen handelt es sich um Lehrer, niedere Staatsbedienstete oder Studenten, die 25 Dollar für jeden Post von mehr als 400 Zeichen erhalten, 40 Cents dafür, dass sie zu löschende Posts melden, und 1 Cent pro geteiltem Post. So steht es in einem öffentlich gewordenen Dokument.«[54]

Auch dieses Projekt war ein Vorgeschmack auf ähnliche Propaganda- und Zensurprojekte in den liberalen Demokratien des Westens, die sich bis dahin gerühmt hatten, Oasen der Meinungsfreiheit, furchtlose Verteidiger des Dissens und Kämpfer für einen offenen Dialog zu sein. Während der Pandemie jedoch riefen Gesundheitsbehörden und Geheimdienste massive Zensur- und Propagandakampagnen ins Leben und fluteten damit die Social-Media-Plattformen wie auch die traditionellen Medien. Die Zensur hat zweifellos zu mehr Covid-19-Toten geführt, weil lange Zeit geheim gehalten wurde, dass sich die Krankheit von Mensch zu Mensch überträgt, und weil Informationen über wirksame Methoden der frühzeitigen Behandlung ebenso unterdrückt wurden wie Berichte darüber, welche Risiken – bis hin zum Tod – Impfstoffe bergen und inwieweit diese unwirksam sind. Erfolge mit Mitteln wie Remdesivir und Paxlovid wurden totgeschwiegen.

Diese Täuschungen waren folgenreich, und sie kosteten Menschenleben. Ihren Anfang nahmen sie zu Beginn der Pandemie in China und breiteten sich von dort über den Globus aus. Während Peking hart gegen »Verschwörungstheoretiker« durchgriff, verbreitete man gleichzeitig seine eigenen Falschinformationen. Am 31. Dezember 2019 meldete Chinas Regierung der

Weltgesundheitsorganisation, dass sich ihrer Ansicht nach das Virus nicht von Mensch zu Mensch übertragen könne.[55,56] Die neue Krankheit stamme von Tieren, und Menschen könnten sie nicht weitergeben.[57,58] Die WHO übernahm diese Darstellung und posaunte die tödliche Falschmeldung, versehen mit ihrem Siegel der Zustimmung und dem Gewicht ihres Renommees, in alle Welt hinaus.

Schon bald wurde eine Kursänderung nötig, denn es strömten schlicht zu viele Patienten mit Fieber und Atemnot in Wuhans Krankenhäuser. Am 19. Januar 2020 räumte China endlich ein, dass sich SARS-CoV-2 von Mensch zu Mensch überträgt.[59] Allerdings weigerte sich das Land, wie die BBC berichtete, noch weitere 10 Tage lang, ausführliche Daten zu Covid-19-Patienten bereitzustellen.[60,61] Diese irreführenden Signale aus China nahm Anthony Fauci möglicherweise zum Anlass, sich erfolgreich gegen Präsident Trump zu stellen, als dieser Flüge aus China in die USA verbieten wollte.[62] Am 26. Januar behauptete Fauci gegenüber John Catsimatidis vom US-Radiosender WABC, vom Wuhan-Virus gehe ein »sehr, sehr geringes Risiko« aus.[63] Am Tag nach der Ausstrahlung erklärte Trump gegenüber Peter Navarro und Matt Pottinger, er wolle Flüge nach China aussetzen. Das bestätigen sowohl Navarro, Ökonom der University of California und damals Leiter von Trumps Nationalem Handelsrat, als auch Pottinger, damals stellvertretender Berater für die nationale Sicherheit.[64,65] Navarro sagt, er habe am selben Morgen Trumps Anweisung im Lageraum an Dr. Fauci weitergegeben, was zu einem heftigen Streit in der Frage führte, ob man die Flüge einstellen solle. Fauci verwies auf die Aussagen der WHO und der chinesischen Staatsführung.[66] Er sei dann, so Navarro, im Lageraum vor Wut förmlich explodiert und habe gewettert: »Ich habe [das Thema] Reisebeschränkungen viele, viele Male studiert, und [sie] funktionieren nicht.«[67]

Navarro berichtet, er habe dagegengehalten und Fauci gefragt: »Sie wollen mir also erzählen, dass, wenn China uns pro Tag mehr als 20 000 Passagiere schickt … von denen einige möglicherweise dem Ground Zero von Wuhan entkommen sind, kein Risiko besteht, dass einige dieser Patienten das Virus verbreiten werden?!«[68]

Fauci beharrte auf seinem Standpunkt: »Meiner Erfahrung nach funktionieren Reisebeschränkungen nicht.«[69,70]

Mit Verspätung verkündete Präsident Trump am 31. Januar 2020 ein Einreiseverbot aus China. Am Tag zuvor hatte die Weltgesundheitsorganisation erklärt, der Ausbruch habe die Grenze für eine »gesundheitliche Notlage von internationaler Tragweite« erreicht.[71]

Die chinesische Führung mauerte weiter und sperrte sich in dieser kritischen Phase dagegen, Informationen weiterzugeben, die hätten Leben retten können. Am 7. Februar berichtete die *New York Times*, China ignoriere seit Wochen Hilfsangebote von den CDC und der WHO: »Inoffiziell erklären chinesische Ärzte, dass sie Hilfe von außen benötigen. Aber Peking zeigt daran bislang kein Interesse und sagt nicht, warum.«[72]

»Chinas Regierung arbeitete mit Zwang und Unterdrückung«, erklärte David Feith von der Ostasienabteilung des US-Außenministeriums gegenüber Katherine Eban von *Vanity Fair*.[73] Damals hätten, so Feith, amerikanische Regierungsvertreter zu mutmaßen begonnen, dass die WHO gemeinsame Sache mit der chinesischen Regierung mache und systematisch wichtige Gesundheitsinformationen zurückhalte. »Wir sorgten uns sehr, dass sie es vertuschten und die Informationen, die an die Weltgesundheitsorganisation gingen, möglicherweise nicht zuverlässig waren.«[74]

Ende Dezember bat der Bereichsleiter für Public Health Laboratory Sciences an der University of Hong Kong, Professor Dr. Leo Poon, die für ihn arbeitende Virologin Li-Meng Yan, sich etwas anzusehen, nämlich »einen seltsamen Cluster an SARS-ähnlichen Fällen, die aus Festlandchina zu uns herüberschwappten«.[75] Yan sagt, Dr. Malik Peiris, Co-Direktor eines mit der WHO verbundenen Labors und der erste Forscher, der das SARS-Virus von 2003 isolierte, habe gewusst, dass das Virus aus dem Labor stammt, habe aber geschwiegen.[76] Jedes Coronavirus verfügt über Strukturproteine, deren exakte Sequenz sich von Virus zu Virus unterscheiden kann. Eines davon ist das E-Protein.[77] Interessanterweise war die E-Protein-Sequenz, die man nun beobachtete, Jahre zuvor bei zwei früher gesammelten Viren exakt so festgestellt worden. Normalerweise hätte man erwarten können, dass sich die Sequenz in der Zwischenzeit verändert, doch SARS-CoV-2 verfügt über ein E-Protein, das identisch ist zu den beiden zuvor beschriebenen Fällen. Für Dr. Yan sprach dies dafür, dass diese Sequenz in einem Labor generiert worden war.

Gegenüber Fox News sagte Dr. Yan, sie habe ihren Vorgesetzten am 16. Januar erschöpfend darüber informiert, was sie herausgefunden hatte. Poon habe ihr empfohlen, »Schweigen zu bewahren und Vorsicht walten zu lassen«. Er warnte sie: »Überschreiten Sie nicht die rote Linie.« Poon habe sich damit auf die kommunistische Regierung bezogen, so Yan. »Wir geraten in Schwierigkeiten, und man lässt uns verschwinden.«[78] Sagt Yan die Wahrheit, muss Poon sehr große Angst vor der besagten »roten Linie« gehabt haben. Er ist einer der 27 Wissenschaftler, die das (von Peter Daszak organisierte) Schreiben unterzeichneten, das am 19. Februar 2020 in *The Lancet* erschien und in dem »Gerüchte und Falschinformationen rund um die Ursprünge [von Covid-19]« beklagt wurden.[79]

Am 28. April 2020 setzte sich eine trotzige Dr. Yan in die Vereinigten Staaten ab und ließ ihren Ehemann in Hongkong zurück. Amerikanischen Medien sagte sie, sie sei aus China geflohen, um der Welt zu verkünden, dass ihr Land den wahren Ausgangspunkt der tödlichen Pandemie verheimlicht – das Labor in Wuhan.[80]

◇◇◇

KAPITEL 53

Gemeinsam narren Fauci, Daszak und China die Welt

China wollte die Welt täuschen, was die Ursprünge von Covid-19 anbelangt. Zu diesem Zweck verbreitete das Land eine Reihe offizieller Darstellungen, welche die Aufmerksamkeit der Öffentlichkeit vom Labor Wuhan fortlenken sollten. Zunächst wurde der Evolutionssprung von der Fledermaus auf den Menschen mit einem Zwischenwirt erklärt, einem Ereignis, das auf dem blutigen Huanan-Großmarkt in Wuhan hätte stattfinden können.

Die Händler auf diesem Markt boten rund 75 exotische Tierarten zum Verkauf an, lebend oder direkt vor Ort geschlachtet. Und Chinas unerschrockene Gourmets strömten auf diesen sogenannten »Feinkost-Nassmarkt«, um das Fleisch von Wieseln, Dachsen, Kaninchen, Eichhörnchen, Igeln, Schleichkatzen, Bambusfledermäusen (obwohl einige chinesische Quellen das bestreiten), Schuppentieren, Füchsen, Murmeltieren oder Bären zu erwerben. An einigen der Tausenden Verkaufsstände hockten die Tiere in Käfigen, an anderen hingen ihre gehäuteten Kadaver. Der über 50 000 Quadratmeter große Betonbau war nur schlecht belüftet, und überall lag Müll herum.

Bei der SARS-Epidemie von 2002/03 machten Virologen als Schuldigen eine Coronavirusmutation aus, die auf dem Fosham-Tiermarkt in der Provinz Guangdong zunächst von Schleichkatzen auf Schuppentiere übertragen worden war, bevor sie erneut übersprang, dieses Mal auf den Menschen. Das diente den offiziellen Stellen nun als Präzedenzfall, der ihrer Darstellung, wonach der Huanan-Markt der Geburtsort von Covid-19 war, Glaubwürdigkeit verlieh.[1]

Beim SARS-Ausbruch von 2003 identifizierte man ziemlich rasch die tierischen Infektionsquellen. Wir haben gesehen, dass das natürlich auftretende Virus tödlich, aber für den Menschen nicht sonderlich ansteckend war. Außerdem sei in diesem Zusammenhang erwähnt, dass einige SARS-Fälle aus den Jahren 2003 und 2004 zu einem Labor in Peking zurückverfolgt werden konnten, wo man mit dem SARS-Virus arbeitete.[2,3,4] Der Chinafachmann Miles Yu, ein ehemaliger Diplomat im US-Außenministerium, sagt, die chinesische Regierung sei der Auffassung, bei dem SARS-Virus von 2003 handele es sich um eine Biowaffe aus einem amerikanischen Labor. In Facharbeiten, die eine Peer-Review durchlaufen haben, herrscht im Großen und Ganzen Konsens, dass die Wurzeln für den zweiten SARS-Ausbruch (2004) im Labor zu suchen sind.[5,6] Der Biologe Jonathan Couey hält es für absolut möglich, dass sowohl die USA wie auch China die Mär von einer Tiermarkt-Zoonose als Gruselgeschichte nutzten, um zu vertuschen, dass – ob nun unbeabsichtigt oder vorsätzlich – Coronavirusklone freigesetzt worden waren.

Im März 2020 führten die Chinesen zwei Gründe für Covid-19 an – importierter Tiefkühlfisch oder ein vorsätzlicher Biowaffenangriff der USA.[7,8] Peking warf Washington vor, die USA hätten die Covid-19-Biowaffe in Fort Detrick entwickelt und dann bei den Weltmilitärspielen in Wuhan im Oktober 2019 gezündet.[9,10,11] Wir werden sehen, dass sich China auf die Theorie vom Tiermarkt als glaubwürdigste Ablenkung versteifte und seinen Einfluss bei der Weltgesundheitsorganisation und führenden wissenschaftlichen Fachpublikationen (allen voran *The Lancet* und *Nature*) dafür nutzte, der These vom natürlichen Spillover einen Anstrich wissenschaftlicher Seriosität zu verleihen.

Für die Aufgabe, diese Propagandamär in die Welt hinauszutragen, bestimmte die Laborleitung in Wuhan Peter Daszak. Er sollte als Verbindungsmann zu Ralph Baric, Anthony Fauci, Jeremy Farrar und ihrer Söldnertruppe von tadellos beleumundeten Immunologen, Biologen und Infektiologen fungieren. In einer koordinierten Kampagne wollte man diese Darstellung der Ereignisse den von den Pharmageldern abhängigen Medien und der weltweiten Öffentlichkeit unterjubeln. Im Verlauf der nächsten 2 Jahre sollte praktisch das gesamte Pantheon der internationalen Virologengemeinschaft Meineid begehen und als Ideologiekommissare die offizielle chinesisch-amerikanische Lesart verbreiten, Covid-19 sei das Ergebnis eines natürlichen Spillover-Ereignisses.

Schon frühzeitig erhielten die Chinesen besondere Hilfe von Danielle Anderson, einer mit NIH-Geldern geförderten australischen Virologin und »Faktencheckerin«. Die Medizin- und Wissenschaftsjournale stellten Anderson als verlässliche Stimme des wissenschaftlichen Konsens hin, und sie nutzte ihren gewaltigen Einfluss bei diesen Publikationen dafür, auf jede Erwähnung eines Laborursprungs mit Gaslighting-Methoden zu reagieren. Sie vergaß dabei allerdings zu erwähnen, dass sie gemeinsame Sache mit Peter Daszak bei dessen leichtsinnigsten Gain-of-Function-Experimenten in Wuhan gemacht hatte und dass sie Gehalt von Daszak bezog.[12,13,14]

Die Mainstream-Medien überschütteten ihr Publikum mit einem furchteinflößenden Trommelfeuer an »Pandemie-Pornografie« und fuhren damit beispiellose Gewinne ein. Gleichzeitig legten sie wenig Interesse an den Tag, über das Netz der finanziellen Abhängigkeiten zu sprechen, in dem praktisch sämtliche Virologen gefangen waren; Forscher, die von den Medien als glaubwürdige Kapazitäten in Sachen Covid-19 ins Feld geführt wurden. Die lautstärksten und präsentesten Koryphäen, die in den amerikanischen Medien auftauchten, waren Anthony Fauci, Bill Gates und Peter Hotez, in Großbritannien war es Jeremy Farrar. Eigentlich hätten diese Personen als verdächtig gelten müssen, an der Entstehung von Covid-19 mitgewirkt zu haben. Allein schon ob des Umfangs, in dem diese Männer in den vorangegangenen Jahren in Gain-of-Function-Forschung investiert hatten und aufgrund der Tatsache, in welch kniffligen Beziehungen sie zu führenden Wissenschaftlern dieses Bereiches standen.[15] Das Mindeste wäre gewesen, dass man sie angesichts ihrer Verwicklungen nicht dazu eingeladen hätte, ungeprüfte und entlastende Aussagen zu den Ursprüngen der Pandemie zu machen. Funktionierende und unabhängige Medien hätten ihnen keine Bühne geboten oder zumindest ihre Motivationen hinterfragt.

Praktisch alle Wissenschaftler, die während des Propagandaputsches gegen die These eines Laborvirus ins Feld zogen, hatten sich an den milliardenschweren Fleischtöpfen gütlich getan, die Anthony Fauci, Bill Gates und

Jeremy Farrar mit seinem Wellcome Trust steuerten. Zusammen kontrollierten diese drei Schwergewichte des Gesundheitswesens 63 Prozent der weltweiten Biomedizinforschung.[16] Und wie wir gesehen haben, beherrschten China und die Pharmaindustrie weite Teile des Rests. Zudem dominieren sie auch die wissenschaftlichen Fachzeitschriften, auf denen der Ruf der Forscher beruht und deren Renommee ihren Aussagen das nötige Gewicht verleiht. Diese einflussreichen Personen und Institutionen bombardierten die Öffentlichkeit mit einstimmig vorgetragenen Botschaften, die die offizielle Darstellung stützten und dafür sorgten, dass sich die Bevölkerung an die Vorgaben hielt. Diese Echokammer der Täuschung und der Furcht führte dazu, dass zahllose Menschen rund um den Globus nicht mehr imstande waren, kritisch zu denken.

Ihren Anfang nahm Chinas Offensive zu den Ursprüngen von Covid-19 am 20. Januar 2020, also an dem Tag, an dem Chinas Präsident Xi Jinping endlich einräumte, dass Covid-19 von Mensch zu Mensch übertragen wird.[17] Ebenfalls an diesem Tag reichten mehrere Teams chinesischer Wissenschaftler Artikel bei den führenden Fachmagazinen mit Peer-Review ein – bei *The Lancet*, dem *New England Journal of Medicine* und bei *Nature* sowie einem weniger bekannten Journal namens *Emerging Microbes and Infections*, das sowohl in China als auch den USA verlegt wird.[18,19,20,21] Über einen Zeitraum von 2 Jahrzehnten hinweg hatte China ebendiese Publikationen mit der Absicht ins Visier genommen, westliche Fachmagazine zu dominieren und zu kontrollieren.

Niemand in China wurde finanziell so stark von Fauci gefördert wie Shi Zhengli, und sie stand an der Spitze der von China betriebenen globalen Desinformationskampagne. Am 3. Februar 2020 veröffentlichten Shi und 28 weitere chinesische Forscher einen Artikel in *Nature*.[22] In dem Artikel wurde die These aufgestellt, Covid-19 sei die Folge eines natürlichen Spillover und von einer Population wilder Fledermäuse auf den Menschen übergesprungen. Spätere Enthüllungen zeigten, dass der Artikel bloß ein ausgeklügelter Versuch war, die Menschen in die Irre zu führen. Mehrere Lügen in der Arbeit sprechen dafür, dass Shi vorsätzlich bemüht war, den Stammbaum zu verschleiern, der vom Covid-19-Erreger zu einem seiner Vorfahren führte, den Shi und ihre Truppe 2013 in der Mojiang-Höhle in der Provinz Yunnan eingesammelt hatten, den sie 2018 sequenzierten und dann manipulierten, möglicherweise 2018 und 2019 in Experimenten, zu denen sie nichts veröffentlichten.

In dem Artikel für *Nature* behaupteten Shis Forscher, der nächste Verwandte zu Covid-19, der sich in den Virus-Archiven des Instituts Wuhan finden lasse, sei ein natürliches Fledermaus-Coronavirus aus Südchina. Das Erbmaterial dieses Erregers – den Shi »RaTG13« getauft hatte – war zu 96,2 Prozent identisch mit dem von SARS-CoV-2, insofern handelte es sich zu diesem Zeitpunkt um den engsten bekannten »Angehörigen«.[23,24]

Die veröffentlichten Ergebnisse würden zwei wichtige Schlussfolgerungen stützen, behaupteten Shi und ihre Kollegen. Erstens: Das im Archiv gefundene Virus RaTG13 war SARS-CoV-2 genetisch so ähnlich, dass Covid-19 von einer chinesischen Fledermausart stammen müsse – denkbar sei eine natürliche Zoonose oder eine Zoonose im Zusammenhang mit Tierhandel. Zweitens: RaTG13 war mit 3,8 Prozent Unterschied genetisch so weit vom Covid-19-Erreger entfernt, dass es sich keineswegs um den unmittelbaren Vorfahren handeln konnte.[25,26] Mit ihrem Artikel versuchte Shi also, das Labor in Wuhan aus der Schusslinie zu nehmen, was Vorwürfe anging, die Pandemie habe dort ihren Anfang genommen.

Weltweit nahmen Wissenschaftler Shis Behauptungen sorgfältig unter die Lupe, was dazu führte, dass ihre Argumente schrittweise in sich zusammenfielen. Wie nicht anders zu erwarten, verlangten Labore aus aller Welt wie auch externe Forscher Material von Shi, um das Genom von RaTG13 selbst bestimmen zu können, doch Shi sagte Jon Cohen von *Science*, einem zuverlässigen Propagandisten der Virologen: »Nachdem wir die Sequenzierung des Genoms abgeschlossen hatten, gab es keine Probe mehr. Wir haben das Virus nicht isoliert oder in anderer Form daran geforscht.«[27] Ihre Behauptung, sie habe die Probe versehentlich während der Genomanalyse zerstört, löste Skepsis aus. Unabhängige Forscher äußerten den Verdacht, Chinas führende Coronavirusexpertin sei nicht aufrichtig. Während rund um den Globus in den kommenden Monaten Wissenschaftler nach bekannten Fledermausviren suchten, die ein Vorläufer von SARS-CoV-2 gewesen sein könnten, lieferte Shi Zhengli eine muntere Abfolge rasch mutierender Geschichten ab, mit denen sie zu erklären suchte, wo sie RaTG13 entdeckt hatte und wann genau sie das Virus erstmalig sequenzierte.[28,29]

Weil die Nachfragen schlicht nicht enden wollten, veröffentlichten Shi, Daszak und ihre Kollegen von EcoHealth und dem Virologischen Institut Wuhan im August 2020 einen Folgeartikel in *Nature Communications*. Leider trug dieser kaum dazu bei, die Zahl der Ungereimtheiten zu reduzieren. Der Artikel war offenkundig dazu gedacht, die Zoonose-Hypothese zu stützen. So hieß es dort, ihre Arbeit zeige, dass »im Lauf der Evolution eine erhebliche Anzahl [ähnlicher Coronaviren] von ihren Fledermauswirtstieren auf andere Spezies übergesprungen ist«.[30]

Sie hätten mit ihren Teams zwischen 2010 und 2015 insgesamt 630 Coronavirussequenzen (Teile oder vollständig) eingesammelt, darunter mindestens 293 aus der stillgelegten Mine in Mojiang, räumten Daszak und Shi ein.[31,32] Dass RaTG13 allerdings ebenfalls aus der Mojiang-Höhle stammte, stand nicht im Artikel.

Unerkannt lauerten in diesem Artikel acht weitere Teilsequenzen von Viren, die eng mit RaTG13 verwandt sind. Sie wurden von DRASTIC identifiziert, einer Gruppe unabhängiger Wissenschaftler, wie Katherine Eban von *Vanity Fair* berichtete. Alina Chan vom Broad Institute bezeichnete es als »Irrsinn«, dass die Autoren diese wichtigen Puzzleteile ganz ohne Kommentar oder Erklärung in der veröffentlichten Arbeit untergebracht hatten.[33]

Im März 2020 stellten Forscher aus Amerika, Großbritannien und Australien in *Nature Medicine* eine Analyse vor, wonach RaTG13 tatsächlich zu 96,2 Prozent identisch mit SARS-CoV-2 ist. Allerdings führten sie auch einen vernichtenden Schlag gegen Shi, denn einen Großteil der 3,8 Prozent Abweichung führten sie auf eine ungewöhnliche genetische Proteinsequenz im Zusammenhang mit der Rezeptorbindungsdomäne zurück – die Furin-Spaltstelle.

Dass Proteasen wie Furin virale Fusionsproteine spalten, ist ein wichtiger Schritt bei der viralen Infektion und kann in Zellkulturen die RNA-Aufnahme verbessern.[34] Andere infektiöse Viren arbeiten bei ihrem Spike-Protein ähnlich, insofern geht man davon aus, dass ihr Vorhandensein die Infektiosität eines bestimmten Virus verstärkt. Das Besondere bei dieser Gensequenz: Es handelt sich um exakt die Art Insertion, von der Virologen erwarten, dass sie die Infektiosität und das Wirtsspektrum beeinflussen und die Ansteckung beim Menschen verstärken.[35]

Der Covid-19-Erreger gehört zu den Sarbecoviren, einer Untergattung von Coronaviren, bei denen Furin-Spaltstellen auf natürliche Weise nicht vorkommen. Dieses Fehlen einer Furin-Spaltstelle ist vermutlich ein wichtiger Grund dafür, warum der SARS-Ausbruch von 2003 so rasch wieder abklang und gerade einmal 774 Menschen tötete. Das Virus selbst ist hochgradig tödlich – es tötete rund 9 Prozent der 8400 infizierten Menschen –, aber es war auch schlichtweg nicht ansteckend genug, eine globale Pandemie in Gang zu bringen.[36,37]

Seit 1997 untersuchen Forscher, ob die Protease-Spaltung die Wahrscheinlichkeit einer Zoonose erhöhen kann. Seit 2006 arbeiten sie daran, Protease-Spaltstellen in RNA-Viren wie die Coronaviren einzufügen und dann zu messen, inwieweit sich dies auf die Übertragbarkeit beim Menschen auswirkt.[38] In sämtlichen Fällen verbesserte die Protease-Spaltstelle die Zellfusion – ein Faktor, den viele als Labormodell für Infektiosität erachten. Anders formuliert: Von dem tödlichen Virus, das Shi 2013 in der Mojiang-Höhle gesammelt hatte, unterschied sich der Covid-19-Erreger insbesondere durch eine Eigenschaft, die Ralph Baric Shi gelehrt hatte. Er hatte ihr gezeigt, wie man Coronaviren um Spaltstellen ergänzt, damit sie sich mit noch tödlicherer Wirkung in der menschlichen Bevölkerung ausbreiten können.

Immer mehr Unregelmäßigkeiten und offensichtliche Fehlangaben in Shis Artikel machten innerhalb der wissenschaftlichen Gemeinschaft die Runde. Shi reagierte 10 Monate später, im November 2020, mit einer weiteren Korrektur.[39] In diesem Nachtrag wird eingeräumt, was Forscher längst festgestellt hatten, als sie Archive mit Gensequenzen durchgegangen waren: Bei RaTG13 handelte es sich eigentlich um RaBtCoV/4991, eine Probe, die Shi 2013, im Jahr nach dem Tod der Bergarbeiter, in der Mojiang-Mine gesammelt hatte.[40]

7 Jahre waren zwischen dem Zeitpunkt des Funds von RaTG13 und der öffentlichen Bekanntgabe in dem Nachtrag vergangen, eine verdächtige Lücke, wie auch Shi einräumte.[41] Und damit nicht genug: Unter dem Druck der ständigen Nachfragen musste Shi zudem gestehen, dass sie das vollständige Genom des Erregers 2018 sequenziert hatte, 2 Jahre vor Ausbruch der Pandemie, und nicht im Januar 2020, wie sie in ihrer ursprünglichen Arbeit behauptet hatte.[42] Ihre nachträglichen Geständnisse warfen die Frage auf, ob Shi das Virus nicht nur sequenziert, sondern es auch Gain-of-Function-Maßnahmen unterzogen hatte – der Art magischer Spielerei, die problemlos die 3,8 Prozent Unterschied zwischen den beiden Erregern erklären könnte.

Selbst Shis Anhänger wunderten sich, warum sie gelogen hatte, was den Zeitpunkt der Sequenzierung anbelangte, warum bis zu einer Richtigstellung erst 10 Monate ins Land gehen mussten und warum sie zufällig ausgerechnet diesen speziellen Erreger beim Sequenzieren zerstörte und nicht andere. Doch Shi bot niemals Antworten auf diese Fragen an.[43] Genauso verdächtig: Die Erklärung, die Shi dafür gibt, warum sie das Virus für ihren Artikel vom Februar 2020 heimlich in RaTG13 umbenannt hat, ist nicht überzeugend. Sie sagt, die Sequenz sei nicht von Interesse gewesen, weil sie dem ursprünglichen SARS-Virus so wenig ähnlich gewesen sei, aber warum sollte das für sie von Bedeutung sein, wenn sie doch dachte, die Sequenz ähnele sehr stark dem Virus, das 50 Prozent der infizierten Bergleute getötet hatte?

Jonathan Couey sagt, zwar gebe es zwischen SARS-CoV-2 und dem Virus RaTG13 aus der Mojiang-Höhle zahlreiche Unterschiede bei den Punktmutationen, doch die Unterschiede träten nicht so auf, wie man es im Falle einer natürlichen Evolution erwarten würde, nämlich über das gesamte Genom verteilt. Weil der Aminosäurecode Redundanzen enthält, führen manche Veränderungen (man spricht von synonymem Basentausch) nicht zu einer neuen Proteinsequenz. Überraschenderweise waren viele der Veränderungen zwischen den beiden Spike-Protein-Sequenzen identisch, ausgenommen diejenigen an der Rezeptorbindungsdomäne. Dazu zählte auch eine einzigartige, neunzehn Nukleotide lange Sequenz. Innerhalb dieser kurzen Spanne fügen zwölf Nukleotide vier zusätzliche Aminosäuren hinzu (aa 681-684, PRRA), die das Spike-Protein mit einer Furin-Spaltstelle versehen. Gehen wir davon aus, dass der Vorschlag für das DEFUSE-Projekt als Beleg dafür zu sehen ist, dass diese Arbeit beabsichtigt wurde oder bereits erledigt worden war, handelt es sich um genau die Ergänzung, die Shi und Baric Coronaviren aus der Mojiang-Höhle verpassen wollten. Diese Insertion ist der einzige Unterschied von mehr als drei Nukleotiden zwischen den Spike-Proteinen der beiden Genome. Natürliche RNA-Evolution würde mit der Zeit bei mehreren unterschiedlichen Virusgenen zu einer gleichmäßigen Mutationsrate führen, so Couey. Dass sich praktisch sämtliche Mutationen in dieser einzelnen und bedeutsamen Struktur bündeln, lasse sich ausschließlich durch im Labor vorgenommene Manipulation erklären.[44] Vergleicht man die Unterschiede im Spike-Protein Punkt für Punkt, ergibt sich ein ungewöhnliches Muster. Hinzu kommt ein E-Protein, das identisch mit einem anderen E-Protein ist, welches sich bei mehreren Viren findet, die Jahre zuvor gesammelt worden waren. In Summe spricht dies dafür, dass SARS-CoV-2 erschaffen wurde, indem man per Tastatur die RaTG13-Sequenz veränderte, oder dass es sich bei RaTG13 selbst um ein künstliches Produkt handelt.[45]

Zu diesem Zeitpunkt schienen sich Daszak und Shi auf Gedeih und Verderb darauf festgelegt zu haben, zu vertuschen, dass die Ursprünge des Krankheitserregers möglicherweise in der Mojiang-Höhle zu suchen sind. Allerdings stimmten sich die beiden schlecht ab. Bis zur Covid-19-Pandemie konnte Daszak am Virologischen Institut Wuhan anscheinend noch nach Belieben ein- und ausgehen. Anfang 2020 räumte er ein, er habe in Wuhan mit RaTG13 gearbeitet und chinesische Wissenschaftler hätten das Virus bereits sequenziert. Im Februar 2020 sagte Daszak dem Magazin *Wired*, als die Bergleute aus der Provinz Yunnan starben, »suchten wir nach SARS-ähnlichen Viren, und dieses unterschied sich zu 20 Prozent [von SARS 2003]. Wir fanden es interessant, hielten es aber nicht für hochriskant. Also haben wir nichts damit gemacht und packten es in die Kühltruhe«.[46] Erst später, als ihnen die Ähnlichkeit zu Covid-19 auffiel, habe seine Gruppe sich näher damit befasst, behauptet Daszak.

Etwa im Juli 2020 stieß die Ermittlerin Alina Chan, eine Molekularbiologin von Harvards Broad Institute und MIT, auf eine Onlinedatenbank, die zeigte, dass das Virus aus der Mojiang-Mine 2017 und 2018 sequenziert worden war. 2018 twitterte Daszak über die Experimente, die EcoHealth Alliance in Wuhan durchführte und bei denen es um ein Coronavirus ging, das man chinesischen Fledermäusen entnommen hatte. Daszak brüstete sich mit den Fähigkeiten der Neuschöpfung, »das humanisierte Maus-SARS-Modell zu infizieren und krank zu machen«.[47,48,49] Das *Boston Magazine* befragte Daszak zu dem, was Chan herausgefunden hatte, woraufhin er erwiderte, ihm sei nicht bekannt, dass das Virus vor 2020 sequenziert worden war.[50,51] Diese Aussage steht natürlich im Widerspruch zu dem, was er *Wired* Anfang 2020 gesagt hatte.[52]

Unbeabsichtigt und indirekt bestätigte Chinas Regierung im Herbst 2020 Spekulationen, wonach der Ursprung des Virus in der Mojiang-Höhle liegen könnte. Sie behandelte nämlich den stillgelegten Schacht wie etwas, was ihr potenziell peinlich werden könnte. Als Reporter der Nachrichtenagentur *Associates Press* Ende November 2020 versuchten, den unterirdischen Brutplatz der Fledermäuse zu besuchen, hatten sie Begleitung – »Zivilpolizisten in zahlreichen Autos, die den Zugang zu Straßen und Orten blockierten«.[53] Im Monat darauf erlebte ein Team von BBC News bei seinem Ausflug zu dem Höhlensystem Ähnliches durch Mitarbeiter der Staatssicherheit. Uniformierte Polizisten stoppten andere Reporter an Straßensperren und warnten sie, sie sollten sich von der Region fernhalten. Das französische TV-Magazin *Envoye Special* produzierte ein Video, in dem lokale Dorfbewohner erklären, dass der Staat die Mine geschlossen habe, die Gegend mit Überwachungskameras kontrolliere und Einheimische verhafte, wenn sie der Höhle zu nahe kamen.[54]

Bei allen Bemühungen, die Aufmerksamkeit fort von der Mojiang-Höhle zu lenken, war China nicht imstande, einen glaubwürdigen anderen Geburtsort von Covid-19 ins Spiel zu bringen. Während des SARS-Ausbruchs von 2002/03 identifizierten chinesische Wissenschaftler innerhalb weniger Monate Schleichkatzen als Zwischenwirt.[55] Ähnliches gelang US-Wissenschaftlern, als sie 2012 innerhalb von 11 Monaten nach dem ersten Auftreten das MERS-Virus auf Kamele zurückführen konnten.[56] Doch obwohl sich SARS-CoV-2 zu einer viel folgenreicheren globalen Pandemie entwickelt hat, konnten chinesische Wissenschaftler in über 3 Jahren weder die ursprüngliche Fledermauspopulation ausfindig machen noch den Zwischenwirt benennen, auf den das Virus der Theorie nach übergesprungen sein soll. Auch fehlt jeglicher serologische Beweis für einen natürlichen Ursprung.[57,58] Was chinesische Ermittler am Huanan-Großmarkt in Wuhan an Covid-19-positiven Proben sammelten, stammte ausnahmslos aus der Umwelt.[59] Anders als bei dem Tiermarkt, von dem SARS 2002 ausging, fanden die Ermittler dieses Mal keine infizierten Tiere.[60]

Wichtigster Gain-of-Function-Handlanger Shis in Wuhans kleinem Horrorladen war Ben Hu, einer der ergebenen Robins von »Bat Woman« Shi. In einem Interview vom 12. Dezember 2017 rühmte sich Hu, dass er an der Seite Shis arbeite, und er berichtete, wie sie Proben aus der Fledermaushöhle Mojiang sammelten, überwachten und sie mithilfe der reversen Genetik von Ralph Baric lebenden Coronaviren Spike-Proteine insertierten.[61] Hu erzählte auch, wie seine unerschrockene Mentorin Shi Zhengli »häufig das Team, das Proben nimmt, persönlich anführt«.[62,63] 2019 verlieh die chinesische Regierung Ben Hu eine Auszeichnung für seine Arbeit, bei der es darum ging, die Pathogenität zweier neuartiger SARS-ähnlicher Coronaviren zu erproben.[64]

Im späten Frühjahr 2020 entwickelte sich Hus aufschlussreiches Interview von 2017 zum Trendthema auf Twitter, woraufhin es von der Homepage des Virologischen Instituts Wuhan verschwand. Offenkundig wollte jemand in einflussreicher Position die Aufmerksamkeit nicht auf die Höhle gelenkt wissen, in der Shi RaTG13 gefunden hatte, vielleicht aber auch nicht auf Hu selbst. Ebenso verschwand von der Webseite der chinesischen Akademie der Wissenschaften, Zweigstelle Wuhan, ein Artikel aus dem Jahr 2018, in dem Hu über die Arbeit von Shi und anderen Wissenschaftlern des Labors Wuhan spricht.[65,66] Auf öffentlich zugänglichen staatlichen chinesischen Seiten strich jemand Hus Namen aus diversen Forschungsstipendien.

Für all diese Intrigen rund um Ben Hu mag es einen einfachen Grund geben. Im Juni 2023 enthüllten die Journalisten Michael Schellenberger, Matt Taibbi und Alex Gutentag in einem Artikel für die Londoner *Sunday Times* die Namen der drei Forscher vom Virologischen Institut Wuhan, die im November 2019 mit Covid-19 ins Krankenhaus eingeliefert wurden. Einer von ihnen war Ben Hu.[67] Das *Wall Street Journal* »bestätigte« am 20. Juni diese

Behauptung.[68] Alle involvierten Reporter sind seriös und würden kaum ihren Ruf aufs Spiel setzen, indem sie sich auf Gerüchte verlassen, die von zwielichtigen anonymen Quellen ausgehen.

Wie nicht anders zu erwarten, sprang Jon Cohen von *Science* in seiner Funktion als Apologet der chinesischen Regierung in die Bresche. Er berichtete, Hu habe zu Protokoll gegeben, er sei im Herbst 2019 überhaupt nicht krank gewesen.[69] Der Artikel in *Science* enthält eine interessante Information zu den kurz zuvor freigegebenen Geheimdienstunterlagen über den Ursprung von SARS-CoV-2. Es heißt dort, »vier Geheimdienste und der National Intelligence Council bevorzugten die Theorie von einem natürlichen Ursprung des Virus und einem Spillover von Tieren auf den Menschen«, während die Ermittler des FBI ein Laborleck für wahrscheinlicher hielten. Bedenkt man, wie tief die Geheimdienste in die Gain-of-Function-Forschung involviert sind, auch in die in Wuhan betriebene, wird es wohl niemanden überraschen, dass die Spione weiterhin die unwahrscheinliche These von Zoonose und Spillover ins Feld führen.

Sollte Ben Hu tatsächlich der Indexpatient sein, ist es kein Wunder, dass die chinesische Regierung die Aufmerksamkeit von ihm ablenken möchte. Möglicherweise ist Hu das fehlende Bindeglied, das die Covid-19-Pandemie mit der leichtsinnigen Gain-of-Function-Biowaffenforschung zusammenbringt, die am Virologischen Institut Wuhan durchgeführt wurde.

Parallel zu den Bemühungen der chinesischen Regierung arbeiteten auch Daszak und seine Kollegen in Wuhan daran, alle Spuren zu verwischen, die für Verbindungen zwischen chinesischen Fledermäusen, dem Labor in Wuhan und Covid-19 sprachen.

»Unerwünschte Aufmerksamkeit«

2020 posaunte Daszak nicht länger herum, was EcoHealth doch alles erreicht habe. Er war vielmehr damit beschäftigt, die Beweise für den Unfug zu beseitigen, den er in Wuhan mit seiner Gain-of-Function-Forschung angestellt hatte. Die USAID und EcoHealth Alliance hatten das PREDICT-Programm gemeinsam mit der UC Davis und Metabiota finanziert, einem Rüstungsunternehmen, das damals in Wuhan aktiv war und mehrere amerikanische Geheimlabore in den ehemaligen Sowjetrepubliken Georgien und Ukraine betrieb.[70,71,72] In seiner dringenden E-Mail vom 28. April 2020 warnte Daszak seine PREDICT-Partner, keine im Rahmen dieses Stipendiums in China gesammelten Virussequenzdaten auf GenBank hochzuladen. »Das würde der UC Davis, PREDICT und der USAID sehr viel unerwünschte Aufmerksamkeit bescheren« – ganz zu schweigen von EcoHealth.[73,74]

Diese Daten wurden auf Kosten der amerikanischen Steuerzahler entwickelt und stellten wichtige Puzzleteile bei der Suche nach dem Ursprung von Covid-19 dar. Möglicherweise würden sie auch beim Schutz der öffentlichen Gesundheit und bei der Bekämpfung künftiger Pandemien von Bedeutung sein. Und trotzdem war es Daszak ein dringendes Anliegen, diese Informationen von der Öffentlichkeit fernzuhalten, von Ärzten, Wissenschaftlern und Regulierern. Bloß keine »unerwünschte Aufmerksamkeit«.

»Sehr angesehene chinesische Wissenschaftler«

Bei seinem Wortwechsel mit Senator Rand Paul beschrieb Fauci im Mai 2021 Shi und ihre Kollegen Ben Hu und Lin-Fa Wang als »sehr angesehene chinesische Wissenschaftler«.[75] Dabei hatte Shi bereits 10 Monate zuvor, im August 2020, gezeigt, wie locker sie mit der Wahrheit umging, als sie eine Reihe absurder und faustdicker Lügen bezüglich ihrer Aktivitäten in Wuhan vorbrachte.

Bei einem Interview mit dem China Global Television Network beispielsweise bestritt Shi, dass im Labor von Wuhan nun das Militär das Sagen habe:

> **Shi Zhengli:** »Das ist ein Gerücht, dergleichen gibt es nicht.«
> **Liu Xin:** »Sie dementieren kategorisch, dass das chinesische Militär das Virologische Institut Wuhan übernommen hat.«
> **Shi:** »Ja, das ist ein Gerücht.«[76]

Nein, es ist die Wahrheit. In ihren eigenen Foren verkündete die Kommunistische Partei Chinas am 7. Februar 2020, dass Generalmajorin Chen Wei das Labor requiriert habe. In dem Bericht des außenpolitischen Ausschusses des Repräsentantenhauses heißt es: »Generalmajorin Chen Wei von der Volksbefreiungsarmee hält sich seit über 10 Tagen in Wuhan auf. Laut Chinas Nachrichtendienst *Weibo Douban* hat die ›Kriegsgöttin‹ der Volksbefreiungsarmee das P4-Labor als ›Beruhigungspille‹ übernommen.«[77,78]

Außerdem erklärte Shi dem Fernsehsender, sämtliche Forschungsergebnisse des Instituts seien veröffentlicht worden und all ihre Proben stünden zur Begutachtung bereit:

> »Ein weiterer Beweis, den ich Ihnen nennen kann: Unser Labor forscht seit 15 Jahren, und all unsere Arbeiten wurden veröffentlicht. Wir besitzen zudem eine Datenbank mit unseren eigenen Gensequenzen, und wir haben sämtliche Experimente dokumentiert, die mit dem Virus zusammenhängen. Diese Unterlagen können zur Überprüfung eingesehen werden.«[79]

Auch diese Aussage war nachweislich falsch. Zunächst einmal löschte das Labor Wuhan im September 2019 ihre komplette Sequenzdatenbank aus dem Internet. Des Weiteren steht völlig außer Frage, dass das Labor keineswegs sämtliche Forschungsergebnisse veröffentlichte. Das räumte Daszak selbst 2020 in einem Interview mit *Nature* ein: »Wir haben Daten, die wir im Laufe von 15 Jahren Arbeit in China gesammelt haben – 5 Jahre unter einem früheren Forschungsstipendium der NIH. Sie sind noch nicht veröffentlicht worden.«[80]

In einem Interview mit der *New York Times* wiederholte Shi im Juni 2021 die Meineidaussagen von Dr. Fauci: »Mein Labor hat niemals Gain-of-Function-Experimente durchgeführt, die die Virulenz von Viren steigern, oder bei der Durchführung derartiger Experimente kooperiert.«[81] Diese unverschämte Lüge hat schon fast etwas Komödiantisches, wenn man bedenkt, dass sie 8 Jahre lang zu Gain-of-Function-Forschung veröffentlicht hat. Seit 2013 hatte sich Shi bei unterschiedlichen Gelegenheiten damit gebrüstet, dass ihre

Studien erfolgreich darin waren, Coronaviren infektiöser für Menschen zu machen.

Reporter der *New York Times* befragten Shi zu dem Informationsblatt, das am 15. Januar 2021 vom US-Außenministerium veröffentlicht wurde. Darin heißt es, dass im Herbst 2019 mehrere Forscher des Virologischen Instituts erkrankten. Das bestätigte auch die niederländische Virologin Marion Koopmans vom Ermittlungsteam der Weltgesundheitsorganisation.[82,83] In ihrer E-Mail-Antwort griff Shi erneut zu Ausflüchten: »Dem Virologischen Institut Wuhan sind derartige Fälle nicht untergekommen.«[84]

Bei zahlreichen weiteren Gelegenheiten wurde sie beim Lügen erwischt.[85] Shi hatte bestritten, dass Wissenschaftler des chinesischen Militärs im Labor in Wuhan arbeiteten, aber NBC verwies darauf, dass sie selbst 2018 mit zwei Militärwissenschaftlern eine Arbeit zu Coronaviren veröffentlicht hatte und dass ihr Kollege und Kollaborateur aus Wuhan, Oberst Zhou Yusen, Anfang Februar 2020 einen Patentantrag gestellte hatte, der für einiges Erstaunen sorgte.[86,87,88] Oberst Yusen starb übrigens 3 Monate später unter mysteriösen Umständen und wurde ohne die üblichen militärischen Ehrenbezeugungen bestattet.[89,90,91]

In dem Informationsblatt, das der Nachrichtendienstoffizier David Asher vom amerikanischen Außenministerium erstellt hatte, heißt es weiter, ausländische Beobachter hätten wiederholt Forscher in militärischen Laborkitteln in Wuhan arbeiten sehen.[92] Shi bestritt das alles in einem Interview, das sie am 23. März 2021 mit Jamie Metzl führte, einem ehemaligen Beamten für nationale Sicherheit. Ihr Labor sei eine voll und ganz zivile Einrichtung, Projekte mit der chinesischen Armee gebe es nicht, so Shi.[93]

Als Reporter sie dazu befragten, dass die chinesische Regierung die Wuhan-Datenbank vom Netz genommen habe, gab Shi widersprüchliche Antworten. Bei einem Interview mit der BBC im Dezember 2020 sagte sie, die Datenbank sei »aus Gründen der Sicherheit« offline gegangen.[94] Sie räumte allerdings auch ein, »der Zugang für Besucher ist begrenzt«, was eigentlich ein Widerspruch zu ihrer Aussage gegenüber der BBC ist. Dennoch beharrte sie: »All unsere Arbeiten zu den unterschiedlichen Formen des Fledermaus-Coronavirus

(Teilsequenzen oder vollständige Genomsequenzen) wurden veröffentlicht, und die Informationen zu Sequenzen und Proben wurden bei GenBank eingereicht.«[95]

In einer E-Mail an Tommy Cleary, einen australischen Epidemiologen von der University of Notre Dame, schließt Shi unwirsch: »Ich werde keine Ihrer Fragen beantworten, wenn Ihre Neugier auf der Verschwörungsfantasie ›SARS-CoV-2 ist von Menschen gemacht oder ein Laborleck‹ basiert oder Sie irgendwelche unsinnigen Fragen stellen, die auf Ihrem Verdacht beruhen. *Kein Vertrauen, kein Gespräch.*«[96,97] [Hervorhebung durch den Autor]

◇◇◇

KAPITEL 54

Sir Jeremy Farrar, der Kopf hinter der Covid-19-Vertuschung

◇◇◇

Sir Richard Dearlove, von 1999 bis 2004 Leiter des britischen Auslandsgeheimdienstes MI6, gab der australischen Journalistin Sharri Markson im Dezember 2021 ein Interview und ging dabei auf die engen Beziehungen ein, die chinesische und britische Wissenschaftler in den vergangenen 2 Jahrzehnten zueinander entwickelt hatten. Das habe laut Dearlove zur Folge, dass »viele unserer akademischen Einrichtungen und Fachjournale inzwischen in teilweise oder völlige Abhängigkeit von chinesischen Mitteln geraten sind«. Besorgt zeigte er sich vor allem über das Ausmaß, in dem der »bösartige Einfluss der chinesischen Kommunisten« britische Wissenschaftler korrumpiert habe.[1,2] Seine Kritik trifft auf die westliche Forschergemeinschaft insgesamt zu, aber im Speziellen zielte sie auf Sir Jeremy Farrar. Neben Anthony Fauci, Francis Collins und Peter Daszak ist Farrar einer der zentralen Strippenzieher, was das Mitwirken westlicher Wissenschaftler an Chinas globalen Vertuschungsbemühungen anbelangt.

Farrar ist Großbritanniens einflussreichster Wissenschaftler und der allmächtige Direktor des Wellcome Trust. Die 47,8 Milliarden Dollar schwere Treuhandorganisation finanziert die Art biomedizinischer Forschung, die den Interessen der mächtigen britischen Pharmabranche dienlich ist.[3,4] Dank seiner einflussreichen Stellung spielte Farrar ganz vorne dort mit, wo Big Pharma, westliche Geheimdienste und die chinesische Regierung zum gegenseitigen

Nutzen Projekte unterhalten, welche die globalistische Biosicherheitsagenda vorantreiben.

Der Wellcome Trust ist Vermächtnisnehmer des Aktienportfolios von Burroughs Wellcome, einem der größten pharmazeutischen Konzerne der Welt.[5] Entstanden ist die gemeinnützige Treuhand im Jahr 1936, als der in den USA geborene Pharmamogul Sir Henry Wellcome der Stiftung sämtliche Anteile von Burroughs Wellcome übertrug.[6] Wenn Sie *Das wahre Gesicht des Dr. Fauci* gelesen haben, dann werden Sie sich gewiss erinnern, dass Burroughs Wellcome ironischerweise nicht nur Amylnitrit-Poppers herstellte, die das Kaposi-Sarkom verursachten, also jene Krebserkrankung, durch welche die Öffentlichkeit auf die Aids-Epidemie aufmerksam wurde, sondern später auch AZT, das tödliche, toxische und wirkungslose Chemotherapie-Medikament, das Anthony Fauci als einziges Heilmittel gegen Aids bewarb.[7]

Der Wellcome Trust verkaufte die alleinige Leitung von Burroughs Wellcome 1995 an den größten nationalen Wettbewerber Glaxo PLC. Zahlreiche weitere Zusammenschlüsse und Übernahmen führten zur Entstehung von GlaxoSmithKline, dem heute politisch allgegenwärtigen britischen Pharmariesen.[8] Der Wellcome Trust steht 100-prozentig hinter den kommerziellen Bestrebungen von Glaxo, daran haben auch die zahlreichen Fusionen nichts geändert. Auf seiner Webseite betreibt Wellcome zu diesem Thema klassisches Understatement: »Wir arbeiten mit GlaxoSmithKline [...], wenn uns das hilft, unser Ziel zu erreichen.«[9]

Der Wellcome Trust ist die drittgrößte Stiftung der Welt, nur noch übertroffen von Novo Nordisk (99,6 Milliarden Dollar) und der Bill & Melinda Gates Foundation (53,3 Milliarden Dollar).[10,11] Auch die beiden Letztgenannten legen bei ihrer Arbeit einen Schwerpunkt auf biomedizinische Forschung. Wie auch die Gates Foundation und Novo Nordisk, aber auch das Eli Lilly Endowment (21 Milliarden Dollar), die Robert Wood Johnson Foundation (13,9 Milliarden Dollar), die Rockefeller Foundation (6 Milliarden Dollar) und viele weitere, spendet Wellcome großzügig für den Zweck, die Interessen der Pharmabranche zu fördern und die Macht des Medizinkartells zu mehren.[12,13,14,15]

Der Wellcome Trust ist im Prinzip das britische Gegenstück zur Gates Foundation und agiert als Bindeglied zwischen der britischen Regierung und der mächtigen Pharmalobby des Landes. Gleichzeitig übt er, zusammen mit Gates und Fauci, Druck auf die internationalen Organe und quasistaatlichen Behörden aus, die für die Regulierung der internationalen Gesundheitspolitik zuständig sind, also auf WHO, Gavi, CEPI, SAGE, die Brighton Collaboration und das Global Preparedness Monitoring Board (GPMB), um nur einige zu nennen. Wellcome kontrolliert einen ansehnlichen Teil der globalen Forschung im Bereich der Biomedizin und ist bestens mit den britischen Geheimdiensten, dem National Health Service, dem britischen Finanzsektor und der chinesischen Regierung vernetzt. Infolgedessen verfügt der Trust auf der großen Weltbühne über außergewöhnlich viel Macht. In *Das wahre Gesicht des Dr. Fauci* zeige ich auf, wie die Treuhand eine zentrale Rolle dabei spielt, die führenden Gain-of-Function-Forscher zu finanzieren und eine Reihe erfundener Pandemien zu promoten, welche die Absichten der Biosicherheitsagenda vorantreiben. Das gilt auch für die Bewerbung einer Reihe von schlampig getesteten, nicht lizenzierten, wirkungslosen und gefährlichen Pandemieimpfstoffen. GlaxoSmithKline hat mit diesen Medikamenten Milliarden verdient, während die Folgen für die öffentliche Gesundheit verheerend waren.[16,17] Sein Einfluss innerhalb des britischen Gesundheitsministeriums und im Außenministerium sowie bei den britischen Medien hat es dem Wellcome Trust erlaubt, seinen tadellosen Ruf zu bewahren – Laborlecks ebenso zum Trotz wie auch den herbeifantasierten Pandemien, vor denen die Treuhand regelmäßig warnt.

In einem Artikel vom 8. Februar 2022 schreibt Enthüllungsjournalist Johnny Vedmore: »Die Wellcome-Maschinerie scheint auch dem britischen Verteidigungsministerium (oder dessen Verbündeten im Ausland) als Mechanismus dafür zu dienen, Gain-of-Function-Experimente mit potenziell katastrophalem Ausgang fortzuführen. Gleichzeitig ist die Behörde imstande, auftretende Laborlecks rasch zu vertuschen.«[18]

Zu Wellcomes Strategie gehört es, systematisch begabte Medizinstudenten und Forscher von Oxford, Harvard und anderen führenden Universitäten aufzuspüren, sie finanziell großzügig auszustatten und ihnen im Verlauf ihrer

Karriere immer wieder Fördermittel für Arbeiten zukommen zu lassen, die der Pharmabranche von Nutzen sind. Zu Zeiten des British Empire zog sich der Rhodes Trust mithilfe des Rhodes-Stipendiums junge Angelsachsen für einflussreiche Posten in den Kolonien oder im Staatsapparat heran. Ähnlich bereitet Wellcome vielversprechende Ärzte und Forscher auf Führungs- und politische Machtpositionen vor, auf dass sie gewappnet sind, wenn ihnen die Aufgabe übertragen wird, den medizinischen Mainstream zu wahren und dessen Einfluss zu mehren. Dem kleinen Kader britischer Technokraten, die sich während der Covid-19-Krise praktisch zu Diktatoren aufschwangen, gehören eine ganze Reihe Wellcome-Absolventen an, darunter auch Jeremy Farrar. Enthüllungsjournalist Johnny Vedmore schreibt: »Einige wenige gut vernetzte Männer mit Verbindungen zum Wellcome Trust waren für zentrale Bereiche der verheerenden und übertrieben autoritären offiziellen Covid-19-Politik in Großbritannien verantwortlich und wirkten massiv auf die globale Reaktion ein.«[19]

Ab 1994 bedachte der Wellcome Trust bestimmte Topabsolventen mit kontinuierlichen Subventionen, rief also eine Form der finanziellen Förderung ins Leben, die einen Forscher seine gesamte berufliche Laufbahn lang begleitet. Vedmore schreibt: »Diese Männer krempelten das System der Pandemiemodellierung und des Pandemiemaßnahmenregimes völlig um. Zudem hatten sie mehrere dubiose Geschichten zum Ursprung der Pandemie in die Welt gesetzt, darunter die berüchtigte ›Proximal Origin of SARS-CoV-2‹-Arbeit.«[20] Das im März 2020 in *Nature Medicine* veröffentlichte Paper verkündete lautstark die Theorie von einer zoonotischen Übertragung und versuchte mit verdrehter Logik, die These zu entkräften, dass SARS-CoV-2 aus einem Labor stammt.[21] Ausführlicher wird das Thema »Proximal Origin« in Kapitel 59 behandelt.

Neben anderen wichtigen Funktionen spielt Wellcome auch jene Rolle, die sich mit der vergleichen lässt, die Fauci für das Medizinkartell in Amerika übernommen hat – er besetzt Ausschüsse mit verlässlichen Befehlsempfängern, die unsichere und wirkungslose Impfstoffe absegnen und, wenn nötig, Skandale vertuschen, die das Medizinkartell zu beschädigen drohen. Vedmore schreibt: »Diese handverlesene Gruppe sehr enger persönlicher Freunde wurde in der Vergangenheit vom Verteidigungsministerium zum Einsatz gebracht, um sich an offiziellen Untersuchungen zu beteiligen. Das führte dazu, dass sie bei jedem Ereignis, das zu weiteren Nachfragen seitens der Öffentlichkeit hätte führen können, die Darstellung der Regierung guthießen.«[22]

Ein Beispiel: In den 1990er-Jahren liefen Ermittlungen gegen das britische Verteidigungsministerium, nachdem dieses über Jahrzehnte hinweg Biowaffen und Chemiewaffen an der ahnungslosen britischen Bevölkerung erprobt hatte. Die Behörde benötigte einen Freifahrtschein und wandte sich daher selbstverständlich an den Wellcome Trust. Brian Spratt wurde persönlich damit beauftragt, die Absolution zu erteilen. Spratt war ein Superstar unter den von Wellcome geförderten Epidemiologen und ebenso wie Eddie Holmes* und Jeremy Farrar ein Schüler von Roy Anderson.

Die Öffentlichkeit hatte erfahren, dass staatliche Forscher in Porton Down – dem britischen Gegenstück zu Fort Detrick und ein Zentrum der Gain-of-Function-Forschung – massenhaft illegal Menschenversuche angestellt und Dutzende Tests an nichts ahnenden Briten und Einwohnern britischer Kolonien durchgeführt hatten. Spratt gelang es, das Problem aus der Welt zu schaffen.[23] Laut Vedmore hatte man Spratt mit extrem heiklen Projekten beauftragt – »in diesem Fall offiziellen Vertuschungen«.[24]

Farrar ist ein weiterer Experte und Superstar-Absolvent des Wellcome-Systems. Den Großteil seines Berufslebens hat er die britische Regierung bei Gesundheitsnotfällen und Infektionskrankheiten beraten.[25]

1961 in Singapur geboren, ist Farrar das jüngste von sechs Kindern. Seine Mutter Amy war Künstlerin, sein Vater Eric geriet im Zweiten Weltkrieg in deutsche Gefangenschaft und arbeitete nach Kriegsende als Englischlehrer.[26] Farrar verbrachte eine nomadische Kindheit und lernte so einige Ecken des zerfallenden Empires kennen. So verbrachte er längere Zeit in Neuseeland, Malaysia, dem Jemen, Ägypten, Zypern und Libyen.[27]

* Anm. d. Übers.: Holmes ist ein britischer Evolutionsbiologe und Virologe, Anderson ist ein britischer Epidemiologe und Experte für die Bekämpfung von Infektionskrankheiten.

Er studierte am University College London und machte dort 1983 einen Abschluss in Immunologie sowie 1986 in Medizin. 1998 folgte in Oxford ein Ph.D. in Neuroimmunologie. 1994 ging er nach Oxford, und irgendwann im Anschluss daran nahm ihn Wellcome unter seine Fittiche. Seine erste Entsendung führte ihn in die klinische Forschungsabteilung der Uni Oxford in Ho-Chi-Minh-Stadt, ein bequemer Posten, der vom Wellcome Trust finanziert wurde. Farrar blieb 18 Jahre lang in Vietnam und leitete dort klinische Studien mit experimentellen Medikamenten.[28]

Wer es als Virologe oder Immunologe in der Impfstoffforschung zu etwas bringen möchte, den verschlägt es häufig nach Südasien oder Afrika, um dort klinische Studien mit neuen Impfstoffen und anderen Pharmaprodukten durchzuführen. Die Versuche kosten nur einen Bruchteil dessen, was in Europa oder den USA dafür anfallen würde, und Aufsicht und Regulierung sind weitaus weniger streng. In *Das wahre Gesicht des Dr. Fauci* zeige ich, wie finanziell klamme, eilfertige und häufig korrupte Regierungen und verarmte Bevölkerungen die Aufgabe erleichtern, Probanden für klinische Studien zu finden. Dazu kommt ein weiterer wichtiger Faktor: Weil viele der »Freiwilligen« bedürftig und ohne Einfluss sind, ist die Wahrscheinlichkeit geringer, dass sie gegen Missbrauch oder Nebenwirkungen aufbegehren.[29] Das bestätigt auch Vedmore: »Farrar konnte in einem Land, in dem weniger Auflagen als im Vereinigten Königreich zu beachten waren, mehr Forschung betreiben.«[30]

Schon in seiner Frühphase in Asien schmiedete Farrar enge Arbeitsbeziehungen zu chinesischen Beamten, darunter sein Busenfreund aus Oxford-Zeiten George Gao, der inzwischen Chinas Seuchenschutzbehörde leitet.[31] Ihre Freundschaft geht auf die frühen 1990er-Jahre zurück, als beide Männer noch Doktoranden waren.

Ihre Heimatnationen mochten sich als Rivalen betrachten, aber die beiden aufstrebenden Stars zementierten ihr Bündnis 2002/03, als sie gemeinsam an SARS arbeiteten, sowie im Anschluss bei der fingierten globalen Vogelgrippepandemie, die sich Farrar ausdachte und der Öffentlichkeit 2005 erfolgreich verkaufte.[32,33]

Beide Männer arbeiteten als Postdoktoranden unter Sir John Bell, Oxfords umstrittenem Regius-Medizinprofessor, Vorsitzender des ruchlosen Office for the Strategic Coordination of Health Research und Inhaber zahlloser weiterer mächtiger Positionen, von denen aus er sich für Impfungen, Biosicherheit und Pandemiebereitschaft einsetzt. Bell ist zudem Chairman des globalen wissenschaftlichen Beirats der Bill & Melinda Gates Foundation.[34,35]

Farrars Freundschaft mit Gao geht ganz eindeutig weit über das Berufliche hinaus. In seiner Verteidigungsschrift zur Coronapandemie (*Spike – The Virus vs. The People: The Inside Story*) beschreibt Farrar Gao als »sehr sympathischen Charakter, dazu ein angesehener Wissenschaftler, ein brillanter Imitator und ein Karaoke-Enthusiast«.[36] Im Oktober 2019 spielte Gao eine zentrale Rolle bei »Event 201«, der Simulation einer Coronapandemie, durchgeführt in New York City unter anderem von Bill Gates und dem Weltwirtschaftsforum.[37,38] Gaos wichtigster Beitrag bei der Veranstaltung war seine leidenschaftlich vorgetragene Forderung, man möge die Social Media und die Mainstream-Medien in den USA so lange unter Druck setzen, bis sie sich bereit erklären, jegliches Geraune um ein Laborleck zu zensieren.[39] Als Leiter des chinesischen Seuchenschutzes und als führender Experte der chinesischen Regierung, was die Eindämmung von Infektionskrankheiten im Allgemeinen und Coronavirusausbrüchen im Speziellen anbelangt, sollte sich Gao zu diesem Zeitpunkt eigentlich bewusst gewesen sein, dass in Wuhan seit fast einem Monat eine neuartige und rätselhafte Form der Lungenentzündung kursierte, die kurz davor stand, sich zu einer weltweiten Pandemie auszuwachsen.

Ähnlich wie Farrar genoss auch Gao im Laufe seiner Karriere großzügige finanzielle Unterstützung durch Wellcome, wo Farrar von 2013 bis 2023 das Sagen hatte.[40,41] Gao ist Teil einer beeindruckenden Clique führender Wissenschaftler Chinas und mächtiger Vertreter des Gesundheitswesens mit starken persönlichen, beruflichen und finanziellen Verbindungen zu Farrar. Wellcome fördert zudem einen großen Stall britischer, australischer und amerikanischer Virologen, Biologen und Immunologen, die an Chinas führenden Forschungs- und Hochschulinstituten arbeiten.[42] Diese abhängigen Wissenschaftler bildeten den Chor, der pflichtbewusst Farrars Dirigentschaft folgte und die Existenz von Covid-19 einer Zoonose zuschrieb.

Ein weiterer Impfstoffforscher, der während Farrars Zeit in Vietnam tätig war und dort von Wellcome gefördert wurde, ist Sir Peter Horby. Während der Covid-19-Pandemie fungierte Horby, genau wie Farrar ein Oxford-Professor, als Chairman von NERVTAG (New and Emerging Respiratory Virus Threats Advisory Group), einem Beratungsgremium für Bedrohungen durch neu auftretende Atemwegsviren. Er gehörte auch SAGE (Scientific Advisory Group for Emergencies) an, dem einflussreichen Gremium, das die britische Regierung zu Maßnahmen gegen Covid-19 beriet. Horby trug entscheidend dazu bei, dass Großbritannien die katastrophale Entscheidung fällte, ausschließlich auf Impfstoffe zu setzen und wirksame Behandlungen zu ignorieren, die sich als Konkurrenz zu Vakzinen hätten erweisen können.[43] Horby war auch der verantwortliche Wissenschaftler in der berüchtigten korrumpierten und folgenschweren RECOVERY-Teststudie.[44] Horby nutzte seine Position, um im Rahmen der Hydroxychloroquin-Versuchsreihe dieser Studie 1561 Personen gefährlich hohe Dosen Hydroxychloroquin (HCQ) zu verabreichen – viele von ihnen starben. Mit dieser Maßnahme wollte Horby Hydroxychloroquin diskreditieren, denn das Mittel hätte sich ansonsten zu einer potenziell massiven Bedrohung für die Impfstoffindustrie auswachsen können.[45,46,47]

Interessanterweise hatte mit Rick Bright ein weiterer führender Rädelsführer beim Vertuschen der Covid-19-Ursprünge Impfstoffentwicklung in Vietnam betrieben.[48] Bright war 2020 Direktor der BARDA und des National Strategic Stockpiles. In dieser Funktion beschränkte er den Zugang der Amerikaner zu lebensrettendem Hydroxychloroquin und wollte ihnen weismachen, dass man das Medikament außerhalb eines Krankenhauses nicht einsetzen könne.[49] Bright sprach im Oktober 2019 am Milken Institute und empfahl, einen »Aufreger« – vielleicht in Form einer aus China kommenden Pandemie? – zu initiieren. Dies in der Absicht, das Beharren der Allgemeinheit auf Impfstoffsicherheitsprotokolle zu durchbrechen und die Menschen für im Eiltempo und ohne die zeitaufwändigen Sicherheitsstudien entwickelte mRNA-Impfstoffe zu begeistern. Nachdem sich Präsident Trump öffentlich für Hydroxychloroquin ausgesprochen hatte, legte Bright aus Protest sein Amt bei der BARDA nieder und wechselte (kurzfristig) zur Rockefeller Foundation.[50]

Die Vogelgrippe von 2005

2005 heckte Jeremy Farrar die Vogelgrippepandemie aus und verdiente sich dadurch aus Sicht des globalen Medizinkartells seine Sporen. Seit 2001 hatten Farrar und Fauci die Welt gewarnt, dass eine Vogelgrippepandemie unmittelbar bevorstehe. In einer Arbeit aus jenem Jahr prognostizierte Fauci düster, dass ein Influenzaerreger vom Vogel auf den Menschen überspringen werde und dass dies voraussichtlich in China geschehen werde. Dieser neue Stamm des Influenza-A-Virus werde eine Population befallen, die dem Erreger nur wenig entgegenzusetzen habe, und sie werde dort beispiellos wüten, so Fauci.[51]

3 Jahre später stellten Jeremy Farrar und sein vietnamesischer Kollege Tran Tinh Hien fest, dass die tödliche Vogelgrippe (H5N1) erneut beim Menschen aufgetreten war. »Es handelte sich um ein kleines Mädchen. Sie infizierte sich bei einer verendeten Ente, die die Familie als Haustier gehalten hatte. Das Mädchen hatte den Vogel wieder ausgegraben und erneut beerdigt«, sagte Farrar gegenüber der *Financial Times*.[52]

Fauci nahm Farrars Bericht zum Anlass, zu vermelden, dass die lang angekündigte Vogelgrippe nun endlich ausgebrochen sei. Die beiden waren mittlerweile sehr versiert darin, Pandemiepanik zu schüren, aber dieses Mal erhielten sie unbezahlbare Unterstützung durch den Epidemiologen und Experten für mathematische Modellierung Neil Ferguson. Ferguson, der ebenfalls an den Fleischtöpfen des Wellcome Trust hing, arbeitete zu dieser Zeit am Imperial College London.[53] Ferguson verkörperte den alten Spruch: »Statistiken lügen nicht, Statistiker hingegen schon«, denn seine Karriere beruhte darauf, aus verzerrten Angaben Modelle zu entwickeln, mit denen sich mithilfe einer Reihe herbeifantasierter Pandemien Panik entfachen ließ. Johnny Vedmore schreibt: »In den vergangenen 2 Jahrzehnten hat niemand derart falsche Prognosen zu potenziellen Pandemiezahlen abgegeben wie Neil

Ferguson.«[54] So veranlassten etwa seine maßlos übertriebenen Vorhersagen, was die Opferzahlen von Maul- und Klauenseuche anging, die britische Regierung 2001 dazu, 11 Millionen Schafe und Rinder zu keulen.

2005 sagte Ferguson voraus, Jeremy Farrars Vogelgrippe könne bis zu 150 Millionen Menschen töten, wenn es ihm und seinen Partnern aus der Pharmabranche nicht gelänge, einen Impfstoff zu entwickeln, der das drohende Massensterben noch abwenden könnte.[55] Die Cheerleader in Politik und Medizin machten daraufhin auf die mittlerweile vertraute Art und Weise mobil und heizten die Pandemiepanik nach Leibeskräften an.

Wie die Papageien plapperten die Behörden in den USA, Kanada und Frankreich Faucis düstere Prophezeiung nach, indem sie erklärten, H5N1 sei hochansteckend und tödlich. Diese Seuche werde die Welt 2000 Milliarden Dollar kosten, wehklagten Weltgesundheitsorganisation und Weltbank![56] H5N1 sei »eine tickende Zeitbombe«, setzte Anthony Fauci nach. Klaus Stohr, der damals das Influenzaprogramm der Weltgesundheitsorganisation leitete, stieß ins selbe Horn: Es sei mit 2–7 Millionen Todesopfern zu rechnen, Milliarden Menschen rund um den Globus würden erkranken.[57] Der *New Yorker* erkannte »eine der größten Gefahren, vor denen die Vereinigten Staaten stehen«, und rüstete sich für Millionen Tote.[58] Der Pandemiefachmann Robert Webster dagegen bediente sich des Militärvokabulars, das im Biosicherheitszeitalter nach 9/11 immer dann bemüht wird, wenn man vorhat, tief ins Staatssäckel zu greifen: »Wir müssen uns vorbereiten, als gelte es, in den Krieg zu ziehen – und der Öffentlichkeit muss das völlig klar sein. Dieses Virus spielt seine Rolle als natürlicher Bioterrorist.«[59]

Fauci wiederum ließ ein weiteres Mal sein altbekanntes Horrorszenario aufleben: Diese neue Version der Vogelgrippe könne ähnlich tödlich verlaufen wie die Spanische Grippe von 1918, eine Epidemie, die zwischen 50 und 100 Millionen Menschen das Leben kostete.[60] Letzten Endes starben zwischen 2003 und 2009 gerade einmal 282 Menschen, und nur etwa ein Drittel davon während der vermeintlichen »Pandemie«.[61]

Fauci wird sehr wohl gewusst haben, dass sein abgedroschenes Schreckgespenst nichts weiter als ein Popanz war. 3 Jahre später, 2008, wirkte er als

Co-Autor an einer Studie für das *Journal of Infectious Diseases* mit, in der eingeräumt werden musste, dass praktisch sämtliche »Influenzaopfer« von 1918 an bakterieller Lungenentzündung gestorben waren, einer Erkrankung, die sich heutzutage gut mit Antibiotika behandeln lässt, aber diese Möglichkeit stand 1918 nun einmal noch nicht zur Verfügung.[62] Seit Generationen jagen staatliche Virologen den Amerikanern mit der Erinnerung an die Spanische Grippe Angst ein, damit die Menschen sich brav impfen lassen, aber selbst dieser vermeintliche Killer ist letztlich auch nur ein Papiertiger.

Präsident George W. Bush erklärte dem amerikanischen Kongress, er benötige 1,2 Milliarden Dollar, um 20 Millionen Amerikaner gegen die Vogelgrippe impfen zu können. Dazu verlangte er 3 Milliarden Dollar für Faucis neue Grippeimpfstoffe und 1 Milliarde Dollar für die Lagerung antiviraler Mittel.[63] Außerdem forderte Bush den Kongress auf, ein Gesetz zu verabschieden (»Biodefense and Pandemic Vaccine and Drug Development Act of 2005«), welches Hersteller von Pandemieimpfstoffen vor Haftungsansprüchen schützt. Die Pharmaunternehmen hatten dem Weißen Haus erklärt: »Erhalten wir keine bombensichere Haftungsfreistellung in Sachen Schadenersatzforderungen, stellen wir keine Pandemieimpfstoffe her.«[64] Das Gesetz verbot Klagen selbst bei extrem fahrlässigem, rücksichtslosem und verwerflichem Verhalten der Impfstoffhersteller. Das galt sogar für Mittel, die gewaltsam verabreicht wurden. Diese Immunität war also ein Freifahrtschein für Big Pharma, das nun seiner Gier und seinem kriminellen Gewinnstreben die Zügel schießen lassen konnte. Die Organisation National Vaccine Information Center spricht in diesem Zusammenhang auch vom »Traum eines jeden Pharmaaktionärs und dem schlimmsten Albtraum eines jeden Verbrauchers«.[65] Vorbild für das Gesetz war das landesweite VICA-Experiment von 1988, das für sämtliche Impfungen bei Kindern Produktimmunität gewährte. Um das fragile Impfgeschäft zu stützen, sorgte Dr. Fauci dafür, dass Sanofi und Chiron einträgliche Impfstoffaufträge erhielten.[66]

Erneut war von Faucis Pandemie weit und breit nichts zu sehen, dennoch gelang es ihm, aus der von ihm erzeugten Angst enorme Gewinne für seine Behörde und seine Partner in der Wirtschaft zu generieren.

Farrars Fake-Seuche sorgte dafür, dass GlaxoSmithKline aus dem Gesundheitshaushalt Hunderte Millionen zugesteckt wurden, damit der britische Impfstoffhersteller ein Vakzin entwickelte, das sich als kostspielig, überflüssig und unwirksam erweisen sollte.[67,68,69] Studien zufolge musste das Mittel 12-mal so hoch dosiert sein wie der Impfstoff für die saisonale Grippe, was ganz und gar nicht praktikabel war.[70] Eine komplette Katastrophe, aber dennoch wirkte sie wie Raketentreibstoff für Farrars Karriere und machte ihn zu einem Großkopferten für globale medizinische Angelegenheiten.

Der Enthüllungsjournalist und Anwalt Michael Fumento sezierte Faucis Vogelgrippe-Flop und schrieb: »Häufig materialisieren sich Dr. Faucis wiederkehrende ›Albträume‹ von Krankheiten nicht.«[71] Dem Magazin *Forbes* sagte Fumento: »Rund um die Welt befolgten Staaten die Warnungen und gaben enorme Beträge für die Entwicklung von Impfstoffen und andere Vorbereitungen aus.«[72]

Im Zuge der Abrechnung mit der Vogelgrippe schrieb der britische Journalist John Stone an das *British Medical Journal* zum Thema falsche Pandemien:

> »Stets unbeantwortet bleibt die Frage, ob Ängste geschürt werden, weil man nach nüchterner Bewertung der Risiken einen Grund dafür sah oder weil sie im Ergebnis einen weiteren Zahltag für die pharmazeutische Industrie nach sich ziehen. Es sind bessere institutionelle Instrumente vonnöten, um den Unterschied zu erkennen, wenngleich sich bislang für die Horrorfraktion die pandemische Grippe als Enttäuschung erwiesen hat. Erinnert sich noch irgendjemand an die Moral der Geschichte ›Der Hirtenjunge und der Wolf‹? Nun, das ist genau das, was die Industrie die ganze Zeit über tut.«[73]

Wie viele andere aus dem Impfkartell war Farrar 2 Jahrzehnte lang bei jedem Epidemiehotspot anzutreffen.[74] Oxford flog ihn von seinem Hauptquartier in Vietnam zu jedem neuen Ausbruch aus, sei es MERS (2012), Ebola (2014) oder – erneut – die Vogelgrippe (2014). 2013 wurde er Direktor des Wellcome

Trust und verfasste gemeinsam mit Neil Ferguson und Chris Whitty diverse Arbeiten.

2017 gründete Farrar gemeinsam mit der Bill & Melinda Gates Foundation, Wellcome und dem Weltwirtschaftsforum die Coalition for Epidemic Preparedness (CEPI).[75] Die Allianz soll dabei helfen, Epidemieimpfstoffe zu bewerben und zu fördern. Es sei an dieser Stelle noch einmal erwähnt: Bill Gates war stark in diejenigen pharmazeutischen Konzerne investiert, die vom Boom bei Pandemic Preparedness and Response profitierten, einem Boom, den seine quasistaatlichen Organisationen wie CEPI eifrig befeuerten. Gates' Investmentstrategie wird häufig als »philanthropischer Kapitalismus« bezeichnet.[76] Der Microsoft-Gründer selbst sagt, die Investitionen in Impfstoffe seien »die beste Anlage gewesen, die ich je gemacht habe«. Die 10 Milliarden Dollar, die er hineinsteckte, hätten »200 Milliarden Dollar an sozialen und wirtschaftlichen Vorteilen abgeworfen«.[77]

Während der Covid-19-Pandemie gehörte Farrar gemeinsam mit Sir John Bell der Impfstofftaskforce der britischen Regierung an.[78,79] Er war auch Mitglied in der SAGE-Gruppe und nutzte diese Positionen dafür, auf eine drakonische Coronaviruspolitik hinzuarbeiten, die dazu führte, dass sich Großbritannien auf Impfungen als einzige Lösung festlegte.[80] Johnny Vedmore schreibt: »Jeremy Farrar wurde nahezu absolute Macht übertragen, was die Ausarbeitung einer globalen Maßnahmenstrategie der Weltgesundheitsorganisation im Vorgehen gegen die Pandemie anbelangte.«[81]

Kurz nachdem er *Spike – The Virus vs. The People: The Inside Story* veröffentlicht hatte, seine gedruckte Selbstbeweihräucherung, trat Farrar bei SAGE zurück und erklärte, er wolle mehr Zeit in den Wellcome Trust investieren. Ein Jahr später verließ er den Wellcome Trust und wechselte im Mai 2023 als Chefwissenschaftler zur WHO.[82,83] Zu dieser Zeit griff die Weltgesundheitsorganisation in einer Weise nach der Macht, die sie zu einer Art Weltregierung machen könnte – zumindest, wenn es um Pandemien geht.[84] Was zunächst nach einer Einschränkung klingt, aber wie wir gesehen haben, wird Pandemiepolitik im Fall der Fälle alle anderen Belange ausstechen. Vorantreiben will die WHO ihr Ziel mit einem Abkommen, von dem viele befürchten, dass dadurch Regierungsbefugnisse auf die WHO übergehen könnten. Das sei »durch und durch falsch«, wiegelt Lawrence Gostin ab, seines Zeichens Juraprofessor an der Georgetown University, der das Abkommen mit ausgearbeitet hat. »Die Vereinigten Staaten behalten ihre Souveränität und können ihre nationale Gesundheitspolitik selbst bestimmen«, so Gostin. »Die WHO erhält keinerlei Befugnisse, sich über innenpolitische Entscheidungen hinwegzusetzen.«[85]

Unklar ist dabei allerdings, wo genau die Grenze verläuft zwischen »nationaler Gesundheitspolitik« und internationaler. Was ist mit Impfpässen? Würden sie unter die »nationale Gesundheitspolitik« fallen oder wären die USA und die anderen Unterzeichnerstaaten gezwungen, bei allen Maßnahmen mitzumachen, die die WHO beschließt? Ein Szenario, bei dem nur Menschen das Land verlassen dürfen, die sich jährlich gegen Grippe und Covid-19 impfen lassen, ist nicht allzu schwer vorstellbar. WHO-Generaldirektor Tedros Adhanom Ghebreyesus sagte Jason Beaubien bei einem Interview im National Public Radio: »Um gegen gemeinsame Probleme wie beispielsweise Pandemien angehen zu können, benötigt man Gesetze und Regeln, die den Ländern Verpflichtungen auferlegen. Und das fehlt uns. Ich hoffe, die Länder werden einem verbindlichen Pakt zustimmen, damit Pandemien künftig besser gehandhabt werden können.«[86] Sollte das vorgeschlagene Abkommen tatsächlich ein »verbindlicher Pakt« sein, der mit Verpflichtungen einhergeht, wäre das hochgradig beunruhigend, denn wie wir sehen werden, ist die WHO im Grunde eine Marionette von Bill Gates und seinen PPR-Kumpanen.

Farrar berät weiterhin die Weltbank und war bis vor Kurzem Mitvorsitzender des Global Preparedness Monitoring Board.[87,88]

Der Wellcome Trust hat sich ganz offensichtlich bestens um Jeremy Farrar gekümmert, aber es steht außer Frage, dass die Organisation für ihr Geld auch sehr viel bekommen hat: »Wellcome besitzt ein gewaltiges Stiftungsvermögen in Höhe von 38 Milliarden Pfund [knapp 44,5 Milliarden Euro]«, schreibt der *Guardian*. »Als [Farrar] dort im Oktober 2013 Direktor wurde, belief es sich auf 15 Milliarden Pfund.«[89] Oder wie Meryl Nass es formuliert: »Pandemien machen sich bezahlt.«[90]

Zu ihrem großen Traum von globaler Kontrolle gehört für die Weltgesundheitsorganisation vermutlich auch, dass regional durchzuführende Aktionen ebenso wegzufallen haben wie Entscheidungen, bei denen die Patienten im Mittelpunkt stehen. In der Vergangenheit waren die globalen Lösungsansätze der WHO nicht von Vorteil für Gesundheit, Wohlstand und geistiges Wohlergehen der Menschen. Geht es nach der Weltgesundheitsorganisation, sollten wir in einem ewigen Kriegszustand angesichts einer nicht enden wollende Abfolge neuer Krankheiten aus dem PPR-Arsenal leben. Die globalen Maßnahmen gegen Covid-19 jedenfalls haben uns fett gemacht, uns in den eigenen vier Wänden eingesperrt und unsere Nation ins Elend gestürzt.

Und wer entscheidet darüber, ob eine Pandemie auszurufen ist oder nicht? Selbstverständlich der Chefwissenschaftler der Weltgesundheitsorganisation, also Jeremy Farrar. Im Juli 2022 ließ die WHO schon einmal ihre Muskeln spielen. Um zu erproben, inwieweit die Welt bereit ist für regelmäßig wiederkehrende Pandemien, verkündete sie eine gesundheitliche Notlage wegen des Ausbruchs von Affenpocken.[91] Diese »Notlage« versandete letztlich genauso wie Farrars Vogelgrippepandemie im Jahr 2005. Ganze 130 Tote durch Affenpocken wurden weltweit gemeldet.[92]

In seinem Buch *Spike* schwelgt Farrar in Erinnerungen an die jährlichen Pilgerreisen mit Bill Gates, Klaus Schwab und anderen Globalisten nach Davos. Auf dem »Weltwirtschaftsforum« genannten Milliardärstreffen ist Farrar ein gern gesehener Redner.[93] Dass er jedes Jahr mit den Räuberbaronen zusammenhockt, rechtfertigt Farrar in *Spike* so: »Kapitalisten können die Welt zu einem besseren Ort machen und tun das größtenteils auch.«[94] Das ist ein zentrales Mantra der im WWF versammelten Milliardärselite. Sie scheint überzeugt, nur sie allein sei genial genug für die Aufgabe, »die Welt zu einem besseren Ort zu machen«. Für das Weltwirtschaftsforum ist die Demokratie ein recht ungeeignetes Mittel, um die Massen ruhigzustellen, nichts als eine Illusion, die davon ablenkt, dass Schwabs Kohorten politische Maßnahmen bewerben, die unweigerlich dazu führen, dass die Reichen immer reicher werden und die Mächtigen immer mächtiger.

In einer Kolumne schreibt Johnny Vedmore am 10. März 2022 darüber, dass das Weltwirtschaftsforum eine »Erfindung von Klaus Schwab« sei. Die Idee sei ihm gekommen, als er in Harvard »ein von der CIA finanziertes Programm besuchte, das von Henry Kissinger geleitet wurde«. Verwirklicht wurde es von John Kenneth Galbraith und dem »echten« Doktor Seltsam, Herman Kahn.[95] Kissinger, der im Zweiten Weltkrieg bei der US-Armee in der Aufklärung gedient hatte, rekrutierte Schwab, und die beiden verband eine lebenslange Freundschaft.[96]

Kissinger zählte im Dezember 1966 zu den 24 Personen, die den amerikanischen Ableger des Runden Tisches gründeten. Ziel war es, »eine Organisation wie das Weltwirtschaftsforum zu erschaffen, die es angloamerikanischen Imperialisten ermöglichte, Europas Politik nach ihrem Gutdünken zu prägen«.[97] Das ist bis heute der Kern der globalistischen Vision.

1968, 3 Jahre vor der Gründungsveranstaltung des European Management Symposium, das später in Weltwirtschaftsforum umgetauft wurde, machte US-Präsident Richard Nixon Kissinger zu seinem obersten Berater für nationale Sicherheit.[98,99]

1980 hielt Kissinger die Eröffnungsrede in Davos und erklärte den dort versammelten Eliten: »Zum ersten Mal in der Geschichte ist Außenpolitik wahrhaft global.«[100]

Im März 2022 sprach der australische Senator Alex Antic Kritikern der Coronamaßnahmen aus aller Welt aus dem Herzen, als er sich staunend dazu äußerte, was für gewaltigen Einfluss das Weltwirtschaftsforum rund um den Globus auf die Covid-19-Politik nahm. In Australien führten die Maßnahmen zu einer repressiven und autoritären Politik, wozu unter anderem gehörte, dass die Polizei aggressiv die Meinungsfreiheit beschnitt, Dissidenten in Gewahrsam genommen und Konzentrationslager für Infizierte und Impfverweigerer eingerichtet wurden. Diese und weitere Aktionen sorgten dafür, dass Australien eher an China erinnert als an das einstmals so stolze Vorbild in Sachen demokratische Institutionen und verfassungsmäßige Freiheit, das es früher einmal gewesen war. Antic sagte:

»Das Weltwirtschaftsforum hat ohne Unterlass die strengsten und extremsten nur denkbaren Covid-19-Maßnahmen propagiert, darunter Lockdowns, Zwangsimpfungen, Impfpässe und Maskenpflicht, obwohl diese Politik doch viele unserer Grundfreiheiten beschneidet.«[101]

Diese repressiven Maßnahmen hatten zur Folge, dass die Kapitalisten von Davos reicher und reicher wurden. Die Lockdowns von 2020 schufen 500 neue Milliardäre.[102] Bill Gates steigerte sein Vermögen um 33 Milliarden Dollar, Facebooks Mark Zuckerberg seines um 77,6 Milliarden Dollar, Sergey Brin (Google) und Larry Ellison (Oracle) vermehrten die ihrigen um 62 Milliarden beziehungsweise 53,7 Milliarden Dollar, und Mike Bloomberg wurde um 15 Milliarden Dollar reicher.[103,104] All diese Männer nutzten die von ihnen kontrollierten Medienplattformen dazu, jede öffentliche Kritik an den Lockdownmaßnahmen, die ihr Vermögen auf geradezu obszöne Weise maximierten, zu zensieren. Für Farrar selbst hatte sich die Krise finanziell ebenfalls gelohnt: Sein Gehalt stieg 2021 um 28 000 Pfund auf 512 000 Pfund. Es ist nicht öffentlich bekannt, ob und in welchem Umfang er in Unternehmen investiert hat, die dank Covid-19 Milliarden scheffelten.[105] Sein amerikanisches Pendant und Pandemiepartner Anthony Fauci konnte in dieser Zeit sein persönliches Vermögen ebenfalls aufstocken, von 7,5 auf 12,6 Millionen Dollar.[106,107]

Oxfam International hat ausgerechnet, dass die globale Arbeiterklasse während der globalen Lockdowns einen Verdienstausfall von 3700 Milliarden Dollar erlitt, während die Kapitalisten dieser Welt 3900 Milliarden Dollar verdienten. Es wurde also in großem Stil Vermögen von der Mittelschicht und den Armen zur Milliardärselite umverteilt.[108] Harvard-Ökonomen schätzen die Kosten für die Covid-19-Maßnahmen bis Herbst 2021 auf 16 000 Milliarden Dollar.[109] Regierungen finanzieren diese Schulden, indem sie neues Geld drucken. Das führt, wie nicht anders zu erwarten, zu einer galoppierenden Inflation, was im Grunde nichts anderes ist als ein hinterhältiger Mechanismus, um die Armen zu besteuern.

Allem Anschein nach sah Farrar *Spike* als sein Alibi dafür, dass er federführend am Vertuschen der Covid-19-Ursprünge mitwirkte. Er war offenbar darum bemüht, seinem katastrophalen Umgang mit der Coronavirusepidemie einen hübschen Zuckerguss zu verpassen.

Was ihm in seiner Chronik der Eitelkeiten an Offenheit abgeht, macht Farrar wett durch Anmaßungen im Stil von »noblesse oblige«, die derart widerwärtig sind, dass selbst ein Cecil Rhodes erröten würde. Dazu sprenkelt er hier und da Klatsch und Tratsch ein, die dem Werk eine Anmutung von Insider-Glaubwürdigkeit verleihen sollen. Zu seinem Pech wurden später E-Mails öffentlich, die zahllose unschmeichelhafte Einzelheiten ans Tageslicht brachten, die Farrar offensichtlich unter den Tisch hatte fallen lassen.[110,111]

Die Fakten sprechen dafür, dass Farrar keineswegs unermüdlich zum Schutz der Öffentlichkeit im Einsatz war, sondern dass er vielmehr die Pandemie dafür nutzte, die korrupten finanziellen Ziele seiner Gönner vom Weltwirtschaftsforum voranzutreiben, westliche Demokratien in Überwachungsstaaten zu verwandeln, die eigene Macht und das eigene Einkommen zu mehren und sich vor der chinesischen Obrigkeit in den Staub zu werfen. Damit er all dies erreichen konnte, musste Farrar dafür sorgen, dass nicht publik wurde, dass Covid-19 im Labor entstanden war. Für dieses Projekt heuerte er diverse Spießgesellen aus dem Medizinkartell an – Leute, die jahrelang von Fauci, Farrar und Gates gefördert worden waren und nun in der akademischen Welt, den Aufsichtsbehörden und den Pharmaunternehmen an den Schalthebeln der Macht saßen, was die Virologie anbelangte.

Farrar und die Schnüffler vom Dienst

Arbeitet Farrar den Geheimdiensten zu? Es ist eine These, die durchaus einer gründlichen Betrachtung lohnt. In seinem Buch jedenfalls nimmt er immer wieder Bezug darauf, wie oft er sich mit Vertretern von Nachrichtendiensten austauschte. Auf ungehörige Weise und ohne nähere Erklärung gibt er damit an, während der Pandemie Wegwerfhandys benötigt zu haben. Unverhohlen zieht er repressive Kontrollen der Gesellschaft einer Gesundheitspolitik vor, die auf wissenschaftlichen Fakten basiert. Ungelenk müht er sich, die weltweite

Vertuschung zu steuern, und er äußert sich wiederholt fasziniert über Spione. All das lässt es gerechtfertigt erscheinen, sich diese Frage zu stellen.[112]

Als Fachmann für Infektionskrankheiten war Farrar überall auf der Welt unterwegs. Er war lange Jahre in Ho-Chi-Minh-Stadt und an anderen strategischen Hotspots stationiert, und er befürwortete Biowaffen aus ganzem Herzen. All das prädestinierte ihn geradezu dafür, dass Spionagedienste frühzeitig an ihn herantraten und ihn für sich zu gewinnen suchten. Geheimdienste rekrutieren regelmäßig Biologen und Mediziner, die im Ausland stationiert sind.[113] Vedmore wirft die Möglichkeit auf, dass Farrar die nachrichtendienstliche Arbeit in die Wiege gelegt wurde, denn die Orte, an denen sich sein Vater niederließ, »sprechen für militärische Einsätze. Zypern, Ägypten und Libyen waren zu jener Zeit erste Adressen für die Stationierung von Informanten«.[114]

Der britische Auslandsgeheimdienst MI6 hegt eine historische Vorliebe für Oxford-Professoren wie Farrar, John Bell und Peter Horby, ähnlich wie es bei CIA und Yale der Fall ist.[115,116]

Boris Johnson, Chris Whitty, Patrick Vallance, Peter Horby und Neil Ferguson … was die höchsten britischen Staatsdiener Farrar an ehrfürchtiger, geradezu kindlicher Achtung entgegenbringen, spricht – zugegebenermaßen sehr indizienhaft – dafür, dass mächtige Institutionen ihre Hand über ihn halten. Desgleichen auch seine außergewöhnliche Karriere, die allen katastrophalen Fehlern zum Trotz prächtig voranschritt. Ob er nun Informant der Geheimdienste ist oder nicht, in jedem Fall gibt er sich keine Mühe zu verbergen, wie begeistert er mit Agenten interagiert. Ungefragt gibt er zu Protokoll, dass »wir Wissenschaftler etwas von den Spionen lernen könnten«.[117] Aufgrund ihrer gemeinsamen Interessen sollten sie eigentlich in einem ständigen Dialog stehen, schlägt er vor.

Der Wellcome Trust selbst ist sehr eng mit den britischen Geheimdiensten und ranghohen Regierungsvertretern verbandelt, darunter eine Reihe von Premierministern, und dem britischen Königshaus. 2019 schlug Queen Elizabeth II. Farrar zum Ritter.[118] Dame Eliza Manningham-Buller, von 2015 bis 2020 Farrars Chefin als Vorsitzende des Verwaltungsrats des Wellcome Trust, fungierte von 2002 bis 2007 als Generaldirektorin des MI5.[119] Seit sie 2008 das MI5-Hauptquartier Thames House offiziell verließ, gehört sie dem Verwaltungsrat des Wellcome Trust an.

Was die Reaktionen auf die Pandemie anging, mischten, wie Farrar einräumt, die britischen und amerikanischen Geheimdienste bereits Mitte 2020 eifrig mit. Eine seiner ersten Handlungen, nachdem man ihm die Pandemiebewältigung übertragen hatte, bestand nach Farrars eigener Erinnerung darin, sich mit der Ex-MI5-Chefin Manningham-Buller und dem aktuellen Leiter des Geheimdiensts, Andrew Parker, zusammenzusetzen.[120]

Als George Gao mit der erderschütternden Nachricht von dem Ausbruch anrief, vermutete Farrar, der neue Erreger sei wohl aus einem Labor entwichen und es handele sich möglicherweise um eine Biowaffe: »Für ein Spillover-Ereignis, von Tier auf Mensch, war es eher ungewöhnlich, dass es beim Menschen so unmittelbar und spektakulär in einer Stadt einsetzte, die über ein Biolabor verfügt … ein Biolabor, das eine nahezu konkurrenzlose Sammlung von Fledermausviren besitzt.« Das galt umso mehr, als man es mit einem neuen Virus zu tun hatte, das »praktisch maßgeschneidert für eine Infizierung menschlicher Zellen erschien«. Sollte es sich um einen Zufall handeln, so seine Einschätzung, dann um einen gewaltigen.[121]

Farrar schildert, wie er mit seiner Frau Christiane Dolecek in der Küche saß. »Das könnte ein manipuliertes Virus sein«, sagte er ihr. »Es könnte sich um einen Laborunfall handeln – oder Schlimmeres.« Das laut auszusprechen »fühlte sich an, als würde eine Granate explodieren«, erinnert er sich. Christiane warnte ihn: »Versteife dich nicht auf die Idee, dass das Virus künstlich entstanden ist.« Als er seine Bedenken gegenüber Manningham-Buller äußerte, gab sie ihm ebenfalls einen praktischen Rat: Stillschweigen bewahren. Als Nächstes riet sie »allen, die an den heiklen Gesprächen« über die Ursprünge des Coronavirus beteiligt waren, das Folgende: »Benutzt unterschiedliche Telefone; vermeidet es, E-Mails zum Thema zu schreiben; werdet eure üblichen E-Mail-Adressen und Telefonkontakte los.«[122]

An keiner Stelle erklärt Farrar, warum derartige Vorkehrungen für eine Gesundheitskrise erforderlich schienen, zumal doch in Großbritannien und den USA alle führenden Regierungseinrichtungen und Staatsdiener beispiellose Transparenz versprachen. »Möchte man auf wissenschaftlichen Fakten basierende Empfehlungen zur öffentlichen Gesundheit abgeben, muss alles transparent ablaufen«, hatte Anthony Fauci gesagt.[123] Und auch Francis Collins hatte versprochen: »Wenn die Impfstoffe erprobt werden, werden wir sehr transparent mit dem umgehen, was wir über ihre Sicherheit und ihre Wirksamkeit herausgefunden haben.«[124] Und kurz nach dem Amtsantritt von Präsident Biden sagte seine Pressesprecherin Jen Psaki, er plane »Transparenz und Wahrheit zurück in die Regierungsarbeit zu bringen. Die Wahrheit soll geteilt werden, auch wenn sie schwer zu ertragen ist«.[125]

2013, während der Ebolaepidemie in Westafrika, sei er »mit den Geheimdiensten im Kontakt gekommen«, gesteht Farrar. Was das genau bedeutet, lässt er offen.[126] Unabhängige Wissenschaftler und afrikanische Politiker haben überzeugende Beweise dafür vorgelegt, dass der Ebolaausbruch auf ein amerikanisches Biowaffenlabor in Sierra Leone zurückgeht, wo der Erreger unfreiwillig oder vorsätzlich freigesetzt wurde.[127] Das glaubte auch der amerikanische Biowaffenexperte Francis Boyle.[128,129]

Farrars Frau drängte ihn, seinen Bruder und andere enge Freunde und Verwandte heimlich zu alarmieren und auf die Gefahren hinzuweisen. Also rief Farrar am 27. Januar seinen Bruder James in Edinburgh an und gab »Freunden und Familie« eine Vorwarnung, was die aufziehende Pandemie anging.[130] Farrar beschreibt »leise geführte Gespräche« mit der kleinen Schar Privilegierter, denen er nahelegte, sich auf eine globale Pandemie einzustellen, ausgelöst von einem neuartigen Erreger, der »über das Potenzial verfügt, als Bioterrorismus eingestuft zu werden«. Seinem Bruder sagte er, britische und amerikanische Geheimdienste seien involviert. Was bezweckte er mit diesen Vorwarnungen? Das lässt Farrar offen. Wollte er dafür sorgen, dass seine Freunde sich noch rechtzeitig mit Toilettenpapier eindecken konnten? Als Nächstes rief Farrar einen seiner engsten Freunde an: »Ich sagte ihm, es gebe Bedenken, dass es sich um etwas Menschengemachtes handeln könnte – und dass ich ihm für den Fall, dass mir etwas zustieß, mitteilen wollte, was da vor sich ging.« Auch auf diese ominöse Gefahr für Leib und Leben geht er nicht näher ein, ebenso wenig auf die Gründe für seine Annahme, jemand wolle ihn zum Schweigen bringen oder gleich ganz eliminieren.[131]

An anderer Stelle gibt Farrar an, dass er in den 5 Jahren vor der Pandemie jeden Februar als Gast bei der Münchner Sicherheitskonferenz war.[132] Die zwielichtige Tagung, an der man nur auf Einladung teilnehmen darf, wurde 1962 von Ewald-Heinrich von Kleist ins Leben gerufen, der einst an einem ausgeklügelten Plan zur Ermordung Hitlers mitwirkte.[133] Henry Kissinger, der damals bei der Rockefeller Foundation war, und seine globalistischen Freunde waren ab der ersten Jahreskonferenz 1963 ständige Teilnehmer.[134] 2018 nahmen Hunderte Geheimdienstler an der Konferenz teil, so auch CIA-Direktor Mike Pompeo, der Direktor der nationalen Nachrichtendienste Dan Coats, 27 Chefs westlicher Nachrichtendienste wie dem britischen GCHQ und dem Mossad aus Israel, ranghohe Geheimdienstbeamte aus nahezu allen europäischen Hauptstädten, Agenten aus Saudi-Arabien, Irak, Kurdistan und Ruanda sowie ein bunter Strauß amerikanischer Neokonservativer, darunter Robert Kagan und Victoria Nuland.

»Ich laufe herum und amüsiere mich darüber, dass sich die iranischen mit den amerikanischen Spionen auf einen Kaffee treffen«, erzählt Farrar.[135]

Daneben waren 39 Verteidigungsminister und 22 Staats- und Regierungschefs in München anwesend. Farrar berichtet begeistert, dass das Publikum bei der Münchner Sicherheitskonferenz »sogar noch exklusiver als in Davos« sei, und wer 2020 unter anderem auf dem Podium gesessen habe, nämlich führende Globalisten des Weltwirtschaftsforums (World Economic Forum, WEF) wie Nancy Pelosi, Justin Trudeau, Emmanuel Macron und NATO-Generalsekretär Jens Stoltenberg. Macron ist übrigens ein Absolvent des berüchtigten »Young Global Leaders«-Forums des WEF.[136,137,138]

Dass er jedes Jahr wieder nach München eingeladen werde, gehe auf Sam Nunn zurück, den ehemaligen Vorsitzenden des Senatsausschusses für Verteidigungsfragen, so Farrar. Die Einladung sei ein Zeichen der Anerkennung dafür, wie stark sich der Wellcome Trust im Bereich der Biosicherheit einbringt, ein Thema, mit dem sich Nunn seine ganze berufliche Laufbahn über befasst hat.[139,140,141,142] Mit seinem historischen Gesetzentwurf rief Nunn 1991 das Nunn-Lugar Cooperative Threat Programm ins Leben, das dazu führte, dass in Osteuropa und an anderen Orten eine Vielzahl von Biowaffenlaboren entstand, darunter das gewaltige Nunn-Lugar-Biowaffenlabor in der ehemaligen Sowjetrepublik Georgien.[143,144]

In der CIA-Simulation »Dark Winter« mimte Nunn 2001 den US-Präsidenten. »Dark Winter« nahm die Milzbrandanschläge vorweg, die sich 3 Monate später unter anderem gegen US-Politiker richteten.[145] Wie bereits erwähnt, bereitete »Dark Winter« den Weg für den Aufstieg der Biosicherheitsagenda zur Speerspitze der amerikanischen Außenpolitik. 2019 tat sich Farrar mit Nunn für eine Tabletop-Übung zusammen, die von Nunns Nuclear Threat Institute (NTI) veranstaltet wurde. Dabei ging es darum, eine globale Pandemie zu simulieren, ausgelöst von einem Krankheitserreger, der im Labor gezüchtet und genetisch so verändert wurde, dass er schnell von Mensch zu Mensch überspringt.[146]

2021 dann wurde auf der Münchner Sicherheitskonferenz eine NTI-Simulation durchgeführt, die sich ebenfalls als sehr prophetisch erweisen sollte: Gegenstand war eine globale Affenpockenepidemie, die »laut fiktivem Drehbuch« am 15. Mai 2022 ausbrach.[147] Zum Zeitpunkt der Übung waren die Affenpocken eine milde Erkrankung, ausgelöst durch ein Virus (MPXV), das nur in sehr seltenen Fällen von Mensch zu Mensch überspringt. Aus diesem Grund hieß es im Drehbuch zur Tabletop-Übung auch, die ansteckende Affenpocken-Variante müsse aus dem Labor entwichen sein, wo man sie erfolgreich waffenfähig gemacht hatte, sodass sie sich von Mensch zu Mensch ausbreiten konnte.[148] Unglaublicherweise verkündeten die CDC im Mai 2022, also genau nach Zeitplan, dass »überraschend« Fälle bekannt geworden seien, bei denen Menschen Mitmenschen angesteckt hatten. Gegen den Rat seines eigenen Expertengremiums erklärte WHO-Generaldirektor Ghebreyesus am 23. Juli 2022 die Affenpocken zu einer Notlage von internationaler Tragweite.[149,150]

Ungewollt räumt Farrar ein, dass das Feld der Gain-of-Function-Forschung in Wirklichkeit von den Geheimdiensten dominiert wird, als er erklärt, es sei wichtig, dass er an der Münchner Sicherheitskonferenz teilnimmt, denn ansonsten würden die Nachrichtendienste die Gain-of-Function-Forschung voll und ganz monopolisieren: »Wenn man in der Welt der Sicherheitspolitik eine wissenschaftliche Präsenz aufrechterhält, dient das noch einem weiteren Zweck: Auf diese Weise stellt man sicher, dass Entscheidungen zu Dual-Use-Technologien, beispielsweise der Gain-of-Function-Forschung, die Wissenschaftler wie Ron Fouchier [mit Mitteln von Wellcome und NIAID] betreiben, nicht von der Sicherheitsgemeinde monopolisiert oder kontrolliert werden.«[151] Farrars Eingeständnis ist sehr aufschlussreich, bestätigt es doch ganz offen die Bestrebungen der Geheimdienste, die Gain-of-Function-Forschung zu kontrollieren.

Farrar schreibt weiter: »Dual-Use-Technologien wie etwa die Methoden, die dafür eingesetzt werden, Viren ansteckender oder tödlicher zu machen, können sehr furchteinflößend wirken.«[152] Nirgendwo erklärt er, warum dies bloß so wirkt. In obiger Passage finden sich weitere Belege für Farrars grottenschlechtes Urteilsvermögen. Ron Fouchier dient ihm offenbar als Beispiel für diejenigen Wissenschaftler, die verantwortliche Gain-of-Function-Arbeit betreiben, ganz im Gegensatz zu der Art Forschung, wie sie die Agenten wollen. Doch eben jener Fouchier trieb 2012 den NSABB-Ausschuss zur Revolte, als er leichtsinnig ein hochgeputschtes und pandemiefähiges Vogelgrippevirus erschuf, das sich von Frettchen zu Frettchen übertrug.[153,154] Warum ein Mitwirken von Wissenschaftlern wie Ron Fouchier – der ebenfalls ein miserables Urteilsvermögen an den Tag legte – die Dinge weniger furchteinflößend machen sollte, erklärt Farrar nicht. Als Jeremy Farrar sein Buch *Spike* veröffentlichte, wirkte Fouchier bereits entscheidend daran mit, die Ursprünge von Covid-19 zu vertuschen – Bestrebungen, bei denen Farrar die Strippen zog.[155] Wie genau die Rollen von Fouchier und Farrar dabei aussahen, können Sie in Kapitel 59 nachlesen.

Nun hatte Jeffrey Sachs für *The Lancet* eine Kommission angeführt, die sich mit den Ursprüngen von Covid-19 befasste, und trotzdem war er auch ein Jahr danach so naiv, dass es ihn schockierte, wie gelassen Farrar und seine Kameraden damit umgingen, dass in jedem Bereich der Pandemie (sozusagen von der Wiege bis zur Bahre) Geheimdienste mitwirkten.

»Ich befragte einen der Wissenschaftler zu alledem, zu Farrar im Hinblick auf die Frühphase [der Pandemie]. Und er entgegnete: ›Ja, einer von Farrars Spitzelfreunden hat ihm gesteckt, dass es aus einem Labor gekommen sein könnte.‹ Seine Spitzelfreunde? Ist das normal für den Chef des Wellcome Trust?«, sagte mir Sachs überrascht. »Ganz offensichtlich gibt es hier, auf die eine oder andere Weise, eine Rolle der Geheimdienste, was das Abwürgen von Diskussionen anbelangt, möglicherweise auch noch bei viel Schlimmerem, von dem wir noch nichts gehört haben.«[156]

Am 20. Februar 2023 kündigte Farrar seinen Wechsel von Wellcome zur Weltgesundheitsorganisation an, wo er das Amt des Chefwissenschaftlers bekleiden würde. Bei der Gelegenheit warnte er: »Diese Pandemie könnte noch einige Überraschungen mit sich bringen.«[157] Er forderte die Weltgemeinschaft auf, für CEPI 3,5 Milliarden Dollar für die Entwicklung von Pandemieimpfstoffen bereitzustellen, um die Menschheit vor künftigen Bedrohungen zu bewahren.[158] Außerdem seien im ersten Jahr 15 Milliarden Dollar an Fördermitteln nötig und in den Folgejahren jeweils 10 Milliarden Dollar.[159]

Im Gespräch mit dem *Guardian* war Farrar tatsächlich so dreist, Chinas Null-Covid-Politik als katastrophal zu kritisieren – genau die Maßnahmen also, die er und die SAGE-Gruppe zuvor so gelobt und westlichen Regierungen aufzuzwingen versucht hatten.

»Das war nie nachhaltig«, sagte Farrar in dem Interview. Nachdem Peking die Einschränkungen aufgehoben habe, werde das Land nun »eine Reihe Infektionswellen« bekämpfen müssen. Offenkundig hatte er vergessen, wie er im September 2020 mit Rücktritt gedroht hatte, sollte die britische Regierung nicht einen knallharten Lockdown nach chinesischem Vorbild beschließen.[160]

»Aktuell durchlaufen sie gerade eine furchtbare Welle«, erklärte Farrar dem *Guardian*. »Ich glaube nicht, dass es vollständige Transparenz gibt, was die Zahl der Fälle, die Zahl der Toten oder die Folgen von alledem angeht.«[161]

Was Farrar an dieser Stelle nicht erwähnte: In Großbritannien und anderen Ländern, die Farrars drakonischen Lockdown durchlitten hatten, waren die Übertragungszahlen von Covid-19 ebenfalls historisch hoch. Zahlen des britischen Statistikamts zeigen, dass zu dem Zeitpunkt, als Farrar das Coronaregime der Chinesen anprangerte, in Großbritannien einer von 55 Menschen an Covid-19 erkrankt war.[162]

»Wir benötigen neue Impfstoffe, die die Infektion tatsächlich aufhalten«, verkündete er mit Verspätung. »Unsere Position ist nicht so gut, dass wir uns sicher sein können, dass diese Sache nicht wiederkehrt, bevor wir über Impfstoffe verfügen, die eine Übertragung blockieren. Und ich weiß nicht, ob die möglich sind, aber ich denke, es sollte das Ziel sein, sie bis Ende des Jahrzehnts oder so rasch wie möglich zu bekommen.«[163]

Und dann fügte ausgerechnet der Mann, der sich die Vogelgrippepanik von 2005 ausgedacht hatte, noch hinzu: »Die aktuelle Pandemie von Vogelgrippe H5N1 ist ein wirklich besorgniserregendes Thema.«[164]

Meryl Nass weist darauf hin, dass alles, was wir in die Vorbereitung auf Pandemien investiert haben, vergebens gewesen ist. Die USA hätten »seit den Milzbrandbriefen grob geschätzt 150 Milliarden Dollar in das Projekt »Pandemic Preparedness« gesteckt, aber als Covid-19 dann ausbrach oder man uns vorsätzlich damit überzog, hatten wir nicht das Geringste vorbereitet«.[165]

◇◇◇

KAPITEL 55

Die Pandemie beginnt

Schon im November 2019 war in China allgemein bekannt, dass in Wuhan eine schwere Influenzawelle wütete, dennoch behauptet Farrar, er habe erst Silvester durch den Anruf eines alten Kumpels erstmals von der Existenz der »Wuhan-Grippe« gehört.[1] George Gao, der Leiter des chinesischen Seuchenschutzes, rief Farrar an und eröffnete ihm, man beobachte in Wuhan zahlreiche Fälle einer infektiösen Atemwegserkrankung.[2] Am selben Tag, dem 31. Dezember 2019, informierte China die Weltgesundheitsorganisation über einen kleinen Cluster von »Lungenentzündungen unbekannten Ursprungs«.

3 Tage zuvor hatte ein Mann mit Fieber und Atemnot ein Krankenhaus in Frankreich aufgesucht.[3] Monate später würden Forscher ihn zu den ersten Fällen von Covid-19 in Europa zählen. Als der Mann ins Krankenhaus kam, versuchten – nach heutigem Wissensstand – chinesische Behörden bereits seit Wochen, das Virus ohne großes Aufsehen in den Griff zu bekommen, aber die Staatsführung hielt diese Informationen zurück.

Noch am 14. Januar beharrten China und die WHO darauf, dass die neue Lungenentzündung ausschließlich Stammgäste des Tiermarkts in Wuhan betreffe und man keinerlei Fälle beobachtet habe, in denen die Krankheit von Mensch zu Mensch übertragen wurde.[4,5] Farrar sagt, Gao habe ihm erklärt, er müsse sich keine Sorgen machen, denn bei dem Virus handele es sich nicht um den SARS-Erreger, also nicht um das Virus, das 2002/2003 weltweit 774 Menschen tötete.[6,7] Farrar formuliert es nicht ausdrücklich so, aber man gewinnt den Eindruck, als habe er schon damals vermutet, dass Gao ihn belügt.

Nach seiner Schilderung hatte China schon im Jahr 2002 die wichtige Information, dass sich SARS von Mensch zu Mensch überträgt, 4 Monate lang zurückgehalten – lang genug für den Erreger, um auf Weltreise zu gehen. Erst als das Virus auch außerhalb des Landes beobachtet wurde, meldete Peking der Weltgesundheitsorganisation endlich den SARS-Ausbruch.

Doch zurück zur »Wuhan-Grippe«. In einem ersten Schritt alarmierte Farrar nach dem Telefonat mit Gao zwei seiner »ranghöchsten Kollegen«, die MI5-Chefin Eliza Manningham-Buller und ihren Stellvertreter Mike Ferguson. Dabei werfen sein Handeln und seine Äußerungen eine Frage auf: Vermutete er schon damals, dass Gao wusste, worum es sich bei der geheimnisvollen Lungenentzündung wirklich handelte, nämlich um ein SARS-ähnliches Coronavirus? Und war es nicht vielmehr so, dass Gao aus Sorge vor staatlichen Repressionen trotz ihrer langjährigen und engen Freundschaft mit dieser Information hinter dem Berg hielt? In seinem Buch schreibt Farrar jedenfalls: »[Chinas] Wissenschaftler hatten Angst, an die Öffentlichkeit zu gehen, denn Chinas Regierung drohte, alle ins Gefängnis zu werfen, die vertrauliche Informationen über die Epidemie preisgaben.«[8] Am Tag des Anrufs twitterte Farrar, die Nachricht sei beunruhigend, äußerte gleichzeitig aber Bewunderung für die neue, verbesserte chinesische Seuchenschutzbehörde – »sie hat sich seit den Zeiten von SARS von Grund auf gewandelt«.[9]

Wie wir inzwischen wissen, hatten staatliche chinesische Wissenschaftler Ende Dezember das Virus bereits in drei Laboren genetisch kartografiert. Jeremy Farrar war einer der ersten Europäer, die das herausfanden. Hat ihm Gao möglicherweise zugeflüstert, dass die Regierung diese wichtigen Informationen bereits seit über einer Woche unter Verschluss hielt?[10] Es wäre zumindest nicht überraschend, dass Farrar gelogen haben könnte, um seinen Freund vor den Politkommissaren der KPCh in Schutz zu nehmen.

Für praktisch jeden Virologen in China und überall sonst, wo die berufliche Existenz und die Karriere von Fördergeldern abhängen, ist es unerlässlich, Farrar auf Twitter zu folgen. Am 10. Januar 2020, 10 Tage nach seinem Gespräch mit Gao, wandte sich Farrar auf dem Kurznachrichtendienst versteckt an die chinesischen Wissenschaftler, die das Genom kartografiert hatten, und forderte sie auf, sich über die Anordnungen ihrer Regierung hinwegzusetzen und die Sequenz öffentlich zu machen. Er twitterte: »Sollten wichtige

Informationen für die öffentliche Gesundheit nicht unmittelbar mit der WHO geteilt werden, läuft etwas gewaltig schief.«[11] In einem weiteren Tweet wurde Farrar noch deutlicher: »Wenn es stimmt, was verlangt die Pflicht von den Ermittlern, @Nature @NEJM und anderen? Für mich ist die Antwort jedenfalls klar.«[12]

Farrars Tweet zeigte Wirkung. Keine 12 Stunden später wurde Professor Zhang Yongzhen aus Shanghai aktiv. Er setzte sich über die Anweisungen aus Peking hinweg und ließ Professor Eddie Holmes die SARS-CoV-2-Sequenz zukommen, die er mit seinem Team erarbeitet hatte.[13] Holmes, ein Virologe an der University of Sydney und Freund Farrars, gilt als globale Kapazität, was die Entwicklung und das Auftreten von Infektionskrankheiten anbelangt.[14] Wie wir sehen werden, sollte sich der gebürtige Brite Holmes schon rasch zu einem zentralen Strippenzieher in Sachen globale Vertuschungsaktionen rund um Covid-19 mausern. Genau wie Farrar hat auch Holmes im Verlauf seiner Karriere immer wieder finanzielle Zuwendungen vom Wellcome Trust erhalten. Holmes, 4 Jahre jünger als Farrar, war zur selben Zeit wie dieser am University College London, von wo aus er nach Cambridge ging, um dort seinen Master in Zoologie zu machen. Der Wellcome Trust rekrutierte ihn von der Hochschule weg.

Als 2020 in der Öffentlichkeit der Argwohn wuchs, dass führende Virologen möglicherweise gemeinsame Sache mit China dabei machten, die Ätiologie von Covid-19 geheim zu halten, geriet Holmes als alter Chinaexperte, dessen Loyalität gleichermaßen chinesischen wie westlichen Medizinkartellen galt, in eine zusehends schwierigere Lage. Während Australiens Regierung Holmes für dessen Rolle bei der Eindämmung von Covid-19 die Auszeichnung »Prime Minister's Prize for Science« überreichte, machte sich jemand daran, Holmes' offiziellen Lebenslauf gründlich zu säubern und seine umfassenden Verbindungen nach China zu tilgen.[15,16] Hier einige Highlights aus den Einträgen, die aus der Vita verschwanden: Seit 2014 beriet Holmes Chinas Gesundheitsministerium und war Gastprofessor bei der chinesischen Seuchenschutzbehörde. Er nahm an Forschungskonsortien teil, etwa am Shanghai Public Health Clinical Center der Fudan-Universität, und 25 Jahre lang veröffentlichte er gemeinsame Arbeiten mit George Gao.[17,18] Von den frühen 1990er-Jahren an bis 2004 arbeiteten Farrar und Holmes zusammen – taten sich gütlich an den Fördertöpfen Wellcomes und veröffentlichten gemeinsam mehrere Arbeiten.[19]

Seine Ehrengastprofessur an der Fudan-Universität in Shanghai machte Holmes zu einem Kollegen seines alten Freundes Zhang Yongzhen.[20,21] Am 5. Januar um 2:00 Uhr morgens hatten Zhang und sein Team erfolgreich das Coronavirusgenom sequenziert, und zwar aus einer Lungenprobe, die einem der ersten Pneumoniepatienten im Zentralkrankenhaus Wuhan entnommen worden war. Was Zhang sofort ins Auge stach, war die auffällige Übereinstimmung zu SARS.[22] Von Zhangs Entdeckung erfuhr Farrar möglicherweise von Holmes (wie er es schildert) oder von Gao. Holmes und Zhang seien sich einig gewesen, so Farrar, dass Zhang das Gesundheitsministerium informieren müsse, was er dann auch am selben Tag machte.[23] Farrar rief anschließend George Gao an und drängte ihn, auf die chinesische Regierung einzuwirken, dass sie die Informationen zum Genom publik macht. Farrar setzte Gao die Pistole auf die Brust: Sollte China die Sequenz nicht veröffentlichen, würde er selbst es tun.[24]

Holmes rief Zhang an und bat um Erlaubnis, die Sequenz zu veröffentlichen. Es war der Morgen des 11. Januar 2020, und Zhang hielt sich auf dem Flughafen Hongqiao in Shanghai auf, wo in wenigen Minuten sein Flug aufgerufen werden sollte. Zhang hatte nur wenige Augenblicke Zeit, Holmes riskante Bitte abzuwägen, dann musste er an Bord gehen. Innerhalb von Sekunden traf er die mutige und folgenschwere Entscheidung, Holmes grünes Licht zu geben: Ja, er dürfe das Genom veröffentlichen. Damit setzte er sich über die strikten Anweisungen seiner Regierung hinweg und ließ zu, dass der genetische Code des neuen Coronavirus publik wurde.[25,26]

52 Minuten nachdem er die Sequenz von Professor Zhang erhalten hatte, hatte Eddie Holmes seinen Freund Andrew Rambaut von der University of Edinburgh überredet, das Covid-19-Genom auf *Virological.org* zu veröffentlichen, einer öffentlich zugänglichen Webseite, die Kristian Andersen und Rambaut gemeinsam betrieben.[27,28,29] Rambaut lud die Sequenz herunter und

drückte am 11. Januar um 1:05 Uhr morgens den Senden-Button.[30,31] Rambaut und Andersen sollten führende Mitverschwörer sein, als es daranging, die Ursprünge von Covid-19 zu vertuschen.[32,33]

Jetzt, da die Katze aus dem Sack war, meldete sich wenige Stunden später auch die chinesische Regierung und übermittelte der Weltgesundheitsorganisation die Gensequenz, die das Virologische Institut Wuhan erarbeitet hatte.[34] Auf Twitter gab sich Farrar konziliant, möglicherweise, um es sich nicht vollends mit den Chinesen zu verderben: »Ein potenziell wirklich wichtiger Augenblick in der Geschichte der öffentlichen Gesundheit. Muss gefeiert werden. Alle in Wuhan, in China und darüber hinaus Beteiligten verdienen Anerkennung, Dank und Ruhm.«[35] So unterwürfig Farrars Tweet auch war, er schmälerte nicht den Zorn des chinesischen Staatsapparates über Zhangs Ungehorsam. Das Labor des Professors in Shanghai wurde einen Tag später für »Korrekturen« geschlossen.[36]

Noch am 11. Januar veröffentlichte die Weltgesundheitsorganisation ein weiteres Bulletin. Darin hieß es, der Großmarkt für Fisch und Meeresfrüchte in Wuhan sei schuld an dem Ausbruch, außerdem wurde die offizielle chinesische Version nachgeplappert, nach der die Krankheit nicht ansteckend sei: »Es gibt keine Infektionen unter medizinischem Personal und keine klaren Beweise für eine Übertragung von Mensch zu Mensch.«[37] Selbst Farrar verweist darauf, dass den Chinesen schon damals klar gewesen sein muss, dass es sich bei dieser Aussage um eine Lüge handelte.

Jasper Fuk-Woo Chan, Forscher an der Universität Hongkong, reichte bei *The Lancet* eine Arbeit ein, in der er eine Übertragung von Mensch zu Mensch und eine asymptomatische Übertragung nachwies. Damit lieferte er *Lancet*-Chefredakteur Richard Horton die Gelegenheit, seine Loyalität gegenüber Peking und seine fragwürdigen Moralvorstellungen unter Beweis zu stellen, denn Horton hielt diese wichtigen Erkenntnisse länger als eine Woche zurück.[38,39]

Am 18. Januar erhielt Farrar ein vertrauliches Schreiben von Thijs Kuiken, einem niederländischen Veterinärpathologen und Professor für Vergleichende experimentelle Pathologie an der Erasmus-Universität Rotterdam.

Horton hatte Kuiken gebeten, den Artikel aus Hongkong für *The Lancet* zu begutachten. Frustriert beklagte sich Kuiken bei Farrar, dass die Arbeit eine Übertragung von Mensch zu Mensch wie auch eine asymptomatische Übertragung klar belege. Diese Informationen seien von zentraler Bedeutung für die globale Gesundheit, schreibt Kuiken, doch Horton – offenbar auf Geheiß seiner chinesischen Bosse – lehnte es hartnäckig ab, die Erkenntnisse zu veröffentlichen. Thijs Kuiken steckte nun in einem Dilemma: Ging er mit seinen Informationen an die Öffentlichkeit, würde er Leben retten, aber gleichzeitig gegen die strengen Vertraulichkeitsbestimmungen verstoßen, denen die Peer-Review unterliegt. Als sich Horton weigerte, Farrars Anrufe entgegenzunehmen, beschwerte sich Farrar nach eigener Aussage direkt bei George Gao. Möglicherweise ist es auf Farrars Intervention zurückzuführen, dass China am 20. Januar endlich einräumte, dass sich das Virus von Mensch zu Mensch überträgt.[40] Am 24. Januar dann veröffentlichte *The Lancet* mit einiger Verspätung endlich den Hongkonger Artikel.[41]

◇◇◇

KAPITEL 56

Farrars magischer Umgang mit Geld

◇◇◇

In seinem Buch *Spike* räumt Farrar völlig unverhohlen ein, dass er enge Freunde und Angehörige mit Geheiminformationen über das neue Virus und die geplanten Abwehrmaßnahmen versorgte. Damit nicht genug: Schon bald erweiterte er den Kreis der Eingeweihten um Investoren, die Milliarden damit verdienen konnten, Farrars Covid-19-Prognosen und die beabsichtigen Eindämmungsstrategien früher zu kennen als die Öffentlichkeit.

Am 31. Januar 2020 hielt Farrar einen Call mit Finanzmanagern des Wellcome Trust ab, die derzeit ein Vermögen von 47,8 Milliarden Dollar verwaltet.[1,2] Ein faszinierendes Treffen, aber das Einzige, das wir darüber wissen, entstammt Farrars Erinnerungen, und wir können davon ausgehen, dass diese nicht zu seinem Nachteil ausfallen und gegebenenfalls unvollständig sind. Was Farrar demnach den Investmentprofis von Wellcome sagte: »Ich beschäftige mich seit 20, 30 Jahren mit neu auftretenden Infektionskrankheiten, aber in all der Zeit habe ich noch nie etwas beobachtet, das […] sich derart rasch und dynamisch bewegte wie das hier.«[3]

Es handelt sich hierbei um die erste bekannte Warnung an Investoren hinsichtlich der Folgen, die diese rasch um sich greifende Krankheit nach sich ziehen würde – eine Krankheit, gegen die die Menschen keine Immunität besaßen.[4] Es gibt kein öffentliches Protokoll des Treffens oder sonstige Hinweise darüber, was Farrar diesen Finanzleuten darüber hinaus erzählt haben mag. Nirgendwo geht er auf die Einzelheiten seiner Beratung ein oder darauf, wie die Geldsäcke von Wall Street und Lombard Street diese Informationen aufnahmen und was sie daraus machten. Haben Wellcomes gewiefte Finanzgenies womöglich viele Milliarden Dollar dadurch verdient, dass Jeremy Farrar ihnen an diesem Wendepunkt in der Menschheitsgeschichte Insiderwissen darüber zukommen ließ, wie er die aufziehende Pandemie zu bekämpfen gedachte?

Über die nächsten 20 Monate hinweg genoss Farrar beispiellosen Einfluss auf die Öffentlichkeit und die Weltwirtschaft; er konnte praktisch wie ein Diktator agieren. Dafür sorgten seine einflussreiche Position bei Wellcome und im britischen SAGE-Ausschuss, sein freundschaftliches Verhältnis zu mächtigen Mitstreitern wie Anthony Fauci, Bill Gates, George Gao und WHO-Chef Tedros Ghebreyesus, sein Einfluss auf Großbritanniens Pandemieverantwortliche Patrick Vallance und Christopher Whitty und sein enges Verhältnis zu zahlreichen Staats- und Regierungschefs sowie Gesundheitsministern in Europa und Asien.

Während der Pandemie trat SAGE praktisch an die Stelle der britischen Regierung, und Farrar war der allmächtige Premierminister. Johnny Vedmore merkte dazu an: »Jeremy Farrar … spielte eine zentrale Rolle bei der Planung, Vorbereitung und Umsetzung in praktisch jedem Bereich der Covid-19-Maßnahmen in Großbritannien und den USA. Möglicherweise besaß während der Krise kein anderer Mensch auf diesem Planeten derart viel Macht und ist mithin derart schuldig an dem Desaster, das sich in der Zeit entwickelte, die er am Ruder war.«[5]

Farrar wirkte mit an einer globalen Pandemiepolitik, die unter anderem darin bestand, Lockdowns anzuordnen, Volkswirtschaften zum Stillstand zu bringen, den Flugverkehr einzustellen, Abermillionen Kleinunternehmer in die Insolvenz zu treiben, Zwangsimpfungen einzuführen, Impfstoffherstellern volle Immunität zu gewähren und ihre Arbeit mit Milliardensummen zu fördern sowie Behandlungsansätze aus dem Spiel zu nehmen, die frühzeitig hätten Leben retten können. All diese politischen Maßnahmen hatten er und seine Spießgesellen mit einigem Vorlauf erwogen und vorbereitet. In Dutzenden Planspielen wurde Zehntausenden Politikern, Ordnungshütern und Ersthelfern eingebläut, was sie zu tun hätten, sollte der große Tag kommen.

Farrar hatte sich aus nächster Nähe ansehen können, wer bei früheren Pandemien zu den finanziellen Gewinnern und wer zu den Verlierern zählte.

Wie nicht anders zu erwarten, führten die Covid-19-Lockdowns und die Massenimpfungen, die er anordnete, zu Milliardengewinnen für Internetkonzerne wie Amazon, Facebook, Apple, Twitter, YouTube, Microsoft und Google; für Pharmaunternehmen wie Pfizer, Moderna, AstraZeneca und Johnson & Johnson; für KI-Entwickler und Sicherheitsunternehmen wie Microsoft und Palantir; für Lebensmittellieferanten wie Uber und DoorDash; für E-Learning-Plattformen und Anbieter von Telekonferenzen wie Zoom; für Streamingdienste wie Netflix und Hersteller von Spielkonsolen; für Medienkonzerne wie CNN, Fox und Bloomberg. Viele der milliardenschweren CEOs dieser Unternehmen sind just die Männer und Frauen, mit denen Farrar während der fünf vorangegangenen Weltwirtschaftsforen in Davos, aber auch bei der WHO, der Weltbank in Genf oder auf der Münchner Sicherheitskonferenz zusammentraf. Sein exklusives Insiderwissen hätte es Farrar und seinen Vertrauten erlaubt, profitable Finanzwetten abzuschließen, und mit ihm in Kontakt stehende Finanzmanager hätten in Anbetracht dessen, was da kommt, leicht gewaltige Reichtümer anhäufen können.

Tim Schwab, der die Geschäftsinteressen von Bill Gates so gut wie kaum jemand sonst kennt, schreibt im *British Medical Journal*:

> »Wellcomes Anhänger preisen den umfassenden Fundus an biomedizinischer Expertise, den die wohltätige Organisation in die Pandemie einbringt, allen voran ihr Direktor Jeremy Farrar, ein berühmter Experte für Infektionskrankheiten, der bei früheren Ausbrüchen von Ebola und Vogelgrippe nach Auffassung vieler Beobachter eine zentrale Rolle gespielt hat.«[6]

Schwab weiter:

> »Farrar sitzt im internen Investmentausschuss von Wellcome, einem Gremium, das eine umfassende beratende Rolle dabei spielt, wie der Trust mit seinem Geld umgeht. Wellcome äußerte sich nicht dazu, inwieweit es optimal ist, dass Farrar zwei Rollen spielt und sowohl bei den Geldangelegenheiten des Trust als auch bei dessen gemeinnützigem Auftrag mitmischt.

> Der Trust lehnte zudem wiederholte Anfragen ab, Farrar oder einen anderen Vertreter interviewen zu dürfen.«[7]

Wie Bill Gates, Anthony Fauci und viele andere der Männer, die bestimmten, wie die Welt auf Covid-19 zu reagieren habe, stand Farrar im Zentrum finanzieller Verstrickungen, die schwere Interessenkonflikte nach sich zogen. Womöglich haben er und seine bestens informierten Kumpane im Investmentausschuss von Wellcome Zurückhaltung an den Tag gelegt und sich einwandfrei aufgeführt. In seinem Buch zur Pandemie jedenfalls geht er nicht darauf ein, wie er mit diesen ethisch herausfordernden Dilemmas umgegangen ist.

◇◇◇

KAPITEL 57

Das Weltwirtschafts-forum

Am 23. Januar 2020, eine Woche vor Farrars Geheimtreffen mit dem Investmentausschuss von Wellcome, verhängte Chinas Regierung einen Lockdown über die 12-Millionen-Stadt Wuhan. Fortan fuhren weder Busse, Züge oder Autos, noch durften Flugzeuge starten oder landen. Die mehrheitlich gesunden Bürger waren in ihren eigenen vier Wänden eingesperrt, und das mitten im Neujahrsfest (*Chunjie*), zu einer Zeit also, in der alljährlich rund 450 Millionen Chinesen von A nach B unterwegs sind. Tatsächlich handelt es sich hierbei um die größte regelmäßige Migrationsbewegung der Welt.[1]

Mit ihren weißen Schutzanzügen, den Atemschutzgeräten und Kanistern voller Desinfektionsmittel auf dem Rücken sahen die Sicherheitsbeamten aus wie Astronauten, als sie durch Wuhans leere Boulevards, Straßen und Alleen stapften und versuchten, das Virus mit Begasungsmitteln unschädlich zu machen. Stand jemand im Verdacht, das Virus zu übertragen, wurde die Person zu Hause eingesperrt und die Tür von außen vernagelt.

Fast 3 Jahre später zwangen landesweite Massenproteste in zahlreichen Städten die KPCh endlich dazu, die repressiven Lockdownmaßnahmen zu lockern. Innerhalb weniger Tage explodierten in ganz China die Covid-19-Zahlen. Hunderte Millionen Menschen infizierten sich, die Zahl der Toten beläuft sich Schätzungen zufolge auf bis zu einer Million.[2,3] Angesichts dieser albtraumhaften Verluste mussten selbst die lautstärksten Lockdownbefürworter (darunter Farrar) eingestehen, dass die Lockdownpolitik es nicht geschafft hatte, die Übertragung aufzuhalten oder die Zahl der Opfer zu reduzieren.[4] Der Lockdown war grausam, kostspielig und tödlich, und das Einzige, was damit erreicht wurde, war, den Tag der Abrechnung hinauszuzögern. Ganz anders hatte das noch Anfang 2020 geklungen. Damals rühmten Farrar und die Milliardäre auf dem Weltwirtschaftsforum Chinas Maßnahmen als Vorbild für den Rest der Welt.

Nachdem sie endlich grünes Licht aus Peking erhalten hatte, verkündete die Weltgesundheitsorganisation am 30. Januar, wenngleich verspätet, bei Covid-19 handele es sich um eine »gesundheitliche Notlage internationaler Tragweite«.[5] Farrar weilte zu diesem Zeitpunkt auf dem Jahrestreffen des Weltwirtschaftsforums (WEF) in der Schweiz.[6] Da Farrars Freund, der WHO-Generaldirektor Tedros Ghebreyesus, eine Notfallsitzung seiner Organisation zu Covid-19 leiten musste, sprang Farrar freundlicherweise ein und übernahm Tedros' Aufgaben in Davos. Den Großteil des Tages verbrachte er mit Stéphane Bancel, dem »neuen Superstar-CEO des Biotech-Unternehmens Moderna«, wie Farrar ihn beschreibt.[7]

Was für ein Zufall, dass Jeremy Farrar in Davos Covid-19 ankündigte. Unter den 3000 Teilnehmern befanden sich 119 Milliardäre und 53 Staats- und Regierungschefs. Bill Gates war bei dieser Zusammenkunft nicht der einzige Titan, der Finanzwetten auf Pandemien abgeschlossen hatte. Flotten von Privatjets schweben jeden Winter in Davos ein und spucken Milliardäre aus, von denen viele reicher sind als so manches Land. Während diverser Versammlungen, bei denen man nur auf Einladung Zutritt hat, treffen sie auf Staats- und Regierungschefs und Oligarchen, um gemeinsam über Lösungen zu den Themen Armut, Klima, Kapitalströme oder Pandemiebekämpfung zu sinnieren. Was in der Theorie verheißungsvoll klingt, gipfelt in der Realität jedoch in von oben aufgezwungenen Maßnahmen, die unweigerlich dazu führen, dass die Reichen reicher werden, dass die Unternehmensbesteuerung sinkt und Regulierungen gelockert werden, dass die Macht der Gesetzeshüter zentralisiert und ausgeweitet wird und dass nationale Souveränität, Bürgerrechte und Demokratie beschnitten werden. Der Gründer des Weltwirtschaftsforums, Klaus Schwab, betitelt diese Agenda als »Great Reset« (»Großer Neustart«). Es ist dies die ehrgeizige Vision von einer schönen neuen Welt mit einer globalen Regierung und engmaschigen

Kontrollen, die gewährleisten sollen, dass unser Verhalten und unsere Wahlmöglichkeiten dem »Allgemeinwohl« dienen.

Mit kriecherischer Begeisterung stimmen Davos-Teilnehmer in Schwabs Lobeshymnen von einer besseren Zukunft ein. Ida Auken beispielsweise, Mitglied des »Young Global Leaders«-Programms und dänische Parlamentarierin, hat sich dazu ein Szenario überlegt, das zwar fiktiv, aber durchaus plausibel ist. Darin heißt es, der Teil der Bevölkerung, der nicht in Davos dabei ist, könnte sich in einer Welt wiederfinden, in der die Menschen »nichts besitzen und keinerlei Privatsphäre haben«. Ein Leben, »das nie zuvor so gut war«, so beschreibt Auken ihre Idylle.[8]

Die Münchner Sicherheitskonferenz und das Weltwirtschaftsforum arbeiten gemeinsam daran, mithilfe von Themen wie Biosicherheit und Pandemic Preparedness die Globalisierung und eine zentralisierte Regierungsgewalt voranzutreiben – Ziele, die die Milliardäre des Weltwirtschaftsforums noch reicher machen werden und gleichzeitig die Macht der westlichen Geheimdienste mehren. Zwar hagelt es beim WEF Lippenbekenntnisse zum demokratischen Grundgedanken, aber im Mittelpunkt der empfohlenen politischen Maßnahmen stehen politische Stabilität, Unternehmensgewinne, Sicherheit und Überwachung sowie uneingeschränkter Handel. Bei der Spielart von Globalisierung, die das Weltwirtschaftsforum anstrebt, stehen der freie Waren- und Kapitalfluss, der Schutz von Eigentum und last, but not least die Deckelung von Kosten im Mittelpunkt, egal, ob in Form von Steuern oder Lohnkosten. Wenig überraschend würden das WEF und seine Mitglieder von zentralisierten Wirtschaften und politischen Systemen profitieren, die es erleichtern, unliebsame oder von demokratischen Ideen beseelte Bevölkerungsgruppen zu überwachen oder zu kontrollieren. Innerhalb derartiger Protokolle ist Demokratie kaum mehr als etwas Kostspieliges und Extravagantes – ein Hemmschuh, der die Technokratenelite beim endlosen Anhäufen von Reichtümern und politischer Macht bremst.

Vor 2 Jahrzehnten schüttelten sich Anthony Fauci und Bill Gates in Seattle erstmals die Hände. Seitdem haben das Weltwirtschaftsforum und seine Mitglieder sich das öffentliche Gesundheitswesen und die Klimakrise zu eigen gemacht. Von oben durchgedrückte Maßnahmen erhalten einen moralischen Anstrich, während Geld und Macht in Richtung der Superreichen fließen und einem zentral gelenkten Sicherheitsstaat in die Karten spielen. Die globale Gesundheitspolitik, die den Weg für Schwabs »Great Reset« bereiten soll, wird uns von ihren Befürwortern auch als »Biosicherheitsagenda« oder als »Pandemic Preparedness and Response« verkauft. Ich verwende diese Begriffe im weiteren Verlauf synonym.

Richard Hatchett, neokonservative Marionette

Nachdem in Wuhan der Lockdown verhängt wurde, berief die Coalition for Epidemic Preparedness Innovations, kurz CEPI, eine Pressekonferenz ein. An dieser nahmen Stéphane Bancel, Jeremy Farrar und CEPI-Chef Richard Hatchett teil. CEPI ist laut Eigenbeschreibung ein »Finanzierungsmechanismus für die Entwicklung von Impfstoffen gegen neuartige Infektionskrankheiten«. Tatsächlich handelt es sich um ein von Bill Gates erschaffenes Konstrukt, über das er Geld aus den Entwicklungshilfetöpfen westlicher Nationen in die Entwicklung von Pandemieimpfstoffen umlenkt. Viele der westlichen Politiker, die sich an diesem Schwindel beteiligen, sind Absolventen des »Young Global Leaders«-Programms von Klaus Schwab – Leute wie Angela Merkel, Emmanuel Macron oder Jacinda Ardern, um nur einige zu nennen. Klaus Schwab prahlt, seine Young Global Leaders würden bei zahlreichen Regierungen Kabinettsposten einnehmen und auf diese Weise den angestrebten »Great Reset« des Weltwirtschaftsforums vorantreiben.[9,10] Die größten nicht staatlichen Geldgeber von CEPI sind weiterhin Wellcome und die Bill & Melinda Gates Foundation.

Während der Amtszeit von US-Präsident George W. Bush entwickelte sich CEPI-Chef Richard Hatchett zu einem der wichtigsten Aushängeschilder der Biosicherheitsagenda von Neokonservativen und der CIA.[11] Nach seinem Abschluss an der Vanderbilt University School of Medicine und einer klinischen Ausbildung in Innerer Medizin und Onkologie an der Cornell und der

Duke arbeitete Hatchett als wissenschaftlicher Mitarbeiter am Imperial College London.[12] Wie viele andere Biosicherheit-Apparatschiks zog es auch ihn dann zu den Freiluftlaboren für Menschenversuche, die Big Pharma auf dem afrikanischen Kontinent betreibt. In Gabun führte Hatchett während des Ebolaausbruchs klinische Studien durch. Es gibt stichhaltige Beweise, die dafürsprechen, dass ein Leck in einem Labor, das mit Geld aus den USA in Sierra Leone betrieben wurde, Auslöser der Epidemie war.[13]

Kurz nach 9/11 wechselte Hatchett nach Washington und wirkte in dem Team mit, das für George W. Bush Pandemieplanung betrieb. Mit seiner Keimphobie und seinen imperialistischen Wertvorstellungen passte Hatchett hervorragend zu den Neocons im Weißen Haus. Man beförderte ihn zum Leiter für Bioschutz im Homeland Security Council des Weißen Hauses.[14,15] Von seinem Posten in der Heimatschutzbehörde aus wirkte Hatchett 2005/2006 als Hauptautor am Werk *National Strategy for Pandemic Influenza: Implementation Plan* mit, in dem ein militarisierter und autoritärer Ansatz im Pandemiemanagement beworben wird.[16] Hatchett entwickelte auch eine Zukunftsvision, bei der Staaten ihrer Bevölkerung schmerzhafte Lockdowns auferlegen. Die einzige Möglichkeit, dem zu entgehen, bestünde darin, sich ein überhastet entwickeltes und ungenügend getestetes Vakzin verabreichen zu lassen, für das es keine Haftung gebe.[17]

Sein Plan umfasste auch Maßnahmen wie die Maskenpflicht, Social Distancing und knallharte Lockdowns, die der Staat so lange durchsetzen würde, bis ein Impfstoff zur Verfügung steht. Angesichts derartiger Qualen wäre eine vor Angst gelähmte Bevölkerung vermutlich nur zu gerne bereit, sich einen experimentellen Impfstoff verabreichen zu lassen, um bloß ihre Freiheiten zurückzuerlangen. Mit einer Arbeit in der wissenschaftlichen Fachzeitschrift *Proceedings of the National Academy of Sciences* legte Hatchett 2007 als Hauptautor nach und unterfütterte seine ungewöhnliche Strategie mit Argumenten, die auf sehr tönernen Füßen standen. Er ging dabei auf die Spanische Grippe von 1918 ein und erklärte, dass es die von der Obrigkeit eingeleiteten rigiden Schritte gewesen seien, die bei dieser Pandemie letztlich zum Erfolg geführt hätten.[18] Seine Belege für diese Hypothese zog Hatchett aus einer umstrittenen und stark angezweifelten Studie von 2007 (ein Mitautor war Neil Ferguson), die in den Städten, die die strengsten Lockdowns sowie Maskenpflicht und Social Distancing anordneten, eine etwas geringere kurzfristige Mortalität beobachtete.[19] Völlig außen vor in seiner Arbeit lässt Hatchett die zahlreichen anderen Studien, die langfristig zu weitaus mehr Todesfällen und gesundheitlichen Schäden infolge der wirtschaftlichen Einbrüche konstatierten, die durch diese Maßnahmen ausgelöst wurden.

Pandemiefachleute taten Hatchetts Empfehlungen als übertrieben drastische Abkehr von den etablierten Protokollen zur Eindämmung einer Pandemie ab. Würde man seine drakonischen Maßnahmen umsetzen, würde dies zu mehr Toten führen und/oder verheerende wirtschaftliche Folgen für die Gesellschaft nach sich ziehen, so ihr Urteil. Vorgehensweisen, bei denen der gesunde Teil der Bevölkerung unter Quarantäne gestellt wird, hatten die CDC, die Weltgesundheitsbehörde und EUA-Protokolle schon vor langer Zeit als unwirksam, kostspielig und potenziell tödlich eingestuft. Seit Langem geltende offizielle Richtlinien der Weltgesundheitsorganisation lehnten umfassende Lockdowns ab, weil sie für die Bekämpfung von Pandemien verheerend seien. Stattdessen setzte die WHO darauf, Kranke abzusondern und zu behandeln und vulnerable Bevölkerungsgruppen vor dem Kontakt mit dem Erreger möglichst zu schützen. Diese Vorgehensweisen sind das Ergebnis jahrhundertelanger Erfahrungen mit Quarantänen, die gezeigt haben, dass sich Lockdowns negativ auf die Gesundheit auswirken und massive wirtschaftliche und psychologische Schäden mit sich bringen.[20,21]

Wiewohl alterfahrene Fachleute für den Umgang mit Pandemien Hatchetts Arbeit abtaten, haben PPR-Enthusiasten das Werk wieder und wieder zitiert und Lockdowns und Social Distancing als taktische Maßnahmen gerechtfertigt, die eine Pandemie verlangsamen, bis neuartige Impfstoffe zur Verfügung stehen.

Auf der Pressekonferenz in Davos räumte Hatchett ein, dass sein Ansatz einen weiteren Preis erforderte – Bürgerrechte und persönliche Freiheiten würden verlorengehen. »Die Herausforderung besteht natürlich darin, dass es sehr schwierig ist, derartige Interventionen aufrechtzuerhalten, denn sie verlangen einen enormen Preis und können bei den betroffenen Bevölkerungsteilen enorme Ängste schüren.«[22] In seiner Studie unternimmt Hatchett keinen Versuch, besagte Kosten zu beziffern.

Richard Hatchett gegen Donald A. Henderson

1907 bedrohte eine Beulenpestepidemie ganz Amerika. Der ranghohe Gesundheitsbeamte Rupert Blue wurde von einem seiner Männer gefragt, warum er denn San Francisco nicht abriegele, wo der Ausbruch begonnen hatte. In keiner amerikanischen Stadt waren zu diesem Zeitpunkt die Infektionszahlen derart hoch. Blue erwiderte: »Mein Freund, haben Sie sich je in einer Stadt aufgehalten, die unter Quarantäne steht?« Als der Mann das verneinte, sagte Blue: »Dann wissen Sie auch nicht, um was Sie mich da bitten. San Francisco einen derartigen Fluch aufzuerlegen wäre schlimmer als hundert Feuer und Erdbeben, und ich liebe diese Stadt zu sehr, um ihr derart furchtbare Schmerzen zuzufügen.«[23] Nachdem er die Pandemie auf traditionelle Weise beendet hatte – indem er die Kranken unter Quarantäne stellte –, stieg Blue später zum Surgeon General of the United States auf.[24]

Es entbehrt nicht einer gewissen Ironie, dass ausgerechnet San Francisco während der Pandemie 2020 einige der strengsten Maßnahmen aller amerikanischen Städte zur Bekämpfung von Covid-19 verhängte. Es wird eine Generation dauern, bis der wirtschaftliche Schaden wie auch die moralische Verwüstung repariert sind.

Der Ökonom Edward Peter Stringham vom Trinity College vergleicht in einem Artikel vom Mai 2020 die altbewährten Strategien zur Pandemiebekämpfung des legendären Epidemiologen Donald A. Henderson, der die Pocken ausrottete, mit Hacketts unausgegorenen und diskreditierten Empfehlungen. Stringhams Urteil:

> »[Hatchetts] Denkweise ist nicht nur einfach prämodern, sie stellt die Logik der modernen Medizin auf den Kopf. Sie basiert auf einer Theorie, wonach wir

vor Viren einfach davonrennen sollten, wohingegen Dr. Henderson sein gesamtes Leben der Aufgabe widmete, die große Entdeckung der modernen Virustheorie umzusetzen: Wir müssen nicht davonlaufen, sondern mithilfe der Wissenschaft Immunität aufbauen, sei es eine natürlich erworbene Immunität oder eine durch Impfstoffe.«[25]

Dr. Donald A. Henderson zählte im 20. Jahrhundert zu den renommiertesten Epidemiologen weltweit. Vor allem wird ihm angerechnet, als Leiter der Abteilung für Infektionskrankheiten der WHO und Epidemiologie-Teams an der Johns Hopkins und der Epidemic Intelligence Services die Welt von Pocken befreit zu haben. Henderson zählt zu den Gründern des Johns Hopkins Center for Health Security (das ehemalige Johns Hopkins Center for Civilian Biodefense Strategies).

Als Richard Hatchetts kleine Truppe von Informatikern und Gesundheitsbeamten 2006 versuchte, diskreditierte Maßnahmen wie Quarantänen, Schließungen, Social Distancing, Masken und Massenlockdowns wieder modern zu machen, meldete sich der damals 78-jährige Henderson höchstpersönlich aus dem Ruhestand. Beunruhigt und angewidert kanzelte er Hatchett nach Strich und Faden ab. Sein Artikel, in dem er Hatchett widerlegte, sollte die Grundlage für die Great-Barrington-Erklärung von 2020 bilden.[26] Henderson rekrutierte seine ehemaligen Untergebenen und Kollegen vom Johns Hopkins Center for Health Security, darunter Thomas V. Inglesby, die Epidemiologin Jennifer B. Nuzzo sowie Tara O'Toole, Ärztin, Pharmalobbyistin – und Spionin.

Die Autoren untersuchten, welche Strategien während der Grippepandemie von 1918 angewendet wurden, und gelangten zu dem Schluss, dass Massenlockdowns schlichtweg nicht funktionieren:

»Eine historische Betrachtung aller Kommunen in den USA während der Influenzapandemie von 1918 förderte nur zwei Gemeinden zutage, die schwerer Mortalität und Morbidität entgingen. Beide hatten sich über Monate hinweg vollständig von der Außenwelt abgeriegelt. Bei der einen handelte es sich um eine abgelegene Stadt in den Bergen Colorados, bei der anderen um einen Ausbildungsstützpunkt der Marine auf einer Insel in der Bucht von San Francisco. Ganz offenkundig handelt es sich also nicht um eine generell anwendbare Strategie.«[27]

Tatsächlich gilt: Je weniger die gesellschaftlichen Abläufe gestört werden, desto besser.

»Die Erfahrung lehrt uns, dass Kommunen, die sich Epidemien oder anderen negativen Ereignissen ausgesetzt sehen, dann am besten und mit dem geringsten Maß an Angst reagieren, wenn die normalen sozialen Funktionen der Gemeinschaft möglichst wenig gestört sind. Ein entscheidender Faktor ist eine starke politische und gesundheitspolitische Führung, die den Menschen Sicherheit gibt und gewährleistet, dass die erforderliche medizinische Versorgung zur Verfügung steht. Wird einer dieser Punkte als nicht optimal eingeschätzt, kann sich eine ansonsten handhabbare Epidemie zu einer Katastrophe entwickeln.«[28]

Dr. Henderson zitierte aus einem berühmten Artikel, der 2006 in der Fachpublikation *Emerging Infectious Diseases* erschienen war, mit dem Titel »Nonpharmaceutical Influenza Mitigation Strategies, US Communities, 1918–1920«.[29] Autoren waren sechs renommierte Wissenschaftler, angeführt von Dr. Howard Markel vom University of Michigan Center for the History of Medicine, der bei der Pentagon-Behörde DTRA (Defense Threat Reduction Agency) unter Vertrag stand. Die Autoren um Markel gelangen zu dem Schluss:

»Obwohl sie mehrere NPIs starteten [nicht pharmazeutische Interventionen], verzeichneten die meisten Gemeinden zahlreiche Erkrankungen und Todesfälle. Mehr noch: Wir konnten keine beständigen und zuverlässigen Daten für die Schlussfolgerung finden, dass Gesichtsmasken, soweit sie während der Influenzapandemie von 1918 bis 1920 verfügbar waren und getragen wurden, der Bevölkerung, die sie trug, in irgendeiner Form Schutz boten. Tatsächlich sprechen die Indizien dafür, dass NPIs in den meisten amerikanischen Gemeinden 1918 die Ausbreitung des Virus nicht verhinderten.«[30]

Bei den Strategien, die Henderson ablehnte, handelte es sich um exakt die Ansätze, die im vorangegangenen Jahrzehnt in einem Dutzend Pandemiesimulationen erprobt worden waren – Simulationen, an denen in scheinbarem Widerspruch zu ihren eigenen Schlussfolgerungen alle Co-Autoren Hendersons zu irgendeinem Zeitpunkt teilgenommen hatten. Diese Planspiele schulten eine Generation von Gesundheitsbeamten und Staatsdienern darin, militarisierte, erzwungene und autoritäre Covid-19-Maßnahmen reflexhaft anzuordnen. Bestimmungen, die dafür sorgten, dass Milliardenbeträge aus der Staatskasse an Pharmakonzerne und Biotech- sowie Biodatenfirmen flossen, und zwar in Form von Biosicherheits- und Überwachungskontrakten, die Befürworter als »Partnerschaft zwischen öffentlichem Sektor und Privatwirtschaft« beklatschten. Was in diesen Simulationen eingeübt wurde, war das Außerkraftsetzen traditioneller und erwiesenermaßen funktionierender gesundheitspolitischer Maßnahmen.

Das Streben nach Zwangsmaßnahmen und Überwachungsmethoden passte hervorragend zur Philosophie eines Anthony Fauci, und so wechselte Hatchett denn auch als Associate Director for Radiation Countermeasures Research and Emergency Preparedness zum NIAID. In dieser Funktion arbeitete er an der Entwicklung von Impfstoffen für MERS, Grippe, Ebola und Zika. Gleichzeitig verantwortete er von 2009 bis 2011 unter Präsident Obama im Homeland Security Council den Umgang mit medizinischen Notfällen.

Aus Obamas Weißem Haus heraus wirkte Hatchett daran mit, die katastrophale Überreaktion der amerikanischen Regierung auf die fingierte Schweinegrippepandemie von 2009 zu inszenieren. Von Hatchett perlte die Katastrophe ab, er stieg auf zum Chief Medical Officer und stellvertretenden Direktor für strategische Wissenschaften und Management bei BARDA. Dieses Amt hatte er von 2011 bis 2015 inne, 2016 fungierte er dann als Interimsdirektor.[31] Ab 2015 arbeitete er in einem Gremium mit, das Anthony Fauci und das NIAID beriet.[32] 2017 wurde Hatchett CEO von CEPI. Dass innerhalb der Biosicherheitsbruderschaft Ländergrenzen eine nachrangige Rolle spielen, zeigt sich auch daran, dass Hatchett im Mai 2020 in die Fachgruppe berufen wurde, die in Großbritannien die Arbeiten an einem Impfstoff koordinieren sollte. Er wurde auch Mitglied in der britischen Pandemic Preparedness Partnership, die unter dem Vorsitz von Patrick Vallance stand, einem ehemaligen Forschungsvorstand bei GlaxoSmithKline.[33,34]

In Zusammenarbeit mit Seth Berkley, dem CEO der Gates-Organisation Gavi, setzte Hatchett Bill Gates' Vorhaben um, mit COVAX eine Organisation zu erschaffen, die Steuergelder aus reichen Nationen dafür einsetzt, Entwicklungsländern den Kauf von Covid-19-Impfstoffen zu erleichtern. COVAX gerierte sich als rein philanthropisches Unterfangen, kämpfte aber an der Seite von Bill Gates mit aller Macht dafür, geistige Eigentumsrechte genauso zu schützen wie Preisvergünstigungen für diejenigen Impfstoffhersteller, in die Gates investiert hatte. In einem Artikel für die Nachrichtenwebseite *The Daily Sceptic* fassen Dr. David Bell und Emma McArthur vom Brownstone Institute gut zusammen, welche Rolle CEPI anfänglich spielte:

»CEPI scheint ein Vorreiter für das zu sein, wohin sich die Weltgesundheitsorganisation immer stärker entwickelt – ein Instrument, das es Einzelpersonen und Unternehmen ermöglicht, Einfluss auf zentrale Bereiche des öffentlichen Gesundheitswesens auszuüben und auf diesem Wege ihre Renditen zu steigern. Zum Geschäftsmodell von CEPI gehört es, die finanziellen Risiken für die Forschung an und Entwicklung von Impfstoffen größtenteils auf den Steuerzahler abzuwälzen, während Big Pharma sämtliche Gewinne einstreicht. Dieses Geschäftsmodell wird insbesondere im Bericht von Weltbank und WHO wiedergegeben.

Gavi – selbst ein wichtiger WHO-Geldgeber, der ausschließlich zu dem Zweck existiert, den Zugang zu Impfungen zu steigern – steht ebenfalls unter dem direkten Einfluss von Bill Gates, und zwar über die Bill & Melinda Gates Foundation. Gavi ist (zusammen mit CEPI) am COVAX-Programm der Weltgesundheitsorganisation beteiligt, das gewaltige Ressourcen für Covid-19-Massenimpfungen in Ländern umleitete, wo Covid-19 eine vergleichsweise geringe Belastung der Gesundheit darstellt. Dieses Engagement spricht dafür, dass die Organisation sich stärker dem Verkauf von Impfstoffen verbunden sieht als echten Ergebnissen für die öffentliche Gesundheit.«[35]

Auf der Pressekonferenz in Davos standen Farrar, Hatchett und Moderna-Chef Bancel etwa 30 Medienvertretern gegenüber. Moderna zählte zu den drei Unternehmen, die beeindruckende Voraussicht an den Tag gelegt und bereits beträchtliche finanzielle Unterstützung für die Aufgabe eingesammelt hatten, einen Impfstoff gegen das Coronavirus zu entwickeln.[36]

Hatchett begann, indem er China für seine kühne Lockdownstrategie über den grünen Klee lobte:

»Eines sollte man sich unbedingt vor Augen führen: Hat man keine Behandlungsmethoden und keine Impfstoffe, sind nicht pharmazeutische Interventionen buchstäblich das Einzige, was man hat. Wir sprechen von einer Kombination aus Isolierung, Eindämmung, Infektionsprävention und -kontrolle und dann diesen Social-Distancing-Interventionen.«[37]

Während Hatchett die Davos-Strategie bewarb, geschah etwas Seltsames. Ein chinesischer Reporter von Taz Media fragte die drei Männer auf dem Podium, ob es historische Präzedenzfälle für Chinas drakonischen Lockdown gebe. Im weiteren Verlauf der Pandemie sollten derartige Momente – ein Journalist, der darauf bestand, journalistisch zu arbeiten – echten Seltenheitswert haben. Binnen weniger Monate wurde sowohl in China wie auch in Washington die gefährliche Krankheit namens »journalistischer Argwohn« ausgemerzt. Professionelle Reporter wandelten sich zu Sprachrohren staatlicher Propaganda.

Hatchetts Antwort: »Es gibt Literatur, deren Lektüre ich den chinesischen Behörden ganz gewiss ans Herz legen würde.« Er bezog sich dabei natürlich auf seine eigene Studie aus dem Jahr 2007 und sein 2006er-Werk *National*

Strategy for Pandemic Influenza: Implementation Plan – eine Blaupause für die Abschaffung der amerikanischen Demokratie und die »Bill of Rights«.[38,39]

Hatchett erklärte, er sei selbstverständlich bereit, die chinesische Regierung in ihrem Beschluss zu bestärken, harsche Kontrollen einzuziehen: »Ich würde gerne mit [den Chinesen] darüber sprechen, auch wenn das derzeit nicht meine Aufgabe ist.«[40]

In einem Artikel vom 28. August 2022 schreibt Paula Jardine:

> »Es bestand keinerlei Notwendigkeit, die chinesischen Behörden dahin gehend zu ermutigen, dass sie die Fachliteratur durchgehen. CEPI hatte bereits einen Mann in Peking – Dr. George Gao, den Leiter von Chinas Seuchenschutzbehörde und zugleich Mitglied im wissenschaftlichen Beirat von CEPI. Die Methoden, die die Chinesen in Wuhan einsetzten, um den Verlauf innerhalb der Gemeinde abzuschwächen, stammten direkt aus dem [von Hatchett verfassten] Pandemiemanuskript von 2006 für den amerikanischen Heimatschutz.
>
> Der Reaktionsplan ist in Wahrheit eine amerikanische Idee; seine Ursprünge liegen mehr als 1½ Jahrzehnte zurück und entstanden angesichts der Sorge vor einer Bedrohung durch Bioterrorismus. Uncle Sam zieht hinter dem Vorhang die Strippen und handelt nicht im Geringsten im Interesse des Westens.«[41]

Farrar bekräftigte die Aussagen Hatchetts und prognostizierte, dass dramatische Interventionen – darunter soziale Kontrollmaßnahmen, wie sie die Welt noch nicht gesehen hatte – möglicherweise die einzige Möglichkeit darstellen würden, die Pandemie zu verlangsamen, bis ein Impfstoff entwickelt ist.

Die internationale Ärztegruppe PANDA erstellte 2022 einen Bericht zu den Maßnahmen, die zur Eindämmung der Pandemie ergriffen wurden. Darin werden einige katastrophale Folgen aufgelistet, die die Welt erleiden musste, weil sie den von Hatchett und Farrar angeordneten Maßnahmen folgte.[42] In dem Bericht merken Dr. David Bell und Emma McArthur an, dass die neue

Abfolge drakonischer Gegenmaßnahmen diametral im Widerspruch zur bestehenden Pandemiepolitik der WHO stand:

> »Indem sie ihre eigenen, bereits bestehenden Pandemierichtlinien ignorierte und Lockdowns, Massentests, Grenzschließungen und das milliardenschwere COVAX-Programm für Massenimpfungen unterstützte, generierte die Weltgesundheitsorganisation gewaltige Einnahmen für die Impfstoffhersteller und die Biotechindustrie, deren Firmen und Investoren in großem Stil die Weltgesundheitsorganisation fördern.«[43]

Geht es um die Schäden, die es mit sich gebracht hat, Hatchetts Methoden zu befolgen, stellt dieser Interessenkonflikt jedoch nur die Spitze des Eisbergs dar. Im Bericht heißt es weiter:

> »Diese Vorgehensweise lähmte Volkswirtschaften, fügte bestehenden Gesundheitsprogrammen Schaden zu und festigte in Ländern mit geringem Einkommen die bestehende Armut. Jahrzehntelange Fortschritte bei der Kindergesundheit wurden vermutlich zunichtegemacht, ebenso wurden für Dutzende Millionen Kinder die langfristigen Aussichten durch verpasste Bildungsmöglichkeiten, erzwungene Kinderehe und Unterernährung vernichtet. Die Weltgesundheitsorganisation hat ihre Grundsätze von Gleichheit und gemeinschaftsgetriebener Gesundheitsversorgung aufgegeben und ist damit anscheinend zu einer bloßen Spielfigur im PPR-Spiel geworden, jenen verpflichtet, die die wahre Macht besitzen – den Akteuren, die ihnen ihre Einkünfte bescheren und die die Ressourcen kontrollieren, die nun für diesen Bereich bereitgestellt werden.«

Bell warnte: »Was an personellen Ressourcen für das größte jemals in Angriff genommene Impfprogramm abgestellt wird, reduziert den Zugang zur Gesundheitsversorgung für Patienten mit anderen Krankheiten, deren Belastungen aktuell weiter zunehmen.«[44,45,46] Die Lockdowns für Covid-19 – eine Krankheit, die in allererster Linie nur alte und vorerkrankte Menschen ernstlich belastet –

hätten zum Tod Hunderttausender Kinder geführt und würden es durch zunehmende Armut, Mangelernährung und eine Zunahme von Teenagerschwangerschaften auch weiterhin tun, so Bell.[47,48,49,50,51] Beim UNO-Programm Global Financing Facility schätzt man, an den Lockdowns seien doppelt so viele Kinder gestorben wie an Covid-19, und die Bank für Internationalen Zahlungsausgleich erklärt, dass das Bruttoinlandsprodukt von zentraler Bedeutung für die langfristige Gesundheit und die Lebenserwartung ist. Die Covid-19-Politik führte jedoch dazu, dass rund um den Globus das Bruttoinlandsprodukt einbrach.[52,53]

Folgen des Lockdowns:

- Kinderarbeit nahm zu.[54]
- Millionen Mädchen wurden in die Kinderehe getrieben (Bell spricht in diesem Zusammenhang von »institutionalisierter Vergewaltigung«).[55]
- Mehr als eine Milliarde Kinder erlitten schulische Defizite. Millionen dieser Kinder werden das Versäumte niemals aufholen.[56,57]
- Kinder erhielten nur eingeschränkten Zugang zu überlebenswichtiger medizinischer Versorgung – rund 54 000 Kinder in Afrika starben unnötigerweise an Malaria.[58]
- Es wurden weniger Tuberkulosetests durchgeführt und weniger Fälle behandelt. Millionen erkrankter Menschen blieben ohne Behandlung und infizierten andere.[59]
- In Südasien starben nach Angaben von UNICEF 228 000 Kinder, und mangelhafte oder fehlende Nahrungs- und medizinische Versorgung kosteten unnötigerweise Monat für Monat 10 000 Kindern das Leben.[60,61]
- Die Ungleichheit bei den Einkommen nahm zu. Jahrelange Bemühungen um eine Reduzierung der Armut wurden zunichtegemacht.[62,63]
- Verheerende 16 000 Milliarden Dollar an Schulden wurden gemacht und werden künftige Generationen belasten. 4000 Milliarden Dollar an Vermögen flossen von den Armen und der Mittelschicht zu den ohnehin Vermögenden ab. Die Eile, mit der sich die Reichen diese Mittel sicherten,

stieß eine galoppierende Inflation an (eine weitere Methode, mit der Regierungen die Armen besteuern).[64]

Rund 17 000 Wissenschaftler und Ärzte unterzeichneten die Great-Barrington-Erklärung, die im Oktober 2020 von Dr. Jay Battacharya, Dr. Martin Kulldorff und Dr. Sunetra Gupta verfasst wurde, drei Professoren der Stanford Medical School, der Harvard Medical School und aus Oxford. In der Great-Barrington-Erklärung wird eine Rückkehr zu den strategischen Ansätzen gefordert, die Dr. Henderson und andere ernst zu nehmende Pandemieexperten seit Langem propagierten und die noch ein Jahr zuvor als allgemeiner Konsens galten, an dem nicht zu rütteln war.[65] Die Medien prügelten auf die Autoren der Great-Barrington-Erklärung ein, aber auch David Bell weist darauf hin, dass das, was in der Erklärung eingefordert wurde, bis 2019 noch als Katechismus in Sachen öffentliche Gesundheit gegolten hatte: »Es war bis dato keine Randbewegung, sich für Menschenrechte und persönliche Autonomie einzusetzen.«[66]

Das Weltwirtschaftsforum und China

Wer mit dem Weltwirtschaftsforum vertraut ist, der wird kaum überrascht gewesen sein, dass Farrar und Hatchett auf dem Podium in Davos begeistert für Chinas drakonische Lockdownpolitik eintraten. Ziel des Weltwirtschaftsforums ist es, die Kluft zwischen der Milliardärsoligarchie des Westens und Chinas Herrscherelite zu überbrücken.

Ihren Ursprung nahm diese ungewöhnliche Liebesgeschichte 1978, 6 Jahre nachdem US-Präsident Richard Nixon und sein Außenminister Henry Kissinger China die Tore zum Westen geöffnet hatten.[67] Angelockt von dem Potenzial, das Chinas gewaltige Märkte bargen, ging der Gründer des Weltwirtschaftsforums, Klaus Schwab, auf Mao Zedongs Nachfolger Deng Xiaoping zu und lud den chinesischen Führer zum Treffen des Weltwirtschaftsforums ein. Deng lehnte ab, aber an seiner Stelle nahm am Jahrestreffen 1979 eine hochkarätig besetzte Delegation unter Führung von Qian Junrui teil, dem Leiter des Instituts für Weltwirtschaft und Politik an der chinesischen Akademie der Sozialwissenschaften. 3 Monate später reiste Schwab mit zwanzig europäischen Firmenchefs nach Peking und unterzeichnete dort eine Absichtserklärung. Seitdem ist China jedes Jahr bei den Treffen des Weltwirtschaftsforums in Davos vertreten.[68]

Es gibt eine natürliche Schnittstelle zwischen den Interessen westlicher Wirtschaftsmagnaten und denen der ehemals kommunistischen Regierung Chinas, die sich zum weltweiten Vorbild dafür aufgeschwungen hat, Unternehmensmacht mit staatlichem Einfluss zu verschmelzen und die Wirtschaft anzukurbeln, indem man Demokratie, Arbeiterrechte und Menschenrechte unterdrückt. »Kein anderes Land passt dermaßen gut zur Agenda des Weltwirtschaftsforums wie China«, schrieb Jeremy Harrigan im September 2022. Und weiter: »Zensur ist weitverbreitet, die Aktivitäten der Menschen regelt ein Sozialkreditsystem, und Covid-19 dient weiterhin als Begründung dafür, weitflächige Lockdowns anzuordnen und absolute Kontrolle über die Bevölkerung auszuüben. Von den Internierungslagern ganz zu schweigen.«[69] (Der Artikel entstand, bevor China im Dezember 2022 seine »Null-Covid-Politik« aufgab, die sich als verheerender Fehlschlag erwiesen hatte.[70])

China hat sich zum Versuchslabor und zum Cheerleader für Schwabs »Great Reset« gemausert, dessen Ziel es ist, die Industrienationen zu deindustrialisieren. Dazu zählen Vorhaben wie eine Neuausrichtung der globalen Lebensmittelversorgung – als künftige Quelle von Proteinen etwa sollen Insekten dienen. Außerdem ist ein Umstieg auf digitale Währungen vorgesehen sowie die Einführung eines Sozialkreditsystems. Künstliche Intelligenz, moderne GPS-Anwendungen, Gesichtserkennungstechnologie und Satellitenüberwachung sollen dazu beitragen, die Bevölkerung engmaschig zu kontrollieren – »alles im Namen der Bekämpfung des Klimawandels und des Schutzes der ›Demokratie‹«, sagt Jeremy Harrigan.[71]

In Scharen strömten KPCh-Vertreter zum Wintertreffen des Weltwirtschaftsforums nach Davos. Das liegt laut Harrigan auch an dem warmen Empfang, den ihnen Klaus Schwab, Bill Gates und die zahlreichen Größen von Big Tech, Big

Bank, Big Data und der Industrie im Laufe der Jahre bereitet haben, die sich allesamt Zugang zu Chinas gewaltigen Märkten erhoffen. Die Treffen des Weltwirtschaftsforums finden stets im Winter statt, aber im Sommer gibt es noch ein weniger bekanntes »New Champions«-Treffen in den chinesischen Städten Tianjin und Dalian. Dort sind viele derselben Milliardäre, Politiker, Akademiker und Vertreter der Medieneliten anzutreffen wie in Davos.[72]

Harrigan schreibt:

> »Aber jetzt können sich die KPCh-Vertreter in dem Gefühl sonnen, während des Sommers vor ihrer eigenen Tür Gastgeber [des Weltwirtschaftsforums] zu sein. Das ergibt perfekten Sinn: China kann nun zu einem unentdeckten Labor werden, zu einem Testgelände für die Agenda und die Politik des Weltwirtschaftsforums. Ist Davos sozusagen das Mutterschiff für die Treffen des Weltwirtschaftsforums, dann sind die Zusammenkünfte in China mittlerweile die begehrtesten Schlachtschiffe mit dem tödlichsten Waffenarsenal an Bord.«[73]

Die engen Beziehungen zwischen China und den Eliten aus Davos gerieten zu einer peinlichen Angelegenheit, als Kritiker dem WEF vorwarfen, es habe sich zum Sprungbrett für diese seltsame Allianz gemacht, um seine globalistischen Pläne zu verwirklichen und die absolute Kontrolle über die Menschheit zu erlangen. Das Weltwirtschaftsforum entfernte daraufhin die Verweise auf das 2021er Sommerkonklave in China von seiner Webseite.[74]

Als die drakonischen Lockdowns angeordnet wurden, übernahm Farrar vor und hinter den Kulissen die Leitung beim Umgang mit der Pandemie. Es gebe nur einen Weg zurück zur Freiheit, erklärte er der Öffentlichkeit, und das seien die (von Bill Gates finanzierten) Impfstoffe von AstraZeneca, Pfizer, Moderna und Johnson & Johnson. Boris Johnsons Chefberater Dominic Cummings erklärte später, dass die »offizielle Auffassung« innerhalb der britischen Regierung bis März 2020 die gewesen sei, dass ein Lockdown gefährlicher sei als Covid-19. Aber eine namenlose Gruppe setzte Cummings und Johnson unter Druck, frühere, evidenzbasierte Richtlinien zum Umgang mit

Pandemien außer Acht zu lassen. Cummings meldete dies später einem parlamentarischen Ausschuss und sagte, »sehr kluge Leute« seien um den 25. Februar herum an ihn herangetreten und hätten ihn dazu überredet, Großbritannien einem Lockdown zu unterwerfen.

Paula Jardine deutet in einem Artikel für die Webseite The Conservative Woman vom August 2022 an, um wen es sich bei diesen »sehr klugen Leuten« vermutlich gehandelt hat: »Sir Jeremy Farrar, Direktor des Wellcome Trust, [sein Mentor in Oxford] Sir John Bell, Regius-Professor für Medizin an der University of Oxford, und Bill Gates, von dem er [Cummings] angerufen wurde, wie er in seiner Aussage zu Protokoll gab.«[75]

Am 24. Februar 2020, einen Tag bevor Cummings und Johnson von diesen »klugen Leuten« kontaktiert wurden, meldete sich mit Dr. Bruce Aylward eine weitere Stimme zu Wort, die von Gates abhängig war. Aylward, ranghoher Berater des WHO-Generaldirektors, ermutigte die Welt, die, wie er es nannte, »chinesischen Maßnahmen« zu übernehmen, also auch extreme Lockdowns, Social Distancing, Maskenpflicht, intensive Überwachung und Nachverfolgung sowie die Einführung von elektronischen Impfnachweise in Form von QR-Codes und den Einsatz von Digitalkameras, die darauf programmiert wurden, nicht regelkonformes Verhalten aufzuspüren.

Aylward hat seine berufliche Laufbahn in von Gates finanzierten Programmen verbracht – an der London School of Tropical Medicine, Johns Hopkins und dem von Gates geförderten Polio-Programm der Weltgesundheitsorganisation.

Vor dem Parlamentsausschuss sagte Cummings aus, Jeremy Farrar habe von den drakonischen Maßnahmen als »Plan Bill« gesprochen, offenbar so benannt zu Ehren von Bill Gates.[76] Wir sprechen hier über dieselben »nicht pharmazeutischen Maßnahmen zur Epidemieeindämmung« inklusive Social Distancing und Lockdowns, die CEPI-Chef Richard Hatchett entwickelt hatte, als er unter US-Präsident George W. Bush für die Politik in Sachen Biosicherheit verantwortlich war. Auch Hatchett vertrat die Auffassung, es gebe nur eine »Exit-Strategie«, die aus den strengen und repressiven Lockdowns herausführe, und das sei ein Impfstoff.

Als er in die USA zurückkehrte, verfassten Hatchett und eine kleine Gruppe weiterer Veteranen der Regierung Bush die sogenannten »Red Dawn«-E-Mails an Präsident Trump. Trump sollte von der Notwendigkeit überzeugt werden, Hatchetts vor Jahrzehnten verfassten Plan zur Eindämmung einer Pandemie in die Tat umzusetzen. Diese Gruppe bezeichnete sich selbst als »Wolverines«, benannt nach den Widerstandskämpfern in dem Film *Red Dawn* (deutscher Titel: *Die rote Flut*).[77,78]

◇◇◇

KAPITEL 58

Gemeinsame Säuberungsaktion

◇◇◇

Nachdem er seine eigenen Untersuchungen zum Ursprung der Pandemie angestellt hatte, erklärte Richard Dearlove, ehemaliger Chef des britischen Auslandsgeheimdienstes MI6, bei Covid-19 würden sich jede Menge Anzeichen dafür finden, dass sich »jemand ein natürliches Virus vorgenommen und damit herumgespielt hat«.[1] Chinas kommunistische Regierung, so Dearlove, habe Bemühungen unterbunden, unabhängig zu untersuchen, wie das Virus in Wuhan erstmals auf den Menschen überspringen konnte. Im Dezember 2021 sagte Dearlove einem Podcast für die australische Tageszeitung *The Australian*: »Ich bin mir ziemlich sicher, dass sich die Chinesen nach dem Ausbruch in Wuhan hingesetzt und ihre eigene Informationskampagne entwickelt haben. Sie sind sehr gut darin. Dahinter steckt mit nahezu absoluter Gewissheit das Ministerium für Staatssicherheit, und die Leitung hatte höchstwahrscheinlich die Staatsführung, damit gewährleistet war, dass jede Andeutung darüber, ihre Darstellung sei womöglich nicht die korrekte, im Keim erstickt wurde.« Dearlove weiter: »Was mich beunruhigt, ja, mir Sorgen bereitet, ist das Ausmaß, in dem der Westen hier mitgespielt hat.«[2]

Chinas Regierung begann frühzeitig, die Ursprünge und die Übertragungswege von SARS-CoV-2 zu vertuschen. Zweifelsohne hat diese Vorgehensweise zur raschen Ausbreitung des Virus beigetragen. Ende Januar 2020 arbeiteten Fauci, Daszak, Farrar, Weltgesundheitsorganisation und amerikanische Geheimdienste Hand in Hand mit der chinesischen Regierung an einem Narrativ, mit dem sich die erdrückende Beweislast wegdiskutieren ließ. Eine

Beweiskette, die aufzeigte, dass das Virus im Wuhan-Labor seinen Anfang genommen hatte. Außerdem machte sich dieses Bündnis daran, Belege für frühere Zusammenarbeiten und für die gegenseitige Unterstützung, die man sich bei der Gain-of-Function-Forschung zukommen ließ, verschwinden zu lassen. Diese Akteure machten gemeinsame Sache mit führenden chinesischen und westlichen Virologen in ihrem Bemühen, Amerikas Bevölkerung sowie zwei US-Präsidenten hinters Licht zu führen und damit den nationalen Interessen der Vereinigten Staaten von Amerika direkt zuwider zu handeln.

Es ist ausgesprochen erschreckend, wenn man darüber nachdenkt: Es liegen unumstößliche Beweise dafür vor, dass Dr. Fauci – der oberste Coronavirusberater des US-Präsidenten – im Verbund mit den Chinesen dem Weißen Haus wichtige Daten vorenthielt, wie auch der Presse sowie den zahllosen Ärzten und Forschern rund um den Globus, die sich alle nach Kräften bemühten, die Pandemie zu verstehen und in den Griff zu bekommen. Faucis Vertuschungsbemühungen führten dazu, dass vor allem Wissenschaftler und Mediziner in ihrem tapferen und mühseligen Kampf gegen die Pandemie durch unvollständige und manipulierte Informationen sabotiert wurden.

Schon Anfang Februar 2020 taten sich Fauci, Farrar und Daszak, Vertreter amerikanischer Geheimdienste und die Herausgeber von *The Lancet*, *Nature* und *Nature Medicine* mit chinesischen Wissenschaftlern zusammen, um entscheidende Fakten vor Gesundheitsbehörden in aller Welt zu verheimlichen. Dies mit dem Ziel, Shis Theorie von der natürlichen Entstehung des Virus zu propagieren, Kritiker, Nachfragen und abweichende Ansichten in den führenden Wissenschaftsjournalen zum Verstummen zu bringen und über soziale Medien und die Mainstream-Medien ihre eigene betrügerische Propaganda in alle Welt hinauszublasen.[3,4]

Es sei in diesem Zusammenhang erneut daran erinnert: All diese Akteure hatten bei der von Bill Gates veranstalteten Simulation »Event 201« geübt, wie man Vertuschung betreibt und mit welchen Methoden man Social Media und Mainstream-Medien dahin gehend mobilisieren kann, dass die Zensur sämtliche Spekulationen über die Möglichkeit abwürgt, ein pandemisches Coronavirus könne im Labor entstanden sein.[5]

Am 30. Dezember 2019 eröffneten chinesische Beamte Shi Zhengli, Quelle für die ungewöhnliche Häufung von Lungenentzündungen in Wuhan sei ein »rätselhaftes neues Coronavirus«. Ihre erste Reaktion – identisch zu der von Jeremy Farrar – bestand in Panik und Angst, der Erreger könne aus ihrem Labor stammen. »Ich hätte niemals damit gerechnet, dass etwas Derartiges in Wuhan, in Zentralchina, geschehen könnte«, sagte sie *Scientific American*. Wuhan ist eine geschäftige Stadt mit an die 12 Millionen Einwohnern, eine Anhäufung von Betonschluchten, die von Wolkenkratzern eingerahmt werden. Die Stadt liegt in Chinas gemäßigter Zone (auf dem 30. Breitengrad), mehr als 1500 Kilometer von den Fledermaushöhlen im tropischen Süden des Landes entfernt. »Shi fragte sich: ›Können sie aus unserem Labor gekommen sein?‹«[6]

Später sollte Shi die folgenden Wochen als »die stressigsten meines Lebens« bezeichnen. Sie beschrieb, wie sie fieberhaft ihre Unterlagen und Laboraufzeichnungen nach Hinweisen auf einen Laborunfall durchsuchte. Entspannter sei sie erst geworden, nachdem ihre Kollegen das neue Virus sequenziert hatten und das Genom, wie sie sagt, »nicht zu den Coronaviren in meinem Labor passte«. Ihr sei eine Last von den Schultern gefallen, »ich hatte vorher tagelang kein Auge zubekommen«.[7]

Pflichtschuldig verbreiteten Medien in aller Welt Chinas Behauptung, das Virus sei auf dem Großhandelsmarkt für Fische und Meeresfrüchte von Wuhan entstanden. Beweise dafür gab es keine, nur Behauptungen interessierter Parteien. Chinas Behörden führten Tausende Tests durch, fanden aber keine infizierten Tiere auf dem Markt. Mehr noch: Chinesische Wissenschaftler »konnten die frühesten Fälle zurückverfolgen, und zwar bis Mitte November in die Provinz Hubei, also Wochen vor dem Ausbruch auf dem Markt. ›Das Virus kam erst auf den Markt, dann verließ es ihn wieder‹, erklärte Ende Januar Daniel Lucey, Experte für Infektionskrankheiten der Georgetown University und lautstarker Kritiker der Theorie von einem Laborleck, dem Magazin *Science*. ›Der Markt war nur ein Verstärker, ein Karneval im Kleinformat.‹«[8]

Indische Wissenschaftler werden mundtot gemacht

Der erste Frontalangriff auf die offizielle Lesart, die China und das NIAID durchsetzen wollten, erfolgte aus Indien, Chinas Erzfeind. Am 31. Januar 2020 – einen Tag zuvor hatte die Weltgesundheitsorganisation endlich eine gesundheitliche Notlage internationaler Tragweite verkündet – lud ein Forscherteam aus Neu-Delhi ein Preprint hoch, in dem es beschrieb, dass das Spike-Protein in dem neuartigen Coronavirus vier einzigartige sogenannte Insertionen enthielt, die es dem Virus erlauben, sich eng an ACE2-Rezeptoren im menschlichen Körper zu binden. Diese vier Insertionen enthielten eine verräterische Aminosäurenstruktur (die Furin-Spaltstelle), wie sie in der Coronavirusunterart der Sarbecoviren nie zuvor beobachtet worden war. Das spräche dafür, dass dieser Erreger im Labor hergestellt worden ist.[9,10]

In gerade einmal fünf Zeilen gelang es Shi Zhengli auf dem chinesischen Instant-Messaging-Dienst WeChat, pseudowissenschaftliche Spekulationen genauso unterzubringen wie einen Hinweis auf (ihre eigene) Kompetenz sowie persönliche Beleidigungen und kaum verhohlene Drohungen gegen die indischen Autoren der Preprint-Studie:[11] »Mit dem neuartigen 2019-Coronavirus bestraft die Natur die menschliche Rasse für ihre unzivilisierten Gepflogenheiten. Ich, Shi Zhengli, schwöre bei meinem Leben, dass es nichts mit unserem Labor zu tun hat«, verkündete sie, als habe noch nie jemand von uns gelogen, um seinen Hintern zu retten. »Denjenigen, die Gerüchten aus schädlichen Medienquellen glauben und sie weiterverbreiten, wie auch jenen, die der unzuverlässigen sogenannten akademischen Analyse der indischen Gelehrten Glauben schenken, rate ich: Haltet eure stinkende Fresse.«[12,13]

Fauci sprang auf den chinesischen Zug auf und zerriss das Preprint in der Luft. Die darin enthaltenen Schlussfolgerungen seien »wahrlich abstrus«.[14,15] Genau wie Shi führte auch er keinerlei wissenschaftliche Argumente für sein vernichtendes Urteil an.

Während sich die Großmeister des wissenschaftlichen Establishments zu derart billiger und eigennütziger Polemik hinreißen ließen, verschwand die Arbeit aus Indien vom Preprint-Server. Professor Ashutosh Kumar Pandey erklärte später, er habe auf Druck von Personen »mit verborgenen Interessen« die Arbeit zurückgezogen.[16] Professor Madhav Nalpat, Direktor des Fachbereiches Geopolitik und internationale Beziehungen an der Universität Manipal, erläuterte im indischen Fernsehen, Fauci habe den Wissenschaftlern Vergeltung angedroht, sollten sie die Studie nicht zurückziehen: »Noch widerlicher ist die Vertuschung. Meldete sich ein Wissenschaftler zu Wort, ermahnte man ihn streng, man werde ihn beruflich vernichten, sollte er sich gegen Dr. Fauci äußern.«[17]

Obwohl sie die Studie zurückgezogen haben, stünden er und seine Mitkollegen zu dem Schluss, dass SARS-CoV-2 kein natürliches Virus sei, sagte Pandey. »Wir haben das im Januar 2020 gesagt, und wir sagen es wieder«, twitterte er ein Jahr später im Januar 2021. Er prangerte an, dass wissenschaftliche Arbeit unterdrückt werde und dass eine wissenschaftsfreie Theologie heraufbeschworen werde, die im Dienste der Staatsgewalt und der Unternehmensgewinne stehe: »Wissenschaft ist die neue mittelalterliche Kirche, und ihre Päpste üben nach Belieben Zensur aus.«[18,19] Stark geschwärzte E-Mails vom NIAID und von den NIH stützen den Vorwurf von Dr. Pandey, wonach Fauci direkt darauf eingewirkt habe, dass die Preprint-Arbeit zurückgezogen wird.

Den *Indian-Journal*-Artikel (der am 31. Januar 2020 auf bioRxiv veröffentlicht worden war) schickte Francis Collins am 2. Februar Fauci zu. In seiner Antwort verunglimpfte Fauci die Preprint-Studie aus Indien und verwies Collins an den untertänigen und die Chinesen entlastenden Artikel von Jon Cohen, der am 31. Januar bei *Science* erschienen war.[20] Fauci schrieb: »Stimme mit Jon Cohens schöner Zusammenfassung überein.«[21] Und in der Tat war Cohens Artikel eine schöne Zusammenfassung der propagandistischen Mär, welche China und die NIH verbreiteten, wonach das Virus vom Nassmarkt in Wuhan stammt. Cohen fügte diesbezügliche Aussagen von Daszak, Holmes und Andersen hinzu. Die Interessenkonflikte, die all diesen Quellen anhaftete, erwähnte er dabei nicht.

Am 4. Februar 2020 schrieb Fauci eine E-Mail an Heather Hickman, Leiterin der Abteilung für virale Immunologie beim NIAID. Das Gesundheitsministerium hat diese E-Mail im Nachhinein stark geschwärzt, aber die Betreffzeile spricht dafür, dass es um das Zurückziehen der indischen Preprint-Studie ging.[22] Darüber hinaus haben die Zensoren des Ministeriums auch einen Großteil anderer Fauci-E-Mails aus dieser Zeit geschwärzt, wiewohl deren Betreffzeilen nahelegen, dass sich der NIAID-Direktor sehr ausführlich mit der Arbeit aus Indien befasst hat.[23]

Die Xiaos werden zum Schweigen gebracht

Während Fauci noch seinen Zauberstab schwenkte, um die indische Studie verschwinden zu lassen, drohte bereits Ungemach aus einer anderen Ecke: Die Chinesen unterdrückten eine Preprint-Arbeit, welche die Gain-of-Function-Experimente belastete, welche die NIAID und China gemeinsam in Wuhan durchführten. Bei den Autoren handelte es sich um Chinesen, wodurch es – im Gegensatz zum Indien-Fall – einfacher war, das Werk zu zensieren. Gleichzeitig hätten die Konsequenzen für die Autoren gravierender als im Fall der Inder ausfallen können; da wäre die bloße Enttäuschung darüber, dass man die Arbeit zurückziehen musste, noch deren geringstes Problem gewesen.

Doch was war geschehen? Zwei chinesische Wissenschaftler – Botao Xiao vom Joint International Research Laboratory of Synthetic Biology and Medicine in Guangzhou sowie Lei Xiao von der Wuhan-Universität für Wissenschaft und Technik – luden am 6. Februar 2020 ein Preprint hoch, das den Titel »Mögliche Ursprünge des 2019-nCoV-Coronavirus« trug und aufzeichnete, welche Gain-of-Function-Experimente China mit finanzieller Förderung durch Anthony Fauci durchgeführt hatte.[24]

Für die offizielle Darstellung hatten die beiden Autoren, von denen einer in Wuhan lebte, nur Spott übrig: Fledermäuse sollen mitten im Winter mehr als 1800 Kilometer aus ihrem tropischen Lebensraum in die 11-Millionen-Metropole Wuhan in Zentralchina geflogen sein? Und das, obwohl diese Art üblicherweise Winterschlaf hält? Die Behauptung des Staates, die Seuche habe auf dem Großmarkt begonnen, taten die Autoren ab, denn Fledermäuse wären dort gar nicht im Angebot gewesen: »Aus Berichten der Stadtverwaltung und den Aussagen von 31 Bürgern und 28 Besuchern geht hervor, dass die Fledermaus in der Stadt niemals als Nahrungsquelle diente, ja, dass niemals auch nur eine Fledermaus auf dem Markt gehandelt worden war.«[25]

Die Xiaos belegten zudem mit relevanten Zitaten aus der Literatur, dass das Labor in Wuhan Schauplatz von Experimenten war, die durchaus zur Entstehung von Covid-19 geführt haben können.[26] Xiao und Xiao gelangten zu dem Schluss, dass »jemand in die Entwicklung von 2019-nCoV verwickelt war«.[27] Ihre These: »Das Killer-Coronavirus entstand wahrscheinlich in einem Labor in Wuhan.«

Sehen wir uns an, wo es zum ersten Ausbruch kam, berücksichtigen wir zudem unser Wissen, dass Amerika dort die Gain-of-Function-Forschung förderte, und weiterhin, dass wir uns ziemlich sicher sein können, dass das chinesische Militär am Virologischen Institut Wuhan an Biowaffen forschen ließ, können wir erahnen, wer dieser »Jemand« wohl gewesen sein mag. Um zu zeigen, dass im Labor in Wuhan daran gearbeitet wurde, Coronaviren der chinesischen Hufeisennase fit für eine Übertragung beim Menschen zu machen, führten die Xiaos diverse Studien von Shi und ihrem Kollegen Xing-Yi Ge an.[28,29] Shi und Baric hatten Ge 2015 in ihrer gemeinsamen Studie zitiert und ihn für seine Arbeit, für den Menschen tödliche Viren aus Fledermäusen zu gewinnen, gelobt.[30] Auf diese Weise zogen Xiao und Xiao eine direkte Linie von der neuartigen Pandemie zu den von Amerikanern und Chinesen mit NIAID-Geldern durchgeführten Gain-of-Function-Experimenten, am Virologischen Institut Wuhan. Die Xiaos beschuldigten Xing-Yi Ge, Shi Zhengli und Vincent Menachery, der für Fauci das Labor in Galveston leitete, in Wuhan SARS-CoV-2 erschaffen zu haben. Aus dem dortigen Labor sei das Virus dann auch entkommen, weshalb bessere Sicherheitsmaßnahmen erforderlich seien, so die Autoren.

Abgesehen von einem einzigen Artikel im *Wall Street Journal* erfüllten die US-Medien ihre Pflicht und ignorierten die Xiao-Studie und ihre explosive Schlussfolgerung.[31] Doch an anderer Stelle reagierte man. Nach dem Bericht im *Wall Street Journal* kassierte die chinesische Regierung die beiden Xiaos ein, womit auch schlagartig das gefährliche Preprint aus dem Netz verschwand.[32]

Am 26. Februar 2020 erhielt das *Wall Street Journal* eine E-Mail der Xiaos, in denen sie voller Bedauern erklärten, sie hätten ihre Arbeit zurückgezogen. Sie sei »nicht durch direkte Beweise gestützt«.[33,34]

Gleichzeitig herrschte auf anderer Ebene hektische Aktivität bei dem Versuch, die Aufmerksamkeit vom Labor in Wuhan fort zu lenken und alles dem Tiermarkt in die Schuhe zu schieben. So hatte Chinas Regierung beispielsweise Testprotokolle angeordnet, wonach ein positiver Covid-19-Fall nur dann gezählt wurde, wenn er in der Nähe des Nassmarkts im Bezirk Jianghan Hankou auftrat. Positive Tests aus weiter entfernten Nachbarschaften wurden von der Zählung ausgeschlossen, weil sie bloß die offizielle Lesart gestört hätten. Dass vier der ersten fünf in China infizierten Patienten keinerlei Verbindung zum Markt in Jianghan Hankou aufwiesen, passte nicht in das gewünschte Bild, also fehlte dieser Aspekt in den offiziellen Berichten.[35] Die Medienjünger von Weltgesundheitsorganisation und Bill Gates erfüllten beflissen ihre Rolle, *The New York Times*, CNN, MSNBC, NPR und wie sie alle heißen verbreiteten entsprechend aggressiv die Darstellung Pekings, wonach der Ausbruch auf ein Spillover-Ereignis auf dem Großmarkt für Fisch und Meeresfrüchte in Wuhan zurückzuführen sei.[36,37,38,39]

Steve Hilton, ehemaliger Strategieleiter des britischen Premiers David Cameron, hat beschrieben, was hätte geschehen müssen, um die Geschichte vom natürlichen Ursprung von Covid-19 wahr werden zu lassen: Mehrere Fledermausarten Südchinas hätten sich gegenseitig sowie eine unbekannte Tierart infizieren müssen, die dann 1600 Kilometer nach Wuhan zurücklegte, ohne auf dem Weg dorthin auch nur einen Menschen zu infizieren. Und im Zuge eines bizarren Zufalls führte die endlose Reise dieser wilden Tiere sie ausgerechnet an den einzigen Ort im Land, an dem Wissenschaftler aus den USA und China Versuche mit exakt diesen Fledermäusen durchführten, um deren Viren für den Menschen 10- bis 20-mal so ansteckend zu machen.[40]

Am 20. Januar besuchte Chinas Präsident Xi die Provinz Yunnan, in der auch die Mojiang-Fledermaushöhle liegt. Er kehrte am selben Nachmittag nach Peking zurück und äußerte sich erstmals öffentlich zu den Ereignissen. Man müsse den Ausbruch ernst nehmen, erklärte er. Am 23. Januar riegelte die Regierung den Großraum Wuhan ab und verhängte einen Lockdown über die Stadtbevölkerung. Armeemediziner schwärmten aus und setzten, teilweise mittels Gewalt, Lockdowns und rund um die Uhr geltende Ausgangssperren durch.[41]

Kleinlaut verteidigte Dr. Ray Yip, Leiter des Pekinger Büros der Gates Foundation, die schleppende Reaktion der Regierung. »Vielleicht haben sie nicht das Richtige gesagt, aber sie haben das Richtige getan«, so Yip. »Am 20. schlugen sie für das gesamte Land Alarm. Das ist keine unverhältnismäßige Verzögerung.«[42] Am 29. Januar traf Präsident Xi den Generaldirektor der Weltgesundheitsorganisation Ghebreyesus, der anschließend voll des Lobes dafür war, wie China die Eindämmung betrieb.[43] Am Tag darauf veröffentlichten Farrar und Bill Gates' Global Preparedness Monitoring Board (GPMB) eine Presseerklärung, in der nicht nur »Chinas Transparenz, was das Teilen von Informationen und der Genomsequenz des Virus anbelangt«, gepriesen wurde, sondern auch »die enge Zusammenarbeit Chinas mit den betroffenen Ländern und der WHO«.[44] Zu den ehemaligen Co-Chairmen des GPMB gehören übrigens Jeremy Farrar, Tony Fauci und George Gao.[45]

◇◇◇

KAPITEL 59

Verschwörung per Konferenzschaltung

◇◇◇

Am 23. Januar 2020 – Chinas Regierung hatte gerade Wuhan unter Quarantäne gestellt – veröffentlichte die britische Tageszeitung *Daily Mail* einen Artikel, der beim NIAID Alarmstufe Rot auslöste. Die Überschrift lautete: »China hat in Wuhan ein Labor für Experimente mit SARS und Ebola gebaut – und amerikanische Experten für Biosicherheit warnten bereits 2017, ein Virus könne aus der Anlage, die nun eine zentrale Rolle bei der Bekämpfung des Ausbruchs spielt, ›entweichen‹.«[1] Was in dem Artikel nicht erwähnt wird, ist, inwieweit amerikanische Institutionen die Coronavirusforschung in Wuhan unterstützten. Es wird allerdings auf Bedenken verwiesen, die Tim Trevan, ein Berater für Biosicherheit aus Maryland, äußerte, als das BSL-4-Labor in China eröffnete. Trevan warnte damals, Chinas Kultur der Geheimhaltung könne der Sicherheit des Instituts in Wuhan schaden. In dem Artikel ist die Rede von mehreren Vorfällen aus dem Jahr 2004, als aus einem ähnlichen Labor in Peking das SARS-Virus ausbrach.[2]

Die Meldung veranlasste Fauci dazu, sofort überprüfen zu lassen, inwieweit sich das NIAID durch sein Engagement in Wuhan angreifbar gemacht hatte. Nur wenige Stunden nach Veröffentlichung des *Daily-Mail*-Artikels verschickte Faucis Assistentin Melinda Haskins eine E-Mail an Untergebene von Fauci und die wichtigsten Empfänger von NIAID-Forschungsstipendien. Die Projektleiter wurden im Namen von Dr. Fauci dringend aufgefordert zu erklären, »wie genau unsere Unterstützung für das Virologische Institut und Biosicherheitslabor Wuhan aussieht«.[3]

4 Tage später, am 27. Januar um 13:36 Uhr, reagierte Peter Daszak auf die Aufforderung mit einer sorgfältig formulierten E-Mail, in der er aufzeigte, welche Schwachstellen sich beim NIAID durch die Verbindungen zur EcoHealth Alliance auftaten. An Faucis höchsten wissenschaftlichen Berater David Morens schrieb Daszak, er möge »doch bitte an Tony weitergeben, dass das NIAID seit 5 Jahren Coronavirusarbeit in China durch ein R01 (*Understanding the Risk of Bat Coronavirus Emergence*) an mich finanziert hat«. Der Leiter des Coronavirusprogramms beim NIAID, Erik Stemmy, war bei dieser Mail in cc gesetzt. Daszak schrieb weiter: »Zu den Kollaborateuren gehören das Virologische Institut Wuhan (arbeitet aktuell an dem nCoV) und Ralph Baric.« Es folgte die ominöse Warnung, die mit NIAID-Mitteln von EcoHealth durchgeführte Forschung habe »SARS-ähnliche CoVs gefunden, die sich an menschliche Zellen binden können«.[4]

Stemmy waren diese Fakten selbstverständlich längst bekannt, schließlich war er Daszaks Projektbetreuer. 2016 hatte er während des Moratoriums für Gain-of-Function-Forschung EcoHealth mit Streichung der Mittel gedroht. Dass er überstürzt seine Meinung änderte, brachte Stemmy eine Beförderung in Faucis Stab ein. Stemmy gab anschließend grünes Licht für Daszaks waghalsiges Projekt. Daszak versprach, jede deutliche Steigerung der Infektiosität zu melden, aber dieses Versprechen brach er, als die ihm unterstellten chinesischen Wissenschaftler ein Coronavirus um den Faktor 10 000 ansteckender machten.[5,6]

Auch Faucis Stabschef Greg Folkers reagierte auf die Mail von Haskins. Seine Antwort an Fauci stammt vom 27. Januar 2020, gesendet um 18:25 Uhr, und liefert weitere Informationen über finanzielle Unterstützung, die EcoHealth Alliance und das Virologische Institut Wuhan vom NIAID und von den NIH erhalten hatten, um an Coronaviren forschen zu können.[7]

Könnte Covid-19 das Ergebnis NIAID-finanzierter Experimente in Wuhan sein? Diese Vorstellung erschreckte von Bethesda bis Peking offenbar viele zentrale Akteure der Gain-of-Function-Forschung.

In seinem Buch *Spike* erzählt Farrar, er habe während der letzten Januarwoche begonnen, Unterhaltungen zwischen »glaubwürdigen amerikanischen Wissenschaftlern« zu verfolgen. Bei diesen Gesprächen sei es um die »unglaubliche und furchteinflößende Möglichkeit gegangen, dass es entweder einen Laborunfall gegeben hatte oder der Erreger vorsätzlich freigesetzt wurde«. Furchteinflößend hin oder her, Farrar hielt es zu diesem Zeitpunkt für denkbar. In einem Anflug von frappierender Offenheit fragte er sich: »Könnte das neuartige Coronavirus etwas mit den Gain-of-Function-Studien zu tun haben?«[8] Wenig überraschend räumte auch Shi Zhengli später ähnliche Befürchtungen ein, als sie erstmals von dem Coronaausbruch erfuhr: »Meine erste Reaktion bestand darin, mein Labor zu überprüfen, um zu sehen, ob es dort ein Problem gab«, sagte sie. »Das hieß nicht, dass ich kein Vertrauen in den Laborbetrieb hatte. Es war ausschließlich eine Sache von Pflichtbewusstsein.«[9]

Am 28. Januar, unmittelbar nach seiner Rückkehr aus Davos, schrieb Farrar eine E-Mail an Eddie Holmes, seinen Kollegen vom Wellcome Trust. Holmes hielt sich gerade für einen Skiurlaub in der Schweiz in Bern auf und wollte demnächst an seine Universität in Sydney zurückkehren.[10]

Farrar forderte Holmes auf, ihn von einem Wegwerfhandy anzurufen. Über diesen sicheren Kanal wollte er Holmes von seinem Verdacht in Kenntnis setzen, dass das Coronavirus in einem Labor in Wuhan entstanden sein könnte.[11] Dass Farrar Holmes für einen verlässlichen Mitstreiter hielt, von dem man einen diskreten Umgang mit derart explosiven Informationen erwarten konnte, überrascht nicht. Beide Männer hatten in den frühen 1980er-Jahren das University College London besucht, bevor sie sich dem Elitekader von Wissenschaftlern anschlossen, die der Wellcome Trust auf globale Führungspositionen vorbereitete.[12,13] In seinem Profil von Holmes schreibt Johnny Vedmore, der Holmes als »Wellcomes Mann in China« bezeichnet: »Die Verbindung zwischen Holmes und Farrar ist, was Farrars Karriere anbelangt, die mit großem Abstand wichtigste Connection.«[14]

Holmes stand im Mittelpunkt des Biosicherheitskartells und agierte über vier Kontinente hinweg als eine Art Schaltstelle für die Aktivitäten dieses Kartells. Zwischen 2002 und 2005 erhielt er viermal Fördergelder vom Wellcome Trust in einer Gesamthöhe von 628 069 Pfund, hinzu kamen zwischen 2007 und 2012 sechs NIH-Stipendien über insgesamt 1 502 914 Dollar.[15,16] Mit Mitteln des Rhode Trust, des Wellcome Trust, der National Institutes of Health, des National Health and Medical Research Council of Australia (NHMRC), des Australian Research Council (ARC), der American Psychological Association (APA), des britischen Biotechnology and Biological Sciences Research Council (BBSRC) und des kanadischen Natural Sciences and Engineering Research Council (NSERC) leitete er 35 Graduierte an, außerdem lehrte er an der Fudan-Universität in Shanghai.[17]

Kristian Andersen, ein Fauci-geförderter Projektleiter am Scripps Research Institute in Kalifornien, kontaktierte Holmes, nachdem dieser wieder in Sydney war. Auch Andersen gehörte zu Faucis »Kreis des Vertrauens«. Er erhielt zwischen 2018 und Februar 2020 insgesamt 16 Stipendien mit einem Gesamtvolumen von 16 284 728 Dollar.[18] Hinzu kommen 28 Forschungsstipendien, welche die Gates Foundation dem Scripps Research Institute in den Jahren von 2014 bis 2022 zukommen ließ.[19] Neben diesen Mitteln hat die Gates-Stiftung seit 2018 Calibr, einer Sparte des Scripps Research Institute, mit mehr als 235 Millionen Dollar unter die Arme gegriffen.[20]

Andersen nannte Holmes drei Punkte, die überzeugend dafürsprachen, dass das neue Virus aus dem Labor stammte. Erstens: Die Rezeptor-Bindungsstelle, also der Abschnitt eines Spike-Proteins, der sich an eine Wirtszelle ankoppelt, um seine Ladung abzuwerfen, erschien »zu gut, um wahr zu sein«. Dieser »Schlüssel« war wie geschaffen dafür, menschliche Zellen zu infizieren. Zweitens: Der »Schlüssel« kam mit einer Furin-Spaltstelle genannten kurzen Genomsequenz, die »der Grippe Superkräfte verleiht, indem sie sie leichter übertragbar und pathogener macht«. Andersen sagte Holmes: »Bei diesen Coronaviren habe ich etwas Derartiges nie zuvor gesehen.«[21,22]

Farrar kommt später mit spürbarem Unbehagen zu einer ähnlichen Einschätzung: »Hätte es sich jemand zur Aufgabe gemacht, ein tierisches Coronavirus an den Menschen anzupassen, indem er ein bestimmtes Stück Genmaterial aus einer anderen Quelle nimmt und es hinzufügt, könnte das Ergebnis so aussehen.«[23] Durch die Furin-Spaltstelle, den »auffälligsten Aspekt der Genomsequenz«, konnte Farrar zufolge der Eindruck entstehen, »dieses neuartige Virus, das flächenbrandartig um sich griff, sei speziell für den Zweck entwickelt worden, menschliche Zellen zu infizieren«.[24]

Andersens drittes überzeugendes Indiz: Er hatte eine Arbeit des UNC-Forschers Ralph Baric gefunden, die daherkam »wie eine Anleitung dafür, das Wuhan-Coronavirus in einem Labor zu bauen«. Er erklärte: »Exakt diese Methode wurde dazu eingesetzt, das Spike-Protein des ursprünglichen SARS-CoV-1-Virus zu verändern, das für den SARS-Ausbruch von 2002/03 verantwortlich war.«[25] Beide Männer wussten, dass amerikanische und chinesische Forscher in Wuhan mit diesen Coronaviren herumgespielt hatten. »Scheiße, das ist schlimm«, war das Eerste, was Holmes zu Andersens Neuigkeiten zu sagen hatte. Nachdem er aufgelegt hatte, rief Holmes Farrar auf dem Wegwerfhandy an, während sich Andersen rasch drei Bier einverleibte.[26]

Am selben Tag, dem 30. Januar, erklärte die WHO eine gesundheitliche Notlage internationaler Tragweite. Zu diesem Zeitpunkt waren 7736 Covid-19-Fälle in China bekannt und 98 Fälle in 18 weiteren Ländern, darunter 8 Fälle in Deutschland, Japan, Vietnam und den USA, bei denen der Erreger von Mensch zu Mensch übertragen worden war.[27,28]

Am Tag darauf rief Farrar Tony Fauci an, um mit ihm »über die Gerüchte bezüglich des Ursprungs des Virus« zu sprechen. Farrar drängte den NIAID-Chef, direkt mit Kristian Andersen zu reden. Beiden Männern war klar: War das Virus im Labor manipuliert worden, wie es die Beweise vermuten ließen, hatten sie es mit einer potenziellen Biowaffe zu tun. In diesem Fall würden sie FBI und MI5 hinzuziehen müssen, sagte Fauci Farrar.[29] Möglicherweise befürchteten beide Männer, sie würden die daraus resultierenden Ermittlungen nicht steuern können, vielleicht wollten sie die Geheimdienste aber auch, wie es die nachfolgenden Ereignisse nahelegen, einschalten, damit diese bei der Vertuschung mitwirken. Die dringlichste Aufgabe bestand darin, einen Ausschuss ins Leben zu rufen, der das offizielle Narrativ kontrollierte und Kristian Andersens Erkenntnisse im Zaum hielt, bevor sie um sich greifen konnten.

Farrar erinnert sich: »Wir waren uns einig, dass sich das dringend eine Spezialistengruppe ansehen sollte. Wir mussten wissen, ob dieses Virus aus der Natur kam oder das Produkt eines vorsätzlichen Eingriffs war und, falls dem so wäre, ob es durch ein Unglück oder absichtlich aus dem BSL-4-Labor am Virologischen Institut Wuhan freigesetzt wurde.«[30] Im Anschluss an dieses

Telefonat machten sich Fauci und Farrar hektisch daran, jeden öffentlichen Verdacht zu unterdrücken, Covid-19 könne auf ein Leck im Labor von Wuhan zurückgehen – etwas, das beide Männer bekanntlich für möglich, wenn nicht gar wahrscheinlich hielten.[31,32] Später würde Fauci der Reporterin Alison Young erklären, er habe früh am 31. Januar eine Telefonkonferenz mit Kristian Andersen und Jeremy Farrar abgehalten. Inzwischen wissen wir, dass Andersen Farrar bei dieser Gelegenheit erklärte, er habe mit Eddie Holmes gesprochen und dieser teile seine Einschätzung, dass das Genom des Virus »auf den ersten Blick« in der Tat ungewöhnlich erscheine.[33]

Jon Cohens Propagandaarbeit in *Science*

Um 18:47 Uhr an jenem Freitag, dem 31. Januar, schrieb Fauci eine E-Mail an Farrar und Andersen. Die E-Mail enthielt einen Link zu einem Propagandaartikel, den der *Science*-Autor Jon Cohen verfasst hatte und in dem es hieß, die Beweislage spreche für ein Spillover-Ereignis:[34] »Jeremy/Kristian: Das ist gerade heute erschienen. Vielleicht habt ihr es gesehen. Falls nicht – es ist für die aktuelle Diskussion von Interesse. Grüße, Tony«[35]

Eine Generation von Wissenschaftsautoren hat sich nahezu vollzählig vor den Karren der Industrie und der Regierungen spannen lassen, über die sie doch eigentlich kritisch berichten sollten, und Cohen zählt zur Spitze dieser Generation.[36] Selbst aus dieser korrupten Bruderschaft ragte Cohen während der Pandemie heraus, als eilfertiger Überbringer der Falschinformationen, die das Biosicherheitskartell vermittelt sehen wollte. Paul D. Thacker bezog sich ausdrücklich auf Jon Cohen, als er mir sagte: »Was die Wissenschaftsautoren heutzutage tun, hat nichts mit Wissenschaft zu tun. Das ist nur mehr Mitschrift und Propaganda.«[37] Thacker ist einer der letzten verbliebenen Investigativjournalisten unserer Tage. In einem Tweet erklärt er voller Understatement: »Jons Berichterstattung während dieser Pandemie war von Problemen behaftet, aber er ist bei *Science*, wo man, was Virologist [sic] und NIH angeht, die Rolle eines Cheerleaders übernommen hat.«[38]

E-Mails der NIH lassen den Schluss zu, dass Cohen von Beginn an als Propagandakommissar an der NIH-Verschwörung mitwirkte, dass er insgeheim mit staatlich und von der Industrie finanzierten Wissenschaftlern gemeinsam daran arbeitete, das Narrativ von den NIH und den Chinesen zu verbreiten, und dass er mit Zensur, Verteufelung und Gaslighting-Methoden darauf hinwirkte, Wissenschaftler mundtot zu machen, die abweichende Meinungen oder Gerüchte verbreiteten. Ein Journalist mit Moral hätte es skandalös und erniedrigend gefunden, aber Cohen begehrte nicht auf, als die NIH zu seinem Schutz eingriffen und seine schmierigen E-Mails vom 27. Juli 2020 an die NIH-Wissenschaftler Andersen und Holmes stark schwärzten: »Was eine Person, die behauptet, über Insiderwissen zu verfügen, hinter Ihrem Rücken über Sie sagt …«, warnte er die beiden Verschwörer.[39,40] Dieser E-Mail beigefügt ist ein Schreiben eines anonymen »Insiders«, der viele zutreffende Einzelheiten über eine vertrauliche Telefonkonferenz vom 1. Februar 2020 nennt. Bei dieser Telefonkonferenz planten Andersen und Holmes gemeinsam mit Fauci und Collins den Artikel, der später in *Nature Medicine* erschien. Darin befürworteten Andersen und Holmes die Theorie vom natürlichen Spillover – eine Theorie, die sie beide für vermutlich falsch hielten. An keiner Stelle fragt Cohen nach, inwieweit die Behauptungen des Insiders zutreffen, und legt damit einen erstaunlichen Mangel an journalistischer Neugier an den Tag.[41]

Um zu erklären, warum sie die Cohen-E-Mail schwärzten, verwiesen die NIH auf einen Absatz im »Freedom of Information Act«, der Staatsdiener schützt, die Teil eines internen »Beratungsprozesses« sind.[42] Zu Recht hat der Journalist Paul D. Thacker angemerkt, dass die NIH den Wissenschaftsautor Jon Cohen offenkundig als Staatsdiener ansehen, wenn sie sich auf diese Klausel berufen. Unklar ist allerdings, für welche Behörde er arbeitet. Und ein weiteres Indiz dafür, dass Cohen insgeheim im Dienst des Staates steht: Ein authentischer Journalist würde angesichts einer derartigen Enthüllung zutiefst gekränkt reagieren, aber an Cohen scheint das einfach abzuprallen.

Cohens Artikel in *Science* vom 31. Januar 2020 war ein blitzartiger Kommandoeinsatz des Nummer-eins-Journalisten aus dem Arsenal des Medizinkartells. Es ging darum, gleich zu Beginn der Pandemie die Gain-of-Function-

Forschung an Coronaviren von jedweder Beteiligung an der Entstehung von Covid-19 reinzuwaschen. Genau wie Fauci und die anderen Hohepriester der Gesundheitsbehörden verbreitete auch Cohen das Narrativ, das China vorgegeben hatte. In seinem Artikel für *Science* plappert er pflichtbewusst die chinesische Propagandamär nach und verkündet: »Starke Beweise sprechen dafür, dass der Markt [in Wuhan] frühzeitig eine wichtige Rolle dabei spielte, 2019-nCoV zu verbreiten.«[43] Wer mit dem Finger auf das Labor in Wuhan zeige, verbreite »Verschwörungstheorien«.[44] Den Ton für seinen Artikel gibt Cohen vor, indem er eine Schlagzeile aus der *Washington Post* zitiert, der Tageszeitung von Jeff Bezos: »Experten widerlegen exotische Theorie, die das China-Coronavirus mit Waffenforschung in Verbindung bringt.«[45] Um seine These von einem natürlichen Spillover zu untermauern, arbeitet Cohen nahezu ausschließlich mit wissenschaftlich vagen Aussagen und der felsenfesten Überzeugung stark kompromittierter, von NIAID-Mitteln abhängiger Wissenschaftler wie Kristian Andersen, Eddie Holmes, Peter Daszak und Trevor Bedford, Bill Gates' Chef-Strohmann.[46]

Cohen gibt auch die chinesische Nachrichtenagentur *Xinhua* als Quelle für seine Behauptung an und schreibt, von 585 Umweltproben, die auf dem Nassmarkt genommen wurden, seien 33 positiv auf Covid-19 getestet worden. Eddie Holmes beteuerte gegenüber Cohen: »Die positiven Tests vom Markt sind von enormer Bedeutung.« Dass keine dieser Proben von einem Tier stammte, wird dabei geflissentlich ignoriert. Trevor Bedford behauptet, Covid-19 sei von einem bislang noch nicht identifizierten Zwischenwirt – möglicherweise einer Schleichkatze – auf den Menschen übergesprungen, und Cohen übernimmt diese Aussage völlig unkritisch.[47]

Unterdessen errechnete Bedford für Cohen, dass Shis Virus RaTG13 so wenig Gemeinsamkeiten mit dem Covid-19-Erreger aufwies, dass es von einem gemeinsamen Vorfahren ausgehend zwischen 25 und 65 Jahre gebraucht hätte, um an den jetzigen Punkt zu gelangen. Erst ganz zum Ende des Artikels hin darf Professor Richard Ebright eine abweichende Meinung abgeben. Er steuert den erhellenden Fakt bei, dass der gesamte Sinn und Zweck von Gain-of-Function-Forschung darin besteht, durch Manipulationen im Labor die Prozesse der natürlichen Evolution zu beschleunigen.[48]

Das Schlusswort allerdings gewährt Cohen Peter Daszak, und der tut – man ahnt es schon – Ebrights Einwurf als Verschwörungsgewäsch ab: »Jedes Mal, wenn eine neue Krankheit auftritt oder ein neues Virus, wird dieselbe alte Leier abgespult: Ein Wirkstoff oder ein genmanipuliertes Virus hat zu einem Spillover-Ereignis geführt oder wurde freigesetzt«, so Daszak. »Das ist eine Schande. Offenbar können die Menschen nicht ohne Kontroversen und diese Mythen auskommen, dabei springt uns [die Wahrheit] direkt ins Gesicht.«[49]

Nachdem er den Link zu Cohens Artikel erhalten hatte, antwortete Andersen Fauci noch am selben Tag, am 31. Januar um 22:32 Uhr, und setzte Farrar in cc: »Danke fürs Teilen. Ja, ich hatte das schon gesehen, und sowohl Eddie als auch ich werden darin zitiert. Ein großartiger Artikel.« Und dennoch trieft Andersens Antwort auch vor Verachtung für die Art von doppelzüngigem PR-Blabla und Cohens vermeintlichen wissenschaftlichen Anspruch. Er geht direkt auf das wissenschaftliche Rätsel ein, mit dem sich Cohen überhaupt nicht auseinandergesetzt hat:

> »Die ungewöhnlichen Eigenschaften des Virus machen nur einen wirklich geringen Teil des Genoms aus (< 0,1 Prozent), man muss sich also alle Sequenzen schon sehr genau ansehen, um zu erkennen, dass einige Charakteristika (möglicherweise) künstlich erzeugt aussehen. Ich sollte erwähnen, dass nach den heutigen Gesprächen Eddie [Holmes], Bob [Garry von der Tulane], Mike [Farzan, Andersens Kollege von Scripps] und ich selbst alle der Meinung sind, dass dieses Genom nicht zu dem passt, was man von der Evolutionstheorie erwarten würde. Aber wir müssen uns dies sehr viel gründlicher ansehen […]«[50]

Vor einem Untersuchungsausschuss des Repräsentantenhauses zur Coronapandemie erklärte Andersen später: »Das war eine etwas ausgefallene Art, um im Grunde nichts anderes zu sagen als: ›Hört mal Leute, ich glaube, das könnte aus dem Labor stammen.‹«[51]

Andersen mochte Cohens Arbeit nicht sonderlich schätzen, aber das hielt Fauci nicht davon ab, denselben *Science*-Artikel vielen weiteren Menschen zu schicken und zu erklären, es handele sich um einen ausgewogenen Bericht.[52] Dass Andersen Zweifel an Cohens Schlussfolgerungen angemeldet hatte, erwähnt Fauci an keiner Stelle.[53] Die E-Mail von Fauci bestätigt, dass er, Farrar und Andersen bereits tief in strategischen Diskussionen zu der Frage steckten, wie man mit potenziell katastrophalen Enthüllungen über die Gain-of-Function-Experimente in Wuhan umgehen sollte.

Verschwörung per Konferenzschaltung

Die Sorge wuchs, dass es sich bei SARS-CoV-2 um ein Laborerzeugnis handeln könnte, deshalb hielt es Farrar für notwendig, ein »Dreamteam«, wie er es nannte, von Wissenschaftlern zu versammeln und über die Möglichkeit zu sprechen.[54] Am 31. Januar hielt er einen Call ab, an dem Eddie Holmes, Kristian Andersen, Andrew Rambaut, Bob Garry, Michael Farzan, Marion Koopmans, Ron Fouchier und Christian Drosten teilnahmen.[55,56] Rambaut ist ein Evolutionsbiologe von der University of Edinburgh, seine Forschung wird nahezu vollständig vom Wellcome Trust finanziert. Der Virusexperte Garry ist an der Tulane University angestellt und arbeitet häufig mit Andersen zusammen. Der Biologe Farzan hat entdeckt, dass sich das SARS-Virus an den ACE2-Rezeptor bindet, und Ron Fouchier ist der beherzte niederländische Forscher, der den Vogelgrippeerreger so manipulierte, dass er Frettchen befällt. Farrar sagte: »Bob [Garry] waren unabhängig davon bereits ungewöhnliche Dinge an dem Virus aufgefallen.«[57,58]

Die Virologie-Experten bei diesem Call waren Koopmans und Fouchier. In seinem Buch *Spike* schildert Jeremy Farrar, dass die beiden der Theorie von einem Laborleck skeptisch gegenüberstanden. Die beiden niederländischen Wissenschaftler hätten darauf hingewiesen, dass es ständig zu natürlichen

Mutationen komme, und sie erklärten: »Sollte jemand ein Coronavirus manipulieren, würde er nicht irgendein beliebiges Fledermausvirus nehmen, das er zufällig gerade in seinem Labor hat. Er würde einen Stamm nehmen, mit dem er vertraut ist und von dem er weiß, dass er Zellen infiziert.«[59] Insbesondere Marion Koopmans habe die Idee eines von Menschenhand manipulierten Virus offenbar absurd gefunden, so Farrar, und gesagt: »Es findet sich in der Literatur schlicht kein ähnliches genetisches Backbone, auch wenn in den Datenbanken Hunderte und Aberhunderte Genome von SARS-ähnlichen Viren enthalten sind.«[60] Und dann stellte sie eine Frage, die rückblickend durchaus ironisch erscheint: »Wenn man so etwas bauen möchte, warum sollte man dann nicht eines von denen zum Herumexperimentieren nehmen?«[61]

Die Ironie hierbei (die Farrar ignoriert): RaTG13, das Virus, das zu über 96 Prozent identisch zu SARS-CoV-2 ist, ist genau das, nämlich »eines von denen«.[62] Es ist zweifelsohne ein »SARS-ähnliches Virus«, und es verfügt über ein »ähnliches genetisches Backbone«, das, obwohl Shi etwas Gegenteiliges behauptet, lang vor Beginn des Covid-19-Ausbruchs sequenziert worden war.[63] Und vermutlich war er eng mit dem Virus verwandt, das 50 Prozent der infizierten Bergleute dahinraffte.

Allzu überzeugend müssen die Coronavirusfachleute bei dem Call nicht gewesen sein, denn Farrar schildert, dass die anderen vier Empfänger von NIH-Fördermitteln skeptisch waren, was die Wahrscheinlichkeit eines natürlichen Spillovers anbelangt: »Eddie und Kristian hatten weiterhin Bedenken [da das Virus wirkte wie künstlich erzeugt]«, und Holmes erklärte, er sei »zu 80 Prozent sicher, dass es aus dem Labor stammt«. Bei Andersen, Garry und Rambaut sah es ähnlich aus.[64]

Aus Farrars Bericht geht nicht genau hervor, wann diese Telefonkonferenz stattfand, aber aller Wahrscheinlichkeit nach war es, bevor Kristian Andersen um 22:32 Uhr seine E-Mail an Fauci schickte und auf Faucis E-Mail mit dem Cohen-Artikel in *Science* einging. Offensichtlich bezieht sich Andersen auf den Call, wenn er in der E-Mail berichtet, dass »nach den heutigen Gesprächen Eddie, Bob, Mike und ich selbst alle der Meinung sind, dass dieses

Genom nicht zu dem passt, was man von der Evolutionstheorie erwarten würde«.[65]

Es dürfte Fauci und seinen Boss, NIH-Direktor Francis Collins, alarmiert haben, in welche Richtung sich die Gespräche entwickelten. Aus ihren E-Mails geht eindeutig hervor, dass sie wussten, dass das NIAID im Wuhan-Labor von Shi Gain-of-Function-Forschung an Fledermaus-Coronaviren finanziell unterstützte. Entsprechend nahmen sie nur zu gerne am nächsten Tag, dem 1. Februar 2020, einem Samstag, an einem weiteren Call teil. An der Konferenzschaltung waren dieselben Leute beteiligt wie am Freitag, dazu einige neue wie Vertreter von Wellcome und Patrick Vallance.[66,67]

Eine Stunde dauerte die vertrauliche Unterredung, und kein Teilnehmer brach sein Schweigen, bis durch eine Anfrage gemäß dem »Freedom of Information Act« Faucis E-Mails herausgegeben werden mussten und überhaupt erst bekannt wurde, dass ein derartiges Treffen stattgefunden hatte. Farrars Erinnerungen in *Spike* und die öffentlich gewordenen E-Mails von Fauci zeigen, dass Farrar, Andersen, Holmes, Garry und Rambaut alle an die These von einem Laborursprung glaubten – bis zu Beginn der Konferenzschaltung. Dort, so Farrar, hätten Fouchier, Koopmans und Drosten erneut argumentiert, »es gibt keine Notwendigkeit, eine unsichtbare Hand heraufzubeschwören«. Alles Nötige würde vermutlich »dort draußen in freier Wildbahn vorkommen« und es sei bekannt, dass Tierviren auf andere Arten und von dort auf den Menschen überspringen können, auch wenn sie dabei meistens »gegen die Wand liefen«.[68] Und so argumentierten »die Biologen« scheinbar leidenschaftlich für die These, ein tierischer Spillover sei möglich, boten aber keinerlei gute Gründe dafür an, warum das wahrscheinlicher sein sollte als ein Leck in einem nahe gelegenen Labor, wo man mit sehr ähnlichen Viren hantierte.

Nach dem Treffen flogen die E-Mails nur so hin und her. Farrar leitete am folgenden Tag Notizen von Mike Farzan, Bob Garry und anderen weiter. Aus ihnen geht hervor, dass immer noch Skepsis herrschte hinsichtlich der Frage, ob Covid-19 und der Erreger natürlichen Ursprungs seien oder nicht. Farzan beispielsweise hielt Experimente zur seriellen Passage in einem Labor weiterhin für die wahrscheinlichste Ursache des Virus. Er ging zu 70 Prozent von einem Laborleck aus.[69] Die serielle Passage ist keine Genmanipulation, sondern eine andere Labormethode, die Wissenschaftler häufig bei dem Versuch nutzen, die Infektiosität eines Erregers zu verstärken und Viren beizubringen, auf neue Spezies überzuspringen. Bob Garry wiederum machte sehr deutlich, dass er an Genmanipulation glaubte:

> »Ich kann mir wirklich kein glaubhaftes natürliches Szenario vorstellen, bei dem man vom Fledermausvirus oder einem [zu SARS-CoV-2] sehr ähnlichen zu einem Punkt gelangt, an dem man exakt 4 Aminosäuren und 12 Nukleotide einfügt, und die alle gleichzeitig hinzugefügt werden müssen, um diese Funktion zu erreichen – all das, und doch verändert sich keine einzige Aminosäure in S2? Ich komme schlicht nicht dahinter, wie das in der Natur geschehen soll. Führen Sie die Anordnungen der Spikes auf Ebene der Aminosäuren durch […] es ist verblüffend. Im Labor hingegen wäre es einfach, die perfekten 12 Basen einzufügen, die man haben möchte.«[70]

Selbst Andrew Rambaut, der sich als »Agnostiker« bezeichnete, was die Ursprünge des Virus anbelangt, stellte fest: »Vom Standpunkt einer natürlich verlaufenden Evolution aus, fällt mir als einziger ungewöhnlicher Punkt die Furin-Spaltstelle auf. Sie spricht für mich sehr stark dafür, dass wir bei den Ursprüngen des Virus etwas Wichtiges übersehen.«[71] Hoffnungsvoll brachte er einen »fehlenden Zwischenwirt« ins Spiel, was zum damaligen Zeitpunkt plausibel erschien. Als wahrscheinlichsten Kandidaten erachtete man Schuppentiere. (Mittlerweile sind jedoch Jahre ins Land gegangen, und niemand hat in einem Zwischenwirt ein eng verwandtes Virus gefunden. Die Wahrscheinlichkeit, dass Rambaut recht hat und es sich um einen natürlichen Spillover handelt, ist inzwischen verschwindend gering.)

Auch Ron Fouchier schickte eine schriftliche Zusammenfassung des Calls herum und führte dabei sechs unterschiedliche potenziell »unnatürliche« Aspekte des Virusgenoms an und wie jeder einzelne davon auf natürliche Weise hätte entstehen können, zumindest präsentierte er wenigstens Argumente, die sich vorbringen ließen, um für einen natürlichen Ursprung zu plädieren.[72] Dr. Meryl Nass sagt, die sechs eigenständigen Anomalien sprächen dafür, dass SARS-CoV-2 sowohl mithilfe von Passagen als auch Genmanipulationen erschaffen wurde.[73]

Am 2. Februar schrieb Collins Fauci, Farrar und den stellvertretenden NIH-Direktor Lawrence Tabak an und erklärte seinen Wunsch, das Gerede über ein Laborleck zum Verstummen zu bringen:

> »[…] Ich teile Ihre Einschätzung, dass wir rasch Fachleute in einem vertrauenerweckenden Rahmen einberufen müssen (die WHO scheint die einzige Option zu sein), ansonsten werden die Stimmen der Verschwörung rasch dominieren und der Wissenschaft und der internationalen Harmonie potenziell Schaden zufügen […]«[74]

Aus der Aussage, die Andersen vor dem Unterausschuss des Repräsentantenhauses machte, geht hervor, dass Anthony Fauci Andersen bereits vor der Konferenzschaltung dazu aufgefordert hat, die Arbeit zu schreiben, die später in *Natural Medicine* veröffentlicht wurde. Beim Call selbst hat Fauci den Berichten zufolge nicht viel gesagt, aber Andersen erinnerte sich, dass er erneut die Arbeit ansprach. Obwohl sie an jenem Morgen mit dem Paper begannen, in dem Spekulationen über eine Herkunft aus dem Labor als Verschwörungstheorie abgetan werden, erklärte Farrar, Holmes halte es zu 60 Prozent für wahrscheinlich, dass das Virus aus dem Labor kam, er selbst zu 50 Prozent.[75] Vor, während und nach dem Call äußerten vier der Teilnehmer – Holmes, Andersen, Rambaut und Garry – starke Zweifel an der Möglichkeit eines natürlichen Spillover-Ereignisses, dennoch setzten sie sich unmittelbar nach der Telefonkonferenz an ein Paper, welches das genaue Gegenteil besagte. Um 10:58 Uhr erklärte Collins, dass in dem entstehenden Paper »[Eddie Holmes], der gegen Manipulationen argumentiert, eine serielle Passage immer noch für möglich halte«.[76]

Nur 2 Tage später, am 4. Februar 2020 um 2:01 Uhr, leitete Farrar eine »sehr grobe erste Version« des Dokumentes weiter, das als »The Proximal Origin of SARS-CoV-2« zu trauriger Berühmtheit gelangen sollte.[77,78]

Als *Nature Medicine* die fertige Arbeit im März veröffentlichte, hatten Holmes und seine Kollegen sogar den Teil mit der seriellen Passage unter den Tisch fallen lassen.

»Unsere Hauptarbeit bestand in den vergangenen Wochen vor allem in dem Versuch, jede Form von Labortheorie zu *widerlegen*«, schrieb Andersen Christian Drosten am 8. Februar ganz unverblümt. »Wir stehen aber an einem Scheideweg, an dem die wissenschaftlichen Beweise nicht so ausreichend schlüssig sind, als dass wir sagen könnten, wir hätten hohes Vertrauen in eine der drei zentralen Theorien, die in Betracht kommen.«[79] Zu jenem Zeitpunkt war Andersen dafür, vor einer Veröffentlichung weitere Daten abzuwarten, insbesondere Virussequenzen von Schuppentieren.

Am 10. Februar schickten die Mitautoren eine Kopie an Ian Lipkin. Offenbar ging es darum, ihn zur Mitarbeit zu bewegen. »Zu mehreren ist man sicherer«, formulierte es Holmes.[80] Lipkin, Virologe der Columbia University, war alles, aber kein unvoreingenommener Beobachter. In der später veröffentlichten Arbeit legt er seinen Interessenkonflikt nicht offen, aber die Organisation U.S. Right to Know entdeckte später, dass Lipkin zwischen 2011 und 2021 mindestens zehn wissenschaftliche Arbeiten mit EcoHealth-Wissenschaftlern veröffentlichte.[81] Zum damaligen Zeitpunkt sagte Holmes über Lipkin, dieser sei »sehr beunruhigt wegen der Furin-Spaltstelle, und an höherer Stelle, inklusive Geheimdienste, sehe es ähnlich aus« – ein Beleg dafür, dass Vertreter der Geheimdienste bereits sehr früh daran beteiligt waren, die Ursprünge von Covid-19 zu vertuschen. Holmes sagte Andersen: »Ich glaube, Ian ist der Ansicht, es kommt aus einem Labor.«[82]

Anscheinend haben die Wissenschaftler das Thema Furin-Spaltstelle recht ausführlich über Slack erörtert, einen Instant-Messaging-Dienst zur Kommunikation am Arbeitsplatz. Mainstream-Medien propagierten die These, wonach eine Genmanipulation des Virus in jedem Fall leicht zu entdeckende Spuren hinterlassen würde, aber die Wissenschaft wusste, dass das nicht stimmt. Dr. Garry sagte: »Man kann Teile von Genen *de novo* mit perfekter Präzision synthetisieren und sie dann, ohne eine Spur zu hinterlassen, wieder einfügen.« Und Ron Fouchier brüstete sich in einer E-Mail: »Molekularbiologen wie ich können perfekte Viruskopien erzeugen, ohne dabei Spuren zu hinterlassen. Wenn man mich fragt, sind die Argumente für und gegen Passagen und Manipulation dieselben.«[83]

Am 12. Februar schrieb Andersen Clare Thomas von *Nature* an und erklärte ihr, »auf Anregung von Jeremy Farrah [sic], Tony Fauci und Francis Collins« würden er und seine Kollegen eine Arbeit vorbereiten, die eine »agnostische und auf wissenschaftlichen Fakten beruhende Hypothese zu den Ursprüngen des Virus liefert«.[84] Ob sie interessiert sei? »Ja, bitte«, antwortete Thomas.[85]

Die endgültige Fassung schickte Holmes am 16. Februar an seine Co-Autoren und schrieb dazu: »Jeremy Farrar und Francis Collins sind sehr zufrieden. Sieht für mich gut aus.«[86] Einen Tag später schickte Holmes Clare Thomas die Arbeit, nachdem er in allerletzter Minute auf Wunsch von Farrar noch eine Änderung vorgenommen hatte. Dieser entschuldigte sich dafür, Mikromanagement zu betreiben, bat aber darum, in dem entscheidenden Satz das Wort »unwahrscheinlich« durch »sehr unwahrscheinlich« zu ersetzen. Pflichtgemäß nahm Holmes die Änderung vor, der Satz lautet nun: »Es ist sehr unwahrscheinlich, dass SARS-CoV-2 durch Labormanipulation eines bestehenden SARS-ähnlichen Coronavirus entstanden ist.«[87]

Obwohl sie zunächst begeistert reagiert hatte, lehnte Thomas die Arbeit am 20. Februar per E-Mail ab. Aus E-Mails geht hervor, dass Thomas bereitwillig an der Vertuschung mitwirkte und die Arbeit deshalb ablehnte, weil die darin enthaltenen Schlussfolgerungen die Laborleck-These nicht mit dem von ihr erhofften Nachdruck entkräfteten. Thomas zitierte Bedenken eines Prüfers, wonach die Arbeit die Frage zu offen für Interpretationen lasse und so »Verschwörungstheorien« potenziell Munition liefern könnte.[88] Sie ging auch auf die Ansicht ihres Prüfers ein, dass »ein Laborursprung extrem unwahrscheinlich erscheinen wird, sobald die Autoren ihre neuen Schuppentier-Sequenzen veröffentlichen«.[89]

Diesen Zahn zog ihr Andersen in seiner Antwort sofort:

> »Wäre das der Fall gewesen, hätten wir das selbstverständlich mit aufgenommen – aber je mehr Sequenzen von Schuppentieren wir sehen (und wir

> haben sie sehr sorgfältig analysiert/diskutiert), desto unwahrscheinlicher wird es, dass sie die Zwischenwirte sind. Was leider nicht dabei hilft, einen Laborursprung zu entkräften. Diese Möglichkeit sollte man also als eine ernst zu nehmende wissenschaftliche Theorie in Betracht ziehen (was wir tun) und nicht pauschal als weitere ›Verschwörungstheorie‹ abtun. Wir alle wünschen uns wirklich sehr, dass wir das tun könnten (so hat das Ganze schließlich angefangen), aber unglücklicherweise ist das angesichts der Daten einfach nicht möglich.«[90]

Binnen einer Woche ließen die Wissenschaftler daraufhin alles fahren, was sie an möglichen Skrupeln und Vorbehalten noch gehabt haben mögen. Am 27. Februar reichten sie die Arbeit erneut ein, dieses Mal bei *Nature Medicine* und ergänzt um einen Halbsatz: »[…] halten wir ein wie auch immer geartetes Laborszenario nicht für glaubwürdig.«[91]

In der letztlich veröffentlichten Arbeit – entworfen, während die meisten Autoren einen Laborursprung noch immer für am wahrscheinlichsten hielten – heißt es: »Unsere Analysen zeigen deutlich, dass es sich bei SARS-CoV-2 nicht um ein Laborkonstrukt oder ein vorsätzlich manipuliertes Virus handelt.«[92]

Medien, Gesundheitsbeamte und Fachmagazine sollten diese Arbeit später unermüdlich als »Beweis« dafür heranziehen, dass es sich bei der Hypothese zu einem Laborursprung um nichts als eine »extreme Verschwörungstheorie« handelt. Bis heute wurde »Proximal Origin« mehr als 5,8 Millionen Mal abgerufen und über 2800-mal zitiert. Damit ist es die wissenschaftliche Arbeit mit dem fünftgrößten Impact aller Zeiten.[93]

2 Jahre später nahm sich Jeffrey Sachs, der Ökonom der Columbia University und Politanalyst, der für *The Lancet* eine Untersuchungskommission zu den Ursprüngen von Covid-19 leitete, die Arbeit genauer vor. Offensichtlich angewidert von der Scharade verwies er darauf, dass exakt die Wissenschaftler, die behauptet hatten, das Genom sei nicht mit der natürlichen Evolution vereinbar, zur selben Zeit an einer Aussage arbeiteten und sie auch wenige Wochen später veröffentlichten, die das genaue Gegenteil besagte – »und das,

bevor ihnen irgendwelche Fakten zur Verfügung standen. Also erschaffen sie ein Narrativ. Und sie tun die alternative Hypothese ab, ohne sie sich näher angesehen zu haben«.[94]

Sachs wunderte sich, wie die Beteiligten dermaßen rasch von einem »Wir wissen es nicht« zu einer entschieden vorgetragenen Erklärung gelangen konnten. Der radikale Kurswechsel sei »ziemlich verdächtig«, erklärte er. In einer E-Mail an Emily Kopp von U.S. Right to Know schrieb Sachs 2022: »Die zentrale Behauptung der Arbeit, wonach SARS-CoV-2 nicht mit Viren verwandt ist, die zuvor in der Laborforschung erwähnt wurden, bietet als Beweis eine Fußnote aus einer Arbeit von 2014!« Die Autoren von »Proximal Origin« zitieren aus »Coronavirus Reverse Genetic Systems: Infectious Clones and Replicons«, um die Behauptung zu untermauern, wonach genetische Daten »unbestreitbar zeigen, dass SARS-CoV-2 nicht von einem zuvor verwendeten Virus-Backbone abstammt«.[95,96] Seit 2014 ist sehr viel zu Virus-Backbones bei Coronaviren veröffentlicht worden, insofern ist es geradezu lachhaft, diese Arbeit als unumstößlichen Beweis heranzuziehen. In einem Interview für *Current Affairs* sagte Sachs im August 2022 gegenüber Nathan Robinson: »Sie hatten nichts von den Daten vorliegen, über die man in der *New York Times* liest. Sie erklärten einfach, die Labore würden nicht an diesen Alternativen arbeiten. Aber wissen Sie was? Die wussten gar nicht, woran die Labore arbeiteten, denn sie haben nie danach gefragt, und die NIH haben uns nichts gesagt.«[97]

Das sich diese Wissenschaftler unwahrhaftig verhielten, steht außer Frage. Aber die brennende Frage lautet: Warum gaben sie sich so dermaßen überzeugt von etwas, an das sie gar nicht glaubten? Darauf gibt es nur eine wahrscheinliche Antwort: Die »Bethesda Boys«, wie die Wissenschaftler Fauci und Collins nannten, und Farrar haben die Autoren ausdrücklich gebeten, die Wahrheit vom Laborleck zu unterdrücken, weil eine solche Aussage für sie hochgradig peinlich wäre und sie darob die Kontrolle über die Steuerung der Pandemiemaßnahmen einbüßen würden. Die Wissenschaftler wiederum waren nur zu gerne bereit, den Männern zu Diensten zu sein, die dafür sorgten, dass ihre Labore weiterhin brummten.

Warum sind Koopmans und Fouchier nicht als Autoren der Studie genannt? Holmes sagt lediglich, sie hätten es abgelehnt, für ihren Beitrag namentlich genannt zu werden, weil sie eine Veröffentlichung insgesamt ablehnten.[98] Warum das so ist, erklärt er nicht. Wir können nur darüber spekulieren, ob Koopmans oder Fouchier nicht mit wissenschaftlichen Behauptungen in Verbindung gebracht werden wollten, von denen sie wussten, dass sie unhaltbar waren. Vielleicht geschah dies auch aus Sorge darüber, dass ihre Beteiligung unerwünschte Aufmerksamkeit darauf lenken könnte, dass sie regelmäßig mit Peter Daszak und EcoHealth Alliance Gain-of-Function-Forschung an Coronaviren betrieben, oder wegen anderer Interessenkonflikte, die ihrer Glaubwürdigkeit schaden konnten.[99]

Koopmans, Fouchier, Drosten und Lipkin waren nicht die einzigen Wissenschaftler mit offenen Konflikten. Kristian Andersen und Robert Garry reichten 2019 einen Förderantrag beim NIAID ein, der zum Zeitpunkt der vertraulichen Telefonkonferenz noch nicht von Fauci abgesegnet worden war. Andersen sagt, der Antrag sei im November 2019 von unabhängigen Fachleuten geprüft und bewertet worden und könne sich auf keinen Fall auf sein Verhalten ausgewirkt haben, aber *The Intercept* meldete: »Die endgültige Zustimmung für den Antrag, in diesem Fall durch Direktor Fauci, stand noch aus.« Es ging um 8,9 Millionen Dollar an Fördermitteln, also kein Kleingeld. Grünes Licht erhielt der Antrag erst am 21. Mai 2023.[100,101]

◇◇◇

KAPITEL 60

Das NASEM-Schreiben ans Weiße Haus (6. Februar 2020)

◇◇◇

Während Fauci damit beschäftigt war, den »Proximal Origin«-Artikel für *Nature Medicine* auf den Weg zu bringen, arbeitete er gleichzeitig an zwei weiteren wichtigen Schreiben, die die These von einem natürlichen Spillover-Ereignis stützen sollten.[1,2,3,4] Das erste sollte die Mär von der natürlichen Entstehung fortschreiben und das offizielle Siegel der einflussreichen und angesehenen National Academies of Sciences, Engineering and Medicine (NASEM)* tragen.

Am 3. Februar 2020 – 2 Tage zuvor hatten er, Farrar und Collins die geheime Telefonkonferenz abgehalten – nahm Fauci an einer Videokonferenz mit den NASEM teil.[5] Kelvin Droegemeier, unter Donald Trump Direktor des direkt dem Weißen Haus unterstellten Office of Science and Technology Policy (OSTP), sagte mir, der Call sei seine Idee gewesen.[6,7,8] Er hatte die Präsidentin der National Academy of Sciences (NAS), Dr. Marcia McNutt, angeschrieben und darum gebeten, dass die NAS »ein Treffen von Fachleuten anberaumen« solle. Es sollte darum gehen »rasch Informationen zu prüfen und festzustellen, welche Daten benötigt würden, um die Ursprünge von 2019-nCoV zu bestimmen, speziell aus dem Blickwinkel der Evolutions- und Strukturbiologie«.[9,10]

* Anm. d. Übers.: Die National Academies of Sciences, Engineering, and Medicine (NASEM) fungiert als Dachorganisation für drei US-amerikanische Wissenschaftsakademien, namentlich die National Academy of Sciences (NAS), die National Academy of Engineering (NAE) und die National Academy of Medicine (NAM).

Droegemeier erklärte, warum er so auf Eile drängte: »Das OSTP befand sich inmitten der Planung von Gegenmaßnahmen zu Covid-19, und viele fragten: ›Wie konnte das geschehen?‹.« Und weiter: »Wir haben versucht, so viel wie möglich über die evolutionären Ursprünge des Virus herauszufinden, um effektiv mit ihm umgehen und sicherstellen zu können, dass etwas Derartiges nicht wieder vorkommt. Die Frage nach dem Ursprung spielte daher beim Erreichen dieser Ziele eine vorrangige Rolle.« Wie Fauci die Aufgabe übertragen wurde, die Untersuchungen zu leiten, wisse er nicht mehr, sagte mir Droegemeier: »Ich weiß nicht, wessen Idee es war, Fauci dazuzuholen. Es lag einfach nahe. Deborah Birx leitete im Weißen Haus die Maßnahmen gegen die Pandemie, es könnte also ihre Idee gewesen sein oder die von Robert Kadlec oder Redfield.«[11]

Fauci ging es keineswegs darum, dem Weißen Haus eine möglichst wahrheitsgetreue Antwort zu liefern. Er stellte eine Gruppe sehr befangener Schergen zusammen, darunter Kristian Andersen, der auch beim »Proximal Origins«-Betrug mitgewirkt hatte. Ihre Aufgabe bestand darin, die NASEM so zu manipulieren, dass man den Präsidenten hinters Licht führen konnte. Allem Anschein nach hielt Fauci die drei distinguierten Eminenzen der NASEM – Victor Dzau als Präsident der NAM, Marcia McNutt als Präsidentin der NAS und John Anderson als Präsident der NAE – für gleichermaßen brillant wie auch gänzlich unerfahren auf politisch schwierigem Parkett, insofern also für überaus nützliche Idioten, die sich leicht manipulieren ließen.[12]

Die NASEM verschwendeten keine Zeit. Noch am selben Tag fand ein Zoom-Call mit Fauci und dessen Topleuten Peter Daszak und Kristian Andersen statt.[13] Nur 2 Tage zuvor waren Andersen und Faucis verlässlichste Virologen nahezu einstimmig zu der Ansicht gelangt, dass sich die ungewöhnlichen Eigenschaften des Virus am ehesten durch ein Laborleck erklären lassen.[14] Wir wissen nicht, ob Fauci die NASEM darüber informiert hatte, dass Daszak am Virologischen Institut Wuhan Gain-of-Function-Forschung mit Fledermaus-Coronaviren betrieben hatte, Experimente, die er, Fauci, selbst finanziell unterstützt hatte.[15] Fauci war jedenfalls bemüht darum, die Welt davon zu überzeugen, dass sich die besten Virologen die Ursprünge von Covid-19 angesehen hatten und zu dem Urteil gelangt waren, dass ein natürlicher Spillover vermutlich der Auslöser war. Der Schluss liegt nahe, dass er es versäumt hat, die NASEM-Nestoren davon in Kenntnis zu setzen, dass einige der größten Empfänger von NIH-Mitteln für Gain-of-Function-Forschung und Biowaffenentwicklung Teil dieser tendenziösen Gruppe waren, die das Ganze nun Mutter Natur in die Schuhe schieben wollten.

Um diese Fakestory in die Welt hinauszutragen und den NASEM das gewünschte Narrativ zu diktieren, griff Fauci auf einige Spießgesellen aus der Gain-of-Function-Forschung zurück, darunter Peter Daszak und Ralph Baric – zwei Männer, die eigentlich im Mittelpunkt von Ermittlungen hätten stehen müssen, weil sie in Wuhan pandemiefähige Coronaviren zusammengeschustert hatten. Weitere Berater bei dem Gespräch mit den NASEM waren Kristian Andersen, Trevor Bedford (Chefberater von Bill Gates in Coronavirusfragen) sowie Gigi Gronvall und Tom Inglesby vom Center for Health Security an der Johns Hopkins Bloomberg School of Public Health.[16]

Wir erinnern uns: Baric hatte zu diesem Zeitpunkt mehr als 150 NIH-Förderstipendien erhalten und galt als Koryphäe in Sachen Gain-of-Function-Forschung.[17] Daszak hatte Millionen Dollar vom US-Militär sowie amerikanischen Geheimdiensten und Gesundheitsbehörden dafür eingeheimst, in Wuhan Gain-of-Function-Experimente zu betreiben und an Biowaffen zu forschen.

Inglesby war einer der Gastgeber des Pandemieplanspiels »Event 201« im Oktober 2019, das von seiner Lehreinrichtung, dem Johns Hopkins Center for Health Security, gesponsert wurde.[18] Das Johns Hopkins hatte von den NIH Milliardensummen erhalten und von der Bill & Melinda Gates Foundation weitere hunderte Millionen Dollar.[19,20] Die Biowaffenbefürworterin **Gronvall** vom Johns Hopkins lieferte den NIH Empfehlungen zu neuen Biotechnologien, außerdem gehörte sie von 2010 bis 2020 dem Threat Reduction Advisory Committee des US-Verteidigungsministeriums an. In ihrer Hopkins-Biografie heißt es, Gronvall habe »an mehreren Arbeitsgruppen zu Labor- und Pathogensicherheit mitgewirkt«.[21]

Und **Kristian Andersen** ist natürlich derselbe Kristian Andersen, den Fauci 2 Tage zuvor während der berüchtigten Konferenzschaltung mit seinen betrügerischen und befangenen Projektleitern drängte, ein Paper zu erstellen, das die Welt davon überzeugen sollte, ihm etwas abzukaufen, das er selbst nicht glaubte. Das also sind die Piraten, die nur einen Tag nach dem Meeting einen NASEM-Entwurf dergestalt abändern wollten, dass die Lehre vom »natürlichen Ursprung« weiter gestärkt würde.[22]

Die anderen »führenden Fachleute«, die die NASEM heranzogen, waren der Humangenetiker **Aravinda Chakravarti** von der NYU School of Medicine, ein ehemaliger Professor an der Johns Hopkins School of Medicine, sowie **Stanley Perlman**, Mikrobiologe an der University of Iowa und seit vielen Jahren Kooperationspartner von Dr. Fauci.[23,24] Im Verlauf seiner beruflichen Laufbahn hat Chakravarti 115 NIH-Forschungsstipendien über insgesamt 68 994 228 Dollar erhalten, Perlman als eines der ältesten und zuverlässigsten Pferde in Faucis Stall bekam seit 1987 mehr als 130 NIH-Beihilfen im Wert von insgesamt 53 Millionen Dollar.[25] Nachdem Perlman mitgeholfen hatte, das NASEM-Schreiben zu formulieren, verdreifachte sich seine durchschnittliche jährliche Menge an NIH-Fördermitteln von rund 1,2 Millionen auf 3,69 Millionen Dollar.[26]

Wir wissen inzwischen, wie gut Fauci darin war, interne Ausschüsse der FDA und der CDC mit loyalen Gefolgsleuten und finanziell Abhängigen zu besetzen, insofern überrascht es nicht, dass Dr. Perlman zu einem vorübergehend stimmberechtigten Mitglied im VRBPAC-Ausschuss ernannt wurde, als die Zulassungs- und Aufsichtsbehörde FDA begann, Lizenzen für Covid-19-Impfungen zu vergeben. Das VRBPAC (Vaccines and Related Biological Products Advisory Committee) prüft und bewertet Impfstoffe.[27] Trotz offenkundiger Interessenkonflikte blieb Perlman Mitglied in dem Ausschuss und bewirbt dort seitdem unermüdlich Notfallzulassungen für die Covid-19-Impfstoffe.[28] An Perlmans Arbeitsstätte, der University of Iowa, fanden klinische Studien zu Pfizers Covid-19-Vakzin statt, was es wahrscheinlich macht, dass sowohl die Universität als auch Dr. Perlman finanziell von einer Lizenzerteilung profitieren würden.[29,30]

Er war zwar nicht als Berater aufgeführt, aber an dem Meeting nahm auch Christian Hassell teil, Robert Kadlecs zwielichtiger Lakai, der sich seine Sporen 2001 damit verdiente, für das FBI Vorgänge rund um die Milzbrandanschläge zu vertuschen, und der später den Vorsitz bei P3CO übernahm, dem von Fauci von vornherein als Totgeburt konzipierten Aufsichtsgremium. Hassell skizzierte laut Droegemeier das »Pflichtenheft«. Dass Hassell an dem Treffen teilnahm, stellte einen gewaltigen – und damals nicht angezeigten – Interessenkonflikt dar, denn sollte sich herausstellen, dass das Virus aus der Büchse der Pandora entwichen war, die Tony Fauci in Wuhan aufgestellt hatte, dann würde auch Hassell zutiefst in diesen Skandal verwickelt sein.

Dieses Aufgebot an beeindruckenden Referenzen und die Präsentation, die Fauci vor dem Leitungsausschuss abhielt, veranlassten die NASEM unverzüglich, das Weiße Haus zu informieren, dass man »führende Fachleute zur Rate gezogen« habe und nun bereit sei, Fragen des OSTP zu beantworten. Das Schreiben, das Dzau, McNutt und Anderson an das Weiße Haus schickten, implizierte, dass Covid-19 auf ein natürliches Spillover-Ereignis zurückzuführen sei. In einer Fußnote listet das Machwerk seine Quellen auf: Faucis loyale und von ihm abhängige Gain-of-Function-Forscher.[31]

Die Organisation U.S. Right to Know verschaffte sich Zugriff auf rund 83 000 Seiten an E-Mails von Ralph Baric. Sie erlauben uns einen Insiderblick darauf, wie sich Fauci und seine Spießgesellen verschworen hatten, dem Weißen Haus die Idee vom Laborleck auszureden.[32] Der älteste verfügbare Entwurf des NASEM-Schreibens stammt vom 4. Februar und wurde von Andrew Pope an die Berater verschickt. Darin wird die Einschätzung der Fachleute so beschrieben: »Die verfügbaren genetischen Daten stehen im Einklang mit natürlicher Evolution. Aktuell gibt es keinen Beweis dafür, dass das Virus dahin gehend manipuliert wurde, sich rascher unter Menschen auszubreiten.«[33] Mehrere Berater sprachen sich dafür aus, diese Aussage noch stärker zu formulieren. Trevor Bedford empfahl: »Ich würde sagen ›Keine Beweise für Genmanipulation‹ und fertig.«[34] Aravinda Chakravarti sprach sich ebenfalls für eine deutlichere Formulierung aus: »Ich finde, ›nicht manipuliert‹ zu sagen, ist stärker als dass die VERFÜGBAREN Daten ›im Einklang mit natürlicher Evolution‹ stehen.«[35] Diese Aussage sei zu spezifisch, denn »da draußen kursieren noch andere Verschwörungstheorien«, schrieb Peter Daszak an Forscher, die ein anderes Schreiben (mit dem wir uns im nächsten Kapitel befassen) unterzeichnen sollten.[36]

Am massivsten von allen wirkte allerdings Kristian Andersen auf die Beteiligten ein: »Ich habe mir den Text durchgelesen, und er ist großartig, aber ich frage mich, ob wir nicht konkreter werden sollten, was die Frage der Manipulation angeht. Was an durchgeknallten Theorien derzeit kursiert, dreht sich vor allem darum, dass dieses Virus auf irgendeine Weise manipuliert worden ist, was nachweislich nicht stimmt.«[37] (Offenkundig war Andersen hier unaufrichtig, denn zwei Wochen später machte er gegenüber Clare Thomas von *Nature* sehr deutlich, dass er eine derart unzweideutige Aussage nicht treffen könne, da es dafür keine wissenschaftliche Grundlage gebe.[38]) Andersen hatte anschließend sogar noch unterstrichen, dass es keineswegs »durchgeknallt« sei, über die Möglichkeit nachzudenken, dass es sich um ein manipuliertes Virus handelt:

> »Manipulation kann vieles bedeuten und könnte entweder im Rahmen von Grundlagenforschung erfolgen oder aus schändlichen Gründen heraus. Aber die Daten zeigen schlüssig, dass weder das eine noch das andere getan wurde (bei dem Szenario mit den bösen Absichten hätte jemand wie zuvor beschrieben einen SARS/MERS-Backbone und eine optimale ACE2-Anbindung genutzt, bei dem Szenario der Grundlagenforschung wäre eines der zahlreichen bereits zur Verfügung stehenden Systeme der reversen Genetik eingesetzt worden). Insofern einer der Hauptzwecke dieses Dokuments darin besteht, diesen extremen Theorien entgegenzutreten, halte ich es für ausgesprochen wichtig, dass wir das deutlich und in klarer Sprache tun. (›im Einklang mit [natürlicher Evolution]‹ ist einer meiner Favoriten, wenn ich mit Wissenschaftlern spreche, aber nicht, wenn ich mich an die Öffentlichkeit und insbesondere an Verschwörungstheoretiker wende).«[39]

Seltsamerweise erwähnt Andersen nicht, dass gerade einmal 3 Tage zuvor er selbst einer dieser »durchgeknallte Verschwörungstheoretiker« gewesen war und Gründe für seine Einschätzung vorgetragen hatte, warum das Virus wahrscheinlich genmanipuliert wurde.

In dem Entwurf findet sich auch eine mahnende Fußnote: »Möglicherweise kurze Erklärung hinzufügen, dass dies keine unbeabsichtigte Freisetzung aus einem Labor ausschließt, in dem an der Entwicklung ähnlicher Coronaviren gearbeitet wurde.« In der endgültigen Version wird auf eine derartige Möglichkeit in keiner Form mehr eingegangen.[40]

Eine weitere Anmerkung befasste sich mit dem kniffligen Thema der einzigartigen Bindungsdomäne des Virus; da hieß es: »Experten fragen, Details bzgl. Bindungsstelle hinzuzufügen?« Wie bereits erwähnt, erlaubt die markante Bindungsdomäne (inklusive der Furin-Spaltstelle) auf dem Spike-Protein SARS-CoV-2 einen »nahezu optimalen« Eintritt in menschliche Zellen. Diese Eigenschaften sind es, die SARS-CoV-2 deutlich ansteckender als das SARS-Virus machen, das erstmals in den frühen 2000er-Jahren auf der Bildfläche erschien.

Die Spießgesellen von Fauci hatten diese Charakteristika sofort als Beleg dafür ausgemacht, dass der Ursprung von Covid-19 wahrscheinlich »eine im Labor durchgeführte Rekombination eines bislang nicht enthüllten natürlichen Vorfahren von SARS-CoV-2 ist«, wie es Sainath Suryanarayanan von U.S. Right to Know formulierte.[41]

Trevor Bedford, der in Seattle ansässige Bioinformatiker von Bill Gates, warnte in einer E-Mail am 4. Februar, eine derartige Formulierung werde unweigerlich unangenehme Fragen nach sich ziehen: »Ich würde hier überhaupt nicht über Bindungsdomänen sprechen. Beginnt man erst einmal damit, Beweise abzuwägen, dann kommt für beide Szenarien recht viel in Betracht.«[42] Mit »beide Szenarien« bezieht sich Bedford auf einen Laborursprung sowie auf ein natürliches Spillover-Ereignis. In der endgültigen Version fehlt jeder Hinweis auf Bindungsdomänen.

Die Notizen und E-Mails zeigen, wie sehr sich die Berater abmühten, durch das Minenfeld widersprüchlicher Fakten zu navigieren und ein Schreiben zu produzieren, mit dem es gelang, der These vom Laborleck entschieden zu widersprechen, ohne sich dabei der Lächerlichkeit preiszugeben. Und so machten sich die Teilnehmer daran, alles zu streichen, was an unbequemen Referenzen geblieben war.[43]

Tom Inglesby, Gigi Gronvall und Stanley Perlman haben entweder keine Änderungen an dem NASEM-Entwurf vorgeschlagen oder ihr Feedback nicht per »Antwort an alle« verschickt. Ausgehend vom Tonfall, in dem diese Konversation geführt wurde, hielten sie möglicherweise auch mit ihren Bedenken hinter dem Berg. Trotz allem, was die in einer Fußnote erwähnten, von Interessenkonflikten geleiteten Berater zu dem Schreiben an das Weiße Haus beisteuerten, gelang es nicht, Präsident Trump davon zu überzeugen, dass Covid-19 auf einen natürlichen Spillover zurückzuführen sei. Das am 6. Februar veröffentlichte Dokument erwähnt weder Bindungsdomänen noch die Möglichkeit, dass das Virus aus einem Labor stammen könnte. Stattdessen griff man zu der altbewährten Masche und beklagte die ungenügende Faktenlage und forderte, dass die Chinesen mehr Daten herausrücken sollten – etwas, das, wie die Berater gewiss wussten, niemals geschehen würde. (Wie wir sehen werden, arbeiteten Baric und Daszak zeitgleich mit den Chinesen daran, sämtliche Diskussionen über Laborlecks im Keim zu ersticken.) In dem Schreiben heißt es:

> »Die Fachleute haben uns informiert, dass weitere Genomsequenzdaten aus geografisch und zeitlich variierenden Virenproben benötigt werden, um Ursprung und Evolution des Virus bestimmen zu können. Von besonders großem Wert wären Proben, die frühestmöglich während des Ausbruchs in Wuhan und in freier Wildbahn gesammelt wurden.«[44]

Die endgültige Version des NASEM-Schreibens lehnt die Theorie von einem Laborursprung nicht ausdrücklich ab, weil aber diese Möglichkeit gar nicht erst angesprochen wird, konnten Daszak und Fauci das Dokument im Anschluss für ihre Zwecke missbrauchen und behaupten, die Hypothese von einer Entstehung im Labor sei durch das Schreiben widerlegt.[45]

Auch in den Tagen und Monaten nach dem Schreiben sollten Fauci und Farrar weiterhin Einfluss auf Untersuchungen nehmen, die die National

Academies anstellten.[46] 2 Monate später beteuerte Fauci gegenüber dem NASEM-Konklave, es sei Forschung an Impfstoffen im Gange, die eine entscheidende Rolle dabei spielen werde, die Pandemie zu stoppen.[47]

◇◇◇

KAPITEL 61

Die *Lancet*-Erklärung (19. Februar 2020)

◇◇◇

Im Verlauf seiner 5 Jahrzehnte umspannenden beruflichen Laufbahn hat Anthony Fauci wiederholt unter Beweis gestellt, wie gut er Heerscharen an Autoritäten für die Aufgabe zu mobilisieren vermochte, Vorschläge zum Nutzen der Pharmabranche zu bewerben oder die Biosicherheitsagenda voranzutreiben. Zu Beginn der Coronakrise holte er sich dann auch einem Orchesterdirigenten gleich ein Ensemble an einschlägigen Koryphäen auf die Bühne. Dieses sollte fortan das Konzert vom »wissenschaftlichen Konsens« anstimmen, der besagte, das der Ausbruch von Covid-19 natürliche Ursachen hatte.

Am 6. Februar ging das Schreiben der NASEM heraus, am 16. Februar erschien das bereits erwähnte Preprint in *Nature Medicine*, und am 19. Februar folgte eine Erklärung in *The Lancet*. Diese enge zeitliche Abfolge beschwor die Illusion herauf, aufseiten der Wissenschaftler herrsche geschlossene Einigkeit.[1,2,3]

Was Fauci alles anstellte, um diese Flut an Veröffentlichungen zu initiieren, wurde erst schrittweise öffentlich, nachdem sich Organisationen und Institutionen wie U.S. Right to Know, Judicial Watch, *BuzzFeed*, *Daily Mail*, ICAN und CHD vor Gericht Zugang zu E-Mails der NIH und der University of North Carolina erstritten hatten. Ich bin zeitlebens Demokrat gewesen, deshalb schmerzt es mich sehr, einräumen zu müssen, dass es die Republikaner im US-Kongress waren, die entscheidend daran mitwirkten, die Puzzleteile zusammenzusetzen. Dank dieser Gruppen und dem »Freedom of Information Act« (US-Bundesgesetz zur Informationsfreiheit) sind uns heute viele Details darüber bekannt, wie Fauci und seine Verbündeten ihre Verschwörung auf die Beine stellten.

Der Antrag, den U.S. Right to Know stellte, zwang die staatliche University of North Carolina, die E-Mails von Professor Ralph Baric herauszugeben, die sich mit der amerikanisch-chinesischen Verschwörung befassten.[4] Diese Korrespondenz zeigt, dass Baric und Daszak eine Gruppe weltweit führender und angesehener Virologen, Immunologen und Biologen als Bollwerk für das Narrativ vom natürlichen Ursprung in Stellung brachten, auch wenn niemand von ihnen wirklich daran glaubte.[5] In den 2 Monaten, nachdem sich die Chinesen an Daszak und Baric gewandt hatten, veröffentlichten diese Wissenschaftler in Zusammenarbeit mit Fauci und Farrar über ein Dutzend begutachteter Artikel und Schreiben, die ihre Position stärken sollten. Kurz: Man hatte die Böcke zu Gärtnern gemacht!

Selbst Farrar räumte gegenüber Fauci in einer E-Mail am 4. Februar ein: Auf einer Skala von 0 (natürlicher Ursprung) bis 100 (Laborleck) »stehe ich ehrlich gesagt bei 50«.[6] Dennoch prüften beide den ersten Entwurf jener berüchtigten Arbeit, welche die These, wonach das Virus aus einem Labor stammt, als »Verschwörungstheorie« abtat. 13 Tage später erschien das Ganze als Preprint auf *Virological.org*.[7]

Mitte Februar war klar: Fauci, Daszak, Collins und Farrar war es gelungen, eine einhellige, klare und unzweifelhafte Botschaft zu entwickeln, zu verbreiten und zu zementieren. Die Botschaft lautete, dass es sich bei jeder noch so zaghaften Andeutung, der Covid-19-Ausbruch könne möglicherweise auf ein Laborleck zurückzuführen sein, um nichts als eine extreme Verschwörungstheorie handele. Anschließend machten sich die Männer daran, Forscher und Kollegen, die es wagten, Zweifel an der These vom natürlichen Ursprung zu äußern, ins Abseits zu katapultieren, zu verteufeln und zu schikanieren.[8]

Irgendwann zwischen dem 18. Januar und dem 6. Februar 2020 hatten sich chinesische Wissenschaftler aus dem Labor Wuhan (wir reden also über Wissenschaftler mit Verbindungen zum chinesischen Militär) an Peter Daszak gewandt und ihn aufgefordert, eine globale Vertuschung zu koordinieren.[9] Daszak solle von prominenten westlichen Wissenschaftlern öffentliche Erklärungen einholen, um die rasch aufflammenden Debatten über die mögliche

Laborherkunft von Covid-19 abzuwürgen, so der Auftrag. Daszak verschwendete keine Zeit.[10,11] Am 3. Februar befand er sich in Gesellschaft einer kleinen Truppe ähnlich vorbelasteter und motivierter Wissenschaftler, die sich dank Faucis Machenschaften den Auftrag sichern konnten, eine offizielle Erklärung der renommierten National Academies of Sciences, Engineering and Medicine (NASEM) für das Weiße Haus zu formulieren. Und ebenfalls am 3. Februar nahm Daszak an einem Zoom-Meeting teil, das die drei NASEM-Präsidenten, Amerikas prominenteste wissenschaftliche Eminenzen, zu der Schlussfolgerung verleiten sollte, Covid-19 habe einen natürlichen Ursprung.[12]

Was die E-Mails außerdem zeigen: Peter Daszak organisierte die *Lancet*-Erklärung insgeheim auf Drängen seiner chinesischen Kollegen. Und so erreichten Daszaks Intrigen ihren Höhepunkt mit eben diesem irreführenden Schreiben, das die Unterschriften von 27 der größten Biomedizingurus trug und am 19. Februar in *The Lancet* veröffentlicht wurde.[13] Wie wir wissen, hatte Daszak im Rahmen seines rücksichtslos und fahrlässig geführten Kreuzzuges in schlecht geführten Laboren in Wuhan pandemiefähige Superkeime produziert, und im Grunde hätte er dafür nahezu unendliche straf- und zivilrechtliche Haftung übernehmen müssen.[14] Nun hielt er mit dem *Lancet*-Schreiben ein praktisches – wenn auch mehr oder weniger faktenfreies – Plädoyer für die These vom natürlichen Spillover. Gleichzeitig warf er sich kriecherisch vor seinen chinesischen Lehnsherren in den Staub, denn in dem *Lancet*-Schreiben wird Peking gelobt, »offen und transparent« Daten zu teilen. Die These von einer Entstehung des Virus im Labor dagegen wird als gefährliche Verschwörungstheorie gebrandmarkt, und ihren Befürwortern werfen die Autoren vor, Angst und Vorurteile zu verbreiten.[15]

Alles in allem bildeten diese Veröffentlichungen eine derart mächtige Schutzwehr, dass in den kommenden 2 Jahren jeder Versuch, ernsthaft zu untersuchen, welche Schuld Daszak an der Entstehung dieses pandemischen Superkeims trägt, an ihr abprallen sollte. Und indem man öffentliche Diskussionen über eine mögliche Entstehung im Labor abwürgte, wurden staatlichen Ärzten, Wissenschaftlern und Gesundheitsbeamten wichtige Informationen vorenthalten, die in die Bekämpfung der globalen Pandemie hätten einfließen können.

2 Jahre lang trommelte *The Lancet* unermüdlich für Chinas unerschütterliche Lehre vom natürlichen Ursprung des Virus.[16]

Das Schreiben für *The Lancet* wird aufgesetzt

Aus den freigegebenen E-Mails geht hervor, dass Daszak und Ralph Baric die Vertuschung gemeinsam mit Lin-Fa Wang betrieben haben, einem Kollegen von Shi Zhengli und seines Zeichens Vorsitzender des wissenschaftlichen Beirats des Zentrums für neue Infektionskrankheiten am Virologischen Institut Wuhan.[17,18] Die beiden amerikanischen Wissenschaftler kannten ihren chinesischen Kollegen gut, denn zwischen 2005 und 2022 taucht Wang als Co-Autor bei zahlreichen Arbeiten mit Daszak, Shi und Hu auf.[19,20,21]

Halten wir noch einmal einen Moment inne und führen uns Folgendes vor Augen: Der amerikanische Staatsdiener Anthony Fauci sowie staatlich geförderte US-Wissenschaftler (darunter Peter Daszak) machten heimlich gemeinsame Sache mit chinesischen Wissenschaftlern und hielten dann inmitten einer tödlichen Pandemie den amerikanischen und internationalen Gesundheitsbehörden gegenüber wichtige medizinische Informationen zurück. Wie wir sehen werden, stand Dr. Fauci bei dieser betrügerischen Verschwörung in der allerersten Reihe.

Am 6. Februar um 00:43 Uhr schickte Daszak seinen ersten Entwurf des *Lancet*-Scheibens an Wang und Ralph Baric mit der Bitte um Zustimmung; anschließend würde er sie bitten, die Erklärung ebenfalls zu unterzeichnen.[22]

Wang spielte mutmaßlich eine zentrale Rolle bei der Erklärung, dennoch lag ihm sehr daran, das Schreiben frei von Hinweisen auf eine Beteiligung Chinas zu halten. Und so rief er Daszak in jener Nacht zurück und schlug vor, er, Daszak und Baric sollten besser nicht unterschreiben, damit nicht so sehr ins Auge steche, inwieweit das Virologische Institut Wuhan in die ganze Angelegenheit verwickelt war, die Einrichtung also, mit der alle drei untrennbar verwoben waren. Am 6. Februar 2020 um 15:16 Uhr schrieb Daszak eine als »wichtig« gekennzeichnete E-Mail an Baric:

> »Habe letzte Nacht mit Linfa wegen der Erklärung gesprochen, die wir herumgeschickt haben. Er ist der Meinung – und ich stimme ihm zu –, dass du, ich und er nicht unterschreiben sollten, damit etwas Distanz zu uns geschaffen wird und sich das Ganze nicht als kontraproduktiv erweist. [...] Wir werden sie dann auf eine Weise veröffentlichen, die nicht auf unsere Zusammenarbeit verweist und durch die wir eine unabhängige Stimme stärken.«[23] [Hervorhebung durch den Autor]

Um 16:01 Uhr antwortete Baric und stimmte diesem Kniff zu: »Ich denke auch, dass das eine gute Entscheidung ist. Ansonsten sieht es nach Eigennutz aus, und wir büßen an Durchschlagskraft ein.«[24]

Der Strom folgender E-Mails zeigt, wie Daszak sich bemühte, eine Gruppe verlässlicher und ihnen freundlich gesonnener Wissenschaftler aus dem Dunstkreis Dr. Faucis dafür zu gewinnen, die Erklärung zu unterzeichnen, die Daszak als Ghostwriter verfasst hatte und die das Labor in Wuhan von allen Anschuldigungen reinwusch. Noch am selben Tag schickte Daszak diesen vertrauenswürdigen Kollegen seinen neuesten Entwurf, begleitet von folgender Bitte:

> »Ich habe die Ereignisse rund um das neuartige Coronavirus in China sehr aufmerksam verfolgt, und es beunruhigt mich, was in jüngster Zeit an Gerüchten, Falschinformationen und Verschwörungstheorien zur Frage der Ursprünge kursiert. Im Mittelpunkt stehen dabei ganz speziell Wissenschaftler, mit denen wir über viele Jahre hinweg zusammengearbeitet haben, die heldenhaft diesen Ausbruch bekämpfen und die mit beispielloser Geschwindigkeit, Offenheit und Transparenz Daten teilen. Diese Verschwörungstheorien drohen, eben diese globalen Kollaborationen zu untergraben, die wir benötigen, um einer Krankheit Herr zu werden, die sich bereits über Kontinente hinweg ausgebreitet hat. Wir haben eine simple Bekundung unserer Solidarität und unserer Unterstützung für Wissenschaftler, Gesundheitsbeamte und Mediziner in China entworfen und möchten Sie bitten, sich uns als erste Unterzeichner anzuschließen.«[25]

Dank des Status von EcoHealth als Geldschleuser zugunsten Dutzender führender Wissenschaftler sowie eigenständiger Labore und Forschungseinrichtungen besaß Daszak enormen Einfluss im Bereich der Virologie. »Die Summen, die auf dem Spiel stehen, erlauben es [der EcoHealth Alliance], sich von den Laboren, die sie unterstützen, ›eine Menge *Omertà*‹ zu erkaufen«, formulierte es der Molekularbiologe Richard Ebright in *Vanity Fair*.[26]

Am Ende jenes Tages hatten mehrere der Wissenschaftler auf Daszaks Entwurf mit Kommentaren geantwortet.[27] Daszak schickte daraufhin eine überarbeitete Version herum, die einen Satz enthielt, von dem alle Unterzeichner gewusst haben müssen, dass es sich um eine Lüge handelt: »Die wissenschaftliche Beweislage spricht mit überwältigender Deutlichkeit dafür, dass dieses Virus in freier Wildbahn entstand, wie viele andere neue Krankheiten auch.«[28] Ähnliche Formulierungen finden sich im Entwurf für das NASEM-Schreiben vom Vortag.[29] In der endgültigen Version des NASEM-Schreibens fehlt diese allerdings, was Daszak möglicherweise dazu veranlasst hat, in der *Lancet*-Erklärung eine diesbezüglich noch nachdrücklichere Version zu platzieren.[30]

Daszak hielt sich an den Ratschlag von Lin-Fa Wang und schloss die E-Mail an seine Rekruten mit dem Hinweis, er selbst beabsichtige, sich und seine Organisation aus der Kampagne herauszuhalten: »Es sei darauf hingewiesen, dass diese Erklärung nicht das EcoHealth-Alliance-Logo tragen und nicht zu einer einzelnen Organisation oder Person zurückverfolgbar sein wird. Diese Erklärung soll so verstanden werden, dass sich hier eine Gemeinschaft geschlossen hinter ihre Kollegen stellt.«[31]

Am 19. Februar veröffentlichte *The Lancet*, das vielleicht angesehenste und einflussreichste medizinische Fachjournal weltweit, diese mittlerweile nur noch als peinlich zu bezeichnende Erklärung. Unterschrieben war sie von 27 Söldnerwissenschaftlern mit obszönen, in diesem Zusammenhang aber nicht offengelegten finanziellen Interessenkonflikten. Wir sprechen hier von Wissenschaftlern, die Dutzende Millionen Dollar von Bill Gates, den NIH, dem Wellcome Trust und den Chinesen erhalten haben.[32] In dem Schreiben wird China dafür gelobt, wie es auf die Covid-19-Krise reagiert hat. Das Szenario, das Virus könne auf ein Leck in einem Labor in Wuhan zurückgehen, wird als praktisch unmöglich abgetan: »Vor allem chinesische Mediziner haben unermüdlich und effektiv daran gearbeitet, den für diesen Ausbruch verantwortlichen Erreger zu identifizieren, seine Auswirkungen mit wirksamen Methoden einzudämmen und ihre Erkenntnisse in transparenter Weise mit der globalen Gesundheitsgemeinschaft zu teilen.«[33] Weiter heißt es in der Erklärung: »Die unternommenen Anstrengungen waren erstaunlich.« Die Unterzeichner bekundeten Solidarität mit »den chinesischen Pendants an vorderster Front«, schlugen dann aber einen warnenden Ton an. Chinas bewundernswert »rascher, offener und transparenter Umgang mit dem Teilen von Informationen zu diesem Ausbruch gerät nun in Gefahr durch Gerüchte und Falschinformationen zu den Ursprüngen. Geschlossen und vehement verurteilen wir Verschwörungstheorien, wonach Covid-19 keinen natürlichen Ursprung habe«.[34]

Hinter dieser beschämenden Stiefelleckerei steht eine zentrale Behauptung, die schlichtweg falsch ist: Chinas Covid-19-Reaktion war alles, nur nicht transparent. Der andere Hauptaspekt der Erklärung – Covid-19 sei das Ergebnis eines natürlichen Spillover – wurde in keinster Weise durch wissenschaftliche Fakten untermauert. Die Unterzeichner unternahmen keinerlei Anstrengungen, auch nur die drängendsten Fragen zu beantworten, die da wären:

Warum konnten die Chinesen keine Übertragungskette beim Menschen nachweisen, die von der Heimat der Fledermäuse (in der südchinesischen Provinz Yunnan) bis nach Wuhan (in der zentralchinesischen Provinz Hubei) reichte? Warum wurden aus den Dörfern und Städten im Umfeld der Höhlen in der Vergangenheit keinerlei Fälle gemeldet, und warum auch nicht entlang der Route, die zwischen den Höhlen und Wuhan verläuft? Warum gelang es den Chinesen nie, Zwischenvarianten von Covid-19 auszumachen, die den evolutionären Sprung von der Fledermaus zum Menschen vollzogen hatten? Und warum gelang es ihnen nicht, den tierischen Zwischenwirt zu identifizieren, über den dieser Evolutionssprung stattfand? Aufgrund seiner Furin-Spaltstelle ist es SARS-CoV-2 unmöglich, Fledermäuse zu infizieren. Sollte sich das Virus in der freien Wildbahn entwickelt haben, setzt dies also voraus, dass es einen Zwischenwirt gegeben haben muss. Bei den SARS- und MERS-Epidemien dauerte es nur wenige Monate, die zoonotische Quelle zu identifizieren (Schleichkatzen beziehungsweise Dromedare).[35,36]

Aber auch nach 3 Jahren intensiven Suchens wurde noch keine Spezies identifiziert, die als Zwischenwirt für SARS-CoV-2 hätte fungieren können. Und damit nicht genug: Chinesische Wissenschaftler haben rund 80000 Proben auf Wuhans Nassmarkt und in dessen Umgebung genommen. Warum konnten sie dabei in keiner der tierischen Proben SARS-CoV-2 nachweisen? Warum war das Virus sowohl erstaunlich gut übertragbar als auch überraschend stabil, ganz so, als sei es dafür optimiert worden, Menschen zu infizieren? Warum ist SARS-CoV-2 während 1000 Jahren der Evolution das einzige Sarbecovirus, das eine Furin-Spaltstelle entwickelte?

Der britische Medizinjournalist und Geschäftsmann Lord Matthew Ridley schrieb, wie die *Daily Mail* zitiert: »Auch ich glaube, [eine Entstehung im Labor] ist eher wahrscheinlich als unwahrscheinlich, denn wir müssen uns den Fakten stellen: Nach 2 Monaten kannten wir die Quelle von SARS, nach einigen Monaten wussten wir, dass MERS über Kamele übertragen wird. Und doch haben wir nach 2 Jahren noch immer kein einziges infiziertes Tier gefunden, das als Vorläufer fungiert haben könnte. Das ist extrem überraschend.«[37]

Bei ihrem Versuch, Debatten über die Laborleckthese abzuwürgen, gehen die Verfasser der *Lancet*-Erklärung auf keine dieser wichtigen Fragen ein. Stattdessen greifen sie lieber zu einer Standardtäuschungsmethode des US-Gesundheitsministeriums und appellieren an die Autorität. Wissenschaftler aus zahlreichen Ländern seien »mit überwältigender Mehrheit der Auffassung, dass dieses Coronavirus in freier Wildbahn entstand«, heißt es in der Erklärung. Dann wird es noch peinlicher, denn als Nächstes ruft man zur Geschlossenheit auf. Die Autoren des *Lancet*-Schreibens drängen ihre Kollegen, sich »mit allen Wissenschaftlern und Medizinern in China« zu solidarisieren, die »geschlossen und entschieden Verschwörungstheorien verurteilen, wonach Covid-19 nicht natürlichen Ursprungs sei«. Und abschließend ist man sich auch nicht zu schade, mit Schikane (vehementes Verurteilen der Verschwörungstheorien) und Schelte zu arbeiten. »Verschwörungstheorien bewirken gar nichts. Sie erzeugen bloß Ängste, Gerüchte und Vorurteile, die unsere globale Zusammenarbeit beim Kampf gegen dieses Virus gefährden.«[38]

Manipulativ, vage und Vorgaben von oben wiederkäuend – mit derartigen Methoden wird in der *Lancet*-Erklärung versucht, die These vom Laborleck unter denselben Teppich zu kehren, unter dem bereits »Klimaleugner« und »Impfgegner« entsorgt wurden. Es war ein erstes Beispiel für die laute, mit Drohungen arbeitende »Wissenschaft«, zu der die Virologie-Scharlatane griffen und die während der Covid-19-Pandemie den evidenzbasierten wissenschaftlichen Diskurs verdrängen sollte.

Um seine These zu untermauern, verweist Daszak im *Lancet*-Schreiben auf den NASEM-Brief vom 6. Februar. Dass darin allem Werben von Kristian Andersen zum Trotz nirgendwo steht, dass das Virus definitiv natürlichen Ursprungs ist, stört ihn dabei nicht. Und dass er mitgeholfen hat, das Schreiben der NASEM an das Weiße Haus zu verfassen, erwähnt Daszak gegenüber der *Lancet*-Leserschaft natürlich genauso wenig. Zitiert wird in der *Lancet*-Erklärung zudem WHO-Generaldirektor Tedros, der am 8. Februar vor Verschwörungstheorien rund um Coronaviren warnte. Dass Fauci, Collins und Jeremy Farrar (ein Unterzeichner des *Lancet*-Schreibens) Tedros hinter den Kulissen bearbeitet hatten, diese Erklärung herauszugeben, ist natürlich ebenfalls kein Thema.[39,40,41] Und schließlich zitiert Daszak die Arbeit, die Shi Zhengli am 3. Februar zum Ursprung von Covid-19 veröffentlichte. Auch hier unterschlägt er eine wichtige Information, dass er nämlich die *Lancet*-Erklärung in Zusammenarbeit mit Shis Kollegen Lin-Fa Wang aufgesetzt hat. Daszak zitiert die Studie der »Bat Woman«, lässt aber außen vor, dass sie möglicherweise voreingenommen ist: Sollte Covid-19 tatsächlich aus dem Labor stammen, wäre die Wahrscheinlichkeit hoch, dass sowohl Shi als auch Daszak an den Experimenten beteiligt waren, die zur Entstehung des Erregers geführt hatten. Als Teil seiner Strategie, Unparteilichkeit vorzutäuschen, erwähnte Daszak Barics Namen nicht und ging auch nicht darauf ein, dass EcoHealth seit Langem eng mit dem Virologischen Institut Wuhan zusammenarbeitete.

Kurz: Daszak und seine Mitverschwörer agierten wie Bauchredner und ließen, um die Illusion eines »wissenschaftlichen Konsens« heraufzubeschwören, viele Puppen ihre Worte nachplappern.

Baric unterschrieb die *Lancet*-Erklärung nicht, Daszak hingegen entschied sich letztlich aus unbekannten Gründen doch dafür, führte sich selbst aber nicht als verantwortlichen Autor auf. Stattdessen ordnete er die Namen der Autoren alphabetisch an, wodurch Charles Calisher als Hauptautor an erster Stelle zu stehen kam. Daszak gibt für Calisher auch eine E-Mail-Adresse an (COVID19statement@gmail.com), die Daszak offenbar extra für diese Erklärung angelegt hatte; ein ungewöhnliches Vorgehen für eine wissenschaftliche Publikation.[42,43] Vielleicht wollte Professor Calisher aber auch nicht, dass seine Lehreinrichtung, die Colorado State University School of Veterinary Medicine, allzu tief in Daszaks Tricksereien verwickelt wird.

All diese Intrigen sind ein Grund dafür, dass ein Untersuchungsausschuss des Repräsentantenhaus nach umfassenden Ermittlungen im August 2021 befand: »Wir haben starke Beweise dafür gefunden, dass Peter Daszak das öffentliche Aushängeschild einer Desinformationskampagne der KPCh ist, die darauf abzielte, öffentliche Diskussionen über ein mögliches Laborleck zu unterdrücken.«[44]

Die *Lancet*-Erklärung, die unter dem Titel »Statement in support of the scientists, public health professionals, and medical professionals of China combatting COVID-19«* am 19. Februar 2020 publiziert wurde, war ein beispielloser Erfolg: 5,8 Millionen Mal wurde sie aufgerufen und über 2800-mal zitiert, was sie zu einer der einflussreichsten wissenschaftlichen Veröffentlichungen aller Zeiten macht.[45] All die Aufmerksamkeit brachte allerdings auch unerwünschte Nebenwirkungen mit sich, wurde doch vielfach darauf hingewiesen, dass mehrere Autoren des Artikels ihre Interessenkonflikte nicht oder nicht vollständig angezeigt hatten. Kritiker überzogen *The Lancet* wegen dieses

* Anm. d. Übers.: Zu Deutsch etwa: »Erklärung zur Unterstützung der Wissenschaftler, Fachleute des öffentlichen Gesundheitswesens und der medizinischen Fachkräfte Chinas im Kampf gegen Covid-19«.

offenkundigen Verstoßes gegen moralische Grundsätze mit einem Trommelfeuer vernichtender Beschwerden.

Interessenkonflikte offenlegen

Wie die meisten Fachzeitschriften von Rang und Namen, verlangt auch *The Lancet* – vorgeblich – von seinen Autoren, dass sie offenlegen, welche finanziellen oder persönlichen Interessen sie mit dem Thema ihres Beitrags verbinden. Tatsächlich hat *The Lancet* wie die anderen führenden Magazine in den vergangenen Jahren seine ethischen Standards aufgeweicht, sodass die Autoren nun verschweigen können, dass ihnen Pharmaunternehmen Millionenbeträge zukommen lassen.[46,47] Gegenüber dem *Lancet* gab Daszak an, es gebe keinerlei Konflikte. Dass er die Erklärung auf Wunsch von aus dem Umfeld des Wuhan-Labors stammenden chinesischen Forschern formuliert hatte, blieb unerwähnt. Seit nahezu einem Jahrzehnt ließ er diesen Wissenschaftlern Fördergelder zukommen und arbeitete mit ihnen an eben jenen Gain-of-Function-Experimenten, die ihn im Fall eines Laborlecks zu einem Hauptverdächtigen für die Entstehung von Covid-19 machen würden.[48]

Richard Horton, der Herausgeber des *Lancet*, sagte später vor einem Parlamentsausschuss aus, er habe von Anfang an gewusst, dass Daszaks Erklärung irreführend sei. Die *Lancet*-Redaktion wusste bestens Bescheid über Daszaks potenziell heikle Verwicklungen. Horton war klar: Der Artikel versuchte, die These vom Laborleck zu entkräften. Sollten allerdings weitere Belege für diese Theorie auftauchen, würden sich Daszak und seine chinesischen Führungsoffiziere möglicherweise eines der folgenreichsten Verbrechen der Menschheitsgeschichte schuldig gemacht haben. Indem er diese potenzielle Befangenheit nicht angab, verstieß Daszak massiv gegen wissenschaftliche Ethikregeln. Dennoch sollte es 16 Monate und einen internationalen Skandal brauchen, bis *The Lancet* schließlich einwilligte, offiziell eine Interessenkollision anzuzeigen, was Daszaks Verbindungen zum Virologischen Institut Wuhan anbelangte.[49]

Am 15. Dezember 2021 behauptete Horton vor einem Sonderausschuss des britischen Parlaments, er habe vergeblich versucht, Daszak dazu zu bewegen, seine Interessenkonflikte in der ursprünglichen Veröffentlichung zu benennen. Daszak habe sich jedoch hartnäckig geweigert. Warum sein Einfluss nicht ausreichte, Daszak zur Einhaltung der üblichen Ethikprotokolle zu zwingen, erklärte Horton nicht. Es ist davon auszugehen, dass Horton dazu befugt war, Daszaks Artikel abzulehnen, sollte dieser darauf beharren, er habe keinerlei Interessenkollisionen offenzulegen. Bei der Anhörung vom 15. Dezember jedenfalls behauptete Horton nur larmoyant: »Wir haben über ein Jahr gebraucht, bis er all seine Interessenkonflikte aufdeckte. Im Juni dieses Jahres war es endlich so weit.«[50]

Wie sich herausstellte, war Daszak keineswegs der einzige Autor, der unter Amnesie litt, was persönliche Interessenkollisionen betraf. Im Juni 2021 reagierte die Redaktion des *Lancet* auf die öffentliche Empörung und räumte ein: »Einige Leser stellen infrage, inwieweit bei dieser Veröffentlichung alles mit rechten Dingen zugegangen ist, insbesondere was einen der Autoren, namentlich Peter Daszak, anbelangt.« Alle 27 Unterzeichner wurden aufgefordert, »erneut zu überprüfen«, ob ihre Aussage, es gebe keinerlei Interessenkonflikte, zutreffend sei. Horton drängte die Verfasser daraufhin, »alle finanziellen und nicht finanziellen Beziehungen offenzulegen, die bei der Einordnung der Erklärung von Relevanz sein könnten«.[51]

Richard Hortons Appell veranlasste Peter Daszak, eine 416 Wörter umfassende Liste mit Interessenkonflikten vorzulegen, die ihm im Februar 2020 wohl irgendwie durchgerutscht waren. *The Lancet* veröffentlichte diese am 21. Juni 2021 als »Nachtrag«.[52]

Wieder eingefallen waren ihm etwa die Unterstützung seitens »einer Reihe staatlicher amerikanischer Fördermittelgeber und nicht staatlicher Quellen« sowie seine Arbeit mit chinesischen Forschern daran, »das Risiko von Virussequenzen in Fledermausproben zu ermitteln«.[53] Weiter erinnerte sich Daszak wieder an »die Produktion einer geringen Menge rekombinanter Fledermaus-Coronaviren zur Analyse des Zelleintritts und anderer Charakteristika von Fledermaus-Coronaviren, für die einzig die Gensequenzen zur Verfügung stehen«.[54] So ganz hatte er sich offenbar noch nicht von seiner Amnesie erholt, denn weiterhin vergessen blieben seine Beziehung zum Labor in Wuhan und seine Rolle als Strippenzieher für die *Lancet*-Erklärung, die er auf Drängen eines chinesischen Wissenschaftlers hin spielte. Von diesen Interessenkonflikten ist im Nachtrag in *The Lancet* nichts zu finden.

In seiner langen Erklärung gibt Daszak zudem zu Protokoll, dass weder er noch die EcoHealth Alliance Fördermittel aus China erhalten hätten.[55] Technisch mag das stimmen, aber es verschleiert die Tatsache, dass ein Großteil der Gain-of-Function-Forschung, die EcoHealth mit dem Virologischen Institut Wuhan betrieb, auch mit Mitteln des chinesischen Staates gefördert wurde. Am 27. Januar 2020 gestand Daszak gegenüber David Morens, Erik Stemmy und Alison Andre ein: »Das NIAID finanziert seit 5 Jahren durch ein RO1 über mich Coronavirusforschung in China.«[56]

Und noch etwas vergaß Daszak offenzulegen: Das Virologische Institut Wuhan führt die EcoHealth Alliance auf archivierten Seiten seiner Webseite als Partner auf.[57] Auch als der stellvertretende Generaldirektor des Labors, Professor Yanyi Wang, 2018 eine offizielle amerikanische Delegation in Wuhan begrüßte, bezeichnete er EcoHealth als »strategischen Partner«.[58]

In ihrem Schreiben vom 19. Februar 2020 hatten die anderen 26 Autoren, die Daszak für die *Lancet*-Erklärung gewonnen hatte, angegeben, auch sie seien frei von Interessenkonflikten. Doch in dem Nachtrag von Juni 2021 räumte *The Lancet* lapidar ein, dass auch **Stanley Perlman** (der ebenfalls zu dem NASEM-Schreiben beigetragen hatte), **Luis Enjuanes, Alexander Gorbalenya, Hume Field, Jonna Keener Mazet, John Mackenzie** und **Leo Poon** »mit Kollegen in China und diversen anderen Ländern akademische und wissenschaftliche Kollaborationen zur Coronavirusbiologie betreiben oder betrieben haben«.[59]

Die Methode, die *The Lancet* hier einsetzte, bezeichnen Geheimdienste als *limited hangout*, die berühmte Salamitaktik also, bei der man scheibchenweise und nur auf Nachfrage bestimmte Dinge zugibt (gerne solche, die ohnehin längst allgemein bekannt waren). *The Telegraph* gelangte im September 2021 in einem Exposé zu der Einschätzung, dass sämtliche Unterzeichner der *Lancet*-Erklärung gelogen hätten, was ihre Interessenkonflikte anbelangt.

26 der 27 Unterzeichner verfügten über Verbindungen zur chinesischen Regierung und dem Labor in Wuhan, so das Fazit der *Telegraph*-Untersuchungen.[60] Viele, wenn nicht alle, waren an Gain-of-Function-Forschung beteiligt. Nur ein einziger Unterzeichner – Dr. Ronald Corley, ein Mikrobiologe von Faucis BSL-4-Labor an der Boston University – war in keiner Form mit Förderern oder Forschern am Institut in Wuhan verbunden.[61] Was jedoch sämtliche Wissenschaftler gemein hatten, waren Beziehungen zur EcoHealth Alliance, zum Wellcome Trust, zur Bill & Melinda Gates Foundation und/oder zu den NIH, die sie nicht angegeben hatten.

Neun Unterzeichner saßen im Board von EcoHealth, waren dort angestellt oder Partner, allen voran natürlich EcoHealth-Präsident **Peter Daszak**.[62] **Dennis Carroll** und **Jonna Mazet** leiteten Daszaks Global Virome Project.[63] Als stellvertretender Direktor der US-Behörde USAID zählte Carroll zu den größten Förderern des Labors in Wuhan. **Hume Field** ist Wissenschafts- und Politikberater für China und Südostasien bei EcoHealth Alliance.[64] **Rita Colwell** und **James Hughes**, zwei weitere Unterzeichner der *Lancet*-Erklärung, gehören zum Board of Directors bei EcoHealth.[65] **John Mackenzie** und **Juan Lubroth** sind Partner von EcoHealth.[66] Der für das US-Verteidigungsministerium arbeitende Biowaffenexperte **William Karesh** ist bei der EcoHealth Alliance für Gesundheit und Politik zuständig.[67] Karesh steht im Mittelpunkt des amerikanischen Biowaffenestablishments, er war mit Scooter Libby Mitglied im Blue Ribbon Panel on Biodefense, das Robert Kadlec auf die Beine gestellt hatte.[68]

Elaine Dewar sagte: »Jemand sollte erklären, wie es sein kann, dass *The Lancet* zuließ, dass Peter Daszak, Präsident von EcoHealth Alliance, ein Schreiben mit sechs seiner Kollegen veröffentlicht – Leuten, die entweder bei ihm im Board saßen oder für seine Organisation arbeiteten, darunter sein ehemaliger für Fördermittel zuständiger Ansprechpartner bei der USAID –, wo wir doch wissen, dass diese Organisation einen Teil ihrer Fördermittel Shi Zhengli am Virologischen Institut Wuhan zukommen ließ. Als dieses Schreiben eingereicht und veröffentlicht wurde, stand ihr Labor bereits im Verdacht, dass SARS-CoV-2 dort entwichen war. Weder Daszak noch seine Kollegen gaben eine Beziehung zu dem Labor an.«[69]

Bernard Roizman, der das *Lancet*-Schreiben unterzeichnete, hatte Fördermittel vom NIAID erhalten, genauso **Peter Palese**, der zudem Gelder von der Bill & Melinda Gates Foundation bekommen hatte.[70,71,72] **Bart Haagmans** hat Millionenbeträge von der Gates-Stiftung bezogen.[73] Haagmans arbeitet am Erasmus Medical Center in Rotterdam als Kollege des berüchtigten Gain-of-Function-Alchemisten Ron Fouchier und hat selbst Manipulationen an den Erregern von MERS, SARS und Zika vorgenommen.[74,75]

Und bei noch einem Unterzeichner übersah man bei *The Lancet* anfänglich die weitreichenden Verbindungen nach China – **Jeremy Farrar**. Wir sind bereits darauf eingegangen, wie eng er mit China verbandelt war als Direktor des Wellcome Trust, der Stiftung, die viele der weltweit führenden Forscher in Sachen Gain of Function fördert. Und zwei weitere Wellcome-Vertreter setzten ihren Namen unter die Erklärung: **Josie Golding** von der Epidemie-Abteilung und der wissenschaftliche Leiter von Wellcome, **Mike Turner**.[76] **Gerald Keusch** saß in zahlreichen Ausschüssen des Wellcome Trust.[77] **Lawrence »Larry« Madoff** war knapp 20 Jahre lang leitender Redakteur bei Pro-MED, das »laufende operative Unterstützung« von Wellcome erhält.[78,79]

Zusätzlich zu all den bereits erwähnten Konflikten haben zwölf der Unterzeichner eng mit Ralph Baric gearbeitet.[80]

Dass diese Marktschreier zu Protokoll gaben, es existierten keinerlei Interessenkonflikte, spricht dafür, dass diese Bande außer Verachtung nicht viel für wissenschaftliche Integrität übrig hat.

Bedenkt man, wie Richard Horton vor und nach Peter Daszaks eigennützigem Schreiben handelte, könnte man zu dem Schluss gelangen, dass die Reue, die er im Juni 2021 äußerte, nichts als Augenwischerei war, die von der fortwährenden Täuschung ablenken sollte, die man bei *The Lancet* betrieb. Bis September 2021 druckte *The Lancet* ausschließlich Briefe ab, in denen die Theorie vom natürlichen Ursprung befürwortet wurde. Im Januar 2021, also 6 Monate bevor *The Lancet* endlich einräumte, dass Daszak und seine 26 Co-Autoren von zahlreichen Interessenkonflikten geplagt wurden, reichten 14 renommierte Fachleute aus aller Welt ein Schreiben bei *The Lancet* ein. Die Koryphäen aus Biologie, Immunologie, Virologie und Medizin erklärten, die

These vom natürlichen Ursprung »wird nicht durch zwingende Argumente gestützt, und ein Laborursprung kann formal nicht ausgeschlossen werden«.[81] *The Lancet* lehnte den Beitrag mit der Begründung ab, das Thema habe für das Fachmagazin »keine Priorität«.[82]

Einen Monat nachdem *The Lancet* seine blutleere Richtigstellung veröffentlicht hatte, musste das Magazin feststellen, dass das Thema doch wieder wichtig wurde. Anlass war, dass 24 der 27 Unterzeichner des Schreibens vom Februar 2020 eine neue Erklärung nachlegten, in der sie bekräftigten, dass sie an die Theorie vom natürlichen Ursprung glauben und dass sie voll und ganz hinter ihren Kollegen in China stehen. Reuelos beklagten die Forscher: »Es wurden haltlose Vorwürfe über die Quelle des Covid-19-Ausbruchs und die Integrität unserer Kollegen laut, die eifrig daran arbeiten, mehr über das neu entdeckte Virus herauszufinden. Unser Respekt und unsere Dankbarkeit sind mit der Zeit nur gewachsen.«[83]

Dieses Mal fiel die gemeinsame Erklärung zu Interessenkonflikten sechsmal länger aus. Sie umfasste mehr als 1800 Worte, und der Großteil davon hatte mit Daszak zu tun.[84]

Von den 27 Unterzeichnern des ursprünglichen *Lancet*-Schreibens hatten zu diesem Zeitpunkt vier öffentlich ihre Haltung bezüglich eines Laborlecks geändert. **Peter Palese**, Professor für Infektionskrankheiten an der Icahn School of Medicine at Mount Sinai, antwortete auf die Frage eines Reporters des *Washington Examiner*, warum er das neue Schreiben nicht unterzeichnet habe: »Kein Kommentar.«[85] Indes hatte Palese im Juni 2021 der *Daily Mail* gesagt: »Seit ich das *Lancet*-Schreiben unterzeichnet habe, sind viele beunruhigende Informationen aufgetaucht.«[86] **Bernard Roizman**, emeritierter Virologieprofessor an der University of Chicago, unterschrieb ebenfalls nur die erste Erklärung. Dem *Wall Street Journal* sagte Roizman im Mai 2021, er sei überzeugt, dass »das Virus in ein Labor gebracht wurde, man dort anfing, damit zu arbeiten […] und irgendeine schlampig arbeitende Person hat es aus dem Labor geschleppt. Sie können nicht zugeben, etwas derart Dummes getan zu haben«.[87] **Stanley Perlman** sagte, weil es bislang nicht gelungen sei, den Zwischenwirt zu finden, sei er nunmehr überzeugt, dass ein Laborleck eine valide Option sei.[88] **Charles**

Calisher sagte Charles Schmidt von der *MIT Technology Review*, er bedauere, in dem ursprünglichen Schreiben von »Verschwörungstheorien« gesprochen zu haben. Diesen Begriff halte er nunmehr für überzogen.[89]

Im September 2021 veröffentlichte das Magazin dann endlich ein Schreiben einer Gruppe von sechzehn Virologen, Biologen und Biosicherheitsexperten, die sich besorgt darüber äußerten, dass es so wenig wissenschaftliche Belege für die Theorie vom natürlichen Spillover gab, die im *Lancet* propagiert worden war – »Appell für eine objektive, offene und transparente wissenschaftliche Debatte über den Ursprung von SARS-CoV-2« lautete der Titel der Erklärung.[90] Die renommierten Autoren verwiesen auf das Offensichtliche: »Es gibt keine direkten Beweise für einen natürlichen Ursprung von SARS-CoV-2«, hieß es da, und: »Forschungsbezogene Hypothesen sind keine Falschinformationen und Vermutungen.« Die Gensequenz weise gewisse ungewöhnliche Eigenschaften auf, die vermuten ließen, dass das Virus »das Ergebnis genetischer Manipulation« sei, außerdem gebe es »gut dokumentierte Fälle von Krankheitserregern, die aus dem Labor entwichen sind«.[91] Kritik äußerten die Forscher auch daran, dass Vertreter anderer Meinungen systematisch drangsaliert würden.

Richard Horton wurde im Dezember 2021 von den britischen Parlamentariern im Untersuchungsausschuss erbarmungslos in die Zange genommen. Dabei erklärte er den Abgeordneten mit Verspätung, bei der ursprünglichen Erklärung »haben die Autoren **bedauerlicherweise** behauptet, es gebe keinerlei konkurrierende Interessen«. Und weiter: »Natürlich gab es **beträchtliche konkurrierende Interessen**.«[92] [Hervorhebungen durch den Autor] Dass er 16 Monate benötigte, bis er Daszak so weit hatte, wichtige Interessenkonflikte anzuzeigen, verteidigte Horton nur sehr halbherzig: »Ich stimme zu, zu 100 Prozent. Die Information, die wir im Juni als Nachtrag veröffentlichten, hätte unbedingt in das Schreiben vom 18. Februar gehört.«[93]

Die verspätet nachgereichten Erklärungen seien kaum dazu angetan, den unüberschaubaren Schaden zu mildern, den das *Lancet*-Schreiben in den vorangegangenen Monaten angerichtet hatte, monierte Richard Ebright gegenüber der *Daily Mail*: »Für *The Lancet* wäre es besser gewesen zu erklären, dass die vorigen Angaben von Daszak und anderen Unterzeichnern nicht wahrheitsgemäß waren, und eine *Expression of Concern* hinzuzufügen.«[94]

Richard Horton habe »zu spät zu wenig« unternommen, musste dieser sich von dem konservativen Abgeordneten Aaron Bell anhören. Bell wies zudem darauf hin, dass Horton Teil einer außerordentlich entscheidenden Täuschung der Öffentlichkeit gewesen sei, denn Daszaks *Lancet*-Schreiben habe **»dazu gedient, jegliche wissenschaftliche Debatte zu beenden«**.[95] [Hervorhebung durch den Autor]

Dass sich Horton 16 Monate lang geweigert hatte, Widerlegungen des Artikels zum natürlichen Ursprung zu veröffentlichen, war nur einer von zahlreichen schweren Schlägen für die Reputation des Magazins. Horton machte gemeinsame Sache mit anderen medizinischen Fachmagazinen in der Absicht, das offizielle Narrativ zu verbreiten und dabei sämtliche Diskussionen über einen Laborursprung in den Dreck zu ziehen. Des Weiteren dabei sämtlichen Altersgruppen eine irrationale Angst vor Covid-19 einzuimpfen, wirksame frühzeitige Behandlungsmethoden auf skandalöse Weise zu unterdrücken und eine echte wissenschaftliche Debatte über sämtliche Aspekte der Pandemie zu verhindern. *The Lancet* beging schlichtweg Betrug, als es sich hinter den Kreuzzug von Regierungen und Industrie stellte, Ivermectin und Hydroxychloroquin aus dem Spiel zu nehmen und stattdessen eine Notfallzulassung für Faucis nutzloses und tödliches Präparat Remdesivir durchzupeitschen. Der Tory-Abgeordnete Bob Seely kritisierte Horton heftig. Seine Handlungen seien »völlig inakzeptabel«, er habe *The Lancet* zur Verfolgung politischer Zwecke genutzt, anstatt echten wissenschaftlichen Diskurs zuzulassen und auf diese Weise nach der Wahrheit zu suchen: »Der Herausgeber von *The Lancet* scheint eine zentrale Rolle beim Ersticken der Debatte gespielt zu haben. Es ist sehr wichtig, dass wir die Wahrheit über das herausfinden, was nach einer Vertuschung der Pandemieursprünge unter Mitwirkung von Fachzeitschriften wie *The Lancet* aussieht.«[96]

Richard Horton sollte China im Verlauf der gesamten Pandemie auch weiterhin unermüdlich in Schutz nehmen.

◇◇◇

KAPITEL 62

Die Rolle von Bill Gates

◇◇◇

»Ich versuchte, der Wissenschaft zu folgen, aber da gab es schlicht keine. Also folgte ich dem Geld – und dort fand ich auch die Wissenschaft.«

Dr. Mike Yeadon, ehemaliger Vizepräsident von Pfizer

Auch andere Akteure erkannten, welche finanziellen Möglichkeiten sich durch die Pandemie auftaten.

Am 14. Februar 2020, Valentinstag, fand in Bill Gates' persönlichem Büro außerhalb Seattles während eines Arbeitsessens eine Präsentation statt. Gates und führenden Mitarbeitern seiner Stiftung wurden Modellberechnungen zum Ansteckungspotenzial des neuen Virus vorgestellt. Laut einem Podcast der *New York Times* mit den Journalisten Megan Twohey und Nicholas Kulis wurde der Vortrag von jemandem aus einer nahe gelegenen Universität gehalten, mutmaßlich Trevor Bedford von der University of Washington. »Von nun an arbeiten wir unter Alarmstufe Rot«, soll Gates ausgerufen haben. Es war also die Zeit gekommen, Alarm zu schlagen und »diese strategischen Beziehungen und Bündnisse anzuzapfen, die sie im Verlauf der vorangegangenen 2 Jahrzehnte aufgebaut hatten«.[1]

Der Philantrop aus Seattle hatte Milliarden Dollar und 20 Jahre Zeit investiert, um diese »strategischen Beziehungen und Bündnisse« zu schmieden und zu pflegen, die er nun »anzapfen« wollte.

Kontrolle über die WHO

In *Das wahre Gesicht des Dr. Fauci* zeige ich, wie Bill Gates systematisch die Kontrolle über die Weltgesundheitsorganisation übernommen hat. Inzwischen kommt er für ein Fünftel des jährlichen Haushalts der WHO auf und hat die Organisation im Gegenzug in einen Vorkämpfer in Sachen Pandemic Preparedness and Response verwandelt sowie in einen Befürworter drakonischer Kontrollmaßnahmen wie Lockdowns, Maskenzwang, Social Distancing, Sozialkredite, strenge Überwachung, Digitalwährungen und Impfpässe. Derartige Initiativen neigen dazu, den Wohlstand und die Macht der Pharmakonzerne zu mehren – jener Unternehmen also, die neben Gates die anderen großen nicht staatlichen Geldgeber darstellen.

Weil er bei der Weltgesundheitsorganisation, CEPI und Gavi das Sagen hat, konnte Gates faktisch diktieren, wie die Welt auf den Ausbruch zu reagieren hatte. Rein formell sind die jeweiligen Nationalstaaten selbst verantwortlich dafür, wie sie auf Epidemien reagieren, aber die meisten der 194 WHO-Mitgliedsländer folgen den Empfehlungen der Organisation, wenn sie ihre Prioritäten für die Eindämmung einer Pandemie festlegen, und hören darauf, was die erfahrenen Fachleute sagen. In unserem Fall gab die WHO Maßnahmen vor, die gut waren für die Ziele, die Bill Gates verfolgte.

Auch hier gilt die Regel: »Wer das Geld hat, hat das Sagen.« Wellcome, die Gates Foundation und Gavi haben der WHO zusammen 1,4 Milliarden Dollar zukommen lassen, davon seit 2020 170 Millionen Dollar speziell für Covid-19-Programme. Die Webseite *Politico.com* schreibt, dass diese Zahl »signifikant höher ist als der Beitrag der meisten anderen Mitglieder inklusive der Vereinigten Staaten und der Europäischer Kommission, wie aus WHO-eigenen Daten hervorgeht«.[2] Die Bill & Melinda Gates Foundation und ihre drei verbündeten Organisationen mögen nicht über Stimmrechte verfügen, aber dank seiner Spenden besitzt Gates so viel Macht, dass er die politische Marschrichtung vorgeben kann.

Die Organisationen von Bill Gates »verfügen innerhalb multilateraler Institutionen über sehr, sehr viel Einfluss – über ebenso viel wie Regierungen oder sogar noch mehr«, bestätigte auch ein ehemaliger ranghoher amerikanischer Gesundheitsbeamter gegenüber *Politico*. »Wir reden hier über kombiniert mehr als eine Milliarde Dollar; damit gehen jede Menge Hoffnung und Einfluss einher.«[3]

CEPI wurde 2017 ins Leben gerufen. Zu diesem Zeitpunkt hatten Gates und seine Stiftung bereits stark in den Großteil der führenden Impfstoffhersteller weltweit investiert – etwa in Pfizer, Moderna, Johnson & Johnson sowie CureVac.[4,5,6] Sie hatten das staatliche Serum Institute of India unterstützt[7] und der University of Oxford (an welcher der AstraZeneca-Impfstoff entwickelt wurde) in Erwartung einer bevorstehenden Pandemie Mittel zukommen lassen.[8,9] All diese Unternehmen würden schon bald die Cashcow namens Covid-19 nach Kräften melken. Die Bill & Melinda Gates Foundation investierte 2016 rund 20 Millionen Dollar in Moderna, im März 2019 floss eine weitere Million. Am 17. Mai 2023 war der Aktienkurs von Moderna auf über 125 Dollar gestiegen.[10]

Die Gates Foundation tätigte eine außerordentlich weitsichtige Investition, als sie im September 2019 sage und schreibe 1 038 074 Anteile von Pfizers mRNA-Partner BioNTech erwarb – für den vorbörslichen Schnäppchenpreis von 18 Dollar die Aktie und zu einem Zeitpunkt, als vorgeblich nur die Chinesen wussten, dass das Coronavirus kursierte. Im August 2021 hatte das für wenige Millionen Dollar erworbene Aktienpaket einen Wert von 1,3 Milliarden Dollar erreicht.[11] Am 4. März 2020 – Covid-19 begann sich in den USA auszubreiten – druckte Jeff Bezos' *Washington Post* einen Gates-Leitartikel, in dem dieser seine »Plug and Play«-Impfungen der nächsten Generation bewarb: »Von den neuen Methoden begeistert mich am meisten die der sogenannten RNA-Impfstoffe«, so Gates.[12]

Am 13. März 2020 verkündete Gates seinen Rückzug von Microsoft. Er werde sich fortan der Aufgabe widmen, die globale Coronapandemie zu beenden, erklärte er. Seine Beziehungen nutzte er dazu, ein 100 Milliarden Dollar schweres Impfstoffimperium zu erschaffen, an dem er kräftig mitverdiente.[13]

Ebenfalls im März 2020 begann ich auf Instagram in einer Artikelserie darzulegen, inwieweit Bill Gates bereits die globale Antwort auf die Covid-19-Pandemie an sich gerissen, kommerzialisiert und monetarisiert hatte. Gates war zu dieser Zeit schon der Liebling der Massenmedien (und ist es bis heute) und tagtäglich auf den mit Pharmageldern operierenden Plattformen wie ABC, NBC, CBS und CNN zu sehen. Dort erklärte er ehrfürchtigen

Gegenübern wie Anderson Cooper, Don Lemon und Sanjay Gupta gebetsmühlenartig, dass es nur einen einzigen Ausweg gebe – Impfungen. Die bei den Konzernen beschäftigen Medienschaffenden hatten zu diesem Zeitpunkt ihre journalistischen Aufgaben bereits über Bord geworfen und verbreiteten Propaganda, in der sie für Lockdowns, Masken und Impfstoffe trommelten. Keine dieser Figuren wagte das heikle Thema anzusprechen, inwieweit die Lockdowns und Impfstoffe, für die Gates so eifrig warb, ihn und seine Stiftung bereicherten. 2020 scheffelte Gates Milliarden und kassierte groß ab dank einer Pandemie, die er persönlich vorantrieb, indem er der Allgemeinheit Methoden einer frühzeitigen Behandlung vorenthielt, indem er log, was Sicherheit und Wirksamkeit der Impfstoffe anbelangte, und indem er sich für Lockdowns starkmachte, die die Todeszahlen hochtrieben, welche sein Medizinkartell dann auf Covid-19 zurückführen konnte.[14] Allein seine Beteiligung an Microsoft legte bis August 2020 aufgrund der Lockdowns um 7,5 Milliarden Dollar an Wert zu, weitere Milliarden Dollar spülten ihm seine Pharmainvestitionen in die Kassen, denn er hatte zum rechten Zeitpunkt in praktisch alle Covid-19-Impfstoffe investiert, die auf den Markt kommen sollten.[15]

Keine Chance für frühzeitige Behandlungsmethoden

Wie ich in *Das wahre Gesicht des Dr. Fauci* zeige, arbeitete Gates mit Anthony Fauci daran, den Zugang zu hochgradig wirksamen frühzeitigen Behandlungsmethoden wie Hydroxychloroquin und Ivermectin zu erschweren. Diese Mittel stellten eine direkte Bedrohung für die Impfpläne der beiden Männer dar, denn ein US-Bundesgesetz besagt, dass keine Notfallzulassung für Impfstoffe erteilt werden darf, sofern sich ein Medikament, das bereits eine Zulassung hat (egal für welchen Zweck), als wirksam erweist. Gates und seine Truppe kontrollierten während der Coronakrise erfolgreich die Debatten über Sicherheit und Wirksamkeit, und sie manipulierten die wissenschaftlichen Fakten dahin gehend, dass sichere und ausgesprochen wirksame frühzeitige Behandlungsmethoden unterdrückt wurden.

Um zu »beweisen«, wie gefährlich Hydroxychloroquin doch angeblich sei, wurde älteren Patienten im Rahmen der Solidarity-Studie das Mittel in zu hohen, teilweise tödlichen Dosen verabreicht.[16] Die Schlussfolgerungen der von der Unitaid* geförderten Metaanalyse zu Ivermectin veränderten Erstautor Andrew Hill und »unbekannte Personen« auf betrügerische Weise und auf Druck von oben hin (wie Hill in einer auf Video aufgezeichneten Konferenz mit Dr. Tess Lawrie von der WHO eingestand).[17] Die Bill & Melinda Gates Foundation ist im Board der Unitaid vertreten und hat seit 2007 insgesamt 186,7 Millionen Dollar an die Organisation gespendet.[18]

Gates' Investitionen in Impfstoffe

Am 16. Januar 2019 prahlte Gates im *Wall Street Journal* mit seinen Investitionen in Gavi, den Globalen Fonds und die Global Polio Eradication Initiative: »Das sind die besten Investitionen, die Melinda und ich in den vergangenen 20 Jahren getätigt haben.«[19] Die Einsätze in Höhe von 10 Milliarden Dollar (größtenteils in Impfstoffe) generierten einen wirtschaftlichen Nutzen von 200 Milliarden Dollar. Wie viel von diesem »wirtschaftlichen Nutzen« in die eigenen Taschen geflossen war, sagte Gates nicht, doch es steht außer Frage, dass sich seine Anlage spätestens mit dem Aufkommen von Covid-19 in den USA ausgesprochen gut rentiert hat.

Impflügen

Am 10. Dezember 2020 sagte Pfizer-Sprecherin Kathrin Jansen dem VRBPAC-Ausschuss der amerikanischen Pharmaaufsicht FDA, Studien an Affen hätten

* Anm. d. Übers.: Die Internationale Fazilität zum Kauf von Medikamenten, kurz Unitaid, ist eine internationale Organisation zum Erwerb von Medikamenten gegen HIV/Aids, Malaria und Tuberkulose.

gezeigt, dass die Covid-19-Impfstoffe Infektionen oder Übertragungen nicht verhindern können.[20] Und dennoch deuteten Gates und Fauci fälschlicherweise an, ihre Impfstoffe könnten einer Übertragung entgegenwirken und die Pandemie beenden. »Sind die Menschen geimpft, können sie sich sicher fühlen, dass sie sich nicht infizieren werden. Wir haben alle Impfstoffe, die wir benötigen, wir müssen nur unsere Leute dazu bringen, sie sich auch verabreichen zu lassen – zu ihrem eigenen Schutz, dem Schutz ihrer Familie, aber auch, um die Übertragungsketten zu durchbrechen«, sagte Fauci. »Am besten, man stellt eine Sackgasse für das Virus dar. Kommt das Virus bei mir an, stoppe ich es.«[21] Da wollte Gates nicht zurückstehen, er erklärte: »Was dieses Virus angeht, so ist es ein wichtiges Ziel, die Ausbreitung zu beenden und das Maß an Immunität so zu erhöhen, dass sich praktisch niemand mehr infizieren wird.« Und weiter: »Alle, die den Impfstoff nehmen, schützen nicht nur sich selbst, sondern reduzieren auch ihre Übertragung auf andere Menschen und erlauben es der Gesellschaft, zum Normalzustand zurückzukehren.«[22] Was auffällt, anders als die meisten Covid-19-Impfcheerleader sagt keiner der beiden Männer: »Der Impfstoff beendet die Übertragung.« Sie deuten es eben nur an. Ein Jahr später räumten Fauci und Gates schließlich ein, dass die Impfungen nicht imstande seien, eine Ausbreitung zu unterbinden.[23,24]

2 Jahre lang zog Gates von Fernsehsendung zu Fernsehsendung und verkündete der Welt, wie sicher und wirksam der Impfstoff doch sei. Dann verkaufte er im Oktober 2021, nach dem besten Geschäftsquartal von BioNTech, seine Anteile für 300 Dollar das Stück. In einem TV-Interview mit dem ehemaligen britischen Gesundheitsminister Jeremy Hunt räumte Gates am 5. November erstmals öffentlich ein, dass der Impfstoff nicht funktioniert habe: »Wir verfügen nicht über Impfstoffe, die die Übertragung blockieren«, sagte er. »Wir benötigen einen neuen Weg bei Impfungen.«[25] Noch ehrlicher wurde Gates am 23. Januar 2023 bei einer im Fernsehen übertragenen Veranstaltung am Lowy Institute in Australien: »Die aktuellen Impfstoffe verhindern keine Infektion. Sie entfalten keine Breitbandwirkung. Wenn also neue Varianten auftauchen, verlieren Sie Ihren Schutz. Und die Wirkung ist nur von kurzer Dauer, insbesondere bei den Menschen, auf die es ankommt, nämlich alten Menschen.«[26,27]

Nachdem er sich gewaltige Profite gesichert hatte, war Gates ganz offenkundig bereit, ein wenig Wahrheit über seine Impfstoffe zuzulassen, aber für viele Menschen war es zu diesem Zeitpunkt längst zu spät. 5,5 Milliarden Erdenbürger waren längst auf die Täuschung hereingefallen und hatten sich zu Probanden eines Massenversuchs mit gefährlichen Impfstoffen gemacht, von denen die Forschung mittlerweile eindeutig zeigt, dass sie weitaus mehr Schaden angerichtet als Gutes bewirkt haben. Dem Zauber von Gates und Fauci erlegen, hatte die US-Regierung längst Milliarden Dollar in die Entwicklung von Covid-19-Impfstoffen gepumpt. Für eine im Dezember 2022 veröffentlichte Studie wurden 51 017 Angestellte des Krankenhauskonzerns Cleveland Clinic untersucht. Das Ergebnis: Die Impfstoffe erhöhen das Risiko, an Covid-19 zu sterben, und die am häufigsten Geimpften sind auch die Personen, die am stärksten gefährdet sind.[28] Zahlreiche Studien hatten zu diesem Zeitpunkt bereits belegt, dass Geimpfte mit deutlich höherer Wahrscheinlichkeit sterben und dass seit Beginn der Impfungen bei der Erwerbsbevölkerung (18–64 Jahre) die Zahl der zusätzlichen Todesfälle auf rätselhafte Weise um 40 Prozent gestiegen war.[29]

Gates übernimmt die nicht kommerziellen Medien

Das Rundfunksyndikatt NPR, das von Gates mindestens 21 Millionen Dollar erhalten hat, berichtete am 11. Februar 2021, ich sei von Instagram vor die Tür gesetzt worden, weil ich »wiederholt das Vertrauen in Impfstoffe untergraben habe«. Weiter hieß es: »Kennedy hat zudem Verschwörungstheorien über Bill Gates verbreitet und ihm vorgeworfen, sich an Impfstoffen bereichert zu haben.«[30,31] Egal, was Sie von mir halten mögen: Dass Bill Gates mit Impfstoffen Gewinne gemacht hat, ist keine »Verschwörungstheorie«, sondern durch öffentlich einsehbare Unterlagen belegt.

Am 14. September 2022 kriegte die liberale Mainstream-Webseite *Politico.com* endlich die Kurve – oder bekannte endlich Farbe, ganz wie man möchte. Auf 83 Seiten veröffentlichte sie ein 21 000 Wörter langes »investigatives Exposé«

von Erin Banco, Ashleigh Furlong und Lennart Pfahler. Bei »Wie Bill Gates und Partner ihren Einfluss dafür nutzten, die globale Reaktion auf Covid-19 zu kontrollieren – praktisch unbeaufsichtigt« handelt es sich um eine verwässerte Version der Geschichte, die ich in meinem Buch *Das wahre Gesicht des Dr. Fauci* schildere.[32] Den Inhalt des *Politico*-Artikels fasst der Substack-Autor Igor Chudov wie folgt zusammen: »Die Bill & Melinda Gates Foundation, Gavi, CEPI und der Wellcome Trust rissen die Pandemiemaßnahmen an sich.« Und weiter: »[Alle] vier Organisationen geben sich unabhängig, aber sie werden alle von Bill Gates finanziert.«[33]

Gates hat das Sagen

Branco und ihr Team zeichnen für *Politico* auf, wie die vier Organisationen Gavi, Gates-Stiftung, Wellcome Trust und CEPI dafür sorgten, dass

> »sich die Machtverhältnisse langsam, aber unaufhaltsam verschoben – fort von den überforderten Regierungen, hin zu einer Gruppe nicht staatlicher Organisationen. […] Versehen mit viel Expertise, mit Kontakten bis in die allerhöchsten Regierungsebenen westlicher Nationen und mit gut geölten Beziehungen zu den Arzneimittelherstellern im Rücken übernahmen die vier Organisationen Rollen, die üblicherweise meistens Regierungen einnehmen – ohne dabei jedoch demselben Maß an Verantwortlichkeit zu unterliegen«.[34]

Ausführlich legt die Untersuchung von *Politico* dar, wie die vier Organisationen im Gleichschritt darauf hinarbeiteten, Regierungen in aller Welt in Richtung unerbittlicher Lockdowns und unter Zwang verabreichter Massenimpfungen zu drängen. Seit 2020 hat dieses Quartett knapp 10 Milliarden Dollar für das Erreichen dieser Ziele ausgegeben. 8,3 Millionen Dollar davon flossen in Lobbyarbeit in den USA und Europa. Weil sie über gewaltige finanzielle Ressourcen verfügen und diese auch großzügig einsetzten, standen diesen Organisationen bis in die allerhöchsten Ebenen der Regierungen Tür und Tor offen. *Politico* gelangt zu dem Schluss, dass Gates und seine Handlanger mithilfe von Druck und Geld den US-Kongress wie auch die europäischen Regierungen dazu bewegten, das Covid-19-Management praktisch vollständig auszulagern – an Farrar und Gates und deren diverse Organisationen.[35]

Gemeinsam mit ihren Partnern bei der deutschen Tageszeitung *Die Welt* fanden die Ermittler von *Politico* heraus, dass die von Gates geförderten Organisationen 23 Milliarden Dollar für die Bekämpfung der Pandemie in Entwicklungsländern sammelten, davon aber »nur 2,2 Milliarden Dollar in die Stärkung der Gesundheitssysteme flossen«, also weniger als 10 Prozent. Mehr noch: Die Regierungen ließen Gates nahezu völlig freie Hand in der Frage, wie er mit dem Geld verfahren wolle. Erklären, wie seine Organisationen die Mittel ausgaben und was sie damit erreicht hatten, musste er kaum. »Es ist nahezu unmöglich, genau zu bestimmen, wohin das ganze Geld gegangen ist«, heißt es bei *Politico*. »Ausgehend von der Covid-19-Datenbank jeder einzelnen Organisation ist es nicht möglich, präzise abzugrenzen, wie genau die Gruppen das eingenommene Geld ausgegeben haben.«[36]

›Eines muss man sich in Erinnerung rufen, wenn es um die Gates-Stiftung geht: Angesichts der Beträge, die diese an diese global agierenden Gesundheitsorganisationen spendet, hat man es fast mit einer eigenen Nation von Bedeutung zu tun‹, sagte ein ehemaliger ranghoher amerikanischer Gesundheitsbeamter« dem Team von *Politico* und *Welt*. »Niemand zieht diese Akteure in irgendeiner Form zur Rechenschaft«, so Sophie Harman, Professorin für Internationale Politik an der Queen Mary University of London. »Dabei sind sie es, die unsere Leistungsfähigkeit in Sachen Pandemie-Reaktion bestimmen.«[37]

◇◇◇

KAPITEL 63

Nach der Pandemie ist vor der Pandemie

Die Covid-19-Krise mochte sich abschwächen, aber CEPI warb trotzdem um neue Mittel. 50 000 Dollar ließ man sich die Lobbyarbeit beim Weißen Haus kosten, und das Geld war gut angelegt – auf Drängen von Bill Gates hin forderte ein gutgläubiger Präsident Biden den US-Kongress auf, weitere 5 Milliarden Dollar für internationale Virusforschung bereitzustellen, darunter insgesamt 500 Millionen Dollar für CEPI, jeweils 100 Millionen Dollar für einen Zeitraum von 5 Jahren.[1]

Von Anbeginn der Pandemie an konzentrierten sich Bill Gates' Organisationen vor allem auf ein Ziel: Die Erfolge von Covid-19 sollten in die Infrastruktur für Pandemic Preparedness and Response (PPR) einfließen. Die allgemeine Angst vor Covid-19 schwand, deshalb wandten sich Gates und seine Verbündeten wenig überraschend ihrer neuen Agenda zu, dem Aufbau einer beständigen PPR-Industrie. Mindestens fünf Mal trafen sich Vertreter von Gates Foundation, CEPI und Wellcome Trust zwischen Ende 2021 und Anfang 2022 mit ranghohen Beamten der Europäischen Kommission. Bei den Gesprächen ging es um die Finanzierung und die strategische Ausrichtung der »Behörde für die Krisenvorsorge und -reaktion bei gesundheitlichen Notlagen« (HERA), einer brandneuen Organisation, welche die EU auf Drängen von Bill Gates ins Leben gerufen hatte und die gewährleisten soll, dass eine Impfinfrastruktur bereitsteht, wenn die nächste Pandemie über Europas Nationen hereinbricht.

Im Februar 2022 breitete sich Covid-19 weiterhin aus, aber die Todeszahlen waren gesunken, und unter den Regierungen im Westen wuchs der

Widerwille, weiterhin große Summen für die Bekämpfung des Virus abzustellen. *Politico* schrieb:

> »Einige der führenden Vertreter des Gesundheitswesens sprachen auf der Münchner Sicherheitskonferenz im Februar 2022 sehr eindringlich über eine Neuausrichtung ihrer Gemeinschaft. Es geht darum, Systeme aufzubauen, die das Entdecken von Viren erleichtern und in der nächsten Pandemie Impfstoffe und Behandlungsmethoden bereitstellen. Das Gespräch fand während eines Abendessens in einem Münchner Luxushotel statt und stellte den Auftakt für eine strategische Umkehr bei den vier Organisationen und im allgemeineren globalen Gesundheitswesen insgesamt dar.«

Die Entscheidung sorgte für einige Verstimmung, berichtete *Politico*:

> »Diese Verlagerung der Schwerpunkte führte zu Spannungen im globalen Gesundheitswesen. Einige Kritiker monierten, die Bill & Melinda Gates Foundation stelle das Thema Covid zu einem Zeitpunkt zurück, an dem weltweit Millionen Menschen noch immer keinen Zugang zu Impfungen hätten.«[2]

Eine Art Warmlaufen dafür, dass man sich künftig auf dauerhafte periodische Pandemien einrichtete, hatte ein Jahr zuvor auf der Münchner Sicherheitskonferenz stattgefunden, als die Schlapphüte von der Nuclear Threat Initiative eine Simulation veranstalteten.[3] Im Rahmen der Tabletop-Übung wurde eine globale Affenpockenepidemie für Mai 2022 prognostiziert, und siehe da: Ein Jahr später verkündete die Weltgesundheitsorganisation pünktlich im Zusammenhang mit einem Affenpockenausbruch eine gesundheitliche Notlage globaler Tragweite.[4]

Mithilfe seiner Plattform und seines Einflusses lenkte Bill Gates das Hauptaugenmerk der gefügigen globalen Medien hin zu Impfstoffen der nächsten Generation und zentralisierten Verwaltungen, deren Aufgabe darin bestehen soll, die nächste Pandemie zu bekämpfen. Gates-Stiftung, Wellcome Trust, CEPI und Gavi konzentrierten sich bei ihrer Lobbyarbeit im Kongress und in westlichen Hauptstädten darauf, dieser neuen Priorität Mittel zukommen zu lassen.

Politico berichtete, dass der Wellcome Trust Lobbyarbeit beim Präsidenten des Robert Koch-Instituts Lothar Wieler betrieben habe und dass Gavi und CEPI 230 000 Dollar investierten, um auf dem Kapitol für Gates' neuen Gesetzentwurf zu werben, den sodann von den Senatoren Patty Murray (Demokraten, Washington) und Richard Burr (Republikaner, North Carolina) eingereichten »Prevent Pandemics Act«. Das Gesetz sieht dauerhafte Förderung von Forschung und Impfstoffentwicklung vor, um besser für künftige Ausbrüche gewappnet zu sein.

CEPI wirbt bei Regierungen und Stiftungen zudem um mehrere Milliarden Dollar für die Verwirklichung der Vision, bei der nächsten Pandemie innerhalb von 100 Tagen einen Impfstoff zum Einsatz bringen zu können. Emma McArthur und Dr. David Bell bezeichnen dieses Programm als einen »Persilschein für Pharmaunternehmen, um auf Basis ihrer selbst vorgenommenen Risikoeinschätzungen öffentliche Gelder in bislang unvorstellbarem Maß einzustreichen«.[5]

Bell ist Mediziner und Arzt für das öffentliche Gesundheitswesen. Er besitzt einen Doktorgrad in »Population Health Sciences« und verfügt über Erfahrung in Innerer Medizin, Modellberechnungen und der Epidemiologie von Infektionskrankheiten. Bei der Genfer Foundation for Innovative New Diagnostics (FIND) leitete er das Programm für Malaria und akute Fiebererkrankungen, mit der Weltgesundheitsorganisation hat er Strategien zur Malariadiagnose erarbeitet.[6]

Die potenziellen Nachteile sind verheerend und weitreichend, urteilt Bell in einem Artikel:

> »Dieser neue Pandemiefonds wird letztlich dazu beitragen, Länder mit geringem und mittlerem Einkommen fest an die wachsende globale Pandemie-Bürokratie zu ketten. Eine verstärkte Zentralisierung des öffentlichen Gesundheitswesens trägt wenig dazu bei, die echten Gesundheitsbedürfnisse der Menschen in diesen Ländern zu erfüllen. Lässt man zu, dass die

Pandemie-Futtertröge anschwellen, werden die Armen ärmer, und die Zahl der Menschen steigt, die an verbreiteten und verhinderbaren Krankheiten sterben. Die Reichen werden noch weiter profitieren, während der Hauptfaktor für schlechte Gesundheit – Armut – in Ländern mit geringem Durchschnittseinkommen noch angeheizt wird.«[7]

Am 22. März kamen einige der mächtigsten Personen aus dem globalen Gesundheitswesen in London zusammen, wo im Science Museum eine CEPI-Geberkonferenz stattfand. *Politico* meldet, diese hohen Tiere, CEOs und Mitarbeiter internationaler Gesundheitsorganisationen »kamen nicht nach London, um über Covid-Impfstoffe zu sprechen. Stattdessen lag der Schwerpunkt ganz eindeutig auf der nächsten Pandemie«.[8]

CEPI bat um 3,5 Milliarden Dollar für den Aufbau einer Impfstoffbibliothek, die Schutz vor künftigen Pandemien bieten soll. Bei der Veranstaltung wurde knapp die Hälfte dieser Summe zugesagt, die größten Beträge steuerten der Wellcome Trust und die Gates Foundation bei. CEPI hoffte, dass die US-Regierung und andere Geldgeber die restlichen Mittel stellen würden. Im Oktober 2022 bat Präsident Biden den Kongress, für einen Zeitraum von 5 Jahren insgesamt 88 Milliarden Dollar für PPR und Biosicherheit zu genehmigen. Die Gelder seien auch für eine Reihe neuer Gain-of-Function-Studien und neuer Impfstoffe gedacht. »Die Vereinigten Staaten müssen für Ausbrüche aus jedweder Quelle vorbereitet sein – seien es natürlich auftretende, aus Unfällen resultierende oder vorsätzlich herbeigeführte Ausbrüche«, hieß es in der Pressemitteilung des Weißen Hauses. Man hatte sich also in sämtliche Richtungen abgesichert.[9] Dieser Ausgabentopf kann geradezu als Garant dafür angesehen werden, dass es eine endlose Abfolge neuer Pandemien geben wird.

»Die vier Organisationen richten ihr Augenmerk nunmehr auf die nächste Pandemie, und es spricht wenig dafür, dass sie ihr Verhalten groß ändern werden. Das liegt nicht zuletzt daran, dass die Öffentlichkeit sie nicht für ihre Versäumnisse zur Rechenschaft gezogen hat«, hieß es bei *Politico*.[10]

Wie zu erwarten, sorgten Gates und seine Organisation dafür, dass auch China mit am Tisch saß und seinen Anteil vom globalen PPR-Geldsegen abbekam. Die Organisation Judicial Watch zitierte aus durchgesickerten staatlichen E-Mails, die zeigen, dass die Gates-Stiftung eng mit Peking an der Auslandsvermarktung chinesischer Medikamente arbeitete. Außerdem ging es darum, dafür zu sorgen, dass Chinas Stimme bei künftigen Pandemien mehr Gehör geschenkt wurde. Zu diesem Zweck »wurden Repräsentanten Chinas in wichtigen internationalen Gremien platziert, sodass sich China auf höchster Ebene einbringt«.[11]

Die WHO greift nach der Macht

Auch die Weltgesundheitsorganisation wurde aktiv in dem Bemühen, die aufstrebende PPR-Industrie für ihre Zwecke zu nutzen – und diese Zwecke bestanden darin, ihre Macht über die 194 Mitgliedstaaten auszuweiten und zu festigen. Die G20-Staaten vereinbarten 2021 die Gründung einer Taskforce »Finanzen und Gesundheit« (Joint Finance & Health Task Force, JFHTF) mit dem Ziel, »die Zusammenarbeit und globale Kooperation bei Themen zu verstärken, die mit der Prävention von Pandemien sowie den Vorbereitungen und der Reaktion auf Pandemien zu tun haben«.[12]

Im Sommer 2022 schlugen Gruppen, die sich für Themen wie öffentliche Gesundheit, medizinische Wahlfreiheit und Demokratie starkmachen, Alarm. Die Pandemie- und Bioschutzbranche gewinne zu sehr an Einfluss, hieß es auch von dieser Seite. Außerdem greife die WHO auf kühne Weise nach der Macht. Die Organisation wolle ein globales Abkommen durchdrücken, das ihr beispiellose Befehlsgewalt einräumen würde. Künftig könne die Weltgesundheitsorganisation nach Lust und Laune Pandemien ausrufen und ihren Mitgliedsländern dann vorschreiben, welche Maßnahmen sie zu ergreifen haben. Am 1. Dezember 2021 legte die WHO den von der Weltgesundheitsversammlung eingereichten »Internationalen Vertrag zur Pandemieprävention« vor. Zur Abstimmung kommen soll er nach seiner Fertigstellung im Mai 2024.[13,14]

WHO-Abkommen

In einem gemeinsamen Bericht für die G20-Taskforce beziffern Weltbank und Weltgesundheitsorganisation die PPR-Kosten auf 31,1 Milliarden Dollar jährlich. Darin enthalten sind Impfstoffe, Therapeutika und eine verstärkte und stärker gebündelte globale Überwachung. Allein für die Aufgabe, globale Überwachungssysteme auszubauen und zu betreiben, werden 4,1 Milliarden Dollar angesetzt.[15,16]

Doch David Bell sagt: »Die Weltgesundheitsorganisation spielt nahezu eine Nebenrolle in einem viel größeren Spiel der öffentlich-privatwirtschaftlichen Partnerschaften und der finanziellen Interessen, die dafür sorgen, dass die Pandemie-Fleischtöpfe nicht zur Neige gehen. […] Will die globale Gesundheitsgemeinschaft ihre öffentlichen Gesundheitssysteme erhalten, muss sie dringend die grundsätzlicheren Abläufe begreifen, die da im Gange sind, und dagegen vorgehen. Das Gewicht der Fakten und die elementaren Prinzipien der öffentlichen Gesundheit müssen diesen Pandemie-Express aufhalten.«[17]

Bell sagt, das jährliche Programmbudget der Weltgesundheitsorganisation liege für 2022–2023 bei 3,4 Milliarden Dollar. Zum Vergleich: »Der Global Fund, größter internationaler Geldgeber für Malaria, Tuberkulose und Aids – Krankheiten mit einer Gesamtmortalität von mehr als 2,5 Millionen Menschen im Jahr –, gibt derzeit gerade einmal 4 Milliarden Dollar für die drei Krankheiten zusammen aus«, so Bell. »Anders als Covid-19 wirken sich diese Krankheiten in Ländern mit geringem Durchschnittseinkommen und bei jüngeren Altersgruppen stark auf die Mortalität aus, und zwar Jahr für Jahr.«[18]

Die offizielle Politik der Weltgesundheitsorganisation besteht darin, in Ländern mit geringem oder mittlerem Durchschnittseinkommen ein rasch an Wirksamkeit verlierendes Vakzin unter die Leute zu bringen, das um ein Vielfaches teurer ist als alle anderen Infektionsschutzprogramme (die Kosten liegen im Vergleich zu Malaria bis zu 10-mal so hoch).[19,20] Dieses Vorgehen hat zur Folge, dass Mittel für Interventionsmaßnahmen fehlen, die sich als wirksam erwiesen haben, Dinge wie Lebensmittel und Nahrungsergänzungsmittel, oder für Investitionen in die örtliche Gesundheitspflege.[21]

Es handele sich um einen »moralischen Verfall des globalen öffentlichen Gesundheitswesens«, klagte David Bell am 2. Mai 2022 in einem Artikel für das Brownstone Institute. »Firmenchefs und Investoren sind die neuen Gurus des öffentlichen Gesundheitswesens. Sie finanzieren Global-Health-Lehreinrichtungen, deren Absolventen dann in den Organisationen arbeiten, die diese Institute fördern, und auf Berechnungen und pharmazeutische Entwicklungen reagieren, die ihre Sponsoren finanziert oder gelenkt haben.«[22]

Mit atemberaubender Geschwindigkeit segnete das Direktorium der Weltbank am 30. Juni 2022 die Gründung des Financial Intermediary Fund for Pandemic Prevention, Preparedness and Response ab. Bis September 2022 hatten Bill & Melinda Gates Foundation, Rockefeller Foundation, Wellcome Trust, zahlreiche Regierungen und die Europäische Kommission diesem Pandemiefonds insgesamt 1,3 Milliarden Dollar zugesagt. Die WHO wird dieses Geld auf Länderebene einsetzen für »Krankheitsüberwachung, Laborsysteme, Personal im Gesundheitswesen, Notfallkommunikation und -management sowie gesellschaftliches Engagement«.[23,24] Das Projekt ignoriert die verheerenden Fehler, die die WHO bei der Eindämmung von Covid-19 gemacht hat, ebenso wie auch ihre offen zur Schau gestellte Inkompetenz, die sie zum politischen Spielball von China, Big Pharma und der globalen Elite des Weltwirtschaftsforums hat werden lassen.

Der Pandemie-Express wird ausgebremst

Gates, Fauci und Farrar haben die Weltgesundheitsorganisation in die Speerspitze ihrer PPR-Agenda umgewandelt. 2 Jahrzehnte lang bläuten sie den Menschen die Furcht vor dräuenden Seuchen geradezu ein. Dies in Verbindung mit der Botschaft, dass nur zentralisierte Kontrolle, enorme Ausgaben und einfach umsetzbare Impfstofftechnologien die »nächste« Pandemie abwenden könnten. Auf diese Weise wurde der Aufstieg der Pandemie-Industrie und der

Biosicherheitsagenda vorangetrieben. Seit dem – prognostizierten – Auftauchen von Covid-19 haben diese Männer ihre Anstrengungen verdoppelt und verkünden nun der Welt, aufgrund der beispiellosen wirtschaftlichen und gesellschaftlichen Kosten der Covid-19-Pandemie müsse man noch viel, viel mehr Geld in PPR-Arbeit stecken. Immerhin sei Covid-19 auf Versäumnisse des Westens zurückzuführen und nicht auf ihre Nachlässigkeit, predigen Gates, Fauci und ihre Heerscharen von Gain-of-Function-Virologen. Und wir sollen ihnen glauben, wenn es um die Lehren geht, die aus Covid-19 zu ziehen seien: Es brauche mehr Biosicherheit, weitere Einschränkungen der Persönlichkeitsrechte durch den Staat und natürlich mehr Gain-of-Function-Experimente. »Ich habe die Sorge, dass wir dieselben Fehler erneut begehen«, schrieb Gates am 19. März 2023 in einem Beitrag für die *New York Times*. »Die Welt hat nicht so viel dafür getan, sich auf die nächste Pandemie vorzubereiten, wie von mir erhofft. Aber noch ist es nicht zu spät, noch können wir verhindern, dass sich die Geschichte wiederholt. Was die Welt benötigt, ist ein gut finanziertes System, das auf Knopfdruck bereitsteht und einsatzfähig ist, wenn erneut Gefahr auftaucht.«[25]

Gates macht sich stark für mehr Simulationen und Trockenübungen, wie sie in der Vergangenheit schon ein Dutzend Mal stattgefunden haben. Eines haben diese Planspiele stets gemein: Bei keinem von ihnen steht der Schutz der öffentlichen Gesundheit im Mittelpunkt. Der amerikanischen Bevölkerung wird nicht etwa gezeigt, wie sie ihr Immunsystem stärkt, indem sie sich vernünftig ernährt, Übergewicht reduziert, Sport treibt, auf einen ausgewogenen Vitamin-D-Spiegel achtet und sich möglichst wenig Chemie aussetzt. In keinem der Planspiele stand die Aufgabe im Vordergrund, eine Kommunikationsinfrastruktur aufzubauen, welche die an vorderster Front kämpfenden Mediziner miteinander vernetzt, sodass sie während einer Pandemie ihre vielversprechendsten Behandlungsansätze austauschen oder möglichst reibungslos optimale Behandlungsprotokolle entwickeln und verbessern können. Kein Planspiel befasste sich ernsthaft mit der Notwendigkeit, bereits zugelassene Medikamente zu prüfen und sie (im Rahmen einer sogenannten Umwidmung) dafür zu nutzen, die Zahl der Todesfälle zu reduzieren und die

Dauer der Pandemie zu verkürzen. In keinem Planspiel ging es darum, wie man Kranke isoliert und vulnerable Bevölkerungsgruppen schützt – oder wie man Menschen in Altersheimen und anderen Einrichtungen vor einer Infektion bewahrt. In keinem Planspiel wurde hinterfragt, wie wirksam Masken, Lockdowns und Social Distancing tatsächlich dabei sind, Opferzahlen zu reduzieren. Und in keinem Planspiel stellte man sich ernsthaft die Frage, wie während einer globalen Pandemie die verfassungsmäßig garantierten Rechte bestmöglich geschützt werden.

Stattdessen wurde in den Simulationen eingeübt, wie man mithilfe der Polizeimacht Bürger festsetzt und unter Quarantäne stellt, wie man das Kriegsrecht verhängt, wie man mittels diverser Propagandatricks die öffentliche Meinung kontrolliert, wie man durch Zensur Abweichler mundtot macht, wie man Maskenzwang, Lockdowns und erzwungene Impfungen anordnet und wie man eine Bevölkerung, die möglicherweise nur widerstrebend mitzieht, überwacht.

Der Blick in die Vergangenheit hält eine erschreckende Erkenntnis bereit: Diese Männer haben wiederholt unter Beweis gestellt, dass sie die Allgemeinheit dazu zwingen können, drakonische Maßnahmen über sich ergehen zu lassen. Dazu verbreiten sie mit Propagandamitteln die Angst vor regelmäßig auftretenden Pandemien, oder sie arbeiten mit pandemiefähigen Supererregern, die durch Gain-of-Function-Forschung aufgemotzt wurden und periodisch über die Menschheit herfallen, ob nun unbeabsichtigt oder mit Vorsatz. Aus diesem Grund sollte es uns beunruhigen, wenn Staaten die Absicht bekunden, ein Archiv mit sämtlichen auf der Welt existierenden Viren aufzubauen. Mithilfe extrem verstärkter PCR-Tests, die eine Vielzahl falsch positiver Ergebnisse liefern, ließe sich so jede neue saisonale Krankheit auf einen bestimmten Erreger zurückführen, der es dann erforderlich macht, rasch einen Impfstoff zu entwickeln und zum Einsatz zu bringen.

Das von Leuten wie Dennis Carroll und Peter Daszak geführte Global Virome Project erzeugt gewissermaßen eine Pipeline an Supererregern, die jederzeit dafür eingesetzt werden können, eine Pandemie in Gang zu setzen. So ließe sich eine endlose Abfolge pandemischer Notfälle ermöglichen, während im Hintergrund die Partner aus der Wirtschaft bereitstehen, um im Handumdrehen einen mRNA-Impfstoff auf den Markt zu werfen. Unter den wachsamen Augen von Avril Haines fordert Präsident Biden 88 Milliarden Dollar für den Zweck, sämtliche Viren zu studieren und zu katalogisieren. Jeder neue Notfall wird es ermöglichen, Rechte zu beschneiden, ordnungsgemäße Verfahren abzuschaffen, die Meinungsfreiheit einzuschränken und neue Mittel der totalitären Kontrolle einzuführen (Stichwort: Impfpass und Digitalwährung). Aber am schlimmsten von allem: Indem man zum Zwecke der Plünderung die Tore der Geldspeicher immer weiter aufstößt, werden die Reichen noch reicher, wohingegen Amerikas Mittelschicht endgültig vernichtet wird. Die Weltgesundheitsorganisation führt bereits Regeln ein, die es ihr erlaubt, Notlage um Notlage zu verkünden und alle Staaten der Welt zu zwingen, so zu handeln, wie es die PPR-Schwergewichte vorgeben.

Das Global Virome Project will sich zum internationalen Archiv sämtlicher Wildviren aufschwingen, die imstande sind, auf den Menschen überzuspringen und Infektionskrankheiten zu verursachen. Anders gesagt: Wir sprechen hier über ein Arsenal von Viren, die sich zur Waffe eignen und somit die Herstellung eines Impfstoffs erforderlich machen könnten. Steht diese »Virenbank« erst einmal, können Unternehmen oder Staaten diese Erreger mithilfe von CRISPR und Genmanipulation verändern und nach Belieben Nukleotide einfügen. Selbst bei minimalen Änderungen entstehen neuartige Organismen, die man sich patentrechtlich schützen lassen kann. Zugleich lassen sich die Viren mit diesen Methoden waffenfähig machen, praktischerweise durch denselben Prozess, der bei der Impfstoffherstellung zur Anwendung kommt. Wann immer die neue Kreatur »durch einen Unfall« entweicht, steht der Impfstoff sofort bereit. Den Regierungen und Unternehmen, die diesen Prozess kontrollieren, gehört mithin beides: Gift und Gegengift. Es ist müßig zu spekulieren, ob sie sich tatsächlich zu einem solch diabolischen Tun hinreißen lassen werden. Wir können uns sicher sein, dass sie es tun werden, dafür sind die Anreize schlichtweg zu grenzenlos.

Doch nicht nur manipulierte Supererreger sollten uns Sorge bereiten. Existiert erst ein Inventar mit den Gensequenzen sämtlicher Viren der Welt, könnten milliardenschwere böswillige Mächte selbst völlig harmlose saisonale Erkältungen irgendeinem Schurken in die Schuhe schieben, der angeblich unsere Vernichtung im Sinn hat. Sensationslüsterne Medien fachen sodann mit Pandemie-Pornografie die Panik weiter an, bis den verängstigten Massen ein Impfstoff als Ausweg aus der Misere präsentiert wird. Wie Jonathan Couey sagt: »Es bräuchte nicht einmal ein echtes Virus.«[26]

Regierungen und die Wirtschaft lieben Pandemien aus denselben Gründen, aus denen sie Kriege lieben – derartige Krisen mehren ihre Macht und ihren Wohlstand. Behörden und Unternehmen entwickeln in nicht öffentlichen Laboren in streng geheimen Experimenten aufgemotzte pandemiefähige Viren. Sollte einer dieser Erreger entweichen und sich zur globalen Seuche entwickeln, wird jeder dieser Akteure gewaltig profitieren. Während der Covid-19-Pandemie erlebten wir, wie Pharmakonzerne Milliarden scheffelten. Die Mittel für Geheimdienste, Gesundheitsbehörden und Militär wurden aufgestockt, ihr globaler Einfluss und die Kontrolle, die sie über die amerikanische Bevölkerung ausüben können, wuchsen auf nahezu unvorstellbare Weise. Mächtige Finanzinstitutionen wie BlackRock, Vanguard, State Street und die Banken profitierten von den gestiegenen Schulden und ihrer wachsenden Kontrolle über Krankenhausbetreiber und Medien.[27] Wir müssen es uns eingestehen: Sobald eine Regierung und ihre mächtigen Partner aus der Wirtschaft wissen, dass eine bestimmte Krise ihnen mehr Macht und Wohlstand bescheren wird, werden sie diese Art Krise auch herbeiführen.

Mit dem Global Virome Project findet eine lange Geschichte der Kolonialisierung der Weltwirtschaft durch die Monetarisierung der Natur und natürlicher Prozesse ihren Abschluss. Gates und seine Spießgesellen vom Weltwirtschaftsforum sehen im Mittelpunkt ihrer PPR-Agenda etwas, das sie als »öffentlich-private Partnerschaft« bewerben. Und dem Weltwirtschaftsforum ist es zu verdanken, dass dieses Modell nun das globale Gesundheitswesen dominiert. Dieser Mechanismus erlaubt es, gewaltige Mengen an Steuergeldern in die Taschen der Wirtschaftskapitäne umzuleiten, die ihren Einfluss auf die WHO dazu nutzen, die Programme für die öffentliche Gesundheit nach eigenem Gusto zu gestalten. Die Schuldenberge, die in einigen Ländern angehäuft wurden, um die PPR-Programme bezahlen zu können, werden dafür sorgen, dass diese Nationen immer weiter in die Armut abrutschen. Und mit Armut geht bekanntlich schlechtere Gesundheit einher.

Gates' PPR-Programme zielen nicht darauf ab, die allgemeine Gesundheitsversorgung zu stärken und sie so aufzustellen, dass sie flexibler auf örtliche und regionale Anforderungen reagieren kann. Stattdessen werden in Ländern mit geringem Durchschnittseinkommen durch diese Programme Ressourcen umgelenkt, es werden Schuldenkrisen verschärft, und es fehlen letztlich die Gelder für Innovationen, die tatsächlich Leben retten, etwa in den Bereichen Ernährung, Hygiene und Armutsbekämpfung. Dr. David Bell sagt: »Entzieht man [Programmen zur Bekämpfung von] Krankheiten mit höherer Last sowie den Faktoren, die das Wirtschaftswachstum ankurbeln, die Mittel, wirkt sich das in diesen Ländern direkt auf die Sterblichkeit aus, insbesondere bei Kindern.«

Dr. Bell weiter: »Eines ist gewiss: Von diesen wachsenden [PPR-]Pandemie-Futtertrögen werden diejenigen profitieren, die auch von den Maßnahmen gegen Covid-19 profitiert haben.«[28]

Es gibt allerdings Hinweise darauf, dass die Welt allmählich begreift, was da für ein Spiel gespielt wird. In einem Memorandum vom 17. Juli 2023 kündigte das US-Gesundheitsministerium an, dem Virologischen Institut Wuhan die Mittel zu streichen. Zur Begründung hieß es, das Institut habe im Zusammenhang mit möglichen Verstößen gegen Sicherheitsprotokolle der NIH »keinerlei Dokumente zu seiner Forschungsarbeit vorgelegt«. Ein Sprecher des Ministeriums erklärte: »Diese Maßnahme soll gewährleisten, dass das Virologische Institut Wuhan keinen einzigen Dollar Förderung aus Bundesmitteln mehr erhält.«

Das wird aber auch höchste Zeit.[29,30,31]

◇◇◇

Widmung

Ich widme dieses Buch all den kämpferischen Müttern, die mich jeden Tag aufs Neue inspirieren, und den Millionen Menschen, die im Verlauf der Covid-19-Krise Schaden erlitten oder ihr Leben verloren.

Danksagung

Mein aufrichtiger Dank geht an das Team von Lesern, Forschern und Redakteuren bei Children's Health Defense, die sorgfältig und mit Herzblut das Manuskript mit Quellen und Zitaten versahen und den Inhalt auf Richtigkeit hin überprüften: Judith Conley, Nancy Hokkanen, Cari Jane Shagena, Rebecca Estepp, Gina Garrett-Harrison, Rachel Anderson, Rita Shreffler, Erin Hutchens, Jackie Hines, Zoey O'Toole, Ella G. Bundy, Dr. Brian Hooker, Laura Bono, Kim Mack Rosenberg, Rolf Hazlehurst, Risa Evans, Dr. Mary Holland, Sue Paradise, David Whiteside, Heather Ray, Amy Miller, Matt Veligdan und Ray Flores.

Dieses Buch wäre nicht zustande gekommen ohne die Expertise und die wertvollen Anmerkungen von Dr. Jonathan J. Couey, Gavin de Becker, Dr. Meryl Nass, Dr. Francis A. Boyle, Paul Thacker, Dr. Bret Weinstein, Lee Smith, Jan Jekielek, Elaine Dewar, Derek Harvey, Dr. Steven Quay, Dr. Andrew Huff, Dr. Jeffrey Sachs, Dr. Richard Ebright, Annie Jacobsen, Hal Gold, Alex Joske und Stephen Kinzer.

Meine Bewunderung und Dankbarkeit gilt den tapferen Männern und Frauen in den Büros von Generalstaatsanwaltschaften und Anwaltskanzleien im ganzen Land sowie im Kongress, die auch weiterhin und gegen heftigen Widerstand nach der Wahrheit suchen. Was Klagen und Kongressinitiativen an Informationen zutage förderten, ist von zentraler Bedeutung bei der Suche nach der Antwort darauf, was genau zur Covid-19-Pandemie geführt hat, und wenn man verhindern will, dass künftige Zensurmaßnahmen unbequeme Wahrheiten unter den Teppich kehren. Besonders dankbar bin ich für die

Anstrengungen von Senator Ron Johnson und Senator Rand Paul sowie den Abgeordneten Jim Jordan, Thomas Massey, Kat McCormick, Brad Wenstrup und Elise Stefanik.

Großer Dank geht zudem an Tony Lyons und das kompetente und tüchtige Team bei Skyhorse Publishing. Namentlich erwähnt seien Hector Carosso, Mark Gompertz, Kirsten Dalley und Louis Conte.

Wie immer bin ich meiner mit endloser Geduld ausgestatteten Frau Cheryl Hines besonders dankbar für ihre Weisheit und ihre Stärke und dafür, dass sie meine Tage mit Lachen und Liebe erfüllt. Und meinen Kindern Bobby, Kick, Conor, Kyra, Finn, Aidan und Cat: Eure Liebe und eure Unterstützung bedeuten mir alles.

Nachwort

In der Psychologie folgt man gern der beliebten Maxime, dass man künftiges Verhalten am besten vorhersagt, indem man das frühere Verhalten analysiert. Es stellt sich also die Frage, ob wir schon bald eine weitere Pandemie erleben werden, verursacht durch einen Erreger aus dem Labor – beabsichtigt oder unbeabsichtigt freigesetzt –, bei der das Krisenmanagement nach demselben Muster ablaufen wird wie während der Coronazeit.

Als ich im Juli 2023 meine Arbeit an diesem Buch abschloss, verkündete die Regierung Biden die Gründung der »Office of Pandemic Preparedness and Response Policy« als Nachfolger des COVID-19-Response-Teams und des Mpox-Teams im Weißen Haus, die für Covid-19 und die Affenpocken zuständig waren.

In der Pressemitteilung hieß es, diese neu geschaffene Koordinationsstelle werde »einen ständigen Platz innerhalb der Executive-Office-Behörde des Präsidenten einnehmen«. Dass sie als Dauereinrichtung angelegt ist, zeigt, dass die willkürlichen Einschränkungen, die während der Covid-19-Krise verhängt wurden, bei ähnlichen zukünftigen Szenarien erneut zur Anwendung kommen dürften, womöglich in verschärfter Form.[1]

Wir wissen, dass der Kampf gegen Covid-19 für die Megareichen ungeheuer rentabel war. Auch Regierungen freuten sich über die Pandemie, und das aus demselben Grund, aus dem sie sich über Kriege freuen: In derartigen Krisen bündelt sich alle Macht bei den Staatsorganen, während die Bürgerrechte missachtet oder gleich ausgesetzt werden. In den Medien regte sich kaum Protest, als Kindern die Bildung verwehrt wurde, als Unternehmen dichtmachen mussten, als Gebetshäuser schlossen und ganze Bevölkerungsgruppen unter Hausarrest gestellt wurden. Rund um den Globus verwandelten sich freiheitsliebende Demokratien in Vasallenstaaten. Sie alle standen mit einem Mal unter der Fuchtel von Gebietern, die für sich in Anspruch nahmen, die Deutungshoheit über »die Wissenschaft« zu besitzen, und deshalb ein Jahrhundert öffentliche Gesundheitspolitik und Hunderte Jahre demokratischer Traditionen außer Kraft setzten.

Immer tyrannischer agierten die Obrigkeiten, immer stärker wurden die Bürgerrechte der Menschen beschnitten. Die Regierungen Trump und Biden schafften die Verfassung ab und entweihten sie. Rechtsstaatlichkeit wurde abgelöst von staatlicher Angstherrschaft.

Auf viele Jahre hinaus werden wir, unsere Kinder, die Entmachteten und die immer stärker ausgehöhlte Mittelschicht mit den Auswirkungen der Corona-Lockdowns zu kämpfen haben.

Noch hat niemand Gates, Fauci, Farrar und den Rest des korrupten Syndikats zur Verantwortung gezogen. Die Republikaner im amerikanischen Repräsentantenhaus haben Anhörungen zu diesem Thema in die Wege geleitet. Wie aber will man sichergehen, dass künftig nicht erneut ungewählte »Fachleute« dem Staat die Richtung vorgeben und die öffentliche Wahrnehmung prägen? Reichen in solchen Fällen die Anstrengungen eines Kongresses aus?

Werden die Eliten mit ihrer Panikmache fortfahren und ihren Untertanen schon bald den nächsten pandemischen Albtraum auf den Hals zu hetzen? Das scheint unvermeidbar, sofern wir uns nicht gegen sie erheben. Denn es dürfte jedem klar sein, dass die Möglichkeiten, die sich durch Pandemien eröffnen, einfach viel zu verlockend sind, als dass die Profiteure sich eine solche Gelegenheit entgehen lassen werden.

Doch eine andere Zukunft ist möglich – eine Zukunft, in der die Biotech-Eliten für ihr Handeln zur Verantwortung gezogen werden, in der die Menschen ihre Rechte wiedererlangen und in der die Verfassung erneut die herausragende Rolle spielt, die ihr einst zugedacht war. Erst dann wird die Schreckensherrschaft beendet sein, erst dann wird die Freiheit triumphieren.

Und während wir uns noch aus den rauchenden Covid-19-Trümmern zu befreien versuchen, erblicke ich unabhängige Journalisten, die sich mit neuer Energie der Aufgabe stellen, unvoreingenommen zu berichten. Ihre Kollegen bei den alteingesessenen Medien ducken sich auch weiterhin weg und plappern brav nach, was ihnen ihre Pharma-Lehnsherren in die Notizblöcke diktieren. Getragen von der Unterstützung ihrer Leserschaft wird es mutigen, nach Wahrheit strebenden unabhängigen Berichterstattern möglicherweise gelingen, die Öffentlichkeit so weit aufzurütteln, dass das Volk den Willen aufbringt, den medizinisch-militärisch-industriellen Komplex zu zerschlagen und dessen Griff nach den Rechten des Einzelnen abzuschütteln.

Wir, das Volk, haben die Macht zu wählen. An uns liegt es zu entscheiden, welcher Art unsere und die Zukunft künftiger Generationen sein wird. Setzen wir diese Macht weise ein.

Wichtige Akteure

Kristian Andersen – in Dänemark geborener Biologe, NIH-gefördert, arbeitet am Scripps Research Institute in Kalifornien. Teilnehmer bei der berüchtigten Konferenzschaltung, auf der die Vertuschung besprochen wurde. Autor der Studie »The Proximal Origin of SARS-CoV-2«.

Danielle Anderson – australische Virologin, hat in Wuhan Gain-of-Function-Forschung betrieben, argumentierte gegen einen Laborursprung von SARS-CoV-2.

Ira L. Baldwin – Hochschulprofessor und Leiter des Biowaffenprogramms der US-Armee.

Maitland Baldwin – CIA-Agent und angesehener Neurochirurg. Führte sadistische Experimente durch.

Stéphane Bancel - CEO von Moderna. Ehemaliger CEO von bioMérieux, dem Unternehmen, welches das BSL-4-Labor in Wuhan gebaut hat.

Ralph Baric - umtriebiger Gain-of-Function-Forscher der University of North Carolina at Chapel Hill. Beherrscht das Klonen von RNA-Viren und die Methode der nahtlosen Ligation, die Genmanipulationen vertuschen soll.

Trevor Bedford - Epidemiologe und Biostatistiker der University of Washington. Von Gates finanziell gefördert. Spezialisiert auf Modellberechnungen zu Ausbrüchen von Viruskrankheiten.

David Bell - Arzt für öffentliche Gesundheit, Medizinjournalist bei Brownstone und PANDA.

John Bell - Medizinprofessor in Oxford, Chairman des Office for the Strategic Coordination of Health Research, Direktor bei Roche Pharmaceutical, Vorsitzender des wissenschaftlichen Beirats der Gates Foundation.

Kurt Blome - stellvertretender Reichsgesundheitsführer in Nazideutschland, Biowaffenentwickler, später in Diensten der CIA als Wissenschaftler tätig.

John Bolton - einflussreicher Neokonservativer, Staatssekretär im US-Außenministerium, Botschafter an den Vereinten Nationen, Nationaler Sicherheitsberater in mehreren republikanischen Regierungen.

Francis Boyle - Amerikas führende Kapazität zu Biowaffenregulierung, Verfasser des Gesetzes »Biological Weapons Anti-Terrorism Act of 1989« und Autor (*Biowarfare and Terrorism*).

Rick Bright - CEO des Pandemic Prevention Institute, ehemaliger Chef der BARDA.

Michael Callahan - einflussreicher CIA-Offizier und Direktor von DARPA.

Dennis Carroll - ehemaliger Direktor von PREDICT, einer der Gründer des Global Virome Projects.

Alina Chan - Research Fellow am MIT Broad Institute, spezialisiert auf Gentherapie.

Hualan Chen - Gain-of-Function-Forscher, der 2013 den Vogelgrippeerreger für den Menschen ansteckend machte.

Chen Wei - Generalmajorin, leitet Chinas Biowaffenprogramm. Spitzname: »Kriegsgöttin«. Seit 2020 verantwortlich für das Virologische Institut Wuhan.

Richard »Dick« Cheney - neokonservativer Verteidigungsminister unter Präsident George Bush, Vizepräsident unter George W. Bush, ehemaliger CEO von Halliburton, einem großen Nutznießer des Golfkriegs.

Jon Cohen - Wissenschaftsjournalist, der Argumente für einen natürlichen Ursprung von SARS-CoV-2 sammelte.

Francis Collins - ehemaliger NIH-Leiter, Befürworter von Gain-of-Function-Forschung.

Jonathan Couey - Neurobiologe, 2020 Juniorprofessor an der University of Pittsburgh School of Medicine.

Peter Daszak - Zoologe, Präsident der EcoHealth Alliance, hat zahlreiche Arbeiten mit Shi Zhengli verfasst.

Richard Dearlove - von 1999 bis 2004 Leiter des britischen Geheimdienstes MI6.

Mark R. Denison - Coronavirus-Forscher an der Vanderbilt University. Spezialisiert auf Gain-of-Function-Forschung.

Christian Drosten - Forschungsbiologe in Berlin. Hat Fördermittel vom NIAID und vom Wellcome Trust erhalten. Teilnehmer bei der berüchtigten Konferenzschaltung, auf der die Vertuschung besprochen wurde. Hat bei der Militarisierung von Europas Reaktion auf Covid mitgewirkt.

Katherine Eban - Investigativreporterin der *Vanity Fair*.

Richard Ebright - Biologe der Rutgers University, Biowaffenexperte, Kritiker der Gain-of-Function-Forschung.

Dwight Eisenhower - US-Präsident, der 1961 vor dem Aufstieg des militärisch-industriellen Komplex warnte. Während des Zweiten Weltkriegs Oberkommandeur der alliierten Streitkräfte.

Sir Jeremy Farrar - ehemaliger Direktor des Wellcome Trust, aktuell Chefwissenschaftler der WHO.

Anthony Fauci - ehemaliger Leiter des National Institute of Allergy and Infectious Diseases (NIAID).

Neil Ferguson - Epidemiologe und mathematischer Modellierer am University College of London. Erhielt Fördermittel vom Wellcome Trust. Hat 2020 völlig überzogene Prognosen zur Zahl der Covid-19-Toten abgegeben.

Ron Fouchier - vom NIAID geförderter niederländischer Gain-of-Function-Forscher. Teilnehmer an der berüchtigten Konferenzschaltung zur Vertuschung der Ursprünge von SARS-CoV-2. Seine Ideen sind entscheidend in »The Proximal Origin of SARS-CoV-2« eingeflossen.

David R. Franz - Mitglied im Beirat der EcoHealth Alliance, ehemaliger Leiter von Fort Detrick. Half, das Virologische Institut von Wuhan aufzubauen und die dortigen Wissenschaftler vor Ort einzuarbeiten.

George Gao - Leiter der chinesischen Seuchenschutzbehörde, Kollege von Jeremy Farrar. Machte sich bei »Event 201« für Zensur und Propaganda stark.

Robert Garry - Mikrobiologe an der Tulane University in New Orleans. Teilnehmer an der berüchtigten Konferenzschaltung, auf der die Vertuschung der Ursprünge von SARS-CoV-2 besprochen wurde. Einer der Autoren von »The Proximal Origin of SARS-CoV-2«.

Bill Gates - Milliardär, praktiziert »Philanthrokapitalismus«. Mitgründer des Technologiekonzerns Microsoft. Das Unternehmen verlor 2001 eine legendäre Kartellrechtklage.

Tedros Adhanom Ghebreyesus - Generaldirektor der Weltgesundheitsorganisation.

Hal Gold - Autor, schrieb über die berüchtigte japanische Einheit 731, die Biowaffen an Menschen erprobte.

Avril Haines - stellvertretende CIA-Leiterin, dann unter Präsident Obama stellvertretende Beraterin für nationale Sicherheit. Seit 2021 unter Präsident Biden Direktorin der nationalen Geheimdienste. Nahm an »Event 201« teil.

Christian Hassell - unter Kadlec stellvertretender Staatssekretär für Preparedness & Response. Saß im P3CO-Expertengremium. Während der Milzbrandanschläge von 2001 leitete er ein an den Ermittlungen beteiligtes FBI-Labor.

Richard Hatchett - CEO von Bill Gates' CEPI. Kämpfte leidenschaftlich für eine strenge Pandemiepolitik. Mitglied der britischen Vaccine Task Force. Direktor für Biosicherheitspolitik unter George W. Bush.

Donald A. Henderson - Epidemiologe, der daran mitwirkte, weltweit die Pocken auszumerzen. Lehnt seit vielen Jahren Lockdown-Strategien ab.

Seymour »Sy« M. Hersh - Enthüllungsjournalist, Autor (*Chemical and Biological Warfare: America's Hidden Arsenal*).

Friedrich »Fritz« Hoffmann - CIA-Wissenschaftler, der während des Zweiten Weltkriegs aufseiten Nazideutschlands kämpfte und die Wehrmacht mit Tabun und Sarin versorgte.

Edward »Eddie« Holmes - britischer Virologe an der University of Sydney. Empfänger von Wellcome-Trust-Stipendien. Teilnehmer an der berüchtigten Konferenzschaltung, auf der die Vertuschung der Ursprünge von SARS-CoV-2 besprochen wurde. Co-Autor von »The Proximal Origin of SARS-CoV-2«.

Richard Horton - seit 1985 Herausgeber von *The Lancet*. Stipendiat der Bill & Melinda Gates Foundation.

Peter Hotez - Virologe, Gain-of-Function-Forscher an der Baylor University.

Ben Hu - chinesischer Biologe, Kollege und Protegé von Shi Zhengli. Führte mit NIAID-Geldern Gain-of-Function-Forschung an Fledermaus-Coronaviren durch. Mutmaßlich einer der »Patienten Null« von Covid-19.

Ishii Shirō - Generalleutnant im kaiserlichen Japan. Er machte sich vor und während dem Zweiten Weltkrieg zahlreicher Menschenrechtsverletzungen schuldig.

Bruce Ivins - Impfarzt und Bioschutzforscher in Fort Detrick. Das FBI bezeichnete ihn als Hauptverdächtigen für die Milzbrandanschläge von 2001. Starb unter rätselhaften Umständen, bevor Anklage gegen ihn erhoben werden konnte.

Annie Jacobsen - Historikerin und Autorin (*Operation Paperclip: The Secret Intelligence Program that Brought Nazi Scientists to America*).

Alex Joske - Autor (*Spies and Lies: How China's Greatest Covert Operations Fooled the World*).

Robert Kadlec – unter Präsident Trump im Gesundheitsministerium stellvertretender Staatssekretär für Preparedness & Response. Ehemaliger Colonel der US Air Force. Macht sich seit Langem für Biosicherheitsprogramme stark.

Yoshihiro Kawaoka – Gain-of-Function-Forscher, gefördert vom NIAID. Verstärkte den Vogelgrippeerreger und ließ den Grippeerreger von 1918 wieder aufleben. In seinem Labor in Wisconsin gab es mehrere schwere Laborlecks, über die aber der Mantel des Schweigens gebreitet wurde.

Henry Kissinger – unter US-Präsident Nixon Berater für nationale Sicherheit und Außenminister.

Marion Koopmans – niederländische Gain-of-Function-Forscherin, Kollegin von Ron Fouchier, Teilnehmerin an der berüchtigten Konferenzschaltung, auf der die Vertuschung besprochen wurde. Ihre Ideen trugen entscheidend bei zu »The Proximal Origin of SARS-CoV-2«.

Lili Kuo – Biosicherheitsforscherin in Albany, New York. Zeigte in einer Studie, dass sich tierische Erreger waffenfähig machen lassen, indem man sie so manipuliert, dass sie auch andere Spezies befallen.

Alexandra »Sasha« Latypova – Pharmamanagerin und Forscherin bei klinischen Studien.

James Le Duc – Biowaffenexperte am BSL-4-Labor von UTMB in Galveston. Hat mit dem Virologischen Institut Wuhan gearbeitet. Hielt 2020 mit seinen Vermutungen zu einem Laborleck hinter dem Berg und ließ sich vor seiner Zeugenaussage vor dem Kongress von Shi Zhengli briefen.

Li Wenliang – Augenarzt aus Wuhan. Warnte im Dezember 2019 davor, dass die neue Form von Lungenentzündung, die in Wuhan wütete, eine Art SARS sein könnte. Verstarb am 6. Februar 2020 an Covid-19.

Lewis »Scooter« Libby – Stabschef von US-Vizepräsident Dick Cheney. Musste ins Gefängnis, weil er die CIA-Agentin Valerie Plume enttarnte. Zuvor hatte deren Ehemann, der ehemalige Botschafter Joseph Wilson, Angaben zu Iraks Fähigkeiten bezüglich der Herstellung von Massenvernichtungswaffen öffentlich angezweifelt. Vorkämpfer für Biowaffenprogramme.

Charles Lieber - Harvard-Professor und Nanotechnologiepionier. 2021 wegen Spionage und Falschaussage gegenüber Bundesermittlern verurteilt. Es ging um seine Beziehungen zum chinesischen »Tausend Talente«-Programm.

Ian Lipkin - Virologe und Gain-of-Function-Forscher an der Columbia University. EcoHealth-Alliance-Kollege. Co-Autor von »The Proximal Origin of SARS-CoV-2«.

Josef Mengele - Naziwissenschaftler, ging als »Todesengel« in die Geschichte ein.

Judith Miller - Journalistin der *New York Times*, die die neokonservative Politik unterstützte. Autorin des Buchs *VIRUS. Die lautlose Bedrohung. Biologische Waffen – die unsichtbare Front*, in dem sie für ein Hochrüsten in Sachen Biowaffen plädiert. Teilnehmerin am Planspiel »Dark Winter«.

Meryl Nass - Biowaffenexpertin und Historikerin.

Richard Nixon - republikanischer US-Präsident. Beendete 1969 offiziell das amerikanische Biowaffenprogramm.

Sam Nunn - langjähriger demokratischer Senator und Biowaffenenthusiast. Förderte durch die von ihm gegründete Nuclear Threat Initiative zahlreiche Pandemie-Simulationen und nahm auch daran teil.

Paul Offit - Kinderarzt, Impfstoffentwickler und Vorkämpfer für Impfungen.

Frank Olson - in den 1950er-Jahren Experte der CIA für Kriegsführung mit biologischen Waffen. Starb mutmaßlich, nachdem ihm CIA-Kollegen LSD verabreichten und ihn aus dem Fenster stießen.

Tara O'Toole - CIA-Agentin und Pharmalobbyistin, Fellow bei In-Q-Tel, ehemalige Leiterin des Johns Hopkins Center for Civilian Biodefense Strategies. Mitentwicklerin von »Dark Winter«.

Steven Quay - Autor, Wissenschaftler und Gründer von Atossa Therapeutics. Sagte vor dem Kongress aus und übte dabei Kritik an der Gain-of-Function-Forschung.

Andrew Rambaut - Evolutionsbiologe der University of Edinburgh. Teilnehmer bei der berüchtigten Konferenzschaltung, auf der die Vertuschung besprochen wurde. Co-Autor von »The Proximal Origin of SARS-CoV-2«.

Robert R. Redfield – leitete von 2019 bis 2021 die CDC.

Donald Rumsfeld – in den 1980er-Jahren Chef von Searle Pharmaceuticals. Präsident Reagan schickte ihn als Sondergesandten in den Irak, wo er den Staatspräsidenten Saddam Hussein mit Biowaffen versorgen sollte.

Jeffrey Sachs – Ökonomie-Professor an der Columbia University, Vorsitzender der Covid-19-Kommission von *The Lancet*.

Klaus Schwab – Gründer des Weltwirtschaftsforums.

Shi Zhengli – auch bekannt als »Bat Woman«, führende Gain-of-Function-Forscherin am Virologischen Institut Wuhan, erhielt Fördermittel von der USAID und vom NIAID.

Lee Smith – Journalist und Historiker, ehemaliger Redakteur bei *The Weekly Standard* und *The Village Voice*.

Eric Stemmy – NIH-Programmleiter, der 2016 Peter Daszaks Gain-of-Function-Experimente zunächst ablehnte, später aber doch seinen Segen gab.

Paul D. Thacker – Enthüllungsjournalist.

Li-Meng Yan – Virologin an der Universität Hongkong. Sie untersuchte die neue Form von Lungenentzündung, die in Wuhan umging, und warf der chinesischen Regierung vor, Informationen zurückzuhalten.

Yuan Zhiming – Präsident des Ortsverbandes Wuhan der Chinesischen Akademie der Wissenschaften. War bis Ende 2019 Laborleiter der BSL-4-Einrichtung in Wuhan und im Auftrag der KPCh zuständig für Biosicherheit und internationale Kooperation.

Glossar

21st Century Cures Act (Cures Act) – 2016 in den USA verabschiedetes Gesetz, das die Entwicklung von Medizinprodukten für Hochrisikopatienten beschleunigt. Unter gewissen Umständen lässt sich auf eine Einwilligungserklärung verzichten.

ACE2-Rezeptor – in Zellen sitzender Rezeptor für Angiotensin-konvertierendes Enzym 2. ACE2 spielt eine wichtige Rolle bei der Regulierung des

Blutdrucks. Man nimmt an, dass SARS-CoV-2 und andere Viren den Rezeptor nutzen, um in Zellen zu gelangen.

Adjuvans - Substanz, die einem Impfstoff zugefügt wird, um die Reaktion des Immunsystems auf das Antigen zu verstärken.

Bill & Melinda Gates Foundation - Privatstiftung, die Bill Gates und Melinda French Gates 2000 gegründet haben und die Milliarden in die »Lösung« (pharmazeutisch oder durch Hightech-Landwirtschaft) globaler Probleme investiert.

biologische Kriegsführung - Nutzung biologischer Agenzien (ansteckende Organismen wie Viren, Bakterien und Pilze oder die von ihnen produzierten Giftstoffe) in feindseliger Absicht als Waffe, um einer Bevölkerung oder der Umwelt Schaden zuzufügen.

Biomedizin - biologische Grundlagenforschung in der klinischen Medizin.

Bioschutz, Biosicherheit - Maßnahmen, die Menschen oder Tiere vor natürlich auftretenden Krankheiten oder schädlichen biologischen Wirkstoffen schützen sollen.

Biotechnologie - Wissenschaftliche und/oder technische Grundsätze werden dazu eingesetzt, lebende Organismen zu manipulieren oder neue Technologien zu entwickeln, die auf diesen biologischen Systemen basieren. Dazu zählen Gentherapie, Genmanipulation, pharmazeutische Maßnahmen, Medikamentenentwicklung, medizinische Behandlungen, Biosicherheit und medizinische Diagnostik.

BSL-4-Labor - Hochsicherheitslabor der biologischen Schutzstufe 4. Sie sind für den Umgang mit den gefährlichsten bekannten Infektionserregern ausgelegt, beispielsweise die Erreger von Ebola, Marburg oder Nipah.

Centers for Disease Control and Prevention (CDC) - amerikanische Bundesbehörde, die die öffentliche Gesundheit schützen und fördern soll, indem sie Krankheiten überwacht, Forschung durchführt und der Bevölkerung Informationen zur Verfügung stellt.

Central Intelligence Agency (CIA) - Auslandsgeheimdienst der Vereinigten Staaten.

Coronaviren - Virenfamilie, die dafür verantwortlich gemacht wird, beim Menschen Atemwegserkrankungen auszulösen. Der Name stammt vom lateinischen *corona*, Krone, weil das Virus unter dem Mikroskop eine kronenförmige Struktur hat.

Covid-19 – Name, den die Weltgesundheitsorganisation der Infektionskrankheit gab, die das neuartige Coronavirus SARS-CoV-2 verursachte und die erstmals 2019 im chinesischen Wuhan identifiziert wurde.

Covid-19-Kommission von *The Lancet* – Das Fachmagazin *The Lancet* stellte eine Gruppe von 28 Fachleuten zusammen, die dem Ursprung von SARS-CoV-2 auf den Grund gehen sollten. Geleitet wurde die Kommission von Jeffrey Sachs.

Crimson Contagion – Pandemie-Übung, die 2019 abgehalten wurde. Simuliert wurde der Ausbruch eines neuartigen Influenzavirus in China, das sich rasch auf andere Länder ausbreitet, unter anderem auf die USA.

CRISPR (clustered regularly interspaced short palindromic repeats) – Form von Genmanipulation, die es ermöglicht, bestimmte DNA-Sequenzen in vitro und in vivo präzise zu bearbeiten.

Dark Winter – 2001 abgehaltenes Planspiel, bei dem simuliert wurde, dass US-Bürger mit Pockenerregern angegriffen werden. Nahm die Milzbrandanschläge vorweg, die in Kombination mit 9/11 den Aufstieg der Biosicherheitsagenda bewirkten.

Delta-Variante – hochansteckende Variante von SARS-CoV-2, die erstmals im Dezember 2020 in Indien identifiziert wurde und sich anschließend auf zahlreiche Länder rund um den Globus ausbreitete.

Digitalwährung – jede Währung, die ausschließlich in digitalen Computersystemen verwaltet, gespeichert oder getauscht wird. Es muss sich dabei nicht notwendigerweise um eine dezentralisierte, verschlüsselte Blockchain-Währung wie dem Bitcoin handeln.

DNA (Desoxyribonukleinsäure) – Moleküle, die die genetischen Anweisungen kodieren, welche die Entwicklung und Homöostase aller bekannten lebenden Organismen steuern.

EcoHealth Alliance – ursprünglich eine Naturschutzorganisation, bis ihr Präsident Peter Daszak sie in eine Schaltstelle für internationale Gain-of-Function-Forschung an Viren umbaute.

Elsevier - weltgrößter Wissenschaftsverlag.

Event 201 - Planspiel zur Simulation einer globalen Coronavirus-Pandemie. Fand am 18. Oktober 2019 statt, Veranstalter waren das Johns Hopkins Center for Health Security, das Weltwirtschaftsforum und die Gates-Stiftung.

Food and Drug Administration (FDA) - amerikanische Behörde, die für die Zulassung und die Sicherheit von Lebensmitteln, Medikamenten und medizinischem Gerät verantwortlich ist.

Fort Detrick - Einrichtung der U.S. Army in Maryland. Wurde in den 1940er-Jahren für die Forschung an Bio- und Chemiewaffen gegründet.

Fosham-Nassmarkt - siehe Huanan-Nassmarkt,

Furin-Spaltstelle - 12 Nukleotide umfassender Abschnitt eines Virusgenoms. Die Spaltstelle ermöglicht es dem Virus, sich an das Proteolyse-Enzym Furin zu binden. Furin schneidet das Virus und erleichtert ihm so den Eintritt in Wirtszellen.

Gain of Function - Gemäß der engsten Definition handelt es sich hierbei um sämtliche Experimente, die es einem Erreger leichter machen sollen, bei Menschen Krankheiten auszulösen.

Gavi, das Impfbündnis - ehemals Globale Allianz für Impfungen und Immunisierungen. 2000 gegründet von Gates Foundation, WHO, UNICEF und Weltbank in der Absicht, 300 Millionen Kindern weltweit Standardimpfungen zu verabreichen.

Genom - sämtliche DNA-Instruktionen eines bestimmten Organismus.

Genomsequenzierung - Prozess, durch den das gesamte Genom eines einzelnen Organismus bestimmt wird.

Health & Human Services (HHS) - US-Gesundheitsministerium. Ihm sind Behörden wie die FDA, die CDC und das NIH sowie Programme wie Medicare und Medicaid unterstellt.

Huanan-Nassmarkt - geschäftiger Großmarkt in der chinesischen Stadt Wuhan, bekannt für sein umfangreiches Angebot an frischem Gemüse, Meeresfrüchten, Fleisch und exotischen Lebensmitteln. Seit dem 1. Januar 2020 wegen Covid-19 vorübergehend geschlossen. (Stand 2024)

Humanes Immundefizienz-Virus (HIV) - RNA-Retrovirus, von dem es heißt, es verursache Aids (»erworbenes Immundefizienzsyndrom«).

Hybridisierung - Per Fortpflanzung werden genetisch unterschiedliche Populationen miteinander kombiniert, um Nachkommen mit Merkmalen beider Populationen zu erzeugen. Kann sich auch auf den Prozess beziehen, bei dem zwei einzelsträngige DNA- oder RNA-Moleküle an den komplementären Nukleinbasen anlagern.

Hydroxychloroquin - Immunsuppressivum zur Behandlung von Lupus und Arthritis, das sich als wirksames Mittel zur Frühbehandlung von Covid-19 herausgestellt hat.

infektiöser Klon - synthetisches RNA-Virus, hergestellt mithilfe rekombinanter DNA. Mutmaßlich infektiöse RNA-Sequenzen lassen sich in beliebiger Menge herstellen, auch solche, die im Computer entworfen wurden.

Informationsfreiheitsgesetz (FOIA) - Dieses US-Gesetz erlaubt es jedem US-Bürger, schriftlich bei einer Bundesbehörde spezielle Informationen anzufordern, die auf anderem Weg nicht ohne Weiteres verfügbar sind.

Institute for Health Metrics and Evaluation (IHME) - Gesundheitsforschungszentrum an der University of Washington in Seattle. Bekannt für seine Modellberechnungen zur Ausbreitung von Krankheiten.

Ivermectin - antiparasitäres Medikament, 1975 als Teil einer Avermectine genannten Klasse entdeckt. Bei Ivermectin handelt es sich um eine Mischung zweier Avermectine. Beim Menschen wird es bei Wurmbefall eingesetzt oder äußerlich gegen Kopfläuse.

Journal of the American Medical Association (JAMA) - allgemeinmedizinische Fachzeitschrift mit Peer-Review. Wird 48-mal im Jahr von der American Medical Association veröffentlicht und erscheint international.

Kalter Krieg - Wettrüsten zwischen den beiden Supermächten UdSSR und USA, das 1989 mit dem Zusammenbruch der UdSSR ein Ende fand.

Kommunistische Partei Chinas (KPCh) - mit über 89 Millionen Mitgliedern die weltgrößte politische Partei. Übernahm 1949 die Macht im Land und hält sich seitdem.

Komorbidität - weiteres bestehendes Krankheitsbild.

Kontaktpersonennachverfolgung - Strategie im öffentlichen Gesundheitswesen. Dabei werden Personen identifiziert, lokalisiert und überwacht, die Kontakt zu einer Person hatten, die sich mit einer übertragbaren Krankheit infiziert hat.

Kontrollgruppe - bei einer Studie eine Gruppe von Probanden, die als Vergleichsgruppe zu den Probanden dient, die an dem Versuch teilnehmen.

Kriegsführung mit chemischen oder biologischen Waffen -feindselige Nutzung giftiger chemischer und/oder biologischer Agenzien in der Absicht, einer Bevölkerung oder der Umwelt Schaden zuzufügen.

Lockdown - gesundheitspolitische Maßnahme, die während der Covid-19-Pandemie zur Anwendung kam und dazu dienen sollte, die Ausbreitung der Krankheit einzudämmen. Dazu wurden die Bewegungsfreiheit der Menschen und die Interaktion mit anderen eingeschränkt.

Massenvernichtungswaffen - Waffen, die dafür gedacht sind, großflächig für Tod, Vernichtung und Störungen zu sorgen. Beispiele sind Atomwaffen, biologische und chemische Kampfstoffe.

Messenger-RNA (mRNA) - RNA-Molekül, das als Mittler zwischen DNA im Zellkern und der Proteinherstellung im Zytoplasma fungiert.

MI5 - britischer Inlandsgeheimdienst, auch bekannt als Security Service.

MI6 - britischer Auslandsgeheimdienst, auch bekannt als Secret Intelligence Service.

Middle East Respiratory Syndrome (MERS) - Atemwegserkrankung, verursacht durch das MERS-Coronavirus. Erstmals 2012 bei einem Patienten in Saudi-Arabien entdeckt.

Ministerium für Staatssicherheit - chinesischer Nachrichtendienst, verantwortlich für das Sammeln von Informationen, Spionageabwehr und interne Sicherheit.

National Institute of Allergy and Infectious Diseases (NIAID) - eines von 27 Instituten und Zentren, die zusammen die National Institutes of Health (NIH) bilden. Stand viele Jahre unter der Leitung von Anthony Fauci.

National Institutes of Health (NIH) - US-Behörde, die für biomedizinische Forschung und öffentliche Gesundheit verantwortlich ist. Umfasst 27 Institute und Zentren, Sitz ist in Bethesda, Maryland.

***New England Journal of Medicine* (NEJM)** - hoch angesehene medizinische Fachpublikation, die wöchentlich von der Massachusetts Medical Society herausgegeben wird.

Nichtregierungsorganisation (NGO) - üblicherweise eine mit Freiwilligen besetzte gemeinnützige Einrichtung, die sich auf regionaler, nationaler oder internationaler Ebene mit gesellschaftlichen, politischen oder die Umwelt betreffenden Themen befasst.

Notfallzulassung (EUA) - wird für medizinische Maßnahmen vergeben, die ausschließlich zum Einsatz kommen dürfen, solange das US-Gesundheitsministerium eine gesundheitsbezogene Krise feststellt. Voraussetzung ist, dass es keine adäquaten bereits zugelassenen Alternativen gibt.

Nuclear Threat Initiative (NTI) - gemeinnützige Organisation, gegründet 2001 vom ehemaligen US-Senator Sam Nunn und Medienzar Ted Turner in der Absicht, die verheerende Bedrohung durch Massenvernichtungswaffen zu reduzieren.

Nukleotid - chemischer Grundbaustein von DNA oder RNA, bestehend aus einer von fünf Nukleinbasen (Adenin, Guanin, Cytosin, Thymin oder Uracil), einem Monosaccharid und einer Phosphorsäure.

Pandemie - Epidemie globalen Ausmaßes, beispielsweise 2002 bei SARS und 2012 bei MERS.

Pathogenese - Entwicklung und Verlauf einer Krankheit unter Berücksichtigung der biologischen, die Umwelt betreffenden und psychologischen Faktoren.

Patriot Act - US-Bundesgesetz, das als Reaktion auf die Terroranschläge vom 11. September 2001 in Kraft trat und die Befugnisse Washingtons, in das Leben der einzelnen Bürger und Bürgerinnen einzugreifen, ausweitete.

Peer-Review - Prozess zur Bewertung und Begutachtung akademischer Werke (Forschungsarbeiten, Artikel für Fachzeitschriften und Buchmanuskripte).

Vorgenommen wird die Review von Experten aus derselben Studienrichtung oder Disziplin.

Potential Pandemic Pathogen Care and Oversight (P3CO) – wirkungsloses »Rahmenwerk«, das dem US-Gesundheitsministerium bei der Entscheidung helfen sollte, welche wissenschaftlichen Arbeiten – auch an potenziell pandemiefähigen Erregern – fördernswert sind.

Project for a New American Century (PNAC) – neokonservative Denkfabrik, 1997 gegründet mit einer Grundsatzerklärung, in der dafür geworben wurde, Amerikas Macht notfalls auch mit aggressiven Mitteln auszuweiten.

RaTG13 – SARS-ähnliches Fledermaus-Coronavirus, das 2013 im Mojiang-Kupferbergwerk gefunden wurde. Ist genetisch zu über 96 Prozent identisch mit SARS-CoV-2.

Recovery-Studie – klinische Studie, gefördert von der University of Oxford (wo der Covid-19-Impfstoff von AstraZeneca entwickelt wurde). Bei der Studie ging es um die Auswirkungen unterschiedlicher Medikamente auf hospitalisierte Covid-19-Patienten. Patienten im Bereich Hydroxychloroquin/Chloroquin wurden sehr hohe Dosen verabreicht. Wenig überraschend war die Sterblichkeit hoch.

Rekombinante DNA, rekombinantes Virus – synthetische(s) DNA/Virus, hergestellt durch Kombinieren von DNA-Sequenzen aus unterschiedlichen Quellen. Das Resultat ist eine neue Gensequenz, wie man sie ansonsten in der freien Wildbahn nicht finden würde.

Remdesivir – antivirales Medikament, entwickelt von Gilead Sciences. Obwohl es als zu giftig für die Behandlung von Ebolapatienten galt, bekam es die Notfallzulassung für die Behandlung von Covid-19-Patienten im Krankenhaus.

Retrovirus – Virusart, die ihr Genom in das Wirtsgenom einbringt. Dazu nutzt es ein reverse Transkriptase genanntes Enzym, welches das virale RNA-Genom in DNA umschreibt.

Reverse Transkription – Prozess, bei dem ein RNA-Molekül als Vorlage für die Herstellung eines komplementären DNA-Strangs dient. Das für diesen Vorgang erforderliche Enzym heißt reverse Transkriptase.

Rezeptorbindungsdomäne - Abschnitt eines Virus, der sich an den Rezeptor einer Wirtszelle bindet und es dem Virus erlaubt, in die Zelle einzudringen.

Ribonukleinsäure (RNA) - einzelsträngiges Molekül, das Makromoleküle wie Ribosome umfassen oder bei der Proteinerzeugung der Zelle als Zwischenstufe für Geninformationen fungieren kann. RNA dient zahlreichen Viren als primäres Genmaterial, auch Coronaviren.

Rockefeller Foundation - John D. Rockefeller gründete diese philanthropische Organisation 1913. Sie unterstützt Initiativen unter anderem im öffentlichem Gesundheitswesen, der Landwirtschaft, dem Bildungswesen und den Sozialwissenschaften.

SARS (»schweres akutes Atemwegssyndrom«) - durch Viren verursachte Atemwegserkrankung, die in etwa 10 Prozent der Fälle tödlich verläuft. Auslöser ist SARS-CoV, ein Virus, das erstmals 2003 bei einem globalen Ausbruch identifiziert wurde.

SARS-CoV-2 - Coronavirus, das Covid-19 verursacht.

Schleichkatzen (Viverridae) - kleine bis mittelgroße Raubtiere, die mit rund 35 Arten in Afrika und Eurasien verbreitet sind.

Schuppentier - mit Hornschuppen aus Keratin bedecktes Säugetier. Aus Keratin bestehen auch Haare und Nägel des Menschen. Schuppentiere leben in Afrika und Asien.

Solidarity-Studie - klinische Studie, die von der WHO gefördert wurde und die Auswirkungen unterschiedlicher Medikamente auf Patienten untersuchte, die mit Covid-19 im Krankenhaus lagen. Patienten in der Hydroxychloroquin-Gruppe wurden extrem hohe Dosen verabreicht. Wenig überraschend war die Mortalität hoch.

Spike-Protein - Protein, das auf der Oberfläche zahlreicher Viren vorkommt, auch bei Coronaviren. Es erleichtert den Zelleintritt. Wegen seiner Rolle bei der Membranfusion wäre es wohl zutreffender, von einem Fusionsprotein zu sprechen.

Spillover - Prozess, bei dem ein Krankheitserreger, der üblicherweise eine Spezies befällt, auf eine andere Spezies überspringt und sie erkranken lässt. Springt die Krankheit von Tier auf Mensch (oder andersherum) über, spricht man auch von Zoonose.

Spillover-Zoonose - Zoonose zwischen Arten, die in regelmäßigem Kontakt zueinanderstehen, beispielsweise in der Tierhaltung oder beim Handel mit Wildtieren.

Strategic Advisory Group of Experts (SAGE) - multidisziplinäre Gruppe internationaler Fachleute, die die WHO bei der Forschung an krankheitsverhindernden Impfstoffen und entsprechenden Technologien, bei deren Entwicklung und bei ihrer Einführung berät.

Surgisphere Corporation - Technologieunternehmen aus der Gesundheitsbranche. Legte 2020 für The Lancet und NEJM eine Studie zu Hydroxychloroquin vor, die für viel Aufsehen sorgte, später aber als fehlerhaft zurückgezogen wurde.

The Lancet - hoch angesehene, wöchentlich erscheinende medizinische Fachzeitschrift mit Peer-Review. 1823 gegründet, veröffentlicht sie originäre Forschung, Besprechungen und Kommentare zu Themen rund um Gesundheit und Medizin.

United States Agency for International Development (USAID) - US-Präsident John F. Kennedy rief diese Behörde 1961 ins Leben in der Absicht, Demokratie zu fördern, Armut zu bekämpfen und amerikanische Interessen voranzutreiben. Die CIA hat die USAID regelmäßig dafür genutzt, die Interessen multinationaler Konzerne zu fördern.

Vaccine Adverse Event Reporting System (VAERS) - passives, größtenteils auf freiwilligen Meldungen basierendes Frühwarnsystem, das die Sicherheit von Impfstoffen nach deren Zulassung überwachen soll. Wird gemeinsam von den CDC und der FDA betrieben.

Vakzin - Als Vakzine oder Impfstoffe bezeichnet man medizinische Produkte, die das Immunsystem dafür rüsten sollen, eine bestimmte Infektion zu verhindern, und die den Geimpften gegen den entsprechenden Erreger immun machen sollen.

Vereinte Nationen (UN) - zwischenstaatlicher Zusammenschluss von 193 Staaten (Stand 2024), gegründet nach dem Zweiten Weltkrieg in der

Absicht, weltweit Frieden und Zusammenarbeit bei wirtschaftlichen, sozialen und die Umwelt betreffenden Themen zu fördern.

Virion - einzelner Viruspartikel, der imstande ist, eine Wirtszelle zu infizieren.

Virologisches Institut Wuhan - Virus-Forschungseinrichtung, verwaltet von der chinesischen Akademie der Wissenschaften. Schauplatz ausgesprochen folgenreicher Gain-of-Function-Forschung an Fledermaus-Coronaviren.

Virus - submikroskopischer Infektionserreger, der sich nur in den lebenden Zellen eines Organismus vermehrt. Er besteht aus Desoxyribonukleinsäure (englisch abgekürzt DNA) oder Ribonukleinsäure (englisch abgekürzt RNA) sowie aus Proteinen, die es ihm ermöglichen, in eine Zelle einzudringen. Bei einer Infektion ist eine Wirtszelle oft gezwungen, schnell Tausende Kopien des ursprünglichen Virus zu produzieren.

Volksbefreiungsarmee - militärischer Arm der Kommunistischen Partei Chinas.

Weltbank - undurchsichtiger Zusammenschluss unterschiedlicher Regierungen. Die Weltbankgruppe besteht aus fünf Organisationen, zu deren erklärten Zielen der Abbau der Armut und eine gerechtere globale Verteilung des Wohlstands zählen.

Weltgesundheitsorganisation (WHO) - in der Schweiz ansässiger Ableger der Vereinten Nationen. Zuständig für das globale öffentliche Gesundheitswesen.

Weltwirtschaftsforum (WEF) - private internationale Organisation mit Sitz in der Schweiz. Im Forum kommen internationale Führungspersönlichkeiten zusammen, um gemeinsame Anstrengungen in der globalen Politik zu erörtern und vorzubereiten.

WIV1 - SARS-ähnliches Fledermaus-Coronavirus, das 2013 in der Mojiang-Kupfermine entdeckt wurde.

Zoonose - Prozess, bei dem ein Krankheitserreger von Tier zu Mensch oder von Mensch zu Tier übertragen wird. Die Erreger können dabei Prionen, Viren, Bakterien, Pilze, Protozoen, Helminthen oder Arthropoden sein. Tollwut beispielsweise wird durch ein Virus übertragen, das sich durch Tierbisse verbreitet.

Stimmen zum Buch

»RFK Jr. hat es wieder einmal geschafft. *Die Wuhan-Verschwörung* bietet nicht nur einen unschätzbaren Überblick darüber, wie die globale Bedrohung durch Biowaffen zugenommen hat, es bietet uns auch einen tiefen Einblick in die Art und Weise, wie eine Viruspandemie auf die Welt losgelassen wurde und wie das mit Betrug, Gier und Irrsinn an den höchsten Stellen unserer Regierung zusammenhängt. Ein fantastischer Nachfolger von *Das wahre Gesicht des Dr. Fauci.*«

Naomi Wolf, Bestsellerautorin (*Im Grunde böse, Der Mythos Schönheit*)

»Dieses Buch wird Ihnen eine Heidenangst einjagen. Und das Schlimmste daran – es ist alles wahr. Gott sei Dank gibt es Bobby Kennedy Jr.«

Tucker Carlson

»*Die Wuhan-Verschwörung* bereitet der internationalen Desinformationskampagne, die die Regierungen der USA und China mit ihren gekauften Wissenschaftlern betreiben, ein Ende, die nämlich besagt, Covid-19 habe irgendwie auf magische Weise auf einem Markt in Wuhan das Licht der Welt erblickt. Kennedys Buch liefert uns Anwälten die Munition, all jene, die für diese Verbrechen gegen die Menschheit verantwortlich sind, zur Rechenschaft zu ziehen.«

Professor Francis A. Boyle, Autor eines US-Gesetzes zur Eindämmung biologischer Waffen

»Biowaffen sind eine verbotene Frucht von unwiderstehlichem Reiz, denn Übeltäter lassen sich nur selten identifizieren. War die Vorstellung von Coronaviren als Biowaffe so verlockend, dass die Grenzen zwischen Freund und Feind verschwammen? Bobby Kennedy präsentiert die Fakten in einem Buch, das Sie nicht aus der Hand legen werden.«

Meryl Nass, Epidemiologin und Expertin für Biowaffen und Milzbrand

»Der Titel des neuen Buches von Präsidentschaftskandidat Robert F. Kennedy deckt den Umfang und das Wesen dieses bahnbrechenden Werkes nicht gebührend ab. Nie zuvor gab es eine derart umfassende historische Zusammenfassung und Anklageschrift zum amerikanischen Biowaffen-/Bioschutzprogramm. *Die Wuhan-Verschwörung* fasst auf erstaunliche Weise bislang unter Verschluss gehaltene Geschichte zusammen und dient auf diese Weise als Lehrstück dafür, wie die Moral leidet, wenn ein gewaltiger Bürokratie-Apparat gemeinsame Sache mit den Geheimdiensten macht.«

Robert W. Malone, Virologe, Immunologe, Experte für klinische Forschung und Regulierung, Autor (*Lügen, die mir meine Regierung erzählte*)

»Dank akribischer Recherchearbeit deckt RFK Jr. Fakten auf, die alle bestätigen, aber wohl nur die wenigsten akzeptieren können. Der Arbeit an Biowaffen und ihrer Entwicklung haftet eine dunkle Geschichte an, die viele Menschen am liebsten vergessen würden. Kennedys fesselndes Werk macht das unmöglich.«

Gavin de Becker, Bestsellerautor (*Vertraue deiner Angst*)

»Ein außerordentlicher Blick auf ein unfassbar düsteres und schreckliches Unterfangen. Die Wuhan-Verschwörung ist eine akribische wissenschaftliche Arbeit, die sich wie ein Thriller liest. Dieses Werk, geschrieben von einem der aktuellen Präsidentschaftskandidaten, sollte eines der wichtigsten Bücher der Geschichte werden.«

Peter A. McCullough, Autor (*The Courage to Face Covid-19*)

»Sie fanden Bobby Kennedys Bestseller *Das wahre Gesicht des Dr. Fauci* fesselnd und zum Nachdenken anregend? Dann müssen Sie *Die Wuhan-Verschwörung* unbedingt auch lesen. Dieses spannende Buch kann als der nächste Teil der Reihe betrachtet werden, der sich mit der faszinierenden Geschichte des Biowaffen-Industriekomplexes und seiner heimlichen Nutzung gegen die Menschheit beschäftigt. Lassen Sie sich fesseln von dem gründlich recherchierten Inhalt, der die verborgenen Wahrheiten hinter Biowaffen und deren möglichen Auswirkungen auf uns enthüllt.« –

Dr. Joseph Mercola, Gründer von Mercola.com, der meistbesuchten Seite zu natürlicher Gesundheit

»Ich werde nie vergessen, wie RFK Jr. mir im Februar 2023 auf einer Wanderung erklärte: »Stellst du Big Pharma bloß, legst du dich mit dem Verteidigungsministerium an.« Und ich werde nie vergessen, wie ein Pfizer-Manager einem meiner Undercover-Journalisten sagte: »Sie müssen versprechen, es niemandem zu sagen … Ich glaube, das Virus begann in Wuhan. Dass es einfach aus dem Nichts aufgetaucht sein soll, ergibt keinen Sinn.« Macht hasst das Licht der Sonne, Zwang beruht auf Täuschung und für eine informierte Zustimmung ist es nötig, Schleier zu lüften. Das ist es, was dieses Buch – ähnlich wie sein Vorgänger – tut.«

James O'Keefe, Gründer von Project Veritas und Autor (*Der amerikanische Muckraker*)

»Vor unseren Augen hat sich die größte Tragödie in der Geschichte der Menschheit zugetragen. Zu erfahren, dass im Spätsommer 2019 ein tödliches Virus, SARS-CoV-2, aus einem Labor im chinesischen Wuhan entwichen ist, hat mich nicht überrascht. Schockierend fand ich im Rückblick jedoch, dass die US-Regierung im Herbst 2019 nicht die Öffentlichkeit alarmierte und darüber informierte, dass sich Covid rund um den Globus ausbreitet. Tatsächlich tat sie etwas viel Schlimmeres. Bobbys Buch zeigt sehr prägnant auf, wie und warum zwielichtige US-Militärs und Geheimdienste korrupte und gewissenlose Wissenschaftler und Bürokraten dazu benutzten, die größte und durchdachteste Aktion in der Geschichte der psychologischen Kriegsführung umzusetzen. Drei einfache Ziele galt es zu erfüllen: Es sollte vertuscht werden, dass die USA und China gemeinsam eine biologische Waffe erschaffen hatten. Eine unerprobte mRNA-Medikation sollte rasch zur zivilen Nutzung auf den Markt geworfen werden. Und die Bevölkerung sollte durch Furcht an die kurze Leine genommen und kontrolliert werden. Bobbys Buch deckt diese entsetzlichen und unbequemen Wahrheiten auf prägnante und eloquente Weise auf.«

Andrew G. Huff, Autor (*The Truth About Wuhan*)

»Wann immer ich Bobby lese, ihm zuhöre oder mit ihm diskutiere, lerne ich etwas Neues und ändere in mindestens ein, zwei Punkten meine Meinung, während ich bei anderen Dingen völlig anderer Ansicht bin. Sowohl die Zustimmung wie auch die Ablehnung regen mein Denken und meine Emotionen an, auch dann, wenn sie mich wütend oder besorgt machen. Lesen Sie ihn und machen Sie sich ein eigenes Bild.«

Alan Dershowitz, Jurist und Publizist

Endnoten

Alle hier aufgeführten Links waren bei Redaktionsschluss online zugänglich. Möglicherweise haben Seitenbetreiber in der Zwischenzeit Links hinter einer Paywall versteckt. Dies liegt nicht im Verantwortungsbereich von Autoren und Verlag. Für Links, die nach der Veröffentlichung von den Seitenbetreibern gelöscht oder verändert wurden, übernehmen Autor und Verlag keine Verantwortung. Manche verlorene Links können mithilfe der Wayback Machine im Internet Archive aufgefunden werden: *https://archive.org/web/.*

Alle Endnoten in diesem Buch wurden weitestgehend im englischen Originalzustand belassen.

Einführung

1 »President Dwight D. Eisenhower's Farewell Address (1961)«, National Archives, Jan. 17, 1961, *https://www.archives.gov/milestone-documents/president-dwight-d-eisenhowers-farewell-address.*
2 Ebd.
3 Ebd.
4 »PREP Act Immunity from Liability for COVID-19 Vaccinators«, US Department of Health & Human Services, accessed May 17, 2023, *https://bit.ly/42bxQFx.*
5 Charles Wright Mills, Die amerikanische Elite – Gesellschaft und Macht in den Vereinigten Staaten (Hamburg: Holsten-Verlag Schenke & Haß, 1962), 190.
6 Ebd., 128.
7 Ebd., 251.
8 »First Inaugural Address of Franklin D. Roosevelt«, Yale Law School, Mar. 4, 1933, *https://bit.ly/3qyqSNC.*
9 Robert F. Kennedy Jr., *American Values: Lessons I Learned from My Family* (New York: HarperCollins Publishers, 2018), https://www.harpercollins.com/products/american-values-robert-f-kennedy.
10 Ebd., 115.
11 Washington State University, »Blood for Bananas: United Fruit's Central American Empire«, Roots of Contemporary Issues, 2014, *https://history.wsu.edu/rci/sample-research-project.*
12 »C.I.A.: Maker of Policy, or Tool«, *The New York Times,* Apr. 25, 1966, https://nyti.ms/438LnPn.
13 Youssef El-Gingihy, »The JFK Assassination, Cuba Policy and Operation Mongoose«, *New Internationalist*, Nov. 21, 2014, *https://newint.org/blog/2014/11/21/jfk-assassination-anniversary.*
14 Robert F. Kennedy Jr., *American Values: Lessons I Learned from My Family* (New York: HarperCollins Publishers, 2018), *https://www.harpercollins.com/products/american-values-robert-f-kennedy?variant=32139114938402.*

15 Robert F. Kennedy Jr., *The Real Anthony Fauci: Bill Gates, Big Pharma, and the Global War on Democracy and Public Health* (New York: Skyhorse Publishing, 2021).

Kapitel 1: **Die Wahrsager**

1 Bill Gates, »The Next Outbreak? We're Not Ready«, TED Talk, Mar. 2015, *https://bit.ly/3OFtFhQ*.
2 »First Travel-Related Case of 2019 Novel Coronavirus Detected in United States«, CDC, press release, Jan. 21, 2020, *https://www.cdc.gov/media/releases/2020/p0121-novel-coronavirus-travel-case.html*.
3 Global Georgetown, »Pandemic Preparedness in the Next Administration: Keynote Address by Anthony S. Fauci«, YouTube, 00:03:19–00:03:36, Jan. 10, 2017, *https://youtu.be/DNXGAxGJgQI?t=191*.
4 Ebd., 00:39:09–00:39:13.
5 McKenzie Sadeghi, »Fact Check: Fauci Warned Trump Administration in 2017 of Surprise Infectious Disease Outbreak«, *USA Today*, Jul. 29, 2020, *https://bit.ly/3IHhSMe*.
6 »Who We Are/Investors & Partners«, Coalition for Epidemic Preparedness Innovations (CEPI), updated Aug. 29, 2022, *https://cepi.net/about/whoweare*.
7 »IFFIm Issues NOK600 Million Vaccine Bonds«, press release, Jul. 18, 2019, *https://www.gavi.org/news/media-room/iffim-issues-nok600-million-vaccine-bonds*.
8 »Some GloPID-R Members Participated in the Creation and the Official Launch of the Coalition for Epidemic Preparedness Innovations (CEPI) — a New Beginning for Funding Vaccine Development«, GloPID-R, 2023, *http://bit.ly/40vF72i*.
9 Mario Christodoulou, »CEPI Partners with University of Queensland to Create Rapid-Response Vaccines«, press release, Jan. 17, 2019, *https://bit.ly/427GJjm*.
10 Inga Vesper, »Keep Focus on Emerging Infections, Disease X: Analysts«, SciDevNet, Sep. 17, 2020, *https://www.scidev.net/global/news/keep-focus-on-emerging-infections-disease-x-analysts*.
11 Mario Christodoulou, »CEPI Partners with Imperial College to Develop Transformative Rapid-Response Technology to Create Vaccines against Emerging Infectious Diseases«, news release, Dec. 10, 2018, *https://bit.ly/3ZiXgQ3*.
12 »The Bill & Melinda Gates Foundation«, Gavi, updated Jul. 29, 2020, *https://bit.ly/3OHDYCj*.
13 Gregory Hartl, »Bill & Melinda Gates Foundation Announces $750 Million Gift to Speed Delivery of Life-Saving Vaccines«, press release, Nov. 1999, *https://gates.ly/3OK0QRt*.
14 »Bill & Melinda Gates Foundation Pledges $1.6 Billion to Gavi, the Vaccine Alliance, to Protect the Next Generation with Lifesaving Vaccines«, Bill & Melinda Gates Foundation, June 4, 2020, *https://gates.ly/3IHWxT8*.
15 »CEPI Officially Launched«, CEPI, media release, Jan. 18, 2017, *https://bit.ly/3OBmVSi*.
16 »Plague Inc. The Cure: Behind the Scenes«, CEPI, 2022, *https://cepi.net/plagueinc*.
17 »Priority Diseases: Disease X«, CEPI, 2022, *https://cepi.net/research_dev/priority-diseases*.
18 »Platform Technologies«, CEPI, 2023, *https://cepi.staging.tegu.hexdigital.com/research_dev/technology*.
19 Kate Wighton, »Tailor-Made Flu and Disease X Vaccines to Be Created in $8 Million Project«, Imperial College London, Dec. 10, 2018, *https://www.imperial.ac.uk/news/189447/tailor-made-disease-vaccines-created-million-project*.

20 Gerard Gallagher, »Fauci: ›No Doubt‹ Trump Will Face Surprise Infectious Disease Outbreak«, Healio, Jan. 11, 2017, *https://bit.ly/3C0Eunj.*

21 Jade Scipioni, »Bill Gates in 2018: The World Needs to Prepare for Pandemics Just Like War«, CNBC, Jan. 27, 2020, *https://www.cnbc.com/2020/01/27/bill-gates-in-2018-world-needs-to-prepare-for-pandemics-just-like-war.html.*

22 Ebd.

23 Yi Fan, Kai Zhau, Shi Zheng-Li, Peng Zhou, »Bat Coronaviruses in China«, *Viruses* 11, no. 3 (2019): 210, *https://www.mdpi.com/1999-4915/11/3/210.*

24 »CDC SARS Response Timeline«, CDC, last rev. Apr. 26, 2013, *https://bit.ly/43azkAZ.*

25 James D. Cherry, »The Chronology of the 2002–2003 SARS Mini Pandemic«, *Paediatr Respir Rev* 5, no. 4 (2004): 262–269, *https://www.sciencedirect.com/science/article/pii/S1526054204000788.*

26 »Coronaviruses«, NIAID, last rev. Mar 22, 2022, *https://www.niaid.nih.gov/diseases-conditions/coronaviruses.*

27 Martin J. Vincent, Eric Bergeron, Suzanne Benjannet et al., »Chloroquine Is a Potent Inhibitor of SARS Coronavirus Infection and Spread«, *Virology Journal* 2, no. 1 (2005), *https://virologyj.biomedcentral.com/articles/10.1186/1743-422X-2-69.*

28 Jonathan Saltzman, »The US Government Has Now Paid Moderna $6B for Vaccine Effort«, *Boston Globe*, Apr. 29, 2021, *https://www.bostonglobe.com/2021/04/29/nation/us-government-has-now-given-moderna-6b-vaccine-effort/*

29 »The Fauci/COVID-19 Dossier«, Dr. David E. Martin, 23, *https://bit.ly/43bSaXF.*

30 Ciaramella et al., »United States Patent US 10,702,600 B1: Betacoronavirus mRNA Vaccine«, Moderna, Jul. 7, 2020; filed Feb. 28, 2020, *https://bit.ly/3OI2Z0e.*

31 »2014 Annual Report«, Fondation Mérieux, Jul. 2015, 5, *https://bit.ly/3OU9j4z.*

32 Wuhan (China) (AFP), »The Wuhan Lab at the Core of a Virus Controversy«, France 24, Apr. 17, 2020, *https://www.france24.com/en/20200417-the-wuhan-lab-at-the-core-of-a-virus-controversy.*

33 House Foreign Affairs Committee Report Minority Staff, »The Origins of COVID-19: An Investigation of the Wuhan Institute of Virology«, House Foreign Affairs Committee, Aug. 2021, 9, *https://bit.ly/3N0u5hu.*

34 Caroline Downey, »Wuhan Lab Air Circulation Systems Were Defective Ahead of First Known COVID Cases, Congressional Report Finds«, Yahoo! News, Aug. 3, 2021, *https://yhoo.it/3BWDOPF.*

35 Robert Langreth, Naomi Kresge, »Moderna Wants to Transform the Body into a Vaccine-Making Machine«, Bloomberg, Aug. 11, 2020, *https://www.bloomberg.com/features/2020-moderna-biontech-covid-shot.*

36 Andrew Zaleski, »Bill and Melinda Gates Are Placing Bets on This Biotech in the Race to Develop a Zika Vaccine«, CNBC, May 19, 2017, *https://cnb.cx/3NDbEjn.*

37 Connor Boyd, »Scientists Claim COVID Virus Contains Tiny Chunk of DNA that ›Matches Sequence Patented by Moderna Three Years Before Pandemic Began‹«, *Daily Mail*, Feb. 23, 2022, *https://bit.ly/3qgPXfG.*

38 Balamurali K. Ambati, Akhil Varshney, Kenneth Lundstrom et al., »MSH3 Homology and Potential Recombination Link to SARS-CoV-2 Furin Cleavage Site«, *Frontiers in Virology* 21 (2022), *https://www.frontiersin.org/articles/10.3389/fviro.2022.834808/full.*

39 Jonathan Saltzman, »The US Government Has Now Paid Moderna $6B for Vaccine Effort«, *Boston Globe,* Apr. 29, 2021, *https://www.bostonglobe.com/2021/04/29/nation/us-government-has-now-given-moderna-6b-vaccine-effort/*

40 News in Brief, »Moderna Feud with NIH over COVID Vaccine«, *Nature Biotechnology*, Dec. 8, 2021, *https://www.nature.com/articles/s41587-021-01166-1.*

41 Rebecca Robbins, Sheryl Gay Stolberg, »Moderna Backs Down in Its Vaccine Patent Fight with the N.I.H.«, *The New York Times*, Dec. 17, 2021, *https://www.nytimes.com/2021/12/17/us/moderna-patent-nih.html*.

42 »Committed Grants: ModernaTx Inc., 2016, 2019«, Bill & Melinda Gates Foundation, accessed May 19, 2023, *https://www.gatesfoundation.org/about/committed-grants?q=ModernaTx*.

43 Moderna, »Moderna Announces Expansion of BARDA Agreement to Support Larger Phase 3 Program for Vaccine (MRNA-1273) against COVID-19«, press release, Jul. 26, 2020, *https://bit.ly/3q53lDA*.

44 Michael Callahan, MD, DTMH (UK), MSPH, LinkedIn, Sep. 9, 2022, *https://bit.ly/3PpSfUp*.

45 Robert Malone, »A Minority Report on Pandemic Origins«, Brownstone Institute, Dec. 23, 2022, *https://brownstone.org/articles/a-minority-report-on-pandemic-origins*.

46 Paul Sonne, »How a Secretive Pentagon Agency Seeded the Ground for a Rapid Coronavirus Cure«, *The Washington Post*, Jul. 30, 2020, *https://wapo.st/3qfrtni*.

47 Brian Buntz, »How the US Government Bolstered Moderna's COVID-19 Vaccine Candidate«, Drug Discovery & Development, Nov. 23, 2020, *https://bit.ly/3IK2lLA*.

48 Bob Herman, »Moderna Skirts Disclosures of Coronavirus Vaccine Costs«, Axios, Aug. 5, 2020, *https://www.axios.com/2020/08/05/moderna-barda-coronavirus-funding-disclosure*.

49 Moderna, »Moderna Announces Award from US Government Agency BARDA for up to $483 Million to Accelerate Development of mRNA Vaccine (mRNA-1273) against Novel Coronavirus«, press release, Apr. 16, 2020, *http://bit.ly/3fZ94q9*.

50 Moderna, »Moderna Announces Expansion of BARDA Agreement to Support Larger Phase 3 Program for Vaccine (mRNA-1273) against COVID-19«, press release, Jul. 26, 2020, *https://bit.ly/3JHML3x*.

51 Denise Grady, »Early Data Show Moderna's Coronavirus Vaccine Is 94.5% Effective«, *The New York Times*, Nov. 16, 2020, *https://www.nytimes.com/2020/11/16/health/Covid-moderna-vaccine.html*.

52 Whitney Webb, »Engineering Contagion: UPMC, Corona-Thrax and ›The Darkest Winter‹«, The Last American Vagabond, Sep. 25, 2020, *https://bit.ly/45sCHVH*.

53 »Ten Threats to Global Health in 2019«, World Health Organization, Jan 18, 2019, *https://bit.ly/462V7N0*.

54 Bruce Japsen, »AMA: End Personal, Religious, Vaccination Exemptions«, *Forbes*, Jun. 8, 2015, *https://bit.ly/3Mukuyc*.

55 Alex Newman, »UN and N.Y. Times Target Anti-Vaxxers, Push to End Exemptions«, *The New American*, Jan. 26, 2019, *https://bit.ly/3BVPrq8*.

56 »State School Immunization Requirements and Vaccine Exemption Laws«, CDC, Feb. 2022, *https://bit.ly/43IN7yE*.

57 US Congress, House, Vaccinate All Children Act of 2019, H.R. 2527, 116th Congress, Introduced in House May 3, 2019, *https://www.congress.gov/bill/116th-congress/house-bill/2527/text*.

58 Melody Gutierrez, Taryn Luna, John Myers, »The Hidden Battle over California's New Vaccine Law«, *Los Angeles Times*, Sep. 22, 2019, *https://lat.ms/3IIvBCK*.

59 Guest Authors, »Which Countries Have Mandatory Childhood Vaccination Policies?«, Our World in Data, Jun. 11, 2021, *https://ourworldindata.org/childhood-vaccination-policies*.

60 Bruce Japsen, »AMA: End Personal, Religious Vaccination Exemptions«, *Forbes*, Jun. 8, 2015, *https://bit.ly/3Mukuyc*.

61 Alyson Sulaski Wyckoff, »Eliminate Nonmedical Immunization Exemptions for School Entry, Says AAP«, AAP News, Aug. 29, 2016, *https://bit.ly/423EhKA*.

62 Committee on Practice and Ambulatory Medicine et al., »Medical Versus Nonmedical Immunization Exemptions for Child Care and School Attendance«, *Pediatrics*, 138, no. 3 (2016), doi: 10.1542/peds.2016-2145.

63 Sara Melillo, Doug Fountain, Mona Bormet, Carolyn O'Brien, »Effects of Faith Actor Engagement in the Uptake and Coverage of Immunization in Low- and Middle-Income Countries (LMICs)«, USAID: Momentum Country and Global Leadership, Jun. 2021, *https://tinyurl.com/4rtuead4.*
64 Abram Wagner et al., »Comparisons of Vaccine Hesitancy across Five Low- and Middle-Income Countries«, *Vaccines* 7, no. 4, 2019, doi: 10.3390/vaccines7040155.
65 Kathryn M. Edwards, MD, Jesse M. Hackell, »Countering Vaccine Hesitancy«, *Pediatrics* 138, no. 3, 2016, doi: 10.1542/peds.2016-2146.
66 Olivia Olson, Corinne Berry, Nirbhay Kumar, »Addressing Parental Vaccine Hesitancy towards Childhood Vaccines in the United States: A Systematic Literature Review of Communication Interventions and Strategies«, *Vaccines* 8, no. 4, 2020, doi: 10.3390/vaccines8040590.
67 Office of Adam Schiff, »Schiff Sends Letter to Google, Facebook Regarding Anti-Vaccine Misinformation, Schiff Asks CEOs to Address this Important Public Health Issue on Respective Platforms«, press release, Feb. 14, 2019, *https://bit.ly/43kiwY2.*
68 Christina Farr, »House Rep. Schiff Calls Amazon's Anti-Vaccination Content ›Direct Threat to Public Health‹ in Letter to Bezos«, CNBC, Mar. 1, 2019, *https://cnb.cx/42XuIgG.*
69 TrialSite Staff, »Gates Earns 10X on BioNTech in Just Two Years: $55m Investment Now Over $550m«, TrialSite News, Jul. 2, 2021, *https://bit.ly/44azdp3.*
70 PolicyExchangeUK, »Bill Gates Speaks to Rt Hon Jeremy Hunt MP in Exclusive Policy Exchange Interview«, YouTube, 00:27:58, Nov. 5, 2021, *https://www.youtube.com/watch?v=CZplF4qdwII.*
71 House Foreign Affairs Committee Report Minority Staff, »The Origins of COVID-19: An Investigation of the Wuhan Institute of Virology«, House Foreign Affairs Committee, Aug. 2021, 4–5, *https://bit.ly/3N0u5hu.*
72 Jonathan Calvert, »What Really Went on Inside the Wuhan Lab Weeks before Covid Erupted«, *The Times*, Jun. 10, 2023, *https://www.thetimes.co.uk/article/inside-wuhan-lab-covid-pandemic-china-america-qhjwwwvm0.*
73 Robert F. Kennedy Jr., »Germ Games«, in: *The Real Anthony Fauci: Bill Gates, Big Pharma, and the Global War on Democracy and Public Health* (New York: Skyhorse Publishing, 2021).
74 »Event 201«, Johns Hopkins Center for Health Security, accessed May 19, 2023, *https://bit.ly/45sG6DX.*
75 Pete Lincoln, »Sars-CoV-2 Origins Is Way Bigger than Fauci«, Substack, Jan. 20, 2022, *https://bit.ly/3oBx4DV.*
76 NIH RePORTER, »Johns Hopkins University Funding 1999–2022«, NIH, *https://bit.ly/3z72AvX.*
77 Dennis O'Shea, »Gates Foundations Give Johns Hopkins $20 Million Gift to School of Public Health for Population, Reproductive Health Institute«, press release, May 1999, *https://gates.ly/42btwpI.*
78 »Committed Grants Johns Hopkins University«, Bill & Melinda Gates Foundation, *https://gates.ly/45AhLMs.*
79 »Center for Health Security Coronavirus Pandemic EVENT 201 Highlight Video«, Age of Autism, Jan. 27, 2020, *https://tinyurl.com/y7yuhkf7.*
80 K. Bhattacharjee, »Event 201: Attended by Gates Representative, Chinese CDC and Others, a Simulation to Deal with a Coronavirus Pandemic Month Before 1st Reported Covid-19 Case«, OpIndia, updated Jun. 4, 2021, *https://bit.ly/3MW4dUb.*
81 Josh Rogan, »Congress Is Investigating Whether the 2019 Military World Games in Wuhan Was a Covid-19 Superspreader Event«, *The Washington Post*, op-ed, Jun. 23, 2021, *https://wapo.st/3PkEzdn.*
82 Robert F. Kennedy Jr., »Germ Games«, in: *The Real Anthony Fauci: Bill Gates, Big Pharma, and the Global War on Democracy and Public Health* (New York: Skyhorse Publishing, 2021).

83 »In-Q-Tel Engagement«, US Dept. of Homeland Security, updated Apr. 11, 2022, *https://bit.ly/3NHaByQ.*
84 »Tara O'Toole, MD, MPH«, Johns Hopkins Bloomberg School of Public Health, accessed Jul. 12, 2023, *https://centerforhealthsecurity.org/who-we-are/our-people/tara-otoole.*
85 Jaime M. Yassif, Kevin P. O'Prey, Christopher R. Isaac, »Strengthening Global Systems to Prevent and Respond to High-Consequence Biological Threats«, Nuclear Threat Initiative, Nov. 2021, *https://bit.ly/3MW8DKL.*
86 World Health Organization, »Multi-Country Monkeypox Outbreak in Non-Endemic Countries«, press release, May 21, 2022, *https://www.who.int/emergencies/disease-outbreak-news/item/2022-DON385.*
87 »WHO Director-General Declares Monkeypox Outbreak a Public Health Emergency of International Concern«, Pan American Health Organization, news release, Jul. 23, 2022, *https://bit.ly/438iSRm.*
88 »Dark Winter«, Johns Hopkins Center for Health Security, 2021, *https://bit.ly/3MYRnEE.*
89 Eric Bock, »2001 Anthrax Attacks Revealed Need to Develop Countermeasures against Biological Threats«, NIH Record LXXIV, no. 10 (May 13, 2022): 1,8, *https://bit.ly/42RgXA7.*
90 »Dark Winter: About the Exercise«, Johns Hopkins Center for Health Security, 2023, *https://bit.ly/3opq9xG.*
91 Jaime M. Yassif, Kevin P. O'Prey, Christopher R. Isaac, »Strengthening Global Systems to Prevent and Respond to High-Consequence Biological Threats: Results from the 2021 Tabletop Exercise Conducted in Partnership with the Munich Security Conference«, Nuclear Threat Initiative, Nov. 2021, *https://bit.ly/3MDGMNT.*
92 »WHO Director-General Declares the Ongoing Monkeypox Outbreak a Public Health Emergency of International Concern«, World Health Organization, Jul. 23, 2022, *https://bit.ly/3MCiuUL.*
93 »About the Event 201 Exercise«, Johns Hopkins Center for Health Security, Oct. 2019, *https://bit.ly/3IDQMG0.*
94 Pandemic Prevention Institute, »Rick A. Bright, PhD, Chief Executive Officer«, The Rockefeller Foundation, 2022, *https://www.rockefellerfoundation.org/profile/dr-rick-bright.*
95 Anthony Fauci and Rick Bright, »Universal Flu Vaccine«, C-SPAN, Oct. 29, 2019, *https://bit.ly/42i1Rna.*
96 Ebd., 00:32:43.
97 »Rick A. Bright: Witness Disclosure Agreement«, US House of Representatives, Committee on Energy and Commerce, Mar. 6, 2018, *https://bit.ly/42pmhdF.*
98 Ebd.
99 Dan Diamond, »HHS Whistleblower Rick Bright Resigns from Government«, *Politico*, Oct. 6, 2020, *https://www.politico.com/news/2020/10/06/hhs-whistleblower-rick-bright-resigns-426895.*
100 »Rick A. Bright: Witness Disclosure Agreement«, US House of Representatives, Committee on Energy and Commerce, Mar. 6, 2018, *https://bit.ly/42pmhdF.*
101 Anthony Fauci and Rick Bright, »Universal Flu Vaccine«, C-SPAN, Oct. 29, 2019, 00:45:57, *https://bit.ly/42i1Rna.*
102 Ebd., 00:42:28.
103 Bruesewitz et al. v. Wyeth LLC, fka Wyeth, Inc. et al., 562 U.S. 223 (2011), *https://bit.ly/3NWIDOC.*
104 Richard Goldberg, »Vaccine Liability in the Light of Covid-19: A Defence of Risk-Benefit«, Med Law Review 30, no. 2 (2022): 243–267, doi: 10.1093/medlaw/fwab053.
105 NOVA, »Surviving AIDS«, YouTube, 00:06:36, Jul. 2, 2015, originally aired Feb. 2, 1999, *https://bit.ly/3qhf2aE.*
106 Michael Specter, »Universal Flu Vaccine«, C-SPAN, Oct. 29, 2019, 00:08:23, *https://bit.ly/42i1Rna.*

107 James Krieger, MD, MPH, Donna L. Higgins, PhD, »Housing and Health: Time Again for Public Health Action«, *American Journal of Public Health* 92, no. 5 (2002): 758–768, doi: 10.2105/ajph.92.5.758.
108 Thomas R. Frieden, MD, MPH, »A Framework for Public Health Action: The Health Impact Pyramid«, *American Journal of Public Health* 100, no. 4 (2010): 590–595, doi: 10.2105/AJPH.2009.185652.
109 David E. Jacobs, Tom Kelly, John Sobolewski, »Linking Public Health, Housing, and Indoor Environmental Policy: Successes and Challenges at Local and Federal Agencies in the United States«, *Environmental Health Perspectives* 115, no. 6 (2007): 976–982, doi: 10.1289/ehp.8990.
110 Environmental Protection Agency, »What Are the Trends in Health Status in the United States?«, Report on the Environment, Aug. 30, 2022, *https://www.epa.gov/report-environment/health-status*.
111 Bernard Guyer et al., »Annual Summary of Vital Statistics: Trends in the Health of Americans During the 20th Century«, *Pediatrics* 106, no. 6 (2000): 1307–1317, doi: 10.1542/peds.106.6.1307.
112 David M. Morens et al., »Predominant Role of Bacterial Pneumonia as a Cause of Death in Pandemic Influenza: Implications for Pandemic Influenza Preparedness«, *J Infect Dis* 198, no. 7 (2008): 962–970, doi: 10.1086/591708.
113 Bernard Guyer et al., »Annual Summary of Vital Statistics: Trends in the Health of Americans During the 20th Century«, *Pediatrics* 106, no. 6 (2000): 1307–1317, doi: 10.1542/peds.106.6.1307, *https://childrenshealthdefense. org/wp-content/uploads/Guyer-2000-Pediatrics-Vital-Statistics.pdf*.
114 Torsten Engelbrecht, Claus Köhnlein, *Virus Mania: How the Medical Industry Continually Invents Epidemics, Making Billions at our Expense*, 3rd ed. (Books on Demand, 2021), 70.
115 J.B. McKinlay, S.M. McKinlay, »The Questionable Contribution of Medical Measures to the Decline of Mortality in the United States in the Twentieth Century«, *Milbank Mem Fund Q Health Soc* 55, no. 3 (1977): 405–428, *http://www.columbia.edu/itc/hs/pubhealth/rosner/g8965/client_edit/readings/week_2/mckinlay.pdf*.
116 Children's Health Defense Team, »Sanitation, Nutrition Better Than Vaccines at Protecting Children from Disease, Study Shows«, *The Defender*, Apr. 26, 2022, *https://bit.ly/45KkW4i*.
117 JB Handley, »Impact of Vaccines on Mortality Decline Since 1900—According to Published Science«, *The Defender*, Mar. 12, 2019, *https://bit.ly/43LTBNp*.
118 Michael J. Selgelid, »Gain-of-Function Research: Ethical Analysis«, *Science and Engineering Ethics* 22, no. 4 (2016): 923–964, doi: 10.1007/s11948-016-9810-1.
119 NIH RePORTER, »NIAID Funding: Peter Daszak, 2008–2021«, NIH, *https://bit.ly/43RDcHz*.
120 Raul Diego, »DARPA's Man in Wuhan«, Unlimited Hangout, Jul. 31, 2020, *https://bit.ly/3WEkNLG*.
121 Jon Cohen, »Wuhan Coronavirus Hunter Shi Zhengli Speaks Out«, Pulitzer Center, Jul. 31, 2020, *https://pulitzercenter.org/stories/wuhan-coronavirus-hunter-shi-zhengli-speaks-out*. »Shi studied at Wuhan University and WIV, then earned a PhD at the University of Montpellier II in France. She returned to WIV in 2000, initially focusing on viruses in shrimp and crabs.«
122 Robert F. Kennedy Jr., »Here's more on Dr. Fauci backing controversial Wuhan Lab with millions of US dollars for risky coronavirus research«, Facebook, Apr. 30, 2020, *https://bit.ly/3OGkJZC*.
123 Rishi Iyengar, »Robert F. Kennedy Jr. Has Been Banned from Instagram«, CNN Business, Feb. 11, 2021, *https://www.cnn.com/2021/02/10/tech/robert-kennedy-jr-instagram-ban/index.html*.
124 Bill Chappell, »Instagram Bars Robert F. Kennedy Jr. for Spreading Vaccine Misinformation«, NPR News, Feb. 11, 2021, *https://n.pr/3C0ljtC*.
125 Children's Health Defense Team, »RFK, Jr. Responds to Instagram's Removal of His Account«, *The Defender*, Feb. 11, 2021, *https://childrenshealthdefense.org/defender/robert-kenney-jr-instagram-removal-account*.

Kapitel 2: Biowaffen und amerikanische Werte

1 Douglas MacArthur, Vorin E. Whan, ed., *A Soldier Speaks: Public Papers and Speeches of General of the Army Douglas MacArthur* (New York: Praeger, 1965), 333, *https://bit.ly/3Muu18s*.

2 Harry S. Truman, »Limit CIA Role to Intelligence«, *The Washington Post*, Dec. 22, 1963, *https://bit.ly/3CECcur*.

Kapitel 3: Eine kurze Geschichte der Biowaffen

1 H. J. Jansen et al., »Biological Warfare, Bioterrorism, and Biocrime«, *Clinical Microbiology and Infection* 20, no. 6 (2014), doi: 10.1111/1469-0691.12699.

2 Sherwood Ross, »Boyle Charges US Germ Warfare Program Is ›Criminal Enterprise‹«, World Beyond War, Oct. 2021, *https://archive.is/45zhR*.

3 Ozan Yagmuroglu, »Adsorption and Decomposition of Chemical Warfare Agents by Metal-Organic Framework«, Biomedical Journal of Scientific & Technical Research 26, no.1 (2020), doi: 10.26717/BJSTR.2020.26.004306.

4 »Rye Ergot«, *Guinness World Records*, Jan. 20, 2002, *https://bit.ly/43iIs6L*.

5 Mark Cartwright, »Peloponnesian War«, *World History Encyclopedia*, May 2, 2018, *https://bit.ly/3N7Nayq*.

6 Richard Crawley, »Thucydides on the Siege of Plataea«, Livius, Jul.16, 2020, *https://bit.ly/43CPd38*.

7 »China and Weapons of Mass Destruction: Implications for the United States«, National Intelligence Council, Nov. 5, 1999, 36, *https://www.dni.gov/files/documents/China_WMD_2000.pdf*.

8 Ryan Fan, »The Mongols Helped Spread a Pandemic to Europe Through Biological Warfare«, Medium, Sep. 26, 2021, *https://bit.ly/3IBiRxz*.

9 Mark Wheelis, »Biological Warfare at the 1346 Siege of Caffa«, *Emerging Infectious Diseases*, Sep. 8, 2002, *https://www.ncbi.nlm.nih.gov/pmc/articles/PMC2732530*.

10 »Ottoman-Hungarian Wars: Siege of Belgrade in 1456«, HistoryNet, Jun. 12, 2006, *https://bit.ly/3qqdvix*.

11 National Institute of Health, »1763–1764: Britain Wages Biological Warfare with Smallpox«, Native Voices, *https://www.nlm.nih.gov/nativevoices/timeline/229.html*.

12 Lenny Flank, »History of Chemical/Biological Arms Race: Chapter One«, Daily Kos, Sep. 6, 2013, *https://www. dailykos.com/stories/2013/9/6/1236340/-History-of-Chemical-Biological-Arms-Race-Chapter-One*.

13 Steve Blevins, Michael Bronze, »Robert Koch and the ›Golden Age‹ of Bacteriology«, *International Journal of Infectious Diseases* 14, no. 9 (2010), doi: 10.1016/j.ijid.2009.12.003.

14 Stefan Riedel, »Biological Warfare and Bioterrorism: a Historical Review«, Baylor University Medical Proceedings 17, no. 4 (2004): 400–406, doi: 10.1080/08998280.2004.11928002.

15 Ebd.

16 Gerard Fitzgerald, »Chemical Warfare and Medical Response During World War I«, American Public Health Association 98, no. 4 (2008): 611-625, doi: 10.2105/AJPH.2007.11930.

17 Office of Disarmament Affairs, »1925 Geneva Protocol«, United Nations, May 1925, *https://bit.ly/45ppI79*.

18 »Protocol for the Prohibition of the Use in War of Asphyxiating, Poisonous or Other Gases, and of Bacteriological Methods of Warfare (Geneva Protocol)«, US Department of State, *https://2009-2017.state.gov/t/isn/4784.htm*.

19 »The Second Italo-Ethiopian War and the Violations of International Humanitarian Law«, *The Reporter*, May 30, 2016, https://www.thereporterethiopia.com/4692.
20 »Russia Chemical Overview«, Nuclear Threat Initiative, Jun. 19, 2015, *https://bit.ly/3oMUx59.*
21 R. Roffey, A. Tegnell, F. Elgh, »Biological Warfare in a Historical Perspective«, *Clinical Microbiology and Infection* 8, no. 8 (2002): 450–454, doi: 10.1046/j.1469-0691.2002.00501.x
22 Federation of American Scientists, »Chemical Weapons Technology«, Intelligence Resource Program, II-4-2, *https://irp.fas.org/threat/mctl98-2/p2sec04.pdf.*
23 Erhard Geissler, John Ellis van Courtland Moon, *Biological and Toxin Weapons: Research, Development and Use from the Middle Ages to 1945* (Oxford University Press, 1999), 91–126.
24 »A Brief History of Nerve Agents«, University of Bristol School of Chemistry, accessed May 23, 2023, *http://www.chm.bris.ac.uk/webprojects2001/rundle/history.html.*
25 Cattle Cake Photograph, »Porton Down Chemical and Biological Defence Establishment 1919–2000«, Imperial War Museum, *https://www.iwm.org.uk/collections/item/object/205225593.*
26 James Felton, »Operation Vegetarian: The Plan to Drop Anthrax Cakes on Germany, Killing Millions«, IFL Science, Nov. 17, 2021, *https://bit.ly/3XX5LB1.*
27 Annie Jacobsen, *Operation Paperclip: The Secret Intelligence Program That Brought Nazi Scientists To America* (New York: Little, Brown and Company, 2014), 294.
28 Thomas Newdick, »The British Had a Plan to Drop Anthrax Laced Cattle Feed over Germany in 1942«, The Drive, Nov. 27, 2020, *https://bit.ly/3q4Njd0.*
29 Jeanne Guillemin, »Scientists and the History of Biological Weapons: A Brief Historical Overview of the Development of Biological Weapons in the Twentieth Century«, *EMBO Reports* 7 (2006): S45–S49, doi: 10.1038/ sj.embor.7400689.
30 »Japan, POWs and the Geneva Conventions«, American Experience, Aug. 20, 2019, *https://bit.ly/43zHoem.*
31 Walter Grunden, »No Retaliation in Kind: Japanese Chemical Warfare Policy in World War II«, One Hundred Years of Chemical Warfare: Research, Deployment, Consequences, Nov. 28, 2017, *https://bit.ly/3qsJfne.*
32 »Background of Unit 731«, Pacific Atrocities Education, Apr. 3, 2018, *https://bit.ly/41ZXxZw.*
33 War is Boring, »Terrifying: Japan Used Biological Weapons on China During World War II«, *The National Interest*, Apr. 5, 2019, *https://bit.ly/433ZyoC.*
34 Nicholas Kristof, »Unmasking Horror – A Special Report.; Japan Confronting Gruesome War Atrocity«, *The New York Times,* Mar. 17, 1995, *https://nyti.ms/45jf29T.*
35 Russell Working, »The Trial of Unit 731«, *The Japan Times*, Jun. 5, 2001, *https://bit.ly/43nM87o.*
36 Samuel Cox, »H-057-2: I-400 and Operation Cherry Blossoms at Night: Japanese Plan for Biological Warfare – September 1945«, Naval History and Heritage Command, Jan. 2021, *https://bit.ly/3OVX73l.*
37 Nicholas Kristof, »Unmasking Horror – A Special Report.; Japan Confronting Gruesome War Atrocity«, *The New York Times,* Mar. 17, 1995, *https://nyti.ms/45jf29T.*
38 »What Was Operation Paperclip«, History Channel, Jun. 2, 2014, *https://www.history.com/news/what-was-operation-paperclip.*
39 Hal Gold, *Japan's Infamous Unit 731: Firsthand Accounts of Japan's Wartime Human Experimentation Program* (Singapore: Tuttle Publishing, 1996), 26.
40 Vincent Cirillo, »›More Fatal than Powder and Shot‹: Dysentery in the US Army during the Mexican War, 1846–48«, *Perspectives in Biology and Medicine* 52, no. 3 (2009): 400–413, doi: 10.1353/pbm.0.0097.
41 Jeffrey Sartin, »Infectious Diseases during the Civil War: the Triumph of the ›Third Army‹«, *Clinical Infectious Diseases* 16, no. 4 (1993): 580–584, doi: 10.1093/clind/16.4.580.

42 »Mexican War, 1846 to 1848«, Family Search, *https://www.familysearch.org/en/wiki/Mexican_War,_1846_to_1848.*
43 Carol Byerly, »War Losses (USA)«, *International Encyclopedia*, Oct. 8, 2014, *https://bit.ly/44dLKs8.*
44 »History of Medicine: Japan«, Britannica, *https://www.britannica.com/science/history-of-medicine/Japan.* »Important medical breakthroughs by the Japanese followed, among them the discovery of the plague bacillus in 1894, the discovery of a dysentery bacillus in 1897, the isolation of adrenaline (epinephrine) in crystalline form in 1901, and the first experimental production of a tar-induced cancer in 1918.«
45 Hal Gold, *Unit 731: Testimony* (Tokyo: Yenbooks, 1996), 18–20.
46 »The Japanese Medical Corps«, *The New York Times*, Feb. 5, 1905, *https://bit.ly/3NcQXLa.*
47 »General Considerations of Battle Trauma«, AMEDD Center of History & Heritage, *https://bit.ly/3OPplN5.*
48 »Japanese Medical Manuscript Notebooks, 1810–1849 and Undated«, Duke University Library, *https://archives.lib.duke.edu/catalog/japmedicalvols.* »Hanaoka Seishū (華 岡 青 洲) (1760–1835) was most known for his study and teaching of herbal medicine, surgical techniques, and the treatment of cancers, fistulas, and other serious ailments; he was also well-known for his pioneering use of general anesthesia long before it was first attempted by Western physicians.«
49 Maj. Richard P. Milloy, »The Influence Of The Russo-Japanese War On Medical and Engineer Operations in the US Army«, School of Advanced Military Studies, 2014, *https://apps.dtic.mil/sti/pdfs/ADA611999.pdf.*
50 »Seaman, Louis Livingston. Collection, 1869–1932 | Illinois History and Lincoln Collections«, Illinois Library, accessed Jan. 10, 2023, *https://www.library.illinois.edu/ihx/archon/?p=collections/controlcard&id=263.*
51 Hal Gold, *Japan's Infamous Unit 731: Firsthand Accounts of Japan's Wartime Human Experimentation Program* (Singapore: Tuttle Publishing, 1996), 29.
52 Ebd., 28–30.
53 »The Development of Unit 731«, Pacific Atrocities Education, 2021, *https://bit.ly/3oMKRaU.*
54 »Joseph Mengele«, *Holocaust Encyclopedia*, last edited Feb. 21, 2023, *https://bit.ly/43iHFTl.*
55 Gerhard Baader, Susan E. Lederer, Morris Low et al., »Pathways to Human Experimentation, 1933–1945: Germany, Japan, and the United States«, Osiris 20 (2005): 205–231, *https://www.jstor.org/stable/3655257.*
56 Materials on the Trial of Former Servicemen in the Japanese Army Charged With Manufacturing and Employing Bacteriological Weapons (Moscow: Foreign Languages Publishing House, 1950), 9, *https://bit.ly/3qnQqge.*
57 Hal Gold, *Japan's Infamous Unit 731: Firsthand Accounts of Japan's Wartime Human Experimentation Program* (Singapore: Tuttle Publishing, 1996), 61–65.
58 Hal Gold, *Unit 731: Testimony* (Tokyo: Yenbooks, 1996), 68–69.
59 Ebd., 70–72.
60 Friedrich Frischknecht, »The History of Biological Warfare«, *EMBO Reports* 4, no. S1 (2003): S47–52, doi: 10.1038/ sj.embor.embor849.
61 Hal Gold, *Unit 731: Testimony* (Tokyo: Yenbooks, 1996), 75.
62 Hal Gold, *Japan's Infamous Unit 731: Firsthand Accounts of Japan's Wartime Human Experimentation Program* (Singapore: Tuttle Publishing, 1996).
63 Ebd., 84–85.
64 Judith Miller, »When Germ Warfare Happened«, *City Journal*, Spring 2010, *https://www.city-journal.org/html/when-germ-warfare-happened-13282.html.*
65 Friedrich Frischknecht, »The History of Biological Warfare«, *EMBO Reports* 4, no. S1 (2003): S47–52, doi: 10.1038/ sj.embor.embor849.

66 Hal Gold, *Unit 731: Testimony* (Tokyo: Yenbooks, 1996), 30–31.
67 Ebd., 31.
68 Howard Brody et al., »United States Responses to Japanese Wartime Inhuman Experimentation after World War II: National Security and Wartime Exigency«, *Cambridge Quarterly of Healthcare Ethics* 23, no. 2 (2014): 220–30, doi: 10.1017/S0963180113000753.
69 Nicholas Kristof, »Unmasking Horror – A Special Report.; Japan Confronting Gruesome War Atrocity«, *The New York Times,* Mar. 17, 1995, *https://nyti.ms/45jf29T*.
70 Romeo Jung, »Unit 731: Imperial Japan's Biological and Chemical Warfare«, Dangerous World, Mar. 25, 2018, *https://dangerousworld.soe.ucsc.edu/2018/03/25/unit-731-imperial-japans-biological-and-chemical-warfare*.
71 John W. Powell, »Japan's Germ Warfare: The US Cover-up of a War Crime«, Bulletin of Concerned Asian Scholars 12, no. 4 (1980): 2–17, doi: 10.1080/14672715.1980.10405225.
72 Nicholas Kristof, »Unmasking Horror – A Special Report.; Japan Confronting Gruesome War Atrocity«, *The New York Times,* Mar. 17, 1995, *https://nyti.ms/45jf29T*.
73 Thomas Easton, »A Quiet Honesty Records a World War II Atrocity«, *Baltimore Sun*, May 27, 1995, *https://www.baltimoresun.com/news/bs-xpm-1995-05-28-1995148003-story.html*.
74 Hal Gold, *Japan's Infamous Unit 731: Firsthand Accounts of Japan's Wartime Human Experimentation Program* (Singapore: Tuttle Publishing, 1996), 44.
75 Annie Jacobsen, *Operation Paperclip: The Secret Intelligence Program That Brought Nazi Scientists to America* (New York: Little, Brown and Company, 2014), 5.
76 Ebd., 6.
77 Ebd., 3.
78 Ebd., 5.
79 »Pure Evil: Wartime Japanese Doctor Had No Regard for Human Suffering«, Medical Bag, May 28, 2014, *https://bit.ly/3MAAejn*.
80 Hal Gold, *Unit 731*: *Testimony* (Tokyo: Yenbooks, 1996), 44.
81 Ebd., 44.
82 Ebd., 41, 51.
83 »Pure Evil: Wartime Japanese Doctor Had No Regard for Human Suffering«, Medical Bag, May 28, 2014, *https://bit.ly/3MAAejn*.
84 Russell Working, »The Trial of Unit 731«, *The Japan Times*, Jun. 5, 2001, *https://bit.ly/3BRqGLV*.
85 »The Development of Unit 731«, Pacific Atrocities Education, 2021, *https://bit.ly/3oMKRaU*.
86 Richard Stockton, »Inside Unit 731, Japan's Disturbing Human Experiments Program During World War II«, All That's Interesting, Oct. 2, 2022, *https://allthatsinteresting.com/unit-731*.
87 Nicholas Kristof, »Unmasking Horror – A Special Report.; Japan Confronting Gruesome War Atrocity«, *The New York Times,* Mar. 17, 1995, *https://nyti.ms/45jf29T*.
88 Hal Gold, *Unit 731: Testimony* (Tokyo: Yenbooks, 1996), 40.
89 William L. Shirer, *The Rise and Fall of the Third Reich: A History of Nazi Germany* (New York: Simon & Schuster, 1960), 1165.
90 Hal Gold, *Japan's Infamous Unit 731: Firsthand Accounts of Japan's Wartime Human Experimentation Program* (Singapore: Tuttle Publishing, 1996), 87–89.
91 Richard Stockton, »Inside Unit 731, Japan's Disturbing Human Experiments Program during World War II«, All That's Interesting, Oct. 2, 2022, *https://allthatsinteresting.com/unit-731*.
92 Hal Gold, *Japan's Infamous Unit 731: Firsthand Accounts of Japan's Wartime Human Experimentation Program* (Singapore: Tuttle Publishing, 1996), 54–55.
93 Hal Gold, *Unit 731: Testimony* (Tokyo: Yenbooks, 1996), 47.

94 John W. Powell, »Japan's Germ Warfare: The US Cover-Up of a War Crime«, Bulletin of Concerned Asian Scholars 12, no. 4 (1980): 2–17, doi: 10.1080/14672715.1980.10405225.

95 »History of Biological Weapons and the Young Ishii Shiro«, Pacific Atrocities Education, 2021, *https://bit.ly/3C9uFU3*.

96 Public Broadcasting Service, »Shiro Ishii«, American Experience, *https://bit.ly/3N9Koc5*.

97 Norman Polmar, »Japan's Deadliest Weapons«, US Naval Institute 34, no. 5, Oct. 2020, *https://bit.ly/3WPEKiH*.

98 »History of Biological Weapons and the Young Ishii Shiro«, Pacific Atrocities Education, 2021, *https://www. pacificatrocities.org/establishment-in-manchuria.html*.

99 Tom Mangold, Jeff Goldberg, *Plague Wars: A True Story of Biological Warfare* (London: MacMillan, 1999), 18.

100 Charles N. Tallesen, »Military Intelligence: Japan's BW Group«, Warfare History Network, Apr. 2020, *https://warfarehistorynetwork.com/article/military-intelligence-japans-bw-group*.

101 Hal Gold, *Unit 731: Testimony* (Tokyo: Yenbooks, 1996), 60–61.

102 Ebd., 11.

103 Hal Gold, *Japan's Infamous Unit 731: Firsthand Accounts of Japan's Wartime Human Experimentation Program* (Singapore: Tuttle Publishing, 1996), 19, 41.

104 Hal Gold, *Unit 731: Testimony* (Tokyo: Yenbooks, 1996), 66.

105 Ebd., 74.

106 William L. Shirer, *The Rise and Fall of the Third Reich: A History of Nazi Germany* (New York: Simon & Schuster, 1959), 1164–1165.

107 Annie Jacobsen, *Operation Paperclip: The Secret Intelligence Program That Brought Nazi Scientists to America* (New York: Little, Brown and Company, 2014), 3, 6, 293.

108 Ebd., 7.

109 Hal Gold, *Japan's Infamous Unit 731: Firsthand Accounts of Japan's Wartime Human Experimentation Program* (Singapore: Tuttle Publishing, 1996), 85.

110 Michael Ainscough, »Next Generation Bioweapons: The Technology of Genetic Engineering Applied to Biowarfare and Bioterrorism«, Intelligence Resource Program, Apr. 2002, *https://irp.fas.org/threat/cbw/nextgen.pdf*.

111 Richard A. Falkenrath, Robert D. Newman, Bradley A. Thayer, *America's Achilles' Heel: Nuclear, Biological, and Chemical Terrorism and Covert Attack* (MIT Press, 1998), 77.

112 Norman Polmar, »Japan's Deadliest Weapons«, *Naval History Magazine* 34, no. 5 (October 2020): 48–53, *https://www.usni.org/magazines/naval-history-magazine/2020/october/japans-deadliest-weapons*

113 Hal Gold, *Japan's Infamous Unit 731: Firsthand Accounts of Japan's Wartime Human Experimentation Program* (Singapore: Tuttle Publishing, 1996), 93.

114 Samuel J. Cox, »H-057-2: I-400 and Operation Cherry Blossoms at Night: Japanese Plan for Biological Warfare – September 1945«, Naval History and Heritage Command, January 2021, *https://bit.ly/3OVX73l*.

115 »The Terrifying ›Cherry Blossoms at Night‹ of the Japanese Military«, SOFREP, Apr. 28, 2022, *https://sofrep.com/news/the-terrifying-cherry-blossoms-at-night-of-the-japanese-military*.

116 Ebd.

117 Hal Gold, *Unit 731: Testimony* (Tokyo: Yenbooks, 1996), 91.

118 Ebd.

119 Ebd., 92.

Kapitel 4: **Die Geburt des amerikanischen Biowaffenprogramms**

1 Ed Regis, *The Biology of Doom: The History of America's Secret Germ Warfare Project* (New York: Henry Holt and Company, 1999), 19–20.

2 »Committees on Biological Warfare, 1941-1948«, National Academy of Sciences, 2023, *https://bit.ly/3C9uQyH.*

3 Norman M. Covert, *Cutting Edge: A History of Fort Detrick, Maryland, 1943–1993* (Fort Detrick: The Headquarters, US Army Garrison, 1993), *https://archive.is/l4nv.*

4 Ebd.

5 Ed Regis, *The Biology of Doom: The History of America's Secret Germ Warfare Project* (New York: Henry Holt and Company, 1999), 19.

6 Ebd., 20.

7 Ebd., 21.

8 Ebd.

9 Ebd., 93–94.

10 Ebd., 94.

11 Seymour M. Hersh, *Chemical and Biological Warfare: America's Hidden Arsenal* (Indianapolis: The Bobbs-Merrill Company, Inc., 1968), 213–214, 219.

12 National Science Board, »National Science Foundation, Science and Engineering Indicators 2022«, Academic Research and Development, accessed Apr. 6, 2023, *https://ncses.nsf.gov/pubs/nsb20213.*

13 Ed Regis, *The Biology of Doom: The History of America's Secret Germ Warfare Project* (New York: Henry Holt and Company, 1999), 24–25.

14 George Merck, »Biological Warfare: Report to the secretary of war by Mr. George W. Merck«, *Governmentattic.org,* Jan. 3, 1945, *https://bit.ly/3MRtFsu.*

15 HistoryNet staff, »Dr. Ira Baldwin: Biological Weapons Pioneer«, HistoryNet, June 12, 2006, *www.historynet.com/dr-ira-baldwin-biological-weapons-pioneer.*

16 »Ira Baldwin«, PBS, *https://www.pbs.org/wgbh/americanexperience/features/weapon-biography-ira-baldwin.*

17 HistoryNet Staff, »Dr. Ira Baldwin: Biological Weapons Pioneer«, HistoryNet, Jun. 12, 2006, *https://www.historynet.com/dr-ira-baldwin-biological-weapons-pioneer.*

18 Ebd.

19 Annie Jacobsen, *Operation Paperclip: The Secret Intelligence Program That Brought Nazi Scientists to America* (New York: Little, Brown and Company, 2014), 232.

20 »Fort Detrick: A Timeline«, Fort Detrick Alliance, *https://www.fortdetrickalliance.org/history.html.*

21 »Dr. Ira Baldwin: Biological Weapons Pioneer«, HistoryNet, Jun. 12, 2006, *https://bit.ly/3MR2j64.*

22 I. L. Baldwin, »Chemicals and Pests«, Review of Silent Spring by Rachel Carson, *Science* 137, no. 3535 (1962): 1042–1043, *https://bwcase.tripod.com/sci1962.pdf.*

23 »The Story of Silent Spring«, NRDC, Aug. 13, 2015, *https://www.nrdc.org/stories/story-silent-spring.*

Kapitel 5: **Ishii Shirō und seine Schergen kommen an Bord – Japans Operation »Paperclip«**

1 Kathryn Weathersby, »New Evidence on the Korean War«, Cold War International History Project, Bulletin 11 (Winter, 1998): 176–199, *https://bit.ly/43iC9Af.*

2 Eli M. Rosenbaum to Rabbi Abraham Cooper, via Telefax, Nov. 3, 1998, *https://bit.ly/3qqPWGp*.
3 Stephen Kinzer, *Poisoner in Chief: Sidney Gottlieb and the CIA Search for Mind Control* (New York: St. Martin's Griffin, 2019), 28.
4 Ed Regis, *The Biology of Doom: The History of America's Secret Germ Warfare Project* (New York: Henry Holt and Company, 1999), 225.
5 Ebd., 86.
6 Ebd., 93, 100.
7 Ebd., 97.
8 Haddie Beckham, Merja Pyykkönen, *Unit 731 Cover-Up: The Operation Paperclip of the East* (San Francisco: Pacific Atrocities Education, 2022,) 22, *https://bit.ly/3MPN3Gj*.
9 Ed Regis, *The Biology of Doom: The History of America's Secret Germ Warfare Project* (New York: Henry Holt and Company, 1999), 108.
10 Ebd., 101, 103.
11 Ebd., 101, 105.
12 Ebd., 107–108.
13 Ebd., 107.
14 Ebd., 109–111.
15 Ebd., 110.
16 Ebd., 110–113, 126.
17 Sheldon H. Harris, *Factories of Death: Japanese Biological Warfare 1932–45 and the American Cover-up* (London & New York: Routledge, 1994), 201, 207, 218.
18 Ed Regis, *The Biology of Doom: The History of America's Secret Germ Warfare Project* (New York: Henry Holt and Company, 1999), 127–128.
19 »Unit 731 Cover-up: The Operation Paperclip of the East«, Pacific Atrocities Education, 2021, *https://bit.ly/3MPN3Gj*.
20 »Evidence Confirms Germ Warfare and More by Japanese Unit 731«, *China Daily*, updated Jul. 13, 2022, *https://global.chinadaily.com.cn/a/202207/13/WS62cd34f2a310fd2b29e6be75_1.html*.
21 Ed Regis, *The Biology of Doom: The History of America's Secret Germ Warfare Project* (New York: Henry Holt and Company, 1999), 129–130.
22 »5 Things to Know about Japan's World War II Surrender«, *Associated Press*, Sep. 1, 2020, *https://tinyurl.com/2d6fpuz6*.
23 Global Times staff reporters, »US Pardoned Japan's War Criminals in Exchange for Unit 731 Chemical Weapons – How Trustworthy Is Its Clarification on Ukraine Labs?« *Global Times*, Mar. 22, 2022, *https://www.globaltimes.cn/page/202203/1256557.shtml*.
24 Eric Stover, Victor Peskin, Alexa Koenig, *Hiding in Plain Sight: The Pursuit of War Criminals from Nuremberg to the War on Terror* (Oakland: University of California Press, 2016), 56.
25 Hal Gold, *Japan's Infamous Unit 731: Firsthand Accounts of Japan's Wartime Human Experimentation Program* (Singapore: Tuttle Publishing, 1996), 117–120.
26 Huaxia, »Secret Deal between US Fort Detrick, Japanese Germ Warfare Unit Revealed«, *Xinhuanet*, Aug. 4, 2021, *http://www.xinhuanet.com/english/2021-08/04/c_1310107175.htm*.
27 Global Times staff reporters, »US Pardoned Japan's War Criminals in Exchange for Unit 731 Chemical Weapons — How Trustworthy Is Its Clarification on Ukraine Labs?« *Global Times*, Mar. 22, 2022, *https://www.globaltimes.cn/ page/202203/1256557.shtml*.
28 Hal Gold, *Unit 731: Testimony* (Tokyo: Yenbooks, 1996), 243–244.
29 Haddie Beckham, Merja Pyykkönen, *Unit 731 Cover-Up: The Operation Paperclip of the East* (San Francisco: Pacific Atrocities Education, 2022), back cover.
30 Ebd., 27.

31 Hal Gold, *Japan's Infamous Unit 731: Firsthand Accounts of Japan's Wartime Human Experimentation Program* (Singapore: Tuttle Publishing, 1996), 145–147.

Kapitel 6: Unternehmen »Paperclip«

1 James Everest, »Nazis on the Run: The Ratline«, BBC Radio 4, *https://bbc.in/3pa74jb*.
2 Annie Jacobsen, *Operation Paperclip: The Secret Intelligence Program That Brought Nazi Scientists To America* (New York: Little, Brown and Company, 2014), xi–xii.
3 Ebd., xii, 175.
4 Ebd., 287–288.
5 »OSS: The Predecessor of the CIA«, History, Aug. 31, 2018, *https://bit.ly/3Xee8b1*.
6 Annie Jacobsen, *Operation Paperclip: The Secret Intelligence Program That Brought Nazi Scientists To America* (New York: Little, Brown and Company, 2014), 315.
7 Ebd., 288.
8 Ebd., 314.
9 Ebd., 315.
10 Ebd., 365.
11 Ed Regis, *The Biology of Doom: The History of America's Secret Germ Warfare Project* (New York: Henry Holt and Company, 1999), 115.
12 Annie Jacobsen, *Operation Paperclip: The Secret Intelligence Program that Brought Nazi Scientists to America* (New York: Little, Brown and Company, 2014), 290–291.
13 Ebd., 365.
14 Matthew Aid, »The CIA in Germany: A Secret History«, *The Daily Beast*, April 14, 2017, *https://www.thedailybeast.com/the-cia-in-germany-a-secret-history*.
15 Annie Jacobsen, *Operation Paperclip: The Secret Intelligence Program That Brought Nazi Scientists to America* (New York: Little, Brown and Company, 2014), 286.
16 Ebd., 291–292.
17 Ebd., 296–297.
18 Ebd., 421.
19 Ebd., 236–237, 295.
20 Ebd., 293.
21 Ebd., 389–391.
22 Ebd., 163–164.
23 Ebd., 389–390.
24 Ebd., 376.
25 Ebd., 293.
26 Ebd., 350.
27 Vivien Spitz, *Doctors from Hell: The Horrific Account of Nazi Experiments on Humans* (Boulder, CO: Sentient Publications, 2005), 117–118, *https://archive.org/details/doctorsfromhellh00spit/page/116/mode/2up*.
28 Annie Jacobsen, *Operation Paperclip: The Secret Intelligence Program That Brought Nazi Scientists to America* (New York: Little, Brown and Company, 2014), 360.
29 Ebd., 293.
30 »Oral History Interview with Frank Wallis«, United States Holocaust Memorial Museum, Jun. 15, 1978, *https://collections.ushmm.org/oh_findingaids/RG-50.588.0001_trs_en.pdf*.

31 Annie Jacobsen, *Operation Paperclip: The Secret Intelligence Program That Brought Nazi Scientists to America* (New York: Little, Brown and Company, 2014), 233, 332.
32 Ebd., 317, 332.
33 Government Printing Office, »The Avalon Project: Nuremberg Trial Proceedings Vol. 21 – Two Hundred and Eleventh Day«, Lillian Goldman Law Library, n.d., *https://avalon.law.yale.edu/imt/08-26-46.asp*.
34 Annie Jacobsen, *Operation Paperclip: The Secret Intelligence Program That Brought Nazi Scientists to America* (New York: Little, Brown and Company, 2014), 302–304.
35 Ebd., 379–381.
36 Marco Margaritoff, »Inside Operation Paperclip, America's Secret Program That Employed 1,600 Nazi Scientists In Its Labs«, All That's Interesting, Aug. 20, 2020, *https://allthatsinteresting.com/operation-paperclip*.
37 Annie Jacobsen, *Operation Paperclip: The Secret Intelligence Program That Brought Nazi Scientists to America* (New York: Little, Brown and Company, 2014), 415.
38 Alberto L. Zuppi, »Slave Labor in Nuremberg's I.G. Farben Case: The Lonely Voice of Paul M. Hebert«, 66 Louisiana Law Review (2006), *https://digitalcommons.law.lsu.edu/lalrev/vol66/iss2/5*.
39 Annie Jacobsen, *Operation Paperclip: The Secret Intelligence Program That Brought Nazi Scientists to America* (New York: Little, Brown and Company, 2014), 149.
40 Ebd., 304, 336–341, 415–416.
41 »Ambros, Otto / W.R. Grace and Company Ronald Reagan Presidential Library & Museum«, The Ronald Reagan Presidential Library & Museum, *https://bit.ly/3N8BgDx*.
42 Annie Jacobsen, *Operation Paperclip: The Secret Intelligence Program That Brought Nazi Scientists to America* (New York: Little, Brown and Company, 2014), 418.
43 »Letter to Congressman Tom Lantos from The White House, James W. Nance, Informing Congressman Lantos about the Involvement of Dr. Otto Ambros with Various Officials from Allied Countries«, Reagan Library, Apr. 13, 1982, 36, *https://www.reaganlibrary.gov/public/2022-05/40-654-FG384-001-003-2022.pdf*.
44 Annie Jacobsen, *Operation Paperclip: The Secret Intelligence Program That Brought Nazi Scientists to America* (New York: Little, Brown and Company, 2014), 416–419.
45 »Viva Verbund!«, *Forbes*, Aug. 9, 1999, *https://www.forbes.com/global/1999/0809/215020a.html?sh=38f7c219615f*.
46 Annie Jacobsen, *Operation Paperclip: The Secret Intelligence Program That Brought Nazi Scientists to America* (New York: Little, Brown and Company, 2014), 431.
47 Katie Thomas, »The Unseen Survivors of Thalidomide Want to Be Heard«, *The New York Times*, Mar. 23, 2020, *https://www.nytimes.com/2020/03/23/health/thalidomide-survivors-usa.html*.
48 Neil Vargesson, »Review: Thalidomide-Induced Teratogenesis: History and Mechanisms«, Birth Defects Research Part C: Embryo Today: Reviews 105 no. 2 (2015): 140–56, doi: 10.1002/bdrc.21096.
49 Annie Jacobsen, *Operation Paperclip: The Secret Intelligence Program That Brought Nazi Scientists to America* (New York: Little, Brown and Company, 2014), 432.
50 Ebd., 316–317.
51 Ebd., 285.
52 Ebd., 229–230, 388.
53 Ebd., 317, 336–337, 338.
54 Ebd., 375–376.
55 Ebd., 377.
56 Ebd., 299, 310.

57 Ebd., 283, 299, 310.
58 »Incendiary Weapons«, United Nations Office for Disarmament Affairs, accessed Jul. 17, 2023, *https://tinyurl.com/ys434pu6*.
59 »Protocol for the Prohibition of the Use in War of Asphyxiating, Poisonous or Other Gases, and of Bacteriological Methods of Warfare (Geneva Protocol)«, US Dept. of State Archives, accessed Jul. 17, 2023, *https://2009-2017.state.gov/t/isn/4784.htm*.
60 Annie Jacobsen, *Operation Paperclip: The Secret Intelligence Program That Brought Nazi Scientists to America* (New York: Little, Brown and Company, 2014), 310–311.
61 Ebd., 300–301.
62 Ebd., 283.
63 Ebd., 384–385.

Kapitel 7: **Eine Dreierpartnerschaft**

1 Sarah Everts, »The Nazi Origins of Deadly Nerve Gases«, *Chemical & Engineering News*, Oct. 17, 2016, *https://cen.acs.org/articles/94/i41/Nazi-origins-deadly-nerve-gases.html*.
2 Ebd.
3 »I.G. Farben Trial, Early Release and Reestablishment of Bayer (1945–1951)«, Bayer, last updated Sep. 14, 2022, *https://www.bayer.com/en/history/1945-1951*.
4 Annie Jacobsen, *Operation Paperclip: The Secret Intelligence Program That Brought Nazi Scientists to America* (New York: Little, Brown and Company, 2014).
5 Seymour M. Hersh, *Chemical and Biological Warfare: America's Hidden Arsenal* (Indianapolis: The Bobbs-Merrill Company, Inc., 1968), 255.
6 »CAPT Joshua Schier, MD, MPH: Chief Medical Officer«, US Dept. of Health and Human Services, accessed Apr. 13, 2023, *https://www.usphs.gov/leadership/chief-medical-officer*.
7 »Historical Perspectives History of CDC«, MMWR, Jun. 28, 1996, *https://bit.ly/3WJH0rH*.
8 »A Short History of the National Institutes of Health«, NIH, accessed Apr. 13, 2023, *https://bit.ly/3MIiX7M*.
9 »Our History«, US Dept. of Public Health and Human Services, accessed Apr. 13, 2023, *https://www.usphs.gov/history*.
10 Seymour M. Hersh, *Chemical and Biological Warfare: America's Hidden Arsenal* (Indianapolis: The Bobbs-Merrill Company, Inc., 1968), 274.
11 Ebd., 23, 196, 242.
12 Ebd., 273.
13 Sheldon Harris, PhD, »Japanese Biomedical Experimentation during the World-War-II Era«, in: *Military Medical Ethics* Vol. 2, ed. Dave E. Lounsbury, MD, FACP (Washington DC: TMM Publications, 2003), 482–483, *https://ke.army.mil/bordeninstitute/published_volumes/ethicsVol2/Ethics-ch-16.pdf*
14 Mark Felton, *The Devil's Doctors: Japanese Human Experiments on Allied Prisoners of War* (United Kingdom: Pen & Sword Books, 2012).
15 Sherwood Ross, »US Biowarfare Programs Have 13,000 Death Scientists Hard at Work«, Scoop, Feb. 26, 2020, *https://bit.ly/43qS1QA*.
16 Ebd.
17 Jeanne Guillemin, »Scientists and the History of Biological Weapons«, *EMBO Reports* 7 (2006): S45–S49, doi: 10.1038/sj.embor.7400689.
18 Ebd.

19 Francis A. Boyle, *Biowarfare and Terrorism* (Atlanta: Clarity Press, 2005), 23–24.
20 Ed Regis, *The Biology of Doom: The History of America's Secret Germ Warfare Project* (New York: Henry Holt and Company, 1999), 114–115.
21 Kathryn J. Zerbe, »The Secret Life of Secrets: Deleterious Psychosomatic Effects on Patient and Analyst«, *Journal of the American Psychoanalytic Association* 67, no. 1 (2019): 185–214, doi: 10.1177/0003065119826624.
22 Ed Regis, *The Biology of Doom: The History of America's Secret Germ Warfare Project* (New York: Henry Holt and Company, 1999), 115.
23 Caitlin Dickerson, »Secret World War II Chemical Experiments Tested Troops By Race«, NPR, Jun. 22, 2015, *https://www.npr.org/2015/06/22/415194765/u-s-troops-tested-by-race-in-secret-world-war-ii-chemical-experiments.*
24 »Mustard Gas: Mustard Gas Experiments«, US Dept. of Veteran Affairs, last updated Apr. 21, 2020, *https://bit.ly/3WxgeTk.*
25 Ed Regis, *The Biology of Doom: The History of America's Secret Germ Warfare Project* (New York: Henry Holt and Company, 1999), 167-168.
26 Jennie Jones Giles, »Adventist Helped Biological Weapons Study«, *Blue Ridge Now Times-News*, Jan. 25, 2004, *https://tinyurl.com/yck7xv5u.*
27 Annie Jacobsen, *Operation Paperclip: The Secret Intelligence Program that Brought Nazi Scientists to America* (New York: Little, Brown and Company, 2014), 288.
28 US Congress, Senate, Committee on Veterans' Affairs, Is Military Research Hazardous to Veterans' Health? Lessons Spanning Half a Century, 103rd Congress, 2d sess., 1994, S. Prt. 103–197, *https://bit.ly/3IPQvzx.*
29 Robert Roos, »Judge Orders DOD to Stop Requiring Anthrax Shots«, CIDRAP, Dec. 23, 2003, *https://www.cidrap.umn.edu/news-perspective/2003/12/judge-orders-dod-stop-requiring-anthrax-shots.*
30 Annie Jacobsen, *Operation Paperclip: The Secret Intelligence Program that Brought Nazi Scientists to America* (New York: Little, Brown and Company, 2014), 372.
31 US Congress, Senate, Select Committee on Intelligence and the Subcommittee on Health and Scientific Research, Project MKUltra, The CIA's Program of Research in Behavioral Modification, 95th Cong., 1st sess., Aug. 3, 1977, *https://www.intelligence.senate.gov/sites/default/files/hearings/95mkultra.pdf.*
32 George C. Wilson, »Army Conducted 239 Secret, Open-Air Germ Warfare Tests«, *The Washington Post,* Mar. 9, 1977, *https://wapo.st/43lZRel.*
33 US Congress, Senate, Subcommittee on Health and Scientific Research of the Committee on Human Resources, Biological Testing Involving Human Subjects by The Department of Defense, 95th Cong., 1st sess., 1977, *https://archive.org/details/biologicaltestin00unit.*
34 Ebd.
35 Annie Jacobsen, *Operation Paperclip: The Secret Intelligence Program that Brought Nazi Scientists to America* (New York: Little, Brown and Company, 2014), 372.
36 Helen Thompson, »In 1950, the US Released a Bioweapon in San Francisco«, *Smithsonian Magazine*, Jul. 6, 2015, *https://www.smithsonianmag.com/smart-news/1950-us-released-bioweapon-san-francisco-180955819.*
37 Rebecca Kreston, »Blood & Fog: The Military's Germ Warfare Tests in San Francisco«, *Discover*, Jun. 28, 2015, *https://www.discovermagazine.com/health/blood-and-fog-the-militarys-germ-warfare-tests-in-san-francisco.*
38 HistoryNet Staff, »Dr. Ira Baldwin: Biological Weapons Pioneer«, HistoryNet, Jun. 12, 2006, *https://www.historynet.com/dr-ira-baldwin-biological-weapons-pioneer.*

39 National Research Council (US) Subcommittee on Zinc Cadmium Sulfide, »Toxicologic Assessment of the Army's Zinc Cadmium Sulfide Dispersion Tests«, Washington (DC): National Academies Press (US), 1997, doi: 10.17226/5739.
40 Ed Regis, *The Biology of Doom: The History of America's Secret Germ Warfare Project* (New York: Henry Holt and Company, 1999), 117–119.
41 William H. Rose, »An Evaluation of Entomological Warfare as a Potential Danger to the United States and European NATO Nations«, US Army Test & Evaluation Command, Mar. 1981, *https://bit.ly/3OzIoer*.
42 Walter J. Tabachnick, »Mosquito Control as a First Responder to Bioterrorism«, Florida Medical Entomology Laboratory, last modified Oct. 29, 2019, *https://bit.ly/434jLuG*.
43 »US Army Activities in the US, Biological Warfare Programs, vol. II«, Department of the Army, 1977, 202, *https://nsarchive2.gwu.edu/NSAEBB/NSAEBB58/RNCBW_USABWP.pdf*.
44 United States Army Chemical Corps, Summary of Major Events and Problems. Fiscal Year 1959, Army Chemical Center, Maryland: US Army Chemical Corps Historical Office, Jan 1960, PDF, *https://www.osti.gov/opennet/servlets/purl/16006843-5BAfk6/16006843.pdf* (Accessed Mar 8, 2023).
45 Ed Regis, *The Biology of Doom: The History of America's Secret Germ Warfare Project* (New York: Henry Holt and Company, 1999), 14–15.
46 Department of the Army, US Army Activity in the US Biological Warfare Programs, Volume I and II: US Army, 1977, 6-3, *https://nsarchive2.gwu.edu/NSAEBB/NSAEBB58/RNCBW_USABWP.pdf*.
47 Department of the Army, A Study of the Vulnerability of Subway Passengers in New York City to Covert Attack with Biological Agents, Special Operations Division Commodity Development and Engineering Laboratory, Miscellaneous Publication 25, Frederick, MD: Department of the Army, 1968, 23, *https://stanford.io/3Pgm4XB*.
48 Department of the Army, US Army Activity in the US Biological Warfare Programs, Volume I and II: US Army, 1977, 6-3, *https://nsarchive2.gwu.edu/NSAEBB/NSAEBB58/RNCBW_USABWP.pdf*.
49 Leonard A. Cole, *Clouds of Secrecy: The Army's Germ Warfare Tests Over Populated Areas* (Savage, MD: Rowman & Littlefield, 1988), 68.
50 Department of the Army, A Study of the Vulnerability of Subway Passengers in New York City to Covert Attack with Biological Agents, Special Operations Division Commodity Development and Engineering Laboratory, Miscellaneous Publication 25, Frederick, MD: Department of the Army, 1968, 23, *https://stanford.io/3Pgm4XB*.
51 US Congress, Senate, Intelligence Activities Senate Resolution 21, Unauthorized Storage of Toxic Agents: Hearings before the Select Committee to Study Governmental Operations with Respect to Intelligence Activities, 94th Cong., 1st sess., 1975, 6 (testimony of William E. Colby, Director of Central Intelligence), *https://bit.ly/46axzG6*.
52 »Bacillus subtilis«, English Wikipedia – Species Pages, accessed via *GBIF.org*, Mar. 24, 2023, *https://www.gbif.org/ species/165593656*.
53 Mark Wheelis, Lajos Rózsa, Malcolm Dando, *Deadly Cultures: Biological Weapons since 1945* (Boston: Harvard University Press, 2006), 26.
54 William H. Rose, »An Evaluation of Entomological Warfare as a Potential Danger to the United States and European NATO Nations«, US Army Dugway Proving Ground, Mar. 1981, 8, *https://bit.ly/3OzIoe*r.
55 Ed Regis, *The Biology of Doom: The History of America's Secret Germ Warfare Project* (New York: Henry Holt and Company, 1999), 14–15, 117.
56 Ebd., 118.
57 Bill Richards, »Report Suggests CIA Involvement In Fla. Illnesses«, *The Washington Post*, Dec. 17, 1979, *https://wapo.st/43E7Eob*.

58 HistoryNet Staff, »Dr. Ira Baldwin: Biological Weapons Pioneer«, HistoryNet, Jun. 12, 2006, *https://www.historynet.com/dr-ira-baldwin-biological-weapons-pioneer*.

59 Ebd.

60 Ed Regis, *The Biology of Doom: The History of America's Secret Germ Warfare Project* (New York: Henry Holt and Company, 1999), 118–119.

61 Christopher Simpson, *The Science of Coercion: Communication Research and Psychological Warfare 1945–1960* (New York: Oxford University Press, 1994), 24.

62 Annie Jacobsen, *Operation Paperclip: The Secret Intelligence Program That Brought Nazi Scientists to America* (New York: Little, Brown and Company, 2014), 371.

63 Jeffrey St. Clair, Alexander Cockburn, »Operation Paperclip: Nazi Science Heads West«, *Counterpunch*, Dec. 8, 2017, *https://www.counterpunch.org/2017/12/08/98078*.

64 Annie Jacobsen, *Operation Paperclip: The Secret Intelligence Program That Brought Nazi Scientists to America* (New York: Little, Brown and Company, 2014), 318, 320.

65 Ebd., 366.

66 Ebd.

67 Ed Regis, *The Biology of Doom: The History of America's Secret Germ Warfare Project* (New York: Henry Holt and Company, 1999), 152–153.

68 Stephen Kinzer, *Poisoner in Chief: Sidney Gottlieb and the CIA Search for Mind Control* (New York: St. Martin's Griffin, 2019), 70–71.

69 US Congress, Senate, Committee on Human Resources, Select Committee on Intelligence, Project MKULTRA, the CIA's Program of Research in Behavioral Modification, 95th Congress, 1st sess., Aug. 3, 1977, 169, *https://www.intelligence.senate.gov/sites/default/files/hearings/95mkultra.pdf*.

70 Ebd., 6.

71 Ebd., 169.

72 Annie Jacobson, *Operation Paperclip: The Secret Intelligence Program that Brought Nazi Scientists to America* (New York: Back Bay Books/Little, Brown and Company, 2014), 320–321.

73 Ebd., 318–320, 364–365.

74 »Dr. Maitland Baldwin, a Student of Harold Hebb Explored Sensory Deprivation at NIH«, Alliance for Human Research Protection, Jan. 18, 2023, *https://bit.ly/3qvoh6R*.

75 Annie Jacobson, *Operation Paperclip: The Secret Intelligence Program that Brought Nazi Scientists to America* (New York: Back Bay Books/Little, Brown and Company, 2014), 300–301, n326.

76 Ebd., 367.

77 »1973: Richard Helms and Sid Gottlieb Ordered All Records Re: Mind-Control Projects Destroyed«, Alliance for Human Research Protection, Jan. 18, 2023, *https://bit.ly/45EiFHE*.

78 Annie Jacobsen, *Operation Paperclip: The Secret Intelligence Program That Brought Nazi Scientists to America* (New York: Little, Brown and Company, 2014), 367.

79 Ebd., 367.

80 John Marks, *The Search for the »Manchurian Candidate«* (New York: Times Books, 1979), 67–68.

81 Ebd., 59, 138.

82 »Dr. Maitland Baldwin, a Student of Harold Hebb Explored Sensory Deprivation at NIH«, Alliance for Human Research Protection, Jan. 18, 2023, *https://bit.ly/3qvoh6R*.

83 Ebd.

84 John Marks, *The Search for the »Manchurian Candidate«* (New York: Times Books, 1979), 202.

85 Ebd.

86 Stephen Kinzer, »From Mind Control to Murder? How a Deadly Fall Revealed the CIA's Darkest Secrets«, *The Guardian*, Sep. 6, 2019, *https://bit.ly/3BR3Rb0*.

87 »Frank Olson Project: Timeline«, Frank Olson Project, 2022, *https://frankolsonproject.com/timeline*.

88 Stephen Kinzer, »From Mind Control to Murder? How a Deadly Fall Revealed the CIA's Darkest Secrets«, *The Guardian*, Sep. 6, 2019, *https://bit.ly/3BR3Rb0*.
89 Annie Jacobsen, *Operation Paperclip: The Secret Intelligence Program That Brought Nazi Scientists to America* (New York: Little, Brown and Company, 2014), 366.
90 Ebd., 367–368.
91 Ebd., 370.
92 Stephen Kinzer, »From Mind Control to Murder? How a Deadly Fall Revealed the CIA's Darkest Secrets«, *The Guardian*, Sep. 6, 2019, *https://bit.ly/3BR3Rb0*.
93 Ebd.
94 Ebd.

Kapitel 8: **Blütezeit: Die Biowaffenindustrie unter Volldampf**

1 Jozef Goldblat, »The Biological Weapons Convention – An Overview«, International Committee of the Red Cross, Jun. 30, 1997, *https://www.icrc.org/en/doc/resources/documents/article/other/57jnpa.htm*.
2 Joseph Cirincione, Jon B. Wolfsthal, Miriam Rajkumar, *Deadly Arsenals: Nuclear, Biological, and Chemical Threats* (Washington D.C.: Carnegie Endowment for International Peace, 2005, 2nd ed.), 212.
3 US Army Medical Research and Development Command, »Biological Defense Research Development Program«, Apr. 1989, *https://bit.ly/3qsPUO6*.
4 »Military Construction Authorization, Fiscal Year 1969«, Joint Hearing, 90th Congress before the Subcommittees on Military Construction of the Committee on Armed Services and the Committee on Appropriations, United States Senate, second session on S. 3225 (H.R. 16703), Apr. 29, 1968, *https://bit.ly/45Jetq6*.
5 Mark Wheelis, Lajos Rózsa, Malcolm Dando, *Deadly Cultures: Biological Weapons Since 1945* (Harvard University Press, 2009), 122.
6 Seymour M. Hersh, *Chemical and Biological Warfare: America's Hidden Arsenal* (Indianapolis: Bobbs-Merrill Company, Inc., 1968), 75, 79, 86–89.
7 Ebd., 85–88.
8 Ebd., 68–69.
9 Mark Wheelis, Lajos Rózsa, Malcolm Dando, *Deadly Cultures: Biological Weapons Since 1945* (Harvard University Press, 2009), 200.
10 Seymour M. Hersh, *Chemical and Biological Warfare: America's Hidden Arsenal* (Indianapolis: Bobbs-Merrill Company, Inc., 1968), 86.
11 Ebd., 69.
12 Ebd., 70–72.
13 Ebd., 72.
14 Mark Wheelis, Lajos Rózsa, Malcolm Dando, *Deadly Cultures: Biological Weapons Since 1945* (Harvard University Press, 2009), 18.
15 Al Mauroni, »The US Army Chemical Corps: Past, Present, and Future«, The Army Historical Foundation, 2021, *https://armyhistory.org/the-u-s-army-chemical-corps-past-present-and-future*.

16 Seymour M. Hersh, *Chemical and Biological Warfare: America's Hidden Arsenal* (Indianapolis: Bobbs-Merrill Company, Inc., 1968), 77.
17 Ebd., 75.
18 Ebd., 75–76.
19 Ebd., 86.

Kapitel 9: **Haben die USA im Krieg illegal Biowaffen eingesetzt?**

1 Franklin D. Roosevelt, »Statement Warning the Axis against Using Poison Gas«, The American Presidency Project, Jun. 8, 1943, *https://www.presidency.ucsb.edu/documents/statement-warning-the-axis-against-using-poison-gas.*
2 Mark Wheelis, Lajos Rózsa, Malcolm Dando, *Deadly Cultures: Biological Weapons Since 1945* (Harvard University Press, 2009), 13.
3 Ebd., 253.
4 »War Crimes«, United Nations Office on Genocide Prevention and the Responsibility to Protect, accessed Jun 28, 2023, *https://www.un.org/en/genocideprevention/war-crimes.shtml.*
5 Jeffery Kaye, »New Revelations on Germ Warfare: It's Time for a Reckoning with Our History from the Korean War«, *CounterPunch*, Apr. 9, 2021, *https://bit.ly/3MD8sT8.*
6 Central Intelligence Agency, Daily Digest, CIA No. 49305, 1951, PDF, accessed Mar. 13, 2023, *https://s3.documentcloud.org/documents/7207516/BW-COMINT-Baptism-Files.pdf.*
7 Ed Regis, *The Biology of Doom: The History of America's Secret Germ Warfare Project* (New York: Henry Holt and Company, 1999), 143–144.
8 Seymour M. Hersh, *Chemical and Biological Warfare: America's Hidden Arsenal* (Indianapolis: Bobbs-Merrill Company, Inc., 1968), 18–19.
9 Katherine Wethersby, »New Evidence on the Korean War«, Cold War International History Project Bulletin 11, Winter 1998, 187, *https://bit.ly/43iC9Af.*
10 MAJ Stephen J. Thomas, LCDR V. Lawler, COL Timothy P. Endy, »History of US Military Contributions to the Study of Viral Hemorrhagic Fevers«, *Military Medicine* 170, no. 4 (2005): 77–91, *https://bit.ly/3oLWA9E.*
11 Seymour M. Hersh, *Chemical and Biological Warfare: America's Hidden Arsenal* (Indianapolis: Bobbs-Merrill Company, Inc., 1968), 14–18.
12 Ebd., 18–19.
13 Mark Wheelis, Lajos Rózsa, Malcolm Dando, *Deadly Cultures: Biological Weapons Since 1945* (Harvard University Press, 2009), 257.
14 World Peace Council, »Report of the International Scientific Commission for the Investigation of the Facts Concerning Bacterial Warfare in Korea and China, 1952«, Monthly Review Foundation, accessed Jul. 17, 2023, *https://tinyurl.com/58xc32z9.*
15 Seymour Hersh, *Chemical and Biological Warfare: America's Hidden Arsenal* (Indianapolis: Bobbs-Merrill Company, Inc., 1968), 19–20.
16 Mark Wheelis, Lajos Rózsa, Malcolm Dando, *Deadly Cultures: Biological Weapons Since 1945* (Harvard University Press, 2009), 257.
17 Ebd., 255.

18 Seymour Hersh, *Chemical and Biological Warfare: America's Hidden Arsenal* (Indianapolis: The Bobbs-Merrill Company, Inc., 1968), 23–29.
19 »Protocol for the Prohibition of the Use in War of Asphyxiating, Poisonous or Other Gases, and of Bacteriological Methods of Warfare«, US Dept. of State, signed Jun. 17, 1925, *https://bit.ly/3q8SF6S*.
20 Jonathan B. Tucker, *War of Nerves – Chemical Warfare from World War I to Al-Qaeda* (New York: Pantheon Books, 2006), 155–156.
21 Seymour Hersh, *Chemical and Biological Warfare: America's Hidden Arsenal* (Indianapolis: The Bobbs-Merrill Company, Inc., 1968), 23.
22 Ebd., 258.
23 Stephen Kinzer, *Poisoner in Chief: Sidney Gottlieb and the CIA Search for Mind Control* (New York: St. Martin's Griffin, 2019), 180–185.
24 Peter Kornbluh, »The Negotiator«, *Cigar Aficionado*, Apr. 1, 2017, *https://bit.ly/42tNTyh*.
25 Ebd.
26 Robert F. Kennedy Jr., Private Interview with John Nolan.
27 Mark Wheelis, Lajos Rózsa, Malcolm Dando, *Deadly Cultures: Biological Weapons Since 1945* (Harvard University Press, 2009), 263.
28 Ebd.
29 Ebd., 264.
30 Ebd.
31 Ebd.
32 Drew Fetherston, John Cummings, »Opening the Phials off the CIA«, *The Manchester Guardian*, Jan. 10, 1977, *https://www.cia.gov/readingroom/docs/CIA-RDP90-01208R000100220017-1.pdf*.
33 Mark Wheelis, Lajos Rózsa, Malcolm Dando, *Deadly Cultures: Biological Weapons Since 1945* (Harvard University Press, 2009), 266.

Kapitel 10: Vietnam

1 Seymour Hersh, *Chemical and Biological Warfare: America's Hidden Arsenal* (Indianapolis: The Bobbs-Merrill Company, Inc., 1968), 25.
2 Ebd., 31.
3 Ebd., 168–171.
4 Annie Jacobsen, *Operation Paperclip: The Secret Intelligence Program That Brought Nazi Scientists to America* (New York: Little, Brown and Company, 2014), 387–388.
5 Ebd., 388.
6 »1962 – Operation Ranch Hand«, Air Force Historical Support Division, *https://bit.ly/3WPlrps*.
7 Seymour Hersh, »Our Chemical War«, *The New York Review*, Apr. 25, 1968, *https://bit.ly/3WMbh9f*.
8 »Agent Orange Manufacturing Sites«, Agent Orange Record, 2020, *https://bit.ly/3CaV2ZJ*.
9 Seymour Hersh, »Our Chemical War«, *The New York Review*, Apr. 25, 1968, *https://bit.ly/3WMbh9f*.
10 Annie Jacobsen, *Operation Paperclip: The Secret Intelligence Program That Brought Nazi Scientists to America* (New York: Little, Brown and Company, 2014), 388.
11 Ash Anand, »Vietnam's Horrific Legacy: The Children of Agent Orange«, *News.com.au*, May 25, 2015, *https://bit.ly/3oqY9JT*.
12 Haley Foster, »Agent Orange: It's Affecting Veterans and Their Kids«, Valley News Live, Mar. 19, 2015, *http://bitly.ws/A5Hi*.

Kapitel 11: Bedenken seitens des Militärs gegenüber der Entwicklung von Biowaffen

1 Seymour M. Hersh, *Chemical and Biological Warfare: America's Hidden Arsenal* (Indianapolis: The Bobbs-Merrill Company, Inc., 1968), 36–37.
2 Ebd.
3 Ebd., 68.
4 Robert F. Kennedy Jr., Private Interview with Dr. Francis Boyle.
5 Francis Boyle, Illinois State Law, Jul. 13, 2021, *https://bit.ly/3CcHbC9*.
6 Seymour M. Hersh, *Chemical and Biological Warfare: America's Hidden Arsenal* (Indianapolis: The Bobbs-Merrill Company, Inc., 1968), 82.
7 Ebd., 82–83.
8 David Franz, »The Dual Use Dilemma: Crying Out for Leadership«, *Saint Louis University Journal of Health Law and Policy* 7, no. 5 (2013), 6, *https://bit.ly/3OPmO5I*.
9 David R. Franz, D.V.M., PhD, Biography, *https://bit.ly/3CacXzE*.
10 Tom Ramstack, »Germ Research Gets Urgent«, *Washington Times*, Jun. 9, 2003, *https://www.ph.ucla.edu/epi/bioter/germresearch.html*.
11 Robert F. Kennedy Jr., Private Interview with Dr. Robert Boyle.
12 Annie Jacobsen, *Operation Paperclip: The Secret Intelligence Program That Brought Nazi Scientists to America* (New York: Little, Brown and Company, 2014), 382.
13 Ebd., 383.
14 Ebd.

Kapitel 12: Die Biowaffenkonvention

1 Annie Jacobsen, *Operation Paperclip: The Secret Intelligence Program That Brought Nazi Scientists to America* (New York: Little, Brown and Company, 2014), 391.
2 Francis A. Boyle, *Biowarfare and Terrorism* (Atlanta: Clarity Press, 2005), 14.
3 Jonathan B. Tucker, Erin R. Mahan, »President Nixon's Decision to Renounce the US Offensive Biological Weapons Program«, Center for the Study of Weapons of Mass Destruction, Oct. 2009, *https://ndupress.ndu.edu/Portals/68/Documents/casestudies/CSWMD_CaseStudy-1.pdf*.
4 Richard Nixon, »Statement on Chemical and Biological Defense Policies and Program«, US Department of State Archives, Nov. 25, 1969, *https://2001-2009.state.gov/documents/organization/90920.pdf*.
5 Francis A. Boyle, *Biowarfare and Terrorism* (Atlanta: Clarity Press, 2005), 14–15.
6 Tom Mangold, Jeff Goldberg, *Plague Wars: A True Story of Biological Warfare* (London: MacMillan, 1999), 56.
7 »United States Biological Overview«, NTI, Jun. 4, 2015, *https://bit.ly/45OJCZ8*.
8 Frank Esposito, »Trust in Government at this Point?« Patch, Nov. 8, 2013, *https://bit.ly/42p7IH2*.
9 Jonathan B. Tucker, Erin R. Mahan, »President Nixon's Decision to Renounce the US Offensive Biological Weapons Program«, National Defense University Press, Oct. 2009, accessed Jun. 14, 2023, *https://ndupress.ndu.edu/Portals/68/Documents/casestudies/CSWMD_CaseStudy-1.pdf*.
10 United Nations Office of Disarmament Affairs, »Biological Weapons Convention«, accessed Jun. 14, 2023, *https://disarmament.unoda.org/biological-weapons*.

Kapitel 13: Die Umgehung von Genfer Protokoll und Biowaffenkonvention

1 David L. Huxsoll, DVM, PhD, Cheryl D. Parrott, William C. Patrick, III, MS, »Medicine in Defense against Biological Warfare«, *JAMA* 265, no. 5 (1989): 677–679, doi: 10.1001/ jama.1989.03430050093034.
2 D. L. Huxsoll, »Medicine in Defense Against Biological Warfare«, *JAMA* 262, no. 5 (1989): 677, doi: 10.1001/ jama198903430050.
3 Sherwood Ross, »US Biowarfare Programs Have 13,000 Death Scientists Hard at Work«, Scoop, Feb. 26, 2020, *https://bit.ly/43qS1QA*.
4 Gilles Demaneuf, Monali Rahalkar, Billy Bostickson, Francisco A. de Ribera, »DRASTIC – An Analysis of Project DEFUSE«, ResearchGate (2021), doi: 10.13140/RG.2.2.12961.89442.
5 Robert F. Kennedy Jr., Private Interview with Dr. Francis Boyle.
6 Francis A. Boyle, *Biowarfare and Terrorism* (Atlanta: Clarity Press, 2005), 17.
7 Robert F. Kennedy Jr., Private Interview with Dr. Francis Boyle.
8 US Congress, Senate, Select Committee to Study Governmental Operations with Respect to Intelligence Activities, »Unauthorized Storage of Toxic Agents«, 94th Cong., 1st sess., Sep. 16, 17, & 18th, 1975, *https://nsarchive2.gwu.edu/NSAEBB/NSAEBB58/RNCBW25.pdf*.
9 Stephen Kinzer, *Poisoner in Chief: Sidney Gottlieb and the CIA Search for Mind Control* (New York: St. Martin's Griffin, 2019), 204.
10 US Congress, Senate, Select Committee on Intelligence and the Subcommittee on Health and Scientific Research, Project MKUltra, The CIA's Program of Research in Behavioral Modification, 95th Cong., 1st sess., Aug. 3, 1977, 4–5, *https://www.intelligence.senate.gov/sites/default/files/hearings/95mkultra.pdf*.
11 Judith Miller, Stephen Engelberg, William J. Broad, »US Germ Warfare Research Pushes Treaty Limits«, *The New York Times*, Sep. 4, 2001, *https://bit.ly/45JpesD*.
12 Christian Enemark, »United States Biodefense, International Law, and the Problem of Intent«, *Politics and the Life Sciences* 24, no. 1/2, 2005, 32–42, *http://www.jstor.org/stable/4236762*.
13 Robert F. Kennedy Jr., Private Interview with Dr. Francis Boyle.
14 Stephen Kinzer, *Poisoner in Chief: Sidney Gottlieb and the CIA Search for Mind Control* (New York: St. Martin's Griffin, 2019), 204.

Kapitel 14: Warum Impfstoffe bei der Entwicklung von Biowaffen eine so wichtige Rolle spielen

1 Elinor Langer, »Chemical and Biological Warfare (I): The Research Program«, *Science* 155, no. 3759 (1967):175, doi: 10.1126/science.155.3759.174.
2 Francis A. Boyle, *Biowarfare and Terrorism* (Atlanta: Clarity Press, 2005), 19.
3 Ebd.
4 Robert F. Kennedy Jr., Private Interview with Dr. Francis Boyle.
5 Francis A. Boyle, *Biowarfare and Terrorism* (Atlanta: Clarity Press, 2005), 20.
6 Richard Danzig, Pamela B. Berkowsky, »Why Should We Be Concerned about Biological Warfare?«, *JAMA* 278, no. 5 (1997): 431–432, doi: 10.1001/jama.1997.03550050093040.

7 Annie Jacobsen, *Operation Paperclip: The Secret Intelligence Program That Brought Nazi Scientists To America* (New York: Little, Brown and Company, 2014), 295.
8 Ebd., 387.
9 William S. Woodrow, Carl R. Valentine, »Effect of Mortality-Enhancing Factor from Listeria on Experimental Histoplasmosis«, United States Army Biological Laboratories Fort Detrick, Feb. 1965, *https://apps.dtic.mil/sti/pdfs/AD0459382.pdf*.
10 Seymour M. Hersh, *Chemical and Biological Warfare: America's Hidden Arsenal* (Indianapolis: The Bobbs-Merrill Company, Inc., 1968), 77.
11 Dick Russell, Unpublished Interview with Frank Camper, 1994.
12 Ebd.
13 Ebd.
14 David Hoffman, »Commentary on Chronic Disease Prevention in 2022«, National Association of Chronic Disease Directors, 2022, *https://bit.ly/3MU0Bka*.
15 Centers for Disease Control and Prevention, »Chronic Diseases in America«, *https://bit.ly/3K7r8db*.
16 »Peer-Reviewed Scientific Research on Wireless Radiation Health Effects«, Environmental Health Trust, accessed Jun. 8, 2023, *https://ehtrust.org/science/wireless-radiation-health-effects*.
17 »Pesticide-Induced Diseases: Immune System Disorders«, Beyond Pesticides, accessed Jun. 8, 2023, *https://www.beyondpesticides.org/resources/pesticide-induced-diseases-database/immune-disorders*.
18 »Pesticide-Induced Diseases: Brain and Nervous System Disorders«, Beyond Pesticides, accessed Jun. 8, 2023, *https://www.beyondpesticides.org/resources/pesticide-induced-diseases-database/brain-and-nervous-system-disorders*.
19 Hannah M. Starnes et al., »A Critical Review and Meta-Analysis of Impacts of Per- and Polyfluorinated Substances on the Brain and Behavior«, *Frontiers in Toxicology* 4 no. 881584 (2022), doi: 10.3389/ftox.2022.881584.
20 Jeanne Guillemin, »Scientists and the History of Biological Weapons: A Brief Historical Overview of the Development of Biological Weapons in the Twentieth Century«, *EMBO Reports* 7 (2006): S45–S49, doi: 10.1038/ sj.embor.7400689.
21 US Department of State, »Statement on Chemical and Biological Defense Policies and Programs«, Nov. 25, 1969, declassified Dec. 14, 2006, *https://tinyurl.com/22hh24dm. PDF: https://tinyurl.com/b5fmkrmz*.
22 Mark Wheelis, Lajos Rózsa, Malcolm Dando, *Deadly Cultures: Biological Weapons Since 1945* (Harvard University Press, 2009), 10.
23 Sherwood Ross, »Boyle Charges US Germ Warfare Program Is ›Criminal Enterprise‹«, World Beyond War, Sep. 24, 2015, *https://worldbeyondwar.org/boyle-charges-u-s-germ-warfare-program-is-criminal-enterprise*.
24 »Public Law 104-298: National Defense Authorization Act for Fiscal Year 1997«, 101st Congress, May 22, 1990, *https://www.govinfo.gov/content/pkg/STATUTE-104/pdf/STATUTE-104-Pg201.pdf#page=3*.
25 North Atlantic Assembly, »Chemical and Biological Weapons: The Poor Man's Bomb«, IRP, Oct. 4, 1996, *https://irp.fas.org/threat/an253stc.htm*.

Kapitel 15: Reagans Neokonservative und die US-Universitäten arbeiten wieder heimlich an Biowaffen

1 Francis A. Boyle, *Biowarfare and Terrorism* (Atlanta: Clarity Press, 2005), 17.

2 Trent Goodbaudy, *Freedom from Government: Statist Delusions* (CreateSpace Independent Publishing Platform, 2013), 75.
3 Douglas Feith, »Bottling Up Biological Warfare«, *The New York Times*, Sep. 20, 1986, *https://www.nytimes.com/1986/09/20/opinion/bottling-up-biological-warfare.html*.
4 Francis A. Boyle, *Biowarfare and Terrorism* (Atlanta: Clarity Press, 2005), 20.
5 Dr. Francis Boyle, E-Mail Message to Robert F. Kennedy Jr., Jan. 6, 2023.
6 Ebd.
7 »Rebuilding America's Defenses: Strategy, Forces and Resources for a New Century«, Project for the New American Century, Sep. 2000, *https://archive.org/details/RebuildingAmericasDefenses*.
8 Mark Crawford, »DOD to Reassess Bioweapons' Risks«, *Science* 235, no. 4792 (1987): 968, doi: 10.1126/science.235.4792.968.
9 Dwight D. Eisenhower, »Military-Industrial Complex Speech, Dwight D. Eisenhower, 1961«, in: Public Papers of the Presidents of the United States: Dwight D. Eisenhower 1960–1961, Book 1-January 1 to January 20, 1035–1040, Washington, DC: Government Printing Office, 1961, *https://avalon.law.yale.edu/20th_century/eisenhower001.asp*.
10 Sherwood Ross, »US. Biowarfare Programs Have 13,000 Death Scientists Hard at Work«, Scoop, Feb. 6, 2020, *https://bit.ly/43qS1QA*.
11 Sherwood Ross, »Developing Illegal Offensive Use Bioterror Weapons«, Scoop, Dec. 20, 2006, *https://www.scoop.co.nz/stories/HL0612/S00294/developing-illegal-offensive-use-bioterror-weapons.htm*.
12 Sherwood Ross, »US Biowarfare Programs Have 13,000 Death Scientists Hard at Work«, Scoop, Feb. 6, 2020, *https://bit.ly/43qS1QA*.
13 Robert F. Kennedy Jr., Private Interview with Dr. Francis Boyle.
14 Francis A. Boyle, *Biowarfare and Terrorism* (Atlanta: Clarity Press, 2005), 22–23.
15 Seth Shulman, »Funding for Biological Weapons Research Grows amidst Controversy«, *BioScience* 37, no 6 (1987): 372–375, doi: 10.2307/1310557.
16 Robert F. Kennedy Jr., Private Interview with Dr. Francis Boyle.
17 Trent Goodbaudy, *Freedom from Government: Statist Delusions* (CreateSpace Independent Publishing Platform: 2013), 75.
18 Matthew Cobb, »Weapons«, in: *As Gods: A Moral History of the Genetic Age* (New York: Hachette Book Group, 2022).
19 Bruce Riedel, »Lessons from America's First War with Iran«, Brookings, May 22, 2013, *https://bit.ly/3WSeWSI*.
20 Matt Kelley, »US Supplied Germs to Iraq in '80s«, *Associated Press*, Oct. 1, 2002, *https://bit.ly/3CiK30h*.
21 Sherwood Ross, »US Biowarfare Programs Have 13,000 Death Scientists Hard at Work«, Scoop, Feb. 6, 2020, *https://bit.ly/43qS1QA*.
22 Warren E. Leary, »Experimental Drugs Linked to Gulf War Veterans' Ills«, *The New York Times*, May 7, 1994, *https://nyti.ms/3NJ0Mkf*.
23 Matt Kelley, »US Supplied Germs to Iraq in '80s«, *Associated Press*, Oct. 1, 2002, *https://bit.ly/3CiK30h*.
24 »Judge: US Can't Force Vaccines«, CBS, Dec. 22, 2003, *https://bit.ly/3WXlI9Z*.
25 US Congress, House of Representatives, Subcommittee on Health, Committee on Veterans' Affairs, Gulf War Exposures, 110th Congress, 1st session, Jul. 26, 2007, *https://bit.ly/43nibEm*.
26 Disabled American Veterans, »Desert Storm Veterans Benefits and Health: What is Gulf War Syndrome?«, accessed Jul. 20, 2023, *https://tinyurl.com/yfvc8bkk*.
27 Francis Boyle, »Biowarfare, Terror Weapons and the US«, *CounterPunch*, Apr. 25, 2002, *https://bit.ly/3qv9Dwq*.

28 Garth Nicolson, Nancy L. Nicolson, »Chronic Fatigue Illnesses Associated with Service in Operation Desert Storm. Were Biological Weapons Used Against our Forces in the Gulf War?«, *Townsend Letter for Doctors* 156 (1996): 42–48, *https://bit.ly/3WwJdq6*.

Kapitel 16: **Die Milzbrandanschläge – Geburtsstunde der Biosicherheitsagenda**

1 John Quincy Adams, »July 4, 1821: Speech to the US House of Representatives on Foreign Policy«, National Archives, *https://tinyurl.com/6h995h3d*.
2 David Vine, »Where in the World is the US Military?«, *Politico Magazine*, Jul./Aug., 2015, *https://bit.ly/3MS4eHj*.
3 Christopher G. Pernin, Brian Nichiporuk, Dale Stahl et al., »Unfolding the Future of the Long War: Motivations, Prospects, and Implications for the US Army«, Rand Corporation, 2008, *https://bit.ly/43EZ2NS*.
4 James Sterngold, »Cheney's Grim Vision: Decades of War / Vice President Says Bush Policy Aimed at Long-Term World Threat«, *San Francisco Chronicle*, Jan. 15, 2004, *https://bit.ly/3oUYqox*.
5 Paula Jardine, »The Murky Road to Lockdown, Part 1«, The Conservative Woman, Aug. 29, 2022, *https://bit.ly/45NFMiZ*.
6 Michael S. Rozeff, »The Cheney-Powell-Rumsfeld-Wolfowitz Strategy: An Evaluation«, Ron Paul Institute for Peace and Prosperity, Oct. 30, 2014, *https://bit.ly/42dATwY*.
7 Jeremy Scahill, »Germ Warfare: The Second Front of Scooter Libby, Judy Miller and Dick Cheney«, *HuffPost*, May 25, 2011, *https://www.huffpost.com/entry/germ-warfare-the-second-f_b_10779*.
8 Lewis Libby, *The Apprentice* (Minneapolis: Graywolf Press, 1996).
9 »Rebuilding America's Defenses: Strategy, Forces and Resources for a New Century«, Project for the New American Century, Sep. 2000, *https://archive.org/details/RebuildingAmericasDefenses*.
10 Paula Jardine, »The Murky Road to Lockdown, Part 1«, The Conservative Woman, Aug. 29, 2022, *https://bit.ly/45NFMiZ*.
11 US Congress, Senate, Committee On Armed Services United States, The Dark Winter Scenario and Bioterrorism, 107th Cong., 1st sess., 2001, *https://bit.ly/3WMmNkZ*.
12 »Dark Winter: About the Exercise«, Johns Hopkins Center for Health Security, *https://bit.ly/3Nd97w3*.
13 Robert F. Kennedy Jr., *The Real Anthony Fauci: Bill Gates, Big Pharma, and the Global War on Democracy and Public Health* (New York: Skyhorse, 2021), 380–383.
14 »Robert Kadlec«, Wikispooks, edited Dec. 13, 2000, *http://archive.today/4YNJS*.
15 »U.S. Awards New $628 Million Contract to Boost Output of Potential Covid-19 Vaccine«, *Reuters*, Jun. 1, 2020, *https://tinyurl.com/45f87z3e*.
16 Rich Mendez, »Congressional Investigation Launched into Emergent BioSolutions' Federal Vaccine Contracts«, CNBC, *https://tinyurl.com/33hv3rnt*.
17 Whitney Webb, Raul Diego, »Head of the Hydra — The Rise of Robert Kadlec«, The Last American Vagabond, May 14, 2020, *https://www.thelastamericanvagabond.com/head-hydra-rise-robert-kadlec*.
18 Neville Hodgkinson, »Covid's Dark Winter: How Biological War Games Stole Our Freedom«, The Conservative Woman, Jun. 30, 2021, *https://bit.ly/3Cded5m*.
19 »Tara O'Toole«, AllGov, 2016, *http://www.allgov.com/officials/otoole-tara?officialid=29250*.
20 »About InQTel«, InQTel, 2022, *https://www.iqt.org/about-iqt*.

21 »Tara O'Toole MD, MPH«, Johns Hopkins Center for Health Security, *https://bit.ly/3NaDsLS.*
22 »Dark Winter: About the Exercise«, Johns Hopkins Center for Health Security, *https://bit.ly/43sIclF.*
23 »Annual Report«, Nuclear Threat Initiative, 2002, p. 5, *https://media.nti.org/pdfs/annual_report_2002.pdf.*
24 Michael Callahan, »A Virus-Hunter's Advice on Dealing with China's Resistance on Covid«, *Politico*, Sep. 15, 2021, *https://www.politico.com/news/magazine/2021/09/15/covid-origin-investigation-china-cooperation-511898.*
25 »Professional Profile: Colonel Randall Larsen, USAF (Retired)«, Johns Hopkins Center for Health Security, accessed Jun. 19, 2023, *https://centerforhealthsecurity.org/who-we-are/our-people/colonel-randall-larsen.*
26 »Margaret A. Hamburg: Bio«, Nuclear Threat Initiative, *https://www.nti.org/about/people/margaret-hamburg-md.*
27 »Dark Winter: Key Players«, Johns Hopkins Center for Health Security, *https://bit.ly/3Nd97w3.*
28 Jaime M. Yassif, PhD, Kevin P. O'Prey, PhD, Christopher R. Issac, MSc, »Strengthening Global Systems to Prevent and Respond to High-Consequence Biological Threats«, Nuclear Threat Initiative, Nov. 2021, *https://www.nti.org/wp-content/uploads/2021/11/NTI_Paper_BIO-TTX_Final.pdf.*
29 »Crimson Contagion 2019 Functional Exercise: Draft After-Action Report«, US Department of HHS, Oct. 2019, *https://bit.ly/3CJ0Biy.*
30 »Event 201«, Johns Hopkins Center for Health Security, accessed Jun. 16, 2023, *https://centerforhealthsecurity.org/our-work/tabletop-exercises/event-201-pandemic-tabletop-exercise.*
31 »Committed Grants: Johns Hopkins 1997–2023«, Bill & Melinda Gates Foundation, accessed Jun. 30, 2023, *https://www.gatesfoundation.org/about/committed-grants?q=johns%20hopkins&yearAwardedEnd=2023 &yearAwardedStart=1997.*
32 NIH RePORTER, »Johns Hopkins University, Funding 1985-2023«, NIH, accessed Jun. 16, 2023, *https://reporter.nih.gov/search/Nk5kISJHJkqu8pkKyV0cYw/projects?org=JOHNS%20HOPKINS%20UNIVERSITY&sort_field=fiscal_year&sort_order=asc.*
33 Tara O'Toole, Mair Michael, Thomas V. Inglesby, »Shining Light on ›Dark Winter‹«, *Clinical Infectious Diseases* 34, no. 7 (2002): 972–983, doi: 10.1086/339909.
34 US Congress, Senate, Committee on Foreign Relations, The Threat of Bioterrorism and the Spread of Infectious Diseases, 107th Congress, 1st session, *https://bit.ly/3NaEkA8.*
35 Sainath Suryanarayanan, »EcoHealth Alliance Wanted to Block Disclosure of Covid-19-Relevant Virus Data from China«, U.S. Right to Know, Jan. 10, 2022, *https://bit.ly/43xEjek.*
36 US Congress, Senate, Committee on Foreign Relations, The Threat of Bioterrorism and the Spread of Infectious Diseases, 107th Cong., 1st sess., 2001, *https://bit.ly/3NaEkA8.*
37 »Our History«, HCA Healthcare, *https://hcahealthcare.com/about/our-history.dot.*
38 US Congress, Senate, Committee on Foreign Relations, The Threat of Bioterrorism and the Spread of Infectious Diseases, 107th Cong., 1st sess., 2001, *https://bit.ly/3NaEkA8.*
39 Lieutenant Colonel Tasha L. Pravecek, »Lest We Forget, A Critical Analysis of Bioterrorist Incidents, National Exercises, and US Prevention, Response and Recovery Strategies«, USAF Counterproliferation Papers, April 2011, 12, *https://media.defense.gov/2019/Apr/11/2002115514/-1/-1/0/50LESTWEFORGET.PDF.*
40 Federal Bureau of Investigation, »Letter Addressed To Senator Patrick J. Leahy Appears To Contain Anthrax«, press release, Nov. 17, 2001, *https://archives.fbi.gov/archives/news/pressrel/press-releases/letter-addressed-to-senator-patrick-j.-leahy-appears-to-contain-anthrax.*
41 »The Threat of an Anthrax Attack«, Centers for Disease Control and Prevention, last rev. Nov. 20, 2020, *https://www.cdc.gov/anthrax/bioterrorism/threat.html.*

42 Colonel Michael J. Ainscough, »Next Generation Bioweapons: The Technology of Genetic Engineering Applied to Biowarfare and Bioterrorism«, USAF Counterproliferation Center, April 2002, *https://bit.ly/3IYNH3j*.
43 U.S. Congress, Senate, Subcommittee of the Committee on Appropriations, Bioterrorism, 2001, 107th Congress, First Session, 2001, *https://govinfo.gov/content/pkg/CHRG-107shrg77048/pdf/CHRG-107shrg77048.pdf*.
44 Ebd.
45 Robert Kagan, William Kristol, »What To Do about Iraq?«, Carnegie Endowment for International Peace, Jan. 21, 2022, *https://carnegieendowment.org/2002/01/21/what-to-do-about-iraq-pub-940*. Article originally printed in *The Weekly Standard*.
46 Medea Benjamin, Nicolas J. S. Davies, Marcy Winograd, »Who Is Victoria Nuland? A Really Bad Idea as a Key Player in Biden's Foreign Policy Team«, *Salon*, Jan. 19, 2021, *https://www.salon.com/2021/01/19/who-is-victoria-nuland-a-really-bad-idea-as-a-key-player-in-bidens-foreign-policy-team*.
47 *Reuters* Staff, »Bush Calls Flawed Iraq Intelligence Biggest Regret«, *Reuters*, Dec. 1, 2008, *https://www.reuters.com/article/vcCandidateFeed2/idUSN01511412*.
48 »Woodward: Tenet told Bush WMD case a ›Slam Dunk‹«, CNN, Apr. 19, 2004, *https://cnn.it/449Oiaz*.
49 *New York Times* Editors, »From the Editors; The Times and Iraq«, *The New York Times*, May 26, 2004, *https://www.nytimes.com/2004/05/26/world/from-the-editors-the-times-and-iraq.html*.
50 »Dark Winter: Key Players«, Johns Hopkins Center for Health Security, *https://bit.ly/3Nd97w3*.
51 Neil A. Lewis, Scott Shane, »Reporter Who Was Jailed Testifies in Libby Case«, *The New York Times*, Jan. 31, 2007, *https://www.nytimes.com/2007/01/31/washington/31libby.html*.
52 David Kravets, »Court Silences CIA Operative Despite Yellowcake Scandal«, *Wired*, Nov. 13, 2009, *https://www.wired.com/2009/11/valerie-plame-silenced*.
53 United States of America v. Lewis Libby, US Dist. Ct. (Wash. DC, 2003), *https://bit.ly/45JseoT*.
54 Matt Duss, »Iraq: Because Rumsfeld Needed Better Targets«, ThinkProgress, Jul. 28, 2009, *https://bit.ly/43EZfkb*.
55 Louise I. Gerdes, *The Patriot Act: Opposing Viewpoints* (Detroit: Greenhaven Press, 2005), 163.
56 Robert F. Kennedy Jr., Private Interview with Dr. Francis Boyle.
57 Robert F. Kennedy Jr., Private interview with Dennis Kucinich.
58 »Human and Budgetary Costs to Date of the U.S. War in Afghanistan, 2001–2022, Watson Institute, 2023, *https://tinyurl.com/mrrvdej9*.
59 *Register* Staff Writer and Teri Sforza, »War on Terror's Financial Cost: Trillions«, *Orange County Register*, Sep. 12, 2011, *https://www.ocregister.com/2011/09/12/war-on-terrors-financial-cost-trillions-2*.
60 »Transcript: Costs of War: After 9/11 Attacks, US Wars Displaced at Least 37 Million People Around the World«, *Democracy Now*, Sep. 11, 2020, *https://www.democracynow.org/2020/9/11/9_11_war_on_terror_report*.
61 Thomas L. »Buzz« Rempfer, *Unyielding: Marathons against Experimental Vaccines*, 226, to be published fall of 2023 by Tactical 16.
62 Ebd., 263.
63 Francis A. Boyle, *Biowarfare and Terrorism* (Atlanta: Clarity Press, 2005), 13.
64 US Congress, House, Uniting and Strengthening America by Providing Appropriate Tools Required to Intercept and Obstruct Terrorism (USA PATRIOT ACT) Act of 2001, Public Law 107-56, 115 Stat. 272 (2001), *https://www.congress.gov/107/plaws/publ56/PLAW-107publ56.pdf*.

65 Office of Inspector General, »DHS Needs a Unified Strategy to Counter Disinformation Campaigns«, US Department of Homeland Security, Aug. 10, 2022, *https://bit.ly/3qsJdvx*.
66 US Department of Homeland Security, »Summary of Terrorism Threat to the US Homeland«, National Terrorism Advisory System Bulletin, Feb. 7, 2022, *https://bit.ly/3WNfQ39*.
67 US Congress, House, »Uniting and Strengthening America by Providing Appropriate Tools Required to Intercept and Obstruct Terrorism (USA PATRIOT ACT) Act of 2001«, Public Law 107-56, 115 Stat. 272 (2001), *https://www.congress.gov/107/plaws/publ56/PLAW-107publ56.pdf*.
68 Ebd.
69 Barbara Hatch Rosenberg, »Allergic Reaction: Washington's Response to the BWC Protocol«, Arms Control Association, Jul. 2001, *https://bit.ly/43A1e9C*.
70 Susan Wright, »Bioweapons: US Vetoes Verification«, *Bulletin of the Atomic Scientists* 58, no. 2 (2002), *https://journals.sagepub.com/doi/10.2968/058002008*.
71 Dr. Francis Boyle, E-Mail Message to Robert F. Kennedy Jr., Dec. 20, 2022.
72 Federal Bureau of Investigation, »Amerithrax or Anthrax Investigation«, FBI History, *https://www.fbi.gov/history/famous-cases/amerithrax-or-anthrax-investigation*.
73 Stephen Engelberg, »New Evidence Adds Doubt to FBI's Case Against Anthrax Suspect«, ProPublica, Oct. 10, 2011, *https://www.propublica.org/article/new-evidence-disputes-case-against-bruce-e-ivins*.
74 Brad Friedman, »›Anthrax Killer‹ Remains a Mystery«, *The Guardian*, Aug. 11, 2008, *https://bit.ly/45G7QFb*.
75 »Review of the Scientific Approaches Use During the FBI's Investigation of the 2001 Bacillus Anthracis Mailing, National Academies, 2011, *https://bit.ly/3rFSkcV*.
76 »Anthrax: Agency Approaches to Validation and Statistical Analyses Could Be Improved«, U.S. Government Accountability Office, Dec. 19, 2014, *https://www.gao.gov/products/gao-15-80*.
77 Robert F. Kennedy Jr., Private Interview with Meryl Nass, MD.
78 Francis A. Boyle, *Biowarfare and Terrorism* (Atlanta: Clarity Press, 2005), 43.
79 Ebd., 44.
80 Judith Miller, »Next to Old Rec Hall, a ›Germ-Making Plan‹«, *The New York Times*, Sep. 4, 2021, *https://www.nytimes.com/2001/09/04/world/next-to-old-rec-hall-a-germ-making-plant.html*.
81 Colonel Michael J. Ainscough, »Next Generation Bioweapons: The Technology of Genetic Engineering Applied to Biowarfare and Bioterrorism«, USAF Counterproliferation Center, April 2002, *https://bit.ly/3IYNH3j*.
82 Ebd.
83 Ebd.
84 Steven M. Block, »Living Nightmares: Biological Threats Enabled by Molecular Biology«, in: *The New Terror: Facing The Threat of Biological and Chemical Weapons* (Stanford: Hoover Institution Press, 1999), 44.
85 Susan Wright, »Terrorists and Biological Weapons«, *Politics and the Life Sciences* 25, no. 1 (2006): 57–115, doi: 10.2990/1471-5457(2006)25[57:TABW]2.0.CO;2.
86 Colonel Michael J. Ainscough, »Next Generation Bioweapons: The Technology of Genetic Engineering Applied to Biowarfare and Bioterrorism«, USAF Counterproliferation Center, April 2002, *https://bit.ly/3IYNH3j*.
87 Ebd.
88 Lili Kuo et al., »Retargeting of Coronavirus by Substitution of the Spike Glycoprotein Ectodomain: Crossing the Host Cell Species Barrier«, *Journal of Virology* 74, no. 3 (2000): 1393–1406, doi: 10.1128/jvi.74.3.1393-1406.2000.

Kapitel 17: **Auftritt Dr. Anthony Fauci**

1 Lili Kuo, Research Scientist: LinkedIn Employment History, as of Oct. 2021, *https://bit.ly/45O89hi.*
2 Lili Kuo et al., »Retargeting of Coronavirus by Substitution of the Spike Glycoprotein Ectodomain: Crossing the Host Cell Species Barrier«, *J Virol* 7, no. 3 (2000): 1393–1406, doi: 10.1128/JVI.74.3.1393-1406.2000.
3 Avi Kapach, »Chimera«, *Mythopedia*, Dec. 7, 2022, *https://mythopedia.com/topics/chimera.*
4 Frank J. Lebeda, George W. Korch, Luther E. Lindler, *Biological Weapons Defense: Infectious Disease and Counterbioterrorism* (Humana Press, 2005), V.
5 US Congress, House, Committee on Homeland Security, Towards a National Biodefense Strategy, 108th Cong., 2nd Session, 2004, 41–43, *https://www.congress.gov/event/108th-congress/house-event/LC13942/text?s=1&r=61.*
6 Charles Piller, »Biodefense Lab on the Defensive«, *Los Angeles Times*, Feb. 12, 2003, *https://bit.ly/3Cc33O9.*
7 Aidan McCarty, »Changes in US Biosecurity Following the 2001 Anthrax Attacks«, *Journal of Bioterrorism & Biodefense* 9:163, Vol 9 (2), Jun. 25, 2018, doi: 10.4172/2157-2526.1000163.
8 David R. Franz, »The Dual Use Dilemma: Crying Out for Leadership«, *St. Louis University Journal of Health Law and Policy* 7, no. 1 (2013), *https://scholarship.law.slu.edu/cgi/viewcontent.cgi?article=1108&context=jhlp.*
9 Crystal Franco, Tara Kirk Sell, »Federal Agency Biodefense Funding, FY2010-FY2011«, in: *Biosecurity and Bioterrorism: Biodefense Strategy, Practice, and Science* 8, no. 2 (2010): 129–149, doi: 10.1089=bsp.2010.0013.
10 Department of Health and Human Services, »Public Health and Social Services Emergency Fund Fiscal Year 2023«, 2023, *https://www.hhs.gov/sites/default/files/fy-2023-phssef-cj.pdf.*
11 »Centers for Disease Control and Prevention FY 2024 President's Budget«, CDC, accessed Jul. 18, 2023, *https://www.cdc.gov/budget/documents/fy2024/FY-2024-CDC-Budget-Detail.pdf.*
12 »FY 2024 Congressional Justification«, CDC, Mar. 13, 2023, accessed Jul. 18, 2023, *https://www.cdc.gov/budget/fy2024/congressional-justification.html.*
13 Ashley Rindsberg, »How Dick Cheney Created Anthony Fauci«, UnHerd, Aug. 29, 2022, *https://bit.ly/3WPvScB.*
14 »President Delivers ›State of the Union‹«, The White House, Jan. 28, 2003, *https://bit.ly/43kxiyg.*
15 W. J. Hennigan, »The U.S. Spent Billions of Dollars on Biodefense. COVID-19 Was the Attack It Never Saw Coming«, *Time*, Oct. 9, 2020, *https://time.com/5898120/america-biodefense-covid.*
16 Jon Cohen, Eliot Marshall, »Vaccines for Biodefense: A System in Distress«, *Science* 294, no. 5542 (2001): 498–501, doi: 10.1126/science.294.5542.498.
17 Department of Defense, Department of Defense FY 2003 Budget Estimates, Feb. 2002, 136–137, *https://bit.ly/42rbNut.*
18 Robert F. Kennedy Jr., Private Interview with Paul D. Thacker.
19 National Institutes of Health, »NIAID Strategic Plan for Biodefense Research«, USDHHS, Feb. 2002, *https://www.hsdl.org/?view&did=449431.*
20 »Emergency Preparedness and Response—Bioterrorism Agents/Diseases«, Centers for Disease Control and Prevention, Apr. 4, 2018, *https://emergency.cdc.gov/agent/agentlist-category.asp.*
21 »Universal Flu Vaccine«, C-SPAN, Oct. 29, 2019, *https://www.c-span.org/video/?465845-1/universal-flu-vaccine &playEvent.*
22 John Dudley Miller, »Postal Anthrax Aftermath: Has Bio-Defense Spending Made Us Safer?«, *Scientific American*, Nov. 1, 2008, *https://www.scientificamerican.com/article/postal-anthrax-aftermath.*

23 Ebd.
24 »Biodefense and Related Programs«, National Institute of Allergy and Infectious Diseases, 2003, *https://www.niaid.nih.gov/research/biodefense.*
25 Becky Little, »SARS Pandemic: How the Virus Spread around the World in 2003«, History, May 5, 2023, *https://www.history.com/news/sars-outbreak-china-lessons.*
26 Joel Achenbach, »What We Know about the Origin Of Covid-19, and What Remains a Mystery«, *The Washington Post,* Feb. 28, 2023, *https://www.washingtonpost.com/science/2023/02/28/covid-origin-evidence.*
27 Becky Little, »SARS Pandemic: How the Virus Spread around the World in 2003«, History, May 5, 2023, *https://www.history.com/news/sars-outbreak-china-lessons.*
28 Robert Walgate, »SARS Escaped a Beijing Lab Twice«, *Genome Biology* 4, spotlight-20040427-03 (2004), doi: 10.1186/gb-spotlight-20040427-03.
29 Robert F. Kennedy Jr., Private Interview with Miles Yu, August 2023.
30 »Frequently Asked Questions about SARS«, Centers for Disease Control and Prevention, Mar. 3, 2005, *https://www.cdc.gov/sars/about/faq.html.*
31 Martin Furmanski, »Threatened Pandemics and Laboratory Escapes: Self-Fulfilling Prophecies«, *Bulletin of the Atomic Scientists,* Mar. 31, 2014, *https://thebulletin.org/2014/03/threatened-pandemics-and-laboratory-escapes-self-fulfilling-prophecies.*
32 »Anthony S. Fauci Reflects on the 2001 Anthrax Attacks«, Robert Wood Johnson Foundation, Oct. 3, 2011, *https://www.rwjf.org/en/blog/2011/10/anthony-s-fauci-reflects-on-the-2001-anthrax-attacks.html.*
33 David R. Franz, »The Dual Use Dilemma: Crying Out for Leadership«, *Saint Louis University Journal of Health Law and Policy* 7, no. 5 (2013), 8, *https://tinyurl.com/45e6fjj7.*
34 Jonathan Tucker, *War of Nerves – Chemical Warfare from World War I to Al-Qaeda* (New York: Anchor Books, 2006), 213.
35 Ashley Rindsberg, »How Dick Cheney Created Anthony Fauci«, UnHerd, Aug. 29, 2022, *https://bit.ly/3WPvScB.*
36 Ebd.
37 »National Institute of Allergy and Infectious Diseases: Congressional Justification FY 2023«, NIH, 2023, NIAID-22, *https://www.niaid.nih.gov/sites/default/files/fy2023cj.pdf.*
38 »NIAID Budget Data Comparisons«, NIH, last rev. Feb. 22, 2023, *https://bit.ly/3oOgReG.*
39 NIH RePORTER, »University of North Carolina at Chapel Hill Funding, 2002–2022«, NIH, *https://bit.ly/3qtUQSY.*
40 NIH RePORTER, »University of California at Davis Funding, 2002–2022«, NIH, *https://bit.ly/3oLhnKi.*
41 NIH RePORTER, »Harvard University Funding, 2002–2022«, NIH, *https://bit.ly/3WRn1av.*
42 NIH RePORTER, »University of Texas Medical Branch at Galveston Funding, 2017–2022«, NIH, *https://bit.ly/3TTXnA2.*
43 NIH RePORTER, »University of Pennsylvania Funding 2002–2022«, NIH, *https://bit.ly/3qvEXet.*
44 NIH RePORTER, »Boston University Medical Campus Funding, 2017–2022«, NIH, *https://bit.ly/3B1Mzaq.*
45 NIH RePORTER, »Vanderbilt University and Vanderbilt University Medical Center Funding, 2018–2022«, NIH, *https://bit.ly/3D7Qt4h.*
46 NIH RePORTER, »University of Wisconsin – Madison Funding, 2018–2022«, NIH, *https://bit.ly/3B3QEuy.*
47 Adam Andrzejewski, »Dr. Anthony Fauci Received Big Pay Increase to Prevent Pandemics«, *Forbes,* Oct. 20, 2021, *https://bit.ly/3q0Dc8W.*
48 Adam Andrzejewski, »Fauci's Net Worth Soared to $12.6 Million during Pandemic«, *The Defender,* Sep. 29, 2022, *https://childrenshealthdefense.org/defender/anthony-fauci-net-worth-soar-pandemic.*

49 Scripps News Staff, »Dr. Fauci Is the Highest Paid Employee in US Government«, Scripps News, Jan. 23, 2022, *https://scrippsnews.com/stories/dr-fauci-is-the-highest-paid-employee-in-u-s-government.*

50 Ebd.

51 Allana Akhtar, Madison Hoff, »Monday is Presidents Day. These are 19 Financial Perks of Being the President of the United States«, *Insider*, Feb. 12, 2021, 2:47 PM, *https://www.businessinsider.com/financial-perks-president-of-the-united-states-2018-7.*

52 Ashley Rindsberg, »How Dick Cheney Created Anthony Fauci«, UnHerd, Aug. 29, 2022, *https://bit.ly/3WPvScB.*

53 Erin Prater, »Bill Gates Salutes 81-Year-Old Anthony Fauci as a ›Hero‹ ahead of His Pending Retirement«, *Fortune*, Aug. 24, 2022, *https://bit.ly/3WoVCfT.*

54 Ebd.

55 Ranking Web of Universities, »Highly Cited Researchers (h>100) According to Their Google Scholar Citations Public Profiles«, Jul. 2022, *https://www.webometrics.info/en/hlargerthan100.*

56 US Congress, Senate, Project BioShield Act of 2004, S15, 108th Congress, Public Law: 108–276, Jul. 21, 2004, *https://www.congress.gov/bill/108th-congress/senate-bill/15.*

57 Richard Nixon, »Statement on Chemical and Biological Defense Policies and Programs«, in: *Public Papers of the Presidents of the United States: Richard Nixon, 1969*, Volume E-2, 1969–1972 (Washington DC: US Government Printing Office, 2007), *https://2001-2009.state.gov/r/pa/ho/frus/nixon/e2/83597.htm.*

58 National Institute of Allergy and Infectious Diseases, »Biocontainment Research Facilities«, NIH, last reviewed Nov. 17, 2017, *https://www.niaid.nih.gov/research/biocontainment-research-facilities.*

59 »Facilities«, UC Davis Veterinary Medicine Center for Vector-borne Diseases, *https://cvec.vetmed.ucdavis.edu/about/facilities.*

60 »BSL-3 Research«, Penn EHRS, *https://ehrs.upenn.edu/health-safety/biosafety/special-containment.*

61 National Institute of Allergy and Infectious Diseases, »Biocontainment Research Facilities«, NIH, last reviewed Nov. 17, 2017, *https://www.niaid.nih.gov/research/biocontainment-research-facilities.*

62 »The Need for Biosafety Labs«, NIAID, last rev., May 10, 2018, *https://bit.ly/3Iv8z1J.*

63 Gigi Kwik Gronvall, Joe Fitzgerald, Allison Chamberlain, Thomas V. Inglesby, Tara O'Toole, »High-Containment Biodefense Research Laboratories: Meeting Report and Center Recommendations«, Center for Health Security, *Biosecurity and Bioterrorism: Biodefense Strategy, Practice, and Science* 5, no. 1 (2007): 75–85, table 1, doi: 10.1089/bsp.2007.0902.

64 »US BSL Laboratories«, Federation of American Scientists, archived from 2013, *https://programs.fas.org/bio/research.html.*

65 Amy Nelson, PhD, MPH, »Focus on Epidemiology: Laboratory Biosafety Levels«, UNC School of Public Health, North Carolina Center for Public Health Preparedness 5, no. 1 (2007), *https://nciph.sph.unc.edu/focus/vol5/issue1/5-1BiosafetyLevels_issue.pdf.*

66 Government Accountability Office, High-Containment Biosafety Laboratories: Preliminary Observations on the Oversight of the Proliferation of BSL-3 and BSL-4 Laboratories in the United States (Oct. 4, 2007) 7–10, table 2, *https://www.gao.gov/assets/gao-08-108t.pdf.*

67 »RFA-AI-04-018: Regional Centers of Excellence for Biodefense and Emerging Infectious Diseases Research«, Dept. of Health and Human Services, Apr. 1, 2004 (reissued as RFA-AI-08-002, Dec. 21, 2007), *https://grants.nih.gov/grants/guide/rfa-files/RFA-AI-04-018.html.*

68 »Biosecurity and Biodefense Resource«, Federation of American Scientists, 2007, *https://bit.ly/3WqAeXw.*

69 Scott Shane, »US Germ-Research Policy Is Protested by 758 Scientists«, *The New York Times*, Mar. 1, 2005, *https://www.nytimes.com/2005/03/01/politics/us-germresearch-policy-is-protested-by-758-scientists.html.*

70 Eileen Choffnes, »Bioweapons: New Labs, More Terror?«, *Bulletin of the Atomic Scientist* 58, no. 5 (2002): 29–32, *https://journals.sagepub.com/doi/pdf/10.2968/058005011.*
71 Scott Shane, »Research Institutes Unveil Plans for Fort Detrick Lab Expansion«, *Baltimore Sun*, Oct. 16, 2002, *https://www.ph.ucla.edu/epi/bioter/fortdetricklabexpansion.html.*
72 »Mandate for Failure: The State of Institutional Biosafety Committees in an Age of Biological Weapons Research«, The Sunshine Project, Oct. 4, 2004, *https://bkofsecrets.files.wordpress.com/2015/06/sunshine_mandate-for-failure. pdf.*
73 »High-Containment Laboratories: National Strategy for Oversight Is Needed«, US Government Accountability Office, Sep. 2009, *https://www.gao.gov/assets/gao-09-574.pdf.*
74 Mara Hvistendahl, »Experimenting with Disaster: In America's Biolabs, Hundreds of Accidents have Gone Undisclosed to the Public«, *The Intercept*, Nov. 1, 2002, *https://theintercept.com/2022/11/01/biosafety-lab-accident-chikungunya-virus.*
75 »Mandate for Failure: The State of Institutional Biosafety Committees in an Age of Biological Weapons Research«, The Sunshine Project, Oct. 4, 2004, *https://bkofsecrets.files.wordpress.com/2015/06/sunshine_mandate-for-failure.pdf.*
76 Lisa Schnirring, »House Committee Airs Safety Concerns about Biodefense Labs«, CIDRAP, Oct. 4, 2007, *https://tinyurl.com/yyeud2jt.*
77 Anthony S. Fauci, »Research on Highly Pathogenic H5N1 Influenza Virus: The Way Forward«, *mBio* 3, no. 5 (2012), doi: 10.1128/mBio.00359-12.
78 Center for Health Security, »Tom Inglesby, MD«, Johns Hopkins Bloomberg School of Public Health, 2023, *https://www.centerforhealthsecurity.org/our-people/inglesby.*
79 »NSABB Meeting Minutes, January 7–8, 2016«, NIH, Jan. 7–8, 2016, 8, *https://tinyurl.com/mrxxv2cp.*
80 Ebd.
81 Ebd., 9.

Kapitel 18: Der medizinisch/militärisch-industrielle Komplex

1 The White House, »President Bush Signs Biodefense for the 21st Century«, US Department of State Archive, Apr. 28, 2004, *https://2001-2009.state.gov/t/isn/rls/fs/32000.htm.*
2 Ashley Rindsberg, »How Dick Cheney Created Anthony Fauci«, UnHerd, Aug. 29, 2022, *https://tinyurl.com/52wmyrdy.*
3 Torsten Engelbrecht, Claus Köhnlein et al., *Virus Mania: How the Medical Industry Continually Invents Epidemics, Making Billions at Our Expense* (Books on Demand 3rd ed, 2021), 290.
4 Magdalena Robert, »Global Health Leaders Launch Decade of Vaccines Collaboration | Bill & Melinda Gates Foundation«, Bill & Melinda Gates Foundation, access date May 19, 2023, *https://gates.ly/3BTmmM1.*
5 »Biosecurity: An Integrated Approach to Manage Risk to Human, Animal and Plant Life and Health«, World Health Organization, Mar. 3, 2010, *https://bit.ly/3AVk1jX.*
6 »HHS and DOD Transitioned Vaccine Responsibilities to HHS, but Need to Address Outstanding Issues«, U.S. Government Accountability Office, Jan. 11, 2022, *https://www.gao.gov/assets/gao-22-104453.pdf.*

7 Robert Johnson, PhD, »COVID-19 Vaccine Development Portfolio«, presentation, Vaccines and Related Biological Products Advisory Committee, Oct. 22, 2020, *https://www.fda.gov/media/143560/download.*
8 »PanCAP Adapted US Government COVID-19 Response Plan«, US Department of Health and Human Services, Unclassified, Not for Public Distribution or Release, Mar. 13, 2020, *https://bit.ly/3pdX0ph.*
9 Mackenzie Sigalos, »You Can't Sue Pfizer or Moderna If You Have Severe Covid Vaccine Side Effects. The Government Likely Won't Compensate You for Damages Either«, CNBC, Dec. 17, 2020, *https://cnb.cx/47bap2T.*
10 »Programmatic Environmental Impact Statement«, US Army Medical Research and Materiel Command, May 2004, *http://tinyurl.com/rhukr9n7.*
11 Paula Jardine, »The Murky Road to Lockdown, Part 1«, The Conservative Woman, Aug. 29, 2022, *https://bit.ly/3rGTbtC.*
12 L4atv1, »DOD ›Vaccines‹: Lara Logan & Sasha Latypova (71min) Dec 21 on DOD ›vaccine‹ Coverup /w FDA Theater«, Rumble, 00:05:20–00:05:45, Dec. 21, 2022, *https://bit.ly/42zlerF.*
13 »Other Transaction Authority (OTA)«, AcqNotes, updated 6/3/2023, *https://bit.ly/44V6yVI.*
14 L4atv1, »DOD ›Vaccines‹: Lara Logan & Sasha Latypova (71min) Dec 21 on DOD ›vaccine‹ Coverup /w FDA Theater«, Rumble, 00:06:18–00:06:50, Dec. 21, 2022, *https://bit.ly/42zlerF.*
15 »Public Readiness and Emergency Preparedness (PREP) Act«, Administration for Strategic Preparedness & Response, *https://aspr.hhs.gov/legal/PREPact/Pages/default.aspx.*
16 L4atv1, »DOD ›Vaccines‹: Lara Logan & Sasha Latypova (71min) Dec 21 on DOD ›vaccine‹ Coverup /w FDA Theater«, Rumble, 00:07:13–00:07:21, Dec. 21, 2022, *https://bit.ly/42zlerF.*
17 »Stafford Act«, The Federal Emergency Management Agency, Nov. 23, 1988, *https://www.fema.gov/disaster/stafford-act.*
18 L4atv1, »DOD ›Vaccines‹: Lara Logan & Sasha Latypova (71min) Dec 21 on DOD ›vaccine‹ Coverup /w FDA Theater«, Rumble, 00:08:32–00:09:05, Dec. 21, 2022, *https://bit.ly/42zlerF.*
19 Ebd., 00:10:12–00:10:50.
20 Ebd., 00:16:08–00:16:40.
21 »PanCAP Adapted US Government COVID-19 Response Plan«, US Department of Health and Human Services, Unclassified, Not for Public Distribution or Release, Mar. 13, 2020, 9, *https://bit.ly/3pdX0ph.*
22 Ebd., 8.
23 »National Security Council: Statutory Advisors«, The United States Government Manual, accessed June 20, 2023, *https://bit.ly/3CJoZjL.*
24 L4atv1, »DOD ›Vaccines‹: Lara Logan & Sasha Latypova (71min) Dec 21 on DOD ›vaccine‹ Coverup /w FDA Theater«, Rumble, 00:26:32–00:27:14, Dec. 21, 2022, *https://bit.ly/42zlerF.*
25 Robert Johnson, PhD, »COVID-19 Vaccine Development Portfolio«, presentation, Vaccines and Related Biological Products Advisory Committee, Oct. 22, 2020, *https://www.fda.gov/media/143560/download.*
26 L4atv1, »DOD ›Vaccines‹: Lara Logan & Sasha Latypova (71min) Dec 21 on DOD ›vaccine‹ Coverup /w FDA Theater«, Rumble, 00:41:55–00:42:20, Dec. 21, 2022, *https://bit.ly/42zlerF.*
27 Ebd., 00:54:50–00:55:05.
28 Ebd., 00:55:25–00:55:52.
29 L4atv1, »DOD ›Vaccines‹: Lara Logan & Sasha Latypova (71min) Dec 21 on DOD ›Vaccine‹ Coverup /w FDA Theater«, Rumble, Dec. 21, 2022, *https://bit.ly/42zlerF.*
30 Robert Kadlec, »Twenty-First Century Biological Warfare«, in: *Battlefield of the Future: 21st Century Warfare Issues*, ed. Barry R. Schneider, Lawrence E. Grinter, rev. ed. (Maxwell Airforce Base: Air University Press, 1998), 242, *https://www.airuniversity.af.edu/Portals/10/CSDS/Books/battlefield_future2.pdf.*

31 Jon Swaine, Robert O'Harrow Jr., Aaron C. Davis, »Before Pandemic, Trump's Stockpile Chief Put Focus on Biodefense. An Old Client Benefited«, *The Washington Post*, May 4, 2020, *https://wapo.st/43nR9vA*.

32 Whitney Webb, Raul Diego, »Head of the Hydra – The Rise of Robert Kadlec«, The Last American Vagabond, May 14, 2020, *https://www.thelastamericanvagabond.com/head-hydra-rise-robert-kadlec*.

33 Geoffrey Lean, Jonathan Owen, »Donald Rumsfeld Makes $5m Killing on Bird Flu Drug«, *The Independent*, Mar. 12, 2006, *https://www.independent.co.uk/news/world/americas/donald-rumsfeld-makes-5m-killing-on-bird-flu-drug-6106843.html*.

34 The Writing Committee of the World Health Organization (WHO) Consultation on Human Influenza A/H5, »Avian Influenza A (H5N1) Infection in Humans«, *NEJM* 353, no. 13 (2005): 1374–1385, doi: 10.1056/NEJMra052211.

35 »Donald H. Rumsfeld Named Chairman of Gilead Sciences«, Gilead, Jan. 3, 1997, *https://tinyurl.com/4kwppu28*.

Kapitel 19: **Die Nationale Akademie der Wissenschaften knöpft sich (kurzzeitig) Dr. Fauci vor**

1 National Science Advisory Board for Biosecurity, »Enhancing Responsible Science Considerations for the Development and Dissemination of Codes of Conduct for Dual Use Research«, National Science Advisory Board for Biosecurity, *https://osp.od.nih.gov/wp-content/uploads/2013/06/COMBINED_Codes_PDFs.pdf*.

2 Douglas Jordan with contribution from Dr. Terrence Tumpey and Barbara Jester, »The Deadliest Flu: The Complete Story of the Discovery and Reconstruction of the 1918 Pandemic Virus«, CDC, Nov. 2021, *https://bit.ly/3NZPHKk*.

3 Paul D. Thacker, »A Continued Candid Conversation with Richard Ebright on the History of US Research Funding for Biological Agents in America and Abroad That Lack Critical Safety Over-view: Richard Ebright: Dichron Interview (Part 2)«, *The DisInformation Chronicle*, Aug. 17, 2021, *https://bit.ly/3Jgqz0g*.

4 Steven Salzberg, »Scientists Have Re-Created the Deadly Flu Virus. Why?«, *Forbes*, Aug. 15, 2022, *https://www. forbes.com/sites/stevensalzberg/2022/08/15/scientists-have-re-created-the-deadly-1918-flu-virus-why*.

5 Darwyn Kobasa et al., »Aberrant Innate Immune Response in Lethal Infection of Macaques with the 1918 Influenza Virus«, *Nature* (2007), doi: 10.1038/nature05495.

6 Robert F. Kennedy Jr., Private Interview with Paul D. Thacker.

7 Paul D. Thacker, »A Continued Candid Conversation with Richard Ebright on the History of US Research Funding for Biological Agents in America and Abroad That Lack Critical Safety Over-view: Richard Ebright: Dichron Interview (Part 2)«, *The DisInformation Chronicle*, Aug. 17, 2021, *https://bit.ly/3Jgqz0g*.

8 Michael Fumento, »Dr. Fauci's Recurring Disease ›Nightmares‹ Often Don't Materialize«, *Fumento.com*, Jun. 12, 2020, *https://fumento.com/articles/dr_faucis_recurring_disease_nightmares_often_dont_materialize*.

9 Helen Branswell, »The Last Pandemic Was a ›Quiet Killer‹. Ten Years after Swine Flu, No One Can Predict the Next One«, *STAT News*, Jun. 11, 2019, *https://www.statnews.com/2019/06/11/h1n1-swine-flu-10-years-later*.

10 Annie Maccoby Berglof, »Wellcome Trust Director Jeremy Farrar: the Flu Expert Discusses the Global War on Infectious Diseases«, *Financial Times*, Jun. 20, 2014, *https://on.ft.com/3oYXvUp*.

11 Jenni Fink, »What Is Gain-of-Function Research and Why Is It Controversial?«, *Newsweek*, Jul. 22, 2021, *https://www.newsweek.com/what-gain-function-research-why-it-controversial-1612323*.

12 Jeffrey Kofman, »Researchers Pause Work on Bird Flu that Could Kill Hundreds of Millions«, ABC News, Jan. 16, 2012, *https://abcnews.go.com/Health/inside-lab-scientists-created-deadly-bird-flu-virus/story?id=15371697*.

13 Masaki Imai et al., »Experimental Adaptation of an Influenza H5 HA Confers Respiratory Droplet Transmission to a Reassortant H5 HA/H1N1 Virus in Ferrets«, *Nature* 486, no. 7403 (2012): 420–428, doi: 10.1038/nature10831.

14 Eefje J.A. Schrauwen et al., »The Multibasic Cleavage Site in H5N1 Virus is Critical for Systemic Spread along the Olfactory and Hematogenous Routes in Ferrets«, *Journal of Virology* 86, no. 7 (2012): 3975–3984, doi: 10.1128/ JVI.06828-11.

15 Masaki Imai et al., »Experimental Adaptation of an Influenza H5 HA Confers Respiratory Droplet Transmission to a Reassortant H5 HA/H1N1 Virus in Ferrets«, *Nature* 486, no. 7403 (2012): 420–428, doi: 10.1038/nature10831.

16 Katherine Harmon, »What Will the Next Influenza Pandemic Look Like?«, *Scientific American*, Sep. 19, 2011, *https://bit.ly/3XgYVpW*.

17 Martin Enserink, »Controversial Studies Give a Deadly Flu Virus Wings«, *Science* 334, no. 6060 (2011): 1192–93, doi: 10.1126/science.334.6060.1192.

18 Peter M. Sandman, »Science versus Spin: How Ron Fouchier and Other Scientists Miscommunicated about the Bioengineered Bird Flu Controversy«, The Peter M. Sandman Risk Communication Website, *https://bit.ly/3XZ9n5E*.

19 Martin Enserink, »Controversial Studies Give a Deadly Flu Virus Wings«, *Science* 334, no. 6060 (2011): 1192–93, doi: 10.1126/science.334.6060.1192.

20 David Willman, Madison Muller, »A Science in the Shadows«, *The Washington Post,* Aug. 26, 2021, *https://www.washingtonpost.com/nation/interactive/2021/a-science-in-the-shadows*.

21 Ebd.

22 »Opinion: An Engineered Doomsday«, *The New York Times,* Op-ed, Jan. 7, 2012, *https://nyti.ms/3OkQsz5*.

23 Marc Lipsitch, »Why Do Exceptionally Dangerous Gain-of-Function Experiments in Influenza?«, Methods in Molecular Biology 1836 (2018): 589–608, doi: 10.1007/978-1-4939-8678-1_29.

24 David Willman, Madison Muller, »A Science in the Shadows«, *The Washington Post,* Aug. 26, 2021, *https://www.washingtonpost.com/nation/interactive/2021/a-science-in-the-shadows*.

25 Ebd.

26 Robert F. Kennedy Jr., Private Interview with Richard Ebright, Oct. 2021.

27 Hans Mahncke, Jeff Carlson, »Fauci Team Scrambled in January 2020 to Respond to Lab Leak Allegations, Emails Show«, *The Epoch Times*, Jun. 2, 2021, *https://bit.ly/444o1KC*.

28 Major General G.D. Bakshi, »The Threat of Biological Warfare Is Real«, *Sunday Guardian Live*, May 28, 2022, *https://www.sundayguardianlive.com/news/threat-biological-warfare-real*.

29 Jef Akst, »Moratorium on Gain-of-Function Research«, *The Scientist*, Oct. 21, 2014, *https://bit.ly/3NdmN96*.

30 ASPR, »US Government Gain-of-Function Deliberative Process and Research Funding Pause on Selected Gain- of-Function Research Involving Influenza, MERS, and SARS Viruses«, HHS Office of the Assistant Secretary for Preparedness and Response, Oct. 17, 2014, *http://www.phe.gov/s3/dualuse/Documents/gain-of-function.pdf*.

31 Donald G. McNeil, Jr., »White House to Cut Funding for Risky Biological Study«, *The New York Times,* Oct. 17, 2014, *https://www.nytimes.com/2014/10/18/us/white-house-to-cut-funding-for-risky-biological-study.html.*
32 Jocelyn Kaiser, David Malakoff, »US Halts Funding for New Risky Virus Studies, Calls for Voluntary Moratorium«, *Science*, Oct. 17, 2014, *https://bit.ly/3PenB04.*
33 Michael J. Imperiale, Arturo Casadevall, »Zika Virus Focuses the Gain-of-Function Debate«, *mSphere* 1, no. 2 (2016), doi: 10.1128/mSphere.00069-16.
34 Interview with Robert F. Kennedy Jr.
35 David Willman, Madison Muller, »A Science in the Shadows«, *The Washington Post,* Aug. 26, 2021, *https://www.washingtonpost.com/nation/interactive/2021/a-science-in-the-shadows.*
36 Ebd.
37 David Brown, »Federal Panel Asks Journals to Censor Reports of Lab-Created ›Bird Flu‹«, *The Washington Post,* Dec. 20, 2011, *https://wapo.st/3PheM5U.*
38 David Willman, Madison Muller, »A Science in the Shadows«, *The Washington Post,* Aug. 26, 2021, *https://www.washingtonpost.com/nation/interactive/2021/a-science-in-the-shadows.*
39 Ebd.
40 Ebd.
41 Anthony S. Fauci, Gary J. Nabel, Francis S. Collins, »A Flu Virus Risk Worth Taking«, *The Washington Post,* Op-ed, Dec. 30, 2011, *https://wapo.st/44leFdV.*
42 Ebd.
43 David Willman, Madison Muller, »A Science in the Shadows«, *The Washington Post,* Aug. 26, 2021, *https://www.washingtonpost.com/nation/interactive/2021/a-science-in-the-shadows.*
44 Ebd.
45 Ebd.
46 David Brown, »Biosecurity Advisory Board Reverses Decision on ›Engineered Bird Flu‹ Papers«, *The Washington Post,* Mar. 30, 2012, *https://wapo.st/3P9J9uW.*
47 Anthony S. Fauci, »Dual Use Research of Concern: Balancing Benefits and Risks«, testimony before the US Senate Committee on Homeland Security and Governmental Affairs, Apr. 26, 2012, *https://bit.ly/3oXQa7y.*
48 Masaki Imai et al., »Experimental Adaptation of an Influenza H5 HA Confers Respiratory Droplet Transmission to a Reassortant H5 HA/H1N1 Virus in Ferrets«, *Nature* 486, no. 7403 (2012): 420–428, doi: 10.1038/nature10831.
49 Colin A. Russell et al., »The Potential for Respiratory Droplet-Transmissible A/H5n1 Influenza Virus to Evolve in a Mammalian Host«, *Science* 336, no. 6608 (2012): 1541–1547, doi: 10.1126/science.1222526.
50 Anthony Fauci, »Research on Highly Pathogenic H5N1 Influenza Virus: The Way Forward«, *mBio* 3, no. 5 (2012), doi: 10.1128/mBio.00359-12.
51 David Willman, Madison Muller, »A Science in the Shadows«, *The Washington Post,* Aug. 26, 2021, *https://www.washingtonpost.com/nation/interactive/2021/a-science-in-the-shadows.*
52 Ebd.
53 Sharon Lerner, Maia Hibbett, »EcoHealth Alliance Conducted Risky Experiments on MERS Virus in China«, *The Intercept*, Oct. 21 2021, 10:11 AM, *https://theintercept.com/2021/10/21/virus-mers-wuhan-experiments.*
54 Rowan Jacobsen, »Inside the Risky Bat-Virus Engineering That Links America to Wuhan«, *MIT Technology Review*, Jun. 29, 2021, *https://bit.ly/3Cbw50i.*

Kapitel 20: **Das Obama-Moratorium**

1 Jocelyn Kaiser, »Lab Incidents Lead to Safety Crackdown at CDC«, *Science*, Jul. 11, 2014, *https://www.science.org/content/article/lab-incidents-lead-safety-crackdown-cdc.*

2 »CDC Director Releases After-Action Report on Recent Anthrax Incident; Highlights Steps to Improve Laboratory Quality and Safety«, CDC, Jul. 11, 2014, *https://bit.ly/3NiY44F.*

3 »Report on the Potential Exposure to Anthrax«, CDC, Jul. 11, 2014, *https://tinyurl.com/236mf99m.*

4 Jocelyn Kaiser, »Six Vials of Smallpox Discovered in US Lab«, *Science*, Jul. 8, 2014, *https://bit.ly/43PYhCb.*

5 Paul Thacker, »A Continued Candid Conversation with Richard Ebright on the History of US Research Funding for Biological Agents in America and Abroad that Lack Critical Safety Overview: Richard Ebright: Dichron Interview (Part 2)«, *The DisInformation Chronicle*, Aug. 17, 2021, *https://bit.ly/3N5FtJa.*

6 Jon Cohen, »Updated: US Biosafety Panel to Come Out of Hibernation with New Members«, *Science*, Jul. 15, 2014, *https://www.science.org/content/article/updated-us-biosafety-panel-come-out-hibernation-new-members.*

7 Ebd.

8 Jocelyn Kaiser, »Scientists Call for Limit on Creating Dangerous Pathogens«, *Science*, Jul. 15, 2014, *https://www.sciencemag.org/news/2014/07/scientists-call-limit-creating-dangerous-pathogens.*

9 Robert F. Kennedy Jr., Private Interview with Richard Ebright.

10 Talha Burki, »Ban on Gain-of-Function Studies Ends«, *The Lancet Infectious Diseases* 18, no. 2 (2018): 148–149, doi: 10.1016/S1473-3099(18)30006-9.

11 »Cambridge Working Group Consensus Statement on the Creation of Potential Pandemic Pathogens (PPPs)«, Cambridge Working Group, Jul. 14, 2014, *http://www.cambridgeworkinggroup.org.*

12 Ebd.

13 Jo L. Husbands, »The Challenge of Framing for Efforts to Mitigate the Risks of ›Dual Use‹ Research in the Life Sciences«, *Futures* 102 (2018): 104–113, doi: 10.1016/j.futures.2018.03.007.

14 Marc Lipsitch, Kevin Esvelt, Thomas Inglesby, »Calls for Caution in Genome Engineering Should Be a Model for Similar Dialogue on Pandemic Pathogen Research«, *Annals of Internal Medicine* 163, no. 10 (2015): 790–792, doi: 10.7326/M15-1048.

15 Marc Lipsitch, Thomas V. Inglesby, »Moratorium on Research Intended to Create Novel Potential Pandemic Pathogens«, *mBio* 5, no. 6 (2014): 1–6, doi: 10.1128/mBio.02366-14.

16 »Doing Diligence to Assess the Risks and Benefits of Life Sciences Gain-of-Function Research«, The White House, President Barack Obama, Oct. 17, 2014, *https://bit.ly/44efLYy.*

17 »US Government Gain-of-Function Deliberative Process and Research Funding Pause on Selected Gain-of-Function Research Involving Influenza, MERS, and SARS Viruses«, HHS Office of the Assistant Secretary for Preparedness and Response, Oct. 17, 2014, *http://www.phe.gov/s3/dualuse/Documents/gain-of-function.pdf.*

18 Lee Smith, »The Thirty Tyrants«, *Tablet*, Feb. 3, 2021, *https://bit.ly/3OPBm5o.*

19 Robert F. Kennedy Jr., Private Interview with Lee Smith, Feb. 20, 2023.

Kapitel 21: **Ein Moratorium wird ignoriert**

1 »Gain-of-Function Deliberative Process Written Public Comments, Oct. 19, 2014–Jun. 8, 2016, (Ralph Baric, PhD & Mark Denison, MD)«, NSABB, Nov. 12, 2014, 25–29, *https://bit.ly/44c6Fvr.*

2 Ebd.
3 Ebd.
4 Ebd.
5 NIH RePORTER, »NIH/NIAID Funding: Ralph S. Baric, 2014«, NIH, *https://bit.ly/44xyVJv*.
6 Jocelyn Kaiser, »Moratorium on Risky Virology Studies Leaves Work at 14 Institutions in Limbo«, *Science*, Nov. 17, 2014, *https://www.science.org/content/article/moratorium-risky-virology-studies-leaves-work-14-institutions-limbo*.
7 Chernay Mason and Vivien Dugan, PhD, to Sherrie Settle, Dr. Ralph Baric, Mary Kirker and Dr. Irene Glowinski, Oct. 21, 2014, 64–65, *https://www.science.org/do/10.1126/article.71505/full/_43088final.pdf*.
8 Nell Greenfieldboyce, »Scientists Fight For Superbug Research As US Pauses Funding«, NPR, Oct. 23, 2014, *https://tinyurl.com/ju9xcas4*.
9 NIH RePORTER, »NIH/NIAID Funding: Systems Immunogenetics of Biodefense Pathogens in the Collaborative Cross«, NIH, 2012–2016, *https://bit.ly/46QAKmq*.
10 NIH RePORTER, »NIH/NIAID Funding: Characterization of Novel Genes Encoded ty RNA and DNA Viruses«, NIH, 2013–2017, *https://bit.ly/3O5Gtw6*.
11 Judicial Watch, »Judicial Watch: New Documents Show Wuhan Lab Asked NIH Official for Information on Disinfectants; Nine Fauci Agency Grants for EcoHealth Bat Coronavirus Research«, press release, Jul. 8, 2021, *https://www.judicialwatch.org/wuhan-lab-fauci-grants*.
12 NIH RePORTER, »NIH/NIAID Funding: Ralph Baric, 2014«, NIH, *https://bit.ly/44fGnZt*.
13 Vineet Menachery, Zhengli-Li Shi, Ralph Baric et al., »A SARS-Like Cluster of Circulating Bat Coronaviruses Shows Potential for Human Emergence«, *Nature Medicine* 21, no. 12 (2015): 1508–1513, doi: 10.1038/nm.3985.
14 Shi Zhengli, Peter Daszak et al., »Isolation and Characterization of a Bat SARS-like Coronavirus That Uses the ACE2 Receptor«, *Nature* 503, no. 7477 (2013): 535–538, doi: 10.1038/nature12711.
15 David Stanway, »Explainer: China's Mojiang Mine and Its Role in the Origins of COVID-19«, *Reuters*, Jun. 9, 2021, *https://tinyurl.com/58y2tdan*.
16 Declan Butler, »Engineered Bat Virus Stirs Debate over Risky Research«, *Nature News* (2015), doi: 10.1038/nature. 2015.18787.
17 Vineet D. Menachery, Boyd L. Yount, Jr., Ralph S. Baric et al., »SARS-Like WIV1-CoV Poised for Human Emergence«, *PNAS* 113, no. 11 (2016): 3048–3053, doi: 10.1073/pnas.1517719113.
18 Vineet Menachery, Zhengli-Li Shi, Ralph Baric et al., »A SARS-Like Cluster of Circulating Bat Coronaviruses Shows Potential for Human Emergence«, *Nature Medicine* 21, no. 12 (2015): 1508–1513, doi: 10.1038/nm.3985.
19 Ebd.
20 Nicholson Baker, »The Lab-Leak Hypothesis: For Decades, Scientists Have Been Hot-Wiring Viruses in Hopes of Preventing a Pandemic, Not Causing One. But What If . . .?«, *Intelligencer*, Jan. 4, 2021, *https://tinyurl.com/3zz24dju*.
21 Vineet Menachery, Zhengli-Li Shi, Ralph Baric et al., »A SARS-Like Cluster of Circulating Bat Coronaviruses Shows Potential for Human Emergence«, *Nature Medicine* 21, no. 12 (2015): 1508–1513, doi: 10.1038/nm.3985.
22 ASPR, »US. Government Gain-of-Function Deliberative Process and Research Funding Pause on Selected Gain-of-Function Research Involving Influenza, MERS, and SARS Viruses«, HHS Office of the Assistant Secretary for Preparedness and Response, Oct. 17, 2014, *http://www.phe.gov/s3/dualuse/Documents/gain-of-function.pdf*.
23 Jocelyn Kaiser, »Moratorium on Risky Virology Studies Leaves Work at 14 Institutions in Limbo«, *Science*, Nov. 17, 2014, *https://bit.ly/3IQiGhR*. See »copies of the 18 letters«.

24 Jocelyn Kaiser, »Moratorium on Risky Experiments Lifted for MERS Mouse Studies«, *Science*, Dec. 18, 2014, *https://www.science.org/content/article/moratorium-risky-experiments-lifted-mers-mouse-studies*.
25 David Willman, Madison Muller, »A Science in the Shadows«, *The Washington Post*, Aug. 26, 2021, *https://www.washingtonpost.com/nation/interactive/2021/a-science-in-the-shadows*.
26 Ebd.
27 »Gain-of-Function Deliberative Process Written Public Comments, Oct. 19, 2014–Jun. 8, 2016, (Ralph Baric, PhD & Mark Denison, MD)«, NSABB, Nov. 12, 2014, 25–29, *https://bit.ly/44c6Fvr*.
28 NIH RePORTER, »NIH/NIAID Funding: Mechanisms of MERS-CoV Entry, Cross-species Transmission and Pathogenesis, 2015–2020«, NIH, *https://bit.ly/43F1Vhc*.
29 »Curriculum Vitae, Ralph S. Baric«, UNC, Nov. 2021, *https://unc.live/42p2b3y*.
30 NIH RePORTER, »NIH/NIAID Funding: Ralph S. Baric 1986–2023«, NIH, accessed May 29, 2023, *https://bit.ly/43uYny4*.

Kapitel 22: **Dr. Fauci und Dr. Collins heben das Moratorium auf**

1 »Risk and Benefit Analysis of Gain of Function Research«, Gryphon Scientific, Apr. 2016, *http://gryphonsci.wpengine.com/wp-content/uploads/2018/12/Risk-and-Benefit-Analysis-of-Gain-of-Function-Research-Final-Report-1.pdf*.
2 »NC Biotech Company Directory: Gryphon Scientific«, North Carolina Biotechnology Center, 2022, *https://directory.ncbiotech.org/company/gryphon-scientific*.
3 Don Aucoin & *Globe* Staff, »Looking for Trouble«, *Boston Globe*, Mar. 13, 2003, *https://bit.ly/3Jr6R2d*.
4 Barton Gellman, »US Spied on Iraq Via U.N.«, *The Washington Post*, Mar. 2, 1999, *http://archive.today/Jo4vI*.
5 Jon Swaine, Robert O'Harrow Jr., Aaron C. Davis, »Before Pandemic, Trump's Stockpile Chief Put Focus on Biodefense. An Old Client Benefited«, *The Washington Post*, May 4, 2020, *https://bit.ly/3oG63PG*.
6 National Academy of Sciences: Indian National Science Academy, *Indo-US. Workshop on Challenges of Emerging Infections and Global Health Safety: Summary of a Workshop* (Washington, DC: The National Academies Press, 2016), Appendix E, *https://nap.nationalacademies.org/read/21810/chapter/15#180*.
7 »Dr. Rocco Casagrande«, Gryphon Scientific, 2022, *https://www.gryphonscientific.com/our-staff/rocco-casagrande*.
8 Robert F. Kennedy Jr., Private Interview with Richard Ebright.
9 Nell Greenfieldboyce, »Debate over Bird Flu Research Moratorium Flares Up Again«, NPR, Jan. 7, 2016, *https://bit.ly/3oCn0dT*.
10 Rocco Casagrande, »Risk and Benefit Analysis of Gain of Function Research Draft Final Report – December 2015«, Gryphon Scientific, Dec. 2015, *https://bit.ly/42goeJx*.
11 Rocco Casagrande, »Risk and Benefit Analysis of Gain of Function Research Final Report – April 2016«, Gryphon Scientific, Apr. 2016, 81, *https://bit.ly/3N4MOIO*.
12 Ebd., 88.
13 Marc Lipsitch, »Lipsitch NSABB Comments«, NSABB, submitted Dec. 31, 2015, updated Jan. 3, 2016, 14–15, *https://web.archive.org/web/20201122003656/http://www.cambridgeworkinggroup.org/documents/lipsitch.pdf*.

14 Nell Greenfieldboyce, »Inside a Secret Government Warehouse Prepped for Health Catastrophes«, NPR, Jun. 27, 2016, *https://n.pr/3qlPRDT*.
15 Jon Swaine, Robert O'Harrow Jr., Aaron C. Davis, »Before Pandemic, Trump's Stockpile Chief Put Focus on Biodefense. An Old Client Benefited«, *The Washington Post*, May 4, 2020, *https://wapo.st/3N1uT5T*.
16 Nell Greenfieldboyce, »Inside a Secret Government Warehouse Prepped for Health Catastrophes«, NPR, Jun. 27, 2016, *https://n.pr/3qlPRDT*.
17 National Academies of Sciences, Engineering, and Medicine, *Gain-of-Function Research: Summary of the Second Symposium, March 10–11, 2016* (Washington, DC: The National Academies Press, 2016), *https://nap.nationalacademies.org/read/23484/chapter/1*.
18 National Academies of Sciences, Engineering, and Medicine, *Biodefense in the Age of Synthetic Biology* (Washington, DC: The National Academies Press, 2018), doi: 10.17226/24890.
19 Jocelyn Kaiser, »NIH Director Francis Collins to Hand Reins to Acting Director Lawrence Tabak on 20 December«, *Science*, Dec. 9, 2021, *https://tinyurl.com/278fhx2s*. Lawrence Tabak, who served as Collins' Principal Deputy Director from 2010 to 2021, became the Acting Director of the NIH when Collins stepped down.
20 David Willman, Madison Muller, »A Science in the Shadows«, *The Washington Post*, Aug. 26, 2021, *https://www.washingtonpost.com/nation/interactive/2021/a-science-in-the-shadows*.
21 »Statement by the President on the Selection of Avril Haines as Deputy National Security Advisor«, The White House, President Barack Obama, Dec. 18, 2014, *https://tinyurl.com/47vfayku*.
22 Ben Leonard, »Who Is Avril Haines, Biden's Director of National Intelligence Pick? The Ex-CIA Deputy Director Once Owned a Baltimore Book Café«, *Baltimore Sun*, Nov. 25, 2020, *https://tinyurl.com/4d5zbkpw*.
23 »Framework for Guiding Funding Decisions about Proposed Research Involving Enhanced Potential Pandemic Pathogens«, US Department of Health and Human Services, 2017, *https://tinyurl.com/786y7h38*.
24 David Willman, Madison Muller, »A Science in the Shadows«, *The Washington Post*, Aug. 26, 2021, *https://www.washingtonpost.com/nation/interactive/2021/a-science-in-the-shadows*.
25 Nell Greenfieldboyce, »Debate over Bird Flu Research Moratorium Flares Up Again«, NPR, Jan. 7, 2016, *https://n.pr/3WIng7A*.
26 Sharri Markson, »How US Cash Funded Wuhan Lab Dealing in Deadly Viruses«, *The Times*, Sep. 4, 2021, *https://archive.is/QkrP0*.
27 Ebd.
28 Ebd.
29 Dr. Joseph Mercola, »New Cache of Documents Exposes Lies to Congress«, Mercola, Sep. 2021, *https://takecontrol.substack.com/p/new-cache-of-documents-exposes-lies-to-congress*.

Kapitel 23: P3CO

1 ASPR, »Recommended Policy Guidance for Departmental Development of Review Mechanisms for Potential Pandemic Pathogen Care and Oversight (P3CO)«, HHS Office of the Assistant Secretary for Preparedness and Response, Jan. 9, 2017, *https://www.phe.gov/s3/dualuse/Documents/P3CO-FinalGuidanceStatement.pdf*.
2 »Framework for Guiding Funding Decisions about Proposed Research Involving Enhanced Potential Pandemic Pathogens«, US Department of Health and Human Services, 2017, *https://tinyurl.com/786y7h38*.

3 David Willman, Madison Muller, »A Science in the Shadows«, *The Washington Post*, Aug. 26, 2021, *https://www.washingtonpost.com/nation/interactive/2021/a-science-in-the-shadows.*
4 Robert F. Kennedy Jr., Private Interview with Richard Ebright, Oct. 2021.
5 David Willman, Madison Muller, »A Science in the Shadows«, *The Washington Post*, Aug. 26, 2021, *https://www.washingtonpost.com/nation/interactive/2021/a-science-in-the-shadows.*
6 Ebd.
7 E&C Republicans, »E&C Republicans Want Answers on Secretive Nature of HHS Research's Review Process«, press release, Apr. 19, 2022, *https://tinyurl.com/2p8zsvrw.*
8 Ebd.
9 Alexis Baden-Mayer, Ronnie Cummins, »Christian ›Risks-Be-Damned‹ Hassell: Pushing Dangerous, Taxpayer-Funded Genetic Engineering and Gain-of-Function Research«, Organic Consumers Association, Aug. 6, 2020, *https://bit.ly/3N8BFag.*
10 »Veteran Benefits for Military Anthrax Vaccine Side Effects«, Veterans Disability Info., Feb. 25, 2022, *https://bit.ly/3Y05OfC.*
11 Meryl Nass, »The Anthrax Vaccine Program: An Analysis of the CDC's Recommendations for Vaccine Use«, *Am J Public Health* 92, no. 5 (2002): *https://ajph.aphapublications.org/doi/10.2105/AJPH.92.5.715*
12 David Coleman, »US Military Personnel 1954–2014«, History in Pieces, 2015, *https://tinyurl.com/588mp7ph.*
13 John Doe #1 v. Rumsfeld et al., F. Supp. 2d (D.D.C. Dec 22, 2003), *https://tinyurl.com/4vvp5n4d.*
14 Ebd.
15 Gulf War Illness Research Program, »The Gulf War Illness Landscape«, Department of Defense Congressionally Directed Medical Research Programs, Mar. 2020, *https://cdmrp.health.mil/gwirp/pdfs/GWIRP_Landscape_2020.pdf.*
16 »Biography of Dr. D. Christian Hassell: Former Deputy Assistant Secretary of Defense for Chemical and Biological Defense«, US Department of Defense, Dec. 2021, *https://tinyurl.com/ps3mbn3w.*
17 Alexis Baden-Mayer, Ronnie Cummins, »Christian ›Risks-Be-Damned‹ Hassell: Pushing Dangerous, Taxpayer-Funded Genetic Engineering and Gain-of-Function Research«, Organic Consumers Association, Aug. 6, 2020, *https://bit.ly/3N8BFag.*
18 Robert F. Kennedy Jr., Private Interview with Richard Ebright.
19 Ebd.
20 David Willman, Madison Muller, »A Science in the Shadows«, *The Washington Post*, Aug. 26, 2021, *https://www.washingtonpost.com/nation/interactive/2021/a-science-in-the-shadows.*
21 Ebd.
22 Ebd.
23 Ebd.
24 Katherine Eban, »The Lab-Leak Theory: Inside the Fight to Uncover COVID-19's Origins«, *Vanity Fair*, Jun. 3, 2021, *https://www.vanityfair.com/news/2021/06/the-lab-leak-theory-inside-the-fight-to-uncover-covid-19s-origins.*
25 »David Christian Hassell, PhD, Senior Science Advisor, Deputy Assistant Secretary for Preparedness and Response«, HHS Administration for Strategic Preparedness & Response, *https://tinyurl.com/3hrydkzp.*
26 American Academy of Arts & Sciences, »Francis Collins: Somewhere Past the Pandemic«, YouTube, Nov. 4, 2021, *https://www.youtube.com/watch?v=ftvkgpmgMao&t=1s.*
27 David Willman, Madison Muller, »A Science in the Shadows«, *The Washington Post*, Aug. 26, 2021, *https://www.washingtonpost.com/nation/interactive/2021/a-science-in-the-shadows.*
28 Ebd.

Kapitel 24: Peter Daszak macht aus EcoHealth ein Instrument, mit dessen Hilfe Pentagon, Geheimdienstler sowie Technokraten aus dem Gesundheitswesen Geld und Biowaffentechnologie nach China schleusen

1 Sharri Markson, »How US Cash Funded Wuhan Lab Dealing in Deadly Viruses«, *The Times*, Sep. 4, 2021, *https://archive.is/QkrP0*.

2 Vineet Menachery, Zhengli-Li Shi, Ralph Baric et al., »A SARS-Like Cluster of Circulating Bat Coronaviruses Shows Potential for Human Emergence«, *Nature Medicine* 21, no. 12 (2015): 1508–1513, doi: 10.1038/nm.3985.

3 Sharri Markson, »How US Cash Funded Wuhan Lab Dealing in Deadly Viruses«, *The Times*, Sep. 4, 2021, *https://archive.is/QkrP0*.

4 Raul Diego, »DARPA's Man in Wuhan«, Unlimited Hangout, Jul. 31, 2020, *https://bit.ly/3WEkNLG*.

5 Stan, »John Daszak: Genesis of a New British Siegfried. An Interview with Jim Pritchard«, Seen and Heard International, Sep. 28, 2013, *https://bit.ly/43SwVuR*.

6 »Bohdan Daszak«, GPS Headstones, *https://billiongraves.com/grave/Bohdan-Daszak/8308976*.

7 @johndaszak, »1) **BOHDAN DASZAK** (21.03.1926–28.01.1996) »Today is my father's birthday. During the last few years of World War 2, he was torn away from his family and homeland. He never saw his parents again …«, Mar. 21, 2022, *https://twitter.com/johndaszak/status/1505968473536618501?s=20*.

8 »Peter Daszak Profile«, LinkedIn, Feb. 9, 2023, *https://www.linkedin.com/in/peter-daszak-93987665*.

9 Jon Cohen, »Prophet In Purgatory«, *Science*, Nov. 21, 2021, *https://tinyurl.com/yf4ad8cw*.

10 Peter Daszak, Andrew J. Wakefield et al., »Detection and Comparative Analysis of Persistent Measles Virus Infection in Crohn's Disease by Immunogold Electron Microscopy«, *J Clin Pathol* 50, no. 4 (1997): 299–304. doi: 10.1136/ jcp.50.4.299.

11 Susan Gunelius, »Wildlife Trust Rebrands as EcoHealth Alliance«, Corporate Eye, Sep. 21, 2010, *https://www.corporate-eye.com/main/wildlife-trust-rebrands-as-ecohealth-alliance*.

12 »About EcoHealth Alliance«, EcoHealth Alliance, 2022, *https://www.ecohealthalliance.org/about*.

13 EcoHealth Alliance, »Entering its Fifth Decade, Wildlife Trust Rebrands as EcoHealth Alliance«, press release, Sep. 21, 2010, *https://bit.ly/43dj02o*.

14 Wendong Li, Zhengli Shi, Peter Daszak et al., »Bats Are Natural Reservoirs of SARS-Like Coronaviruses«, *Science* 310, no. 5748 (2005): 676–679, doi: 10.1126/science.1118391.

15 Ebd.

16 Jon Cohen, »Wuhan Coronavirus Hunter Shi Zhengli Speaks Out«, *Science*, Jul. 24, 2020, doi: 10.1126/science. 369.6503.487.

17 Lin-Fa Wang, Shi Zhengli, Peter Daszak et al., »Review of Bats and SARS«, *Emerging Infectious Diseases* 12, no. 12 (2006): 1834–1840, doi: 10.3201/eid1212.060401.

18 Sharon Lerner, »Virus Hunters: How the Pursuit of Unknown Viruses Risks Triggering the Next Pandemic«, *The Intercept*, Dec. 28, 2021, *https://bit.ly/3WGX0dK*.

19 »Notice of Award: Risk of Viral Emergence in Bats«, NIAID, issued Oct. 20, 2008, 114, *https://bit.ly/3qm6ejP*.

20 Ebd.

21 NIH RePORTER, »NIH/NIAID Funding: Peter Daszak, 2005–2014«, NIH, accessed Jun. 20, 2023, *https://bit.ly/3pWDw94*.

22 NIH RePORTER, »NIH/NIAID Funding: Risk of Viral Emergence from Bats, Project no. 5R01AI079231-05«, NIH, *https://bit.ly/3rKAMfq*.
23 Department of HHS, »Grant Summary-EcoHealth Alliance Inc: Understanding the Risk of Bat Coronavirus Emergence«, USASPENDING.gov, Jun. 1, 2014–Jun. 30, 2026, *https://bit.ly/44gIsV3*.
24 »Framework for Guiding Funding Decisions about Proposed Research Involving Enhanced Potential Pandemic Pathogens«, US Dept. of Health and Human Services, 2017, *https://www.phe.gov/s3/dualuse/documents/p3co.pdf*.
25 »Research Involving Enhanced Potential Pandemic Pathogens«, NIH, last rev. Jan. 23, 2023, *https://www.nih.gov/news-events/research-involving-potential-pandemic-pathogens*.
26 »The Origin of COVID-19 – An Investigation into the Wuhan Institute of Virology«, House Foreign Affairs Committee Report Minority Staff Lead Republican, Michael T. McCaul, 107th Congress, Aug. 2021, *https://foreignaffairs.house.gov/wp-content/uploads/2021/08/ORIGINS-OF-COVID-19-REPORT.pdf*.
27 Alexis Baden-Mayer, »Peter ›Show Me the Money‹ Daszak Pulls in Big Bucks, through EcoHealth Alliance, for Risky Virus ›Research‹«, Organic Consumers Association, Sep. 3, 2020, *https://bit.ly/3N7At70*.
28 Ebd.
29 Paul Thacker, »The Covid-19 Lab Leak Hypothesis: Did the Media Fall Victim to a Misinformation Campaign?«, *The BMJ*, Jul. 8, 2021, *https://www.bmj.com/content/bmj/374/bmj.n1656.full.pdf*.
30 US Rep. Mike Gallagher (R-Wisconsin), »Gallagher: This Is Bigger than Dr. Fauci«, Video statement and press release following release of US House Intelligence Committee report, May 20, 2021, *https://bit.ly/42XpnpE*.
31 »The Fauci/COVID-19 Dossier«, Dr. David E. Martin, 23, *https://bit.ly/43bSaXF*.
32 National Academies of Sciences, Engineering, and Medicine, *Rapid Medical Countermeasure Response to Infectious Diseases: Enabling Sustainable Capabilities through Ongoing Public- and Private-Sector Partnerships: Workshop Summary* (Washington, DC: National Academies Press Ebooks, 2016), 73, *https://pubmed.ncbi.nlm.nih.gov/26913314/*.
33 Kevin Dunleavy, »Pfizer, Moderna Will Rake in a Combined $93 Billion Next Year on Covid-19 Vaccine Sales: Report«, Fierce Pharma, Oct. 18, 2021, *https://tinyurl.com/2x6uf5hk*.
34 Rebecca Robbins, Jenny Gross, »Moderna Sues Pfizer and BioNTech Over Covid Vaccine Technology«, *The New York Times*, Aug. 26, 2022, *https://bit.ly/43yLYJL*.
35 TJ Mantooth, »Inventing Chaos with the Moderna/NIH Dispute«, IP Watchdog, Dec. 6, 2021, *https://www.ipwatchdog.com/2021/12/06/inventing-chaos-moderna-nih-dispute/id=140546*.
36 William Honaker, »NIH's Fight for Ownership of Moderna's COVID-19 Patent Highlights Hazards of Business Collaborations«, IP Watchdog, Mar. 31, 2022, *https://bit.ly/3qjxVcO*.
37 Betsy McKay, Phred Dvorak, »A Deadly Coronavirus Was Inevitable. Why Was No One Ready?«, *The Wall Street Journal*, Aug. 13, 2020, *https://on.wsj.com/3JncjD2*.
38 Ebd.
39 Lena H. Sun, »Bill Gates Calls on US to Lead Fight against a Pandemic That Could Kill 33 Million«, *The Washington Post*, Apr. 27, 2018, *https://wapo.st/3Cno0FK*.
40 Marianne De Backer, »Re: Bill Gates calls on US to lead fight against a pandemic that could kill 33 million – The Washington Post«, email message to Peter Daszak et al., Apr. 28, 2018, 29, 36, 44–45, *https://bit.ly/3WZPJpQ*.
41 EcoHealth Alliance, »EcoHealth Alliance Announces AI for Earth Grant From Microsoft«, press release, Jun. 12, 2018, *https://bit.ly/3N5aKMl*.
42 Ebd.
43 Ebd.

44 Robert Kessler, »Disease X: The Next Pandemic«, EcoHealth Alliance, Mar. 2018, *https://bit.ly/3WKraNj*.
45 Katherine Eban, »›This Shouldn't Happen‹: Inside the Virus-Hunting Nonprofit at the Center of the Lab-Leak Controversy«, *Vanity Fair*, Mar. 31, 2022, *https://bit.ly/3MMuiE1*.
46 NIH RePORTER, »NIH/NIAID Funding: EcoHealth Alliance NIAID Awards«, NIH, accessed May 31, 2023, *https://bit.ly/3C6coXN*.
47 Guy Reschenthaler, Michael T. McCaul, Jim Banks et al. to Samantha Power, Feb. 17, 2022, *http://bit.ly/3XGyybB*.
48 Sharon Lerner, »The Virus Hunters: How the Pursuit of Unknown Viruses Risks Triggering the Next Pandemic«, *The Intercept*, Dec. 28, 2021, *https://bit.ly/3WGX0dK*.
49 »Committed Grants: EcoHealth Alliance, Inc.«, Bill & Melinda Gates Foundation, accessed May 29, 2023, *https://www.gatesfoundation.org/about/committed-grants/2020/08/inv002838*.
50 Sharon Lerner, »The Virus Hunters: How the Pursuit of Unknown Viruses Risks Triggering the Next Pandemic«, *The Intercept*, Dec. 28, 2021, *https://bit.ly/3WGX0dK*.
51 Sam Husseini, »Peter Daszak's EcoHealth Alliance Has Hidden Almost $40 Million in Pentagon Funding and Militarized Pandemic Science«, *Independent Science News*, Dec. 16, 2020, *https://bit.ly/42hilM3*.
52 Paul D. Thacker, »DARPA Less than Candid about Funding for EcoHealth Alliance, according to Emails«, *The DisInformation Chronicle*, Jun. 21, 2022, *https://bit.ly/3ILXPwc*.
53 Angela Morabito, »American Higher Education Has Deep Ties to EcoHealth Alliance, Wuhan Institute of Virology«, Campus Reform, Jun. 4, 2021, *https://www.campusreform.org/article?id=17582*.
54 Sharri Markson, »How US Cash Funded Wuhan Lab Dealing in Deadly Viruses«, *The Times*, Sep. 4, 2021, *https://archive.is/QkrP0*.
55 Emily Kopp, »Critic of Congressional Probe into Gain-of-Function Research Helped Fund Wuhan Gain-of-Function Study«, U.S. Right to Know, Aug. 9, 2022, *https://bit.ly/3CdNwxi*.
56 Shi Zhengli et al., »Cross-Neutralization of SARS Coronavirus-Specific Antibodies against Bat SARS-like Coronaviruses«, *Science China Life Sciences* 60, no. 12 (2017): 1399–1402, doi: 10.1007/s11427-017-9189-3.
57 Andrew Kerr, »EcoHealth Sought to Delay Release of Taxpayer-Funded Viral Sequences Pending Chinese Review, Emails Show«, *Washington Examiner*, Jan. 11, 2022, *https://bit.ly/3PHB9BN*.
58 Sam Husseini, »Peter Daszak's EcoHealth Alliance Has Hidden Almost $40 Million in Pentagon Funding and Militarized Pandemic Science«, *Independent Science News*, Dec. 16, 2020, *https://bit.ly/42hilM3*.
59 Ebd.
60 Ebd.
61 Ebd.
62 DTRA, »Grant Summary: EcoHealth Alliance, Project Grant: FAIN HDTRA11710064«, USASPENDING.gov, Oct. 2, 2017–Oct. 1, 2022, *https://www.usaspending.gov/award/ASST_NON_HDTRA11710064_9761*.
63 Alexis Baden-Mayer, »Peter ›Show Me the Money‹ Daszak Pulls in Big Bucks, through EcoHealth Alliance, for Risky Virus ›Research‹«, Organic Consumers Association, Sep. 3, 2020, *https://bit.ly/3N7At70*.
64 »Peter Daszak's Research While Affiliated with EcoHealth Alliance and Other Places«, ResearchGate, 2023, *https://bit.ly/3CHEkBC*.
65 Travis Whitfill, »A Likely New Treatment for Covid-19 Was Made Possible by Government-Funded Innovation«, STAT, Oct. 5, 2021, *https://bit.ly/43ETWBr*.

66 Xing-Ye Ge, Shi Zhengli, Peter Daszak et al., »Isolation and Characterization of a Bat SARS-Like Coronavirus That Uses the ACE2 Receptor«, *Nature* 503, no. 7477 (2013): 535–538, doi: 10.1038/nature12711.
67 Yang Xing-Lou, Shi Zhengli, Peter Daszak et al., »Isolation and Characterization of a Novel Bat Coronavirus Closely Related to the Direct Progenitor of Severe Acute Respiratory Syndrome Coronavirus«, *Journal of Virology* 90, no. 6 (2015): 3253–3256, doi: 10.1128/JVI.02582-15.
68 Lei-Ping Zeng, Shi Zhengli, Peter Daszak et al., »Bat Severe Acute Respiratory Syndrome-Like Coronavirus WIV1 Encodes an Extra Accessory Protein, ORFX, Involved in Modulation of the Host Immune Response«, *Journal of Virology* 90 no. 14 (2016): 6573–6582, doi: 10.1128/JVI.03079-15.
69 Sharon Lerner, »The Virus Hunters: How the Pursuit of Unknown Viruses Risks Triggering the Next Pandemic«, *The Intercept*, Dec. 28, 2021, *https://bit.ly/3WGX0dK*.
70 Ebd.

Kapitel 25: **Daszak in den Zeiten des Moratoriums**

1 Katherine Eban, »›This Shouldn't Happen‹: Inside the Virus-Hunting Nonprofit at the Center of the Lab-Leak Controversy«, *Vanity Fair*, Mar. 31, 2022, *https://bit.ly/3oWTcsv*.
2 @katherineeban, »The documents – most predate pandemic – shed light on the world @EcoHealthNYC operated in: one of murky grant agreements, flimsy NIH oversight and pursuit of gov't grants by pitching increasingly risky global research. /2«, Twitter, Mar. 31, 2022, *https://twitter.com/KatherineEban/status/1509578744318599169*.
3 »Notice of Award: Understanding the Risk of Bat Coronavirus Emergence«, NIAID, issued May 27, 2014, *https://bit.ly/44QMrYA*.
4 NIAID, »Grant Summary: Cooperative Agreement FAIN R01AI110964«, USASPENDING, Jun. 1, 2014–Jun. 30, 2026, *https://www.usaspending.gov/award/ASST_NON_R01AI110964_7529*.
5 NIH RePORTER, »Project Funding: History: Understanding the Risk of Bat Coronavirus Emergence, project no. 1R01AI110964-01«, NIH, *https://bit.ly/3K6Qnwi*.
6 Katherine Eban, »The Lab-Leak Theory: Inside the Fight to Uncover COVID-19's Origins«, *Vanity Fair*, Jun. 3, 2021, *https://www.vanityfair.com/news/2021/06/the-lab-leak-theory-inside-the-fight-to-uncover-covid-19s-origins*.
7 »Notice of Award: Understanding Risk of Zoonotic Virus Emergency in Emerging Infectious Disease Hotspots of Southeast Asia«, issued Aug. 28, 2020, *https://bit.ly/3OOSrMF*.
8 Matt Field, »NIH to Terminate Part of EcoHealth Alliance Grant after Its Wuhan Partners Refuse to Deliver Information on Coronavirus Studies«, *Bulletin of the Atomic Scientists*, Aug. 24, 2022, *https://bit.ly/3N5PAh2*.
9 Kevin Olival, »Grant Proposal – Understanding the Risk of Bat-Borne Zoonotic Disease Emergence in Western Asia«, EcoHealth Alliance, Nov. 14, 2016, *https://www.documentcloud.org/documents/21169299-22-003-documents-re*.
10 »Government Call HDTRA1-16-24-FRCWMD-Call Amendment 6, August 2019, Fundamental Research to Counter Weapons of Mass Destruction«, DTRA, Original Posting Date: Dec. 2016, *https://bit.ly/42O0zAh*.
11 »DTRA Grant: Understanding the Risk of Bat-Borne Zoonotic Disease Emergence in Western Asia«, Dimensions, *https://app.dimensions.ai/details/grant/grant.7826308*.
12 Ebd.

13 Kevin Olival, »Grant Proposal – Understanding the Risk of Bat-Borne Zoonotic Disease Emergence in Western Asia«, EcoHealth Alliance, Nov. 14, 2016, *https://www.documentcloud.org/documents/21169299-22-003-documents-re.*

Kapitel 26: »Nichts Nützliches«

1 »NSABB Meeting Minutes, January 7–8, 2016«, NIH, Jan. 7–8, 2016, 8–9, *https://bit.ly/3oSal6v.*
2 Donald J. MacNeil Jr., »A Federal Ban on Making Lethal Viruses Is Lifted«, *The New York Times,* Dec. 29, 2017, *https://www.nytimes.com/2017/12/19/health/lethal-viruses-nih.html.*
3 »Revisiting Gain of Function Research: What the Pandemic Taught Us and Where Do We Go from Here«, Senate Committee on Homeland Security and Governmental Affairs, Subcommittee on Emerging Threats and Spending Oversight, 117th Cong. (Written remarks to accompany the testimony of Steven Quay, MD, PhD), *https://www.hsgac.senate.gov/wp-content/uploads/imo/media/doc/Quay%20Testimony.pdf.*
4 Paul D. Thacker, »A Candid Conversation with Richard Ebright on Science Writers & Researchers Who Created a Conspiracy Arguing against the COVID19 Pandemic Starting from a Lab Leak: Richard Ebright: Dichron Interview«, *The DisInformation Chronicle*, Aug. 10, 2021, *https://bit.ly/3WPUSQZ.*
5 Waksman Institute of Microbiology, »Ebright Lab: Research Overview«, Rutgers University, *https://www.waksman.rutgers.edu/ebright.*
6 Paul D. Thacker, »A Candid Conversation with Richard Ebright on Science Writers & Researchers Who Created a Conspiracy Arguing against the COVID19 Pandemic Starting from a Lab Leak: Richard Ebright: Dichron Interview«, *The DisInformation Chronicle*, Aug. 10, 2021, *https://bit.ly/3WPUSQZ.*
7 Ebd.
8 Declan Butler, »Engineered Bat Virus Stirs Debate over Risky Research«, *Nature* (2015), doi: 10.1038/nature. 2015.18787.
9 Rowan Jacobsen, »The Non-Paranoid Person's Guide to Viruses Escaping from Labs«, *Mother Jones,* May 14, 2020, *https://www.motherjones.com/politics/2020/05/the-non-paranoid-persons-guide-to-viruses-escaping-from-labs.*
10 Robert F. Kennedy Jr., Private interview with Andrew Huff.

Kapitel 27: Unfälle, Infektionen und Laborlecks

1 Rowan Jacobsen, »The Non-Paranoid Person's Guide to Viruses Escaping from Labs«, *Mother Jones,* May 14, 2020, *https://www.motherjones.com/politics/2020/05/the-non-paranoid-persons-guide-to-viruses-escaping-from-labs.*
2 Stephen S. Morse, W. Ian Lipkin, Peter Daszak et al., »Prediction and Prevention of the Next Pandemic Zoonosis«, *The Lancet* 380, no. 9857 (2012): 1956–1965, doi: 10.1016/S0140-6736(12)61684-5.
3 Paul R. Goddard, »A Short History of Laboratory Leaks and Gain-of-Function Studies«, GM Watch, Feb. 19, 2022, *https://gmwatch.org/en/106-news/latest-news/19991-a-short-history-of-laboratory-leaks-and-gain-of-function-studies.*

4 Thomas Abraham, »Polio Eradication: a Complex End Game«, Rapid Response, *BMJ* 344, no. 2 (2012): e2398–2399, *https://www.bmj.com/content/344/bmj.e2398/rapid-responses*. RSV has spread via contaminated polio vaccines like a wildfire all over the world and continues causing serious lower respiratory tract infections in infants.

5 Institute of Medicine, *Immunization Safety Review: SV40 Contamination of Polio Vaccine and Cancer* (Washington DC: National Academies Press, 2002), *https://www.ncbi.nlm.nih.gov/books/NBK221113*.

6 Paul A. Offit, MD, *The Cutter Incident: How America's First Polio Vaccine Led to the Growing Vaccine Crisis* (New Haven: Yale University Press, 2005).

7 »Origin of Lyme Disease«, News Medical, Jun. 25, 2019, *https://bit.ly/3OR0xEJ*.

8 »Lyme Disease: Data and Surveillance«, Centers for Disease Control and Prevention, last rev. Apr. 29, 2021, *https://www.cdc.gov/lyme/datasurveillance/index.html*. While CDC reports 30,000 cases per year, »recent estimates using other methods suggest that approximately 476,000 people may get Lyme disease each year in the United States«.

9 Kris Newby, *Bitten: The Secret History of Lyme Disease and Biological Weapons* (New York: HarperCollins, 2019).

10 Karl Grossman, »Suffolk Closeup: How Did Lyme Disease Start?«, *Shelter Island Reporter*, Oct. 16, 2021, *https://shelterislandreporter.timesreview.com/2021/10/16/suffolk-closeup-how-did-lyme-disease-start*.

11 Brian Zahn, »Lyme Disease: Rooted in CT or Bioweapon Started in Government Lab?«, *New Haven Register*, Jul. 21, 2019, *https://www.nhregister.com/news/article/House-orders-Lyme-disease-investigation-14109717.php*.

12 Lyn Redwood, »From Chimpanzees to Children: The Origins of RSV – Respiratory Syncytial Virus«, *The Defender*, Aug. 27, 2021, *https://childrenshealthdefense.org/defender/chimpanzees-children-origins-respiratory-syncytial-virus*.

13 Marica Frellick, »RSV Kills 100,000 Kids under Age 5 a Year Worldwide«, Medscape, May 19, 2022, *https://www.medscape.com/viewarticle/974323*.

14 Edward Hooper, *The River: A Journey to the Source of HIV and AIDS* (Boston: Little Brown & Co., 1999), 187–204, *http://www.aidsorigins.com/wp-content/uploads/The-River-by-Edward-Hooper-2021-edition.pdf*.

15 Pearce Wright, »Smallpox Vaccine ›Triggered Aids Virus‹«, *London Times*, May 11, 1987, *https://www.sott.net/article/155217-Smallpox-vaccine-triggered-Aids-virus*.

16 Edward Hooper, *The River: A Journey to the Source of HIV and AIDS* (Boston: Little Brown & Co., 1999), 190–191, *http://www.aidsorigins.com/wp-content/uploads/The-River-by-Edward-Hooper-2021-edition.pdf*.

17 Sherwood Ross, »US Biowarfare Programs Have 13,000 Death Scientists Hard at Work«, Scoop, Feb. 26, 2020, *https://bit.ly/43qS1QA*.

18 Sam Husseini, Jonathan Latham, »Did West Africa's Ebola Outbreak of 2014 Have a Lab Origin?«, *Independent Science News*, Oct. 25, 2022, *https://tinyurl.com/324azpcr*.

19 Debbie Bookchin, Jim Shumacher, »The Virus and the Vaccine«, *The Atlantic*, Feb. 2000, *https://www.theatlantic.com/magazine/archive/2000/02/the-virus-and-the-vaccine/377999*.

20 Regis Vilchez, Janet Butel, »Emergent Human Pathogen Simian Virus 40 and Its Role in Cancer«, *Clinical Microbiology Reviews* 17, no. 3 (2004): 495–508, doi: 10.1128/CMR.17.3.495-508.2004.

21 Ebd.

22 Arti Hurria, MD, Mary Naylor, PhD, RN, Harvey Jay Cohen, MD, »Improving the Quality of Cancer Care in an Aging Population«, *JAMA* 310, no. 17 (2013): 1795–1796, *https://bit.ly/3IWKAJe*.

23 National Cancer Institute, »Cancer Stat Facts: Soft Tissue including Heart Cancer«, NIH, *https://bit.ly/3OQY117*.

24 Keith Rushworth, »The 1918 Pandemic was CAUSED by a Vaccine. Absolute Bombshell ...« Unlock the Lockdown, Jul. 30, 2020, *https://bit.ly/3qjQuNY*.

25 Anthony S. Fauci, Jeffery K. Taubenberger, David Morens et al., »Predominant Role of Bacterial Pneumonia as a Cause of Death in Pandemic Influenza: Implications for Pandemic Influenza Preparedness«, *The Journal of Infectious Diseases* 198, no. 7 (2008): 962–970, doi: 10.1086/591708.

26 Alison Young, »New Lab Incidents Fuel Fear, Safety Concerns in Congress«, *USA Today*, Sep. 13, 2014, *https://bit.ly/42IdzaQ*.

27 Nicholas Grieg Evans, Marc Lipsitch, Meira Levinson, »The Ethics of Biosafety Considerations in Gain-of-Function Research Resulting in the Creation of Potential Pandemic Pathogens«, *Journal of Medical Ethics* 41, no. 11 (2015): 901–908, doi: 10.1136/medethics-2014-102619.

28 Tjeerd G. Kimman et al., »Evidence-Based Biosafety: A Review of the Principles and Effectiveness of Microbiological Containment Measures«, *Clinical Microbiology Reviews* 21, no. 3 (2008): 403–425. doi: 10.1128/CMR.00014-08.

29 Dongsheng Zhou et al., »Biosafety and Biosecurity«, *Journal of Biosafety and Biosecurity* 1 (1): 15–18, doi: 10.1016/j. jobb.2019.01.001.

30 Lynn Klotz, »Human Error in High-Biocontainment Labs: a Likely Pandemic Threat«, *Bulletin of the Atomic Scientists*, Feb. 25, 2019, *https://bit.ly/3OQ0edc*.

31 Lynn Klotz, »Supplementary Material for ›Human Error in High-Biocontainment Labs: a Likely Pandemic Threat‹«, *Bulletin of the Atomic Scientists*, Feb. 25, 2019, *https://bit.ly/3C9d6Uh*.

32 »Report of the Federal Experts Security Advisory Panel«, USDA Federal Select Agent Program, Dec. 2014, *https://www.phe.gov/s3/Documents/fesap.pdf*.

33 Sumudu Britton, Andrew F. van den Hurk, Russell J. Simmons et al., »Laboratory-Acquired Dengue Virus Infection – A Case Report«, *PLOS Neglected Tropical Diseases* 5, no. 11 (2011): e1324, doi: 10.1371/journal.pntd. 0001324.

34 Alison Walker, »What Went Wrong«, *The Frederick News-Post*, Apr. 16, 2006, *https://bit.ly/43JkrG5*.

35 »Report on the Inadvertent Cross Contamination and Shipment of a Laboratory Specimen with Influenza Virus H5N1 Centers for Disease Control and Prevention«, US Centers for Disease Control and Prevention, Aug. 15, 2014, *https://www.cdc.gov/labs/pdf/InvestigationCDCH5N1contaminationeventAugust15.pdf*.

36 William J. Broad, Judith Miller, »Traces of Terror: The Bioterror Threat; Report Provides New Details Of Soviet Smallpox Accident«, *The New York Times*, Jun. 15, 2002, *https://nyti.ms/44ljkfV*.

37 »Did Ebola Outbreak Result From A LAB LEAK?«, Counterpoints, YouTube, Mar. 19, 2023, *https://bit.ly/3qOnIFB*.

38 Michael Nedelman, »Researcher Infected with Zika Virus During Laboratory Accident in Pittsburgh«, ABC News, Jun. 9, 2016, *https://abcn.ws/3qNlSov*.

39 Kathryn Senio, »Recent Singapore SARS Case a Laboratory Accident«, *The Lancet* 3, no. 11 (2003): 679, doi: 10.1016/S1473-3099(03)00815-6.

40 »Cambridge Working Group Consensus Statement on the Creation of Potential Pandemic Pathogens (PPPs)«, Cambridge Working Group, Jul. 14, 2014, *http://www.cambridgeworkinggroup.org*.

41 Andrew Nikiforuk, »So Where Did COVID Come from, Anyway?«, The Tyee, Nov. 1, 2021, *https://tinyurl.com/2y232hxs*.

42 »2018 Annual Report of the Federal Select Agent Program«, US Dept. of Health and Human Services, 2018, *https://www.selectagents.gov/resources/publications/docs/FSAP_Annual_Report_2018_508.pdf*.

43 Wendy Orent, »The Murky History of Lab Leaks«, *OpenMind*, Mar. 25, 2022, *https://www.openmindmag.org/articles/the-murky-history-of-lab-leaks*.

44 »Report of the Investigation into the Cause of the 1978 Birmingham Smallpox Occurrence«, The House of Commons, Jul. 22, 1980, 3, *https://www.nlm.nih.gov/nichsr/esmallpox/report_1978_london.pdf.*

45 Monica Rimmer, »How Smallpox Claimed Its Final Victim«, BBC News, Aug. 10, 2018, *https://www.bbc.com/news/uk-england-birmingham-45101091.*

46 »Report of the Investigation into the Cause of the 1978 Birmingham Smallpox Occurrence«, The House of Commons, Jul. 22, 1980, 1, *https://www.nlm.nih.gov/nichsr/esmallpox/report_1978_london.pdf.*

47 Johnathan B. Tucker, Raymond A. Zilinskas, eds., *The 1971 Smallpox Epidemic in Aralsk, Kazakhstan, and the Soviet Biological Warfare Program* (Monterey: Center for Nonproliferation Studies, Monterey Institute of International Studies, 2002), 1, *https://www.nonproliferation.org/wp-content/uploads/2014/01/op9.pdf.*

48 Elizabeta S. Ristanović, Nenad S. Kokoškov, Ian Crozier et al., »A Forgotten Episode of Marburg Virus Disease: Belgrade, Yugoslavia, 1967«, *Microbiol Mol Bio Rev* 84, no. 2 (2020), doi: 10.1128/MMBR.00095-19.

49 Michelle Rozo, Gigi Kwik Gronvall, »The Reemergent 1977 H1N1 Strain and the Gain-of-Function Debate«, *mBio* 6, no. 4 (2015): e01013–e01015, doi: 10.1128/mBio.01013-15.

50 Katsuhisa Nakajima et al., »Recent Human Influenza A (H1N1) Viruses are Closely Related Genetically to Strains Isolated in 1950«, *Nature* 274 (1978): 334–339, doi: 10.1038/274334a0.

51 PBS Frontline, »Plague War: A Report on the Biological Weapons Threat and How the Soviet Union Secretly Amassed an Arsenal of Bio-Weapons. The 1979 Anthrax Leak in Sverdlovsk«, PBS Frontline, last updated Oct. 1998, *https://www.pbs.org/wgbh/pages/frontline/shows/plague/sverdlovsk.*

52 Robert A. Wampler, Thomas S. Blanton, eds., »The September 11th Sourcebooks: Anthrax at Sverdlovsk, 1979«, The National Security Archive, Nov. 15, 2001, *https://nsarchive2.gwu.edu/NSAEBB/NSAEBB61.*

53 »Labs Suspected in Foot-and-Mouth Crisis«, *Science*, Aug. 6, 2007, *https://www.science.org/content/article/labs-suspected-foot-and-mouth-crisis.*

54 *Associated Press*, »US Labs Mishandling Deadly Germs«, NBC News, Oct. 2, 2007, *https://nbcnews.to/3qSSGw4.*

55 Danny Penman, »Singapore Man Caught SARS in Lab«, *New Scientist*, Sept. 23, 2003, *https://bit.ly/43G82Tp.*

56 Steven Mihm, »The History of Lab Leaks Has Lots of Entries«, Bloomberg, May 27, 2021, *https://bloom.bg/42L8G0q.*

57 »Taiwanese SARS Researcher Infected«, CIDRAP, Dec. 17, 2003, *https://bit.ly/42JxwOt.*

58 Robert Walgate, »SARS Escaped Beijing Lab Twice: Laboratory Safety at the Chinese Institute of Virology under Close Scrutiny«, *The Scientist*, Apr. 25, 2004, *https://bit.ly/43H5nJf.*

59 »China's Latest SARS Outbreak Has Been Contained, but Biosafety Concerns Remain – Update 7«, World Health Organization, May 18, 2004, *https://www.who.int/emergencies/disease-outbreak-news/item/2004_05_18a-en.*

60 Gilles Demaneuf, »The Good, the Bad and the Ugly: a Review of SARS Lab Escapes«, Medium, Nov. 16, 2020, *https://gillesdemaneuf.medium.com/the-good-the-bad-and-the-ugly-a-review-of-sars-lab-escapes-898d203d175d.*

61 Martin Enserink, »France's Institut Pasteur Under Fire Over Missing SARS Vials«, *Science*, May 21, 2014, *https://www.science.org/content/article/frances-institut-pasteur-under-fire-over-missing-sars-vials.*

62 Dr. Scott Gottlieb, »Gottlieb Says ›Side of the Ledger‹ Suggesting COVID-19 was Result of Lab Leak has Expanded«, 00:03:01–00:03:23, YouTube, *https://www.youtube.com/watch?v=Ms9GUCHFNtk&t=1s.*

63 Rowan Jacobsen, »The Non-Paranoid Person's Guide to Viruses Escaping from Labs«, *Mother Jones*, May 14, 2020, *https://www.motherjones.com/politics/2020/05/the-non-paranoid-persons-guide-to-viruses-escaping-from-labs.*
64 Lynn Klotz, »Human Error in High-Biocontainment Labs: A Likely Pandemic Threat«, *The Bulletin*, Feb. 25, 2019, *https://thebulletin.org/2019/02/human-error-in-high-biocontainment-labs-a-likely-pandemic-threat/#post-heading.*
65 Alison Young, Nick Penzenstadler, »Inside America's Secretive Biolabs«, *USA Today*, May 28, 2015, *https://www.usatoday.com/story/news/2015/05/28/biolabs-pathogens-location-incidents/26587505.*
66 Rowan Jacobsen, »The Non-Paranoid Person's Guide to Viruses Escaping from Labs«, *Mother Jones*, May 14, 2020, *https://www.motherjones.com/politics/2020/05/the-non-paranoid-persons-guide-to-viruses-escaping-from-labs.*
67 Judith Miller, »Russian Scientist Dies in Ebola Accident at Former Weapons Lab«, *The New York Times*, May 25, 2004, *https://tinyurl.com/mryvkfn9.*
68 Helen Regan, »Explosion and Fire Break Out at Russian Lab Known for Housing Deadly Smallpox Virus«, CNN, Sep. 17, 2019, *https://tinyurl.com/yt526896.*
69 Martin Furmanski, »Threatened Pandemics and Laboratory Escapes: Self-fulfilling Prophecies«, *Bulletin of the Atomic Scientists*, Mar. 31, 2014, *https://tinyurl.com/48zea3r3.*
70 Ebd.
71 Shah Marzia Mahjabin Lina, Mohana Priya Kunasekaran, Aye Moa, »Brucellosis Outbreak in China, 2019«, *Global Biosecurity* 3, no. 1 (2021), *https://jglobalbiosecurity.com/articles/10.31646/gbio.108.*
72 David Cyranoski, »Chinese Institutes Investigate Pathogen Outbreaks in Lab Workers«, *Nature*, Dec. 17, 2019, *https://www.nature.com/articles/d41586-019-03863-z.*
73 Keoni Everington, »Scientist COVID Positive after Exposure in Taipei P3 Lab«, *Taiwan News*, Dec. 9, 2021, *https://www.taiwannews.com.tw/en/news/4371080.*
74 Hans Mahncke, Jeff Carlson, »Taiwanese Lab Leak Sharpens Debate on Pandemic Origin«, *The Epoch Times*, updated Dec. 20, 2021, *https://bit.ly/43OIF1W.*
75 *Guardian* staff, »China Accused of Sars Cover-Up«, *The Guardian*, Apr. 9, 2003, *https://www.theguardian.com/world/2003/apr/09/sars.china.*
76 Amy Li, »Shanghai Stifled Flu ›Rumours‹ in Early Days, Says Report«, *South China Morning Post*, Apr. 10, 2013, *https://www.scmp.com/news/china/article/1211364/shanghai-stifled-rumours-h7n9-bird-flu-early-days-says-report.*
77 Paul D. Thacker, »Ian Birrell Explains the Science Media's Misreporting of Chinese Research«, *The DisInformation Chronicle*, Jul. 6, 2021, *https://disinformationchronicle.substack.com/p/ian-birrell-explains-the-science.*
78 Robert F. Kennedy Jr., Private Interview with Paul D. Thacker.
79 NIH RePORTER, »NIH/NIAID Funding: Ralph S. Baric 1986–2022«, NIH, *https://tinyurl.com/2s3ptv63.*
80 Natalie Hampton, »Coronavirus Sleuth«, *Think*, Fall 2020, *https://bit.ly/3JrV9Ea.*
81 Alison Young, Nick Penzenstalder, »10 Incidents Discovered at the Nation's Biolabs«, *USA Today*, May 28, 2015, *https://www.usatoday.com/story/news/2015/05/29/some-recent-us-lab-incidents/25258237.*
82 Alison Young, Jessica Blake, »Here are Six Accidents UNC Researchers Had with Lab Created Coronaviruses«, ProPublica, Aug. 17, 2020, *https://bit.ly/3PbNrC7.*
83 Ebd.
84 Joseph B. Treaster, »Army Discloses 3 New Cover-Ups«, *The New York Times*, Sep. 20, 1975, *https://nyti.ms/3PblFWk.*
85 Robert Graysmith, *Amerithrax: The Hunt for the Anthrax Killer* (New York: Berkeley, 2008), 88. *https://vdoc.pub/documents/amerithrax-the-hunt-for-the-anthrax-killer-1tj0jv4j685o.*

86 R. W. Burmeister, MD, W. D. Tigertt, MD, FACP, and E. L. Overholt, MD, FACP, »Laboratory-Acquired Pneumonic Plague«, *Annals of Internal Medicine* 56, no. 5 (1962): 789–800, doi: 10.7326/0003-4819-56-5-789.

87 Seymour Hersh, *Chemical and Biological Warfare: America's Hidden Arsenal* (Indianapolis: The Bobbs-Merrill Company, Inc., 1968), 130.

88 Ebd.

89 Robert H. Boyle, »Spare the Rod(s) and Spoil the Cast«, *Sports Illustrated Vault*, Apr. 7, 1980, *https://tinyurl.com/4s6c4mc8*.

90 Scott Shane, »Army Harvested Victims' Blood to Boost Anthrax«, *Baltimore Sun*, Dec. 21, 2001, *https://bit.ly/3BKR5uc*.

91 David Snyder, »On the Front Line of the Anthrax War«, *The Washington Post*, Nov. 6, 2001, *https://wapo.st/43VnFpI*.

92 Ebd.

93 Seymour Hersh, *Chemical and Biological Warfare: America's Hidden Arsenal* (Indianapolis: The Bobbs-Merrill Company, Inc., 1968), 130–131.

94 Ebd.

95 Denise Grady, »Deadly Germ Research Is Shut Down at Army Lab Over Safety Concerns«, *The New York Times*, Aug. 5, 2019, *https://www.nytimes.com/2019/08/05/health/germs-fort-detrick-biohazard.html*.

96 Patricia Kime, »CDC Lifts Shutdown Order on Army Biolabs at Fort Detrick«, *Military.com*, Apr. 1, 2020, *https://www.military.com/daily-news/2020/04/01/cdc-lifts-shutdown-order-army-biolabs-fort-detrick.html*.

97 Ebd.

98 »Executive Order 14081 of September 12, 2022, Advancing Biotechnology and Biomanufacturing Innovation for a Sustainable, Safe, and Secure American Bioeconomy«, Code of Federal Regulations 87, no. 179 (2022): 55309–55316, *https://www.govinfo.gov/content/pkg/FR-2022-09-15/pdf/2022-20167.pdf*.

99 »The Biden-Harris Administration FY 2023 Budget Makes Historic Investments in Science and Technology«, The White House, Apr. 5, 2022, *https://tinyurl.com/3kezv5yv*.

Kapitel 28: **Wie häufig übertragen sich Seuchen vom Tier auf den Menschen?**

1 Michael J. Imperiale, Don Howard, Arturo Casadevall, »The Silver Lining in Gain-of-Function Experiments with Pathogens of Pandemic Potential«, in: Yohei Yamauchi, ed., *Influenza Virus: Methods in Molecular Biology* 1836 (Clifton, New Jersey: Humana Press, 2018), 575–587, doi: 10.1007/978-1- 4939-8678-1_28.

2 Misty Severi, »Fauci Defends Gain-of-Function Research: ›It needs to be regulated‹«, *The Washington Examiner*, Mar. 9, 2023, *https://www.washingtonexaminer.com/policy/healthcare/fauci-defends-gain-of-function-research*.

3 Gain of Function Symposium, »Session 5: Potential Benefits of GOF Research II: Treatment and Response«, YouTube, Dec. 24, 2014, *https://www.youtube.com/watch?v=Aw-nR6-4kQQ&t=489s*.

4 Natalie Winters, Raheem Kassam, »Disgraced Daszak Defended Fauci-Funded Gain-of-Function Coronavirus Manipulation with ›Pandemic Potential‹«, The National Pulse, Jul. 18, 2021, *https://thenationalpulse.com/archive-post/peter-daszak-defends-wuhan-baric-gof-research*.

5 Joel Henrique Ellwanger, José Artur Bogo Chies, »Zoonotic Spillover: Understanding Basic Aspects for Better Prevention«, *Genetics and Molecular Biology* 44, no. 1 (2021), doi: 10.1590/1678-4685-gmb-2020-0355.
6 Rowan Jacobson, »The Non-Paranoid Person's Guide to Viruses Escaping from Labs«, *Mother Jones*, May 14, 2020, *https://www.motherjones.com/politics/2020/05/the-non-paranoid-persons-guide-to-viruses-escaping-from-labs*.
7 Mara Hvistendahl, »Lab That Created Risky Avian Flu Had ›Unacceptable‹ Biosafety Protocols«, *The Intercept*, Nov. 1, 2022, *https://theintercept.com/2022/11/01/biosafety-avian-flu*.
8 Mara Hvistendahl, »BENT OVER IN PAIN, Student Infected with Debilitating Virus in Undisclosed Biolab Accident«, *The Intercept*, Nov. 1, 2022, *https://theintercept.com/2022/11/01/biosafety-lab-accident-chikungunya-virus*.
9 Paul R. Goddard, »A Short History of Laboratory Leaks and Gain-of-Function Studies«, GM Watch, Feb. 19, 2022, *https://bit.ly/3PbWUcj*.
10 Ebd.
11 Ebd.
12 Dr. David Bell, Emma McArthur, »The Global Pandemic Industry Has No Plans for a Return to Normal«, *The Daily Sceptic*, Sep. 6, 2022, *https://bit.ly/45RmmK8*.
13 Meryl Nass, »The Difference between Natural Pathogens and Lab-made Bioweapons«, Meryl's COVID Newsletter, Mar. 11, 2023, *https://tinyurl.com/2kx3c239*.
14 »Infections Caught in Laboratories Are Surprisingly Common«, *The Economist*, Aug. 24, 2021, *https://www.economist.com/graphic-detail/2021/08/24/infections-caught-in-laboratories-are-surprisingly-common*.
15 »NSABB Meeting Minutes, January 7–8, 2016«, NIH, Jan. 7–8, 2016, 8, *https://bit.ly/3oSal6v*.
16 Rowan Jacobson, »The Non-Paranoid Person's Guide to Viruses Escaping from Labs«, *Mother Jones*, May 14, 2020, *https://www.motherjones.com/politics/2020/05/the-non-paranoid-persons-guide-to-viruses-escaping-from-labs*.

Kapitel 29: Chinas Aufstieg

1 Lawrence Sellin, »China's Massive Infiltration of US Virus Research Laboratories«, Fornuft Frihet Document, Mar. 18, 2021, *https://www.document.no/2021/03/18/chinas-massive-infiltration-of-u-s-virus-research-laboratories*.
2 Friedrich Frischknecht, »The History of Biological Warfare«, *EMBO Reports*, Jun. 2003, doi: 10.1038/sj.embor.embor849.
3 Charu Sudan Katsuri, »The Mao-Era School Shutdown that Forever Changed Education in China«, OZY, Apr. 13, 2020, *https://bit.ly/3WP2CTx*.
4 David Lague, »1977 Exam Opened Escape Route into China's Elite«, *The New York Times*, Jan. 6, 2008, *https://nyti.ms/3rGUd8Y*.
5 Ebd.
6 Zhu Chen, »Biomedical Science and Technology in China«, *The Lancet*, Oct. 25, 2008, doi: 10.1016/S0140- 6736(08)61352-5.
7 US Congress, »Dangerous Secrets – SARS and China's Healthcare System«, Roundtable before the Congressional-Executive Commission on China, 108th Cong., 1st Sess., May 12, 2003, *https://bit.ly/43MeTKr*.
8 David Lague, »1977 Exam Opened Escape Route Into China's Elite«, *The New York Times*, Jan. 6, 2008, *https://www.nytimes.com/2008/01/06/world/asia/06china.html*.

9 Paul D. Thacker, »A Candid Conversation with Author Elaine Dewar on Her Latest Book Tracking Hidden Money and How the COVID19 Pandemic Began in China«, *The DisInformation Chronicle*, Oct. 5, 2021, *https://disinformationchronicle.substack.com/p/a-candid-conversation-with-author-12f*.
10 Jeremy Farrar, *Spike – The Virus vs The People: The Inside Story* (London: Profile Books, 2021), 22.
11 Ebd.
12 Yì-Xiáng J. Wáng, »Why China is Currently Underperforming in Medical Innovation and What China Can Do about It«, *Quant Imaging Med Surg.* 5, no. 3 (2015): 355–359, doi: 10.3978/j.issn.2223-4292.2015.04.03.
13 Jeremy Farrar, *Spike – The Virus vs The People: The Inside Story* (London: Profile Books, 2021), 14.
14 Jason M. Orr et al., »Regarding Investment in a Healthier Future: Impact of the 2012 Institute of Medicine Finance Report«, *Journal of Public Health Management and Practice* 28, no. 1 (2022): E316–E323, doi: 10.1097/PHH.0000000000001209.
15 John F. Kennedy, »Annual Budget Message to the Congress, Fiscal Year 1963«, The American Presidency Project, Jan. 18, 1962, *https://bit.ly/43ncmH6*.
16 »Appendix B: Financial Report for Fiscal Year 1963«, National Science Foundation, Accessed Mar. 6, 2023, *https://www.nsf.gov/pubs/1963/annualreports/ar_1963_appendix_b.pdf*.
17 Art Jahnke, »Who Picks Up the Tab for Science?«, Boston University: The Brink, Accessed Mar. 6, 2023, *https://www.bu.edu/articles/2015/funding-for-scientific-research/*.
18 Daniel Wagner, »Has the US Surrendered to China on Scientific Research?«, *Sunday Guardian Live*, Feb. 8, 2020, *https://www.sundayguardianlive.com/news/us-surrendered-china-scientific-research*.
19 Ian Verrender, »Why China is Unlikely to Overtake the United States to become the Biggest Economy in the World«, ABC News, Mar. 15, 2022, *https://bit.ly/3MQOvbF*.
20 Ralph Jennings, »China's Economy Could Overtake US Economy by 2030«, VOA, Jan. 4, 2022, *https://www.voanews.com/a/chinas-economy-could-overtake-us-economy-by-2030/6380892.html*.
21 Daniel Wagner, »Has the US Surrendered to China on Scientific Research?«, *Sunday Guardian Live*, Feb. 8, 2020, *https://www.sundayguardianlive.com/news/us-surrendered-china-scientific-research*.
22 »Trends in R&D by Agency«, American Association for the Advancement of Science, Sep. 2022, *https://www.aaas.org/sites/default/files/2022-09/Agencies.png*, Data found: *https://bit.ly/3OQQ24a*.
23 David Hoffman, »Commentary on Chronic Disease Prevention in 2022«, National Association of Chronic Disease Directors, 2022, *https://bit.ly/3MU0Bka*.
24 »Chronic Diseases in America«, Centers for Disease Control and Prevention, *https://tinyurl.com/mr3465sh*.
25 Halsted Holman, »The Relation of the Chronic Disease Epidemic to the Health Care Crisis«, *ACR Open Rheumatol*, Feb. 19, 2020, doi: 10.1002/acr2.11114.
26 Jeff Tollefsen, »China Declared World's Largest Producer of Scientific Articles«, *Nature*, Jan. 18, 2018, *https://www.nature.com/articles/d41586-018-00927-4*.
27 Emerging Technology from the arXiv, »The Truth about China's Cash-for-Publication Policy«, *MIT Technology Review*, Jul. 12, 2017, *https://bit.ly/3Cefvgg*.
28 Paul D. Thacker, »A Candid Conversation with Author Elaine Dewar on Her Latest Book Tracking Hidden Money and How the COVID19 Pandemic Began in China«, *The DisInformation Chronicle*, Oct. 5, 2021, *https://disinformationchronicle.substack.com/p/a-candid-conversation-with-author-12f*.
29 Robert F. Kennedy Jr., Private Interview with Jan Jekielek, Feb. 2023.
30 Janet Levy, »How China's Covert Operations Fooled the World«, review of *Spies and Lies: How China's Greatest Covert Operations Fooled the World*, by Alex Joske, Nov. 25, 2022, *https://bit.ly/42oDtQG*.
31 Ebd.
32 Ebd.

33 »About *The Lancet*«, *The Lancet*, 2022, *https://www.thelancet.com/lancet/about*.
34 »About NEJM«, *NEJM*, 2022, *https://www.nejm.org/about-nejm/about-nejm?query=footer*.
35 »XIII. The Founding of JAMA, 1883«, *JAMA* 250, no. 2 (1983): 177–180, doi: 10.1001/ jama.1983.03340020021025.
36 Robert F. Kennedy Jr., Private Interview with Meryl Nass.
37 James Heathers, »The Lancet has Made One of the Biggest Retractions in Modern History. How Could This Happen?«, *The Guardian*, Jun. 5, 2020, *https://bit.ly/3oRU2GX*.
38 »About *The Lancet*«, *The Lancet*, 2022, *https://www.thelancet.com/lancet/about*.
39 Justin Fox, »Covid-19 Shows That Scientific Journals Need to Open up«, Bloomberg, Jun. 30, 2020, *https://bit.ly/43FLkKI*. Also on Yahoo Finance: *https://bit.ly/43JCawQ*.
40 »Open Access«, Elsevier, accessed Feb. 11, 2022, *https://www.elsevier.com/open-access*.
41 »Bill & Melinda Gates Foundation«, Elsevier, 2022, *https://bit.ly/3oOM15C*.
42 »Cardiology & Diabetes 2010; Speaker biographies – Richard Horton«, *The Lancet*, 2010, *https://tinyurl.com/43xm6nzs*.
43 »Committed Grants: London School of Hygiene and Tropical Medicine«, Bill & Melinda Gates Foundation, Updated Feb. 9, 2022, *https://bit.ly/45QMo0j*.
44 »Committed Grants: University College London«, Bill & Melinda Gates Foundation, Updated Feb. 9, 2022, *https://tinyurl.com/5d2psy6c*.
45 Stephanie Clague, »The Lancet Editor-In-Chief Honored for Innovating Global Health through Data Science«, Elsevier, Jun. 20, 2019, *https://bit.ly/3NdTSmD*.
46 »History«, The Institute for Health Metrics and Evaluation (IHME), 2022, *https://www.healthdata.org/about/history*.
47 »Bill & Melinda Gates Foundation Boosts Vital Work of the University of Washington's Institute for Health Metrics and Evaluation«, Bill & Melinda Gates Foundation, Jan. 25, 2017, *https://bit.ly/3oMl7v5*.
48 Alan MacLeod, »Revealed: Documents Show Bill Gates Has Given $319 Million to Media Outlets«, MintPress News, Nov. 15, 2021, *https://bit.ly/3OX0Uxj*.
49 Harvey Marcovitch, »Editors, Publishers, Impact Factors, and Reprint Income«, *PLOS Medicine* 7, no. 10 (2010): 1–2, doi: 10.1371/journal.pmed.1000355.
50 Ewen Callaway, »Questions Raised over Medical Journals' Financial Ties to Industry«, *Nature*, Oct. 26, 2010, *https://archive.is/GwYz4*.
51 Richard Smith, »Richard Smith on Editors' Conflicts of Interest«, *The BMJ Opinion*, Nov. 2, 2010, *http://blogs.bmj.com/bmj/2010/11/02/richard-smith-on-editors-conflicts-of-interest*.
52 Richard Horton, »Review: The Dawn of McScience«, review of *Science in the Private Interest: Has the Lure of Profits Corrupted Biomedical Research?*, by Sheldon Krimsky, *The New York Review of Books* 51, no. 4 (2004): 247, *https://www.nybooks.com/articles/2004/03/11/the-dawn-of-mcscience*.
53 Elliot Ross, »How Drug Companies' PR Tactics Skew the Presentation of Medical Research«, *The Guardian*, May 20, 2011, *https://www.theguardian.com/science/2011/may/20/drug-companies-ghost-writing-journalism*.
54 Marcia Angell, *The Truth About the Drug Companies: How They Deceive Us and What to Do about It* (New York: Random House, 2005), xviii.
55 Richard Smith, »Medical Journals Are an Extension of the Marketing Arm of Pharmaceutical Companies«, *PLOS Med.* 2, no. 5 (2005): e138, doi: 10.1371/journal.pmed.0020138.
56 Marcia Angell, »Drug Companies & Doctors: A Story of Corruption«, *The New York Review of Books*, Jan. 15, 2009, *https://www.nybooks.com/articles/2009/01/15/drug-companies-doctorsa-story-of-corruption*.
57 Robert F. Kennedy Jr., Private Interview with Meryl Nass, MD.
58 »Offices: Beijing, China«, Bill & Melinda Gates Foundation, 2022, *https://bit.ly/42q9J5K*.

59 Liu Xiangrui, »State of Health«, *China Daily*, updated Nov. 15, 2015, *http://archive.today/h6gQu*.
60 »China: Health System Reform«, *The Lancet*, Oct. 20, 2008, *https://bit.ly/3oI2t7Q*.
61 Sian Boyle, »British Doctor Peter Daszak Worked With Wuhan Scientists on Secret Plan to Stop Lab Leak Theory«, *Daily Mail*, Jun. 5, 2021, *https://bit.ly/3oI2uIW*.
62 Joe Davies, Victoria Allen, »Lancet Editor Who Published Letter Slamming Covid Lab Leak Theory as ›conspiracy‹ Admits He Knew about Lead Author's Links to Chinese Lab at Centre of Cover-Up for a Year before Acknowledging Conflict of Interests«, *Daily Mail*, Dec. 17, 2021, updated Dec. 17, 2021, *https://bit.ly/3Nf6pq4*.
63 Helena Hui Wang, »China – a Call for Papers«, *The Lancet* 386, no. 10010 (2015): p2237, doi: 10.1016/S0140- 6736(15)01157-5.
64 »The Tsinghua-Lancet Commission on Healthy Cities in China: Unlocking the Power of Cities for a Healthy China«, *The Lancet*, Apr. 17, 2018, *https://www.thelancet.com/commissions/healthy-cities-in-China*.
65 Wendy O'Neill, »Appreciation for Lincoln Chen's 14 Years as CMB President«, China Medical Board, Jan. 6, 2021, *https://chinamedicalboard.org/news/appreciation_lincoln_chen*.
66 »Staff«, China Medical Board, 2011, *https://chinamedicalboard.org/staff*.
67 »The Lancet Global Health: International Advisory Board«, *The Lancet*, 2022, *https://bit.ly/3NfWfWf*.
68 Elaine Dewar, *On the Origin of the Deadliest Pandemic in 100 Years: An Investigation* (Biblioasis, 2021).
69 Paul D. Thacker, »A Candid Conversation with Author Elaine Dewar on Her Latest Book Tracking Hidden Money and How the COVID19 Pandemic Began in China«, *The DisInformation Chronicle*, Oct. 5, 2021, *https://disinformationchronicle.substack.com/p/a-candid-conversation-with-author-12f*.
70 Ebd.
71 Jeremy Farrar, *Spike – The Virus vs The People: The Inside Story* (London: Profile Books, 2021), 30.
72 @Richardhorton1, »A call for caution please. Media are escalating anxiety by talking of a ›killer virus‹ + ›growing fears‹. In truth, from what we currently know, 2019-nCoV has moderate transmissibility and relatively low pathogenicity. There is no reason to foster panic with exaggerated language«, Twitter, Jan. 23, 2020, 2:18 AM EST, *https://twitter.com/richardhorton1/status/1220606842449072128?lang=en*.
73 @Richardhorton1, »On the present trajectory, 2019-nCoV could be about to become a global epidemic in the absence of mitigation ... substantial, even draconian measures that limit population mobility should be seriously and immediately considered in affected areas ...«, Twitter, Jan. 31, 2020, 10:17 AM EST, *https://twitter.com/richardhorton1/status/1223264064719216640*.
74 @Richardhorton1, »The UK government – Matt Hancock and Boris Johnson – claim they are following the science. But that is not true. The evidence is clear. We need urgent implementation of social distancing and closure policies. The government is playing roulette with the public. This is a major error«, Twitter, Mar. 10, 2020, 3:40 AM EST, *https://twitter.com/richardhorton1/status/1237282270685380613*.
75 Raven Saunt, »Government's Contain and Delay Plan Failed because Ministers Did Not Follow WHO Advice to ›test, test, test‹ for Coronavirus Cases Leaving NHS in ›chaos and panic‹, Lancet Editor Says«, *Daily Mail*, Mar. 28, 2020, *https://tinyurl.com/mumekyez*.
76 Huizhong Wu, »Sealed in: Chinese Trapped at Home by Coronavirus Feel the Strain«, *Reuters*, Feb. 22, 2022, *https://bit.ly/3qkJX5E*.
77 Xiao Yu, »A Month in Locked-Down Wuhan: A Father's Death, a Sleepless Volunteer and Pressure«, VOA, Feb. 29, 2020, *https://bit.ly/45L48tU*.
78 »Richard Horton: China's Reaction is Decisive and Quick«, China Global Television Network (CGTN), May 1, 2020, 00:00:05–00:00:15, *https://bit.ly/43IaU1x*.

79 Ebd., 00:03:25–00:03:53.
80 Leonardo Furlan, Bruno Caramelli, »The Regrettable Story of the ›Covid Kit‹ and the ›Early Treatment of Covid-19‹ in Brazil«, *The Lancet Regional Health – Americas* 4, no. 100089 (2021), doi: 10.1016/j.lana.2021.100089.
81 Mandeep R. Mehra, MD, Sapan S. Desai, MD, Amit N. Patel, MD et al., »RETRACTED: Hydroxychloroquine or Chloroquine with or without a Macrolide for Treatment of Covid-19: A Multinational Registry Analysis«, *The Lancet* (2020), doi: 10.1016/S0140-6736(20)31180-6.
82 Staff and Agencies, »WHO Halts Hydroxychloroquine Trial for Coronavirus amid Safety Fears«, *The Guardian*, May 25, 2020, *https://bit.ly/45N6SXC*.
83 Matthias Blamont, Alistair Smout, Emilio Parodi, »EU Governments Ban Malaria Drug for Covid-19, Trial Paused as Safety Fears Grow«, *Reuters*, May 27, 2020, *https://bit.ly/43LabN0*.
84 Melissa Davey, Stephanie Kirchgaessner, Sarah Boseley, »Surgisphere: Governments and WHO Changed Covid-19 Policy Based on Suspect Data from Tiny US Company«, *The Guardian*, Jun. 3, 2020, *https://bit.ly/43IwkM9*.
85 Ebd.
86 Roni Caryn Rabin, »The Pandemic Claims New Victims: Prestigious Medical Journals«, *The New York Times*, Jun. 14, 2020, *https://www.nytimes.com/2020/06/14/health/virus-journals.html*.
87 Ellen Gabler, Roni Caryn Rabin, »The Doctor Behind the Disputed Covid Data«, *The New York Times*, Jul. 27, 2020, *https://www.nytimes.com/2020/07/27/science/coronavirus-retracted-studies-data.html*.
88 Mandeep R. Mehra, MD, Sapan S. Desai, MD, PhD, Amit N. Patel, MD et al., »RETRACTED: Cardiovascular Disease, Drug Therapy, and Mortality in Covid-19«, *NEJM* 382 (2020): e102, doi: 10.1056/NEJMoa2007621.
89 Roni Caryn Rabin, »The Pandemic Claims New Victims: Prestigious Medical Journals«, *The New York Times*, Jun. 14, 2020, *https://www.nytimes.com/2020/06/14/health/virus-journals.html*.
90 America's Frontline Doctors, »AFLDS White Paper: COVID-19 Experimental Vaccine Candidates«, AFLDS (2020), 6, *http://bit.ly/3xmgn06*.
91 Steve Jalsevac, »US ›frontline‹ doctors' Website Exposes ›criminal‹ Campaign by Tech Giants, Govt Agencies to Block COVID Med«, *LifeSite News*, Aug. 5, 2020, *https://bit.ly/3ITjfaY*.
92 @JamesTodaroMD, »Now The Guardian's investigative piece on #LancetGate. This is exploding into one of the most twisted and unbelievable medical scandals of the decade. *https://theguardian.com/world/2020/jun/03/covid-19-surgisphere-who-world-health-organization-hydroxychloroquine* Twitter, Jun. 3, 2020, *https://twitter.com/JamesTodaroMD/status/1268161105383301120?ref_src=twsrc%5Etfw*.
93 Yeming Wang, MD et al., »Remdesivir in Adults with Severe COVID-19: a Randomised, Double-blind, Placebo-controlled, Multicentre Trial«, *The Lancet* 395, no. 10236 (2020): 1569–1578, doi: 10.1016/S0140-6736(20)31022-9.
94 Tim Schwab, »While the Poor Get Sick, Bill Gates Just Gets Richer«, *The Nation*, Oct. 5, 2020, *https://www.thenation.com/article/economy/bill-gates-investments-covid*.
95 United States Internal Revenue Service, Form 990-PF: 2018 Return of Private Foundation: Bill & Melinda Gates Foundation, Accessed Mar. 6, 2023, 4, *https://bit.ly/3MS3ZMH*.
96 »Remdesivir, Developed through a UNC-Chapel Hill Partnership, Proves Effective against COVID-19 in NIAID Human Clinical Trials«, UNC Gillings School of Global Public Health, University of North Carolina, Apr. 29, 2020, *https://bit.ly/42szB13*.
97 Derek K. Chu, Elie A. Akl, Stephanie Duda et al., »Physical Distancing, Face Masks, and Eye Protection to Prevent Person-to-Person Transmission of SARS-CoV-2 and COVID-19: A Systematic Review and Meta-Analysis«, *The Lancet* 395, no. 10242 (2020): 1973–1987, doi: 10.1016/S0140-6736(20)31142-9.

98 Richard Horton, *The COVID-19 Catastrophe: What's Gone Wrong and How to Stop It Happening Again* (Cambridge: Polity Press, 2020).
99 Stephen Buranyi, »Scathing COVID-19 Book from Lancet Editor – Rushed but Useful«, *Nature*, Jun. 18, 2020, *https://www.nature.com/articles/d41586-020-01839-y*.
100 John Morgan, »Researchers Raising Covid Lab Leak Theory ›branded anti-science‹«, *Times Higher Education*, Dec. 15, 2021, *https://www.timeshighereducation.com/news/researchers-raising-covid-lab-leak-theory-branded-anti-science*.
101 »COVID-19 and China: Lessons and the Way Forward«, *The Lancet* 396, no. 10246 (2020): p213, *https://www.thelancet.com/journals/lancet/article/PIIS0140-6736(20)31637-8/fulltext*.
102 Ebd.
103 »India's COVID-19 Emergency«, *The Lancet* 397, no. 10286 (2021), doi: 10.1016/S0140-6736(21)01052-7.
104 »MSN Showcases the Amazing Uttar Pradesh Turnaround – The Ivermectin-based Home Medicine Kits«, *TrialSite News*, Sep. 19, 2021, *https://bit.ly/3K9crGu*.
105 »UTTAR PRADESH Going the Last Mile to Stop COVID-19«, WHO, May 7, 2021, *https://www.who.int/india/news/feature-stories/detail/uttar-pradesh-going-the-last-mile-to-stop-covid-19*.
106 »A Chinese Columnist with Possible CCP Links Was Behind the Shoddy Hit Job on PM Modi Published in the Lancet«, TFIPost, May 12, 2021, *https://bit.ly/3CfTgXe*.
107 The Editorial Board, »The New England Journal of Politics, Part II«, *The Wall Street Journal*, op-ed, Oct. 9, 2020, *https://www.wsj.com/articles/the-new-england-journal-of-politics-part-ii-11602283219*.

Kapitel 30: **Die Unterwanderung von US-Universitäten, um Technologie für China zu stehlen**

1 »The Los Alamos Club: How the People's Republic of China Recruited Leading Scientists from Los Alamos National Laboratory to Advance Its Military Programs«, Strider Technologies, 2022, 7, *https://bit.ly/47dI1wN*.
2 Paul D. Thacker, »A Candid Conversation with Author Elaine Dewar on Her Latest Book Tracking Hidden Money and How the COVID19 Pandemic Began in China«, *The DisInformation Chronicle*, Oct. 5, 2021, *https://disinformationchronicle.substack.com/p/a-candid-conversation-with-author-12f*.
3 »The Los Alamos Club: How the People's Republic of China Recruited Leading Scientists from Los Alamos National Laboratory to Advance Its Military Programs«, Strider Technologies, 2022, 8, *https://bit.ly/47dI1wN*.
4 Ellen Barry, Gina Kolata, »China's Lavish Funds Lured US Scientists. What Did It Get in Return?«, *The New York Times*, Feb. 6, 2020, *https://nyti.ms/42pdcla*.
5 Daniel Wagner, »Has the US Surrendered to China on Scientific Research?«, *Sunday Guardian Live*, Feb. 8, 2020, *https://www.sundayguardianlive.com/news/us-surrendered-china-scientific-research*.
6 Ebd.
7 »The Los Alamos Club: How the People's Republic of China Recruited Leading Scientists from Los Alamos National Laboratory to Advance Its Military Programs«, Strider Technologies, 2022, 7, *https://bit.ly/47dI1wN*.
8 Ebd.
9 Rebecca Trager, »Theft of Universities' Secrets Fuels US Crackdown on Chinese Talent Programmes«, *Chemistry World*, Jan. 27, 2020, *https://bit.ly/3IUMNVu*.

10 »China: The Risk to Academia«, Federal Bureau of Investigation, 2019, *https://bit.ly/47dI1wN*.
11 »The Los Alamos Club: How the People's Republic of China Recruited Leading Scientists from Los Alamos National Laboratory to Advance Its Military Programs«, Strider Technologies, 2022, 7, *https://prn.to/449Rd2Y*.
12 Ken Dilanian, »American Universities Are a Soft Target for China's Spies, Say US Intelligence Officials«, NBC News, *https://www.nbcnews.com/news/china/american-universities-are-soft-target-china-s-spies-say-u-n1104291*.
13 Paul D. Thacker, »A Candid Conversation with Author Elaine Dewar on Her Latest Book Tracking Hidden Money and How the COVID19 Pandemic Began in China«, *The DisInformation Chronicle*, Oct. 5, 2021, *https://disinformationchronicle.substack.com/p/a-candid-conversation-with-author-12f*.
14 »Number of College and University Students from China in the United States from Academic Year 2010/11 to 2020/21«, Statista, accessed Jul. 25, 2022, *https://bit.ly/3X76BuV*.
15 Nathan Vanderklippe, »Why Do So Many Chinese International Students in Canada End up Back Home?«, *The Globe and Mail*, updated Jun. 17, 2021, *https://bit.ly/3qoEjQ5*.
16 Daniel Wagner, »Has the US Surrendered to China on Scientific Research?«, *Sunday Guardian Live*, Feb. 8, 2020, *https://www.sundayguardianlive.com/news/us-surrendered-china-scientific-research*.
17 Ellen Barry, Gina Kolata, »China's Lavish Funds Lured US Scientists. What Did It Get in Return?«, *The New York Times*, Feb. 6, 2020, *https://nyti.ms/42pdcla*.
18 Jonathan Stempel, »Chinese Professor, Despite No Remorse, to Return Home After Guilty Plea in Huawei Theft Case«, *Reuters*, Dec. 14, 2020, *https://tinyurl.com/2ze85su5*.
19 US Department of Justice, Office of Public Affairs, »Harvard University Professor Indicted on False Statement Charges«, press release, Jun. 9, 220, *https://tinyurl.com/yc4uh4xf*.
20 US Attorney's Office, District of Massachusetts, »Harvard University Professor Convicted of Making False Statements and Tax Offenses«, press release, Dec. 21, 2001, *https://bit.ly/3OXC6Fn*.
21 »Charles M. Lieber«, Harvard University, 2022, *https://cml.harvard.edu/people/charles-lieber*.
22 US Department of Justice, »Harvard University Professor and Two Chinese Nationals Charged in Three Separate China Related Cases«, press release, Jan. 28, 2000, *https://bit.ly/3MPWA09*.
23 US Attorney's Office, District of Massachusetts, »Harvard University Professor Convicted of Making False Statements and Tax Offenses«, press release, Dec. 21, 2001, *https://bit.ly/3OXC6Fn*.
24 Ebd.
25 Ken Dilanian, »American Universities Are a Soft Target for China's Spies, Say US Intelligence Officials«, NBC News, Feb. 2, 2020, *https://nbcnews.to/3CwUNbT*.
26 »Sir Richard Dearlove KCMG OBE«, University of London, *https://bit.ly/3OSptLW*.
27 Katie Weston, »Ex-MI6 Chief Richard Dearlove Says Britain's Science Sector Has Been Compromised by ›malign Chinese Communist influence‹ Which is Why it Parroted China's Party Line that Covid Did NOT Leak from a Wuhan Lab«, *Daily Mail*, Dec. 9, 2021, *https://bit.ly/43pK7rg*.
28 Ebd.
29 Paul D. Thacker, »A Candid Conversation with Author Elaine Dewar on Her Latest Book Tracking Hidden Money and How the COVID19 Pandemic Began in China«, *The DisInformation Chronicle*, Oct. 5, 2021, *https://disinformationchronicle.substack.com/p/a-candid-conversation-with-author-12f*.
30 Katie Weston, »Ex-MI6 Chief Richard Dearlove Says Britain's Science Sector Has Been Compromised by ›malign Chinese Communist influence‹ Which is Why it Parroted China's Party Line that Covid Did NOT Leak from a Wuhan Lab«, *Daily Mail*, Dec. 9, 2021, *https://bit.ly/43pK7rg*.
31 Stephen Chen, »America's Hidden Role in Chinese Weapons Research«, *South China Morning Post*, Mar. 29, 2017, *https://bit.ly/3oWyGrQ*.
32 »The United States and Its Allies Depend on Los Alamos National Laboratory's Contributions to Nuclear Deterrence and National Security through Innovation in Research and Development«, Los Alamos National Laboratory, accessed Mar. 6, 2023, *https://about.lanl.gov*.

33 »Biomolecular Recognition and Protein Engineering to Enhance Therapeutics, Vaccines and Biosurveillance«, Los Alamos National Laboratory, accessed Mar. 6, 2023, *https://bit.ly/3MZFgGm*.
34 Madison Conner, »Los Alamos National Labs Receives Grant to Study Pathogens«, KRQE, Mar. 6, 2023, *https://www.krqe.com/health/studies-research-findings/los-alamos-national-labs-receives-grant-to-study-pathogens*.
35 »The Los Alamos Club: How the People's Republic of China Recruited Leading Scientists from Los Alamos National Laboratory to Advance Its Military Programs«, Strider Technologies, 2022, 3, *https://bit.ly/47dI1wN*.
36 Ebd., 4.
37 Ebd.
38 Ebd., 5.
39 Ebd., 10.
40 Ebd., 13.
41 Robert F. Kennedy Jr., Private Interview with Lee Smith.

Kapitel 31: Emory – ein klassisches Beispiel für Chinas Spionagehandwerk

1 US Department of Health and Human Services, National Institutes of Health, »Budget«, accessed Jul. 26, 2023, *https://www.nih.gov/about-nih/what-we-do/budget*.
2 Lili Kuo et al., »Retargeting of Coronavirus by Substitution of the Spike Glycoprotein Ectodomain: Crossing the Host Cell Species Barrier«, *J Virol* 7, no. 3 (2000): 1393–1406, doi: 10.1128/JVI.74.3.1393-1406.2000.
3 Lawrence Selin, Anna Chen, »Breaking Exclusive: Emory University is Training Ground for Chinese Military Scientists Linked to Biowarfare Research with Funding from Dr. Fauci«, *The Gateway Pundit*, Nov. 16, 2021, *https://tinyurl.com/jjtapdte*.
4 »Emory-UGA Center of Excellence for Influenza Research and Surveillance«, Centers of Excellence for Influenza Research and Surveillance, 2021, *https://www.niaidceirs.org/centers/emory-uga-ceirs*.
5 Lawrence Selin, Anna Chen, »Breaking Exclusive: Emory University is Training Ground for Chinese Military Scientists Linked to Biowarfare Research with Funding from Dr. Fauci«, *The Gateway Pundit*, Nov. 16, 2021, *https://bit.ly/43pwkAY*.
6 Ebd.
7 »Profile: Chinglai Yang, PhD«, Emory University School of Medicine, 2018, *https://bit.ly/3qvCYXS*.
8 Lawrence Selin, Anna Chen, »Breaking Exclusive: Emory University is Training Ground for Chinese Military Scientists Linked to Biowarfare Research with Funding from Dr. Fauci«, *The Gateway Pundit*, Nov. 16, 2021, *https://bit.ly/43pwkAY*.
9 Ebd.
10 Robert F. Kennedy Jr., Private Interview with Dr. Francis Boyle.
11 »How St. Jude Began«, St. Jude Children's Research Hospital, accessed Jul. 6, 2023, *https://tinyurl.com/37ty6h6a*.
12 Dr. Michael Johns, »Momentum Update: Global Health Institute Awards New Grants, Launches Website«, Jul. 2007, *http://whsc.emory.edu/_update/2007_07.html*.
13 Jack Cheevers, »A Dead Zone's History: Writer Details Cover-Up of Japan Germ Warfare Tests«, *Los Angeles Times*, Jun. 9, 1994, *https://www.latimes.com/archives/la-xpm-1994-06-09-me-2006-story.html*.

14 Lawrence Selin, Anna Chen, »Breaking Exclusive: Emory University is Training Ground for Chinese Military Scientists Linked to Biowarfare Research with Funding from Dr. Fauci«, *The Gateway Pundit*, Nov. 16, 2021, *https://bit.ly/43pwkAY*.
15 Ebd.
16 Ebd.
17 Ebd.
18 Steve Connor, »›Appalling irresponsibility‹: Senior Scientists Attack Chinese Researchers for Creating New Strains of Influenza Virus in Veterinary Laboratory«, *The Independent*, May 2, 2013, *https://bit.ly/3OTyEfb*.
19 Martin Enserink, »Scientists Brace for Media Storm around Controversial Flu Studies«, *Science*, Nov. 23, 2011, *https://bit.ly/3HZy5g9*.
20 Ed Yong, »Second Mutant Flu Paper Published«, *Nature* (2012), doi: 10.1038/nature.2012.10875.
21 Yoshihiro Kawaoka et al., »Experimental Adaptation of an Influenza H5 HA Confers Respiratory Droplet Transmission to a Reassortant H5 HA/H1N1 Virus in Ferrets«, *Nature* 486 (2012): 420–428, doi: 10.1038/nature10831.
22 Ron A. M. Fouchier et al., »Airborne Transmission of Influenza A/H5N1 Virus Between Ferrets«, *Science* 336, no. 6088 (2012): 1534–1541, doi: 10.1126/science.1213362.
23 Yoshihiro Kawaoka, Ron A. M. Fouchier et al., »The Potential for Respiratory Droplet-Transmissible A/H5n1 Influenza Virus to Evolve in a Mammalian Host«, *Science* 336, no. 6608 (2012): 1541–1547, doi: 10.1126/science. 1222526.
24 Eve Conant, »New Gene Map of Deadly Bird Flu Points to Pandemic Concerns«, *National Geographic*, Apr. 11, 2014, *https://on.natgeo.com/3MStGg7*.
25 Hualan Chen, Ying Zhang, Qianyi Zhang et al., »H5N1 Hybrid Viruses Bearing 2009/H1N1 Virus Genes Transmit in Guinea Pigs by Respiratory Droplet«, *Science* 340, no. 6139 (2013): 1459–1463, doi: 10.1126/science.1229455.
26 Ed Yong, »Scientists Create Hybrid Flu That Can Go Airborne«, *Nature News* (2013), doi: 10.1038/nature.2013.12925.
27 Ron Fouchier, Adolfo García-Sastre, Yoshihiro Kawaoka et al., »Transmission Studies Resume for Avian Flu«, *Science* 339, no. 6119 (2013), doi: 10.1126/science.1235140.
28 Emory Vaccine Center, »Walter A. Orenstein, MD«, Emory University Faculty, *https://tinyurl.com/575kv4xu*.
29 Lawrence Selin, Anna Chen, »BREAKING EXCLUSIVE: Emory University is Training Ground for Chinese Military Scientists Linked to Biowarfare Research with Funding from Dr. Fauci«, *The Gateway Pundit*, Nov. 16, 2021, *https://bit.ly/43pwkAY*.
30 Yulong Gao, Zhiyuan Wen, Hualan Chen et al., »Characterization of Immune Responses Induced by Immunization with the HA DNA Vaccines of Two Antigenically Distinctive H5N1 HPAIV Isolates«, *PLOS One* 7, no. 7 (2012), doi: 10.1371/journal.pone.0041332.
31 Emory News Center, »NIH Funds Emory-UGA Center of Excellence for Influenza Research and Surveillance«, press release, Apr. 10, 2014, *https://news.emory.edu/stories/2014/04/influenza_center_of_excellence/index.html*.
32 »Simpsonwood Documents«, Children's Health Defense, Feb. 7, 2017, *https://bit.ly/3MVpqwp*.
33 Robert F. Kennedy Jr., »Deadly Immunity – Government Cover-up of a Mercury/Autism Scandal«, Children's Health Defense, Sep. 27, 2017, *https://bit.ly/42uAl5M*. Original article appeared in *Rolling Stone* magazine and *Salon* in 2005.
34 Generation Zero, »Thomas Verstraeten's First Analyses of the Link between Vaccine Mercury Exposure and the Risk of Diagnosis of Selected Neuro-Developmental Disorders Based on Data from the Vaccine Safety Datalink: November-December 1999«, Safe Minds, Nov. 2004, *https://bit.ly/3CheNyZ*.

35 The United States Attorney's Office, Northern District of Georgia, »Autism Researcher Indicted for Stealing Grant Money«, press release, Apr. 13, 2011, *https://www.justice.gov/archive/usao/gan/press/2011/04-13-11.html.*
36 Emily Willingham, »Hey, Interpol, I Found Your Autism Researcher Fugitive«, *Forbes*, Aug. 10, 2015, *https://bit.ly/3CiW9Xe.*
37 Kreesten M. Madsen, MD, Anders Hviid, MSc, Poul Thorsen, MD et al., »A Population-based Study of Measles, Mumps, and Rubella Vaccination and Autism«, *NEJM* 347 (2002): 1477–1482, doi: 10.1056/NEJMoa021134.
38 Frank DeStefano, Tanya Karapurkar Bhasin, William W. Thompson et al., »Age at First Measles-mumps-rubella Vaccination in Children with Autism and School-matched Control Subjects: A Population-based Study in Metropolitan Atlanta«, *Pediatrics* 113, no. 2 (2004): 259–266, doi: 10.1542/peds.113.2.259.
39 Joyce Ghen, »The Statement of William W. Thompson«, *The Defender*, Feb. 13, 2020, *https://bit.ly/42kzhkY.*
40 Kaihui Cheng, Zhijun Yu, Hongliang Chai et al., »PB2-E627K and PA-T97I Substitutions Enhance Polymerase Activity and Confer a Virulent Phenotype to an H6N1 Avian Influenza Virus in Mice«, *Virology* 468–470 (2014): 207–213, doi: 10.1016/j.virol.2014.08.010.
41 Col. Lawrence Sellin, »Report: China's Military Weapon COVID-19 Was Constructed Completely Under the Command and Control of the Chinese Military«, Citizens Commission on National Security, May 18, 2021, *https://bit.ly/3WUqwx2.*
42 Zeng Wang, Huanliang Yang, Yan Chen et al., »A Single-Amino-Acid Substitution at Position 225 in Hemagglutinin Alters the Transmissibility of Eurasian Avian-Like H1N1 Swine Influenza Virus in Guinea Pigs«, *J Virol* 91, no. 21 (2017): e00800-17, doi: 10.1128/JVI.00800-17.
43 »Definitive Contract HHSN272201400004C«, Gov Tribe, updated Jun. 20, 2022, *https://bit.ly/3IY4Nyj.*
44 Robert F. Kennedy Jr., Private interview with Dr. Francis Boyle.
45 Xianying Zeng, Guobin Tian, Jianzhong Shi et al., »Vaccination of Poultry Successfully Eliminated Human Infection with H7N9 Virus in China«, *Sci China Life Sci* 61, no. 12 (2018): 1465–1473, doi: 10.1007/s11427-018-9420-1.
46 »Definitive Contract HHSN272201400004C«, Gov Tribe, updated Jun. 20, 2022, *https://bit.ly/3IY4Nyj.*
47 Shipo Wu, Gongxun Zhong, Jun Zhang et al., »A Single Dose of an Adenovirus-Vectored Vaccine Provides Protection against SARS-CoV-2 Challenge«, *Nature* 11, no. 4081 (2020), doi: 10.1038/s41467-020-17972-1.
48 Dyani Lewis, »China's Coronavirus Vaccine Shows Military's Growing Role in Medical Research«, *Nature* 585 (2020): 494–495, doi: 10.1038/d41586-020-02523-x.
49 »Chen Wei (medical scientist)«, *Wikipedia*, last edited Jan. 18, 2023, *https://bit.ly/42mKscN.* »Chen was born in Lanxi County, Jinhua, Zhejiang in 1966. She received her bachelor's degree in chemical engineering from the Zhejiang University in 1988. She obtained a master's degree at Tsinghua University in 1991. She attended the Academy of Military Medical Sciences where she obtained her doctor's degree in 1998.«
50 Dr. Sharad S. Chauhan, »Covid 19: The Chinese Military and Maj Gen Chen Wei«, *Indian Defence Review*, Oct. 9, 2020, *http://www.indiandefencereview.com/spotlights/covid-19-the-chinese-military-and-maj-gen-chen-wei.*
51 Mike Gallagher, »Gallagher: This is Bigger than Dr. Fauci«, press release, May 20, 2021, *https://gallagher.house.gov/media/press-releases/gallagher-bigger-dr-fauci.*
52 Brooke Singman, »House Intel Republicans Say ›Significant Circumstantial Evidence‹ of COVID Wuhan Lab Leak«, Fox News, May 19, 2021, *https://fxn.ws/442oCwH.*

53 Steve Connor, »›Appalling irresponsibility‹: Senior Scientists Attack Chinese Researchers for Creating New Strains of Influenza Virus in Veterinary Laboratory«, *The Independent*, May 2, 2013, *https://bit.ly/3OTyEfb*.

54 Mara Hvistendahl, »Veterinarian-in-Chief«, *Science* 341, no. 6142 (2013): 122–125, doi: 10.1126/science.341.6142.12.

55 Giuliana Viglione, »China is Closing Gap with United States on Research Spending«, *Nature* (2020), doi: 10.1038/ d41586-020-00084-7.

56 »Gain-of-function research«, Owl Apps, *http://www.owlapps.net/owlapps_apps/articles?id=66516195&lang=en*.

57 Ed Yong, »Scientists Create Hybrid Flu that Can Go Airborne«, *Nature*, May 2, 2013, doi: 10.1038/ nature.2013.12925.

58 Andrew Kerr, »Fauci's Agency Dumped Millions into Chinese Entities to Study Infectious Diseases Since 2012, Federal Data Shows«, *Daily Caller*, Jul. 28, 2021, *https://bit.ly/3OXxKOM*.

59 Ebd.

60 »Public Access«, US Department of Health and Human Services, Aug. 15, 2017, *https://bit.ly/3WT8g75*.

61 »Grant Summary: Project Grant FAIN U01AI151810«, USASPENDING.gov, May 11, 2020–Apr. 30, 2025, *https://www.usaspending.gov/award/ASST_NON_U01AI151810_7529*.

62 National Institute of Allergy and Infectious Diseases, »NIAID Funds New Influenza Research Network«, news release, Apr. 14, 2021, *https://www.niaid.nih.gov/news-events/niaid-funds-new-influenza-research-network*.

Kapitel 32: Ralph Baric

1 Gillings School Directory, »Ralph S. Baric, PhD«, UNC Gillings School of Global Public Health, *https://sph.unc.edu/adv_profile/ralph-s-baric-phd*.

2 Rowan Jacobsen, »Inside the Risky Bat-Virus Engineering that Links America to Wuhan«, *MIT Technology Review*, Jun. 29, 2021, *https://bit.ly/3Cbw50i*.

3 »Baric Named a 2019 UNC Distinguished Professor«, UNC Gillings School of Public Health, Jul. 1, 2019, *https://sph.unc.edu/sph-news/baric-named-a-2019-unc-distinguished-professor*.

4 Ebd.

5 Ralph S. Baric et al., »Systematic Assembly of a Full-Length Infectious cDNA of Mouse Hepatitis Virus Strain A59«, *Journal of Virology* 76, no. 21 (2002): 11065–11078, doi: 10.1128/jvi.76.21.11065-11078.2002.

6 Baric et al., Methods and Compositions for Chimeric Coronavirus Spike Proteins, US Patent US9884895B2, filed Mar. 20, 2015 and issued Feb. 6, 2018, *https://bit.ly/45OPIJ1*.

7 »Bayh-Dole Act«, Drexel University, Apr. 28, 2020, accessed Jun. 23, 2023, *https://tinyurl.com/4jrt4dav*.

8 NIH RePORTER, »NIAID mRNA Patents and Awards«, NIH, accessed Jun. 23, 2023, *https://tinyurl.com/4y6nneab*.

9 Alexander Tin, »Moderna Offers NIH Co-ownership of COVID Vaccine Patent amid Dispute with Government«, CBS News, Nov. 15, 2021, *https://tinyurl.com/brr74azh*.

10 »Remdesivir, Developed through a UNC-Chapel Hill Partnership, Proves Effective against COVID-19 in NIAID Human Clinical Trials«, UNC Gillings School of Global Public Health, Apr. 29, 2020, *https://tinyurl.com/3dzw8zsb*.

11 »Biomedical Research: Information on Federal Contributions to Remdesivir«, United States Government Accountability Office, Mar. 2021, *https://www.gao.gov/assets/gao-21-272.pdf.*
12 Peter J. Pitts, »Remdesivir and Federal March-In Rights«, Health Affairs Forefront, Apr. 30, 2021, *https://www.healthaffairs.org/content/forefront/remdesivir-and-federal-march-in-rights.*
13 Carolina Alumni Review, »Promise of Remdesivir Focuses Anew on Baric Lab«, UNC General Alumni Association, Apr. 30, 2020, *https://alumni.unc.edu/news/promise-of-remdesivir-focuses-anew-on-baric-lab.*
14 Maggie Fox, Jamie Gumbrect, Holly Yan, Betsy Klein, »FDA Will Reportedly Authorize Use of Remdesivir for Covid-19 after Trial Shows ›Positive Effect‹ on Recovery Time«, CNN Health, Apr. 30, 2020, *https://www.cnn.com/2020/04/29/health/gilead-sciences-remdesivir-covid-19-treatment/index.html.*
15 Angus Liu, »Chinese Firm Copies Gilead's Remdesivir, the Most Promising Drug against the New Coronavirus«, Fierce Pharma, Feb. 12, 2020, *https://bit.ly/3MU4XaX.*
16 Sabue Mulangu, MD, Lori E. Dodd, PhD, Richard T. Davey Jr., MD et al., »A Randomized, Controlled Trial of Ebola Virus Disease Therapeutics«, *NEJM* 381 (2019): 2293–2303, doi: 10.1056/NEJMoa1910993.
17 Allison L. Totura, Sina Bavari, »Broad-Spectrum Coronavirus Antiviral Drug Discovery«, *Expert Opinion on Drug Discovery* 14 no. 4 (2009): 397–412, doi: 10.1080/17460441.2019.1581171.
18 Vineet Menachery, Mark Denison, Ralph Baric et al., »Broad-Spectrum Antiviral Gs-5734 Inhibits Both Epidemic and Zoonotic Coronaviruses«, *Science Translational Medicine* 9, no. 396 (2017): 5–6, doi: 10.1126/scitranslmed.aal3653. Supplemental-S7: *https://bit.ly/45MotPv.*
19 Carolina Alumni Review, »Promise of Remdesivir Focuses Anew on Baric Lab«, UNC General Alumni Association, Apr. 30, 2020, *https://alumni.unc.edu/news/promise-of-remdesivir-focuses-anew-on-baric-lab.*
20 »WHO Recommends against the Use of Remdesivir in COVID-19 Patients«, World Health Organization, Nov. 20, 2020, *https://tinyurl.com/5duvype2.*
21 Christopher Rowland, »Government Researchers Changed Metric to Measure Coronavirus Drug Remdesivir During Clinical Trial«, *The Washington Post,* May 1, 2020, *https://tinyurl.com/46n69cp4.*
22 Katherine J. Wu, Gina Kolata, »Remdesivir Fails to Prevent Covid-19 Deaths in New Trial«, *The New York Times,* Oct. 15, 2020, *https://www.nytimes.com/2020/10/15/health/coronavirus-remdesivir-who.html.*
23 WHO Solidarity Trial Consortium, »Repurposed Antiviral Drugs for Covid-19 – Interim WHO Solidarity Trial Results«, *NEJM* 384 (2021): 497–511, doi: 10.1056/NEJMoa2023184.
24 Gilead, »Gilead's Investigational Antiviral Remdesivir Receives US Food and Drug Administration Emergency Use Authorization for the Treatment of COVID-19«, press release, May 1, 2020, *https://bit.ly/3aX0Yvk.*
25 Steven Nelson, »Dr. Fauci Praises Remdesivir after Breakthrough in Coronavirus Treatment«, *New York Post*, Apr. 29, 2022, *https://nypost.com/2020/04/29/fauci-praises-remdesivir-after-breakthrough-in-coronavirus-treatment.*
26 Tim Schwab, »While the Poor Get Sick, Bill Gates Just Gets Richer«, *The Nation*, Oct. 5, 2020, *https://www.thenation.com/article/economy/bill-gates-investments-covid.*
27 »Committed Grants: University of North Carolina at Chapel Hill«, Bill & Melinda Gates Foundation, accessed Jul. 5, 2023, *https://gates.ly/3MUTEzm.*
28 »Curriculum Vitae: Ralph Baric«, University of North Carolina, 2016, *https://unc.live/43LCuuK.*
29 Robert F. Kennedy Jr., Private Interview with Dr. Francis Boyle.
30 »US-China Collaborative Biomedical Research Program«, NIAID, last rev. Dec. 23, 2015, *https://bit.ly/3oM6yaU.*

31 Vineet Menachery, Zhengli-Li Shi, Ralph Baric et al., »A SARS-Like Cluster of Circulating Bat Coronaviruses Shows Potential for Human Emergence«, *Nature Medicine* 21, no. 12 (2015): 1508–1513, doi: 10.1038/nm.3985.
32 Yang Yang, Chang Liu, Lanying Du et al., »Two Mutations Were Critical for Bat-to-Human Transmission of Middle East Respiratory Syndrome Coronavirus«, *Journal of Virology* 89, no. 17 (2015): 9119–9123, doi: 10.1128/JVI.01279-15.
33 »The Origins of COVID-19 With Jeffrey Sachs«, Children's Health Defense, 00:35:57, Aug. 25, 2022, *https://childrenshealthdefense.org/video-post/the-origins-of-covid-19-with-jeffrey-sachs.*
34 Ebd., 00:36:12–00:37:05.
35 Ralph S. Baric, »Synthetic Viral Genomics: Risk and Benefits for Science and Society«, in: *Working Papers for Synthetic Genomics: Risks and Benefits for Science and Society* (2006), 35–81, *https://bit.ly/3qryYrp.*
36 Ebd.
37 Ebd.
38 Ebd.
39 Ebd.
40 Missouri v. Biden, »Dr. Anthony Fauci Deposition« (WD, La. 3:22-cv-01213-TAD-KDM), Missouri Attorney General, Nov. 23, 2022, accessed Jun. 21, 2023, *https://www.documentcloud.org/documents/23347988-fauci-deposition.*
41 Zachary Stieber, »Fauci Testimony ›Not Credible‹ in Light of Other Evidence: Lawyers«, *The Epoch Times*, Mar. 8, 2023, *https://bit.ly/43GQplW.*
42 Ebd.
43 Missouri v. Biden, »Fauci Exhibit 17, February 11, 2020 Calendar« (WD, La. 3:22-cv-01213-TAD-KDM), ECF no. 206, p11994, Court Listener, Mar. 4, 2023, *https://www.courtlistener.com/docket/63290154/206/18/missouri-v-biden.*
44 Zachary Stieber, »Fauci Testimony ›Not Credible‹ in Light of Other Evidence: Lawyers«, *The Epoch Times*, Mar. 8, 2023, *https://bit.ly/43GQplW.*
45 Ebd.
46 Ebd.
47 Ebd.
48 Ebd.
49 Emily Kopp, »Fauci Discussed Gain-of-Function Work with Wuhan Collaborator in Pandemic's Earliest Days, Emails Suggest«, U.S. Right to Know, Feb. 21, 2023, *https://bit.ly/43siFck.*
50 Shi Zhengli, »Conspiracy information«, email message to Ralph Baric, Apr. 29, 2022, 796, *https://bit.ly/3CawrV7.*

Kapitel 33: Chinas erfrischende Offenheit beim Thema Gain of Function in der Waffenentwicklung

1 Office of Inspector General, »NIH and EcoHealth Did Not Effectively Monitor Awards and Subawards (A-05-21-00025)«, Department of Health and Human Services, Jan. 2023, *https://bit.ly/3OXBb88.*
2 Jennifer Griffin, »Former Top State Dept Investigator Says Covid-19 Outbreak May Have Resulted from Bioweapons Research Accident«, Fox News, Mar. 12, 2021, *https://fxn.ws/442s4aD.*
3 »Military-Civil Fusion and the People's Republic of China«, US Department of State, *https://bit.ly/42r1Kp6.*

4 Paul D. Thacker, »A Candid Conversation with Author Elaine Dewar on Her Latest Book Tracking Hidden Money and How the COVID19 Pandemic Began in China«, *The DisInformation Chronicle*, Oct. 5, 2021, *https://disinformationchronicle.substack.com/p/a-candid-conversation-with-author-12f.*
5 House Foreign Affairs Committee Report Minority Staff, »The Origins of COVID-19: An Investigation of the Wuhan Institute of Virology«, House Foreign Affairs Committee, Aug. 2021, 12, *https://bit.ly/3NfAbLc.*
6 Dr. Sharad S. Chauhan, »Covid 19: The Chinese Military and Maj Gen Chen Wei«, *Indian Defence Review*, Oct. 9, 2020, *https://bit.ly/3oI7OMr.*
7 Ying Zhang et al., »H5N1 Hybrid Viruses Bearing 2009/H1N1 Virus Genes Transmit in Guinea Pigs by Respiratory Droplet«, *Science* 340, no. 6139 (2013): 1459–1463, doi: 10.1126/science.1229455.
8 Jocelyn Kaiser, »EXCLUSIVE: Controversial Experiments that Could Make Bird Flu More Risky Poised to Resume«, *Science*, Feb. 8, 2019, *https://tinyurl.com/mrzu7ymu.*
9 Ananth Krishnan, »Fact and Fiction in a Fake News Epidemic«, *The Hindu*, May 14, 2021, *https://bit.ly/3WTqx45.*
10 Sharri Markson, »Chinese Military Scientists Discussed Weaponising SARS Coronaviruses«, *The Australian*, May 7, 2021, *https://bit.ly/3pq2htY.*
11 Ebd.
12 Ralph Baric, »Synthetic Viral Genomics: Risks and Benefits for Science and Society«, Working Papers for Synthetic Genomics (2007): 39–81, *https://bit.ly/3qryYrp.*
13 »China Knew about Coronavirus in 2015, Says *The Australian*; Chinese State-run Media Refutes Claims«, The Probe, updated Sep. 29, 2022, *https://bit.ly/3qvHu8M.*
14 Stephen Chen, »The Chinese Book at the Bottom of Sars Bioweapons Claims that Emerged amid Coronavirus Pandemic«, *South China Morning Post*, May 10, 2021, *https://bit.ly/3MQTF7p.*
15 K. Walker, »WATCH: Australian News Host Exposes 2015 Chinese Military Document On Weaponizing Coronaviruses«, *Clash Daily*, May 10, 2021, *https://bit.ly/3CayRmF.*
16 Sharri Markson, *What Really Happened in Wuhan* (Sydney, Australia: HarperCollins Publishers, 2021), 312.
17 Henry Holloway, »WORLD WAR FLU China ›Probed WEAPONISING Coronaviruses Five Years before Covid Outbreak & Predicted WW3 Fought with Bio-Weapons‹«, *The U.S. Sun*, May 7, 2021, *https://bit.ly/3MREJ9k.*
18 Shi-Hui Sun, Qi Chen et al., »A Mouse Model of SARS-CoV-2 Infection and Pathogenesis«, *Infection and Pathogenesis* 28, no. 1 (2020): 124–133.e4, doi: 10.1016/j.chom.2020.05.020.
19 Katherine Eban, »The Lab-Leak Theory: Inside the Fight to Uncover COVID-19's Origins«, *Vanity Fair*, Jun. 3, 2021, *https://www.vanityfair.com/news/2021/06/the-lab-leak-theory-inside-the-fight-to-uncover-covid-19s-origins.*
20 Ebd.
21 Jessica Katy Skelton, Ana Maria Ortega-Prieto, Marcus Dorner, »A Hitchhiker's Guide to Humanized Mice: New Pathways to Studying Viral Infections«, *Immunology* 154, no. 1 (2018): 50–61, doi: 10.1111/imm.12906.
22 Gayle C. Bosma, Philip Custer, Melvin J. Bosma, »A Severe Combined Immunodeficiency Mutation in the Mouse«, *Nature* 301 (1983): 527–530, doi: 10.1038/301527a0.

Kapitel 34: Das Labor in Galveston

1 Peter Holley, »Inside the Frantic – and Frustrating – Race to Develop a COVID-19 Vaccine in Texas«, *Texas Monthly*, *https://www.texasmonthly.com/news/covid19-vaccine-race-texas.*

2 Ebd.
3 Ebd.
4 »How Humanized Mice are Helping the Fight against COVID-19 and Other Diseases«, Kent Scientific Corporation, Sep. 24, 2020, *https://bit.ly/3MRESJU*.
5 Vineet Menachery, Zhengli-Li Shi, Ralph Baric et al., »A SARS-Like Cluster of Circulating Bat Coronaviruses Shows Potential for Human Emergence«, *Nature Medicine* 21, no. 12 (2015): 1508–1513, doi: 10.1038/nm.3985.
6 Vineet Menachery, Ralph Baric, Boyd L. Yount Jr. et al., »SARS-Like WIV1-CoV Poised for Human Emergence«, *Proceedings of the National Academy of Sciences* 113, no. 11 (2016), doi: 10.1073/pnas.1517719113.
7 Francis A. Boyle, *World Politics, Human Rights, and International Law* (London: Lexington Books, 2021), 110.
8 Robert F. Kennedy Jr., Private Interview with Dr. Francis A. Boyle.
9 Ebd.
10 Ebd.
11 Manuela Oliveira, Gabriella Mason-Buck, David Ballard et al., »Biowarfare, Bioterrorism and Biocrime: A Historical Overview on Microbial Harmful Applications«, *Forensic Science International* 314, no. 3 (2020): 110366, doi: 10.1016/j.forsciint.2020.110366.
12 Finnian Cunninghan, »Pentagon's Biological Warfare Built on War Crimes of Fascist Japan and Nazi Germany«, Al-Manar News, Apr. 26, 2022, *https://english.almanar.com.lb/1591174*.
13 Robert F. Kennedy Jr., Private Interview with Dr. Francis A. Boyle.
14 Laurence Dollimore, »US Cash Funded Controversial Wuhan Virus Lab Where Research to Make Diseases More Deadly Was Backed by Dr Anthony Fauci, New Book Says«, *Daily Mail*, Sep. 4, 2021, *https://bit.ly/3OXwPxx*.
15 Eva Dou, Pei Lin Wu, Quentin Aries, Rebecca Tan, »Inside the Wuhan Lab: French Engineering, Deadly Viruses and a Big Mystery«, *The Washington Post*, Sep. 7, 2021, *https://bit.ly/45Qpq9y*.
16 David Cyranoski, »Inside the Chinese Lab Poised to Study World's Most Dangerous Pathogens«, *Nature*, Feb. 23, 2017, *https://www.nature.com/articles/nature.2017.21487*.
17 »2014 Annual Report«, Fondation Mérieux, 5, *https://bit.ly/3OU9j4z*.
18 Joseph A. Harris, »The Suspect French Lab in Wuhan«, *The American Spectator*, May 4, 2020, *https://spectator.org/the-suspect-french-lab-in-wuhan*.
19 Ebd.
20 »Profile: Stéphane Bancel«, *Forbes*, as of Feb. 9, 2023, *https://bit.ly/42uxOIK*.
21 Laurence Dollimore, »US Cash Funded Controversial Wuhan Virus Lab Where Research to Make Diseases More Deadly Was Backed by Dr Anthony Fauci, New Book Says«, *Daily Mail*, Sep. 4, 2021, *https://bit.ly/3OXwPxx*.
22 Kathleen M. Vogel, Sonia Ben Ouagrham-Gormley, »Scientists as spies? Assessing US Claims about the Security Threat Posed by China's Thousand Talents Program for the US Life Sciences«, Cambridge University Press, Jun. 3, 2022, *https://bit.ly/45Man0t*.
23 Jane Qiu, »Meet the Scientist at the Center of the Covid Lab Leak Controversy«, *MIT Technology Review*, Feb. 9, 2022, *https://www.technologyreview.com/2022/02/09/1044985/shi-zhengli-covid-lab-leak-wuhan*.
24 »Why Did China Build a Virus Lab in Wuhan?«, *Daily Mail*, Apr. 29, 2020, *https://bit.ly/43Eb6ig*.
25 Barnini Chakraborty, »A Look at the Wuhan Laboratory at the Center of China's Coronavirus Controversy«, Fox News, Apr. 19, 2020, *https://www.foxnews.com/world/wuhan-laboratory-china-coronavirus-controversy*.
26 »WHO Consultative Meeting on High/Maximum Containment (Biosafety Level 4) Laboratories Networking«, World Health Organization: Meeting Report, Dec. 2017, *https://bit.ly/45GpcSa*.

27 Gilles Demaneuf, »BSL-4 laboratories in China: Kunming, Wuhan, Harbin«, Medium, Apr. 22, 2022, *https://gillesdemaneuf.medium.com/bsl-4-laboratories-in-china-kunming-wuhan-harbin-109c01d71537*.
28 Sharri Markson, »How US Cash Funded Wuhan Lab Dealing in Deadly Viruses«, *The Times*, Sep. 4, 2021, *https://www.thetimes.co.uk/article/how-us-cash-funded-wuhan-lab-dealing-in-deadly-viruses-rjddc6jbt*.
29 Natalie Winters, »EXCLUSIVE: New Fauci Email Proves He Funded Lab Training for Wuhan's Most Deadly Lab«, The National Pulse, Oct. 2, 2021, *https://bit.ly/43qKIcf*.
30 Ebd.
31 »James Le Duc, PhD«, UTMB Health, *https://microbiology.utmb.edu/faculty/james-LeDuc-phd*.
32 Sharri Markson, »How US Cash Funded Wuhan Lab Dealing in Deadly Viruses«, *The Times*, Sep. 4, 2021, *https://www.thetimes.co.uk/article/how-us-cash-funded-wuhan-lab-dealing-in-deadly-viruses-rjddc6jbt*.
33 Natalie Winters, »EXCLUSIVE: New Fauci Email Proves He Funded Lab Training for Wuhan's Most Deadly Lab«, The National Pulse, Oct. 2, 2021, *https://bit.ly/43qKIcf*.
34 Ebd.
35 »The Galveston National Lab and Wuhan Institute of Virology«, Galveston National Laboratory, Apr. 16, 2020, *https://bit.ly/3IYzHqu*.
36 Natalie Winters, »EXCLUSIVE: New Fauci Email Proves He Funded Lab Training for Wuhan's Most Deadly Lab«, The National Pulse, Oct. 2, 2021, *https://bit.ly/43qKIcf*.
37 Ralph Baric, »Nice Meeting you in Galveston and Invitation to Wuhan Meeting in October 2018«, e-mail message to Shi Zhengli, Feb. 7, 2018, *https://bit.ly/3IUaFbF*.
38 Natalie Winters, »EXCLUSIVE: New Fauci Email Proves He Funded Lab Training for Wuhan's Most Deadly Lab«, The National Pulse, Oct. 2, 2021, *https://bit.ly/43qKIcf*.
39 John Wayne Ferguson, »Galveston Bio Lab Explains Connections to Wuhan«, *Galveston County Daily News*, Aug. 19, 2022, *https://www.galvnews.com/news/free/article_daafd290-4015-5e83-aeb2-c038036da0d9.html*.
40 Han Xia, »Re: Apply Postdoc or Visiting Scholar in Your Lab about CCHF«, email message to Dennis A. Bente, Feb. 25, 2013, *https://img.theepochtimes.com/assets/uploads/2022/09/23/US-Right-to-Know-1200x976.png*.
41 Natalie Winters, »EXCLUSIVE: Fauci-Funded Texas Lab Trained Wuhan Researchers How to Work with ›World's Most Dangerous Pathogens‹«, The National Pulse, Jun. 30, 2021, *https://bit.ly/3pvQ1IK*.
42 Laurence Dollimore, »US Cash Funded Controversial Wuhan Virus Lab Where Research to Make Diseases More Deadly Was Backed by Dr Anthony Fauci, New Book Says«, *Daily Mail*, Sep. 4, 2021, *https://bit.ly/3OXwPxx*.
43 Le Duc, James, Curriculum Vitae, »Faculty Profiles«, UTMB Health, *https://bit.ly/3P5I4UG*.
44 National Research Council (US) Committee on Scientific Milestones for the Development of a Gene Sequence-Based Classification System for the Oversight of Select Agents, Sequence-Based Classification of Select Agents: A Brighter Line (Washington (DC): National Academies Press, 2010), Appendix B, Committee Member and Staff Biographies, *https://www.ncbi.nlm.nih.gov/books/NBK50872/#_NBK50872_pubdet_*.
45 David R. Franz, »Rubio«, email message to James Le Duc, Apr. 16, 2020, *https://tinyurl.com/m7mtra57*.
46 Eva Fu, »Top US Scientist Tried to Help Wuhan Lab Counter Virus Leak Concerns«, *The Epoch Times*, May 12, 2022, *https://bit.ly/3OXAsDZ*.

47 @thackerpd, »Disclosed in 2013 email that the senior Chinese Communist Party official in charge at the Wuhan Institute of Virology is Zhi-ming Yuan. *https://usrtk.org/wp-content/uploads/2022/09/ED-20-01981-F-June-2022-Production.pdf#page139*. Confirmed w/ researchers at the National U of Singapore. CCP missing from Yuan Zhiming bio: *https://interacademies.org/person/yuan-zhiming*, Twitter, Sep. 23, 2022, *https://bit.ly/3qvIwBG*.

48 »FOIA Confidential Treatment Requested by Univ of Texas System«, U.S. Right to Know, Jun. 2022, 25, *https://usrtk.org/wp-content/uploads/2022/09/ED-20-01981-F-June-2022-Production.pdf#page139*.

49 Hans Mahncke, »Wuhan Institute of Virology Vice Director Revealed to Be CCP Official in Charge of Biosafety«, *The Epoch Times*, Sep. 23, 2022, *https://bit.ly/3Cb5S22*.

50 Ebd.

51 James Meegan, »Re: Oct Update«, email message to Ping Chen, Oct. 20, 2017, *https://bit.ly/3IUT7wc*.

52 »The Galveston National Lab and Wuhan Institute of Virology«, UTMB, Apr. 16, 2020, *https://www.utmb.edu/gnl/news/2020/04/16/the-galveston-national-lab-and-wuhan-institute-of-virology*.

53 Hans Mahncke, »Wuhan Institute of Virology Vice Director Revealed to Be CCP Official in Charge of Biosafety«, *The Epoch Times*, Sep. 23, 2022, *https://bit.ly/3Cb5S22*.

54 »Biography: Prof. Yuan Zhiming«, IAP, *https://www.interacademies.org/person/yuan-zhiming*.

55 Hans Mahncke, »Wuhan Institute of Virology Vice Director Revealed to Be CCP Official in Charge of Biosafety«, *The Epoch Times*, Sep. 23, 2022, *https://bit.ly/3Cb5S22*.

56 Ebd.

57 Eva Fu, »Wuhan Lab Allowed to Destroy ›Secret Files‹ under Partnership with US National Lab, Agreement Shows«, *The Epoch Times*, Apr. 20, 2022, *https://bit.ly/3qoTj0h*.

58 Hans Mahncke, »Wuhan Institute of Virology Vice Director Revealed to Be CCP Official in Charge of Biosafety«, *The Epoch Times*, Sep. 23, 2022, *https://bit.ly/3Cb5S22*.

59 Eva Fu, »Top US Scientist Tried to Help Wuhan Lab Counter Virus Leak Concerns«, *The Epoch Times*, May 12, 2022, *https://bit.ly/3OXAsDZ*.

60 Hans Mahncke, »Wuhan Institute of Virology Vice Director Revealed to Be CCP Official in Charge of Biosafety«, *The Epoch Times*, Sep. 23, 2022, *https://bit.ly/3Cb5S22*.

61 »Wuhan lab leak theory: How Fort Detrick Became a Centre for Chinese Conspiracies«, BBC News, Aug. 23, 2021, *https://www.bbc.com/news/world-us-canada-58273322*.

62 »EcoHealth Alliance: Partners«, EcoHealth Alliance, accessed Aug. 5, 2023, *https://www.ecohealthalliance.org/ partners*.

63 Raul Diego, »DARPA's Man in Wuhan«, Unlimited Hangout, Jul. 31, 2020, *https://bit.ly/3OWP9XC*.

64 Ebd.

65 Ebd.

66 Hans Mahncke, »Wuhan Institute of Virology Vice Director Revealed to Be CCP Official in Charge of Biosafety«, *The Epoch Times*, Sep. 23, 2022, *https://bit.ly/3Cb5S22*.

67 Ebd.

68 Ebd.

69 »Coronavirus Disease 2019 (COVID-19) Situation Report – 81«, World Health Organization, Apr. 10, 2020, *https://bit.ly/43njNxL*.

70 Hans Mahncke, »Wuhan Institute of Virology Vice Director Revealed to Be CCP Official in Charge of Biosafety«, *The Epoch Times*, Sep. 23, 2022, *https://bit.ly/3Cb5S22*.

71 Ebd.

72 Ebd.

73 Judicial Watch, »Judicial Watch: Documents Show Texas Researcher Warned Wuhan Lab of COVID Investigation by Congress«, press release, May 9, 2022, *https://www.judicialwatch.org/wuhan-lab-warned-of-covid-investigation.*
74 Eva Fu, »Wuhan Lab Allowed to Destroy ›Secret Files‹ under Partnership with US National Lab, Agreement Shows«, *The Epoch Times*, Apr. 20, 2022, ***https://bit.ly/3qoTj0h.***
75 Ebd.
76 Ebd.
77 John Wayne Ferguson, »Galveston Bio Lab Explains Connections to Wuhan«, *Galveston County Daily News*, Aug. 2, 2022, ***https://tinyurl.com/2p8h872r.***
78 Lara Korte, »UT System Says It Did Not Wrongfully Withhold Communication with Wuhan Lab from Feds«, *Austin American-Statesman*, Jun. 15, 2020, ***https://bit.ly/3Ncncdg.***
79 Ebd.
80 Ebd.
81 Eva Fu, »US University Concedes It May Have Broken Law in Contract with Wuhan Lab«, *The Epoch Times*, Aug. 5, 2022, ***https://bit.ly/3P5Jcro.***
82 Ebd.
83 Ebd.
84 Eva Fu, »Wuhan Lab Allowed to Destroy ›Secret Files‹ under Partnership with US National Lab, Agreement Shows«, *The Epoch Times*, Apr. 20, 2022, ***https://bit.ly/3qoTj0h.***
85 Eva Fu, »US University Concedes It May Have Broken Law in Contract with Wuhan Lab«, *The Epoch Times*, Aug. 5, 2022, ***https://bit.ly/3P5Jcro.***
86 Ebd.
87 »Memorandum of Understanding of Cooperation between Harbin Veterinary Research Institute, Chinese Academy of Agricultural Sciences and The University of Texas Medical Branch at Galveston«, U.S. Right to Know, 2017, ***https://usrtk.org/wp-content/uploads/2022/07/MOU-for-HVRI.pdf.***
88 Ebd.
89 Eva Fu, »US University Concedes It May Have Broken Law in Contract with Wuhan Lab«, *The Epoch Times*, Aug. 5, 2022, ***https://bit.ly/3P5Jcro.***
90 Ebd.
91 Robert F. Kennedy Jr., Private Interview with Senator Ron Johnson.
92 Ebd.
93 Ebd.
94 Diplomatic Cable »China Virus Institute Welcomes More US Cooperation on Global Health Security«, Obtained via FOIA by Judicial Watch, Inc., Apr. 19, 2018, ***https://bit.ly/3qklJZi.***

Kapitel 35: Gates in China

1 Janet Levy, »How China's Covert Operations Fooled the World«, review of *Spies and Lies: How China's Greatest Covert Operations Fooled the World*, by Alex Joske, Nov. 25, 2022, ***https://bit.ly/42oDtQG.***
2 Franco Ordoñez, »Biden Names BlackRock's Brian Deese as His Top Economic Aide«, NPR, Dec. 3, 2020, ***https://n.pr/47l28ZV.***
3 Silla Brush, Alex Wittenberg, »BlackRock Assets Hit Record $10 Trillion, Powered by ETFs«, Bloomberg, Jan. 14, 2022, ***https://bloom.bg/3IW1HL2.***

4 Sophie Kiderlin, »Blackrock Says Investors Should Triple Their Allocations in Chinese Assets Despite Increasing Regulatory Risks«, *Markets Insider*, Aug. 18, 2021, *https://tinyurl.com/mry6cars*.
5 David Ramli, »China's Xiaomi Buys Microsoft Patents to Spur Global Forays«, Bloomberg, Jun. 1, 2016, *https://bloom.bg/3NgyyNw*.
6 Victor Menaldo, Nicolas Wittstock, »Does Technology Transfer from the US to China Harm American Firms, Workers, and Consumers? A Historical and Analytic Investigation«, *Economic and Political Studies* 9, no. 4 (2021): 417–446, doi: 10.1080/20954816.2021.1933768.
7 Steven W. Usselman, »Research and Development in the United States since 1900: An Interpretive History«, Yale University, Nov. 11, 2013, *https://economics.yale.edu/sites/default/files/usselman_paper.pdf*.
8 Minda Zetlin, »What Is It Really Like to Work at Apple and Google? A Former Exec Provides a Rare Inside Look«, *Inc.*, Apr. 29, 2017, *https://bit.ly/3IWOkKN*.
9 »Microsoft Announces New Silicon Valley Campus«, Microsoft, Aug. 16, 1998, *https://bit.ly/3oLwC6b*.
10 Klint Finkey, »Was Microsoft's Empire Built on Stolen Code? We May Never Know«, *Wired*, Aug. 7, 2012, *https://bit.ly/3OowDqp*.
11 Jeremy Dyke, »The Xerox Thieves: Steve Jobs & Bill Gates«, Medium, Oct. 5, 2019, *https://bit.ly/43E9tAK*.
12 Matt Weinberger, »The Saga of the Strange Love-hate Relationship between Bill Gates and Steve Jobs«, *The Independent,* Mar. 13, 2017, *https://bit.ly/43N2oi3*.
13 »Gary Kildall: The DOS that Wasn't«, *Forbes*, Jul. 7, 1997, *https://bit.ly/3CfxMtI*.
14 Todd Bishop, »Microsoft Research Closing Silicon Valley Lab in Latest Job Cuts«, GeekWire, Sep. 18, 2014, *https://www.geekwire.com/2014/microsoft-research-closing-silicon-valley-lab-latest-cuts/*.
15 Robert Buderi, Gregory T. Huang, *Guanxi (The Art of Relationships): Microsoft, China, and Bill Gates's Plan to Win the Road Ahead* (New York: Simon & Schuster, 2006), 19.
16 Ebd., 33.
17 Ebd., 36.
18 »Number of Graduates from Bachelor's Degree Programs at Public Universities in China in 2021, by Subject Area«, Statista, Feb. 13, 2023, *https://bit.ly/3qnOB2N*.
19 »Number of Bachelor's Degrees Earned in the United States in 2019/20, by Field of Research«, Statista, Sep. 28, 2022, *https://www.statista.com/statistics/185334/number-of-bachelors-degrees-by-field-of-research*.
20 Robert Buderi, Gregory T. Huang, *Guanxi (The Art of Relationships): Microsoft, China, and Bill Gates's Plan to Win the Road Ahead* (New York: Simon & Schuster, 2006), 6.
21 Ebd., 20.
22 Ebd., 45.
23 Ebd., 10.
24 Ebd., 14.
25 »Guanxi (The Art of Relationships): Microsoft, China, and Bill Gates's Plan to Win the Road Ahead«, YouTube, Sep. 6, 2016, *https://www.youtube.com/watch?v=MscafKQo1qM*.
26 Eleanor Olcott in Hong Kong, Qianer Liu in London, and Ryan McMorrow, »Microsoft to Move Top AI Experts from China to New Lab in Canada«, *Financial Times*, Jun. 10, 2023, *https://tinyurl.com/3837zvvy*.
27 Robert Buderi, Gregory T. Huang, *Guanxi (The Art of Relationships): Microsoft, China, and Bill Gates's Plan to Win the Road Ahead* (New York: Simon & Schuster, 2006), 8.
28 Louis Columbus, »Microsoft Leads the AI Patent Race Going into 2019«, *Forbes*, Jan. 6, 2019, *https://bit.ly/3qj3rHR*.

29 Robert Buderi, Gregory T. Huang, *Guanxi (The Art of Relationships): Microsoft, China, and Bill Gates's Plan to Win the Road Ahead* (New York: Simon & Schuster, 2006), 8.
30 Ebd., 21.
31 »6 Companies Spending the Most on R & D«, Nasdaq, Aug. 8, 2018, *https://bit.ly/3NcG0ZY*.
32 »Microsoft Research«, Microsoft, accessed Jun. 26, 2023, *https://www.microsoft.com/en-us/research*.
33 Robert Buderi, Gregory T. Huang, *Guanxi (The Art of Relationships): Microsoft, China, and Bill Gates's Plan to Win the Road Ahead* (New York: Simon & Schuster, 2006), publisher's description.
34 Kate Kaye, »Microsoft helped Build AI in China. Chinese AI Helped Build Microsoft«, Protocol, Nov. 2, 2022, *https://www.protocol.com/enterprise/us-china-ai-microsoft-research*.
35 Robert Buderi, Gregory T. Huang, *Guanxi (The Art of Relationships): Microsoft, China, and Bill Gates's Plan to Win the Road Ahead* (New York: Simon & Schuster, 2006), 6.
36 Ebd., 31.
37 *Daily Mail* Reporter, »Gates Hands over Control of Microsoft after 33 Years at Helm«, *Daily Mail*, Jun. 5, 2008, *https://www.dailymail.co.uk/news/article-1024391/Gates-hands-control-Microsoft-33-years-helm.html*.
38 Robert Buderi, Gregory T. Huang, *Guanxi (The Art of Relationships): Microsoft, China, and Bill Gates's Plan to Win the Road Ahead* (New York: Simon & Schuster, 2006), publisher's description.
39 Ebd., 5–6.
40 »Our Work: China«, Bill & Melinda Gates Foundation, accessed Feb. 23, 2023, *https://gates.ly/42pVbTV*.
41 »Microsoft Research Lab – Asia«, Microsoft, accessed Feb. 24, 2023, *https://bit.ly/3quDm91*.
42 Robert Buderi, Gregory T. Huang, *Guanxi (The Art of Relationships): Microsoft, China, and Bill Gates's Plan to Win the Road Ahead* (New York: Simon & Schuster, 2006), 9.
43 Beethika Khan, Carol Robbins Okrent, »The State of US Science and Engineering 2020 | NSF – National Science Foundation«, n.d., accessed Mar. 9, 2023, *https://ncses.nsf.gov/pubs/nsb20201/u-s-and-global-education*.
44 Robert Buderi, Gregory T. Huang, *Guanxi (The Art of Relationships): Microsoft, China, and Bill Gates's Plan to Win the Road Ahead* (New York: Simon & Schuster, 2006), 21.
45 Laura He, »China Can't Stop Talking about the Bill and Melinda Gates Divorce«, CNN Business, May 6, 2021, *https://www.cnn.com/2021/05/05/tech/bill-melinda-gates-divorce-china-intl-hnk/index.html*.
46 Transcript of Keynote Remarks by Bill Gates, Chairman, Microsoft Corporation, Microsoft News, Apr. 21, 2007, *https://news.microsoft.com/speeches/bill-gates-boao-forum-for-asia/*.
47 Bill Gates, »In China, Speeding Toward the Future«, Gates Notes, Jan. 12, 2011, *https://gatesnot.es/3WOVHJX*.
48 Sharri Markson, »How US Cash Funded Wuhan Lab Dealing in Deadly Viruses«, *The Times*, Sep. 4, 2021, *https://www.thetimes.co.uk/article/how-us-cash-funded-wuhan-lab-dealing-in-deadly-viruses-rjddc6jbt*.
49 Ethan Huff, »Bombshell: Bill Gates Partnered with CCP Group to Conduct Coronavirus Gain-of-Function Research«, *NewsTarget*, Aug. 4, 2021, *https://bit.ly/3Cf8GeA*.
50 Ebd.
51 Ebd.
52 Natalie Winters, »Gates Foundation is Longtime Partner of Chinese Communist Group Which Funded Military-Linked Coronavirus Research at Wuhan Lab«, The National Pulse, *https://bit.ly/43HFd8O*.
53 »National Natural Science Fund Guide to Programs 2019«, National Natural Science Foundation of China (NSFC), 2019, *https://www.nsfc.gov.cn/english/site_1/pdf/NationalNaturalScienceFundGuidetoPrograms2019.pdf*.

54 Chen Xiaoli, »Bill Gates Elected Foreign Academician at Top Chinese Think Tank«, *Xinhua*, Nov. 27, 2017, *https://www.shine.cn/news/nation/1711276962/*.

55 Ethan Huff, »Bombshell: Bill Gates Partnered with CCP Group to Conduct Coronavirus Gain-of-Function Research«, *NewsTarget*, Aug. 4, 2021, *https://bit.ly/3Cf8GeA*.

56 Zhang Liying, »GHDDI Explores New Model for Drug Discovery«, China.org.cn, Feb. 26, 2019, *http://www.china.org.cn/china/2019-02/26/content_74504330.htm*.

57 Xinhua News Agency, »China's Advances Helpful in Addressing Health, Development Challenges«, *Beijing Review*, op-ed, Nov. 19, 2019, *http://www.bjreview.com/Opinion/201911/t20191119_800185405.html*.

58 »Contributing to Global Health and Development: Malaria Control«, Bill & Melinda Gates Foundation, updated 2022, *https://www.gatesfoundation.org/our-work/places/china/contributing-to-global-health-and-development*.

59 »Supporting China's Leadership in the Global Malaria Elimination Effort«, Bill & Melinda Gates Foundation, updated 2022, *https://gates.ly/3qknLZq*.

60 »Strengthening Global Health Innovation«, Bill & Melinda Gates Foundation, updated 2022, *https://www.gatesfoundation.org/our-work/places/china/strengthening-global-health-innovation*.

61 »Strengthening Tuberculosis Prevention and Control«, Bill & Melinda Gates Foundation, updated 2022, *https://www.gatesfoundation.org/our-work/places/china/supporting-tuberculosis-prevention-and-control*.

62 »Addressing Domestic Health and Development Challenges: Tuberculosis«, Bill & Melinda Gates Foundation, updated 2022, *https://gates.ly/43gLM2d*.

63 »Supporting China's COVID-19 Response«, Bill & Melinda Gates Foundation, updated 2022, *https://tinyurl.com/ek9jhke6*.

64 Dominic Basulto, »Why is Bill Gates Selling Nuclear Tech to China?«, *The Washington Post*, Dec. 15, 2011, *https://wapo.st/3qs9xG0*.

65 Bill Gates, »What I Learned at Work this Year«, Gates Notes, Dec. 29, 2018, *https://gatesnot.es/43Gmv1e*.

66 Dan Yurman »TerraPower to Leave China, but Bill Gates is Still in the Game«, Neutron Bytes, Jan. 6, 2019, *https://neutronbytes.com/2019/01/06/terrapower-to-leave-china-but-bill-gates-is-still-in-the-game*.

67 »Exclusive | Coronavirus: China's First Confirmed Covid-19 Case Traced Back to November 17«, *South China Morning Post*, Mar. 13, 2020, *https://bit.ly/3IZ03Zr*.

68 Jonathan Calvert, George Arbuthnott, »What Really Went on Inside The Wuhan Lab Weeks before Covid Erupted«, *The Times*, Jun. 10, 2023, *http://archive.today/zRoAn*.

69 Michael R. Gordon, »US-Funded Scientist among Three Chinese Researchers Who Fell Ill amid Early Covid-19 Outbreak«, *The Wall Street Journal*, Jun. 20, 2023, *https://tinyurl.com/35s66adb*.

70 »Bloomberg and the China Center for International Economic Exchanges to Host New Economy Forum in Beijing in November 2019«, press release, Oct. 14, 2020, *https://bloom.bg/3NcYpET*.

71 »Peng Liyuan Meets with Bill Gates«, Ministry of Foreign Affairs, the People's Republic of China, Nov. 21, 2019, *https://bit.ly/3MZPyX0*.

72 Robert F. Kennedy Jr., *The Real Anthony Fauci: Bill Gates, Big Pharma, and the Global War on Democracy and Public Health* (New York: Skyhorse, 2021), 278–322.

73 Xinhua News Agency, »China's Advances Helpful in Addressing Health, Development Challenges«, *Beijing Review*, op-ed, Nov. 19, 2019, *http://www.bjreview.com/Opinion/201911/t20191119_800185405.html*.

74 Fareed Zakaria, »Interview With Bill Gates On Fighting The Coronavirus Pandemic«, CNN Transcripts, Apr. 26, 2020, *https://transcripts.cnn.com/show/fzgps/date/2020-04-26/segment/01*.

75 Josh Rogan, »Bill Gates is Wrong. China's Coronavirus Coverup is Not a ›Distraction‹« *The Washington Post*, Apr. 30, 2020, *https://wapo.st/3qoPIPT*.
76 Janet Levy, »How China's Covert Operations Fooled the World«, review of *Spies and Lies: How China's Greatest Covert Operations Fooled the World*, by Alex Joske, Nov. 25, 2022, *https://bit.ly/42oDtQG*.
77 Ebd.
78 Ebd.

Kapitel 36: Die USAID, der verlängerte Arm der CIA

1 Sharon Lerner, »The Virus Hunters: How the Pursuit of Unknown Viruses Risks Triggering the Next Pandemic«, *The Intercept*, Dec. 28, 2021, *https://bit.ly/3WGX0dK*.
2 »USAID's COVID-19 Response«, United States Agency for International Development, accessed May 30, 2023, *https://www.usaid.gov/coronavirus*.
3 David H. Price, *Cold War Anthropology: The CIA, the Pentagon, and the Growth of Dual Use Anthropology* (Durham: Duke University Press, 2016), 134, *https://archive.org/details/coldwaranthropol00pric/mode/2up*.
4 Ebd., 134–135.
5 Foreign Affairs, Records, »Records of the Agency for International Development (RG 286)«, National Archives, Nov. 25, 2022, *https://www.archives.gov/research/foreign-policy/related-records/rg-286*.
6 Carol Lancaster, »Foreign Economic Aid«, Institute for Policy Studies, Oct. 11, 2005, *https://bit.ly/3IRexu2*.
7 »USAID History«, United States Agency for International Development, *https://bit.ly/3C3A2UQ*.
8 Benjamin Denison, »The More Things Change, the More They Stay the Same: The Failure of Regime Change«, *Policy Analysis*, no. 883, Cato Institute (2020), doi: 10.36009/PA.883.
9 Comptroller General of the United States, Stopping US. Assistance to Foreign Police and Prisons: Departments of Defense and State Agency for International Development, Elmer B. Staats, ID-76-5, Washington DC, 1976, *https://www.gao.gov/assets/id-76-5.pdf*.
10 Thomas Lobe, »The Rise and Demise of the Office of Public Safety«, *Armed Forces & Society* 9, no. 2, 1983, 187–214, *https://www.jstor.org/stable/45304677?read-now=1&seq=13#page_scan_tab_contents*.
11 William Rosenau, »Accepting the Unpalatable: Law and Order in Operations Other than War«, Association of the United States Army: Landpower Essay Series, Jul. 1995, *https://tinyurl.com/ytbrns4c*.
12 R. Yochelson, »International Criminal Investigative Training Assistance Program«, *FBI Law Enforcement Bulletin* 62, no. 4 (1993), 6–11, *https://tinyurl.com/yc26zey7*.
13 »How to Work with USAID«, United States Agency for International Development, *https://bit.ly/43yvd1r*.
14 »Budget Justification«, United States Agency for International Development, Mar. 28, 2022, *https://www.usaid.gov/cj*.
15 »USAID History«, United States Agency for International Development, *https://bit.ly/3C3A2UQ*.
16 Lindsey A. O'Rourke, »The US Tried to Change Other Countries' Governments 72 Times During the Cold War«, *The Washington Post*, Dec. 23, 2016, *https://wapo.st/3OU6CQq*.
17 Matt Taibbi, »›Regime Change‹ Doesn't Work, You Morons«, Racket News, Mar. 30, 2022, *https://bit.ly/43dXPxk*.

18 Howard J. Osborn to Executive Secretary: CIA Management Committee, May 16, 1973, »Family Jewels«, CIA.gov, *https://www.cia.gov/readingroom/docs/DOC_0001451843.pdf.*
19 David H. Price, *Cold War Anthropology: The CIA, the Pentagon, and the Growth of Dual Use Anthropology* (Durham, Duke University Press, 2016), 130–136, *https://archive.org/details/coldwaranthropol00pric/mode/2up.*
20 Ebd., 133.
21 Jean-Guy Allard, »USAID, Key Weapon in Dirty War on Latin America«, *MR Online*, Sep. 23, 2008, *https://mronline.org/2008/09/23/usaid-key-weapon-in-dirty-war-on-latin-america.*
22 Havard Sand, »Recipes for Insurgency: A Comparative Study of the Insurgencies against Jacobo Árbenz (1954), Fidel Castro (1959–1964), and the Guatemalan State (1960–1983)«, University of Oslo, 2019, *https://www.duo.uio.no/bitstream/handle/10852/69177/His-4090-H-vard-Sand.pdf?sequence=1&isAllowed=y.*
23 Helen Yaffe, »New Dog, Old Tricks: Obama Ratchets Up Attack on Cuba«, Latin America Bureau, May 19, 2010, *https://lab.org.uk/new-dog-old-tricks-obama-ratchets-up-attack-on-cuba.*
24 Fernando Ravsberg, »Are USAID's Dirty Tricks Over in Cuba?«, Havana Times, Dec. 26, 2014, *https://havanatimes.org/features/are-usaids-dirty-tricks-over-in-cuba.*
25 Robert F. Kennedy Jr., *American Values: Lessons I Learned from My Family* (New York, HarperCollins, 2018), 242.
26 Wayne Madsen, »USAID: A History of Front Companies Acting on Behalf of the CIA«, *Intrepid Report*, Apr. 8, 2014, *http://www.intrepidreport.com/archives/12659.*
27 Ebd.
28 Ebd.
29 Wayne Madsen, *The Manufacturing of a President: The CIA's Insertion of Barack H. Obama, Jr. into the White House* (CreateSpace Independent Publishing Platform, 2012), 263.
30 Ebd.
31 »1995 Goldman Prize Winner, Ken Saro-Wiwa«, The Goldman Environmental Foundation, accessed Jun. 1, 2023, *https://www.goldmanprize.org/recipient/ken-saro-wiwa.*
32 Ben Norton, »How USAID Created Nicaragua's Anti-Sandinista Media Apparatus, Now under Money Laundering Investigation«, *The Grayzone*, Jun. 1, 2021, *https://bit.ly/45yYJWN.*
33 Condoleezza Rice, »Remarks on Transformational Diplomacy«, US Department of State Archive, Feb. 12, 2008, *https://2001-2009.state.gov/secretary/rm/2008/02/100703.htm.*
34 Ben Norton, »How USAID Created Nicaragua's Anti-Sandinista Media Apparatus, Now under Money Laundering Investigation«, *The Grayzone*, Jun. 1, 2021, *https://bit.ly/45yYJWN.*
35 Condoleezza Rice, »Remarks on Transformational Diplomacy«, US Department of State Archive, Feb. 12, 2008, *https://2001-2009.state.gov/secretary/rm/2008/02/100703.htm.*
36 Alice Hills, »Trojan Horses? USAID, Counter-Terrorism and Africa's Police«, *Third World Quarterly* 27, no. 4 (2006): 629–643, doi: 10.1080/01436590600720843.
37 Jean-Guy Allard, »USAID, Key Weapon in Dirty War on Latin America«, *MR Online*, Sep. 23, 2008, *https://mronline.org/2008/09/23/usaid-key-weapon-in-dirty-war-on-latin-america.*
38 Thomas C. Mountain, »USAID or US-CIA?«, teleSUR, Sep. 16, 2016, *https://bit.ly/3CmCwxT.*
39 William Neuman, »US Agency Is Expelled from Bolivia«, *The New York Times,* May 1, 2023, *https://www.nytimes.com/2013/05/02/world/americas/bolivian-president-expels-us-aid-agency.html.*
40 Ben Norton, »How USAID Created Nicaragua's Anti-Sandinista Media Apparatus, Now under Money Laundering Investigation«, *The Grayzone*, Jun. 1, 2021, *https://bit.ly/45yYJWN.*
41 »The National Security Strategy of the United States of America, September 2002«, Department of State, Sept. 2002: 10, *https://2009-2017.state.gov/documents/organization/63562.pdf.*
42 Alice Hills, »Trojan Horses? USAID, Counter-Terrorism and Africa's Police«, *Third World Quarterly* 27, no. 4 (2004): 629–643, doi: 10.1080/01436590600720843.

43 »USAID Rajiv Shah Highlights Vaccines as Quality Investment«, Gavi, Feb. 15, 2011, *https://tinyurl.com/3vf6h6e2.*

44 Gus Ackah, »USAID Chief Raj Shah in London«, ONE, Jun. 20, 2011, *https://web.archive.org/web/20210411234307/https://www.one.org/international/blog/usaid-chief-raj-shah-in-london.*

45 »Dr. Rajiv J. Shah, MD, MSc Qualifications & Biography«, *Politico*, 2009, accessed Jun. 21, 2023, *www.politico.com/pdf/PPM138_rs_backgrounder_2009-11-10.pdf.*

46 Timothy Wise, »Failing Africa's Farmers: New Report Shows Africa's Green Revolution is ›failing on its own terms‹«, Institute for Agriculture & Trade Policy, Jul. 10, 2020, *https://bit.ly/45DFiMs.*

47 Eli Hoffman, »Bill & Melinda Gates Foundation Boosts its Stake in McDonald's (NYSE:MCD) to 6.4M Shares ...«, Seeking Alpha, Feb. 17, 2009, *https://seekingalpha.com/news/17891.*

48 John Vidal, »Why is the Gates Foundation Investing in GM Giant Monsanto?«, *The Guardian*, Sep. 29, 2010, *https://tinyurl.com/588rw4p9.*

49 Robert F. Kennedy Jr., »Bill Gates and Neo-Feudalism: A Closer Look at Farmer Bill«, *The Defender*, Feb. 4, 2021, *https://tinyurl.com/yc7wx8pm.*

50 »Dr. Rajiv J. Shah«, Rockefeller Foundation, accessed Jun. 21, 2023, *https://tinyurl.com/v7965h5j.*

51 »USAid ›not plotting to topple Kenya government‹«, BBC News, Feb. 14, 2014, *https://tinyurl.com/3wtmxcxu.*

52 Samuel Smith, »Catholic Doctors Claim UN Aid Groups Sterilized 1 Million Kenyan Women with Anti-Fertility-Laced Tetanus Vaccinations«, *The Christian Post*, Nov. 17, 2014, *https://bit.ly/3OKQIrP.*

53 John W. Oller, Christopher A. Shaw, Lucija Tomljenovic et. al., »HCG Found in WHO Tetanus Vaccine in Kenya Raises Concern in the Developing World«, OALib Journal 4, no. 10 (2017): 1–32, doi: 10.4236/oalib.1103937.

54 Ian Traynor, »US Campaign behind the Turmoil in Kiev«, *The Guardian*, Nov. 25, 2004, *https://bit.ly/3NBr2vz.*

55 Nalin Kumar Mohapatra, »How George Soros' Attempts to Further His Anarchist Ideas Spawned Political Instability in Post-Soviet States«, *Firstpost*, Apr. 16, 2023, *https://bit.ly/3DksWfr.*

56 »Claim (in 2004, 2015 and 2017): The US Government Supported Chechen Separatism«, Russia Matters, accessed Jun. 22, 2023, *https://www.russiamatters.org/node/20317.*

57 Oliver Stone, Robert Scheer (Foreword), *The Putin Interviews: Oliver Stone Interviews Vladimir Putin* (New York: Hot Books, 2017), 55.

58 »Russia Expels USAID Development Agency«, BBC News, Sep. 19, 2012, *https://bbc.in/3D36QOm.*

59 Desmond Butler, Jack Gillum, Alberto Arce, »US Secretly Built ›Cuban Twitter‹ to Stir Unrest«, *Associated Press*, Apr. 3, 2014, *https://tinyurl.com/5n6jdd6c.*

60 Catherine A. Traywick, »›Cuban Twitter‹ and Other Times USAID Pretended to be an Intelligence Agency«, *Foreign Policy*, Apr. 3, 2014, *https://bit.ly/3C1azv1.*

61 Desmond Butler, Jack Gillum, Alberto Arce, »US Secretly Created ›Cuban Twitter‹ to Stir Unrest«, *Associated Press*, Apr. 3, 2014, *https://archive.is/Zo2dH#selection-363.0-372.0.*

62 Wayne Madsen, »USAID: A History of Front Companies Acting on Behalf of the CIA«, *Intrepid Report*, Apr. 8, 2014, *http://www.intrepidreport.com/archives/12659.*

63 Peter Kornbluh, »Secret Programs Hurt Foreign Aid Efforts«, *The New York Times*, Dec. 16, 2014, *https://nyti.ms/3BZDakC.*

64 Ebd.

65 Desmond Butler, Jack Gillum, »Senator Calls Secret Cuba Twitter Plan Cockamamie«, Apr. 8, 2014, *Yahoo!News, https://tinyurl.com/mr4pfmme.*

66 »What is PREDICT?« United States Agency for International Development, accessed Mar. 21, 2023, *https://p2.predict.global/about.*

67 »Global Health Security«, United States Agency for International Development, Dec. 12, 2022, *https://www.usaid.gov/global-health/health-areas/global-health-security*.

68 »PREDICT«, EcoHealth Alliance, *https://www.ecohealthalliance.org/program/predict*.

69 Emily Kopp, »Celebrated Virus Hunter Siphoned Taxpayer Funds for His Private ›Global Virome Project‹«, U.S. Right to Know, Mar. 16, 2022, *https://bit.ly/3IItHSA*.

70 »Pandemic Preparedness for Global Health Security: PREDICT«, United States Agency for International Development, accessed Mar. 21, 2023, *https://p2.predict.global*.

71 »Predict«, UC Davis School of Veterinary Medicine, accessed May 24, 2023, *https://tinyurl.com/2946jzc8*.

72 Andrew Kerr, »EcoHealth Sought to Delay Release of Taxpayer-funded Viral Sequences Pending Chinese Review, Emails Show«, *Washington Examiner*, Jan. 11, 2022, *https://bit.ly/3PHB9BN*.

73 Whitney Webb, »DARPA's Man in Wuhan«, Unlimited Hangout, Jul. 31, 2020, *https://tinyurl.com/survn7zx*.

74 Geoff Earle, Harriet Alexander, »The 46 US Labs in Ukraine and the $200 Pentagon Program That Sparked a Propaganda War: How Ex-Soviet Facilities Housing Pathogens Prompted Kremlin Claims America is Building Bioweapons in Putin's Back Yard«, *The Daily Mail*, Mar. 15, 2022, *https://bit.ly/3WZ61PK*.

75 Alan MacLeod, »Documents Reveal US Gov't Spent $22M Promoting Anti-Russia Narrative in Ukraine and Abroad«, Black Agenda Report, Feb. 22, 2022, *https://tinyurl.com/3bd5599v*.

76 Victoria Nuland, »Remarks at the U.S.-Ukraine Foundation Conference«, U.S. Department of State, Dec. 13, 2013, *https://2009-2017.state.gov/p/eur/rls/rm/2013/dec/218804.htm*.

77 Jim Cole, »U.S.-NATO Involvement in the 2014 Ukraine Coup and Maidan Massacre: the Soft Power Ecosystem and Beyond«, *CovertAction Magazine*, Apr. 16, 2023, *https://covertactionmagazine.com/2023/04/16/u-s-nato-involvement-in-the-2014-ukraine-coup-and-maidan-massacre-the-soft-power-ecosystem-and-beyond*.

78 On Demand News, »F*** the EU: Alleged Audio of US Diplomat Victoria Nuland Swearing«, YouTube, Feb. 7, 2014, *https://www.youtube.com/watch?v=L2XNN0Yt6D8*.

79 »Understanding Ukraine's Euromaidan Protests«, Open Society Foundations, last updated May 2019, *https://www.opensocietyfoundations.org/explainers/understanding-ukraines-euromaidan-protests*.

80 »Warm-Water Ports a Factor in Russian Foreign Policy Calculations«, The Federal, Feb. 26, 2022, *https://thefederal.com/news/warm-water-ports-key-factor-in-russian-foreign-policy-calculations*.

81 Brendan Borrell, »New York Clinical Trial Quietly Tests Heartburn Remedy against Coronavirus«, *Science*, Apr. 26, 2020, *https://bit.ly/3JlPNus*.

82 Sheri Fink, »Worst-Case Estimates for US Coronavirus Deaths«, *The New York Times*, Mar. 13, 2020, *https://nyti.ms/3rEWjGE*.

83 Global Biodefense Staff, »Shutdown of PREDICT Infectious Disease Program Challenged by Senators Warren and King«, Global Biodefense, Feb. 4, 2020, *https://bit.ly/3qllcpU*.

84 Ebd.

85 United States Agency for International Development, »USAID Announces New $125 Million Project to Detect Unknown Viruses with Pandemic Potential«, press release, Oct. 5, 2021, *https://bit.ly/42cKuUz*.

86 Peter Daszak, »RE: China Genbank Sequences«, email message to Tracey Goldstein, Hongying Li, Tammie O'Rourke, Aleksei Chmura, Christine Kreuder Johnson, Jonna Mazet, William B. Karesh, Apr. 28, 2020, *https://usrtk.org/wp-content/uploads/2022/01/China-GenBank-sequences.pdf*.

87 Helene Cooper, »Obama Nominates Gayle Smith to Lead USAID«, *The New York Times*, Apr. 30, 2015, *https://www.nytimes.com/2015/05/01/world/obama-to-nominate-gayle-smith-to-lead-usaid.html*.

88 Statement for the Record of Gayle E. Smith, Nominee for Administrator, before the Senate Committee on Foreign Relations, 2015, *https://bit.ly/3XisGX8*.
89 »Gayle Smith«, *Wikipedia*, last ed. Feb. 23, 2023, *https://en.wikipedia.org/wiki/Gayle_Smith*. »From 2005 to 2007, Smith was the Chairman of the Working Group Chair on Global Poverty for the Clinton Global Initiative.«
90 Thomas C. Mountain, »USAID or US-CIA?«, teleSUR, Sep. 16, 2016, *https://bit.ly/3CmCwxT*.
91 Antony J. Blinken, »Secretary Antony J. Blinken Remarks to the Press on the COVID Response«, US Dept. of State, Apr. 5, 2021, *https://www.state.gov/secretary-antony-j-blinken-remarks-to-the-press-on-the-covid-response*.
92 Conor Finnegan, »Blinken Taps COVID Coordinator as US Prepares to Pivot to Sharing Vaccines Overseas«, ABC News, Apr. 6, 2021, *https://abcn.ws/42g6NJ7*.
93 Lara Jakes, »Gayle Smith, Who Helped Lead the US Response to Ebola, Will Run Biden's Vaccine Diplomacy«, *The New York Times,* Apr. 5, 2021, *https://www.nytimes.com/2021/04/05/us/politics/gayle-smith-covid-vaccine.html*.
94 Tim Schwab, »Bill Gates's Charity Paradox«, *The Nation*, Mar. 17, 2020, *https://tinyurl.com/yhrc9s4k*.
95 Thomas C. Mountain, »USAID or US-CIA?«, teleSUR, Sep. 16, 2016, *https://bit.ly/3CmCwxT*.

Kapitel 37: Die USAID und das Global Virome Project

1 »Dennis Carroll, PhD«, Global Virome Project, *https://bit.ly/3Y3ukg0*.
2 Kevin Berger, »The Man Who Saw the Pandemic Coming«, *Nautilus*, Mar. 13, 2020, *https://bit.ly/3rAKXn5*.
3 »Member Directory: George F. Gao«, National Academy of Sciences, accessed May 30, 2023, *https://tinyurl.com/3n23bppr*.
4 Cara Chrisman, »RE: Agenda Including Suggested GVB Board«, email message to Peter Daszak et al., Jan. 24, 2019, accessed via FOIA request, *https://bit.ly/3N28vcI*.
5 Simon J. Anthony, Nathan D. Wolfe, Peter Daszak et al., »Global Patterns in Coronavirus Diversity«, *Virus Evolution* 3, no. 1 (2017): vex012, doi: 10.1093/ve/vex012.
6 Rhoda Wilson, »Biolabs in Ukraine: Who are Metabiota's investors?«, *The Exposé*, Mar. 20, 2022, *https://dailyexpose.uk/2022/03/20/biolabs-who-are-metabiotas-investors*.
7 Josh Boswell, »Exclusive: Hunter Biden Did Help Secure Millions in Funding for US Contractor in Ukraine Specializing in Deadly Pathogen Research, Laptop Emails Reveal, Raising More Questions about the Disgraced Son of Then Vice President«, *Daily Mail*, Mar. 25, 2022, *https://bit.ly/3JqpbIw*.
8 One Health Institute School of Veterinary Medicine, »PREDICT«, UC Davis, accessed May 30, 2023, *https://ohi.vetmed.ucdavis.edu/programs-projects/predict-project*.
9 Paul D. Thacker, »Virome Violation: In Pursuing Science, Did Researchers Abuse Federal Law?«, *The DisInformation Chronicle*, Mar. 15, 2022, *https://bit.ly/45C5uXO*.
10 »Vaccine Libraries Will Give Us a Head Start on the Next Disease X«, CEPI, Nov. 29, 2021, *https://100days.cepi.net/vaccine-libraries*.
11 Emily Kopp, »Celebrated Virus Hunter Siphoned Taxpayer Funds for His Private ›Global Virome Project‹«, U.S. Right to Know, Mar. 16, 2022, *https://bit.ly/3IItHSA*.
12 American Embassy Beijing, email message to Unknown Recipient, »RE China's Interest in the Global Virome Project Presents an Opportunity for Global Health Cooperation«, accessed via FOIA request, U.S. Right to Know, Sep. 28, 2017, *https://usrtk.org/wp-content/uploads/2021/05/GVP-State-Batch-3.pdf*.

13 Dennis Carroll, »The Global Virome Project: The Beginning of the End of the Pandemic Era«, World Affairs: Conversations That Matter, Jul. 13, 2016, *https://bit.ly/44dsuuQ*.

14 Emily Kopp, »Celebrated Virus Hunter Siphoned Taxpayer Funds for His Private ›Global Virome Project‹«, U.S. Right to Know, Mar. 16, 2022, *https://bit.ly/3IItHSA*.

15 Ebd.

16 Ebd.

17 Paul D. Thacker, »Virome Violation: In Pursuing Science, Did Researchers Abuse Federal Law?«, *The DisInformation Chronicle*, Mar. 15, 2022, *https://bit.ly/45C5uXO*.

18 Emily Kopp, »Celebrated Virus Hunter Siphoned Taxpayer Funds for His Private ›Global Virome Project‹«, U.S. Right to Know, Mar. 16, 2022, *https://bit.ly/3IItHSA*.

19 Ebd.

20 Ebd.

21 Dennis Carroll, Peter Daszak et al., »RE: Timeline for the GVP 501c3 filing«, accessed via FOIA request No. F-00309-20, U.S. Right to Know, Jul. 11, 2019, *https://bit.ly/3WKYVOv*.

22 Emily Kopp, »Celebrated Virus Hunter Siphoned Taxpayer Funds for His Private ›Global Virome Project‹«, U.S. Right to Know, Mar. 16, 2022, *https://bit.ly/3IItHSA*.

23 Ebd.

24 »Leadership«, Global Virome Project, 2021, *https://www.globalviromeproject.org/leadership-team*.

25 Dr. Joseph Mercola, »100,000+ Documents Reveal Disturbing Details about High-Risk Gain-of-Function Experiments«, *The Defender*, Apr. 11, 2022, *https://bit.ly/3WGW2hK*.

26 Emily Kopp, »Celebrated Virus Hunter Siphoned Taxpayer Funds for His Private ›Global Virome Project‹«, U.S. Right to Know, Mar. 16, 2022, *https://bit.ly/3IItHSA*.

27 Paul D. Thacker, »Virome Violation: In Pursuing Science, Did Researchers Abuse Federal Law?«, *The DisInformation Chronicle*, Mar. 15, 2022, *https://bit.ly/45C5uXO*.

28 Emily Kopp, »Celebrated Virus Hunter Siphoned Taxpayer Funds for His Private ›Global Virome Project‹«, U.S. Right to Know, Mar. 16, 2022, *https://bit.ly/3IItHSA*.

29 Ebd.

30 Ebd.

31 »Michael T. Osterholm, PhD, Regents Professor, Division of Environmental Health Sciences«, University of Minnesota, 2022, *https://www.cidrap.umn.edu/michael-t-osterholm-phd-mph*.

32 Eric Levenson, »Here's Who's on Joe Biden's Transition Covid-19 Advisory Board«, CNN, Nov. 30, 2020, *https://www.cnn.com/2020/11/09/health/members-of-biden-covid-19-advisory-board/index.html*.

33 Charlie Plain, »US Department of State Names Osterholm US Science Envoy«, University of Minnesota, Jun. 12, 2018, *https://www.sph.umn.edu/news/u-s-department-state-names-osterholm-u-s-science-envoy*.

34 »Michael T. Osterholm, PhD, Regents Professor, Division of Environmental Health Sciences«, University of Minnesota, 2022, *https://www.cidrap.umn.edu/michael-t-osterholm-phd-mph*.

35 »Osterholm Plays Detective, General in ›Deadliest Enemy‹ Book«, CIDRAP, Mar. 14, 2017, *https://tinyurl.com/4uceuw9z*.

36 Emily Kopp, »Celebrated Virus Hunter Siphoned Taxpayer Funds for His Private ›Global Virome Project‹«, U.S. Right to Know, Mar. 16, 2022, *https://bit.ly/3IItHSA*.

37 Edward Holmes, Andrew Rambaut, Kristian Andersen, »Pandemics: Spend on Surveillance, Not Prediction«, *Nature* 182, no. 558 (2018): 180–182, *https://go.nature.com/3MCNUdD*.

38 Robert F. Kennedy Jr., Private Interview with Dr. Daniel Schmachtenberger.

39 Emily Kopp, »Celebrated Virus Hunter Siphoned Taxpayer Funds for His Private ›Global Virome Project‹«, U.S. Right to Know, Mar. 16, 2022, *https://bit.ly/3IItHSA*.

40 Edward Holmes, »COVID-19 – Lessons for Zoonotic Disease«, *Science* 375, no. 6585 (2022): 1114–1115, doi: 10.1126/science.abn2222.

41 Sainath Suryanarayanan, »Items from Coronavirus Expert Ralph Baric's Emails«, Dec. 14, 2020, U.S. Right to Know, *https://usrtk.org/covid-19-origins/ralph-baric-emails.*

42 Tracey McNamara, email message to James V. Lawler, Richard Hatchet, Ralph Baric et al., Mar. 25, 2020, accessed via FOIA request, U.S. Right to Know, *https://bit.ly/3oEPHa2.*

Kapitel 38: **Die Geheimdienste kochen ihr eigenes Süppchen**

1 Sydney Lupkin, »How Operation Warp Speed's Big Vaccine Contracts Could Stay Secret«, NPR, Sep. 29, 2020, *https://n.pr/3RZVPG3.*

2 Whitney Webb, »Operation Warp Speed Is Using a CIA-Linked Contractor to Keep Covid-19 Vaccine Contracts Secret«, The Last American Vagabond, Oct. 6, 2020, *https://bit.ly/3Qd724J.*

3 Christopher Rowland, »Moderna Failed to Disclose Federal Support in Vaccine Patents, Researchers Say«, *The Washington Post*, Aug. 28, 2020, *https://www.washingtonpost.com/business/2020/08/28/moderna-vaccine-patents-darpa-funding.*

4 Luis Gil Abinader, »2020:3 KEI Research Note: Moderna Failures to Disclose DARPA Funding In Patented Inventions«, KEI, Aug. 27, 2020, *https://www.keionline.org/wp-content/uploads/RN-2020-3.pdf.*

5 Andrew Kerr, »EcoHealth Sought to Delay Release of Taxpayer-funded Viral Sequences Pending Chinese Review, Emails Show«, *Washington Examiner*, Jan. 11, 2022, *https://bit.ly/3PHB9BN.*

6 Jerry Dunleavy, »USAID Won't Give Details on $4.67 Million Grant to Wuhan Lab Collaborator EcoHealth Alliance«, *Washington Examiner*, Feb. 8, 2022, *https://bit.ly/3phnoic.*

7 NIH RePORTER, »NIH/NIAID Funding: EcoHealth Alliance NIAID Awards«, NIH, accessed May 31, 2023, *https://bit.ly/3C6coXN.*

8 Wellcome Trust, »Julia Gillard to Be the Next Chair of Wellcome«, press release, May 14, 2020, *https://wellcome.org/press-release/julia-gillard-be-next-chair-wellcome.*

9 »Eliza Manningham-Buller, Baroness Manningham Buller (Director General 2002–2007)«, Security Service MI5, accessed Oct. 12, 2023, *https://www.mi5.gov.uk/eliza-manningham-buller-baroness-manningham-buller.*

10 Paul D. Thacker, »A Candid Conversation with Richard Ebright on Science Writers & Researchers Who Created a Conspiracy Arguing against the COVID19 Pandemic Starting from a Lab Leak: Richard Ebright: Dichron Interview«, *The DisInformation Chronicle*, Aug. 10, 2021, *https://bit.ly/3WPUSQZ.*

11 Neil L. Harrison, Jeffrey D. Sachs, »Did US Biotechnology Help to Create COVID-19?«, Project Syndicate, May 27, 2022, *https://bit.ly/3PUHk56.*

12 Natasha Bertrand, »Top Intel Agency Rules Out ›Manmade‹ Theory of Coronavirus Origins«, *Politico*, Apr. 30, 2020, *https://www.politico.com/news/2020/04/30/intel-agency-rules-out-coronavirus-man-made-origin-theory-226269.*

13 »Statement by President Joe Biden on the Investigation into the Origins of COVID-19«, The White House, May 26, 2021, *https://tinyurl.com/2p8ha3e8.*

14 »Statement by President Joe Biden on the Investigation into the Origins of COVID-19«, The White House, Aug. 27, 2021, *https://bit.ly/3rlFQHF.*

15 Brooke Singman, »Whistleblower Alleges CIA Offered Officials Money to Change View of COVID Origins«, Fox News, Sep. 12, 2023, *https://tinyurl.com/ycxfz9hj*.
16 Chairman Brad Wenstrup and Chairman Mike Turner, letter to William J. Burns, Director, Central Intelligence Agency, Sep. 12, 2023, *https://bit.ly/3ZytSXQ*.
17 Brooke Singman, »Whistleblower Alleges CIA Offered Officials Money to Change View of COVID Origins«, Fox News, Sep. 12, 2023, *https://tinyurl.com/ycxfz9hj*.
18 Ebd.
19 Ebd.
20 Ebd.
21 Thomas Renz, »Answering Crucial Questions about Sars-CoV-2«, Renz Law, LLC, Sep. 12, 2022, *https://bit.ly/3CCR1O1*.
22 Ebd.
23 Sharri Markson, »WORLD EXCLUSIVE: Footage Proves Bats Were Kept in Wuhan Lab«, Sky News Australia, 00:09:57–00:10:12, Jun. 13, 2021, *https://bit.ly/46MlqX7*.
24 Gary Samore, »Bioweapons Research Is Banned by an International Treaty – But Nobody Is Checking for Violations«, The Conversation, Jul. 19, 2021, *https://bit.ly/45yIGqC*.
25 US Congress, Senate, Project BioShield Act of 2004, S15, 108th Congress, Public Law: 108–276, Jul. 21, 2004, *https://www.congress.gov/bill/108th-congress/senate-bill/15*.
26 Rhoda Wilson, »US Company Metabiota Links Biolabs in Africa and Ukraine to the Pentagon's DTRA«, *The Exposé*, Mar. 17, 2022, *https://expose-news.com/2022/03/17/metabiota-links-biolabs-to-the-pentagons-dtra*.
27 Rhoda Wilson, »Biolabs In Ukraine and Common Connections between Metabiota and EcoHealth«, *The Exposé*, Mar. 18, 2022, *https://expose-news.com/2022/03/18/ukraine-biolabs-and-connections-btw-metabiota-and-ecohealth*.
28 Raul Diego, »DARPA's Man in Wuhan«, Unlimited Hangout, Jul. 31, 2020, *https://bit.ly/3WEkNLG*.
29 »Biological Threat Reduction Program«, US Embassy in Ukraine, accessed Oct. 13, 2023, *https://ua.usembassy.gov/embassy/kyiv/sections-offices/defense-threat-reduction-office/biological-threat-reduction-program*.
30 Michael Callahan, »A Virus-Hunter's Advice on Dealing with China's Resistance on Covid«, *Politico*, Sep. 15, 2021, *https://www.politico.com/news/magazine/2021/09/15/covid-origin-investigation-china-cooperation-511898*.
31 Raul Diego, »DARPA's Man in Wuhan«, Unlimited Hangout, Jul. 31, 2020, *https://bit.ly/3WEkNLG*.
32 Paul Sonne, »How a Secretive Pentagon Agency Seeded the Ground for a Rapid Coronavirus Cure«, *The Washington Post*, Jul. 30, 2020, *https://wapo.st/42duF00*.
33 Kellie Moss, Stephanie Oum, Jennifer Kates, »US Global Funding for COVID-19 by Country and Region: An Analysis of USAID Data«, Kaiser Family Foundation, Jun. 29, 2022, *https://bit.ly/45ArDWl*.
34 »Tabletop Exercises«, Johns Hopkins Bloomberg School of Public Health, accessed Sep. 25, 2023, *https://centerforhealthsecurity.org/our-work/tabletop-exercises*.
35 »Global Mercury: An International Bioterrorism Exercise«, US Department of State, accessed Sep. 25, 2023, *https://2001-2009.state.gov/r/pa/prs/ps/2003/23878.htm*.
36 Beth Cameron, Jamie Yassif, Jacob Jordan, Jacob Eckles, »Preventing Global Catastrophic Biological Risks: Lessons and Recommendations from a Tabletop Exercise Held at the 2020 Munich Security Conference«, Nuclear Threat Initiative, 2020, *https://media.nti.org/documents/NTI_BIO_TTX_RPT_FINAL.pdf*.

37 Jaime Yassif, Kevin P. O'Prey, Christopher Isaac, »Strengthening Global Systems to Prevent and Respond to High-Consequence Biological Threats: Results from the 2021 Tabletop Exercise Conducted in Partnership with the Munich Security Conference«, Nuclear Threat Initiative, Nov. 2021, *https://bit.ly/3MDGMNT*.

38 »Crimson Contagion 2019 Functional Exercise: Draft After-Action Report«, US Department of HHS, Oct. 2019, *https://bit.ly/3CJ0Biy*.

39 Robert F. Kennedy Jr., »Germ Games«, in: *The Real Anthony Fauci: Bill Gates, Big Pharma, and the Global War on Democracy and Public Health* (New York: Skyhorse Publishing, 2021).

40 »Dr. Ruth A. David«, Lincoln Laboratory Massachusetts Institute of Technology, accessed Jun. 20, 2023, *https://bit.ly/3PkGgYc*.

41 Cyndi Douglass, »Facial Recognition Technology«, National Institute of Justice, Mar. 1, 2004, *https://tinyurl.com/2s4cterh*.

42 Richard Abott, »ANSER Acquires Advanced Technology International«, *Defense Daily*, Jan. 31, 2017, *https://defensedaily.com/anser-acquires-advanced-technology-international/business-financial*.

43 Sydney Lupkin, »How Operation Warp Speed's Big Vaccine Contracts Could Stay Secret«, NPR, Sep. 29, 2020, *https://n.pr/43qcvJo*.

44 Ebd.

45 »PanCAP Adapted US Government COVID-19 Response Plan«, US Department of Health and Human Services, Unclassified, Not for Public Distribution or Release, Mar. 13, 2020, *https://bit.ly/3pdX0ph*.

46 Select Committee on Intelligence, Additional Prehearing Questions for Avril Haines Upon Her Nomination to be Director of National Intelligence, 2021, *https://www.intelligence.senate.gov/sites/default/files/documents/qfr-ahaines-011921.pdf*.

47 CenterForHealthSecurity, »Event 201 Pandemic Exercise: Segment 4, Communications Discussion and Epilogue Video«, YouTube, Nov. 4, 2019, *https://www.youtube.com/watch?v=LBuP40H4Tko&t=3s*.

48 Ebd., 00:19:25–00:19:38.

49 »Unclassified Summary of the Second Interim Report on the Origins of the Covid-19 Pandemic«, United States House of Representatives Permanent Select Committee on Intelligence, Minority, 117th Congress, 2022, p. 17, *https://intelligence.house.gov/uploadedfiles/final_unclass_summary_-_covid_origins_report_.pdf*.

50 Office of the Director of National Intelligence, »Intelligence Community Statement on Origins of COVID-19«, news release, Apr. 30, 2020, *https://bit.ly/3ZERvxW*.

51 Brad Dress, »Reporter: Facebook Using Ex-CIA to Decide Misinformation Policy Is ›Very, Very Worrying‹«, *The Hill*, Jul. 20, 2022, *https://bit.ly/3REJxCO*.

52 Melissa Koenig, »Spooks Infiltrate Silicon Valley: Facebook is Riddled with Ex-CIA Agents – Including President's Briefer Who Now Runs ›harmful content‹ Team – So Many Ex-FBI Work at Twitter They Have Slack Channel and Google is Rife with ex-CIA«, *Daily Mail*, Dec. 22, 2022, *https://bit.ly/3tcvYAw*.

53 Kennedy v. Biden, 3:23-cv-00381 (W.D. La. 2023), *https://climatecasechart.com/case/kennedy-v-biden*.

54 Missouri v. Biden, 3:22-cv-01213 (W.D. La. 2022), *https://www.courtlistener.com/docket/63290154/missouri-v-biden*.

55 Victor Nava, »FBI Paid Twitter $3.4M for Doing Its Dirty Work on Users, Damning Email Shows«, *New York Post*, Dec. 19, 2022, *https://nypost.com/2022/12/19/fbi-reimbursed-twitter-for-doing-its-dirty-work-on-users*.

56 Mark R. Weaver, »The FBI Colluded with Twitter to Suppress Free Speech. Where Is the Outrage?«, *Newsweek*, Dec. 21, 2022, *https://bit.ly/3M1PpCx*.

57 Mary Kay Lange, Jon Levine, »Latest Twitter Files Shows CIA, FBI Have Spent Years Meddling in Content Moderation«, *New York Post*, Dec. 24, 2022, *https://tinyurl.com/2dnmrdmu.*
58 Missouri v. Biden, »Memorandum Ruling on Request for Preliminary Injunction«, Missouri Attorney General, Jul. 4, 2023, *https://ago.mo.gov/wp-content/uploads/missouri-v-biden-ruling.pdf.*
59 »The Disinformation Dozen«, Center for Countering Digital Hate, accessed Sep. 29, 2023, *https://counterhate.com/research/the-disinformation-dozen/#about.*
60 »RFK Jr. Testifies on Censorship and Collusion between Government and Social Media Companies«, CHD.TV, 00:01:55–00:02:10, Jul. 20, 2023, *https://bit.ly/3ZW4lrE.*
61 Claire Wardle, »Information Disorder: The Essential Glossary«, Harvard Kennedy School: Shorenstein Center, Jul. 2018, *https://firstdraftnews.org/wp-content/uploads/2018/07/infoDisorder_glossary.pdf?x30563.*
62 »About«, Center for Countering Digital Hate, accessed Sep. 29, 2023, *https://counterhate.com/about.*
63 »The Disinformation Dozen«, Center for Countering Digital Hate, accessed Sep. 29, 2023, *https://counterhate.com/research/the-disinformation-dozen/#about.*
64 Monika Bickert, »How We're Taking Action against Vaccine Misinformation Superspreaders«, Meta, Aug. 18, 2021, *https://bit.ly/3tuasr9.*
65 The White House, »Press Briefing by Press Secretary Jen Psaki«, press briefing, Jul. 15, 2021, *https://bit.ly/3FgPO0g.*
66 The White House, »Press Briefing by Press Secretary Jen Psaki«, press briefing, Jul. 16, 2021, *https://bit.ly/3rODSj4.*
67 Lilia Luciano, Grace Segers, »Biden Accuses Social Media Platforms of ›killing people‹ with Spread of Covid Misinformation«, CBS News, Jul. 17, 2021, *https://www.cbsnews.com/news/biden-facebook-social-media-covid-19-killing-people.*
68 »Klobuchar, Luján Urge Tech CEOs to Take Action against ›Disinformation Dozen‹, Combat Coronavirus Vaccine Disinformation«, news release, Apr. 19, 2021, *https://bit.ly/3LZmC1E.*
69 Paul D. Thacker, »The New Push for Censorship Under the Guise of Combating Hate«, *Tablet*, Oct. 1, 2023, *https://www.tabletmag.com/sections/news/articles/censorship-center-guise-combating-hate-covid-elon-musk.*
70 Ebd.
71 Brenda Baletti, PhD, »Revealed: Dark Money Funders behind ›Disinformation Dozen‹ Report«, *The Defender*, Jul. 27, 2023, *https://bit.ly/3LYFQnQ.*
72 Gabe Kaminsky, »›Disinformation‹ Tracker Accused of Censorship Holds Ties to UK Government: ›Dark Arts‹«, *Washington Examiner*, Sep. 19. 2023, *https://bit.ly/3ts9D1T.*
73 Paul D. Thacker, »The New Push for Censorship Under the Guise of Combating Hate«, *Tablet*, Oct. 1, 2023, *https://www.tabletmag.com/sections/news/articles/censorship-center-guise-combating-hate-covid-elon-musk.*
74 Paul D. Thacker, »Corporate Liberals Weaponize Claims of Hate to Censor the Left and Conservatives«, *The DisInformation Chronicle*, Oct. 2, 2023, *https://bit.ly/3ZL1wJN.*
75 Paul D. Thacker, »The New Push for Censorship Under the Guise of Combating Hate«, *Tablet*, Oct. 1, 2023, *https://www.tabletmag.com/sections/news/articles/censorship-center-guise-combating-hate-covid-elon-musk.*
76 Lindsay Moran, *Blowing My Cover: My Life as a CIA Spy* (New York: The Penguin Group, 2005).
77 »Lindsay Moran, Former CIA Agent & Author«, Past Preservers, *https://bit.ly/3Qf673R.*
78 »Lindsay Moran«, LinkedIn, accessed Sep. 29, 2023, *https://www.linkedin.com/in/lindsay-moran-6aa670.*
79 »Simon Clark«, Atlantic Council, *https://www.atlanticcouncil.org/expert/simon-clark.*

80 Paul D. Thacker, »The New Push for Censorship Under the Guise of Combating Hate«, *Tablet*, Oct. 1, 2023, *https://www.tabletmag.com/sections/news/articles/censorship-center-guise-combating-hate-covid-elon-musk*.
81 Ebd.
82 »Simon Clark«, The Scowcroft Group, accessed Oct. 13, 2023, *https://www.scowcroft.com/senior-advisor/simon-clark*.
83 Samantha Valente, »Democrats and Foreign Policy: What Will It Take to Overthrow the Foreign Policy Establishment?«, *New Labor Forum*, Jul. 2019, *https://newlaborforum.cuny.edu/2019/07/31/democrats-and-foreign-policy*.
84 »Clinton's Campaign Manager Looks Back at the 2016 Election«, Duke Sanford School of Public Policy, Nov. 30, 2017, *https://sanford.duke.edu/story/clintons-campaign-manager-looks-back-2016-election*.
85 Paul D. Thacker, »The New Push for Censorship Under the Guise of Combating Hate«, *Tablet*, Oct. 1, 2023, *https://www.tabletmag.com/sections/news/articles/censorship-center-guise-combating-hate-covid-elon-musk*.
86 Paul D. Thacker, »Who Ghostwrites Reports for the Center for Countering Digital Hate?«, *The DisInformation Chronicle*, Oct. 8, 2023, *https://disinformationchronicle.substack.com/p/who-ghostwrites-reports-for-the-center*.
87 »News«, Center for Countering Digital Hate, *https://counterhate.com/blog/category/news*.
88 Paul D. Thacker, »Who Ghostwrites Reports for the Center for Countering Digital Hate?«, *The DisInformation Chronicle*, Oct. 8, 2023, *https://disinformationchronicle.substack.com/p/who-ghostwrites-reports-for-the-center*.
89 Paul D. Thacker, »The New Push for Censorship Under the Guise of Combating Hate«, *Tablet*, Oct. 1, 2023, *https://www.tabletmag.com/sections/news/articles/censorship-center-guise-combating-hate-covid-elon-musk*.
90 »Protecting Americans From Internet Censorship«, Foundation for Freedom Online, accessed Oct. 13, 2023, *https://foundationforfreedomonline.com/about*.
91 Paul D. Thacker, »The New Push for Censorship Under the Guise of Combating Hate«, *Tablet*, Oct. 1, 2023, *https://www.tabletmag.com/sections/news/articles/censorship-center-guise-combating-hate-covid-elon-musk*.
92 Aspen Digital, »Aspen Cyber Summit 2020: Assessing the ›China Initiative‹«, YouTube, 00:19:49–00:20:19, *https://www.youtube.com/watch?v=lGWOSRBTIQ0*.
93 @RobertKennedyJr, »Top US spy boasts he is ›proud‹ of role of multiple intelligence agencies in censoring social media + other ›daring‹ deeds during the pandemic. Why does CIA have utter contempt for the Constitution?«, Twitter, Feb. 8, 2022, *https://twitter.com/RobertKennedyJr/status/1623394398074548237?lang=en*.
94 »Agency Charter Bars Propaganda in US«, *The New York Times*, Dec. 26, 1977, *https://timesmachine.nytimes.com/timesmachine/1977/12/26/75326712.html?pageNumber=32*.
95 London Reel, »Ep. 16, RFK Jr. explains Ukraine, Bio Labs, and Who Killed His Uncle«, Rumble, 00:59:10–00:59:40, *https://bit.ly/3RVocoQ*.
96 Our Team, »Dustin Moskovitz«, Open Philanthropy, *https://bit.ly/3rVuEBx*.
97 Jaime Yassif, Kevin O'Prey, Christopher Isaac, »Strengthening Global Systems to Prevent and Respond to High-Consequence Biological Threats«, Nuclear Threat Initiative, Nov. 2021, *https://bit.ly/3MW8DKL*.
98 Theodoric Meyer, Alex Thompson, »Inside Blinken's Corporate Work«, *Politico*, Jan. 4, 2021, *https://www.politico.com/newsletters/transition-playbook/2021/01/04/inside-blinkens-corporate-work-792563*.
99 »NTI Statement and FAQ Regarding NTI-Munich Security Conference 2021 Tabletop Exercise on Reducing High-Consequence Biological Threats«, Nuclear Threat Initiative, May 24, 2022, *https://bit.ly/3PBMAsG*.

100 Theodoric Meyer, Alex Thompson, »Inside Blinken's Corporate Work«, *Politico*, Jan. 4, 2021, *https://www.politico.com/newsletters/transition-playbook/2021/01/04/inside-blinkens-corporate-work-792563.*

101 Select Committee on Intelligence, Additional Prehearing Questions for Avril Haines Upon Her Nomination to be Director of National Intelligence, 2021, *https://bit.ly/46uskR1.*

102 Office of the Director of National Intelligence, »Avril Haines«, Director of National Intelligence, 2021, *https://www.dni.gov/index.php/who-we-are/leadership/director-of-national-intelligence.*

103 »National Security Council«, The United States Government Manual, Feb. 2021, *https://bit.ly/3CJoZjL.*

104 »PanCAP Adapted US Government COVID-19 Response Plan«, US Department of Health and Human Services, Unclassified, Not for Public Distribution or Release, Mar. 13, 2020, *https://bit.ly/3pdX0ph.*

105 Sasha Latypova, »The Role of The US DoD (and Their Co-Investors) in ›Covid Countermeasures‹ Enterprise«, Due Diligence and Art, Dec. 28, 2022, *https://sashalatypova.substack.com/p/the-role-of-the-us-dod-and-their.*

106 Christina Wilkie, Rich Mendez, »Biden Orders Closer Review of COVID Origins as U.S. Intel Weighs Wuhan Lab Leak Theory«, CNBC, May 26, 2021, *https://cnb.cx/46r2a18.*

107 Ellen Nakashima, Yasmeen Abutaleb, Joel Achenbach, »Biden Receives Inconclusive Intelligence Report on Covid Origins«, *The Washington Post*, Aug. 24, 2021, *https://tinyurl.com/bdawn469.*

108 Brooke Singman, »Whistleblower Alleges CIA Offered Officials Money to Change View of COVID Origins«, Fox News, Sep. 12, 2023, *https://tinyurl.com/ycxfz9hj.*

109 Connor Boyd, »Covid Leaked from an American Lab and Not the Notorious Chinese Facility at Centre of Pandemic Cover-up, Claims Top US Professor Described as ›Xi Propagandist‹«, *Daily Mail*, Jul. 24, 2022, *https://bit.ly/45zrUHU.*

110 Thomas H. Haines, Mindy Lewis, *A Curious Life: From Rebel Orphan to Innovative Scientist* (Nashville: Post Hill Press, 2019), *https://bit.ly/3ttd1JP.*

111 NIH RePORTER, »NIH Funding: Thomas H. Haines«, NIH, accessed Sep. 20, 2023, *https://bit.ly/48PHdPC.*

112 Deedra Abboud, »Director of National Intelligence-Confirmation Needed«, Deedra Abboud Political Blog, Jan. 11, 2021, *https://www.deedraabboud.com/director-of-national-intelligence-confirmation-needed.*

113 Daniel Klaidman, »Avril Haines, the Least Likely Spy«, *Newsweek*, Jun. 26, 2013, *https://bit.ly/3LTjVyn.*

114 Ben Leonard, »Who Is Avril Haines, Biden's Director of National Intelligence Pick? The Ex-CIA Deputy Director Once Owned a Baltimore Book Cafe«, *Baltimore Sun*, Nov. 24, 2020, *https://bit.ly/46gs6Nf.*

115 The White House, »President Obama Announces More Key Administration Posts«, press release, Apr. 17, 2013, *https://bit.ly/3ZFVhqN.*

116 »Rebuilding America's Defenses: Strategy, Forces and Resources for a New Century«, Project for the New American Century, Sep. 2000, *https://archive.org/details/RebuildingAmericasDefenses.*

117 »Were 1998 Memos a Blueprint for War«, ABC News, Mar. 7, 2003, *https://abcn.ws/3F56xDz.*

118 Andrew Cohen, »The Torture Memos, 10 Years Later«, *The Atlantic*, Feb. 6, 2012, *https://www.theatlantic.com/national/archive/2012/02/the-torture-memos-10-years-later/252439.*

119 Robert F. Kennedy Jr., »America's Anti-Torture Tradition«, *Los Angeles Times*, Dec. 17, 2005, *https://www.latimes.com/archives/la-xpm-2005-dec-17-oe-kennedy17-story.html.*

120 Medea Benjamin, Marcy Winograd, »Why Senators Must Reject Avril Haines for Intelligence«, *Pressenza*, Dec. 30, 2020, *https://www.pressenza.com/2020/12/why-senators-must-reject-avril-haines-for-intelligence.*

121 Victoria Toensing, »Critics Still Haven't Read the ›Torture‹ Memos«, *The Wall Street Journal,* May 19, 2009, *https://www.wsj.com/articles/SB124243020964825531.*

122 Hon. Don Young, speaking on Wall Street Journal Op-Ed Piece On Torture, 111th Cong., Congressional Record 155, no. 78 (May 20, 2009): E1214–E1215, *https://www.govinfo.gov/content/pkg/CREC-2009-05-20/html/CREC-2009-05-20-pt1-PgE1214-2.htm.*

123 Alessandra Stanley, »Abu Ghraib and Its Multiple Failures«, *The New York Times,* Feb. 22, 2007, *https://www.nytimes.com/2007/02/22/arts/television/22stan.html.*

124 Ben Leonard, »Who Is Avril Haines, Biden's Director of National Intelligence Pick? The Ex-CIA Deputy Director Once Owned a Baltimore Book Cafe«, *Baltimore Sun,* Nov. 24, 2020, *https://bit.ly/46gs6Nf.*

125 US Congress, Senate, Committee on Foreign Relations, The Threat of Bioterrorism and the Spread of Infectious Diseases, 107th Cong., 1st sess., 2001, 107–124, *https://www.govinfo.gov/content/pkg/CHRG-107shrg75040/html/CHRG-107shrg75040.htm.*

126 Branko Marcetic, »Joe Biden Was One of the Iraq War's Most Enthusiastic Backers«, *Jacobin,* Jul. 11, 2019, *https://jacobin.com/2019/07/joe-biden-iraq-war-hawk-presidential-candidate.*

127 »Avril Haines«, *Ballotpedia, https://ballotpedia.org/Avril_Haines.*

128 Office of the Director of National Intelligence, »Avril Haines: Director of National Intelligence«, 2021, *https://www.dni.gov/index.php/who-we-are/leadership/director-of-national-intelligence.*

129 Daniel Klaidman, »Avril Haines, the Least Likely Spy«, *Newsweek,* Jun. 26, 2013, *https://www.newsweek.com/2013/06/26/avril-haines-least-likely-spy-237616.html.*

130 Medea Benjamin, Marcy Winograd, »Biden's Pick for Intelligence Chief, Avril Haines, Is Tainted by Drones and Torture«, *Salon,* Dec. 30, 2020, *https://bit.ly/48RvL5R.*

131 Medea Benjamin, Marcy Winograd, »Why Senators Must Reject Avril Haines for Intelligence«, *Pressenza,* Dec. 30, 2020, *https://www.pressenza.com/2020/12/why-senators-must-reject-avril-haines-for-intelligence.*

132 Medea Benjamin, Marcy Winograd, »Biden's Pick for Intelligence Chief, Avril Haines, Is Tainted by Drones and Torture«, *Salon,* Dec. 30, 2020, *https://bit.ly/48RvL5R.*

133 »Cybersecurity – Executive Order 13636«, The White House: President Barack Obama, accessed Sep. 25, 2023, *https://bit.ly/3EO0eUV.*

134 Tessa Berenson, »What Happens When You Lie to Congress?«, *Time,* Dec. 10, 2014, *https://time.com/3628324/torture-congress-lying-hayden.*

135 Tim Weiner, »The Nation: The CIA's Truth Problem«, NPR, Jun. 8, 2009, *https://www.npr.org/templates/story/story.php?storyId=105090777.*

136 Harold Weisberg, Press Whitewash IV (The Weisberg Archive, 1974), *https://archive.org/details/nsia-PressWhitewashIV/nsia-PressWhitewashIV/Press-Whitewash%20IV%2020.*

137 »Allen Dulles Testified CIA, FBI Would Lie«, Central Intelligence Agency, Nov. 22, 1974, accessed Oct. 10, 2023, *https://www.cia.gov/readingroom/docs/CIA-RDP88-01350R000200760012-8.pdf.*

138 SDB to JHW, »Memorandum for JHW«, National Archives, Record Number 104-10096-10337, Mar. 24, 1978, *https://www.archives.gov/files/research/jfk/releases/2022/104-10096-10337.pdf.*

139 James W. Douglass, *JFK and the Unspeakable: Why He Died and Why It Matters* (New York: Orbis Books, 2008), 64–65.

140 »C.I.A. and F.B.I. HAD A POLICY ON LYING; Hid Identities of Agents, Allen Dulles Said in '64«, *The New York Times,* Nov. 23, 1974, *https://nyti.ms/3PyHZaP.*

141 »Avril Haines: Director of National Intelligence«, Office of the Director of National Intelligence, 2021, *https://www.dni.gov/index.php/who-we-are/leadership/director-of-national-intelligence.*

142 John C. Yoo to William J. Haynes II, »Military Interrogation of Alien Unlawful Combatants Held Outside the United States«, US Department of Justice, Office of Legal Counsel, memorandum, Mar. 14, 2003, *https://www.justice.gov/sites/default/files/olc/legacy/2009/08/24/memo-combatantsoutsideunitedstates.pdf.*

143 Julian E. Barnes, Scott Shane, »Cables Detail C.I.A. Waterboarding at Secret Prison Run by Gina Haspel«, *The New York Times,* Aug. 10, 2018, *https://nyti.ms/3PWTM4o.*

144 Carol Rosenberg, Julian E. Barnes, »Gina Haspel Observed Waterboarding at C.I.A. Black Site, Psychologist Testifies«, *The New York Times,* Jun. 3, 2022, *https://nyti.ms/3EVwhSG.*

145 Matthew Rosenberg, »Gina Haspel, C.I.A. Deputy Director, Had Role in Torture«, *The New York Times,* Feb. 2, 2017, *https://www.nytimes.com/2017/02/02/us/politics/cia-deputy-director-gina-haspel-torture-thailand.html?referer=.*

146 John Kiriakou, »I Went to Prison for Disclosing the CIA's Torture. Gina Haspel Helped Cover It Up«, *The Washington Post,* Mar. 16, 2018, *https://wapo.st/452TJs1.*

147 Greg Miller, Adam Goldman, Julie Tate, »Senate Report of CIA Program Details Brutality, Dishonestly«, *The Washington Post,* Dec. 9, 2014, *https://wapo.st/3PUBCAb.*

148 Margot Cleveland, »Schumer: Intelligence Agencies ›Have Six Ways from Sunday of Getting at You‹«, *The Federalist,* Sep. 27, 2019, *https://bit.ly/3tw8yGk.*

149 Medea Benjamin, Marcy Winograd, »Biden's Pick for Intelligence Chief, Avril Haines, Is Tainted by Drones and Torture«, *Salon,* Dec. 30, 2020, *https://bit.ly/48RvL5R.*

150 Ebd.

151 Scott Burnes, dir., »The Report«, Vice Studios, 2019, *https://studios.vice.com/project/the-report.*

152 Sam Carliner, »Biden's Director of National Intelligence Covered Up CIA Spying on Senators«, Left Voice, Feb. 2, 2021, *https://www.leftvoice.org/bidens-director-of-national-intelligence-covered-up-cia-spying-on-senators.*

153 Office of Dianne Feinstein, »Feinstein Statement on CIA Detention, Interrogation Report«, press release, Dec. 13, 2012, *https://bit.ly/3PX7JxK.*

154 Senate Select Committee on Intelligence, »Committee Study of the Central Intelligence Agency's Detention and Interrogation Program«, Foreword by Chairman Feinstein, S. Report, 113–288, Dec. 9, 2014, *https://www.intelligence.senate.gov/sites/default/files/publications/CRPT-113srpt288.pdf.*

155 »US: Senate Report Slams CIA Torture, Lies«, Human Rights Watch, Dec. 10, 2014, *https://bit.ly/400TtZG.*

156 Amy Goodman, »CIA Whistleblower: Biden Intel Pick Avril Haines Approved Obama Drone Strike Kill List, Hid Torture«, *Democracy Now,* Jan. 20, 2021, *https://bit.ly/3M4gBR5.*

157 Julian Borger, »Avril Haines's Unusual Backstory Makes Her an Unlikely Chief of US Intelligence«, *The Guardian,* Jan. 26, 2021, *https://bit.ly/3ZSIIbE.*

158 Ken Dilanian, Dartunorro Clark, Robert Windrem, »Who is Gina Haspel, Trump's New CIA Head? ›Spymaster‹ with a Torture Past«, NBC News, Mar. 13, 2018, *https://nbcnews.to/46LuYBU.*

159 John Haltiwanger, »Biden's Pick for US Spy Chief Played a Central Role In Obama's Secretive Drone War That Resulted in Hundreds of Civilian Deaths«, *Insider,* Nov. 24, 2020, *https://bit.ly/3QfBoDO.*

160 Medea Benjamin, Marcy Winograd, »Biden's Pick for Intelligence Chief, Avril Haines, Is Tainted by Drones and Torture«, *Salon,* Dec. 30, 2020, *https://bit.ly/48RvL5R.*

161 Ebd.

162 Ebd.

163 Ebd.

164 Matthew Lee, »Senate Confirms Antony Blinken as 71st Secretary of State«, *Associated Press,* Jan. 26, 2021, *https://bit.ly/3FgM0fp.*

165 »Antony J. Blinken«, U.S. Department of State, accessed Oct. 11, 2023, *https://www.state.gov/biographies/antony-j-blinken.*

166 Bryan Bender, Theodoric Meyer, »The Secretive Consulting Firm That's become Biden's Cabinet in Waiting«, *Politico,* Nov. 23, 2020, *https://www.politico.com/news/2020/11/23/westexec-advisors-biden-cabinet-440072.*

167 Theodoric Meyer, Alex Thompson, »Inside Blinken's Corporate Work«, *Politico*, Jan. 4, 2021, *https://www.politico.com/newsletters/transition-playbook/2021/01/04/inside-blinkens-corporate-work-792563.*

168 »Neocons and Liberal Hawks in Biden's Team«, United World International, Jan. 21, 2021, *https://uwidata.com/15389-neocons-and-liberal-hawks-in-bidens-team.*

169 »Ex-CIA Biden Adviser Avril Haines, Scrubbed Palantir from Her Resume«, Deep States, Jul. 21, 2020, *https://www.deepstateblog.org/2020/07/21/biden-adviser-avril-haines-scrubbed-palantir-from-her-resume.*

170 Kenneth P. Vogel, Eric Lipton, »Washington Has Been Lucrative for Some on Biden's Team«, *The New York Times, https://www.nytimes.com/2021/01/01/us/politics/yellen-speaking-fees-disclosure.html.*

171 Medea Benjamin, Marcy Winograd, »Biden's Pick for Intelligence Chief, Avril Haines, Is Tainted by Drones and Torture«, *Salon*, Dec. 30, 2020, *https://bit.ly/48RvL5R.*

172 Sara Morrison, »Everything You Need to Know about Palantir, the Secretive Company Coming for All Your Data«, Vox, Aug. 26, 2020, *https://bit.ly/3ZY7yH5.*

173 Assignee, Palantir Technologies Inc., »Crime Risk Forecasting«, US Patent US9129219B1, Jun. 30, 2014, *https://patents.google.com/patent/US9129219?oq=inassignee.*

174 Jason Gulledge, »CIA Contracts with Palantir«, FOIA request to Central Intelligence Agency, Oct. 17, 2012, *https://www.muckrock.com/foi/united-states-of-america-10/cia-contracts-with-palantir-8298.*

175 David Hencke, »Palantir Coronavirus Contract Did Not Go to Competitive Tender«, *ByLine Times*, Apr. 22, 2020, *https://bylinetimes.com/2020/04/22/palantir-coronavirus-contract-did-not-go-to-competitive-tender.*

176 Jeremy Lofferdo, Whitney Webb, »Palantir's Tiberius, Race, and the Public Health Panopticon«, Unlimited Hangout, Dec. 7, 2020, *https://bit.ly/3RuqmeL.*

177 Paul Mason, »We Must Be Told What Cummings and Palantir are Doing with NHS Data«, Open Democracy, Jun. 4, 2020, *https://bit.ly/3ttA4Ey.*

178 Glenn Greenwald, »More Facts Emerge about the Leaked Smear Campaigns«, *Salon*, Feb. 15, 2011, *https://www.salon.com/2011/02/15/palantir.*

179 Ellen Nakashima, Yasmeen Abutaleb, Joel Achenbach, »Biden Receives Inconclusive Intelligence Report on Covid Origins«, *The Washington Post*, Aug. 24, 2021, *https://tinyurl.com/bdawn469.*

180 Kylie Atwood, »Pompeo-Led Effort to Hunt Down Covid Lab Theory Shut Down by Biden Administration over Concerns about Quality of Evidence«, CNN, May 26, 2021, *https://www.cnn.com/2021/05/25/politics/biden-shut-down-trump-effort-coronavirus-chinese-lab/index.html.*

181 Erin Banco, Daniel Lippman, »Top Trump Officials Pushed the Covid-19 Lab-Leak Theory. Investigators Had Doubts«, *Politico*, Jun. 15, 2021, *https://www.politico.com/news/2021/06/15/wuhan-lab-trump-officials-covid-494700.*

182 Martha Raddatz, »China's Coronavirus Response Was a ›Classic Communist Disinformation Effort‹: Pompeo«, *This Week*, ABC News, 00:05:11–00:05:17, May 3, 2020, *https://abcn.ws/46mtrSA.*

183 Katherine Eban, »The Lab-Leak Theory: Inside the Fight to Uncover COVID-19's Origins«, *Vanity Fair*, Jun. 3, 2021, *https://www.vanityfair.com/news/2021/06/the-lab-leak-theory-inside-the-fight-to-uncover-covid-19s-origins.*

184 David Willman, Madison Muller, »A Science in the Shadows«, *The Washington Post*, Aug. 26, 2021, *https://www.washingtonpost.com/nation/interactive/2021/a-science-in-the-shadows.*

185 Lynn W. Enquist, »Biographical Feature: The Long and Winding Road: My Career Path and How I Ended up Where I Am Now«, *Journal of Virology* 94, no. 22 (2020), doi: 10.1128/jvi.01625-20.

186 David Willman, Madison Muller, »A Science in the Shadows«, *The Washington Post*, Aug. 26, 2021, *https://www.washingtonpost.com/nation/interactive/2021/a-science-in-the-shadows.*

187 »Wuhan Institute of Virology ›Highly Probably‹ the Source of COVID-19«, Sky News, Mar. 21, 2021, *https://bit.ly/3PM85Zm.*

188 Katherine Eban, »The Lab-Leak Theory: Inside the Fight to Uncover COVID-19's Origins«, *Vanity Fair*, Jun. 3, 2021, *https://www.vanityfair.com/news/2021/06/the-lab-leak-theory-inside-the-fight-to-uncover-covid-19s-origins.*

189 Ebd.

190 Ebd.

191 »2009–2017 Organizational Chart«, Bureau of International Security and Nonproliferation, accessed Aug. 9, 2023, *https://2009-2017.state.gov/documents/organization/266968.pdf.*

192 Katherine Eban, »The Lab-Leak Theory: Inside the Fight to Uncover COVID-19's Origins«, *Vanity Fair*, Jun. 3, 2021, *https://www.vanityfair.com/news/2021/06/the-lab-leak-theory-inside-the-fight-to-uncover-covid-19s-origins.*

193 Ebd.

194 Ebd.

195 »Christopher Park: Employment History«, LinkedIn, accessed Sep. 24, 2023, *https://www.linkedin.com/in/christopher-park-9a0a981a.*

196 »Lynne V. Cheney«, The Whitehouse: President George W. Bush, accessed Sep. 24, 2023, *https://georgewbush-whitehouse.archives.gov/mrscheney/old-site/bio.html.*

197 National Academies of Sciences Engineering, and Medicine, *Gain-of-Function Research: Summary of the Second Symposium* (Washington, DC: The National Academies Press, 2016), 46, 69, doi: 10.17226/23484.

198 Institute of Medicine and National Research Council, *Potential Risks and Benefits of Gain-of-Function Research: Summary of a Workshop* (Washington, DC: The National Academies Press, 2015), doi: 10.17226/21666.

199 Organisation for the Prohibition of Chemical Weapons, *The Chemical Weapons Convention: Implementation, Challenges and Opportunities* (Hong Kong: United Nations University Press, 2006), 145–146, *http://collections.unu.edu/eserv/UNU:2466/pdf9789280811230.pdf.*

200 National Research Council, Life Sciences and Related Fields: Trends Relevant to the Biological Weapons Convention (Washington, DC: The National Academies Press, 2011), *https://doi.org/10.17226/13130.*

201 »Quarterly Journal of the Harvard Sussex Program on CBW Armament and Arms Limitation«, in: *THE CBW CONVENTIONS BULLETIN: News, Background and Comment on Chemical and Biological Weapons Issues* no. 37, Sep. 1997, *https://bit.ly/449QKNM.*

202 »Avian and Pandemic Flu in Political Spotlight«, CIDRAP, Oct. 7, 2005, *https://www.cidrap.umn.edu/avian-influenza-bird-flu/avian-and-pandemic-flu-political-spotlight.*

203 »Bird Flu 2005: The Ongoing Story«, *Nature* (2005), *https://doi.org/10.1038/news050912-1.* 7 October 2005 Delegates from 80 Nations and International Agencies began a Meeting in Washington DC on Thursday to Formulate the Best Way to Fight Bird Flu.

204 »Avian and Pandemic Flu in Political Spotlight«, CIDRAP, Oct. 7, 2005, *https://www.cidrap.umn.edu/avian-influenza-bird-flu/avian-and-pandemic-flu-political-spotlight.*

205 »List of Participants International Expert Meeting on H5N1«, accessed Oct. 6, 2023, *https://www.nature.com/news/polopoly_fs/7.4081!/file/participant%20list.doc.*

206 »Bureau of International Security and Nonproliferation Organizational Sheet«, US Department of State, accessed Sep. 27, 2023, *https://2009-2017.state.gov/documents/organization/234026.pdf.*

207 »Christopher Park: Employment History«, LinkedIn, accessed Sep. 24, 2023, *https://www.linkedin.com/in/christopher-park-9a0a981a.*

208 Katherine Eban, »The Lab-Leak Theory: Inside the Fight to Uncover COVID-19's Origins«, *Vanity Fair*, Jun. 3, 2021, *https://www.vanityfair.com/news/2021/06/the-lab-leak-theory-inside-the-fight-to-uncover-covid-19s-origins.*
209 »Meeting Minutes: National Science Advisory Board for Biosecurity Voting Members«, National Institutes of Health, Jan. 7–8, 2016, *https://bit.ly/3oSal6v.*
210 Ebd.
211 Ebd.
212 Ebd.
213 National Academies of Sciences, Engineering, and Medicine, Gain-of-Function Research: Summary of the Second Symposium (Washington, DC: The National Academies Press, 2016), *https://doi.org/10.17226/23484.*
214 Jaime Yassif, Kevin O'Prey, Christopher Isaac, »Strengthening Global Systems to Prevent and Respond to High-Consequence Biological Threats«, Nuclear Threat Initiative, Nov. 2021, 27, *https://bit.ly/3MW8DKL.*
215 @Christo57478838, »There are few ideas so bad that nobody in the national security community has advocated fiercely for them«, Twitter, Dec. 20, 2021, *https://twitter.com/Christo57478838/status/1473094473148215303?s=20.*
216 Katherine Eban, »The Lab-Leak Theory: Inside the Fight to Uncover COVID-19's Origins«, *Vanity Fair*, Jun. 3, 2021, *https://www.vanityfair.com/news/2021/06/the-lab-leak-theory-inside-the-fight-to-uncover-covid-19s-origins.*
217 Ebd.
218 Ebd.
219 »Thomas DiNanno«, US Department of State, accessed Oct. 11, 2023, *https://2017-2021.state.gov/biographies/thomas-dinanno.*
220 Kylie Atwood, »Pompeo-Led Effort to Hunt Down COVID Lab Theory Shut Down by Biden Administration over Concerns about Quality of Evidence«, CNN, May 26, 2021, *https://cnn.it/3Xe9t9h.*
221 »Call for a Full and Unrestricted International Forensic Investigation into the Origins of COVID-19«, open letter, Mar. 4, 2021, *https://bit.ly/48titfQ.*
222 Jorge Casesmeiro Roger, »An Interview with Richard Ebright: The WHO Investigation Members Were ›Participants in Disinformation‹«, *Independent Science News*, Mar. 24, 2021, *https://bit.ly/3Ps5zpI.*
223 Robert F. Kennedy Jr., Private Interview with Derek Harvey, Feb. 21, 2023.
224 Annie Linskey, Yasmeen, Shane Harris, David Willman, »Biden Asks Intelligence Community to Redouble Efforts to Determine Definitive Origin of the Coronavirus«, *The Washington Post*, May 26, 2021, *https://wapo.st/3ESQYP3.*
225 Michael R. Gordon, Alex Leary, »Biden Calls for Intelligence Report on Origins of Covid-19«, *The Wall Street Journal*, May 27, 2021, *https://www.wsj.com/articles/biden-calls-for-intelligence-report-on-origins-of-covid-19-11622049664.*
226 »Statement by President Joe Biden on the Investigation into the Origins of COVID-19«, The White House, May 26, 2021, *https://tinyurl.com/2p8ha3e8.*
227 Willie Morris, *New York Days* (Boston: Little, Brown and Co., 1993), 36.
228 Liam O'Donoghue, »›Every President Has Been Manipulated by National Security Officials‹: David Talbot Exposes America's ›Deep State‹«, *Salon*, Oct. 15, 2015, *https://bit.ly/46qObbF.*
229 Ebd.
230 Shane Harris, »Top Intelligence Officials Testify on China, Pandemic and Other Global Threats«, *The Washington Post*, Apr. 14, 2021, *https://wapo.st/3LtBcOk.*

231 Ellen Nakashima, Yasmeen Abutaleb, Joel Achenbach, »Biden Receives Inconclusive Intelligence Report on Covid Origins«, *The Washington Post*, Aug. 24, 2021, *https://tinyurl.com/bdawn469.*
232 »Unclassified Summary of Assessment on COVID-19 Origins«, U.S. Office of the Director of National Intelligence, Aug. 27, 2021, *https://bit.ly/455pOPM.*
233 Ebd.
234 Ebd.
235 Ebd.
236 Ebd.
237 Robert F. Kennedy Jr., Private Interview with Jeffrey Sachs.
238 *The Defender Show*, »The Origins of COVID-19 with Jeffrey Sachs«, CHD.TV, Aug. 25, 2022, 00:53:55–00:54:11, *https://bit.ly/42uXViO.*
239 Ebd., 00:56:19–00:56:47.
240 Sharri Markson, »WORLD EXCLUSIVE: Footage Proves Bats Were Kept in Wuhan Lab«, Sky News Australia, 00:09:57–00:10:12, Jun. 13, 2021, *https://bit.ly/46MlqX7.*
241 Robert F. Kennedy Jr., Private Interview with Derek Harvey, Feb. 21, 2023.
242 Ebd.
243 Shawn Fleetwood, »CIA Recruited Fauci to ›Influence‹ COVID Origins Investigation off the Books, Says House Subcommittee«, *The Federalist*, Sep. 27, 2023, *https://bit.ly/3ETwLIW.*
244 Committee of Oversight and Accountability, »Wenstrup Reveals New Allegations that Dr. Fauci Potentially Influenced CIA COVID-19 Origins Investigation«, press release, Sep. 26, 2023, *https://bit.ly/45J4foJ.*
245 Katherine Eban, »A New Intelligence Report Suggests That the Lab-Leak Wars Will Never End«, *Vanity Fair*, Jun. 28, 2023, *https://tinyurl.com/bde9z2sk.*
246 Ebd.
247 »(U) Potential Links Between the Wuhan Institute of Virology and the Origin of the COVID-19 Pandemic«, Office of the Director of National Intelligence, declassified by DNI Avril Haines, Jun. 23, 2023, *https://bit.ly/3PVL19e.*
248 Josh Hawley and Mike Braun to Avril Haines, Jun. 27, 2023, *https://www.hawley.senate.gov/sites/default/files/2023-06/Hawley-Braun-Letter-to-Haines.pdf.*
249 »Statement by President Joe Biden on the Investigation into the Origins of COVID-19«, The White House, Aug. 27, 2021, *https://bit.ly/3PHPNZ7.*

Kapitel 39: **Die CIA rekrutiert die EcoHealth Alliance**

1 EcoHealth Alliance Newsletter, »Get to Know Our Scientists! Dr. Andrew Huff, PhD Associate Vice President«, EcoHealth Alliance, 2015, *https://conta.cc/43zPJPf.*
2 Robert F. Kennedy Jr., Private Interview with Andrew Huff.
3 Wendi Strauch Mahoney, »Gain-Of-Function Research: The EcoHealth Alliance Intelligence Collection Scam«, UncoverDC, Feb. 17, 2022, *https://bit.ly/3QzG5Z8.*
4 Robert F. Kennedy Jr., Private Interview with Jan Jekielek.
5 Mark Mazzetti, Adam Goldman, Michael S. Schmidt, Matt Apuzzo, »Killing C.I.A. Informants, China Crippled US Spying Operations«, *The New York Times*, May 20, 2017, *https://tinyurl.com/bddvc7wr.*
6 Robert F. Kennedy Jr., Private Interview with Jan Jekielek.
7 Peter Daszak, »Identifying Predictable Patterns in Disease Emergence«, EcoHealth Alliance via A. Huff, Oct. 2015, *https://bit.ly/3Nexee5.*

8 Wendi Strauch-Mahoney, »Gain-Of-Function Research: The EcoHealth Alliance Intelligence Collection Scam«, UncoverDC, Feb. 17, 2022, *https://bit.ly/3QzG5Z8*.
9 Natalie Winters, »Hunter Biden Invested In A Pandemic Firm Collaborating With Daszak's EcoHealth and The Wuhan Lab«, The National Pulse, Jun. 28, 2021, *https://tinyurl.com/mryuf5hk*.
10 Jon Levine, Jesse O'Neill, »Hunter Biden Helped Secure Funds for US Biolab Contractor in Ukraine: Emails«, *New York Post*, Mar. 26, 2022, *https://nypost.com/2022/03/26/hunter-biden-played-role-in-funding-us-bio-labs-contractor-in-ukraine-e-mails*.
11 Natalie Winters, »Hunter Biden Invested In A Pandemic Firm Collaborating With Daszak's EcoHealth and The Wuhan Lab«, The National Pulse, Jun. 28, 2021, *https://tinyurl.com/mryuf5hk*.
12 @AGHuff, »For the Record: In 2015, Dr. Peter Daszak stopped me as we were leaving work late at night, and asked me if he should work with the CIA. I was shocked given my experience in security. Over the next 2 months he gave me updates on 3 separate occasions about his work with the CIA«, Twitter, Jan. 12, 2022, *https://bit.ly/3N29rh4*.
13 US Agency for International Development, *PREDICT: Building Capacity to Prevent Pandemics Using a One Health Approach* (Washington, DC: USAID, 2014), *https://bit.ly/43eCZxM*; PDF: *https://bit.ly/45C3dvL*.
14 Ebd., 29.
15 One Health Institute, »PREDICT Findings & Implications«, YouTube, 00:12:19, Sep. 12, 2018, *https://youtu.be/C7h0LxYjxks*.
16 »AVMA's One Health Initiative Receives Rockefeller Foundation Grant«, Veterinary Practice News, Apr. 17, 2009, *https://www.veterinarypracticenews.com/avmas-one-health-initiative-receives-rockefeller-foundation-grant/*.
17 »One Health«, World Health Organization, accessed Apr. 11, 2023, *https://bit.ly/43AMiIg*.
18 National Center for Emerging and Zoonotic Infectious Diseases, »Global AR-HAI Program«, CDC, accessed Jun. 14, 2021, *https://www.cdc.gov/ncezid/what-we-do/grants/2021/global-AR-HAI.html*.
19 »Developing Innovative Solutions for One Health Issues Around the World | Programs and Projects«, UC Davis One Health Institute, accessed Apr. 11, 2023, *https://ohi.vetmed.ucdavis.edu*.
20 Kat Kerlin, »$85M USAID Award Supports New Project Led by UC Davis One Health Institute«, Oct. 9, 2019, *https://research.ucdavis.edu/85m-usaid-award-supports-new-project-led-by-uc-davis-one-health-institute*.
21 Robert F. Kennedy Jr., Private Interview with Andrew Huff.
22 Ebd.
23 Ebd.
24 Ebd.
25 Robert F. Kennedy Jr., Private Interview with Lee Smith, Feb. 20, 2023.
26 USAID, »USAID Announces New $125 Million Project to Detect Unknown Viruses with Pandemic Potential«, press release, Oct. 5, 2021, *https://bit.ly/3qXtTax*.
27 Robert F. Kennedy Jr., Private Interview with Andrew Huff.
28 Meryl Nass, »200 Escapes of pathogens from high-containment labs in the US, YEARLY«, Anthrax Vaccine, Apr. 16, 2020, *https://anthraxvaccine.blogspot.com/2020/04/select-agents-like-sars-cov-2-are.html*.
29 Robert F. Kennedy Jr., Private Interview with Dr. Francis Boyle.
30 Lindsey A. O'Rourke, »The US Tried to Change Other Countries' Governments 72 Times During the Cold War«, *The Washington Post*, Dec. 23, 2016, *https://wapo.st/3CIuM9k*.
31 Robert F. Kennedy Jr., Private Interview with Andrew Huff.
32 Robert F. Kennedy Jr., Private Interview with Dr. Francis Boyle.
33 Ebd.

34 Robert F. Kennedy Jr., Private Interview with Meryl Nass, MD.
35 Sherwood Ross, »US Biowarfare Programs Have 13,000 Death Scientists Hard at Work«, *Scoop*, Feb. 26, 2020, *https://bit.ly/43qS1QA*.
36 Neta C. Crawford, »The US Budgetary Costs of the Post-9/11 Wars«, Watson Institute, Sep. 21, 2021, *https://bit.ly/3r00BIo*.
37 »Surveillance Under the Patriot Act«, ACLU, 2022, *https://bit.ly/42eGqD9*.
38 Robert F. Kennedy Jr., Private Interview with Dr. Robert Malone.
39 Lindsey A. O'Rourke, »The US tried to change other countries' Governments 72 Times During the Cold War«, *The Washington Post*, Dec. 23, 2016, *https://wapo.st/3CIuM9k*.
40 Ben Norton, »Document Exposes New US Plot to Overthrow Nicaragua's Elected Socialist Gov't«, *The Grayzone*, Aug. 4, 2020, *https://thegrayzone.com/2020/08/04/usaid-document-nicaragua-coup*.
41 E. H. Knoche, Central Intelligence Agency, »Commission on CIA Activities within the United States«, memorandum for David W. Belin, Feb. 12, 1975, obtained under the E.O. 12958 Sec 3.3, Gerald R. Ford Presidential Library, *https://www.fordlibrarymuseum.gov/library/document/0180/75573204.pdf*.
42 Elizabeth Goitein, »How the CIA Is Acting Outside the Law to Spy on Americans«, Brennan Center for Justice, Feb. 15, 2022, *https://www.brennancenter.org/our-work/analysis-opinion/how-cia-acting-outside-law-spy-americans*.
43 Zachary Crockett, »How the US Government Tested Biological Warfare on America«, Priceonomics, Oct. 30, 2014, *https://priceonomics.com/how-the-us-government-tested-biological-warfare-on/*.
44 Douglas Valentine, *The CIA As Organized Crime: How Illegal Operations Corrupt America And The World* (Atlanta, Georgia: Clarity Press, 2017), 311, *https://bit.ly/3qjHLLS*.

Kapitel 40: Die Bevölkerungspolitik der USAID und der CIA

1 Campos Lobo, »The Kissinger Report and the World Population Control«, The Wolf Report, Aug. 27, 2017, *https://thewolf.report/2017/08/27/the-kissinger-report-and-the-world-population-control*.
2 National Security Council, »NSSM 200, Implications of Worldwide Population Growth for US Security & Overseas Interest«, Dec. 10, 1974, Declassified/Released on Jul. 3, 1989 under provisions of EO 12356, USAID, *https://pdf.usaid.gov/pdf_docs/Pcaab500.pdf*.
3 World Health Organization, »UN Report: Global Hunger Numbers Rose to as Many as 828 Million in 2021«, media release, Jul. 6, 2022, *https://tinyurl.com/3f6mkpnd*.
4 »NSSM 200, Implications of Worldwide Population Growth for US Security & Overseas Interests: (The Kissinger Report)«, National Security Council, Dec. 10, 1974, *https://pdf.usaid.gov/pdf_docs/Pcaab500.pdf*.
5 Ebd., 109.
6 Ebd., 111–112.
7 Ebd., 13.
8 Ebd., 112.
9 Ebd., 11.
10 Ebd., 10.
11 »US International COVID-19 Vaccine Donations Tracker«, Kaiser Family Foundation, updated Jun. 2, 2023, *https://www.kff.org/coronavirus-covid-19/issue-brief/u-s-international-covid-19-vaccine-donations-tracker*.

12 »NSSM 200, Implications of Worldwide Population Growth for US Security & Overseas Interests: (The Kissinger Report)«, National Security Council, Dec. 10, 1974, 10, *https://pdf.usaid.gov/pdf_docs/Pcaab500.pdf.*
13 »What We Do: Family Planning«, UNFPA, accessed Jun. 13, 2023, *https://www.unfpa.org/family-planning.*
14 »NSSM 200, Implications of Worldwide Population Growth for US Security & Overseas Interests: (The Kissinger Report)«, National Security Council, Dec. 10, 1974, 14, *https://pdf.usaid.gov/pdf_docs/Pcaab500.pdf.*
15 Campos Lobo, »The Kissinger Report and the World Population Control«, The Wolf Report, Aug. 27, 2017, *https://thewolf.report/2017/08/27/the-kissinger-report-and-the-world-population-control.*
16 John W. Oller, Christopher A. Shaw et al., »HCG Found in WHO Tetanus Vaccine in Kenya Raises Concern in the Developing World«, OALib Journal 04, no. 10 (2017): 1–32, doi: 10.4236/oalib.1103937.
17 Abby Ohlheiser, »The Tense Standoff between Catholic Bishops and the Kenyan Government over Tetanus Vaccines«, *The Washington Post*, Nov. 14, 2014, *https://wapo.st/3CD11a9.*
18 »NSSM 200, Implications of Worldwide Population Growth for US Security & Overseas Interests: (The Kissinger Report)«, National Security Council, Dec. 10, 1974, 15, *https://pdf.usaid.gov/pdf_docs/Pcaab500.pdf.*
19 Ebd., 16.

Kapitel 41: Das NIAID finanziert Gain-of-Function-Forschung in Wuhan (2005-2020)

1 Robert F. Kennedy Jr., Private Interview with Miles Yu, Aug. 1, 2023.
2 Rowan Jacobsen, »The Non-Paranoid Person's Guide to Viruses Escaping From Labs«, *Mother Jones*, May 14, 2020, *https://www.motherjones.com/politics/2020/05/the-non-paranoid-persons-guide-to-viruses-escaping-from-labs.*
3 James Pasley, »How SARS Terrified the World in 2003, Infecting More Than 8,000 People and Killing 774«, *Insider*, Feb. 20, 2020, *https://www.businessinsider.com/deadly-sars-virus-history-2003-in-photos-2020-2.*
4 Ben Hu, Shi Zhengli, Peter Daszak, »Discovery of a Rich Gene Pool of Bat SARS-Related Coronaviruses Provides New Insights into the Origin of SARS Coronavirus«, *PLOS Pathogens* 13, no. 11 (2017), doi: 10.1371/ journal.ppat.1006698.
5 Wendong Li, Zhengli Shi, Peter Daszak et al., »Bats are Natural Reservoirs of SARS-like Coronaviruses«, *Science* 310, no. 5748 (2005): 676–679, doi: 10.1126/science.1118391. »This work is jointly funded [...] and an NIH/NSF ›Ecology of Infectious Diseases‹ award (no. R01-TW05869) from the John E. Fogarty International Center and the V. Kann Rasmussen Foundation.«
6 »Shi Zhengli, Curriculum Vitae«, World Society for Virology, *https://bit.ly/3qeJOkd.*
7 Katherine Eban, »The Lab-Leak Theory: Inside the Fight to Uncover COVID-19's Origins«, *Vanity Fair*, Jun. 3, 2021, *https://www.vanityfair.com/news/2021/06/the-lab-leak-theory-inside-the-fight-to-uncover-covid-19s-origins.*
8 Ebd.
9 Julie Zaugg, »The Virus Hunters Who Search Bat Caves to Predict the Next Pandemic«, CNN, Apr. 26, 2020, *https://www.cnn.com/2020/04/26/health/virus-hunters-bat-cave-coronavirus-hnk-intl/index.html.*

10 Rowan Jacobsen, »The Non-Paranoid Person's Guide to Viruses Escaping From Labs«, *Mother Jones*, May 14, 2020, *https://www.motherjones.com/politics/2020/05/the-non-paranoid-persons-guide-to-viruses-escaping-from-labs*.

11 Katherine Eban, »The Lab-Leak Theory: Inside the Fight to Uncover COVID-19's Origins«, *Vanity Fair*, Jun. 3, 2021, *https://www.vanityfair.com/news/2021/06/the-lab-leak-theory-inside-the-fight-to-uncover-covid-19s-origins*.

12 Monali C. Rahalkar, Rahul A. Bahulikar, »Lethal Pneumonia Cases in Mojiang Miners (2012) and the Mineshaft Could Provide Important Clues to the Origin of SARS-CoV-2«, *Frontiers in Public Health* 8 (2020), doi: 10.3389/fpubh.2020.581569.

13 David Stanway, »Explainer: China's Mojiang Mine and Its Role in the Origins of COVID-19«, *Reuters*, Jun. 9, 2021, *https://reut.rs/3PpTToZ*.

14 Li Xu, »The Analysis of Six Patients with Severe Pneumonia Caused by Unknown Virus«, School of Clinical Medicine, Kun Ming University, May 2013, *https://www.documentcloud.org/documents/6981198-Analysis-of-Six-Patients-With-Unknown-Viruses*. Translated from Chinese to English by *Independent Science News*. Thesis accessed Jun. 10, 2020.

15 Jonathan Latham, PhD, Allison Wilson, PhD, »A Proposed Origin for SARS-CoV-2 and the COVID-19 Pandemic«, Jonathan Latham, Jul. 16, 2020, *https://tinyurl.com/yc653zbm*.

16 Ben Hu, Shi Zhengli, Peter Daszak et al., »Discovery of a Rich Gene Pool of Bat SARS-Related Coronaviruses Provides New Insights into the Origin of SARS Coronavirus«, *PLOS Pathogens* 13, no. 11 (2017), doi: 10.1371/journal.ppat.1006698.

17 David Stanway, »Explainer: China's Mojiang Mine and Its Role in the Origins of COVID-19«, *Reuters*, Jun. 9, 2021, *https://reut.rs/3PpTToZ*.

18 Ian Birrell, »Worrying New Clues about the Origins of Covid: How Scientists at Wuhan Lab Helped Chinese Army in Secret Project to Find Animal Viruses«, *The Daily Mail*, Apr. 24, 2021, *https://bit.ly/3CEy4dV*.

19 Dr. Sharad S. Chauhan, »Covid 19: The Chinese Military and Maj Gen Chen Wei«, *Indian Defence Review*, Oct. 9, 2020, *http://www.indiandefencereview.com/spotlights/covid-19-the-chinese-military-and-maj-gen-chen-wei*.

20 Declan Butler, »Engineered Bat Virus Stirs Debate over Risky Research«, *Nature* (2015), doi: 10.1038/nature.2015.18787.

21 Vineet Menachery, Zhengli-Li Shi, Ralph Baric et al., »A SARS-Like Cluster of Circulating Bat Coronaviruses Shows Potential for Human Emergence«, *Nature Medicine* 21, no. 12 (2015): 1508–1513, doi: /10.1038/nm.3985.

22 Shi Zhengli, Peter Daszak et al., »Isolation and Characterization of a Bat SARS-like Coronavirus That Uses the ACE2 Receptor«, *Nature* 503, no. 7477 (2013): 535–538, doi: 10.1038/nature12711.

23 Yang Xing-Lou, Shi Zhengli, Peter Daszak et al., »Isolation and Characterization of a Novel Bat Coronavirus Closely Related to the Direct Progenitor of Severe Acute Respiratory Syndrome Coronavirus«, *Journal of Virology* 90, no. 6 (2015): 3253–3256, doi: 10.1128/JVI.02582-15.

24 Peter Daszak, »Pandemics«, C-SPAN, Feb. 23, 2016, 01:16:30–01:17:37, *https://bit.ly/3IQ2SM2*.

25 House Foreign Affairs Committee Report Minority Staff, »The Origins of COVID-19: An Investigation of the Wuhan Institute of Virology«, House Foreign Affairs Committee, Aug. 2021, 9, *https://bit.ly/3N0u5hu*.

26 Katherine Eban, »The Lab-Leak Theory: Inside the Fight to Uncover COVID-19's Origins«, *Vanity Fair*, Jun. 3, 2021, *https://www.vanityfair.com/news/2021/06/the-lab-leak-theory-inside-the-fight-to-uncover-covid-19s-origins*.

27 »Curriculum Vitae: Zhengli Shi, Senior Scientist«, Wuhan Institute of Virology, Chinese Academy of Sciences, China, Dec. 2021, *https://www.ws-virology.org/wp-content/uploads/2017/11/CV_SHI-ZL-2018_ASM.pdf*.

28 »Bureau for Global Health (USAID): Cooperative Agreement AIDOAAA1400102«, GovTribe, awarded Oct. 1, 2014, *https://govtribe.com/award/federal-grant-award/cooperative-agreement-aidoaaa1400102*.
29 Rowan Jacobsen, »The Non-Paranoid Person's Guide to Viruses Escaping From Labs«, *Mother Jones*, May 14, 2020, *https://www.motherjones.com/politics/2020/05/the-non-paranoid-persons-guide-to-viruses-escaping-from-labs*.
30 Jeremy Page, Betsy McCall, Drew Hinshaw, »The Wuhan Lab Leak Question: A Disused Chinese Mine Takes Center Stage«, *The Wall Street Journal*, May 24, 2021, *https://on.wsj.com/3CLpQ3q*.
31 Ji-Hua Zhou, Xing-Yi Ge, Shi Zhengli, »Coexistence of Multiple Coronaviruses in Several Bat Colonies in an Abandoned Mineshaft«, *Virologica Sinica* 31, no. 1 (2016): 31–40, doi: 10.1007/s12250-016-3713-9.
32 »Notice of Award: Understanding the Risk of Bat Coronavirus Emergence«, NIAID, issued May 27, 2014, *https://www.documentcloud.org/documents/21055989-understanding-risk-bat-coronavirus-emergence-grant-notice*.
33 EcoHealth Alliance, »USAID Announces Second Phase of Predict Project with Global Partners«, press release, Nov. 21, 2014, *https://bit.ly/3N6ufE4*.
34 PREDICT Consortium, »Reducing Pandemic Risk, Promoting Global Health«, One Health Institute, University of California, Davis, Dec. 2014, *https://pdf.usaid.gov/pdf_docs/PBAAF347.pdf*.
35 Lawrence A. Tabak letter to James Comer, Washington, DC, Oct. 20, 2021, *https://tinyurl.com/y4kxthds*.
36 Guy Reschenthaler, Michael T. McCaul, Jim Banks et al. to Samantha Power, Feb. 17, 2022, *http://bit.ly/3XGyybB*.
37 Ebd.
38 Jerry Dunleavy, »USAID Won't Give Details on $4.67 Million Grant to Wuhan Lab Collaborator EcoHealth Alliance«, *Washington Examiner*, Feb. 8, 2022, *https://bit.ly/3phnoic*.
39 Sainath Suryanarayanan, »EcoHealth Alliance Wanted to Block Disclosure of Covid-19-Relevant Virus Data from China«, U.S. Right to Know, Jan. 10, 2022, *https://bit.ly/42hoeJ9*.
40 Andrew Kerr, »EcoHealth Sought to Delay Release of Taxpayer-Funded Viral Sequences Pending Chinese Review, Emails Show«, *Washington Examiner*, Jan. 11, 2022, *https://bit.ly/3PHB9BN*.
41 Fred Guterl, »Dr. Fauci Backed Controversial Wuhan Lab with US Dollars for Risky Coronavirus Research«, *Newsweek*, Apr. 28, 2020, *https://bit.ly/3WGXHDY*.
42 Ebd.
43 Jerry Dunleavy, »USAID Won't Give Details on $4.67 Million Grant to Wuhan Lab Collaborator EcoHealth Alliance«, *Washington Examiner*, Feb. 8, 2022, *https://bit.ly/3phnoic*.
44 Ed Browne, »DARPA Denies Funding Wuhan Institute of Virology Amid Alleged Document Leak«, *Newsweek*, Sep. 22, 2021, *https://bit.ly/3WME7WT*.
45 Paul D. Thacker, »DARPA Less Than Candid about Funding for EcoHealth Alliance, According to Emails«, *The DisInformation Chronicle*, Jun. 21, 2022, *https://bit.ly/3ILXPwc*.
46 Ebd.
47 Ebd.
48 Andrew Kerr, »EcoHealth Sought to Delay Release of Taxpayer-Funded Viral Sequences Pending Chinese Review, Emails Show«, *Washington Examiner*, Jan. 11, 2022, *https://bit.ly/3PHB9BN*.
49 Paul D. Thacker, »DARPA Less Than Candid about Funding for EcoHealth Alliance, According to Emails«, *The DisInformation Chronicle*, Jun. 21, 2022, *https://bit.ly/3ILXPwc*.
50 Ebd.
51 Nurith Aizenman, »77 Nobel Laureates Denounce Trump Officials For Pulling Coronavirus Research Grant«, NPR, May 22, 2020, *https://n.pr/42hJEWs*.

52 Ebd.
53 Paul D. Thacker, »DARPA Less Than Candid about Funding for EcoHealth Alliance, According to Emails«, *The DisInformation Chronicle*, Jun. 21, 2022, *https://bit.ly/3ILXPwc*.

Kapitel 42: Dr. Fauci leistet einen Meineid

1 Chris Pandolfo, »Emails Show Scientists Told Fauci the Lab-Leak Theory Was Possible. He Called it a Conspiracy Anyway«, Blaze Media, Jan. 11, 2022, *https://bit.ly/3WSFqDT*.
2 Katherine Eban, »›This Shouldn't Happen‹: Inside the Virus-Hunting Nonprofit at the Center of the Lab-Leak Controversy«, *Vanity Fair*, Mar. 31, 2022, *https://bit.ly/3oWTcsv*.
3 »Remarks by President Trump, Vice President Pence, and Members of the Coronavirus Task Force in Press Briefing | April 17, 2020«, Trump White House Archives, Apr. 17, 2020, *https://tinyurl.com/muymrhrx*.
4 John Haltiwanger, »Dr. Fauci Throws Cold Water on Conspiracy Theory That Coronavirus Was Created in a Chinese Lab«, *Business Insider*, Apr. 18, 2020, *https://bit.ly/3oL76y1*.
5 Anthony Fauci, »Senate Hearing on the Biden Administration's COVID-19 Response«, C-SPAN, 01:12:35, Nov. 4, 2021, *https://www.c-span.org/video/?515699-1/senate-hearing-biden-administrations-covid-19-response*.
6 Miranda Devine, »New Emails Show Dr. Anthony Fauci Commissioned Scientific Paper In Feb. 2020 To Disprove Wuhan Lab Leak Theory«, *New York Post*, Mar. 5, 2023, *https://bit.ly/43Qt0hW*.
7 Select Subcommittee on the Coronavirus Pandemic Majority Staff to Select Subcommittee on the Coronavirus Pandemic Members, »New Evidence Resulting from the Select Subcommittee's Investigation into the Origins of COVID-19 – ›The Proximal Origin of SARS-CoV-2‹«, memorandum, Mar. 5, 2023, *https://tinyurl.com/yc5mbwue*.
8 Kristian G. Andersen, Andrew Rambaut, W. Ian Lipkin et al., »The Proximal Origin of SARS-CoV-2«, *Nature Medicine* 26, no. 4 (2020): 450–52, doi: 10.1038/s41591-020-0820-9.
9 Jimmy Tobias, »Evolution of a Theory: Unredacted NIH Emails Show Efforts to Rule Out Lab Origin of Covid«, *The Intercept*, Jan. 19, 2023, *https://theintercept.com/2023/01/19/covid-origin-nih-emails*.
10 Jacques Van Helden et al., »An Appeal for an Objective, Open, and Transparent Scientific Debate about the Origin of SARS-CoV-2«, *The Lancet* 398, no. 10309 (2021): 1402–1044, doi: 10.1016/S0140-6736(21)02019-5.
11 Peter Wehner, »NIH Director: We Need an Investigation Into the Wuhan Lab-Leak Theory«, *The Atlantic*, Jun. 2, 2021, *https://www.theatlantic.com/ideas/archive/2021/06/francis-collins-nih/619065*.
12 »COVID Origins«, US Committee on Oversight and Reform, accessed Sep. 14, 2022, *https://bit.ly/43ldECl*.
13 Bad Faith, »Lab Leak Theory: New Evidence? (w/ Jeffery Sachs)«, YouTube, 00:23:37–00:23:57, May 30, 2022, *https://www.youtube.com/watch?app=desktop&v=uZa5k87ByOk*.
14 Dialynn Dwyer, »Watch: Anthony Fauci and Rand Paul Clash over Wuhan Lab, Origin of COVID-19«, *Boston.com*, May 12, 2021, *https://bit.ly/45QmwBB*.
15 Nidhi Subbaraman, »›Heinous!‹: Coronavirus Researcher Shut Down for Wuhan-Lab Link Slams New Funding Restrictions«, *Nature*, Aug. 21, 2020, *https://www.nature.com/articles/d41586-020-02473-4*.
16 Paul D. Thacker, »Anthony Fauci Lied Before Congress and the American People, But Will President Biden Do Anything?«, *The DisInformation Chronicle*, Aug. 31, 2021, *https://bit.ly/3WSrGsR*.

17 Sharon Lerner, Mara Hvistendahl, Maia Hibbett, »NIH Documents Provide New Evidence U.S. Funded Gain-of-Function Research in Wuhan«, *The Intercept*, Sep. 9, 2021, *https://bit.ly/42tlWqG*.

18 Rachel Kornfield, Julie Donohue, Ernst R. Berndt, G. Caleb Alexander, »Promotion of Prescription Drugs to Consumers and Providers, 2001–2010«, *PLOS One* 8, no. 3 (2013): e55504, doi: 10.1371/journal.pone.0055504.

19 Tim Schwab, »Journalism's Gates Keepers«, *Columbia Journalism Review*, Aug. 21, 2020, *https://bit.ly/3CgRrJN*.

20 Chris Pandolfo, »Exclusive: The Federal Government Paid Hundreds of Media Companies to Advertise the COVID-19 Vaccines While Those Same Outlets Provided Positive Coverage of the Vaccines«, Blaze Media, Mar. 3, 2022, *https://bit.ly/3oOLxfI*.

21 Ted Galen Carpenter, »How the National Security State Manipulates the News Media«, CATO Institute, Mar. 9, 2021, *https://www.cato.org/commentary/how-national-security-state-manipulates-news-media*.

22 Outnumbered, »Mainstream Media Gives Fauci a Pass on Bombshell Wuhan Report«, YouTube, 00:00–03:35, Sep. 8, 2021, *https://www.youtube.com/watch?v=eD6nRiPDtAE*.

23 Sharon Lerner, Mara Hvistendahl, Maia Hibbett, »NIH Documents Provide New Evidence U.S. Funded Gain-of-Function Research in Wuhan«, *The Intercept*, Sep. 9, 2021, *https://bit.ly/42tlWqG*.

24 Christian Spencer, »Rand Paul Sends Official Criminal Referral on Anthony Fauci to DOJ«, *The Hill*, Jul. 26, 2021, *https://bit.ly/3CfZveL*.

25 Forbes Breaking News, »›Dr. Fauci May Have Committed Perjury‹: AG Asked If Fauci Will Be Investigated for Lying to Congress«, YouTube, 00:02:05, Oct. 21, 2021, *https://www.youtube.com/watch?v=UBKdNQ4--Pc*.

26 Jon Skolnik, »Jim Jordan Promises to ›Investigate‹ Dr. Fauci If GOP Retakes the House This Year«, *Salon*, Mar. 1, 2022, *https://www.salon.com/2022/03/01/jim-jordan-promises-to-investigate-dr-fauci-if-retakes-the-this-year*.

27 Steve Watson, »Video: Sen. Ron Johnson Unloads on Fauci; ›He's Culpable, He's Lying, He Needs to Be Held Accountable‹«, Summit News, Jul. 22, 2021, *https://bit.ly/3NtrOMp*.

28 Tyler Olson, »Fauci Defends ›Modest‹ Collaboration with Wuhan Scientists, Says NIH Didn't Fund ›Gain of Function‹ Research«, Fox News, May 25, 2021, *https://fxn.ws/43Gm3QM*.

29 Rich Mendez, »›If anybody is lying here, senator, it is you‹, Fauci Tells Sen. Paul in Heated Exchange at Senate Hearing«, CNBC, Jul. 20, 2021, *https://cnb.cx/43wYslG*.

30 Bad Faith, »Lab Leak Theory: New Evidence? (w/ Jeffery [sic] Sachs)«, YouTube, 00:22:16–00:23:36, May 30, 2022, *https://www.youtube.com/watch?app=desktop&v=uZa5k87ByOk*.

31 Ebd.

32 Rich Mendez, »›If anybody is lying here, senator, it is you‹, Fauci Tells Sen. Paul in Heated Exchange at Senate Hearing«, CNBC, Jul. 20, 2021, *https://cnb.cx/43wYslG*.

33 Bad Faith, »Lab Leak Theory: New Evidence? (w/ Jeffery [sic] Sachs)«, YouTube, 00:24:00–00:24:35, May 30, 2022, *https://www.youtube.com/watch?v=uZa5k87ByOk*.

34 Molly Burns, »Former CDC Director Outs Fauci, Says He Knows He Funded COVID Research«, Headline USA, Sep. 16, 2022, *https://headlineusa.com/cdc-outs-fauci-funded-covid-research/*.

35 Paul D. Thacker, »Former CDC Director Robert Redfield on Inside Battles with Anthony Fauci, and Why Classified Information Will Point to a Lab Accident in Wuhan«, *The DisInformation Chronicle*, Sep. 15, 2022, *https://disinformationchronicle.substack.com/p/former-cdc-director-robert-redfield*.

36 Molly Bruns, »Former CDC Director Outs Fauci, Says He Knows He Funded COVID Research«, Headline USA, Sep. 16, 2022, *https://headlineusa.com/cdc-outs-fauci-funded-covid-research/*.

37 Sharri Markson, »Covid Cover-Up: Wuhan Lab Leak Suspicions, Anthony Fauci and How the Science Was Silenced«, *The Australian*, Jul. 28, 2023, *https://archive.ph/7SJ2i*.

Kapitel 43: Gain-of-Function-Forschung in China. Ein ausführlicher Überblick

1 Bill O'Reilly, »Dr. Fauci Should Be Fired For Lying To Congress«, YouTube, 00:00:33, Oct. 25, 2021, *https://www.youtube.com/watch?v=0kEq19W9j6o.*
2 »Dr. Fauci, CDC Director Testify before Senate on COVID-19 Guidelines Transcript«, Rev, May 11, 2021, *https://bit.ly/3Nt1hNU.*
3 Curriculum Vitae, »Shi Zhengli«, *https://www.ws-virology.org/wp-content/uploads/2017/11/Zhengli-Shi.pdf.*
4 Shi Zhengli, Peter Daszak et al., »Bats Are Natural Reservoirs of SARS-like Coronaviruses«, *Science* 310, no. 5748 (2005): 676–679, doi: 10.1126/science.1118391.
5 Shi Zhengli, Peter Daszak et al., »Review of Bats and SARS«, *Emerging Infectious Diseases*, 12, no. 12 (2006): 1834–1840, doi: 10.3201/eid1212.060401. Also funded by the US government, through the NIH and NSF, who provided funding in the form of an ›Ecology of Infectious Diseases‹ award (no. R01-TW05869) from the John E. Fogarty International Center and the V. Kann Rasmussen Foundation.
6 Lin-Fa Wang, Shi Zhengli et al., »Difference in Receptor Usage between Severe Acute Respiratory Syndrome (SARS) Coronavirus and SARS-like Coronavirus of Bat Origin«, *Journal of Virology*, 82, no. 4 (2008): 1899–1907, doi: 10.1128/JVI.01085-07.
7 Judicial Watch, »Judicial Watch: New Documents Show Wuhan Lab Asked NIH Official for Information on Disinfectants; Nine Fauci Agency Grants for EcoHealth Bat Coronavirus Research«, press release, Jul. 8, 2021, *https://www.judicialwatch.org/wuhan-lab-fauci-grants.*
8 NIH RePORTER, »Project Number 5R01AI110964-05: Understanding the Risk of Bat Coronavirus Emergence, 2014–2019«, NIH, accessed Jun. 22, 2023, *https://tinyurl.com/2736nd5u.*
9 Ralph S. Baric, Marc Denison, Michelle M. Becker et al., »Synthetic Recombinant Bat Sars-like Coronavirus Is Infectious in Cultured Cells and in Mice«, *PNAS* 105, no. 50 (2008): 19944–19949, doi: 10.1073/pnas.0808116105.
10 Ebd.
11 Vincent R. Racaniello, David Baltimore, »Cloned Poliovirus Complementary DNA is Infectious in Mammalian Cells«, *Science* 214, no. 4523 (1981): 916–919, doi: 10.1126/science.6272391.
12 Robert F. Kennedy Jr., Private Interview with James Lyons-Weiler.
13 Ebd.
14 Ralph Baric, »Synthetic Viral Genomics: Risks and Benefits for Science and Society«, Working Papers for Synthetic Genomics (2007): 39–81, *https://bit.ly/3qryYrp.*
15 Rowan Jacobsen, »Inside the Risky Bat-Virus Engineering That Links America to Wuhan«, *MIT Technology Review*, Jun. 29, 2021, *https://bit.ly/3Cbw50i.*
16 »Curriculum Vitae, Ralph S. Baric«, *https://bit.ly/3CjchYR.*
17 NIH RePORTER, »Ralph Baric: NIH Funding 1986–2023«, NIH, *https://bit.ly/3CkIAXo.*
18 Ralph Baric, »Synthetic Viral Genomics: Risks and Benefits for Science and Society«, Working Papers for Synthetic Genomics (2007): 37, *https://bit.ly/3qryYrp.*
19 Ebd., 39–51.
20 Ebd., 72.
21 Boyd Yount, Mark Denison, Susan Weiss, Ralph Baric, »Systematic Assembly of a Full-Length Infectious cDNA of Mouse Hepatitis Virus Strain A59«, *Journal of Virology* 76, no. 21 (2002), doi: 10.1128/JVI.76.21.11065-11078.2002.

22 Ralph Baric, Barry Rockx, Timothy Sheahan et al., »Synthetic Reconstruction of Zoonotic and Early Human Severe Acute Respiratory Syndrome Coronavirus Isolates That Produce Fatal Disease in Aged Mice«, *Journal of Virology* 81, no. 14 (2008), doi: 10.1128/JVI.00505-07.
23 M. Frieman, R. S. Baric et al., »Molecular Determinants of Severe Acute Respiratory Syndrome Coronavirus Pathogenesis and Virulence in Young and Aged Mouse Models of Human Disease«, *J Virol* 86, no. 2 (2012): 884–897, doi: 10.1128/JVI.05957-11.
24 Ralph Baric, Anjeanette Roberts, Damon Deming et al., »A Mouse-Adapted SARS-Coronavirus Causes Disease and Mortality in BALB/c Mice«, *PLOS Pathogens* 3, no. 1 (2007): e5, doi: 10.1371/journal.ppat.0030005.
25 Rowan Jacobsen, »Inside the Risky Bat-Virus Engineering That Links America to Wuhan«, *MIT Technology Review*, Jun. 29, 2021, ***https://bit.ly/3Cbw50i***.
26 »Curriculum Vitae, Ralph S. Baric«, ***https://bit.ly/3CjchYR***.
27 Rowan Jacobsen, »Inside the Risky Bat-Virus Engineering That Links America to Wuhan«, *MIT Technology Review*, Jun. 29, 2021, ***https://bit.ly/3Cbw50i***.
28 »Curriculum Vitae, Ralph S. Baric«, ***https://bit.ly/3CjchYR***.
29 Biao He, Yuzhen Zhang, Lin Xu et al., »Identification of Diverse Alphacoronaviruses and Genomic Characterization of a Novel Severe Acute Respiratory Syndrome-like Coronavirus from Bats in China«, *Journal of Virology* 88, no. 12 (2014): 7070–7082, doi: 10.1128/JVI.00631-14.
30 Jane Qiu, »Meet the Scientist at the Center of the COVID Lab Leak Controversy«, *MIT Technology Review*, Feb. 9, 2022, ***https://www.technologyreview.com/2022/02/09/1044985/shi-zhengli-covid-lab-leak-wuhan***.
31 Roger Frutos et al., »Origin of COVID-19: Dismissing the Mojiang Mine Theory and the Laboratory Accident Narrative«, *Environmental Research*, Mar. 2022, doi: 10.1016/j.envres.2021.112141.
32 Ben Hu, Lin-fa Wang, Shi Zhengli, Peter Daszak et al., »Isolation and Characterization of a Bat SARS-like Coronavirus That Uses the ACE2 Receptor«, *Nature* 503, no. 7477 (2013): 535–538, doi: 10.1038/nature12711.
33 Robert F. Kennedy Jr., Private Interview with Jonathan J. Couey, PhD.
34 Ben Hu, Lin-fa Wang, Shi Zhengli, Peter Daszak et al., »Isolation and Characterization of a Bat SARS-like Coronavirus That Uses the ACE2 Receptor«, *Nature* 503, no. 7477 (2013): 535–538, doi: 10.1038/nature12711.
35 Ebd.
36 Ebd.
37 Ebd.
38 Ralph Baric, »Synthetic Viral Genomics: Risks and Benefits for Science and Society«, Working Papers for Synthetic Genomics (2007): 39–81, ***https://bit.ly/3qryYrp***.
39 Ralph Baric, Mark Denison, Michelle M. Becker et al., »Synthetic Recombinant Bat Sars-like Coronavirus Is Infectious in Cultured Cells and in Mice«, *PNAS* 105, no. 50 (2008): 19944–19949, doi: 10.1073/pnas.0808116105.
40 Ben Hu, Lin-fa Wang, Shi Zhengli, Peter Daszak et al., »Isolation and Characterization of a Bat SARS-like Coronavirus That Uses the ACE2 Receptor«, *Nature* 503, no. 7477 (2013): 535–538, doi: 10.1038/nature12711.
41 Rowan Jacobsen, »›We never created a supervirus.‹ Ralph Baric Explains Gain-of-Function Research«, *MIT Technology Review*, Jul. 26, 2021, ***https://bit.ly/3P2ZKAv***.
42 Ralph Baric, Barry Rockx, Timothy Sheahan et al., »Synthetic Reconstruction of Zoonotic and Early Human Severe Acute Respiratory Syndrome Coronavirus Isolates That Produce Fatal Disease in Aged Mice«, *Journal of Virology* 81, no. 14 (2008), doi: 10.1128/JVI.00505-07.

43 Ralph Baric, Timothy Sheahan, Barry Rocks et al., »Pathways of Cross-Species Transmission of Synthetically Reconstructed Zoonotic Severe Acute Respiratory Syndrome Coronavirus«, *Journal of Virology* 82, no. 17 (2008), doi: 10.1128/JVI.00818-08.
44 Ralph Baric, Mark Denison, Michelle M. Becker et al., »Synthetic Recombinant Bat Sars-like Coronavirus Is Infectious in Cultured Cells and in Mice«, *PNAS* 105, no. 50 (2008): 19944–19949, doi: 10.1073/pnas.0808116105.
45 Robert F. Kennedy Jr., Private Interview with Jonathan J. Couey, PhD.
46 X. Xie et al., »Engineering SARS-CoV-2 Using A Reverse Genetic System«, *Nat Protoc* 16, no. 3 (2021) 1761–1784, doi: 10.1038/s41596-021-00491-8.
47 Ralph Baric, »Synthetic Viral Genomics: Risks and Benefits for Science and Society«, Working Papers for Synthetic Genomics (2007): 39–81, *https://bit.ly/3qryYrp*.
48 Ralph Baric, Barry Rockx, Timothy Sheahan et al., »Synthetic Reconstruction of Zoonotic and Early Human Severe Acute Respiratory Syndrome Coronavirus Isolates That Produce Fatal Disease in Aged Mice«, *Journal of Virology* 81, no. 14 (2008), doi: 10.1128/JVI.00505-07.
49 Ebd.
50 Robert F. Kennedy Jr., Private Interview with Jonathan J. Couey, PhD.
51 Ralph Baric, »Synthetic Viral Genomics: Risks and Benefits for Science and Society«, Working Papers for Synthetic Genomics (2007): 39–81, *https://bit.ly/3qryYrp*.
52 André Leu, »COVID 19: The Spike and the Furin Cleavage«, Organic Consumers Association, Jun. 3, 2020, *https://www.organicconsumers.org/blog/covid-19-spike-and-furin-cleavage*.
53 Ben Hu, Peter Daszak, Shi Zhengli et al., »Discovery of a Rich Gene Pool of Bat Sars-Related Coronaviruses Provides New Insights Into the Origin of SARS Coronavirus«, *PLOS Pathogens* 13, no. 11 (2017), doi: 10.1371/journal. ppat.1006698.
54 Rowan Jacobsen, »Inside the Risky Bat-Virus Engineering That Links America to Wuhan«, *MIT Technology Review*, Jun. 29, 2021, *https://bit.ly/3Cbw50i*.
55 Ebd.
56 »Notice of Award: Understanding the Risk of Bat Coronavirus Emergence«, NIAID, issued May 27, 2014, *https://www.documentcloud.org/documents/21055989-understanding-risk-bat-coronavirus-emergence-grant-notice*.
57 Shannon Murray, »How NIH-funded Research in China Could Have Led to the COVID-19 Pandemic«, U.S. Right to Know, Sep. 17, 2021, *https://usrtk.org/biohazards/how-nih-funded-research-in-china-could-have-led-to-the-covid-19-pandemic*.
58 EcoHealth Alliance, »Year 5 Final Report for Grant 5R01AI110964-05«, US House of Representatives, House Oversight Committee, Oct. 20, 2021, 20, *https://bit.ly/43Lm6ur*.
59 Sharon Lerner, Mara Hvistendahl, »New Details Emerge about Coronavirus Research at Chinese Lab«, *The Intercept*, Sep. 6, 2021, *https://bit.ly/3NiQEhz*.
60 Shannon Murray, »How NIH-funded Research in China Could Have Led to the COVID-19 Pandemic«, U.S. Right to Know, Sep. 17, 2021, *https://bit.ly/42vnCzT*.
61 Sainath Suryanarayanan, »Items from Coronavirus Expert Ralph Baric's Emails«, U.S. Right to Know, Dec. 14, 2020, *https://usrtk.org/biohazards-blog/ralph-baric-emails/*.
62 Sainath Suryanarayanan, »Baric Files«, U.S. Right to Know, Nov. 13, 2020, *https://www.dropbox.com/sh/6fbnvgw2i2a2ksv/AADfQOIVnUTvN3pJLmjr8irEa?dl=0*.
63 Ralph Baric, »Baric Letter of Collaboration« with Peter Daszak, UNC School of Public Health Department of Epidemiology, May 31, 2013, *https://usrtk.org/baric_letter-of-collaboration/*.
64 Rowan Jacobsen, »Inside the Risky Bat-virus Engineering that Links America to Wuhan«, *MIT Technology Review*, Jun. 29, 2021, *https://bit.ly/3Cbw50i*.

65 Meredith Wadman, »NIH's Axing of Bat Coronavirus Grant a ›horrible precedent‹ and Might Break Rules, Critics Say«, *Science*, Apr. 30, 2020, *https://bit.ly/3JqnD1t*.
66 Milton Leitenberg, »Did the Sars-Cov-2 Virus Arise from a Bat Coronavirus Research Program in a Chinese Laboratory? Very Possibly«, *Bulletin of the Atomic Scientists*, Jun. 4, 2020, *https://bit.ly/3ODqPbs*.
67 Rowan Jacobsen, »Inside the Risky Bat-Virus Engineering That Links America to Wuhan«, *MIT Technology Review*, Jun. 29, 2021, *https://bit.ly/3Cbw50i*.
68 Vineet Menachery, Shi Zhengli, Ralph Baric et al., »A SARS-like Cluster of Circulating Bat Coronaviruses Shows Potential for Human Emergence«, *Nature Medicine* 21 (2015): 1508–1513, doi: 10.1038/nm.3985.
69 Joseph Mercola, »Over 100,000 Released Documents Expose COVID Origin Fraud«, Global Research, Apr. 11, 2022, *https://bit.ly/3NgSi3k*.
70 EcoHealth Alliance, »New Sars-like Coronavirus Discovered in Chinese Horseshoe Bats«, press release, Oct. 30, 2013, *https://www.ecohealthalliance.org/2013/10/new-sars-like-coronavirus-discovered-in-chinese-horseshoe-bats*.
71 Vineet Menachery, Shi Zhengli, Ralph Baric et al., »A SARS-like Cluster of Circulating Bat Coronaviruses Shows Potential for Human Emergence«, *Nature Medicine* 21 (2015): 1508–1513, doi: 10.1038/nm.3985.
72 Ebd.
73 Ebd.
74 Ben Hu, Lin-fa Wang, Shi Zhengli, Peter Daszak et al., »Isolation and Characterization of a Bat SARS-like Coronavirus That Uses the ACE2 Receptor«, *Nature* 503, no. 7477 (2013): 535–538, doi: 10.1038/nature12711.
75 Vineet Menachery, Shi Zhengli, Ralph Baric et al., »A SARS-like Cluster of Circulating Bat Coronaviruses Shows Potential for Human Emergence«, *Nature Medicine* 21 (2015): 1508–1513, doi: 10.1038/nm.3985.
76 David Willman, Madison Muller, »A Science in the Shadows«, *The Washington Post*, Aug. 26, 2021, *https://www.washingtonpost.com/nation/interactive/2021/a-science-in-the-shadows*.
77 »SARS Basics Fact Sheet«, Centers for Disease Control and Prevention, last rev. 2017, *https://bit.ly/43qYM5m*.
78 Vineet Menachery, Shi Zhengli, Ralph Baric et al., »A SARS-like Cluster of Circulating Bat Coronaviruses Shows Potential for Human Emergence«, *Nature Medicine* 21 (2015): 1508–1513, doi: 10.1038/nm.3985.
79 Ebd.
80 Ebd.
81 Jonathan Latham, Allison Wilson, »A Proposed Origin for SARS-CoV-2 and the COVID-19 Pandemic«, *Independent Science News*, Jul. 15, 2020, *https://bit.ly/42sYJET*.
82 Vineet Menachery, Shi Zhengli, Ralph Baric et al., »A SARS-like Cluster of Circulating Bat Coronaviruses Shows Potential for Human Emergence«, *Nature Medicine* 21 (2015): 1508–1513, doi: 10.1038/nm.3985.
83 UNC Gillings School of Global Public Health, »New SARS-like Virus Can Jump Directly from Bats to Humans, No Treatment Available«, press release, Nov. 9, 2015, *https://unc.live/42pZtdP*.
84 Melissa Cronin, »Ethical Questions Arise after Scientists Brew Super Powerful ›SARS 2.0‹ Virus«, Vice, Nov. 15, 2015, *https://bit.ly/3oWVCr5*.
85 Vineet Menachery, Shi Zhengli, Ralph Baric et al., »A SARS-like Cluster of Circulating Bat Coronaviruses Shows Potential for Human Emergence«, *Nature Medicine* 21 (2015): 1508–1513, doi: 10.1038/nm.3985.

86 Andrew Kerr, »US Grant to Wuhan Lab to Enhance Bat-Based Coronaviruses Was Never Scrutinized by HHS Review Board, NIH Says«, *Daily Caller*, Apr. 4, 2021, *https://bit.ly/3J1buQd.*
87 Crawford, Chase (NIH/NIAID) [Subject: ACTION by COB Today (4/21): Review Draft NIAID Response to Wuhan Institute of Virology Funding Question], email to Hugh Auchincloss, Jill Harper, and Courtney Billet (NIH/ NIAID) Apr. 21, 2020, obtained under the Freedom of Information Act by Judicial Watch, Inc., *https://bit.ly/3WXOYxd.*
88 US Department of Health & Human Services, »U.S. Government Gain-of-Function Deliberative Process and Research Funding Pause on Selected Gain-of-Function Research Involving Influenza, MERS, and SARS Viruses«, PHE.gov, Oct. 17, 2014, *https://www.phe.gov/s3/dualuse/documents/gain-of-function.pdf.*
89 Andrew Kerr, »US Grant To Wuhan Lab to Enhance Bat-Based Coronaviruses Was Never Scrutinized by HHS Review Board, NIH Says«, *Daily Caller*, Apr. 4, 2021, *https://bit.ly/3J1buQd.*
90 Arthur Trapotsis, »Do You Know the Difference in Laboratory Biosafety Levels 1, 2, 3, & 4«, Consolidated Sterilizer Systems, Mar. 31, 2020, *https://consteril.com/biosafety-levels-difference/.*
91 Rowan Jacobsen, »Inside the Risky Bat-virus Engineering That Links America to Wuhan«, *MIT Technology Review*, Jun. 29, 2021, *https://bit.ly/3Cbw50i.*
92 Bad Faith, »Lab Leak Theory: New Evidence? (w/ Jeffery [sic] Sachs)«, YouTube, 00:18:25–00:18:34, May 30, 2022, *https://www.youtube.com/watch?app=desktop&v=uZa5k87ByOk.*
93 Ben Hu et al., »Detection of Diverse Novel Astroviruses from Small Mammals in China«, *J Gen Virol* 95 (2014): 2442–2449, doi: 10.1099/vir.0.067686-0.
94 Vineet Menachery, Shi Zhengli, Ralph Baric et al., »A SARS-like Cluster of Circulating Bat Coronaviruses Shows Potential for Human Emergence«, *Nature Medicine* 21 (2015): 1508–1513, doi: 10.1038/nm.3985.
95 Rich Mendez, »›If anybody is lying here, senator, it is you‹, Fauci Tells Sen. Paul in Heated Exchange at Senate Hearing«, CNBC, Jul. 20, 2021, *https://cnb.cx/43wYslG.*
96 Vineet Menachery, Shi Zhengli, Ralph Baric et al., »A SARS-like Cluster of Circulating Bat Coronaviruses Shows Potential for Human Emergence«, *Nature Medicine* 21 (2015): 1508–1513, doi: 10.1038/nm.3985. Corrected Nov. 20, 2015: In the version of this article initially published online, the authors omitted to acknowledge a funding source, USAID-EPT-PREDICT funding from EcoHealth Alliance, to Z.-L.S. The error has been corrected for the print, PDF and HTML versions of this article.
97 Vineet Menachery, Shi Zhengli, Ralph Baric et al., »A SARS-like Cluster of Circulating Bat Coronaviruses Shows Potential for Human Emergence«, *Nature Medicine* 21 (2015): 1508–1513, doi: 10.1038/nm.3985.
98 Declan Butler, »Engineered Bat Virus Stirs Debate over Risky Research«, *Nature* (2015), doi: 10.1038/ nature.2015.1878.
99 Paul D. Thacker, »A Continued Candid Conversation with Richard Ebright on the History of U.S. Research Funding for Biological Agents in America and Abroad that Lack Critical Safety Overview: Richard Ebright: Dichron Interview (Part 2)«, *The DisInformation Chronicle*, Aug. 17, 2021, *https://disinformationchronicle.substack.com/p/a-continued-candid-conversation-with.*
100 Vineet Menachery, Shi Zhengli, Ralph Baric et al., »A SARS-like Cluster of Circulating Bat Coronaviruses Shows Potential for Human Emergence«, *Nature Medicine* 21 (2015): 1508–1513, doi: 10.1038/nm.3985.
101 Paul D. Thacker, »A Continued Candid Conversation with Richard Ebright on the History of U.S. Research Funding for Biological Agents in America and Abroad that Lack Critical Safety Overview: Richard Ebright: Dichron Interview (Part 2)«, *The DisInformation Chronicle*, Aug. 17, 2021, *https://disinformationchronicle.substack.com/p/a-continued-candid-conversation-with.*

102 Jocelyn Kaiser, »Moratorium on Risky Virology Studies Leaves Work at 14 Institutions in Limbo«, *Science*, Nov. 17, 2014, *https://bit.ly/3IQiGhR*.

103 Chernay Mason and Vivian Dugan, PhD, to Sherrie Settle, CC: Dr. Ralph Baric, Ms. Mary Kirker, Dr. Irene Glowinski, Bethesda, Maryland, Oct. 21, 2014, *Science:* 64–65, *https://bit.ly/42oR0rq*.

104 Samuel Chamberlain, »Sen. Paul: Fauci Emails Prove He Knew of Wuhan Gain-of-Function Research«, *New York Post*, Jun. 3, 2021, *https://nypost.com/2021/06/03/fauci-emails-prove-he-knew-of-wuhan-research-sen-paul*.

105 Hugh Auchincloss, »Continued«, email message to Anthony Fauci, Feb. 1, 2020, 3206, *https://www.documentcloud.org/documents/20793561-leopold-nih-foia-anthony-fauci-emails*. Obtained under Freedom of Information Act by Buzzfeed News.

106 Steven Nelson, »Biden Jokes Fauci Is Actual President as He Shares COVID ›Winter Plan‹«, *New York Post*, Dec. 2, 2021, *https://nypost.com/2021/12/02/biden-jokes-fauci-is-real-president-as-he-shares-covid-plan/*.

107 Valerie Richardson, »›I represent science‹: Fauci Claims GOP Detractors are Really Criticizing Science«, *The Washington Times*, Nov. 28, 2021, *https://bit.ly/3MVj1RG*.

108 »Transcript: Dr. Anthony Fauci on ›Face the Nation‹, November 28, 2021«, CBS News, Nov. 28, 2021, *https://www.cbsnews.com/news/transcript-dr-anthony-fauci-on-face-the-nation-november-28-2021*.

109 Vineet Menachery, Shi Zhengli, Ralph Baric et al., »A SARS-like Cluster of Circulating Bat Coronaviruses Shows Potential for Human Emergence«, *Nature Medicine* 21 (2015): 1508–1513, doi: 10.1038/nm.3985.

110 Marcus Williamson, »Questions«, email message to Vineet Menachery and Ralph Baric, Apr. 14, 2020, 274, *https://usrtk.org/wp-content/uploads/2022/05/UTMB-Shi-Menachery-1.pdf*.

111 Linyou Cao, »Inquiry of Your Nature Medicine paper on Coronavirus«, email message to Vineet Menachery and Ralph Baric, Feb. 3, 2020, 329, *https://usrtk.org/wp-content/uploads/2022/05/UTMB-Shi-Menachery-1.pdf*.

112 Vineet Menachery, »WIV Questions«, email message to James Le Duc, Apr. 16, 2020, 14, *https://usrtk.org/wp-content/uploads/2022/05/UTMB-Shi-Menachery-1.pdf*.

113 Shi Zhengli, Ralph Baric et al., »Two Mutations Were Critical for Bat-to-Human Transmission of Middle East Respiratory Syndrome Coronavirus«, *J Virol* 89, no. 17 (2015): 9119–9123, doi: 10.1128/JVI.01279-15.

114 Vineet Menachery, Ralph S. Baric et al., »SARS-like WIV1-CoV Poised for Human Emergence«, *PNAS* 113, no. 11 (2016): 3048–3053, doi: 10.1073/pnas.1517719113.

115 Ebd.

116 Peter Daszak, »EcoHealth Alliance Daszak in 2016 Describing China's Colleagues' Work on Coronavirus Spike Protein«, C-SPAN, 00:00:51, Mar. 28, 2016, *https://bit.ly/3J1chRb*.

117 Natalie Winters, »WATCH: Explosive, Unearthed Video Shows Peter Daszak Describing ›Chinese Colleagues‹ Developing ›Killer‹ Coronaviruses«, The National Pulse, Jun. 8, 2021, *https://bit.ly/43usaI6*.

118 Peter Daszak, »Pandemics«, C-SPAN, 01:17:00–01:17:37, Feb. 23, 2016, *https://bit.ly/3MUXsRq*.

119 Kanekoa, »Was Peter Daszak Working for the Central Intelligence Agency?«, Kanekoa News, Jan. 18, 2022, *https://kanekoa.substack.com/p/was-peter-daszak-working-for-the*.

120 David Willman, Madison Muller, »A Science in the Shadows«, *The Washington Post*, Aug. 26, 2021, *https://www.washingtonpost.com/nation/interactive/2021/a-science-in-the-shadows*.

121 Ebd.

Kapitel 44: Ein weiterer verrückter Vorschlag – wie die dysfunktionalen NIH ein abtrünniges Biowaffenexperiment in China finanzierten

1 »Notice of Award: Understanding the Risk of Bat Coronavirus Emergence«, NIAID, issued May 27, 2014, *https://www.documentcloud.org/documents/21055989-understanding-risk-bat-coronavirus-emergence-grant-notice.*

2 Katherine Eban, »›This Shouldn't Happen‹: Inside the Virus-Hunting Nonprofit at the Center of the Lab-Leak Controversy«, *Vanity Fair*, Mar. 31, 2022, *https://bit.ly/3oWTcsv.*

3 Declan Butler, »Engineered Bat Virus Stirs Debate Over Risky Research«, *Nature*, 2015, doi: 10.1038/nature.2015.18787.

4 Peter Daszak, »Identifying Predictable Patterns in Disease Emergence«, EcoHealth Alliance via A. Huff, Oct. 2015, *https://bit.ly/3Nexee5.*

5 »Notice of Award: Understanding the Risk of Bat Coronavirus Emergence«, NIAID, issued May 27, 2014, 197, *https://www.documentcloud.org/documents/21055989-understanding-risk-bat-coronavirus-emergence-grant-notice.*

6 Sharon Lerner, Mara Hvistendahl, »NIH Officials Worked with EcoHealth Alliance to Evade Restrictions on Coronavirus Experiments«, *The Intercept*, Nov. 3, 2021, *https://bit.ly/43uWlyD.*

7 »Middle East Respiratory Syndrome«, World Health Organization, Aug. 2022, *https://bit.ly/3NjhIxe.*

8 Sharon Lerner, Maia Hibbett, »EcoHealth Alliance Conducted Risky Experiments on MERS Virus in China«, *The Intercept*, Oct. 21, 2021, *https://theintercept.com/2021/10/21/virus-mers-wuhan-experiments.*

9 Sharon Lerner, Mara Hvistendahl, »New Details Emerge about Coronavirus Research at Chinese Lab«, *The Intercept*, Sep. 6, 2021, *https://bit.ly/3NiQEhz.*

10 Ebd.

11 Ebd.

12 Gary Ruskin, »Key Articles on Origins of Covid-19, Gain-of-Function Research and Biolabs«, U.S. Right to Know, Sep. 14, 2022, *https://usrtk.org/biohazards/origin-of-sars-cov-2-gain-of-function-readings.*

13 Sharon Lerner, Mara Hvistendahl, »New Details Emerge about Coronavirus Research at Chinese Lab«, *The Intercept*, Sep. 6, 2021, *https://bit.ly/3NiQEhz.*

14 Katherine Eban, »›This Shouldn't Happen‹: Inside the Virus-Hunting Nonprofit at the Center of the Lab-Leak Controversy«, *Vanity Fair*, Mar. 31, 2022, *https://bit.ly/3oWTcsv.*

15 Ebd.

16 ASPR, »U.S. Government Gain-of-Function Deliberative Process and Research Funding Pause on Selected Gain-of-Function Research Involving Influenza, MERS, and SARS Viruses«, HHS Office of the Assistant Secretary for Preparedness and Response, Oct. 17, 2014, *http://www.phe.gov/s3/dualuse/Documents/gain-of-function.pdf.*

17 Dr. Peter Daszak to Drs. Greer and Stemmy, Jun. 8, 2016, *https://bit.ly/43Fmuuu.*

18 Sharon Lerner, Mara Hvistendahl, »NIH Officials Worked with EcoHealth Alliance to Evade Restrictions on Coronavirus Experiments«, *The Intercept*, Nov. 3, 2021, *https://bit.ly/43uWlyD.*

19 Vineet Menachery, Ralph S. Baric et al., »SARS-like WIV1-CoV Poised for Human Emergence«, *PNAS* 113, no. 11 (2016): 3048–3053, doi: 10.1073/pnas.1517719113.

20 Peter Daszak, »Project DEFUSE: Defusing the Threat of Bat-borne Coronaviruses«, EcoHealth Alliance, Mar. 27, 2018, *https://www.documentcloud.org/documents/21066966-defuse-proposal.*

21 Sharon Lerner, Mara Hvistendahl, »NIH Officials Worked with EcoHealth Alliance to Evade Restrictions on Coronavirus Experiments«, *The Intercept*, Nov. 3, 2021, *https://bit.ly/43uWlyD*.
22 »Jenny L. Greer, Grants Management Branch«, NIH, accessed May 22, 2023, *https://www.niehs.nih.gov/research/supported/dert/gmb/greer/index.cfm*.
23 Sharon Lerner, Mara Hvistendahl, »NIH Officials Worked with EcoHealth Alliance to Evade Restrictions on Coronavirus Experiments«, *The Intercept*, Nov. 3, 2021, *https://bit.ly/43uWlyD*.
24 Ebd.
25 Katherine Eban, »›This Shouldn't Happen‹: Inside the Virus-Hunting Nonprofit at the Center of the Lab-Leak Controversy«, *Vanity Fair*, Mar. 31, 2022, *https://bit.ly/3oWTcsv*.
26 Ebd.
27 Ebd.
28 Peter Daszak, »RE: Grant Number: 5R01Al110964 – 03 Pl Name: DASZAK, PETER«, email message to Erik Stemmy, Jenny Greer, and Alexsei Chmura (obtained under the Freedom of Information Act by the Whitecoat Waste Project), 155, *https://bit.ly/3Cpnc3b*.
29 Sharon Lerner, Mara Hvistendahl, »NIH Officials Worked with EcoHealth Alliance to Evade Restrictions on Coronavirus Experiments«, *The Intercept*, Nov. 3, 2021, *https://bit.ly/43uWlyD*.
30 Lawrence A. Tabak to James Comer, The Department of Health and Human Services, Oct. 20, 2021, *https://bit.ly/42Ks7qx*.
31 Katherine Eban, »›This Shouldn't Happen‹: Inside the Virus-Hunting Nonprofit at the Center of the Lab-Leak Controversy«, *Vanity Fair*, Mar. 31, 2022, *https://bit.ly/3oWTcsv*.
32 Ebd.
33 Andrew Kerr, »EXCLUSIVE: Fauci Staffers Flagged Potential Gain-of-Function Research at Wuhan Lab in 2016, Records Reveal«, *Daily Caller*, Nov. 3, 2021, *https://bit.ly/3IYuPSc*.
34 Ebd.
35 Ebd.
36 Joseph Mercola, »Secret Emails Reveal How NIH, EcoHealth Alliance Colluded to Skirt Restrictions on Risky Experiments«, *The Defender*, Nov. 19, 2021, *https://bit.ly/3oT8wq8*.
37 Sharon Lerner, Mara Hvistendahl, »NIH Officials Worked with EcoHealth Alliance to Evade Restrictions on Coronavirus Experiments«, *The Intercept*, Nov. 3, 2021, *https://tinyurl.com/mps6cuh3*.
38 Andrew Kerr, »EXCLUSIVE: Fauci Staffers Flagged Potential Gain-of-Function Research at Wuhan Lab in 2016, Records Reveal«, *Daily Caller*, Nov. 3, 2021, *https://tinyurl.com/ykk3zjaw*.
39 Sharon Lerner, Mara Hvistendahl, »NIH Officials Worked with EcoHealth Alliance to Evade Restrictions on Coronavirus Experiments«, *The Intercept*, Nov. 3, 2021, *https://tinyurl.com/mps6cuh3*.
40 Sharon Lerner, Mara Hvistendahl, Maia Hibbett, »NIH Documents Provide New Evidence U.S. Funded Gain-of-Function Research in Wuhan«, *The Intercept*, Sep. 9, 2021, *https://tinyurl.com/4f45bpz3*.
41 Cathy McMorris Rodgers, Brett Guthrie, and H. Morgan Griffith to Lawrence A. Tabak, Apr. 25, 2022, *https://static.foxnews.com/foxnews.com/content/uploads/2022/04/4.25.22-Letter-to-Dr.-Lawrence-Tabak.pdf*.
42 Ebd.
43 Maria Godoy, »Group Whose NIH Grant for Virus Research Was Revoked Just Got a New Grant«, NPR, Aug. 29, 2020, *https://tinyurl.com/5cvkwa95*.
44 Sharon Lerner, Mara Hvistendahl, »NIH Officials Worked with EcoHealth Alliance to Evade Restrictions on Coronavirus Experiments«, *The Intercept*, Nov. 3, 2021, *https://bit.ly/43Rilnv*.
45 Chad Nakanishi, »Rand Paul: ›Fauci Lied‹, Demands Answers About US Funding Wuhan Research«, KTRH 740 News Radio, Sep. 8, 2021, *https://ihr.fm/43TE3aK*.

46 @R_H_Ebright, »NEWLY RELEASED documents provide details of US-funded research on coronaviruses at the Wuhan Institute of Virology. The Intercept has obtained more than 900 pages of documents detailing work of EcoHealth Alliance at the Chinese lab …«, Twitter, Sep. 6, 2021, *https://bit.ly/3Jrfb1D*.

47 @R_H_Ebright, »The documents make it clear that assertions by the NIH Director, Francis Collins, and the NIAID Director, Anthony Fauci, that the NIH did not support gain-of-function research or potential pandemic pathogen enhancement at WIV are untruthful«, Twitter, Sep. 6, 2021, *https://bit.ly/3Ps7dcG*.

48 Michael Nevradakis, PhD, »Fauci Knew NIH Funded Gain-of-Function Research at Wuhan Lab, Pressured Scientists to Push ›Natural‹ COVID Origins, Leaked Messages Reveal«, *The Defender*, Jul.17, 2023, *https://childrenshealthdefense.org/defender/fauci-nih-covid-origins-leaked-messages*.

49 C-SPAN, »Exchange between Sen. Rand Paul and Dr. Anthony Fauci«, YouTube, May 11, 2021, *https://www.youtube.com/watch?v=2MndwrOzDvo*.

50 CNBC Television, »Dr. Anthony Fauci to Sen. Rand Paul at hearing: You do not know what you're talking about«, YouTube, Jul. 20, 2021, *https://www.youtube.com/watch?v=Pnb2Yxri6eY*.

51 Ben Hu, Peter Daszak, Shi Zhengli et al., »Discovery of a Rich Gene Pool of Bat Sars-Related Coronaviruses Provides New Insights Into the Origin of SARS Coronavirus«, *PLOS Pathogens* 13, no. 11 (2017), doi: 10.1371/journal.ppat.1006698.

52 *Xinhua*, »China's First Biosafety Level 4 Lab Put into Operation«, The State Council, The People's Republic of China, Jan. 4, 2018, *http://english.www.gov.cn/state_council/ministries/2018/01/04/content_281476001535134.htm*.

Kapitel 45: Die Laborratten gehen in Deckung

1 Lawrence Tabak to James Comer, The Department of Health and Human Services, Oct. 20, 2021, *https://bit.ly/3oLrz5P*.

2 Ebd.

3 Joel Achenbach, »NIH Demands Unpublished Data on Coronavirus Experiment, but Says Research Is Not Linked to the Pandemic«, *The Washington Post*, Oct. 21, 2021, *https://wapo.st/3WTHKdL*.

4 Emma Bowman, »U.S. could see 1 million cases per day, warns departing NIH director Francis Collins«, NPR, Dec. 19, 2021, *https://www.npr.org/2021/12/19/1065575540/nih-director-francis-collins-omicron*.

5 CNN Newsroom, »Interview with Dr. Francis Collins about COVID Vaccinations and Virus Funding in Wuhan«, CNN, Oct. 24, 2021, *https://transcripts.cnn.com/show/cnr/date/2021-10-24/segment/05*.

6 Ebd.

7 @joshrogin, »Brown repeatedly presses Collins to explain how NIH could not know FOR TWO YEARS that its own contractor @EcoHealthNYC had done research making bat coronaviruses more infectious to humans, and Collins uses every rhetoric trick to dissemble and distract … I'll explain …«, Twitter, Oct. 25, 2021, *https://bit.ly/3M3tz0k*.

8 CNN Newsroom, »Interview with Dr. Francis Collins about COVID Vaccinations and Virus Funding in Wuhan«, CNN, Oct. 24, 2021, *https://transcripts.cnn.com/show/cnr/date/2021-10-24/segment/05*.

9 Tyler Durden, »NIH Director Shredded Over Risky Research In Wuhan After CNN Interview Goes Sideways«, *Zero Hedge*, Oct. 27, 2021, *https://bit.ly/42AO373*.

10 The White House, »President Biden Announces OSTP Leadership«, press release, Feb. 16, 2022, *https://www.whitehouse.gov/briefing-room/statements-releases/2022/02/16/president-biden-announces-ostp-leadership/*.
11 »EcoHealth Alliance Grant and Potential COVID-19 Origins«, Department of Health and Human Services, Oversight and Reform Committee, Aug. 19, 2022, *https://bit.ly/3qAz5AT*.
12 Matt Field, »NIH to Terminate Part of EcoHealth Alliance Grant after Its Wuhan Partners Refuse to Deliver Information on Coronavirus Studies«, *Bulletin of the Atomic Scientists*, Aug. 24, 2022, *https://bit.ly/3p1Etwl*.
13 Ebd.
14 Michael S. Lauer to James Comer, Aug. 19, 2022, Committee on Oversight and Accountability, *https://oversight.house.gov/wp-content/uploads/2022/08/NIH-Letter-to-Congress-regarding-EHA_Comer.pdf*.
15 Max Kozlov, »NIH Reinstates Grant for Controversial Coronavirus Research«, *Nature*, May 8, 2023, *https://archive.li/dT0EV*.

Kapitel 46: **Die Zauberlehrlinge**

1 NIH RePORTER, »Ralph Baric NIAID Awards, 2014«, NIH, *https://bit.ly/3NpsLUm*.
2 Judicial Watch, »Judicial Watch: New Documents Show Wuhan Lab Asked NIH Official for Information on Disinfectants; Nine Fauci Agency Grants for EcoHealth Bat Coronavirus Research«, press release, Jul. 8, 2021, *https://www.judicialwatch.org/wuhan-lab-fauci-grants*.
3 NIH RePORTER, »Project Number 5R01AI110964-05: Understanding the Risk of Bat Coronavirus Emergence, 2014–2019«, NIH, accessed Jun. 22, 2023, *https://tinyurl.com/2736nd5u*.
4 Lisa Schnirring, »Feds Lift Gain-of-Function Research Pause, Offer Guidance«, CIDRAP, Dec. 19, 2017, *https://www.cidrap.umn.edu/news-perspective/2017/12/feds-lift-gain-function-research-pause-offer-guidance*.
5 Peter Daszak, Shi Zhengli et al., »Bat Severe Acute Respiratory Syndrome-Like Coronavirus WIV1 Encodes an Extra Accessory Protein, ORFX, Involved in Modulation of the Host Immune Response«, *Journal of Virology* 90, no. 14 (2016): 6573–6582, doi: 10.1128/JVI.03079-15.
6 Ben Hu, Lin-fa Wang, Shi Zhengli, Peter Daszak et al., »Isolation and Characterization of a Bat SARS-like Coronavirus That Uses the ACE2 Receptor«, *Nature* 503, no. 7477 (2013): 535–538, doi: 10.1038/nature12711.
7 Jon Cohen, »Call of the Wild«, *Science*, Sep. 2, 2021, *https://bit.ly/3J3mmgC*.
8 Ben Hu, Peter Daszak, Shi Zhengli et al., »Discovery of a Rich Gene Pool of Bat Sars-Related Coronaviruses Provides New Insights Into the Origin of SARS Coronavirus«, *PLOS Pathogens* 13, no. 11 (2017), doi: 10.1371/journal. ppat.1006698.
9 Ebd.
10 Ebd.
11 Ebd.
12 Carolyn Kormann, »The Mysterious Case of the COVID-19 Lab-Leak Theory: Did the virus spring from nature or from human error?«, *The New Yorker*, Oct. 12, 2021, *https://bit.ly/3MUXsk9*.
13 Ben Hu, Peter Daszak, Shi Zhengli et al., »Discovery of a Rich Gene Pool of Bat Sars-Related Coronaviruses Provides New Insights Into the Origin of SARS Coronavirus«, *PLOS Pathogens* 13, no. 11 (2017), doi: 10.1371/journal. ppat.1006698.
14 Ebd.

15 Ebd.
16 Ben Hu, Lin-fa Wang, Shi Zhengli, Peter Daszak et al., »Isolation and Characterization of a Bat SARS-like Coronavirus That Uses the ACE2 Receptor«, *Nature* 503, no. 7477 (2013): 535–538, doi: 10.1038/nature12711.
17 Paul D. Thacker, »Anthony Fauci Lied Before Congress and the American People, But will President Biden Do Anything?«, *The DisInformation Chronicle*, Aug. 31, 2021. *https://bit.ly/3WSrGsR.*
18 Anthony Ying, »Did Covid Leak from a Lab in China-Channel 4 Documentary«, YouTube, 00:29:10, Aug. 22, 2021, *https://www.youtube.com/watch?v=S2sg_cwu6LY.*
19 Ben Hu, Peter Daszak, Shi Zhengli et al., »Discovery of a Rich Gene Pool of Bat Sars-Related Coronaviruses Provides New Insights Into the Origin of SARS Coronavirus«, *PLOS Pathogens* 13, no. 11 (2017), doi: 10.1371/journal. ppat.1006698.
20 Kai Kupferschmidt, »The Coronavirus Czar«, *Science*, Apr. 28, 2020, *https://bit.ly/3MRpwVE.*
21 Charles Calisher et al., »Statement in Support of the Scientists, Public Health Professionals, and Medical Professionals of China Combatting COVID-19«, *The Lancet* 395, no. 10226 (2020): e42–e43, doi: 10.1016/S0140-6736(20)30418-9.
22 Marciela DeGrace, Christian Drosten et al., »Defining the Risk of SARS-CoV-2 Variants on Immune Protection«, *Nature* 605 (2022): 640–652, doi: 10.1038/s41586-022-04690-5.
23 Terry Jones, Christian Drosten et al., »Estimating Infectiousness throughout SARS-CoV-2 Infection Course«, *Science* 373, no. 6551 (2021), doi: 10.1126/science.abi5273.
24 Aine O'Toole, Christian Drosten et al., »Tracking the International Spread of SARS-CoV-2 Lineage B.1.1.7 and B.1.351/501Y-V2 with Grinch [Version 2; Peer Review: 3 Approved]«, Wellcome Open Res (2021), doi: 10.12688/wellcomeopenres.16661.2.
25 Ben Hu, Peter Daszak, Shi Zhengli et al., »Discovery of a Rich Gene Pool of Bat Sars-Related Coronaviruses Provides New Insights Into the Origin of SARS Coronavirus«, *PLOS Pathogens* 13, no. 11 (2017), doi: 10.1371/journal. ppat.1006698.
26 Andrew Kerr, »US Grant to Wuhan Lab to Enhance Bat-Based Coronaviruses Was Never Scrutinized by HHS Review Board, NIH Says«, *Daily Caller*, Apr. 4, 2021, *https://bit.ly/3J1buQd.*
27 Ben Hu, Peter Daszak, Shi Zhengli et al., »Discovery of a Rich Gene Pool of Bat Sars-Related Coronaviruses Provides New Insights Into the Origin of SARS Coronavirus«, *PLOS Pathogens* 13, no. 11 (2017), doi: 10.1371/journal.ppat.1006698.
28 Andrew Kerr, »US Grant To Wuhan Lab To Enhance Bat-Based Coronaviruses Was Never Scrutinized By HHS Review Board, NIH Says«, *Daily Caller*, Apr. 4, 2021. *https://bit.ly/3qsBeyl.*
29 Emily Goodin, »›Senator Paul, You Are Entirely and Completely Incorrect‹: Dr. Fauci Repeatedly Denies Rand Paul's Accusation That NIH Funded Bat Research in Wuhan Institute«, *Mail Online*, May 11, 2021, *https://tinyurl.com/3hxffvas.*
30 NIH RePORTER, »NIH/NIAID Funding: Ralph S. Baric 1986–2021«, NIH, *https://bit.ly/3s9AyLW.*
31 Jordan Boyd, »Emails Show Fauci Downplayed Funding of Gain of Function Research at Wuhan Lab«, *The Federalist*, Jun. 2, 2021, *https://bit.ly/43SZDvD.*
32 Ralph Baric, »Imagining the Next Flu Pandemic – and Preventing it!«, YouTube, 00:10:15, May 29, 2018, *https://www.youtube.com/watch?v=UuERPvBFfco.*
33 Ebd.
34 *The Defender Show*, »The Origins of COVID-19 with Jeffrey Sachs«, CHD.TV, 00:26:08–00:27:41, Aug. 25, 2022, *https://bit.ly/42uXViO.*
35 US Congress, Senate, Subcommittee on Emerging Threats and Spending Oversight, Revisiting Gain of Function Research: What the Pandemic Taught Us and Where Do We Go From Here, »Written remarks to accompany the testimony of Steven Quay, MD, PhD«, Senate Committee on Homeland Security and Governmental Affairs, Aug. 2, 2022, *https://bit.ly/3CBUCvX.*

36 Robert F. Kennedy Jr., Private Interview with Steven Quay.
37 US Congress, Senate, Subcommittee on Emerging Threats and Spending Oversight, Revisiting Gain of Function Research: What the Pandemic Taught Us and Where Do We Go From Here, »Written remarks to accompany the testimony of Steven Quay, MD, PhD«, Senate Committee on Homeland Security and Governmental Affairs, Aug. 2, 2022, *https://www.hsgac.senate.gov/wp-content/uploads/imo/media/doc/Quay%20Testimony.pdf.*
38 Ebd.
39 Robert F. Kennedy Jr., Private Interview with Steven Quay.
40 US Congress, Senate, Subcommittee on Emerging Threats and Spending Oversight, Revisiting Gain of Function Research: What the Pandemic Taught Us and Where Do We Go From Here, »Written remarks to accompany the testimony of Steven Quay, MD, PhD«, Senate Committee on Homeland Security and Governmental Affairs, Aug. 2, 2022, *https://www.hsgac.senate.gov/wp-content/uploads/imo/media/doc/Quay%20Testimony.pdf.*

Kapitel 47: Daszak dreht frei – der DEFUSE-Vorschlag

1 Peter Daszak, »Project DEFUSE: Defusing the Threat of Bat-borne Coronaviruses«, EcoHealth Alliance, Mar. 27, 2018, *https://www.documentcloud.org/documents/21066966-defuse-proposal.*
2 Sharon Lerner, Maia Hibbett, »Leaked Grant Proposal Details High-Risk Coronavirus Research«, *The Intercept*, Sep. 23, 2021, *https://theintercept.com/2021/09/23/coronavirus-research-grant-darpa.*
3 E&C Republicans, »E&C Republicans Press NIH to Investigate Peter Daszak and EcoHealth Alliance for Research Cover-Up and Possible Fraud«, press release, Apr. 25, 2022, *https://bit.ly/3N0ftha.*
4 Sharon Lerner, Maia Hibbett, »Leaked Grant Proposal Details High-Risk Coronavirus Research«, *The Intercept*, Sep. 23, 2021, *https://theintercept.com/2021/09/23/coronavirus-research-grant-darpa.*
5 »Project DEFUSE: Defusing the Threat of Bat-borne Coronaviruses«, via *The Intercept*, Sep. 23, 2021, *https://www.documentcloud.org/documents/21066966-defuse-proposal.*
6 »Revisiting Gain of Function Research: What the Pandemic Taught Us and Where Do We Go from Here«, US Senate Committee on Homeland Security and Governmental Affairs' Subcommittee on Emerging Threats and Spending Oversight, Aug. 2, 2022, *https://bit.ly/3WSKyb7.*
7 »Written Remarks to Accompany the Testimony of Steven Quay, MD, PhD«, US Senate Committee on Homeland Security and Governmental Affairs' Subcommittee on Emerging Threats and Spending Oversight, Aug. 3, 2022, *https://www.hsgac.senate.gov/imo/media/doc/Quay%20Testimony.pdf.*
8 Katherine Eban, »›This Shouldn't Happen‹: Inside the Virus-Hunting Nonprofit at the Center of the Lab-Leak Controversy«, *Vanity Fair*, Mar. 31, 2022, *https://bit.ly/3oWTcsv.*
9 Ebd.
10 *The Defender Show*, »The Origins of COVID-19 with Jeffrey Sachs«, CHD.TV, 00:28:37–00:29:16, Aug. 25, 2022, *https://bit.ly/42uXViO.*
11 Bad Faith, »Lab Leak Theory: New Evidence? (w/ Jeffery Sachs)«, YouTube, 00:08:02–00:08:11, May 30, 2022, *https://www.youtube.com/watch?app=desktop&v=uZa5k87ByOk.*
12 Paul D. Thacker, »Leaked Department of Defense Documents Show Anthony Fauci and EcoHealth Alliance's Peter Daszak Cannot Be Trusted on Dangerous Virus Research«, *The DisInformation Chronicle*, Sep. 28, 2021, *https://disinformationchronicle.substack.com/p/leaked-department-of-defense-documents.*

13 Katherine Eban, »›This Shouldn't Happen‹: Inside the Virus-Hunting Nonprofit at the Center of the Lab-Leak Controversy«, *Vanity Fair*, Mar. 31, 2022, *https://bit.ly/3oWTcsv*.
14 Ebd.
15 Ebd.
16 Ebd.
17 *The Defender Show*, »The Origins of COVID-19 with Jeffrey Sachs«, CHD.TV, 00:29:26–00:29:54, Aug. 25, 2022, *https://bit.ly/42uXViO*.
18 Bad Faith, »Lab Leak Theory: New Evidence? (w/ Jeffery Sachs)«, YouTube, 00:08:34–00:09:31, May 30, 2022, *https://www.youtube.com/watch?app=desktop&v=uZa5k87ByOk*.
19 Robert F. Kennedy Jr., Private Interview with Jonathan J. Couey, PhD.
20 Rowan Jacobsen, »How Dr. Fauci and Other Officials Withheld Information on China's Coronavirus Experiments«, *Newsweek*, Nov. 22, 2021, *https://bit.ly/43xxavE*.
21 Katherine Eban, »The Lab-Leak Theory: Inside the Fight to Uncover COVID-19's Origins«, *Vanity Fair*, Jun. 3, 2021, *https://www.vanityfair.com/news/2021/06/the-lab-leak-theory-inside-the-fight-to-uncover-covid-19s-origins*.
22 @PeterHotez, »Well that's just it, I haven't banned anything, and neither has the virologic community. It's just that there is zero evidence that Covid arose from GOF research or lab leak, zip, nada. It doesn't mean it's impossible, but in comparison to massive evidence for zoonotic spillover […]«, Twitter, Dec. 11, 2022, *https://bit.ly/42AQWop*.
23 »WHO Expert Advisory Committee on Developing Global Standards for Governance and Oversight of Human Genome Editing«, World Health Organization, *https://bit.ly/3yXClYn*.
24 Katherine Eban, »In Major Shift, NIH Admits Funding Risky Virus Research in Wuhan«, *Vanity Fair*, Oct. 22, 2021, *https://www.vanityfair.com/news/2021/10/nih-admits-funding-risky-virus-research-in-wuhan*.
25 »Origins of SARS-CoV-2«, Jamie Metzl, updated Sep. 26, 2022, *https://jamiemetzl.com/origins-of-sars-cov-2*.
26 Michael Moran, »The China ›lab leak‹ Theory Gains Traction, Manifest Destiny«, podcast, Jul. 29, 2021, *https://www.microshare.io/2021/07/29/manifest-density-episode-35-jamie-metzl-and-the-china-lab-leak-theory*.

Kapitel 48: Impfungen für wilde Fledermäuse

1 Sarah Knapton, »Wuhan Scientists Planned to Release Coronavirus Particles into Cave Bats, Leaked Papers Reveal«, *The Telegraph*, Sep. 21, 2021, *https://bit.ly/3P2YNbo*.
2 Drastic Team, »Exposed! How EcoHealth Alliance and the Wuhan Institute of Virology Collaborated on a Dangerous Bat Coronavirus Project: ›The DARPA DEFUSE Project‹«, D.R.A.S.T.I.C Research, *https://bit.ly/3gpkGlY*.
3 Tyler Durden, »Wuhan Scientists Planned To Release ›Chimeric Covid Spike Proteins‹ Into Bat Populations Using ›Skin-Penetrating Nanoparticles‹«, *Zero Hedge*, Sep. 23, 2021, *https://bit.ly/465nUR4*.
4 Jess Craig, »The Controversial Quest to Make a ›Contagious‹ Vaccine«, *National Geographic*, Mar. 18, 2022, *https://www.nationalgeographic.com/science/article/the-controversial-quest-to-make-a-contagious-vaccine*.
5 »Military Documents about Gain of Function Contradict Fauci Testimony Under Oath«, Project Veritas, Jan. 10, 2022, *https://bit.ly/45MRKJX*.

6 »Proposal Vol. 1, Project DEFUSE: Defusing the Threat of Bat-borne Coronaviruses«, EcoHealth Alliance, Mar. 24, 2018, 4, *https://bit.ly/3P2iIHh*.
7 Ebd., 1.
8 Ebd., 2.
9 Tiffany Middleton, »Teaching Legal Docs: What Is an Environmental Impact Statement?«, American Bar Association, Mar. 2, 2021, accessed Apr. 28, 2023, *https://bit.ly/3qv9ucy*.
10 Dr. Robert K. D. Peterson, »Japan's Role in Developing Biological Weapons in World War II and its Effect on Contemporary Relations between Asian Countries«, Montana State University, *https://bit.ly/3Nhfr5I*.
11 Trish Long, »Bat Bombs: Secret WWII Weapon Tested In New Mexico Desert«, *El Paso Times*, Oct. 5, 2021, *https://www.elpasotimes.com/story/news/history/2021/10/05/bat-bombs-secret-wwii-weapon-tested-new-mexico-desert/5992598001*.
12 »Biological Defense Research Program: Final Programmatic Environmental Impact Statement«, Department of the Army, U.S. Army Medical Research and Development Command (USAMRDC), Apr. 1989, *https://bit.ly/3qsPUO6*.
13 Jeffrey Kaye, »REVEALED: The Long-Suppressed Official Report on US Biowarfare in North Korea«, INSURGE Intelligence, Feb. 20, 2018, *https://bit.ly/3CjA8Yp*.
14 »The Outcome Report of the Parliamentary Commission on Investigation into the Circumstances Related to Creation of Biological Laboratories by U.S. Specialists on the Territory of Ukraine«, The Ministry of Foreign Affairs of the Russian Federation, Jun. 1, 2023, *https://mid.ru/en/foreign_policy/international_safety/regprla/1873584*.
15 »Proposal Vol. 1, Project DEFUSE: Defusing the Threat of Bat-borne Coronaviruses«, EcoHealth Alliance, Mar. 24, 2018, *https://bit.ly/3P2iIHh*.
16 »Rejection of Defuse Project Proposal«, DARPA, 2018, *https://bit.ly/3CiFxz1*. Project Veritas, found in »Military Documents About Gain of Function Contradict Fauci Testimony Under Oath«.
17 Ebd.
18 Sarah Knapton, »Wuhan Scientists Planned to Release Coronavirus Particles into Cave Bats, Leaked Papers Reveal«, *The Telegraph*, Sep. 21, 2021, *https://bit.ly/3P2YNbo*.
19 James Gimlett, PhD, »PM Summary Sheet, Source Selection Sensitive«, DARPA, *https://bit.ly/3CiFymz*.
20 Max Barnhart, »A Box of 200 Mosquitoes Did the Vaccinating in this Malaria Trial. That's Not a Joke!«, NPR, Sep. 21, 2022, *https://n.pr/43sFuNa*.
21 Sean C. Murphy, Ashley M. Vaughan, James G. Kublin et al., »A Genetically Engineered Plasmodium Falciparum Parasite Vaccine Provides Protection from Controlled Human Malaria Infection«, *Science Translational Medicine* 14, no. 659 (2022), doi: 10.1126/scitranslmed.abn9709.
22 Max Barnhart, »A Box of 200 Mosquitoes Did the Vaccinating in this Malaria Trial. That's Not a Joke!«, NPR, Sep. 21, 2022, *https://n.pr/43sFuNa*.
23 Ebd.
24 Ebd.
25 »Federal Contract IDV Awards: Indefinite Delivery Contract HHSN272201300019I«, GovTribe, updated Sep. 9, 2013, *https://govtribe.com/award/federal-idv-award/indefinite-delivery-contract-hhsn272201300019i*.
26 Global Grand Challenges, »Production of a Transgenic Mosquito, as a Flying Syringe, to Deliver Protective Vaccine via Saliva«, Bill & Melinda Gates Foundation, *https://bit.ly/3MWyHEq*.
27 »Committed Grants: Jichi Medical University«, Bill & Melinda Gates Foundation, *https://tinyurl.com/2ah3h7p4*.
28 Max Barnhart, »A Box of 200 Mosquitoes Did the Vaccinating in this Malaria Trial. That's Not a Joke!«, NPR, Sep. 21, 2022, *https://tinyurl.com/2h2atx7n*.

29 Ebd.
30 »Committed Grants: National Public Radio, Inc. 2000–2020«, Bill & Melinda Gates Foundation, accessed Mar. 27, 2023, *https://www.gatesfoundation.org/about/committed-grants?q=National%20 Public%20Radio%2C%20Inc.*

Kapitel 49: Baric entwickelt eine Methode, sämtliche Spuren zu verwischen

1 Laura Kelly, »GOP Report on COVID-19 Origins Homes in on Lab Leak Theory«, *The Hill*, Aug. 2, 2021, *https://thehill.com/policy/international/565851-gop-report-on-covid-19-origins-hones-in-on-lab-leak-theory.*
2 Nicholson Baker, »The Lab-Leak Hypothesis«, *New York Magazine Intelligencer*, Jan. 4, 2021, *https://nymag.com/intelligencer/article/coronavirus-lab-escape-theory.html.*
3 Jonathan Matthews, Claire Robinson, »Wuhan and US Scientists Used Undetectable Methods of Genetic Engineering on Bat Coronaviruses«, GMWatch, May 20, 2020, *https://bit.ly/3J2lBnQ.*
4 Ralph S. Baric, A. C. Sims, »Development of Mouse Hepatitis Virus and SARS-CoV Infectious cDNA Constructs«, Springer EBooks 287 (2005): 229–252, doi: 10.1007/3-540-26765-4_8.
5 Ebd.
6 Robert F. Kennedy Jr., Private Interview with Bret Weinstein, Jan. 2022.
7 Ebd.
8 Donald G. McNeil Jr., »How I Learned to Stop Worrying And Love the Lab-Leak Theory«, Medium, May 17, 2021, *https://tinyurl.com/2pabha7x.*
9 Vineet Menachery, Shi Zhengli, Ralph Baric et al., »A SARS-like Cluster of Circulating Bat Coronaviruses Shows Potential for Human Emergence«, *Nature Medicine* 21 (2015): 1508–1513, doi: 10.1038/nm.3985.
10 Ralph S. Baric, A. C. Sims, »Development of Mouse Hepatitis Virus and SARS-CoV Infectious cDNA Constructs«, Springer EBooks 287 (2005): 229–252, doi: 10.1007/3-540-26765-4_8.
11 »Is it Possible to Create a Virus in the Laboratory without a Trace? The Expert's Answer«, *HuffPost*, Sep. 14, 2020, *https://bit.ly/3CpvM1T*. Translated from Italian via Google Translate.
12 House Foreign Affairs Committee Report Minority Staff, »The Origins of COVID-19: An Investigation of the Wuhan Institute of Virology«, House Foreign Affairs Committee, Aug. 2021, 40, *https://bit.ly/43EQffv.*
13 Ebd.
14 Ebd., 41.
15 Ebd.
16 Jonathan Matthews, Claire Robinson, »Wuhan and US Scientists Used Undetectable Methods of Genetic Engineering on Bat Coronaviruses«, GMWatch, May 20, 2020, *https://bit.ly/3J2lBnQ.*
17 »Is it Possible to Create a Virus in the Laboratory without a Trace? The Expert's Answer«, *HuffPost*, Sep. 14, 2020, *https://bit.ly/3CpvM1T*. Translated from Italian via Google Translate.
18 The Defender Show, »The Origins of COVID-19 with Jeffrey Sachs«, CHD.TV, 00:37:05–00:37:40, Aug. 25, 2022, *https://bit.ly/42uXViO.*
19 Rowan Jacobsen, »Could COVID-19 Have Escaped from a Lab?«, *Boston Magazine*, Sep. 9, 2020, *https://www.bostonmagazine.com/news/2020/09/09/alina-chan-broad-institute-coronavirus/.*
20 Valentin Bruttel, Alex Washburne, Antonius VanDongen, »Endonuclease Fingerprint Indicates a Synthetic Origin of SARS-CoV-2«, bioRxiv (2022), doi: 10.1101/2022.10.18.512756.

21 Ebd.
22 Rowan Jacobsen, »›We Never Created a Supervirus.‹ Ralph Baric Explains Gain-of-Function Research«, *MIT Technology Review*, Jul. 26, 2021, *https://bit.ly/3P2ZKAv*.
23 Valentin Bruttel, Alex Washburne, Antonius VanDongen, »Endonuclease Fingerprint Indicates a Synthetic Origin of SARS-CoV-2«, bioRxiv (2022), doi: 10.1101/2022.10.18.512756.
24 Robert F. Kennedy Jr., J. Jay Couey, PhD, Charles Rixey, »New Analysis of COVID Virus Suggests Fauci and Baric's Fingerprints on Pandemic Bug«, *The Defender*, Oct. 9, 2022, *https://bit.ly/45VCcU0*.
25 Ebd.
26 Ebd.
27 NIH RePORTER, »NIAID Grants to Ralph S. Baric, 1986–2023«, NIH, accessed Mar. 20, 2023, *https://reporter.nih.gov/search/XZkUMom3yEOY_DKot9Q87w/projects?agencies=NIAID*.
28 Robert F. Kennedy Jr., J. Jay Couey, PhD, Charles Rixey, »New Analysis of COVID Virus Suggests Fauci and Baric's Fingerprints on Pandemic Bug«, *The Defender*, Oct. 9, 2022, *https://bit.ly/45VCcU0*.
29 Ebd.
30 House Foreign Affairs Committee Report Minority Staff, »The Origins of COVID-19: An Investigation of the Wuhan Institute of Virology«, House Foreign Affairs Committee, Aug. 2021, 6, 9, *https://bit.ly/43EQffv*.

Kapitel 50: **Um den Finger gewickelt – Was Fauci kann, können die Chinesen jetzt auch**

1 »Office of Research Integrity: 42 USC§ 289b, Ch. 6A, Sub. III, H«, GovInfo, accessed Jun. 22, 2023, *https://tinyurl.com/2y6k4unp*.
2 »Director of National Institutes of Health: 42 USC§ 282, Ch. 6A, Sub. III, A«, GovInfo, accessed Jun. 22, 2023, *https://tinyurl.com/yunhuh25*.
3 Michael S. Lauer to Drs. Aleksei Chmura and Peter Daszak, »Re: R01AI110964«, Aug. 19, 2022, Committee on Oversight and Accountability, *https://tinyurl.com/yc34dnzw*.
4 Robert F. Kennedy Jr., Private Interview with Dr. Francis Boyle.
5 House Foreign Affairs Committee Report Minority Staff, »The Origins of COVID-19: An Investigation of the Wuhan Institute of Virology«, House Foreign Affairs Committee, Aug. 2021, 35, *https://bit.ly/43EQffv*.
6 Ebd.
7 »Application Guidelines for the Project ›Pathogen Host Adaptation and Immune Intervention‹ for the Strategic Pilot Science and Technology Special Project of the Chinese Academy of Sciences«, Chinese Academy of Sciences, Sep. 6, 2018, *https://archive.ph/spmNg*. Translated from Chinese via Google Translate.
8 House Foreign Affairs Committee Report Minority Staff, »The Origins of COVID-19: An Investigation of the Wuhan Institute of Virology«, House Foreign Affairs Committee, Aug. 2021, 35, *https://bit.ly/43EQffv*.
9 Ebd.
10 »Application Guidelines for the Project ›Pathogen Host Adaptation and Immune Intervention‹ for the Strategic Pilot Science and Technology Special Project of the Chinese Academy of Sciences«, Chinese Academy of Sciences, Sep. 6, 2018, *https://archive.ph/spmNg*. Translated from Chinese via Google Translate.

11 House Foreign Affairs Committee Report Minority Staff, »The Origins of COVID-19: An Investigation of the Wuhan Institute of Virology«, House Foreign Affairs Committee, Aug. 2021, 35, *https://bit.ly/43EQffv*.

12 Ebd.

13 »Project approval number 31770175: Evolutionary Mechanism of Bat SARS-like Coronavirus Adaptation to Host Receptor Molecules and Its Risk of Cross-Species Infection«, MedSci, 2017, *http://archive.today/g35C6*.

14 House Foreign Affairs Committee Report Minority Staff, »The Origins of COVID-19: An Investigation of the Wuhan Institute of Virology«, House Foreign Affairs Committee, Aug. 2021, 35, *https://bit.ly/43EQffv*.

15 »Curriculum Vitae: Zhengli Shi, Senior Scientist«, Wuhan Institute of Virology, Chinese Academy of Sciences, China, Dec. 2021, *https://www.ws-virology.org/wp-content/uploads/2017/11/CV_SHI-ZL-2018_ASM.pdf*.

16 Shi Zhengli, »Reply to Science Magazine«, *Science*, 2020, *https://bit.ly/3NiNsm9*.

17 Jon Cohen, »Wuhan Coronavirus Hunter Shi Zhengli Speaks Out«, *Science* 369, no. 6503 (2020): 487–488, doi: 10.1126/science.369.6503.487.

18 Minority Oversight Staff, »An Analysis of the Origins of the COVID-19 Pandemic«, Senate Committee on Health Education, Labor and Pensions, Oct. 2022, 16, *https://bit.ly/3qF3ZI8*.

19 Katherine Eban, »The Lab-Leak Theory: Inside the Fight to Uncover COVID-19's Origins«, *Vanity Fair*, Jun. 3, 2021, *https://www.vanityfair.com/news/2021/06/the-lab-leak-theory-inside-the-fight-to-uncover-covid-19s-origins*.

20 House Foreign Affairs Committee Report Minority Staff, »The Origins of COVID-19: An Investigation of the Wuhan Institute of Virology«, House Foreign Affairs Committee, Aug. 2021, 36, *https://bit.ly/43EQffv*.

21 Ben Hu, Lin-fa Wang, Shi Zhengli, Peter Daszak et al., »Isolation and Characterization of a Bat SARS-like Coronavirus That Uses the ACE2 Receptor«, *Nature* 503, no. 7477 (2013): 535–538, doi: 10.1038/nature12711.

22 Keoni Everington, »WHO Inspector Caught on Camera Revealing Coronavirus Manipulation in Wuhan before Pandemic«, *Taiwan News*, Jan. 18, 2021, *https://www.taiwannews.com.tw/en/news/4104828*.

23 Ebd.

24 Ebd.

25 Peng Zhou, Ben Hu, Shi Zhengli et al., »A Pneumonia Outbreak Associated with a New Coronavirus of Probable Bat Origin«, *Nature* 579, no. 7798 (2020): 270–273, doi: 10.1038/s41586-020-2012-7.

26 Jonathan Calvert, »What Really Went on Inside the Wuhan Lab Weeks before Covid Erupted«, *The [[The Times]] Times*, Jun. 10, 2023, *https://www.thetimes.co.uk/article/inside-wuhan-lab-covid-pandemic-china-america-qhjwwwvm0*.

27 Keoni Everington, »WHO Inspector Caught on Camera Revealing Coronavirus Manipulation in Wuhan before Pandemic«, *Taiwan News*, Jan. 18, 2021, *https://www.taiwannews.com.tw/en/news/4104828*.

28 Ren-Di Jiang, Ralph S. Baric, Shi Zhengli et al., »Pathogenesis of SARS-CoV-2 in Transgenic Mice Expressing Human Angiotensin-Converting Enzyme 2«, *Cell* 182, no. 1 (2020): 50–58.e8, doi: 10.1016/j.cell.2020.05.027.

29 Ebd.

30 Vineet D. Menachery, Ralph S. Baric et al., »SARS-like WIV1-CoV Poised for Human Emergence«, *Proceedings of the National Academy of Sciences* 113, no. 11 (2016): 3048–3053, doi: 10.1073/pnas.1517719113.

31 The Defender Show, »The Origins of COVID-19 with Jeffrey Sachs«, CHD.TV, 00:41:12–00:41:44, Aug. 25, 2022, *https://bit.ly/42uXViO*.
32 »Nipah Virus«, World Health Organization, May 30, 2018, *https://www.who.int/news-room/fact-sheets/detail/nipah-virus*.
33 Robert F. Kennedy Jr., Private Interview with Dr. Steven Quay.

Kapitel 51: Eine Katastrophe war unausweichlich – und Fauci wusste das

1 House Foreign Affairs Committee Report Minority Staff, »The Origins of COVID-19: An Investigation of the Wuhan Institute of Virology«, House Foreign Affairs Committee, Aug. 2021, 6, *https://bit.ly/43EQffv*.
2 Rowan Jacobsen, »Inside the Risky Bat-Virus Engineering That Links America to Wuhan«, *MIT Technology Review*, Jun. 29, 2021, *https://bit.ly/3Cbw50i*.
3 House Foreign Affairs Committee Report Minority Staff, »The Origins of COVID-19: An Investigation of the Wuhan Institute of Virology«, House Foreign Affairs Committee, Aug. 2021, 6, *https://bit.ly/43EQffv*.
4 Josh Rogan, »In 2018, Diplomats Warned of Risky Coronavirus Experiments in a Wuhan Lab. No One Listened«, *Politico*, Mar. 8, 2021, *https://politi.co/43vIFU4*.
5 DTinLAC Expose, »Wuhan P4 Laboratory – A Part Of Pandora's Box«, GNews, Feb. 20, 2020, *https://gnews.org/119075*.
6 »A Complex and Grave Situation: A Political Chronology of the SARS-COV-2 Outbreak«, Marco Rubio Senate, accessed Jun. 23, 2023, pg. 41, *https://tinyurl.com/2v5a7wmu*.
7 American Embassy Beijing, »China Opens First BioSafety Level 4 Laboratory«, Department of State, Jan. 19, 2019, *https://bit.ly/43sGYqI*.
8 Wuhan Institute of Virology, »China Inaugurates the First Biocontainment Level 4 Laboratory in Wuhan«, press release, Mar. 2, 2015, *http://english.whiov.cas.cn/ne/201712/t20171212_187624.html*.
9 House Foreign Affairs Committee Report Minority Staff, »The Origins of COVID-19: An Investigation of the Wuhan Institute of Virology«, House Foreign Affairs Committee, Aug. 2021, 17, *https://bit.ly/43EQffv*.
10 »Competitive Consultation on the Central Air Conditioning Renovation Project of the Wuhan Institute of Virology, Chinese Academy of Sciences«, China Government Procurement Network, Sep. 16, 2019, *https://archive.is/bfoTD#selection-169.6-169.18*.
11 »Announcement of the Procurement Project of Environmental Air Disinfection Treatment System and Expandable Automatic Sample Storage Management System of Wuhan Institute of Virology, Chinese Academy of Sciences«, China Government Procurement Network, Aug. 14, 2019, *https://archive.is/1nXLD#selection-161.0-161.37*.
12 Stephanie Nolen, Sheryl Gay Stolberg, »Pressure Grows on U.S. Companies to Share Covid Vaccine Technology«, *The New York Times*, Sep. 22, 2021, *https://nyti.ms/3Ch9Cz9*.
13 Ciaramella et al., »United States Patent US 10,702,600 B1: Betacoronavirus mRNA Vaccine«, Moderna, Jul. 7, 2020; filed Feb. 28, 2020, *https://assets.modernatx.com/m/6fa93a4f95208572/original/US10702600.pdf*.
14 Ebd.

15 Brian Buntz, »How the U.S. Government Bolstered Moderna's COVID-19 Vaccine Candidate«, Drug Discovery & Development, Nov. 23, 2020, *https://bit.ly/3P3p0GP*.
16 »Committed Grants: Moderna TX, Inc«, Bill & Melinda Gates Foundation, Jan. 2016, *https://www.gatesfoundation.org/about/committed-grants/2016/01/inv-007385*.
17 »Committed Grants: Moderna TX, Inc«, Bill & Melinda Gates Foundation, Mar. 2019, *https://www.gatesfoundation.org/about/committed-grants/2019/03/inv-007212*.
18 Hussain S. Lalani et al., »US Public Investment In Development of mRNA Covid-19 Vaccines: Retrospective Cohort Study«, *The BMJ* 1, no. 380 (2023): e073747, doi: 10.1136/bmj-2022-073747.
19 Ben Adams, »Moderna Nabs a Barda Billion as Its Kick-Starts Late-stage Pandemic Vaccine Test«, Fierce Biotech, Jul. 27, 2020, *https://tinyurl.com/zywrsa26*.
20 ModeRNA TX, Inc. and ModeRNA US, Inc., v. Pfizer Inc., BioNTech SE, BioNTech Manufacturing GMBH, and BioNTech US Inc., No. 1:22-cv-11378, United States District Court for the District of Massachusetts, Aug. 26, 2022, *https://htv-prod-media.s3.amazonaws.com/files/01-main-1661517480.pdf*.
21 »France Says No Evidence Covid-19 Linked to Wuhan Research Lab Set up with French Help«, France 24, Apr. 18, 2020, *http://archive.today/siZEH*.
22 American Embassy Beijing, SBU Cable, »China Opens First Bio Safety Level 4 Laboratory«, American Embassy Beijing, Jan. 19, 2018, 2, *https://bit.ly/43sGYqI*.
23 Ebd.
24 Josh Rogin, »In 2018, Diplomats Warned of Risky Coronavirus Experiments in a Wuhan Lab. No One Listened«, *Politico*, Mar. 8, 2021, *https://politi.co/43vIFU4*.
25 Josh Rogin, »Opinion: State Department Cables Warned of Safety Issues at Wuhan Lab Studying Bat Coronaviruses«, *The Washington Post*, Apr. 14, 2020, *https://wapo.st/3MYMuKp*.
26 Ebd.
27 Ebd.
28 American Embassy Beijing, SBU Cable, »China Opens First Bio Safety Level 4 Laboratory«, American Embassy Beijing, Jan. 19, 2018, *https://bit.ly/43sGYqI*.
29 Josh Rogin, »Opinion: State Department Cables Warned of Safety Issues at Wuhan Lab Studying Bat Coronaviruses«, *The Washington Post*, Apr. 14, 2020, *https://wapo.st/3PazUue*.
30 Sharon Guynup, »Address Risky Human Activities Now or Face New Pandemics, Scientists Warn«, *Mongabay*, Aug. 3, 2021, *https://bit.ly/3MYPuXb*.
31 Sharri Markson, »How US Cash Funded Wuhan Lab Dealing in Deadly Viruses«, *The Times UK*, Sep. 4, 2021, *https://archive.ph/QkrP0*.
32 Ebd.
33 American Consulate Wuhan, SBU Cable, »China Virus Institute Welcomes More U.S. Cooperation on Global Health Security«, U.S. Right to Know, Apr. 19, 2019, 9, *https://bit.ly/42UD4FM*.
34 Allison L. Totura et al., »Broad-spectrum Coronavirus Antiviral Drug Discovery«, *Expert Opin Drug Discovery* 14, no. 4 (2019): 397–412, doi: 10.1080/17460441.2019.1581171.
35 Hong Kong Institute for Advanced Study/Senior Fellows, »Professor George Fu Gao«, *https://www.ias.cityu.edu.hk/en/profile/id=43*.
36 George F. Gao, »For a Better World: Biosafety Strategies to Protect Global Health«, *Biosafety and Health* 1, no. 1 (2019): 1–3, doi: 10.1016/j.bsheal.2019.03.001.
37 Ebd.
38 Yuan Zhiming, »Current Status and Future Challenges of High-Level Biosafety Laboratories in China«, *Journal of Biosafety and Biosecurity* 1, no. 2 (2019): 123–127, doi: 10.1016/j.jobb.2019.09.005.
39 »Event 201«, Johns Hopkins Center for Health Security, *https://bit.ly/3Nk5eFK*.

40 Ebd.
41 Emily Kopp, »U.S. Right to Know Confirms a Third Maximum Containment Lab in China«, U.S. Right to Know, Apr. 26, 2022, *https://usrtk.org/covid-19-origins/maximum-containment-lab-in-kunming.*
42 Liu Caiya, »New Law Fortifies China's Legal Shield on Biosecurity Labs against Future Infectious Diseases«, *Global Times*, Apr. 15, 2021, *https://www.globaltimes.cn/page/202104/1221202.shtml.*
43 Rowan Jacobsen, »Inside the Risky Bat-virus Engineering that Links America to Wuhan«, *MIT Technology Review*, Jun. 29, 2001, *https://bit.ly/3NZVEbr.*
44 Yuan Zhiming, »Current Status and Future Challenges of High-Level Biosafety Laboratories in China«, *Journal of Biosafety and Biosecurity* 1, no. 2 (2019), doi: 10.1016/j.jobb.2019.09.005.
45 Sharon Lerner, Mara Hvistendahl, »New Details Emerge about Coronavirus Research at Chinese Lab«, *The Intercept*, Sep. 6, 2021, *https://bit.ly/3ptRoro.*
46 Arthur Trapotsis, »Biosafety Levels 1, 2, 3 & 4: What's the Difference?«, Consolidated Sterilizer Systems, Nov. 3, 2022, *https://consteril.com/biosafety-levels-difference.*
47 Peter Daszak, »RE: Grant Number: 5R01Al110964 – 03 Pl Name: DASZAK, PETER«, email message to Erik Stemmy, Jenny Greer, and Alexsei Chmura (Obtained under the Freedom of Information Act by White Coat Waste Project), 155, *https://bit.ly/3Cpnc3b.*
48 Sainath Suryanarayanan, »Emails Cast Doubt on Safety Protocols at Wuhan Lab Where U.S. Researchers Conducted Coronavirus Experiments«, *The Defender*, Jan. 4, 2022, *https://bit.ly/3N14kMW.*
49 Dorren H. Bartlett to Alexsei Chmura, May 19, 2014 (Obtained under the Freedom of Information Act by White Coat Waste Project), 229–232, *https://bit.ly/3Cpnc3b.*
50 Bad Faith, »Lab Leak Theory: New Evidence? (w/ Jeffery [sic] Sachs)«, YouTube, 00:18:21–00:18:59, May 30, 2022, *https://www.youtube.com/watch?app=desktop&v=uZa5k87ByOk.*
51 James LeDuc to David R. Franz, Jun. 2, 2021 (Obtained through a Texas Public Information Act request to the University of Texas Medical Branch by U.S. Right to Know), *https://bit.ly/3PaBH2q.*
52 Sainath Suryanarayanan, »Emails Cast Doubt on Safety Protocols at Wuhan Lab Where U.S. Researchers Conducted Coronavirus Experiments«, *The Defender*, Jan. 4, 2022, *https://bit.ly/3N14kMW.*
53 Ebd.
54 David R. Franz to James LeDuc, »Re: Arms controllers informal discussion«, Jun. 2, 2021 (Obtained through a Texas Public Information Act request to the University of Texas Medical Branch by U.S. Right to Know), *https://usrtk.org/wp-content/uploads/2021/12/UTMB_Franz_BSL-2s-and-3s-more-vulnerable.pdf.*
55 James LeDuc to David R. Franz, »Re: SCIENCE [letter] Investigate the origins of COVID-19«, May 15, 2021 (Obtained through a Texas Public Information Act request to the University of Texas Medical Branch by U.S. Right to Know), *https://usrtk.org/wp-content/uploads/2021/12/UTMB_LeDuc_Response-to-Science-Letter.pdf.*
56 Sainath Suryanarayanan, »Emails Cast Doubt on Safety Protocols at Wuhan Lab Where U.S. Researchers Conducted Coronavirus Experiments«, *The Defender*, Jan. 4, 2022, *https://bit.ly/3N14kMW.*
57 Ebd.
58 David R. Franz to James LeDuc, »Re: Arms controllers informal discussion«, Jun. 2, 2021 (Obtained through a Texas Public Information Act request to the University of Texas Medical Branch by U.S. Right to Know), *https://usrtk.org/wp-content/uploads/2021/12/UTMB_Franz_BSL-2s-and-3s-more-vulnerable.pdf.*
59 Denise Grady, »Deadly Germ Research Is Shut Down at Army Lab over Safety Concerns«, *The New York Times*, Aug. 5, 2019, *https://www.nytimes.com/2019/08/05/health/germs-fort-detrick-biohazard.html.*

60 Ebd.
61 Heather Mongilio, »CDC Inspection Findings Reveal More about USAMRIID Research Suspension«, *The Frederick News-Post*, Nov. 23, 2019, *https://bit.ly/45SjNaG*.
62 Paul Nuki, »Why the Chinese Believe Covid was Leaked from an American lab«, *The Telegraph*, Aug. 26, 2021, *https://bit.ly/46ydSbf*.
63 Molly Burns, »Former CDC Director Outs Fauci, Says He Knows He Funded COVID Research«, Headline USA, Sep. 16, 2022, *https://headlineusa.com/cdc-outs-fauci-funded-covid-research/*.

Kapitel 52: In China beginnt das globale Vertuschen

1 House Foreign Affairs Committee Report Minority Staff, »Final Report: The Origins of the COVID-19 Global Pandemic, Including the Roles of The Chinese Communist Party and The World Health Organization«, House Foreign Affairs Committee, Sep. 21, 2020, *https://bit.ly/42x1167*.
2 Josephine Ma, »Coronavirus: China's First Confirmed Covid-19 Case Traced Back to November 17«, *South China Morning Post*, Mar. 13, 2020, *https://bit.ly/3IZ03Zr*.
3 Elizabeth Benedict Kpozehouen et al., »Using Open-Source Intelligence to Detect Early Signals of COVID-19 in China, Descriptive Study«, *JMIR Publications* 6, no. 3 (2020): e18939, doi: 10.2196/18939.
4 Chaolin Huang, Yeming Wang, Xingwang Li, »Clinical Features of Patients Infected with 2019 Novel Coronavirus in Wuhan, China«, *The Lancet* 395, no. 10223 (2020): 497–506, doi: 10.1016/S0140-6736(20)30183-5.
5 Wang Zhenya, »Experts Determining the Source of COVID-19: December 8 Last Year May Not Be the Earliest Time of Onset«, Health Times, Feb. 27, 2020, *https://bit.ly/3qwDuF5*.
6 Zaheer Allam, »The First 50 Days of COVID-19: A Detailed Chronological Timeline and Extensive Review of Literature Documenting the Pandemic«, Elsevier Public Health Emergency Collection, Jul. 24, 2020, doi: 10.1016/B978-0-12-824313-8.00001-2.
7 Li Yuan, »China Silences Critics Over Deadly Virus Outbreak«, *The New York Times*, Jan. 22, 2020, *https://www.nytimes.com/2020/01/22/health/virus-corona.html*.
8 Nanshan Chen et al., »Epidemiological and Clinical Characteristics of 99 Cases of 2019 Novel Coronavirus Pneumonia in Wuhan, China: a Descriptive Study«, *The Lancet* 395, no. 10223 (2020): 507–513, Jan. 30, 2020, doi: 10.1016/S0140-6736(20)30211-7.
9 Lily Kuo, »Coronavirus: Wuhan Doctor Speaks out against Authorities«, *The Guardian*, Mar. 11, 2020, *https://www.theguardian.com/world/2020/mar/11/coronavirus-wuhan-doctor-ai-fen-speaks-out-against-authorities*.
10 Elisabeth Bik, »Dr. Ai Fen, the Wuhan Whistle«, Science Integrity Digest, Mar. 11, 2020, *https://scienceintegritydigest.com/2020/03/11/dr-ai-fen-the-wuhan-whistle*.
11 House Foreign Affairs Committee Report Minority Staff, »The Origins of COVID-19: An Investigation of the Wuhan Institute of Virology«, House Foreign Affairs Committee, Aug. 2021, 4–5. *https://gop-foreignaffairs.house.gov/wp-content/uploads/2021/08/ORIGINS-OF-COVID-19-REPORT.pdf*.
12 Allie Griffin, »Wuhan Lab Scientists Researching Coronavirus Were the First to Contract Covid-19: Report«, *New York Post*, Jun. 13, 2023, *https://nypost.com/2023/06/13/wuhan-scientists-were-the-first-to-contract-covid-19-report*.
13 Steven Quay, MD, »Written Remarks to Accompany the Testimony of Steven Quay, MD, PhD«, in: »Revisiting Gain of Function Research: What the Pandemic Taught Us and Where Do We Go from Here«, Senate Committee on Homeland Security and Governmental Affairs, Aug. 3, 2022, *https://bit.ly/3OYJO2f*.

14 Jonathan Calvert, »What Really Went on Inside the Wuhan Lab Weeks before Covid Erupted«, *The London Times*, Jun. 10, 2023, *https://www.thetimes.co.uk/article/inside-wuhan-lab-covid-pandemic-china-america-qhjwwwvm0.*
15 Michael Gordon, Warren Strobel, Drew Hinshaw, »Intelligence on Sick Staff at Wuhan Lab Fuels Debate on Covid-19 Origin«, *The Wall Street Journal*, May 23, 2021, *https://on.wsj.com/3qrvJjI.*
16 Ian Birrell, »Is ›Patient Su‹ Covid's Patient Zero? IAN BIRRELL, Who's Led the Way in Exposing Beijing's Lies, Reveals how a Woman Aged 61 was Diagnosed with Virus THREE Weeks before China Admits That it Even Existed«, *Daily Mail*, May 29, 2021, *https://bit.ly/3P0whHg.*
17 U.S. Congress, House of Representatives, House Foreign Affairs Committee Report Minority Staff, »The Origins of COVID-19: An Investigation of the Wuhan Institute of Virology«, 117th Cong., Jun. 2021, *https://foreignaffairs.house.gov/wp-content/uploads/2021/08/ORIGINS-OF-COVID-19-REPORT.pdf.*
18 Ebd.
19 Katherine Eban, »The Lab-Leak Theory: Inside the Fight to Uncover COVID-19's Origins«, *Vanity Fair*, Jun. 3, 2021, *https://www.vanityfair.com/news/2021/06/the-lab-leak-theory-inside-the-fight-to-uncover-covid-19s-origins.*
20 U.S. Congress, House of Representatives, House Foreign Affairs Committee Report Minority Staff, »The Origins of COVID-19: An Investigation of the Wuhan Institute of Virology«, 117th Cong., Jun. 2021, *https://foreignaffairs.house.gov/wp-content/uploads/2021/08/ORIGINS-OF-COVID-19-REPORT.pdf.*
21 Jing-Bao Nie, »In the Shadow of Biological Warfare: Conspiracy Theories on the Origins of COVID-19 and Enhancing Global Governance of Biosafety as a Matter of Urgency«, *Journal of Bioethical Inquiry* 7, no. 4 (2020): 567–574, doi: 10.1007/s11673-020-10025-8.
22 Elaine Okanyene Nsoesie et al., »Analysis of Hospital Traffic and Search Engine Data in Wuhan China Indicates Early Disease Activity in the Fall of 2019«, Harvard Library, Office for Scholarly Communication, 2020, 2, *https://dash.harvard.edu/handle/1/42669767.*
23 Ebd.
24 Ken Dilanian, Ruaridh Arrow, Courtney Kube et al., »Report Says Cellphone Data Suggests October Shutdown at Wuhan Lab, but Experts Are Skeptical«, NBC News, May 8, 2020, *https://nbcnews.to/45RwEdn.*
25 Ben Hill, »DEADLY SILENCE Covid Outbreak Started in China in October 2019 – MONTHS before Beijing Alerted the World, Say US Scientists«, *The U.S. Sun*, Jan. 31, 2021, *https://bit.ly/3J5E7eZ.*
26 Sridhar Basavaraaju et al., »Serologic Testing of US Blood Donations to Identify Severe Acute Respiratory Syndrome Coronavirus 2 (SARS-CoV-2)-Reactive Antibodies: December 2019–January 2020«, *Clinical Infectious Diseases* 72, no. 12 (2021): e1004–e1009, doi: 10.1093/cid/ciaa1785.
27 Joel Gehrke, »China Admits to Destroying Early Virus Samples Sought by Pompeo«, *Washington Examiner*, May 15, 2020, *https://bit.ly/3P13fHy.*
28 Emily Kopp, »Beijing Ordered Destruction of Early Coronavirus Samples, Secret Memo Shows«, U.S. Right to Know, Jun. 27, 2023, *https://usrtk.org/covid-19-origins/china-ordered-destruction-of-early-coronavirus-samples.*
29 Ryan Morrison, »Now China says Wuhan Wet Market was NOT the Origin of the Coronavirus Pandemic but it May Have Been the Site of a ›Super-spreader‹ Event«, *Daily Mail*, Sep. 28, 2020, *https://www.dailymail.co.uk/sciencetech/article-8369085/Wuhan-wet-market-NOT-origin-coronavirus-pandemic.html?ito=social-facebook&fbclid=IwAR2DbLRvWKOD3CZolugFiplxxsOuxVpRcSeogP7SmbmvyjeImFYLw9IS020.*

30 Steven Quay, MD, »Written Remarks to Accompany the Testimony of Steven Quay, MD, PhD«, in »Revisiting Gain of Function Research: What the Pandemic Taught Us and Where Do We Go from Here«, Senate Committee on Homeland Security and Governmental Affairs, Aug. 3, 2022, *https://bit.ly/3OYJO2f.*
31 Ebd.
32 Ebd.
33 Amy Elise Winter, »The Impact of the World Military Games on the COVID-19 Pandemic«, *Irish Journal Medical Science* 190 (2021): 1653–1654, doi: 10.1007/s11845-020-02484-0.
34 Keoni Everington, »US Investigating ›hazardous event‹ in Wuhan Lab in October«, *Taiwan News*, May 15, 2020, *https://www.taiwannews.com.tw/en/news/3934444.*
35 Amy Elise Winter, »The Impact of the World Military Games on the COVID-19 Pandemic«, *Irish Journal Medical Science* 190 (2021): 1653–1654, doi: 10.1007/s11845-020-02484-0.
36 Keoni Everington, »US Investigating ›hazardous event‹ in Wuhan Lab in October«, *Taiwan News*, May 15, 2020, *https://www.taiwannews.com.tw/en/news/3934444.*
37 Antonella Amendola, Silvia Bianchi, Maria Gori et al., »Evidence of SARS-CoV-2 RNA in an Oropharyngeal Swab Specimen, Milan, Italy, Early December 2019«, *Emerging Infectious Diseases* 27, no. 2 (2021): 648–650, doi: 10.3201/eid2702.204632.
38 Zaheer Allam, »The First 50 Days of COVID-19: A Detailed Chronological Timeline and Extensive Review of Literature Documenting the Pandemic«, Elsevier Public Health Emergency Collection, Jul. 24, 2020, doi: 10.1016/B978-0-12-824313-8.00001-2.
39 »Coronavirus: Wuhan Shuts Public Transport over Outbreak«, BBC, Jan. 23, 2020, *https://bbc.in/42w9zKc.*
40 Helen Davidson, »Wuhan Covid Journalist Missing Since February Found, Says Friend«, *The Guardian*, Sep. 24, 2020, *https://bit.ly/3oLCNat.*
41 Reese Oxner, »U.S. and EU Condemn Jailing of Lawyer Who Reported on Coronavirus in Wuhan«, NPR, Dec. 29, 2020, *https://n.pr/45QT2n9.*
42 Brendan Scott, Natalie Lung, »China Jails Citizen Journalist for Four Years for Wuhan Reports«, *The Sydney Morning Herald*, Dec. 28, 2020, *https://bit.ly/43uhkSm.*
43 Olivia Burke, »Wuhan Wipeout: Covid Cover-up Fears as China Deletes 300 Wuhan Lab Studies Including All Carried Out by ›Batwoman‹ Virologist«, *The Sun*, Jan. 10, 2021, *https://bit.ly/43tZTBr.*
44 U.S. House of Representatives, H.Res.224, 117th Congress, 1st Session: »Expressing the Sense of the House of Representatives That the People's Republic of China Should be Held Accountable for its Handling of COVID–19«, Mar. 11, 2021, *https://www.govinfo.gov/bulkdata/BILLS/117/1/hres/BILLS-117hres224ih.xml.*
45 »Coronavirus: What did China do about early outbreak?«, BBC News, Jun. 9, 2020, *https://bbc.in/43soTsB.*
46 »›Very disappointed‹: WHO's COVID Experts Blocked from China«, Al Jazeera, Jan. 6, 2021, *https://www.aljazeera.com/news/2021/1/6/very-disappointed-whos-covid-experts-blocked-from-china.*
47 Joint Prevention and Control Mechanism of the State Council in Response to the Novel Coronavirus Pneumonia Scientific Research Group, »Notice on the Standardization of the Management of Publication of Novel Coronavirus Pneumonia Scientific Research«, Publicity Group of the State Council Joint Prevention and Control Mechanism, General Office of the Ministry of Science and Technology, issued Mar. 3, 2020, *https://bit.ly/45UoPDF.*
48 Sharri Markson, *What Really Happened In Wuhan: A Virus Like No Other, Countless Infections, Millions of Deaths* (New York: Harper Collins, 2021), 30.
49 Ebd.
50 »China Pneumonia Outbreak: Mystery Virus Probed in Wuhan«, BBC News, Jan. 3, 2020, *https://bbc.in/3oQDgrP.*

51 »Letter of Admonition from Zhongnan Road Street Police Station, Wuchang Branch of Wuhan Public Security Bureau«, Wuhan Municipal Public Security Bureau, Jan. 3, 2020, *https://bit.ly/3yh00m4*.
52 »Li Wenliang: Coronavirus Kills Chinese Whistleblower Doctor«, BBC News, Feb. 7, 2020, *https://www.bbc.com/news/world-asia-china-51403795*.
53 Elaine Dewar, *On the Origin of the Deadliest Pandemic in 100 Years: An Investigation* (Windsor: Biblioasis, 2021).
54 Ebd., 38.
55 »Disease Outbreak News: Pneumonia of Unknown Cause – China«, World Health Organization, Jan. 5, 2020, *https://www.who.int/emergencies/disease-outbreak-news/item/2020-DON229*.
56 Frank Chen, »WHO Refused to Act on Taiwan's Virus Alert«, *Asia Times*, Mar. 27, 2020, *https://asiatimes.com/2020/03/who-refused-to-act-on-taiwans-virus-alert*.
57 Ebd.
58 »Disease Outbreak News: Pneumonia of Unknown Cause – China«, World Health Organization, Jan. 5, 2020, *https://www.who.int/emergencies/disease-outbreak-news/item/2020-DON229*.
59 Yanan Wang, Ken Moritsugu, »Human-to-Human Transmission Confirmed in China Coronavirus«, *Associated Press*, Jan. 19, 2020, *https://bit.ly/3MV5EAU*.
60 »Covid-19 Pandemic: China ›refused to give data‹ to WHO Team«, BBC News, Feb. 14, 2021, *https://www.bbc.com/news/world-asia-china-56054468*.
61 »China Pneumonia Outbreak: Mystery Virus Probed in Wuhan«, BBC News, Jan. 3, 2020, *https://www.bbc.com/news/world-asia-china-50984025*.
62 The White House, »Proclamation on Suspension of Entry as Immigrants and Nonimmigrants of Persons Who Pose a Risk of Transmitting 2019 Novel Coronavirus«, Jan. 31, 2020, *https://bit.ly/3P2HtmR*.
63 John Catsimatidis, »Dr. Anthony Fauci 1-26-20«, Jan. 26, 2020, The Cat's Roundtable, Streamcloud, 00:00:38–00:00:46, *https://soundcloud.com/john-catsimatidis/dr-anthony-fauci-1-26-20*.
64 David Nakamura, Carol D. Leonnig, Ellen Nakashima, »Matthew Pottinger Faced Communist China's Intimidation as A Reporter. He's Now at The White House Shaping Trump's Hard Line Policy Toward Beijing«, *The Washington Post*, Apr. 29, 2020, *https://wapo.st/3Ckua9Q*.
65 Miranda Devine, »Trump Aide Peter Navarro Exposes the Dangerous Dr. Fauci: Devine«, *New York Post*, Nov. 1, 2021, *https://nypost.com/2021/11/01/trump-aide-peter-navarro-exposes-the-dangerous-fauci-devine*.
66 Ebd.
67 Ebd.
68 Ebd.
69 Ebd.
70 Donna Young, »Senators Suggest Coronavirus Travel Ban, Emergency; GOP Briefs Timeline Denied«, S&P Global Market Intelligence, Jan. 27, 2020, *https://bit.ly/43NPIXZ*.
71 »Statement on the Second Meeting of the International Health Regulations (2005) Emergency Committee Regarding the Outbreak of Novel Coronavirus (2019-nCoV)«, World Health Organization, Jan. 31, 2020, *https://bit.ly/3NhqsUC*.
72 Donald G. McNeil Jr., Zolan Kanno-Youngs, »CDC and WHO Offers to Help China Have Been Ignored For Weeks: Privately, Chinese Doctors Say They Need Outside Expertise. But Beijing, Without Saying Why, Has Shown No Interest So Far«, *The New York Times*, Feb. 7, 2020, *https://nyti.ms/43JyHhE*.
73 Katherine Eban, »The Lab-Leak Theory: Inside the Fight to Uncover COVID-19's Origins«, *Vanity Fair*, Jun. 3, 2021, *https://www.vanityfair.com/news/2021/06/the-lab-leak-theory-inside-the-fight-to-uncover-covid-19s-origins*.

74 Ebd.
75 Barnini Chakraborty, Alex Diaz, »EXCLUSIVE: Chinese Virologist Accuses Beijing of Cover-up: ›I know how they treat whistleblowers‹«, Fox News, Jul. 10, 2020, *https://www.foxnews.com/world/chinese-virologist-coronavirus-cover-up-flee-hong-kong-whistleblower*.
76 Ebd.
77 Dewald Schoeman, Bertram C. Fielding, »Coronavirus Envelope Protein: Current Knowledge«, *Virology Journal* 16, no. 1 (2019): 69, doi: 10.1186/s12985-019-1182-0.
78 Barnini Chakraborty, Alex Diaz, »EXCLUSIVE: Chinese Virologist Accuses Beijing of Cover-up: ›I know how they treat whistleblowers‹«, Fox News, Jul. 10, 2020, *https://fxn.ws/3P3MXxQ*.
79 Charles Calisher, Peter Daszak et al., »Statement in Support of the Scientists, Public Health Professionals, and Medical Professionals of China Combatting COVID-19«, *The Lancet* 395, no. 10226 (2020): e42–43, doi: 10.1016/s0140-6736(20)30418-9.
80 Barnini Chakraborty, Alex Diaz, »EXCLUSIVE: Chinese Virologist Accuses Beijing of Cover-up: ›I know how they treat whistleblowers‹«, Fox News, Jul. 10, 2020, *https://fxn.ws/3P3MXxQ*.

Kapitel 53: **Gemeinsam narren Fauci, Daszak und China die Welt**

1 Yi Guan et al., »Isolation and Characterization of Viruses Related to the SARS Coronavirus from Animals in Southern China«, *Science* 302, no. 5643 (2003): 276–278, doi: 10.1126/science.1087139.
2 Robert Walgate, »SARS Escaped Beijing Lab Twice«, *Genome Biology* 4, no. spotlight-03 (2004), doi: 10.1186/gb-spotlight-20040427-03.
3 Poh Lian Lim et al., »Laboratory-Acquired Severe Acute Respiratory Syndrome«, *New England Journal of Medicine*, Apr. 22, 2004, doi: 10.1056/NEJMoa032565.
4 Gilles Demaneuf, »A Review of SARS Lab Escapes in 2003–2004«, Research Gate, Nov. 2020, doi: 10.5281/zenodo.4293257.
5 Robert Walgate, »SARS Escaped Beijing Lab Twice«, *Genome Biology* 4, no. spotlight-03 (2004): doi: 10.1186/gb-spotlight-20040427-03.
6 Jane Perry, »Breaches of Safety Regulations Are Probable Cause of Recent SARS Outbreak, Who Says«, *BMJ* 328, no. 7450 (2004): 1222.3, doi: 10.1136/bmj.328.7450.1222-b.
7 »Big Clue! South China Seafood Market Received Suspicious American Seafood Before the Epidemic«, Sina News, Sep. 17, 2021, *https://bit.ly/3Xh63BS*.
8 Lisa Winter, »Chinese Officials Blame US Army for Coronavirus«, *The Scientist*, Mar. 13, 2020, *https://www.the-scientist.com/news-opinion/chinese-officials-blame-us-army-for-coronavirus-67267*.
9 Larry Romanoff, »COVID-19: Further Evidence that the Virus Originated in the US«, Global Research News, Mar. 11, 2020, *http://bit.ly/3GPzGTO*.
10 Patrick Goodenough, »Chinese Think Tank: US to Blame For Coronavirus Pandemic«, CNSNews, Dec. 26, 2021, *https://cnsnews.com/article/international/patrick-goodenough/chinese-think-tank-us-blame-coronavirus-pandemic*.
11 Steven Lee Myers, »China Spins Tale That the U.S. Army Started the Coronavirus Epidemic«, *The New York Times*, Mar. 13, 2020, *https://nyti.ms/45GxYzA*.
12 Soo Kim, »What Danielle Anderson Said about Wuhan Lab Leak Theory«, *Newsweek*, Jun. 28, 2021, *https://www.newsweek.com/coronavirus-wuhan-lab-leak-theory-danielle-anderson-australian-scientist-1604711*.

13 May Zhou, »Australian Scientist Defends Wuhan Lab's Operation«, *China Daily*, Jun. 29, 2021, *https://global.chinadaily.com.cn/a/202106/29/WS60da8fe6a310efa1bd65ea4f.html.*

14 Paul D. Thacker, »Funding Documents Expose Virologist Danielle Anderson, Once Feted as a ›Conspiracy Buster‹«, *The DisInformation Chronicle*, Sep. 20, 2022, *https://bit.ly/3MTYzR3.*

15 Emily Kopp, »Critic of Congressional Probe into Gain-of-Function Research Helped Fund Wuhan Gain-of-Function Study«, U.S. Right to Know, Aug. 9, 2022, *https://bit.ly/3WYyZ2c.*

16 »World RePORT: Global Research Funding Data«, National Institutes of Health, accessed Apr. 26, 2023, *https://worldreport.nih.gov/wrapp/#/search?searchId=644943652c511802850e0a9f.*

17 Yanan Wang, Ken Moritsugu, »Human-to-Human Transmission Confirmed in China Coronavirus«, *Associated Press*, Jan. 19, 2020, *https://bit.ly/3MV5EAU.*

18 Roujian Lu et al., »Genomic Characterization and Epidemiology of 2019 Novel Coronavirus: Implications for Virus Origins and Receptor Binding«, *The Lancet* 395, no. 10224 (2020): 565–574, doi: 10.1016/S0140-6736(20)30251-8.

19 Na Zhu et al., »A Novel Coronavirus from Patients with Pneumonia in China, 2019«, *New England Journal of Medicine* 382, no. 8 (2020): 727–733, doi: 10.1056/NEJMoa2001017.

20 Peng Zhou, Ben Hu, Shi Zhengli et al., »A Pneumonia Outbreak Associated with a New Coronavirus of Probable Bat Origin«, *Nature* 579, no. 7798 (2020): 270–273, doi: 10.1038/s41586-020-2012-7.

21 Shibo Jiang, Lanying Du, Zhengli Shi, »An Emerging Coronavirus Causing Pneumonia Outbreak in Wuhan, China: Calling For Developing Therapeutic and Prophylactic Strategies«, *Emerging Microbes & Infections* 9, no. 1 (2020): 275–277, doi: 10.1080/22221751.2020.1723441.

22 Peng Zhou, Ben Hu, Shi Zhengli et al., »A Pneumonia Outbreak Associated with a New Coronavirus of Probable Bat Origin«, *Nature* 579, no. 7798 (2020): 270–273, doi: 10.1038/s41586-020-2012-7.

23 Sarah Temmam et al., »Bat Coronaviruses Related to SARS-CoV-2 and Infectious for Human Cells«, *Nature* 604, no. 7905 (2022): 330–336, doi: 10.1038/s41586-022-04532-4.

24 Peng Zhou, Ben Hu, Shi Zhengli et al., »A Pneumonia Outbreak Associated with a New Coronavirus of Probable Bat Origin«, *Nature* 579, no. 7798 (2020): 270–273, doi: 10.1038/s41586-020-2012-7.

25 Ebd.

26 Jon Cohen, »Wuhan Coronavirus Hunter Shi Zhengli Speaks Out«, *Science* 369, no. 6503 (2020): 487–488, doi: 10.1126/science.369.6503.487.

27 Shi Zhengli, »Shi Zhengli Q&A: Reply to Science Magazine«, *Science*, 2020, 7, *https://www.science.org/pb-assets/PDF/News%20PDFs/Shi%20Zhengli%20Q&A-1630433861.pdf.*

28 Jon Cohen, »Wuhan Coronavirus Hunter Shi Zhengli Speaks Out«, *Science* 369, no. 6503 (2020): 487–488, doi: 10.1126/science.369.6503.487.

29 Ebd.

30 Alice Latinne, Shi Zhengli, Peter Daszak et al., »Origin and Cross-Species Transmission of Bat Coronaviruses in China«, *Nature Communications* 11, no. 1 (2020), doi: 10.1038/s41467-020-17687-3.

31 Ebd.

32 David Stanway, »Explainer: China's Mojiang Mine and Its Role in the Origins of COVID-19«, *Reuters*, Jun. 9, 2021, *https://reut.rs/3oQ9WSe.*

33 Katherine Eban, »The Lab-Leak Theory: Inside the Fight to Uncover COVID-19's Origins«, *Vanity Fair*, Jun. 3, 2021, *https://www.vanityfair.com/news/2021/06/the-lab-leak-theory-inside-the-fight-to-uncover-covid-19s-origins.*

34 Vineet Menachery, Ralph S. Baric et al., »Trypsin Treatment Unlocks Barrier for Zoonotic Bat Coronavirus Infection«, *Journal of Virology* 94, no. 5 (2020), doi: 10.1128/jvi.01774-19.

35 Kristian G. Andersen, Andrew Rambaut, W. Ian Lipkin et al., »The Proximal Origin of SARS-CoV-2«, *Nature Medicine* 26 (2020): 450–452, doi: 10.1038/s41591-020-0820-9.

36 Moira Chan-Yeung, Rui-Heng Xu, »SARS: Epidemiology«, *Respirology*, Nov. 2003, doi: 10.1046/j.1440-1843.2003.00518.x.

37 »SARS: What Have We Learned?«, *Nature* 24 (2003): 121–126, doi: 10.1038/424121a.

38 Yujia Alina Chan, Shing Hei Zhan, »The Emergence of the Spike Furin Cleavage Site in SARS-CoV-2«, *Molecular Biology and Evolution* 39, no. 1 (2021), doi: 10.1093/molbev/msab327.

39 Peng Zhou, Ben Hu, Shi Zhengli et al., »Addendum: A Pneumonia Outbreak Associated with a New Coronavirus of Probable Bat Origin«, *Nature* 588 (2020): e6, doi: 10.1038/s41586-020-2951-z.

40 Xiaoxu Sean Lin et al., »Major Concerns on the Identification of Bat Coronavirus Strain RaTG13 and Quality of Related Nature Paper«, Preprints (2020), doi: 10.20944/preprints202006.0044.v1.

41 Peng Zhou, Ben Hu, Shi Zhengli et al., »Addendum: A Pneumonia Outbreak Associated with a New Coronavirus of Probable Bat Origin«, *Nature* 588 (2020): e6, doi: 10.1038/s41586-020-2951-z.

42 Ebd.

43 Jon Cohen, »Wuhan Coronavirus Hunter Shi Zhengli Speaks Out«, *Science* 369, no. 6503 (2020): 487–488, doi: 10.1126/science.369.6503.487.

44 Robert F. Kennedy Jr., Private Interview with Jonathan J. Couey.

45 Shu Kang, »RaTG13 – The Undeniable Evidence That the Wuhan Coronavirus is Man-Made«, Nerd Has Power, accessed Apr. 23, 2023, *https://nerdhaspower.weebly.com/ratg13-is-fake.html*.

46 Sabrina Weiss, »Bats, Snakes or Pangolins? Inside the Hunt for the Animal behind the Coronavirus Outbreak«, *Wired*, Feb. 16, 2020, *https://www.wired.co.uk/article/coronavirus-bats-snakes-pangolins*.

47 @PeterDaszak, »The published data are in this paper. These viruses include those able to bind to ACE2, the human cell-surface receptor for SARS-CoV, and able to infect and cause illness in the humanized mouse SARS model ... https://ecohealthalliance.org/wp-content/uploads/2018/10/Hu-et-al.-2017-Rich-gene-pool-of-SARSr-CoVs-PLoS-Pathogens.pdf«, Twitter, Oct. 2, 2018, *https://twitter.com/PeterDaszak/status/1047179440898428929*.

48 Ben Hu, Lei Zeng, Shi Zhengli et al. »Discovery of a Rich Gene Pool of Bat SARS-Related Coronaviruses Provides New Insights into the Origin of SARS Coronavirus«, *PLOS Pathogens* 13, no. 11 (2017): e1006698, doi: 10.1371/journal.ppat.1006698.

49 Ning Wang, Peter Daszak, Shi Zhengli et al., »Serological Evidence of Bat SARS-Related Coronavirus Infection in Humans«, *Virologica Sinica* 33 (2018): 104–107, doi: 10.1007/s12250-018-0012-7.

50 Rowan Jacobsen, »Could COVID-19 Have Escaped from a Lab?«, *Boston Magazine*, Sep. 9, 2020, *https://www.bostonmagazine.com/news/2020/09/09/alina-chan-broad-institute-coronavirus*.

51 @Ayjchan, »But I think Daszak was misinformed because the amplicon sequencing data on NCBI clearly shows that the WIV accessed the sample repeatedly in 2017 and 2018«, Twitter, Jul. 5, 2020, *https://twitter.com/Ayjchan/status/1279761424919732224*.

52 Sabrina Weiss, »Bats, Snakes or Pangolins? Inside the Hunt for the Animal behind the Coronavirus Outbreak«, *Wired*, Feb. 16, 2020, *https://www.wired.co.uk/article/coronavirus-bats-snakes-pangolins*.

53 Dake Kang, Maria Cheng, Sam McNeil, »China Clamps Down in Hidden Hunt for Coronavirus Origins«, *AP News*, Dec. 30, 2020, *https://bit.ly/3Nf66eH*.

54 FranceInfo, »Covid-19: enquête sur le mystère des origines d'une pandémie mondiale« (Translation: »COVID-19: Investigating the Mystery of the Origins of a Global Pandemic«), FranceInfo, Mar. 11, 2021, *https://www.francetvinfo.fr/sante/maladie/coronavirus/video-coronavirus-le-mystere-des-origines_4328629.html*.

55 Y. H. Guan, B. Zheng, Y. Q. He et al., »Isolation and Characterization of Viruses Related to the SARS Coronavirus from Animals in Southern China«, *Science* 302, no. 5643 (2003): 276–278, doi: 10.1126/science.1087139.

56 Chantal B. E. M. Reusken, Bart L. Haagmans, Marcel A. Müller et al., »Middle East Respiratory Syndrome Coronavirus Neutralising Serum Antibodies in Dromedary Camels: A Comparative Serological Study«, *Lancet Infectious Diseases* 13, no. 10 (2013): 859–866, doi: 10.1016/s1473-3099(13)70164-6.

57 David J. Sencer »CDC Museum COVID-19 Timeline«, CDC, Aug. 16, 2022, *https://bit.ly/3qscUwE*.

58 »WHO-Convened Global Study of Origins of SARS-CoV-2: China Part«, World Health Organization, Mar. 30, 2021, *https://www.who.int/publications/i/item/who-convened-global-study-of-origins-of-sars-cov-2-china-part*.

59 Ebd.

60 Ebd.

61 First Author, »Hunting Bat Viruses, Tracing the Origin of SARS, an Exclusive Interview with Dr. Hu Ben from Wuhan Institute of Virology, Chinese Academy of Sciences«, Faithful Words, Dec. 12, 2017, *https://web.archive.org/web/20230318131819/https://archive.vn/sVHmq*.

62 Ebd.

63 House Foreign Affairs Committee Report Minority Staff, »The Origins of COVID-19: An Investigation of the Wuhan Institute of Virology«, House Foreign Affairs Committee, Aug. 2021, 45, *https://bit.ly/43EQffv*.

64 Ebd.

65 Ebd.

66 Ben Hu, »Wuhan Institute of Virology's ›Research on Important Viruses Carried by Bats in China‹ Won the First Prize of the 2018 Hubei Provincial Natural Science Award«, Wuhan Institute of Virology, Apr. 13, 2018, *https://web.archive.org/web/20210107222832/http://whb.ac.cn/xw/kyjz/201811/t20181122_5191050.html*.

67 Michael Schellenberger, Matt Taibbi, Alex Gutentag, »First People Sickened by COVID-19 Were Chinese Scientists at Wuhan Institute of Virology, Say US Government Sources«, Public, Jun. 13, 2023, *https://public.substack.com/p/first-people-sickened-by-covid-19*.

68 Michael R. Gordon, »U.S.-Funded Scientist among Three Chinese Researchers Who Fell Ill amid Early Covid-19 Outbreak«, *The Wall Street Journal*, Jun. 20, 2023, *https://tinyurl.com/35s66adb*.

69 Jon Cohen, »›Ridiculous‹, Says Chinese Scientist Accused of Being Pandemic's Patient Zero«, *Science*, Jun. 23, 2023, *https://tinyurl.com/ypzh5f2t*.

70 Anthony M. Ramos, »USAID Announces Second Phase of Predict Project with Global Partners«, press release, Nov. 21, 2014, *https://bit.ly/3CeYrXu*.

71 Natalie Winters, »EXCLUSIVE: Hunter Biden Bio Firm Partnered with Ukrainian Researchers ›Isolating Deadly Pathogens‹ Using Funds from Obama's Defense Department«, The National Pulse, accessed Jul. 30, 2023, *https://bit.ly/42tjBMh*.

72 Rhoda Wilson, »US Company Metabiota Links Biolabs in Africa and Ukraine to the Pentagon's DTRA«, *The Exposé*, Mar. 17, 2022, *https://expose-news.com/2022/03/17/metabiota-links-biolabs-to-the-pentagons-dtra*.

73 Peter Daszak, »China Genbank Sequences«, U.S. Right to Know, Apr. 28, 2020, *https://bit.ly/45PKvAJ*.

74 Sarah Owermohle, »Trump Cuts U.S. Research on Bat-Human Virus Transmission Over China Ties«, *Politico*, Apr. 27, 2020, *https://www.politico.com/news/2020/04/27/trump-cuts-research-bat-human-virus-china-213076*.

75 Laura Gesualdi-Gilmore, »LAB CASH Fauci Admits US Sent $600k to Wuhan Lab at Center of Covid ›Leak‹ Theory – but Defends ›modest‹ Virus Research Funding«, *The U.S. Sun*, May 26, 2021, *https://bit.ly/45LWq2D*.

76 Liu Xin, »Exclusive interview: CGTN's Liu Xin Talks to China's ›Bat Woman‹«, CGTN, Aug. 26, 2020, *https://bit.ly/3oMpsOU*.

77 House Foreign Affairs Committee, »The Origins of COVID-19: An Investigation of the Wuhan Institute of Virology«, House Foreign Affairs Committee Report Minority Staff, Aug. 2021, 46, *https://bit.ly/43EQffv*.
78 »Major General Chen Wei, China's Chief Biochemical Weapon Expert, Took Over the Wuhan P4 Virus Laboratory«, Radio France International, Feb. 8, 2020, *https://bit.ly/405X7At*. Translated from Chinese to English via Google Translate.
79 Liu Xin, »Exclusive interview: CGTN's Liu Xin talks to China's ›Bat Woman‹«, CGTN, Aug. 26, 2020, *https://bit.ly/3oMpsOU*.
80 Nidhi Subbaraman, »›Heinous!‹: Coronavirus Researcher Shut Down for Wuhan-lab Link Slams New Funding Restrictions«, *Nature*, Aug. 21, 2020, *https://www.nature.com/articles/d41586-020-02473-4*.
81 Amy Qin, Chris Buckley, »A Top Virologist in China, at Center of a Pandemic Storm, Speaks Out«, *The New York Times*, Aug. 25, 2021, *https://www.nytimes.com/2021/06/14/world/asia/china-covid-wuhan-lab-leak.html*.
82 Office of the Spokesperson, »Fact Sheet: Activity at the Wuhan Institute of Virology«, US Department of State, Jan. 15, 2021, *https://2017-2021.state.gov/fact-sheet-activity-at-the-wuhan-institute-of-virology*.
83 Michael R. Gordon, Warren P. Strobel, Drew Hinshaw, »Intelligence on Sick Staff at Wuhan Lab Fuels Debate on Covid-19 Origin«, *The Wall Street Journal*, May 23, 2021, *https://on.wsj.com/3qrvJjI*.
84 Amy Qin, Chris Buckley, »A Top Virologist in China, at Center of a Pandemic Storm, Speaks Out«, *The New York Times*, Aug. 25, 2021, *https://www.nytimes.com/2021/06/14/world/asia/china-covid-wuhan-lab-leak.html*.
85 Paul D. Thacker, »Why Does the Wuhan Institute of Virology's Shi Zhengli Keep Changing Her COVID-19 Story?«, *The DisInformation Chronicle*, Jun. 22, 2021, *https://bit.ly/3MVcFle*.
86 Tong Yigang, Shi Zhengli, Peter Daszak et al., »Fatal Swine Acute Diarrhoea Syndrome Caused by an HKU2-Related Coronavirus of Bat Origin«, *Nature* 556, no. 7700 (2018): 255–258, doi: 10.1038/s41586-018-0010-9.
87 Sharri Markson, »US Paid Chinese People's Liberation Army to Engineer Coronaviruses«, *The Australian*, Jun. 4, 2021, *https://bit.ly/3IZedJI*.
88 Shi Zhengli, Zhou Yusen et al., »Molecular Mechanism for Antibody-Dependent Enhancement of Coronavirus Entry«, *Journal of Virology* 94, no. 5 (2020), doi: 10.1128/jvi.02015-19.
89 »Wuhan Lab Researcher Linked to Military Scientists, NBC News Finds«, NBC News, Jan. 29, 2021, *https://nbcnews.to/3IZeix0*.
90 Lee Brown, »US-linked Chinese Military Scientist Filed Patent for COVID Vaccine Just after Contagion Emerged: Report«, *New York Post*, Jun. 4, 2021, *https://bit.ly/3CbOE4u*.
91 Hongjing Gu, Qi Chen, Zhou Yusen et al., »Adaptation of SARS-CoV-2 in BALB/c Mice for Testing Vaccine Efficacy«, *Science* 369, no. 6511 (2020): 1603–1607, doi: 10.1126/science.abc4730.
92 Office of the Spokesperson, »Fact Sheet: Activity at the Wuhan Institute of Virology«, US Department of State, Jan. 15, 2021, *https://2017-2021.state.gov/fact-sheet-activity-at-the-wuhan-institute-of-virology*.
93 Andrew Kerr, »›Bat Lady‹ Denial of Chinese Military Involvement in Wuhan Lab Has Put China on Collision Course with US Intelligence«, *Daily Caller*, Mar. 23, 2021, *https://bit.ly/3oGXtjT*.
94 John Sudworth, »COVID: Wuhan Scientist Would ›Welcome‹ Visit Probing Lab Leak Theory«, BBC News, Dec. 21, 2021, *https://www.bbc.com/news/world-asia-china-55364445*.
95 @tommy_cleary, »Prof Zheng-Li Shi replied to me, to CNRI, 中文DOI运维 <doi_om@istic.ac.cn> I can only conclude @PeterDaszak & the rest of the @WHO organisation were given the same information access ultimatum: No trust, no conversation. @SciDiplomacyUSA has its work cut out. Data hostage?«, Twitter, Mar. 10, 2021, *https://twitter.com/tommy_cleary/status/1369689088790425602/photo/2*.

96 Ebd.
97 Sehgal M. L., »Origin of SARS-CoV-2: Two Schools of Thought«, *Biomedical Journal of Scientific & Technical Research* 37, no. 2 (2020): 29341–29356, doi: 10.26717/BJSTR.2021.37.005989.

Kapitel 54: Sir Jeremy Farrar, der Kopf hinter der Covid-19-Vertuschung

1 *The Australian*, »What Really Happened in Wuhan: Sir Richard Dearlove«, YouTube, 00:12:54–00:13:52, Dec. 26, 2021, *https://www.youtube.com/watch?v=9qv2pfJ0siU.*
2 Katie Weston, »Ex-MI6 Chief Richard Dearlove Says Britain's Science Sector has been Compromised by ›malign Chinese Communist influence‹ Which is Why it Parroted China's Party Line that Covid Did NOT Leak from a Wuhan Lab«, *Daily Mail*, Dec. 9, 2021, *https://bit.ly/43pK7rg.*
3 »Sir Jeremy Farrar: Director«, Wellcome, *https://bit.ly/3Ccj2vC.*
4 »Investments«, Wellcome, accessed Apr. 25, 2023, *https://wellcome.org/who-we-are/investments.*
5 »History and Heritage«, GSK, accessed Mar. 31, 2023, *https://www.gsk.com/en-gb/company/history-and-heritage.*
6 »Who We Are«, Wellcome, *https://wellcome.org/who-we-are.*
7 Torsten Engelbrecht, Claus Köhnlein et al., *Virus Mania: How the Medical Industry Continually Invents Epidemics, Making Billions at our Expense* (Books on Demand 3rd ed, 2021), 103, 121.
8 »Who We Are«, Wellcome, *https://wellcome.org/who-we-are/history-wellcome.*
9 Ebd.
10 Benjamin Werner Christensen, »Novo Money Tank Breaks All Records: Now has Assets Worth a Staggering DKK 697 billion. DKK«, Finans, Mar. 28, 2022, *https://bit.ly/3CaPoqJ.*
11 »Foundation Fact Sheet«, Bill & Melinda Gates Foundation, accessed Mar. 21, 2023, *https://gates.ly/3Cek4XX.*
12 »Frequently Asked Questions«, Lilly Endowment Inc., accessed Apr. 17, 2023, *https://bit.ly/3MVJxup.*
13 Palash Ghosh, »Robert Wood Johnson Foundation appoints May Ng CIO«, Pensions & Investments, Mar. 15, 2023, *https://bit.ly/3oILan8.*
14 Ashley Chang, »The Rockefeller Foundation Releases New Policy for Ethical Investing«, press release, Apr. 6, 2021, *https://bit.ly/43HzEHp.*
15 Daniel Thomas, »Wellcome Trust Hails ›Spectacular Year‹ for Science«, *Financial Times*, Dec. 15, 2020, *https://www.ft.com/content/fd002907-c7df-4b24-b277-83a5e5d93b2b.*
16 Eric Sagonowsky, »The Top 5 Vaccine Companies by 2017 Revenue«, Fierce Pharma, Aug. 1, 2018, *https://www.fiercepharma.com/special-report/top-5-vaccine-companies-by-2017-revenue.*
17 Angus Liu, »GlaxoSmithKline Fails to Warn of Pandemic Flu Vaccine's Alarming Safety Signal: BMJ Report«, Fierce Pharma, Sep. 20, 2018, *https://bit.ly/46LfgY5.*
18 Johnny Vedmore, »The Wellcome Five – The Proximal Origin of Covid Control«, *JohnnyVedmore.com*, Feb. 8, 2022, *https://johnnyvedmore.com/2022/02/08/the-wellcome-5.*
19 Ebd.
20 Ebd.
21 Kristian G. Andersen, Andrew Rambaut, W. Ian Lipkin et al., »The Proximal Origin of SARS-CoV-2«, *Nature Medicine* 26 (2020): 450–452, doi: 10.1038/s41591-020-0820-9.
22 Johnny Vedmore, »The Wellcome Five – The Proximal Origin of Covid Control«, *JohnnyVedmore.com*, Feb. 8, 2022, *https://johnnyvedmore.com/2022/02/08/the-wellcome-5.*

23 Ebd.
24 Ebd.
25 Erin Banco, Ashley Furlong, Lennart Pfahler, »How Bill Gates and Partners Used Their Clout to Control The Global Covid Response – With Little Oversight«, *Politico*, Sep. 14, 2022, *https://politi.co/3Nfk0O0*.
26 Helen Branswell, »With Billions in the Bank, a ›Visionary‹ Doctor Tries to Change the World«, *STAT News*, May 6, 2016, *https://www.statnews.com/2016/05/06/jeremy-farrar-wellcome-trust*.
27 »Sir Jeremy Farrar: Director (2013–2023)«, Wellcome, *https://wellcome.org/who-we-are/people/jeremy-farrar*.
28 Johnny Vedmore, »The Wellcome Five – The Proximal Origin of Covid Control«, *JohnnyVedmore.com*, Feb. 8, 2022, *https://johnnyvedmore.com/2022/02/08/the-wellcome-5*.
29 Lisa McManus, Jill A. Fisher, »To Report or Not to Report: Exploring Healthy Volunteers' Rationales for Disclosing Adverse Events in Phase I Drug Trials«, *AJOB Empirical Bioethics* 9, no. 2 (2018): 82–90, doi: 10.1080/23294515.2018.1469552.
30 Ebd.
31 »George F. Gao«, China CDC, *https://en.chinacdc.cn/about/academicians/202201/t20220105_255656.html*.
32 LMH Oxford, »In Conversation with Sir Jeremy Farrar«, YouTube, May 16, 2020, 00:01:30–00:01:49, *https://www.youtube.com/watch?v=QqSmpK7KieE&t=81s*.
33 George Gao, Jeremy Farrar et al., »Differences in the Epidemiology of Human Cases of Avian Influenza A(H7N9) and A(H5N1) Viruses Infection«, *Clinical Infectious Diseases* 61, no. 15 (2015): 563–571, doi: 10.1093/cid/civ345.
34 »Professor Sir John Bell«, Global Pathogen Analysis Service, *https://gpas.global/our-team/professor-sir-john-bell*.
35 »Scientific Advisory Committee«, Bill & Melinda Gates Foundation, accessed Mar. 21, 2023, *https://www.gatesfoundation.org/about/leadership/scientific-advisory-committee*.
36 Jeremy Farrar, *Spike – The Virus vs. The People: The Inside Story* (London: Profile Books, 2022), 7.
37 »Event 201 Players«, Johns Hopkins Center for Health Security, 2019, *https://bit.ly/3oILvpU*.
38 »Avril Haines, Biography«, Office of the Director of National Intelligence, *https://bit.ly/3CgDMCk*.
39 »Event 201 Pandemic Exercise Segment 4, Transcript«, Johns Hopkins Center for Health Security, Aug. 7, 2020, 7, *https://bit.ly/3ORAnl8*. Video of Segment 4, *https://bit.ly/3Kz1kpr*.
40 Shengjie Lai et al., »Global epidemiology of avian influenza A H5N1 virus infection in humans, 1997–2015: a systematic review of individual case data«, *The Lancet* 16, no 7 (2016): e108–18, doi: 10.1016/S1473-3099(16)00153-5.
41 Ying Qin et al., »Differences in the Epidemiology of Human Cases of Avian Influenza A(H7N9) and A(H5N1) Viruses Infection«, *Clinical Infectious Diseases* 61, no 4 (2015): 563–571, doi: 10.1093/cid/civ345.
42 »Funded People and Projects«, Wellcome, accessed Apr. 24, 2023, *https://bit.ly/3MPN6lH*.
43 Harry Taylor, »Jeremy Farrar: Sage Scientist Quits amid ›Concerning‹ UK Covid Picture«, *The Guardian*, Nov. 2, 2021, *https://bit.ly/3oMqAC8*.
44 »Statement from the Chief Investigators of the Randomised Evaluation of COVid-19 thERapY (RECOVERY) Trial on Hydroxychloroquine, 5 June 2020«, *RecoveryTrial.net*, Jun. 5, 2020, *https://bit.ly/3WVH0F8*.
45 Peter Horby and RECOVERY Collaborative Group, »Effect of Hydroxychloroquine in Hospitalized Patients with Covid-19«, *New England Journal of Medicine* 383 (2020): 2030–2040, doi: 10.1056/nejmoa2022926.
46 »Statement from the Chief Investigators of the Randomised Evaluation of COVid-19 thERapY (RECOVERY) Trial on hydroxychloroquine, 5 June 2020«, *RecoveryTrial.net*, Jun. 5, 2020, *https://bit.ly/3WVH0F8*.

47 RECOVERY Central Coordinating Office to all RECOVERY Principal Investigators, May 24, 2020, *https://www.recoverytrial.net/files/professional-downloads/recovery_noticetoinvestigators_2020-05-24_1422.pdf.*
48 US Congress, House, »Rick Bright: Witness Disclosure Requirement«, Committee on Energy and Commerce, Mar. 8, 2018, 4, *https://bit.ly/42pmhdF.*
49 Elizabeth Lee Vliet, MD, »FDA Bureaucrat Brags He Blocked Physician Prescribing of Hydroxychloroquine in Early COVID-19«, Association of American Physicians and Surgeons, May 19, 2020, *https://bit.ly/43LVfOG.*
50 »Dr. Rick Bright Joins The Rockefeller Foundation to Lead Pandemic Prevention Institute Development«, The Rockefeller Foundation, Mar. 8, 2021, *https://bit.ly/42l81mt.*
51 Anthony Fauci, »Infectious Diseases: Considerations for the 21st Century«, *Clinical Infectious Diseases* 32, no. 5 (2001): 675–685, doi: 10.1086/319235.
52 Annie Maccoby Berglof, »Wellcome Trust Director Jeremy Farrar«, *Financial Times*, Jun. 20, 2014, *https://www.ft.com/content/e6e8b13a-f2df-11e3-a3f8-00144feabdc0.*
53 »Professor Sir Roy Anderson FRS, FMedSci«, Imperial College London, accessed May 4, 2023, *https://www.imperial.ac.uk/people/roy.anderson.*
54 Johnny Vedmore, »The Wellcome Five – The Proximal Origin of Covid Control«, *Johnnyvedmore.com*, Feb. 8, 2022, *https://johnnyvedmore.com/2022/02/08/the-wellcome-5.*
55 James Sturcke, »Bird Flu Pandemic ›Could Kill 150m‹«, *Guardian*, Sep. 30, 2005, *https://bit.ly/3IYQtWu.*
56 Torsten Engelbrecht, Claus Köhnlein et al., *Virus Mania: How the Medical Industry Continually Invents Epidemics, Making Billions at Our Expense* (Books on Demand 3rd ed, 2021), 257.
57 Ebd., 447.
58 Michael Specter, »Bird Flu: Nature's Bioterrorist«, *The New Yorker*, Feb. 20, 2005, *https://bit.ly/43JiJEl.*
59 Ebd.
60 David. M. Morens, Anthony S. Fauci, »The 1918 Influenza Pandemic: Insights for the 21st Century«, *Journal of Infectious Diseases* 195, no. 7 (2007): 1018–1028, doi: 10.1086/511989.
61 Robert Roos, »Indonesia Reports 20 H5N1 Cases – 19 Fatal – Since January«, CIDRAP, Dec. 30, 2009, *https://cidrap.umn.edu/avian-influenza-bird-flu/indonesia-reports-20-h5n1-cases-19-fatal-january.*
62 David M. Morens, Jeffery K. Taubenberger, Anthony S. Fauci, »Predominant Role of Bacterial Pneumonia as a Cause of Death in Pandemic Influenza: Implications for Pandemic Influenza Preparedness«, *Journal of Infectious Diseases* 198, no. 7 (2008): 962–970, doi: 10.1086/591708.
63 Torsten Engelbrecht, Claus Köhnlein et al., *Virus Mania: How the Medical Industry Continually Invents Epidemics, Making Billions at Our Expense* (Books on Demand 3rd ed, 2021), 290.
64 Ebd.
65 Ebd., 291.
66 U.S. House of Representatives, Committee on Government Reform, »The Next Flu Pandemic: Evaluating U.S. Readiness«, Statement of Dr. Anthony Fauci, 109th Cong., 1st sess., 2005, *https://bit.ly/3qlvuGC.*
67 Emilie Reymond, »GSK Contract to Supply with Bird Flu Vaccines«, Outsourcing Pharma, Nov. 21, 2006, *https://www.outsourcing-pharma.com/Article/2006/11/21/GSK-contract-to-supply-US-with-bird-flu-vaccines.*
68 Robert Roos, »Glaxo Sells More H5N1 Vaccine to US, Launches Trial«, CIDRAP News, Aug. 16, 2007, *https://www.cidrap.umn.edu/pandemic-influenza/glaxo-sells-more-h5n1-vaccine-us-launches-trial.*

69 »USDHHS Award to GlaxoSmithKline Holdings, Inc., Definitive Contract: PIIDHHSO100200700029C«, *USASpending.gov*, Jan. 2007–Feb. 26, 2017, *https://tinyurl.com/ycxs4m3w*.

70 Robert Roos, »YEAR-END REVIEW: Avian Flu Emerged as High-profile Issue in 2005«, CIDRAP, Jan. 5, 2006, *https://www.cidrap.umn.edu/avian-influenza-bird-flu/year-end-review-avian-flu-emerged-high-profile-issue-2005*.

71 Michael Fumento, »Dr. Fauci's Recurring Disease ›Nightmares‹ Often Don't Materialize«, *JusttheNews.com*, Jun. 13, 2020, *https://bit.ly/43panSB*.

72 Michael Fumento, »Why the WHO Faked a Pandemic«, *Forbes*, Feb. 5, 2010, *https://bit.ly/45LNRVA*.

73 John Stone, »Rapid Response: Promotional Healthscares«, *BMJ* 334 (2007), doi:10.1136/bmj.39259.443646.47.

74 Johnny Vedmore, »The Wellcome Five – The Proximal Origin of Covid Control«, *Johnnyvedmore.com*, Feb. 8, 2022, *https://johnnyvedmore.com/2022/02/08/the-wellcome-5*.

75 »A Global Coalition to Create New Vaccines For Emerging Infectious Diseases«, CEPI, press release, Jan. 18, 2017, *https://cepi.net/news_cepi/cepi-officially-launched*.

76 George Joseph, »Why Philanthropy Actually Hurts Rather than Helps Some of the World's Worst Problems«, *In These Times*, Dec. 28, 2015, *https://inthesetimes.com/article/philanthropy-gates-foundation-capitalism*.

77 Bill Gates, »Bill Gates: The Best Investment I've Ever Made«, *The Wall Street Journal*, Jan. 16, 2019, *https://www.wsj.com/articles/bill-gates-the-best-investment-ive-ever-made-11547683309*.

78 Mun-Keat Looi, »Jeremy Farrar: Make Vaccine Available to Other Countries as Soon as Our Most Vulnerable People Have Received It«, *BMJ* 372, no. 459 (2021), doi: 10.1136/bmj.n459.

79 Hannah Boland, »Oxford's Sir John Bell: ›We're not going to beat the second wave‹«, *The Telegraph*, Sep. 12, 2020, *https://www.telegraph.co.uk/technology/2020/09/12/oxfords-sir-john-bell-not-going-beat-second-wave*.

80 »Transparency Data: List of Participants of SAGE and Related Sub-groups«, *Gov.Uk*, Jun. 18, 2021, *https://bit.ly/3NeZrkE*.

81 Johnny Vedmore, »The Wellcome Five – The Proximal Origin of Covid Control«, *JohnnyVedmore.com*, Feb. 8, 2022, *https://johnnyvedmore.com/2022/02/08/the-wellcome-5*.

82 World Health Organization, »World Health Organization names Sir Jeremy Farrar as Chief Scientist, Dr Amelia Latu Afuhaamango Tuipulotu as Chief Nursing Officer«, news release, Dec. 13, 2022, *https://bit.ly/40BKnRO*.

83 World Health Organization, »Key Leadership Appointments Made to drive WHO Strategic Direction and Initiatives«, news release, Apr. 17, 2023, *https://bit.ly/42s5Ygq*.

84 Jason Beaubien, »The WHO is Seeking a New Treaty on Handling Future Pandemics. It Could Be a Hard Sell«, NPR, Nov. 28, 2021, *https://n.pr/3X7rCWl*.

85 »WHO ›pandemic treaty‹ Draft Doesn't Sign Over US Sovereignty«, *Associated Press*, Feb. 24, 2023, *https://apnews.com/article/fact-check-world-health-organization-pandemic-treaty-212446302001*.

86 Jason Beaubien, »The WHO is Seeking a New Treaty on Handling Future Pandemics. It Could Be a Hard Sell«, NPR, Nov. 28, 2021, *https://n.pr/3X7rCWl*.

87 »Board Members: Sir Jeremy Farrar«, Global Preparedness Monitoring Board, 2021, *https://bit.ly/43sDfJC*.

88 The World Bank, »WHO and World Bank Group Join Forces to Strengthen Global Health Security«, The World Bank Press Release, May 24, 2018, *https://bit.ly/3IZffFA*.

89 Sarah Boesley, »›There may still be surprises‹: Jeremy Farrar Warns of Pandemic Perils Ahead«, *The Guardian*, Feb. 20, 2023, *https://bit.ly/3Ccj3Qj*.

90 Meryl Nass, »Sir Jeremy Farrar helped Fauci Cover up the Origin of COVID, was Central in the Recovery and Solidarity Trials That Overdosed 2600 Patients with Hydroxychloroquine, Now Heads to WHO for World Takeover«, Meryl's COVID Newsletter, Feb. 20, 2023, *https://bit.ly/3WPodLB*.

91 »WHO Director-General Declares the Ongoing Monkeypox Outbreak a Public Health Emergency of International Concern«, World Health Organization, news release, Jul. 23, 2022, *https://bit.ly/3MCiuUL*.

92 »2022 Global Map and Case Count«, Centers for Disease Control and Prevention, data as of Apr. 26, 2023, *https://www.cdc.gov/poxvirus/mpox/response/2022/world-map.html*.

93 »Building Future Preparedness«, World Economic Forum, Jul. 21, 2022, *https://bit.ly/3Ce5GyZ*.

94 Jeremy Farrar, *Spike – The Virus vs. The People: The Inside Story* (London: Profile Book, 2022), 41.

95 Johnny Vedmore, »Dr. Klaus Schwab or: How the CFR Taught Me to Stop Worrying and Love the Bomb«, Unlimited Hangout, Mar. 10, 2022, *https://bit.ly/3IUrbIH*.

96 Ebd.

97 Ebd.

98 Ceri Parker, »The World Economic Forum at 50: A Timeline of Highlights from Davos and beyond«, World Economic Forum, *https://bit.ly/43M8IWQ*.

99 Johnny Vedmore, »Dr. Klaus Schwab or: How the CFR Taught Me to Stop Worrying and Love the Bomb«, Unlimited Hangout, Mar. 10, 2022, *https://bit.ly/3IUrbIH*.

100 Ebd.

101 Commonwealth of Australia, Parliamentary Debates, Senate, Mar. 29, 2022, 426 (Alex Antic, Senator), *https://bit.ly/3NfMZRV*.

102 Chase Peterson-Withorn, »Nearly 500 People became Billionaires During the Pandemic Year«, *Forbes*, Apr. 6, 2021, *https://archive.li/Fqb8P*.

103 Gabrielle Olya, »These 15 Billionaires Got Richer During the Pandemic«, GOBankingRates, Aug. 2, 2021, *https://www.gobankingrates.com/money/wealth/billionaires-fared-during-coronavirus-crisis*.

104 Matt Troutman, »NYC's Richest Person Got Even Richer During Coronavirus Pandemic«, Patch, Oct. 5, 2021, *https://patch.com/new-york/new-york-city/nyc-s-richest-person-got-even-richer-during-coronavirus-pandemic*.

105 Ian Birrell, »Why DID the Science Establishment Try So Hard to Silence Those Who Feared Covid Had Leaked from China Lab?«, *Daily Mail*, Jan. 12, 2022, *https://bit.ly/3qlwyKC*.

106 Anthony S. Fauci, Financial Disclosures for 2020 and 2019, US Senate Committee on Health, Education, Labor, and Pensions, Mar. 2021, *https://bit.ly/3OZWYfu*.

107 Adam Andrzejewski, »BREAKING: Fauci's Net Worth Soared To $12.6+ Million During Pandemic – Up $5 Million (2019–2021)«, OpenTheBooks, Mar. 25, 2021, *https://bit.ly/461Tq2r*.

108 Josh Bakan, »3 NJ Billionaires Make Forbes 400 List Of Super Rich«, Patch, Sep. 29, 2022, *https://patch.com/new-jersey/across-nj/3-nj-billionaires-make-forbes-400-list-super-rich*.

109 Alvin Powell, »What Might COVID Cost the U.S.? Experts Eye $16 trillion«, *Harvard Gazette*, Nov. 17, 2020, *https://news.harvard.edu/gazette/story/2020/11/what-might-covid-cost-the-u-s-experts-eye-16-trillion*.

110 Select Subcommittee on the Coronavirus Pandemic Majority Staff to Select Subcommittee on the Coronavirus Pandemic Members, »RE: New Evidence Resulting from the Select Subcommittee's Investigation into the Origins of COVID-19 – ›The Proximal Origin of SARS-CoV-2‹«, memorandum, Mar. 5, 2023, *https://bit.ly/3oN8Fv5*.

111 Jeremy Farrar, *Spike – The Virus vs. The People: The Inside Story* (London: Profile Books, 2022).

112 Ebd.

113 Central Intelligence Agency, »How Does My Biology Background Fit at the CIA?«, YouTube, Mar. 23, 2018, *https://www.youtube.com/watch?v=puajFEb7TTQ*.

114 Johnny Vedmore, »The Wellcome Five – The Proximal Origin of Covid Control«, *JohnnyVedmore.com*, Feb. 8, 2022, *https://johnnyvedmore.com/2022/02/08/the-wellcome-5*.

115 Ralph Jones, »MI5 and MI6 Are Still Recruiting University Students«, Vice, Oct. 1, 2021, *https://bit.ly/3qu9TMo*.

116 Erik Ofang, »The CIA Wanted the Best and the Brightest. They Found Them at Yale«, CT Insider, Sep. 29, 2020, *https://bit.ly/3qvvLXT*.

117 Jeremy Farrar, *Spike – The Virus vs. The People: The Inside Story* (London: Profile Books, 2022), 83.

118 World Economic Forum Agenda Authors, »Jeremy Farrar«, World Economic Forum, 2022, *https://www.weforum.org/agenda/authors/jeremy-farrar*.

119 Wellcome, »Eliza Manningham-Buller starts as Chair of the Wellcome Trust«, press release, Oct. 1, 2015, *https://wellcome.org/press-release/eliza-manningham-buller-starts-chair-wellcome-trust*.

120 Jeremy Farrar, *Spike – The Virus vs. The People: The Inside Story* (London: Profile Books, 2022), 55.

121 Ebd., 51–53.

122 Ebd., 53.

123 Tommy Beer, »Dr. Fauci: Not Being Transparent About Covid-19 Because ›You Don't Want To Alarm People‹ Is ›Totally Nonsense‹«, *Forbes*, Jun. 29, 2021, *https://bit.ly/3qxmKx8*.

124 Lorie Johnson, »NIH Director Collins Predicts COVID-19 Vaccine by December«, CBN, Dec. 10, 2022, *https://www2.cbn.com/news/us/nih-director-collins-predicts-covid-19-vaccine-december*.

125 Andrea Shalal, Trevor Hunnicutt, »New White House Press Secretary Jen Psaki Pledges to ›bring Transparency and Truth Back‹«, CTV News, Jan. 21, 2021, *https://bit.ly/3CbmiaG*.

126 Jeremy Farrar, *Spike – The Virus vs. The People: The Inside Story* (London: Profile Books, 2022), 55.

127 Sam Husseini, Jonathan Latham, PhD, »Did West Africa's Ebola Outbreak of 2014 Have a Lab Origin?«, *Independent Science News*, Oct. 25, 2022, *https://bit.ly/42poi9J*.

128 Aggeliki Dimopoulou, »The Ebola Could Have Escaped from US Bio-Warfare-Labs«, TVXS, Oct. 16, 2014 updated Mar. 1, 2018, *https://tvxs.gr/news/kosmos/ebola-could-have-escaped-us-bio-warfare-labs*.

129 Francis A. Boyle, *World Politics, Human Rights, and International Law* (Lanham, MD: Lexington Books, 2021), 113.

130 Jeremy Farrar, *Spike – The Virus vs. The People: The Inside Story* (London: Profile Books, 2022), 11.

131 Ebd., 58.

132 Ebd., 83.

133 William Yardley, »Ewald-Heinrich von Kleist, Anti-Hitler Plotter, Dies at 90«, *The New York Times*, Mar. 12, 2013, *https://www.nytimes.com/2013/03/13/world/europe/ewald-heinrich-von-kleist-anti-hitler-plotter-dies-at-90.html*.

134 Wolfgang Ischinger, »Henry Kissinger, Germany, and the Munich Security Conference: A Few Personal Observations by Wolfgang Ischinger«, Munich Security Conference, May 27, 2023, *https://bit.ly/3WOJHbc*.

135 Jeremy Farrar, *Spike – The Virus vs. The People: The Inside Story* (London: Profile Books, 2022), 83.

136 Ebd.

137 »Munich Security Conference 2020: Latest News as defence and Foreign Policy Leaders Meet in Germany«, *The National*, Feb. 16, 2020, *https://bit.ly/3qjgNUv*.

138 Maxwell Hall, »Meet the Young, Tech-Savvy, Civic-Minded Innovators Driving The Fourth Industrial Revolution«, news release, Mar. 16, 2016, *https://bit.ly/3NenkJf*.

139 Jeremy Farrar, *Spike – The Virus vs. The People: The Inside Story* (London: Profile Books, 2022), 83.

140 Beth Cameron, Beenish Pervaiz, »NTI | bio Partners with Wellcome Trust and the World Economic Forum to Host Meeting on Biosecurity Innovation and Risk Reduction«, NTI News, Jun. 28, 2018, *https://bit.ly/43HcGjy*.

141 Sam Nunn, »Statement of Sam Nunn on Global Infectious Disease Surveillance Networks: Implementing the Bellagio Call for Action«, NTI, Apr. 27, 2009, *https://www.nti.org/news/nunn-global-disease-surveillance-bellagio*.
142 Nino Kharaishvili, Jane W. Blake, Douglas H. Gorsline, Lance R. Brooks, »Global Health Security Capacity and Capability Measurement Framework within the Biological Threat Reduction Program«, *Health Security* 19, no. 2 (2021), doi: 10.1089/hs.2020.0023.
143 »Is a Secret US Lab in Georgia Spreading Deadly Pathogens against Russian Interests?«, Polygraph, Oct. 31, 2017, *https://www.polygraph.info/a/is-a-secret-us-lab-in-georgia-spreading-deadly-pathogens/6741681.html*.
144 U.S. Senate, Foreign Relations Committee, »Lugar Applauds Opening of Nunn-Lugar Bio-Threat Laboratory in Tbilisi, Georgia«, press release, Mar. 17, 2011, *https://bit.ly/43nNS05*.
145 »About Dark Winter«, Johns Hopkins Center for Health Security, accessed Apr. 13, 2023, *https://www.centerforhealthsecurity.org/our-work/exercises/2001_dark-winter/about.html*.
146 Elizabeth Cameron, PhD, Rebecca Katz, PhD, MPH, Jeremy Konyndyk, MSFS, Michelle Nalabandian, MFS, »A Spreading Plague: Lessons and Recommendations for Responding to a Deliberate Biological Event«, Nuclear Threat Initiative, Jun. 2019, *https://media.nti.org/documents/NTI_Paper_A_Spreading_Plague_FINAL_061119.pdf*.
147 Jaime M. Yassif, PhD, Kevin P. O'Prey, PhD, Christopher R. Isaac, M.Sc., »Strengthening Global Systems to Prevent and Respond to High-Consequence Biological Threats«, Nuclear Threat Initiative, Nov. 2021, *https://www.nti.org/wp-content/uploads/2021/11/NTI_Paper_BIO-TTX_Final.pdf*.
148 Ebd.
149 Jennifer B. Nuzzo, DrPH, SM, Luciana L. Borio, MD, Lawrence O. Gostin, JD, »The WHO Declaration of Monkeypox as a Global Public Health Emergency«, *JAMA* 328, no. 7 (2020): 615–617, doi: 10.1001/jama.2022.12513.
150 »CDC Media Telebriefing: Update on 2022 U.S. Monkeypox Investigation«, Centers for Disease Control and Prevention, last rev. Jun. 3, 2022, *https://www.cdc.gov/media/releases/2022/t0811-mpx-transcript.html*.
151 Jeremy Farrar, *Spike – The Virus vs. The People: The Inside Story* (London: Profile Books, 2022), 84.
152 Ebd.
153 Ebd.
154 Robert Roos, »Fouchier Study Reveals Changes Enabling Airborne Spread of H5N1«, CIDRAP, Jun. 21, 2012, *https://www.cidrap.umn.edu/avian-influenza-bird-flu/fouchier-study-reveals-changes-enabling-airborne-spread-h5n1*.
155 Jimmy Tobias, »Evolution of a Theory: Unredacted NIH Emails Show Efforts to Rule Out Lab Origin of Covid«, *The Intercept*, Jan. 19, 2023, *https://theintercept.com/2023/01/19/covid-origin-nih-emails*.
156 *The Defender Show*, »The Origins of COVID-19 with Jeffrey Sachs«, CHD.TV, 00:55:48–00:56:17, Aug. 25, 2022, *https://bit.ly/42uXViO*.
157 Sarah Boseley, »›There may still be surprises‹: Jeremy Farrar Warns of Pandemic Perils ahead«, *The Guardian*, Feb. 20, 2023, *https://bit.ly/3Ccj3Qj*.
158 Coalition for Epidemic Preparedness Innovations, »UK to Host Global Summit With CEPI to Speed Up New Vaccine Development«, press release, Apr. 30, 2021, *https://bit.ly/45RJ3y6*.
159 Ruchir Agarwal, Gita Gopinath, Jeremy Farrar, Richard Hatchett, Peter Sands, »A Global Strategy to Manage the Long-Term Risks of COVID-19«, International Monetary Fund, Apr. 5, 2022, *https://tinyurl.com/2k8twtj8*.
160 Sarah Boseley, »›There may still be surprises‹: Jeremy Farrar Warns of Pandemic Perils ahead«, *The Guardian*, Feb. 20, 2023, *https://bit.ly/3Ccj3Qj*.

161 Ebd.
162 Ebd.
163 Ebd.
164 Ebd.
165 Meryl Nass, »Sir Jeremy Farrar helped Fauci Cover up the Origin of COVID, was Central in the Recovery and Solidarity Trials That Overdosed 2600 Patients with Hydroxychloroquine, Now Heads to WHO for World Takeover«, Meryl's COVID Newsletter, Feb. 20, 2023, *https://bit.ly/3WPodLB.*

Kapitel 55: **Die Pandemie beginnt**

1 Jeremy Farrar, *Spike – The Virus vs. The People: The Inside Story* (London: Profile Books, 2022), 6–7.
2 LMH Oxford, Alan Rusbridger, »In Conversation with Sir Jeremy Farrar«, YouTube, 00:01:22, May 16, 2020, *https://www.youtube.com/watch?v=QqSmpK7KieE.*
3 Erin Banco, Ashley Furlong, Lennart Pfahler, »How Bill Gates and Partners Used Their Clout to Control the Global Covid Response – with Little Oversight«, *Politico*, Sep. 14, 2022, *https://politi.co/3Nfk0O0.*
4 @WHO, »Preliminary investigations conducted by the Chinese authorities have found no clear evidence of human-to-human transmission of the novel #coronavirus (2019-nCoV) identified in #Wuhan, #China«, Twitter, Jan. 4, 2020, *https://twitter.com/WHO/status/1217043229427761152.*
5 Ebd.
6 Jeremy Farrar, Anjana Ahuja, »Burner Phones and Clandestine Meetings: The Inside Story of Covid«, *The Times*, Jul. 17, 2021, *https://bit.ly/3IYUev4.*
7 »SARS Basics Fact Sheet«, CDC, accessed Apr. 19, 2023, *https://www.cdc.gov/sars/about/fs-sars.html.*
8 Jeremy Farrar, *Spike – The Virus vs. The People: The Inside Story* (London: Profile Books, 2022), 31.
9 @JeremyFarrar, »Worrying – but China CDC #chinacdc now a very impressive organisation at national and provincial level, totally transformed since the days of #SARS but any cluster of severe respiratory infections a real worry -«, Twitter, Dec. 31, 2019, *https://twitter.com/JeremyFarrar/status/1212068354606981120?s=20.*
10 »China Delayed Releasing Coronavirus Info, Frustrating WHO«, *Associated Press*, Jun. 1, 2020, *https://bit.ly/3MUQETA.*
11 @JeremyFarrar, »If rumours of publications on the Wuhan Pneumonia situation are being prepared & submitted to @nature @NEJM are true & that critical public health information is not being shared immediately with @WHO – something is very wrong«, Twitter, Jan. 10, 2020, *https://bit.ly/3oX9m53.*
12 @JeremyFarrar, »And if true, what are the responsibilities of the investigators, @Nature @NEJM and others? Seems clear to me«, Twitter, Jan. 10, 2020, *https://twitter.com/JeremyFarrar/status/1215647572825604097.*
13 Zhang Yongzhen et al., »A New Coronavirus Associated with Human Respiratory Disease in China«, *Nature* 579 (2020): 265–269, doi: 10.1038/s41586-020-2008-3.
14 Charlie Campbell, »Exklusive: The Chinese Scientist Who Sequenced the First COVID-19 Genome Speaks Out about the Controversies Surrounding His Work«, *TIME*, Aug. 24, 2020, *https://bit.ly/3WPqaHS.*
15 »Prime Minister's Prizes for Science 2021«, Department of Industry, Science, Energy and Resources, Nov. 3, 2021, *https://www.industry.gov.au/publications/prime-ministers-prizes-science-2021.*

16 »Professor Edward C. Holmes – Professional Achievements and Citations«, Department of Industry, Science, Energy and Resources, accessed Apr. 19, 2023, *https://bit.ly/3IUheLB*.
17 List of 11 articles coauthored by George Gao and Eddie Holmes, Google Scholar, Jan. 2022, *https://bit.ly/3oNnzBw*.
18 »Edward C. Holmes Curriculum Vitae«, University of Sydney, Jan. 2022, *https://bit.ly/3CcnOt9*.
19 List of 16 articles coauthored by Jeremy Farrar and Eddie Holmes, Google Scholar, Jan. 2022, *https://bit.ly/461XNun*.
20 »Professor Edward Holmes Receives 2021 Ralph Slatyer Medal«, Australian National University, Apr. 14, 2022, *https://biology.anu.edu.au/news-events/news/professor-edward-holmes-receives-2021-ralph-slatyer-medal*.
21 Kemal Atlay, »Professor Eddie Holmes: The Split-second Decision to Reveal SARS-CoV-2 to the World«, Australian Doctor, Dec. 9, 2021, *https://bit.ly/3WQijtq*.
22 »China Delayed Releasing Coronavirus Info, Frustrating WHO«, *Associated Press*, Jun. 1, 2020, *https://bit.ly/3MUQETA*.
23 Jeremy Farrar, *Spike – The Virus vs. The People: The Inside Story* (London: Profile Books, 2022), 24.
24 Ebd., 23.
25 Ebd., 24.
26 Edward C. Holmes, »Novel 2019 Coronavirus Genome«, *Virological.org*, Jan. 10, 2020, *https://virological.org/t/novel-2019-coronavirus-genome/319*.
27 Charlie Campbell, »Exclusive: The Chinese Scientist Who Sequenced the First COVID-19 Genome Speaks Out about the Controversies Surrounding His Work«, *TIME*, Aug. 24, 2020, *https://bit.ly/3WPqaHS*.
28 Edward C. Holmes, »Novel 2019 Coronavirus Genome«, *Virological.org*, Jan. 10, 2020, *https://bit.ly/42tp2e9*.
29 Ebd.
30 Jeremy Farrar, *Spike – The Virus vs. The People: The Inside Story* (London: Profile Books, 2022), 25.
31 Jon Cohen, »Chinese Researchers Reveal Draft Genome of Virus Implicated in Wuhan Pneumonia Outbreak«, *Science*, Jan. 1, 2020, *https://bit.ly/3P00QNy*.
32 Emily Kopp, »Virologist under Investigation for Misleading on ›lab leak theory‹ Briefed the Intel Community«, U.S. Right to Know, Jul. 10, 2023, *https://usrtk.org/covid-19-origins/virologist-under-investigation-for-misleading-briefed-intel-community*.
33 Kristian G. Andersen, Andrew Rambaut, W. Ian Lipkin, Edward C. Holmes, Robert F. Garry, »The Proximal Origin of SARS-CoV-2«, *Nature Medicine* 26, no. 4 (2020): 450–452, doi: 10.1038/s41591-020-0820-9.
34 Lisa Schnirring, »China Releases Genetic Data on New Coronavirus, Now Deadly«, CIDRAP, Jan. 11, 2020, *https://www.cidrap.umn.edu/news-perspective/2020/01/china-releases-genetic-data-new-coronavirus-now-deadly*.
35 @JeremyFarrar, »Potentially really important moment in global public health – must be celebrated, everyone involved in Wuhan, in China & beyond acknowledged, thanked & get all the credit. Sharing of data good for public health, great for those who did the work. Just needs those incentives & trust«, Twitter, Jan., 11, 2020, *https://twitter.com/JeremyFarrar/status/1215913768670068736?s=20*.
36 Zhuang Pinghui, »Chinese Laboratory that First Shared Coronavirus Genome with World Ordered to Close for ›rectification‹, Hindering its Covid-19 Research«, *South China Morning Post*, Feb. 28, 2020, *https://bit.ly/42sfd0b*.
37 »COVID-19 – China«, World Health Organization, Jan. 12, 2020, *https://bit.ly/3oIs94f*.
38 Jasper Fuk-Woo Chan et al., »A Familial Cluster of Pneumonia Associated with the 2019 Novel Coronavirus Indicating Person-to-Person Transmission: A Study of a Family Cluster«, *The Lancet* 395, no. 10223 (2020): 514–523, doi: 10.1016/S0140-6736(20)30154-9.

39 Jeremy Farrar, *Spike – The Virus vs. The People: The Inside Story* (London: Profile Books, 2022), 34.
40 Ebd., 18.
41 Jasper Fuk-Woo Chan et al., »A Familial Cluster of Pneumonia Associated with the 2019 Novel Coronavirus Indicating Person-to-Person Transmission: A Study of a Family Cluster«, *The Lancet* 395, no. 10223 (2020): 514–523, doi: 10.1016/S0140-6736(20)30154-9.

Kapitel 56: Farrars magischer Umgang mit Geld

1 »Investments«, Wellcome, 2023, *https://bit.ly/3PfAozF*.
2 Juliet Chung, »The Early Coronavirus Warning that Woke up Wall Street«, *The Wall Street Journal*, Jun. 12, 2020, *https://www.wsj.com/articles/the-early-coronavirus-warning-that-woke-up-wall-street-11591954202*.
3 Ebd.
4 Ebd.
5 Johnny Vedmore, »The Wellcome Five – The Proximal Origin of Covid Control«, *JohnnyVedmore.com*, Feb. 8, 2022, *https://johnnyvedmore.com/2022/02/08/the-wellcome-5*.
6 Tim Schwab, »Covid-19, Trust, and Wellcome: How Charity's Pharma Investments Overlap With Its Research Efforts«, *BMJ* 372 (2021): n556, doi: 10.1136/bmj.n556.
7 Ebd.

Kapitel 57: Das Weltwirtschaftsforum

1 »Covid-19 Pandemic: A Timeline of the Coronavirus Outbreak«, CNN, Aug. 9, 2021, *https://cnn.it/43M11jk*.
2 Jun Cai et al., »Modeling Transmission of SARS-CoV-2 Omicron in China«, *Nature Medicine* 28, no. 7 (2022): 1468–1475, doi: 10.1038/s41591-022-01855-7.
3 Julie Steenhuysen, Deena Beasley, »New Covid-19 Model Predicts over 1 Million Deaths in China through 2023«, RNZ, Dec. 17, 2022, *https://tinyurl.com/bdh4u3ku*.
4 @JeremyFarrar, »Everyone is a ›lockdown sceptic‹. No one I have ever spoke with in favour lockdowns. They are failure public policy & ability use data wisely & act earlier with far less intrusive measures & prevent need lockdowns. March 20 & much worse when the data was so clear in Sept/Oct 20«, Twitter, Feb. 20, 2022 *https://tinyurl.com/4wpkwydu*.
5 »Statement on the Second Meeting of the International Health Regulations (2005) Emergency Committee Regarding the Outbreak of Novel Coronavirus (2019-nCoV)«, World Health Organization, Jan. 30, 2020, *https://bit.ly/42qB73F*.
6 @CEPIvaccines, »Yesterday we announced funding for three programmes which aim to rapidly develop vaccines against the novel #coronavirus Our CEO, Richard Hatchett, @JeremyFarrar and @sbanceln spoke at @wef #Davos on our work«, Twitter, Jan. 24, 2020, *https://twitter.com/CEPIvaccines/status/1220652862134460417?s=20*.
7 Jeremy Farrar, *Spike – The Virus vs The People: The Inside Story* (London: Profile Books, 2022), 42.
8 Ida Auken, »Welcome to 2030: I Own Nothing, Have No Privacy and Life Has Never Been Better«, *Forbes*, Nov. 10, 2016, *https://bit.ly/3Cjmbtq*.

9 Institute of Politics Harvard Kennedy School, »Strengthening Collaboration in a Fractured World-Featuring Special Guest Yo-Yo Ma«, YouTube, 00:17:50–00:18:58, Sep. 20, 2017, *https://youtu.be/AoBRnrtX9U4?t=1069*.
10 Jeremy Harrigan, »The Annual Summer WEF Meeting: Or How Blackrock Learned to Stop Worrying and Love the CCP«, Who is Robert Malone, Sep. 7, 2022, *https://rwmalonemd.substack.com/p/the-annual-summer-wef-meeting*.
11 Richard Hatchett, »Expert Profile«, World Bank, accessed Apr. 18, 2023, *https://bit.ly/45Ig1Rn*.
12 Richard Hatchett, »Curriculum Vitae of Richard Hatchett, MD«, United States House of Representatives Committee on Oversight and Government Reform, Jun. 13, 2016, *https://bit.ly/3oPC5J6*.
13 Caitlin Tilley, »Did EBOLA Leak from a Lab? Scientists Claim Accident at US-funded Biofacility may have Caused 2014 West Africa Outbreak«, *Daily Mail*, Nov. 3, 2022, *https://bit.ly/43KLh09*.
14 Richard Blackwell, »Alumni Profile: Richard Hatchett, MD'95, BA'89«, Vanderbilt Medicine, accessed Mar. 30, 2023, *https://medschool.vanderbilt.edu/vanderbilt-medicine/alumni-profile-richard-hatchett-md95-ba89*.
15 Committee on Energy and Commerce, U.S. House of Representatives, 2016 (Richard Hatchett, Director ASPR/BARDA) *https://bit.ly/3oPC5J6*.
16 »CEPI Names Richard Hatchett as Permanent CEO«, CEPI, accessed Mar. 29, 2023, *https://bit.ly/3Nb2tXb*.
17 Homeland Security Council, National Strategy for Pandemic Influenza Implementation Plan, May 2006, *https://www.cdc.gov/flu/pandemic-resources/pdf/pandemic-influenza-implementation.pdf*.
18 Richard J. Hatchett et al., »Modeling Targeted Layered Containment of an Influenza Pandemic in the United States«, *Proceedings of the National Academy of Sciences* 104, no. 18 (2007): 7588–7593, doi: 10.1073/pnas.0706849105.
19 Martin C. J. Bootsma, Neil M. Ferguson, »The Effect of Public Health Measures on the 1918 Influenza Pandemic in U.S. Cities«, *Proceedings of the National Academy of Sciences* 104, no. 18 (2007): 7588–7593, doi: 10.1073/pnas.0611071104.
20 »Mitigating the Impact of Covid-19 on Countries Affected by HIV, Tuberculosis and Malaria«, The Global Fund, Jun. 2020, *https://bit.ly/3MRFgIf*.
21 World Health Organization (WHO) meeting, »Zero Draft Report of the Working Group on Strengthening WHO Preparedness and Response to Health Emergencies to the Seventy-fifth World Health Assembly«, World Health Organization, May 3, 2022, *https://apps.who.int/gb/wgpr/pdf_files/wgpr9/A_WGPR9_3-en.pdf*.
22 World Economic Forum, »Press Conference: Coronavirus (COVID-19) | DAVOS 2020«, YouTube, 00:21:15–00:21:26, Jan. 23, 2020, *https://www.youtube.com/watch?v=BDQtXzu6z08*.
23 David K. Randall, *Black Death at the Golden Gate: The Race to Save America from the Bubonic Plague* (New York: WW Norton & Company, 2019), Chapter 14.
24 Sarah Richardson, »How Surgeon General Rupert Blue Became America's Heroic Microbe Hunter«, HistoryNet, Sep. 3, 2020, *https://www.historynet.com/americas-heroic-microbe-hunter*.
25 Edward Peter Stringham, »How a Free Society Deals with Pandemics, According to Legendary Epidemiologist and Smallpox Eradicator Donald Henderson«, AIER, May 21, 2020, *https://bit.ly/3P63oJI*.
26 Thomas V. Inglesby, Jennifer B. Nuzzo, Tara O'Toole, D. A. Henderson, »Disease Mitigation Measures in the Control of Pandemic Influenza«, *Biosecurity and Bioterrorism: Biodefense Strategy, Practice, and Science* 4, no. 4 (2006): 366–375, doi: 10.1089/bsp.2006.4.366.
27 Ebd.
28 Edward Peter Stringham, »How a Free Society Deals with Pandemics, According to Legendary Epidemiologist and Smallpox Eradicator Donald Henderson«, AIER, May 21, 2020, *https://bit.ly/3P63oJI*.

29 Howard Markel, Alexander M. Stern, J. Alexander Navarro et al., »Nonpharmaceutical Influenza Mitigation Strategies, US Communities, 1918–1920 Pandemic«, *Emerging Infectious Diseases* 12, no. 12 (2006): 1961–1964. doi: 10.3201/eid1212.060506.
30 Ebd.
31 Richard Hatchett, »Curriculum Vitae of Richard Hatchett, MD«, United States House of Representatives Committee on Oversight and Government Reform, Jun. 13, 2016, *https://bit.ly/3oPC5J6.*
32 Ebd.
33 Government of the United Kingdom, »Funding and Manufacturing Boost for UK Vaccine Programme«, press release, May 17, 2020, *https://bit.ly/3IUideL.*
34 Victoria Rees, »UK Government Launches Pandemic Preparedness Partnership Group«, Drug Target Review, Apr. 26, 2021, *https://bit.ly/43J6GXx.*
35 Dr. David Bell, Emma McArthur, »The Global Pandemic Industry Has No Plans for a Return to Normal«, *The Daily Sceptic*, Sep. 6, 2022, *https://bit.ly/45RmmK8.*
36 Eric Sagonowsky, »After Nearly $1B in Research Funding, Moderna Takes $1.5B Coronavirus Vaccine Order from U.S.«, Fierce Pharma, Aug. 12, 2020, *https://bit.ly/3MUSaVM.*
37 Kathy Gyngell, »Paula Jardine 3: It was America's Bio-Spooks Who Locked Down the West«, The Conservative Woman, Aug. 28, 2022, *https://bit.ly/3WQzxXA.*
38 Homeland Security Council, »National Strategy for Pandemic Implementation Plan«, May 2006, *https://www.cdc.gov/flu/pandemic-resources/pdf/pandemic-influenza-implementation.pdf.*
39 Kathy Gyngell, »Paula Jardine 3: It was America's Bio-Spooks Who Locked the West«, The Conservative Woman, Aug. 28, 2022, *https://bit.ly/3WQzxXA.*
40 Ebd.
41 Ebd.
42 Dr. David Bell, Emma McArthur, »Who's Driving the Pandemic Express?« PANDA, Sep. 4, 2022, *https://pandata.org/whos-driving-the-pandemic-express.*
43 Ebd.
44 David Bell, »The Corruption of the World Health Organization«, Brownstone Institute, May 27, 2022, *https://brownstone.org/articles/the-corruption-of-the-world-health-organization.*
45 »World Malaria Report 2021«, World Health Organization, accessed Apr. 13, 2023, *https://bit.ly/3WRQocI.*
46 »COVID-19 and Children«, UNICEF, accessed, Apr. 13, 2023, *https://data.unicef.org/covid-19-and-children.*
47 Ebd.
48 »Direct and Indirect Effects of the COVID-19 Pandemic and Response in South Asia«, UNICEF, Mar. 2021, *https://www.unicef.org/rosa/media/13066/file/Main%2520Report.pdf.*
49 Shawn Donnan et al., »Millions Are Tumbling Out of the Global Middle Class in Historic Setback«, Bloomberg, Apr. 7, 2021, *https://www.bloomberg.com/features/2021-emerging-markets-middle-class/?srnd=premium-europe.*
50 »UN Report: Pandemic Year Marked by Spike in World Hunger«, World Health Organization, Jul. 12, 2021, *https://www.who.int/news/item/12-07-2021-un-report-pandemic-year-marked-by-spike-in-world-hunger.*
51 »Direct and Indirect Effects of the COVID-19 Pandemic and Response in South Asia«, UNICEF, Mar. 2021, *https://www.unicef.org/rosa/media/13066/file/Main%2520Report.pdf.*
52 »Emerging Data Estimates Each COVID-19 Death: More Than Two Women and Children Have Lost Their Lives as a Result«, Global Financing Facility, Sep. 29, 2021, *https://bit.ly/3PfBD1N.*
53 Sebastian Doerr, Boris Hofmann, »Monetary Policy and Its Transmission in a Globalised World«, Bank for International Settlements, Dec. 15, 2021, *https://www.bis.org/publ/work910.htm.*

54 »COVID-19 and Child Labour 2020«, UNICEF, 2020, *https://uni.cf/43mK7bm*.
55 Sophie Cousins, »2·5 million more child marriages due to COVID-19 Pandemic«, *The Lance*t 396, no. 10257 (2020): 1059–1060, doi: 10.1016/s0140-6736(20)32112-7.
56 »UN Secretary-General Warns of Education Catastrophe, Pointing to UNESCO Estimate of 24 Million Learners at Risk«, UNESCO, Aug. 6, 2020, updated Apr. 21, 2022, *https://bit.ly/43qs8kj*.
57 »COVID:19 Scale of Education Loss ›Nearly Insurmountable‹, Warns UNICEF«, UNICEF, Jan. 23, 2021, *https://www.unicef.org/press-releases/covid19-scale-education-loss-nearly-insurmountable-warns-unicef*.
58 »World Malaria Report 2021«, WHO, 2021, *https://www.who.int/publications/i/item/9789240040496*.
59 Surya Kant, Tyagi Richa, »The Impact of COVID-19 on Tuberculosis: Challenges and Opportunities«, *Therapeutic Advances in Infectious Disease* 8, no. 9 (2021), doi: 10.1177/20499361211016973.
60 UNICEF, »Disruptions in Health Services Due to COVID-19 ›may have contributed to an additional 239,000 child and maternal deaths in South Asia‹ – UN report«, press release, Mar. 17, 2021, *https://uni.cf/42lLd5P*.
61 »Virus-Linked Hunger Tied to 10,000 Child Deaths Each Month«, *AP News*, Jul. 27, 2020, *https://tinyurl. com/3uhan2zy*.
62 Oxfam International, »Mega-Rich Recoup COVID Losses in Record Time Yet Billions Will Live in Poverty for at Least a Decade Unless Bold Action is Taken Now«, Oxfam, Apr. 25, 2021, *https://bit.ly/3J0ujCW*.
63 Mohammed Yusuf, »Africa: Global Pandemic Increased Poverty in Africa – Report«, AllAfrica, May 16, 2020 *https://allafrica.com/stories/202205170024.html*.
64 Josh Bakan, »3 NJ Billionaires Make Forbes 400 List of Super Rich«, Patch, Sep. 29, 2022, *https://patch.com/new-jersey/across-nj/3-nj-billionaires-make-forbes-400-list-super-rich*.
65 »Great Barrington Declaration«, Great Barrington Declaration, accessed Apr. 22, 2023, *https://gbdeclaration.org*.
66 David Bell, »Doing Good by Hammering the Poor«, Brownstone Institute, May 2, 2022, *https://brownstone.org/articles/doing-good-by-hammering-the-poor*.
67 »The Opening of China«, Richard Nixon Foundation, accessed Aug. 17, 2023, *https://www.nixonfoundation.org/exhibit/the-opening-of-china*.
68 »Bring the World Economic Forum to China – Klaus Schwab on China's Development«, *Global Times*, Aug. 4, 2021, *https://www.globaltimes.cn/page/202108/1230523.shtml*.
69 Jeremy Harrigan, »The Annual Summer WEF Meeting: Or How Blackrock Learned to Stop Worrying and Love the CCP«, Who Is Robert Malone, Sep. 7, 2022, *https://bit.ly/43ER9Ie*.
70 Frances Mao, »China Abandons Key Parts of Zero-Covid Strategy after Protests«, BBC News, Dec. 7, 2022, *https://www.bbc.com/news/world-asia-china-63855508*.
71 Jeremy Harrigan, »The Annual Summer WEF Meeting: Or How Blackrock Learned to Stop Worrying and Love the CCP«, Who Is Robert Malone, Sep. 7, 2022, *https://bit.ly/43ER9Ie*.
72 Ebd.
73 Ebd.
74 Ebd.
75 Paula Jardine, »The Murky Road to Lockdown (Part 1)«, The Conservative Woman, Aug. 29, 2022, *https://bit.ly/45NFMiZ*.
76 Ebd.
77 Thierry Meyssan, »Covid-19 and The Red Dawn Emails«, The Ron Paul Institute, Apr. 29, 2020, *https://tinyurl.com/3wrdjt7b*.
78 Richard J. Hatchett, Carter E. Mecher, Marc Lipsitch, »Public Health Interventions and Epidemic Industry During the 1918 Influenza Pandemic«, *Proceedings of the National Academy of Sciences* 104, no.18 (2007): 7582–7587, *https://www.pnas.org/doi/full/10.1073/pnas.0610941104*.

Kapitel 58: Gemeinsame Säuberungsaktion

1 Katie Weston, »Ex-MI6 chief Richard Dearlove says Britain's Science Sector Has Been Compromised by ›malign Chinese Communist influence‹ Which is Why it Parroted China's Party Line that Covid did NOT Leak from a Wuhan Lab«, *The Daily Mail*, Dec. 9, 2023, *https://bit.ly/43pK7rg.*

2 Ebd.

3 Aaron Blake, »The Alleged Fauci ›smoking gun‹ Emails«, *The Washington Post*, Jun. 3, 2021, *https://www.washingtonpost.com/politics/2021/06/03/alleged-fauci-smoking-gun-emails.*

4 Leopold, »NIH FOIA: Anthony Fauci Emails«, 2065–2068, *https://bit.ly/3oX0dtc.*

5 Center for Health Security, »Event 201 Pandemic Exercise: Segment 4, Communications Discussion and Epilogue Video«, YouTube, Nov. 4, 2019, *https://www.youtube.com/watch?v=LBuP40H4Tko.*

6 Rowan Jacobson, »The Non-Paranoid Person's Guide to Viruses Escaping From Labs«, *Mother Jones*, May 14, 2020, *https://www.motherjones.com/politics/2020/05/the-non-paranoid-persons-guide-to-viruses-escaping-from-labs.*

7 Ebd.

8 Ebd.

9 Prashant Pradhan, Ashutosh Kumar Pandey, Akhilesh Mishra et al., »Uncanny Similarity of Unique Inserts in the 2019-nCoV Spike Protein to HIV-1 gp120 and Gag«, bioRxiv (2020), doi: *https://doi.org/10.1101/2020.01.30.927871.*

10 Jitesh Vachhatani, »The First Question: IIT Team Reported COVID's ›unnatural‹ Nature in Jan. 2020; Was Cyber Bullied, Withdrew«, Republic World, Jun. 9, 2021, *https://bit.ly/3NcPqVi.*

11 *Global Times*, »China's ›Bat Woman‹ Shi Zhengli Refutes Rumor of ›defecting with intelligence files‹«, *People's Daily China*, May 2, 2020, *https://bit.ly/3oRIZh6.*

12 Yang Rui, Feng Yuding, Zhao Jinzhao, Matthew Walsh, »Wuhan Virology Lab Deputy Director Again Slams Coronavirus Conspiracies«, Caxin Global, Feb. 7, 2020, *https://bit.ly/3WQkw8q.*

13 Keoni Everington, »Wuhan Lab Scientist Published Paper on Lab Leak Caused by Rats«, *Taiwan News*, Jan. 22, 2021, *https://www.taiwannews.com.tw/en/news/4108578.*

14 Leopold, »NIH FOIA: Anthony Fauci Emails«, 3147, *https://bit.ly/3oX0dtc.*

15 Abhinandan Mishra, and Dibyendu Mondal, »Fauci Described Indian Research on ›man-made Covid‹ as Outlandish«, *Sunday Guardian Live*, Jun. 5, 2021, *https://bit.ly/43sJEo8.*

16 @asrayagiriraj, »Paper was withdrawn due to the pressure from the people with vested interests. This was just a section of the different studies that we conducted and wanted to include the entire findings in the updated version. But the revised manuscripts were hard-blocked by the publishers.«, Twitter, Jun. 3, 2021, *https://bit.ly/43r8BjV.*

17 Vanesa Catanzaro, »Scientists Denounce Pressure From Fauci to Unpublish Study Linking CCP Virus to AIDS«, The BL, Jun. 10, 2021, *http://archive.today/gqQ54.*

18 @asrayagiriraj, »In our revised manuscript we had provided information on why the virus infection remains asymptomatic and why it infects human beings so easily. But it never was allowed to come out. Science is the new medieval church. Those who are popes of it censor at their will.«, Twitter, Jun. 3, 2021, *https://bit.ly/43ESFdo.*

19 Raju Das, »Covid-19 Lab Leak Theory: Indian Scientists had Flagged ›Unnatural Insertions‹ in its Genome, were Forced to Withdraw Study«, OpIndia, Jun. 4, 2021, *https://bit.ly/3qs0zbZ.*

20 Jon Cohen, »Mining Coronavirus Genomes for Clues to the Outbreak's Origins«, *Science*, Jan. 31, 2020, *https://www.science.org/content/article/mining-coronavirus-genomes-clues-outbreak-s-origins.*

21 Leopold, »NIH FOIA: Anthony Fauci Emails«, 3147, *https://bit.ly/3oX0dtc.*

22 Ebd., 3050.

23 Ebd., 3065, 3121–3123.
24 Botao Xiao, and Lei Xiao, »The Possible Origins of 2019-nCoV Coronavirus«, ResearchGate (2020), doi: 10.13140/RG.2.2.21799.29601.
25 Ebd.
26 Ebd.
27 Botao Xiao and Lei Xiao, »The Possible Origins of 2019-nCoV Coronavirus«, ResearchGate (2020), doi: 10.13140/RG.2.2.21799.29601.
28 Mang Shi, Xian-Dan Lin, Xiao Chen et al., »The Evolutionary History of Vertebrate RNA Viruses«, *Nature* 556 (2018): 197–202, doi:10.1038/s41586-018-0012-7.
29 Xing-Ye Ge, Shi Zhengli, Peter Daszak et al., »Isolation and Characterization of a Bat SARS-like Coronavirus that Uses the ACE2 Receptor«, *Nature* 503 (2013): 535–538, doi: 10.1038/nature12711.
30 Vineet Menachery, Shi Zhengli, Ralph Baric et al., »A SARS-like Cluster of Circulating Bat Coronaviruses Shows Potential for Human Emergence«, *Nature Medicine* 21 (2015): 1508–1513, doi: 10.1038/nm.3985.
31 James T. Areddy, »Coronavirus Epidemic Draws Scrutiny to Labs Handling Deadly Pathogens«, *The Wall Street Journal*, Mar. 5, 2020, *https://on.wsj.com/3qsKUcl.*
32 Steven Mosher, »›Disappeared‹ Chinese Research Paper Traced COVID-19 to China Biolab in Wuhan«, *LifeSite News*, Apr. 2, 2020, *https://bit.ly/3qAwV40.*
33 James T. Areddy, »Coronavirus Epidemic Draws Scrutiny to Labs Handling Deadly Pathogens«, *The Wall Street Journal*, Mar. 5, 2020, *https://on.wsj.com/3qsKUcl.*
34 Botao Xiao, and Lei Xiao, »The Possible Origins of 2019-nCoV Coronavirus«, ResearchGate (2020), doi: 10.13140/RG.2.2.21799.29601.
35 Selam Gebrekidan, Matt Apuzzo, Amy Qin, and Javier C. Hernández, »In Hunt for Virus Source, W.H.O. Let China Take Charge«, *The New York Times*, Nov. 2, 2020, *https://nyti.ms/45R04Im.*
36 Steven Lee Myers, »China's Omnivorous Markets Are in the Eye of a Lethal Outbreak Once Again«, *The New York Times*, Jan. 25, 2020, *https://www.nytimes.com/2020/01/25/world/asia/china-markets-coronavirus-sars.html.*
37 Kristen Rogers, »A Real Life ›Contagion‹: Humans May Be to Blame for Viruses Jumping from Animals to Us«, CNN, Apr. 7, 2020, *https://cnn.it/43pnNxX.*
38 Chris Hayes, »The Right Pushes ›Escape from the Lab‹ Theory«, MSNBC, May 4, 2020, *https://on.msnbc.com/3CedrF7.*
39 Jason Beaubien, »Why They're Called ›Wet Markets‹ – And What Health Risks They Might Pose«, NPR, Jan. 31, 2020, *https://n.pr/3NcwDJJ.*
40 Steve Hilton, »Gain-of-Function Research Is the Likely Cause of COVID-19«, *The Next Revolution*, Fox News, 00:07:26, Mar. 6, 2023, *https://www.foxnews.com/video/6321898135112.*
41 Lily Kuo, »Coronavirus: Panic and Anger in Wuhan as China Orders City into Lockdown«, *The Guardian*, Jan. 23, 2020, *https://bit.ly/3NpjehH.*
42 »China Didn't Warn Public of Likely Pandemic for 6 Key Days«, *AP News*, Apr. 15, 2020, *https://bit.ly/3PfDYd5.*
43 »Xi Jinping Meets with Visiting World Health Organization (WHO) Director-General Tedros Adhanom Ghebreyesus«, Embassy of the People's Republic of China, Jan. 31, 2020, *https://bit.ly/45QsQcs.*
44 Global Preparedness Monitoring Board, »Statement from the Global Preparedness Monitoring Board on the Outbreak of 2019-novel Coronavirus (2019-nCoV)«, news release, Jan. 30, 2020, *https://bit.ly/43HjWvR.*
45 Global Preparedness Monitoring Board, »Co-Chairs«, accessed Jul. 19, 2023, *https://www.gpmb.org/board.*

Kapitel 59: Verschwörung per Konferenzschaltung

1 Natalie Rahhal, »China Built a Lab to Study SARS and Ebola in Wuhan – and US Biosafety Experts Warned in 2017 That a Virus Could ›escape‹ the Facility That's become Key in Fighting the Outbreak«, *Daily Mail*, Jan. 23, 2020, *https://bit.ly/3qsyDVe*.

2 Ebd.

3 »JW v HHS NIAID Wuhan June 2021 00696«, Judicial Watch, Jun. 4, 2021, 2, *https://bit.ly/42oUBFV*.

4 Ebd.

5 Jocelyn Kaiser, »NIH Grapples with Rush to Claim Billions in Pandemic Research Funds«, *Science*, Jun. 3, 2020, *https://www.science.org/content/article/nih-grapples-researchers-rush-claim-billions-pandemic-research-funds*.

6 »Leadership«, NIAID CEIRS, accessed Jun. 6, 2023, *https://www.niaidceirs.org/program/leadership*.

7 Greg Folkers, »RE: For review (due to HHS for White House by 8:30 tonight): press conference talking points«, email message to Anthony Fauci et al., Jan. 27, 2020, *https://bit.ly/45LkrGZ*.

8 Jeremy Farrar, *Spike – The Virus vs The People: The Inside Story*, (London: Profile Books, 2022), 51, 53.

9 Liu Xin, »Exclusive Interview: CGTN's Liu Xin Talks to China's ›Bat Woman‹«, CGTN, Aug. 22, 2020, *https://bit.ly/3oMpsOU*.

10 Jeremy Farrar, *Spike – The Virus vs The People: The Inside Story* (London: Profile Books, 2022), 59.

11 Ebd.

12 »UCL Community Recognised in New Year's Honours 2019«, UCL News, Jan. 2, 2019, *https://www.ucl.ac.uk/news/2019/jan/ucl-community-recognised-new-years-honours-2019*.

13 Eddie Holmes, »Curriculum Vitae«, *https://bit.ly/3CcnOt9*.

14 Johnny Vedmore, »The Wellcome Five – The Proximal Origin of Covid Control«, *JohnnyVedmore.com*, Feb. 8, 2022, *https://johnnyvedmore.com/2022/02/08/the-wellcome-5*.

15 »Edward C. Holmes, Curriculum Vitae«, University of Sydney, accessed Jul. 13, 2023, 7, *https://tinyurl.com/yturcu6n*.

16 NIH RePORTER, »Edward C. Holmes«, NIH, accessed May 10, 2023, *https://bit.ly/3MUFyxR*.

17 Johnny Vedmore, »The Wellcome Five – The Proximal Origin of Covid Control«, *JohnnyVedmore.com*, Feb. 8, 2022, *https://johnnyvedmore.com/2022/02/08/the-wellcome-5*.

18 NIH RePORTER, »Kristian G. Andersen: 2018–2020«, NIH, accessed May 10, 2023, *https://bit.ly/3MU1nhb*.

19 »Committed Grants: Scripps Research Institute«, Bill & Melinda Gates Foundations, accessed May 10, 2023, *https://www.gatesfoundation.org/about/committed-grants?q=Scripps%20Research%20Institute*.

20 »Committed Grants: Calibr, a Division of The Scripps Research Institute«, Bill & Melinda Gates Foundation, accessed Jun. 28, 2023, *https://www.gatesfoundation.org/about/committed-grants?q=Calibr*.

21 The Naked Emperor's Newsletter, »Behind the Scenes Whilst the ›Condemning lab leak conspiracy theories‹ Letter was Being Written for the Lancet«, Naked Emperor's Substack, May 14, 2022, *https://bit.ly/3OUCQLt*.

22 Jeremy Farrar, *Spike – The Virus vs The People: The Inside Story* (London: Profile Books, 2022), 60–61.

23 Ebd., 61.

24 Ebd., 53.

25 Ebd., 61.
26 Ebd., 59–64.
27 Ebd., 62.
28 »WHO Director-General's Statement on IHR Emergency Committee on Novel Coronavirus (2019-nCoV)«, Jan. 30, 2020, World Health Organization, *https://bit.ly/3P0T9Xc.*
29 Jeremy Farrar, *Spike – The Virus vs The People: The Inside Story* (London: Profile Books, 2022), 63.
30 Ebd.
31 Ebd.
32 Leopold, »NIH FOIA: Anthony Fauci Emails«, 2065–2068, *https://bit.ly/3oX0dtc.*
33 Alison Young, »›I remember it very well‹: Dr. Fauci Describes a Secret 2020 Meeting to Talk about COVID Origins«, *USA Today*, Jun. 17, 2021, *https://bit.ly/43MEqTN.*
34 Jon Cohen, »Mining Coronavirus Genomes for Clues to the Outbreak's Origins«, *Science*, Jan. 31, 2020, *https://www.science.org/content/article/mining-coronavirus-genomes-clues-outbreak-s-origins.*
35 Leopold, »NIH FOIA: Anthony Fauci Emails«, 3187–3193, *https://bit.ly/3oX0dtc.*
36 Ashley Rindsberg, »Treason of the Science Journals«, *Tablet*, Mar. 8, 2023, *https://bit.ly/43LlgxW.*
37 Robert F. Kennedy Jr., Private Interview with Paul D. Thacker.
38 @DisInfoChron, »Jon has had problematic reporting throughout this pandemic, but he's at Science which has taken a cheerleading approach to virologist and the NIH«, Twitter, Jul. 30, 2022, *https://bit.ly/42l8iWs.*
39 Jon Cohen, [Subject:redacted] email message to Kristian Andersen, Scripps Research, Jul. 27, 2020, (Obtained under the Freedom of Information Act), 2, *https://bit.ly/43GN3zq.*
40 Jon Cohen, »Re: The authors who wrote the paper saying that SARS-CoV-2 is not human engineered first tried convincing Anthony Fauci of the opposite«, email message to Kristian G. Andersen and Edward Holmes, Jul. 27, 2020, (contributed by Jimmy Tobias), *https://tinyurl.com/4ywrdpsk.*
41 Ebd.
42 Nate Jones, »The Next FOIA Fight: The B(5) ›Withhold It Because You Want to‹ Exemption«, Unredacted, Mar. 27, 2014, *https://bit.ly/3MQxNcl.*
43 Jon Cohen, »Mining Coronavirus Genomes for Clues to the Outbreak's Origins«, *Science*, Jan. 31, 2020, *https://www.science.org/content/article/mining-coronavirus-genomes-clues-outbreak-s-origins.*
44 Ebd.
45 Adam Taylor, »Experts Debunk Fringe Theory Linking China's Coronavirus to Weapons Research«, *The Washington Post*, Jan. 29, 2020, *https://wapo.st/3Ng7vlq.*
46 Jon Cohen, »Mining Coronavirus Genomes for Clues to the Outbreak's Origins«, *Science*, Jan. 31, 2020, *https://www.science.org/content/article/mining-coronavirus-genomes-clues-outbreak-s-origins.*
47 Ebd.
48 Ebd.
49 Ebd.
50 Leopold, »NIH FOIA: Anthony Fauci Emails«, 3187, *https://bit.ly/3oX0dtc.*
51 US Congress, House of Representatives, Select Subcommittee on the Coronavirus, »Investigating the Proximal Origin of a Cover Up: Did the ›Bethesda Boys‹ Downplay a Lab Leak«, 118th Cong., 1st Sess., Jul. 11, 2013, 10, *https://oversight.house.gov/wp-content/uploads/2023/07/Final-Report-6.pdf.*
52 Leopold, »NIH FOIA: Anthony Fauci Emails«, 3222, *https://bit.ly/3oX0dtc.*
53 Anthony Fauci, »Videotaped Deposition of Dr. Anthony Fauci«, The State of Missouri et al. v. Joseph R. Biden, Jr., Anthony Fauci et al., 62:18–24, Nov. 23, 2022, *https://bit.ly/45R7tr8.*
54 Jeremy Farrar, *Spike – The Virus vs The People: The Inside Story* (London: Profile Books, 2022), 65.
55 Ebd., 64-67.

56 Jimmy Tobias, »EVOLUTION OF A THEORY: Unredacted NIH Emails Show Efforts to Rule Out Lab Origin of Covid«, *The Intercept*, Jan. 19, 2023, *https://theintercept.com/2023/01/19/covid-origin-nih-emails.*
57 Cody B. Jackson, Michael Farzan et al., »Mechanisms of SARS-CoV-2 Entry into Cells«, *Nature Reviews Molecular Cell Biology* 23, no. 1 (2021), doi: 10.1038/s41580-021-00418-x.
58 Jeremy Farrar, *Spike – The Virus vs The People: The Inside Story* (London: Profile Books, 2022), 64.
59 Ebd., 65.
60 Ebd.
61 Ebd.
62 Jane Qiu, »Meet the Scientist at the Center of the COVID Lab Leak Controversy«, *MIT Technology Review*, Feb. 9, 2022, *https://www.technologyreview.com/2022/02/09/1044985/shi-zhengli-covid-lab-leak-wuhan.*
63 US Department of State, »Fact Sheet: Activity at the Wuhan Institute of Virology«, Jan. 15, 2021, *https://2017-2021.state.gov/fact-sheet-activity-at-the-wuhan-institute-of-virology/index.html.*
64 Jeremy Farrar, *Spike – The Virus vs The People: The Inside Story* (London: Profile Books, 2022), 66.
65 Leopold, »NIH FOIA: Anthony Fauci Emails«, 3187, *https://bit.ly/3oX0dtc.*
66 James Comer, Jim Jordan, »Letter to Secretary Xavier Becerra, requesting a transcribed interview of Dr. Anthony Fauci, Director, U.S. National Institute of Allergy and Infectious Diseases (NIAID)«, United States Congress, Jan. 11, 2022, *https://republicans-oversight.house.gov/wp-content/uploads/2022/01/Letter-Re.-Feb-1-Emails-011122.pdf.*
67 Jeremy Farrar, *Spike – The Virus vs The People: The Inside Story* (London: Profile Books, 2022), 67.
68 Ebd.
69 James Comer, and Jim Jordan to The Honorable Xavier Becerra, Jan. 11, 2022, appendix I, 2, *https://oversight.house.gov/wp-content/uploads/2022/01/Letter-Re.-Feb-1-Emails-011122.pdf.*
70 Ebd.
71 Ebd., appendix I, 5.
72 Emily Kopp, »Timeline: The Proximal Origin of SARS-CoV-2«, U.S. Right to Know, Apr. 11, 2023, *https://usrtk.org/covid-19-origins/timeline-the-proximal-origin-of-sars-cov-2.*
73 Meryl Nass, »Updated April 9 and 11. The Unredacted Fauci-Farrar Emails of Feb. 1–2, 2020«, Meryl's COVID Newsletter, Apr. 7, 2023, *https://merylnass.substack.com/p/the-unredacted-fauci-farrar-emails.*
74 James Comer, Jim Jordan, »Letter to Secretary Xavier Becerra, requesting a transcribed interview of Dr. Anthony Fauci, Director, U.S. National Institute of Allergy and Infectious Diseases (NIAID)«, United States Congress, Jan. 11, 2022, appendix I, 2, *https://republicans-oversight.house.gov/wp-content/uploads/2022/01/Letter-Re.-Feb-1-Emails-011122.pdf.*
75 James Comer and Jim Jordan to The Honorable Xavier Becerra, Jan. 11, 2022, appendix I, 10, *https://oversight.house.gov/wp-content/uploads/2022/01/Letter-Re.-Feb-1-Emails-011122.pdf.*
76 Ebd., appendix I, 11.
77 Kristian G. Andersen, Andrew Rambaut, W. Ian Lipkin, Edward C. Holmes, and Robert F. Garry, »The Proximal Origin of SARS-CoV-2«, *Nature Medicine* 26, no. 4 (2020): 450–52, doi: 10.1038/s41591-020-0820-9.
78 James Comer and Jim Jordan to The Honorable Xavier Becerra, Jan. 11, 2022, appendix I, 11, *https://oversight.house.gov/wp-content/uploads/2022/01/Letter-Re.-Feb-1-Emails-011122.pdf.*
79 US Congress, House of Representatives, Select Subcommittee on the Coronavirus, »Investigating the Proximal Origin of a Cover Up: Testimony of Dr. Kristian G. Andersen, PhD«, 118th Cong., 1st Sess., Jul. 11, 2023, 18, *https://tinyurl.com/msz98fnz.*
80 Ebd., 28–30.
81 Emily Kopp, »Virologist Who Tried to Discredit the Lab Leak Theory Was Once a ›partner‹ to EcoHealth Alliance«, U.S. Right to Know, Jul. 1, 2022, *https://bit.ly/3D34RcL.*

82 US Congress, House of Representatives, Select Subcommittee on the Coronavirus, »Investigating the Proximal Origin of a Cover Up: Did the ›Bethesda Boys‹ Downplay a Lab Leak«, 118th Cong., 1st Sess., Jul. 11, 2013, 28, *https://oversight.house.gov/wp-content/uploads/2023/07/Final-Report-6.pdf.*
83 Ebd., 35–36.
84 Ebd., 16.
85 Ebd., 41.
86 Ebd., 40.
87 Ebd., 27.
88 Ebd., 43–44.
89 Ebd., 19.
90 Ebd., 19.
91 Ebd., 1.
92 Kristian G. Andersen, Andrew Rambaut, W. Ian Lipkin, Edward C. Holmes, and Robert F. Garry, »The Proximal Origin of SARS-CoV-2«, *Nature Medicine* 26, no. 4 (2020): 450–452, doi: 10.1038/s41591-020-0820-9.
93 Committee on Oversight and Accountability, »Wenstrup Releases Alarming New Report on ›Proximal Origin‹ Authors, NIH Suppression of the COVID-19 Lab Leak Hypothesis«, press release, Jul. 11, 2023, *https://tinyurl.com/yt4dht3v.*
94 »Why the Chair of the Lancet's COVID-19 Commission Thinks the US Government Is Preventing a Real Investigation into the Pandemic«, *Current Affairs*, Aug. 2, 2022, *https://bit.ly/3Ni0WPm.*
95 Fernando Almazán et al., »Coronavirus Reverse Genetic Systems: Infectious Clones and Replicons«,. *Virus Research* 189 (2014): 262–270, doi: 10.1016/j.virusres.2014.05.026.
96 Kristian G. Andersen, Andrew Rambaut, W. Ian Lipkin, Edward C. Holmes, and Robert F. Garry, »The Proximal Origin of SARS-CoV-2«, *Nature Medicine* 26, no. 4 (2020): 450–452, doi: 10.1038/s41591-020-0820-9.
97 »Why the Chair of the Lancet's COVID-19 Commission Thinks the US Government Is Preventing a Real Investigation into the Pandemic«, *Current Affairs*, Aug. 2, 2022, *https://bit.ly/3Ni0WPm.*
98 Emily Kopp, »Timeline: The proximal origin of SARS-CoV-2«, U.S. Right to Know, Apr. 11, 2023, *https://usrtk.org/covid-19-origins/timeline-the-proximal-origin-of-sars-cov-2/.*
99 Ebd.
100 Ryan Grim, »Key Scientist in Covid Origin Controversy Misled Congress On Status of $8.9 Million NIH Grant«, *The Intercept*, Jul. 21, 2023, *https://theintercept.com/2023/07/21/covid-origin-nih-lab-leak.*
101 NIH RePorter, »West African Emerging Infectious Disease Research Center (WA-EIDRC): Project Number 1U01AI151812-01«, NIH, accessed Jul. 27, 2023, *https://reporter.nih.gov/search/VvNW90g2bUCtrB18jKj98g/projectdetails/9969022.*

Kapitel 60: Das NASEM-Schreiben ans Weiße Haus (6. Februar 2020)

1 Select Subcommittee on the Coronavirus Pandemic Majority Staff to Select Subcommittee on the Coronavirus Pandemic Members, »New Evidence Resulting from the Select Subcommittee's Investigation into the Origins of COVID-19 – ›The Proximal Origin of SARS-CoV-2‹«, memorandum, Mar. 5, 2023, *https://tinyurl.com/yc5mbwue.*

2 Melissa Koening, »Bombshell Emails Show Fauci Commissioned a 2020 Study That He Then Used to Disprove COVID Leaked from Wuhan Lab«, *Daily Mail*, Mar. 6, 2023, *https://bit.ly/3PdGwIe*.

3 Kristian G. Andersen, Andrew Rambaut, W. Ian Lipkin, Edward C. Holmes, Robert F. Garry et al., »The Proximal Origin of SARS-CoV-2«, *Nature Medicine* 26, no. 4 (2020): 450–452, doi: 10.1038/s41591-020-0820-9.

4 Marcia McNutt, John L. Anderson, Victor J. Dzau to Kelvin Droegemeier, Feb. 6, 2020, *https://bit.ly/45K7Rao*.

5 »Baric Emails«, U.S. Right to Know, accessed Aug. 23, 2023, 116, *https://bit.ly/3YPxZ0Y*.

6 »Kelvin K. Droegemeier: Director, White House Office of Science and Technology Policy«, Trump White House Archives, accessed Aug. 23, 2023, *https://bit.ly/47MBTw2*.

7 Robert F. Kennedy Jr., Private Interview with Kelvin Droegemeier, Nov. 2021.

8 Jeff Carlson, Hans Mahncke, »Emails Review How Influential Articles That Established COVID-19 Natural Origins Theory Were Formed«, *The Epoch Times*, Jun. 8, 2021, *https://bit.ly/45iL4m1*.

9 Zachary Stieber, »White House Asks Scientists to Investigate Origins of New Coronavirus«, *The Epoch Times*, Feb. 7, 2020, *https://bit.ly/47HmU6j*.

10 »National Academies Provide Rapid Response to White House on Coronavirus Data Needs«, NASEM, Feb. 7, 2020, *https://bit.ly/3E7Qrc0*.

11 Robert F. Kennedy Jr., Private Interview with Kelvin Droegemeier, Nov. 2021.

12 Zachary Stieber, »White House Asks Scientists to Investigate Origins of New Coronavirus«, *The Epoch Times*, Feb. 7, 2020, *https://bit.ly/47HmU6j*.

13 Jeff Carlson, Hans Mahncke, »Emails Review How Influential Articles That Established COVID-19 Natural Origins Theory Were Formed«, *The Epoch Times*, Jun. 8, 2021, *https://bit.ly/45iL4m1*.

14 Alison Young, »›I Remember It Very Well‹: Dr. Fauci Describes a Secret 2020 Meeting to Talk about COVID Origins«, *USA Today*, Jun. 17, 2021, *https://bit.ly/3EeG7i4*.

15 Mara Hvistendahl, Sharon Lerner, »FBI Sought Documents Related to U.S.-FUNDED Coronavirus Research in China«, *The Intercept*, Jan. 20, 2022, *https://theintercept.com/2022/01/20/coronavirus-research-china-ecohealth-fbi*.

16 »Baric Emails«, U.S. Right to Know, accessed Aug. 23, 2023, 115, *https://bit.ly/3YPxZ0Y*.

17 NIH RePORTER, »Ralph Baric: NIH Funding 1986–2020«, NIH, *https://bit.ly/3snxBuA*.

18 »Event 201«, Johns Hopkins Center for Health Security, accessed May 19, 2023, *https://bit.ly/45sG6DX*.

19 NIH RePORTER »Johns Hopkins University: NIH Funding 1999–2020«, NIH, *https://bit.ly/3sCcXa7*.

20 »Committed Grants: Johns Hopkins University 1997–2020«, Bill & Melinda Gates Foundation, *https://gates.ly/3YV6jIj*.

21 »Gigi Kwik Gronvall, PhD, Senior Scholar, Associate Professor«, Johns Hopkins Center for Health Security, accessed Aug. 24, 2023, *https://centerforhealthsecurity.org/who-we-are/our-people/gigi-kwik-gronvall*.

22 Marcia McNutt, John L. Anderson, Victor J. Dzau to Kelvin Droegemeier, Feb. 6, 2020, *https://bit.ly/45K7Rao*.

23 »Welcome to the Aravinda Chakravarti Lab«, New York School of Medicine, accessed Aug. 24, 2023, *https://aravindachakravartilab.org*.

24 Shawna Williams, »Aravinda Chakravarti Wins 2013 William Allan Award«, press release, Jul. 26, 2013, *https://bit.ly/3Z3m7J9*.

25 NIH RePORTER, »Aravinda Chakravarti: NIH Funding 1985–2023«, NIH, accessed Aug. 24, 2023, *https://bit.ly/3PgN9JP*.

26 NIH RePORTER »Stanley Perlman: NIH Funding 1987–2023«, NIH, accessed Aug. 24, 2023, *https://reporter.nih.gov/search/EJoTtPat502c6SK_s3xlaw/projects/charts*.

27 »163rd Vaccines and Related Biological Products Advisory Committee: Summary Minutes«, FDA – Center for Biologics Evaluation and Research, Dec. 17, 2020, *https://www.fda.gov/media/144959/download.*

28 »180th Vaccines and Related Biological Products Advisory Committee: Summary Minutes«, FDA – Center for Biologics Evaluation and Research, Mar. 7, 2023, *https://www.fda.gov/media/166774/download.*

29 Tony Leys, »University of Iowa to Test Pfizer's Coronavirus Vaccine on 250 Volunteers«, *Des Moines Register*, Jul. 29, 2020, *https://bit.ly/3ZcCdzW*.

30 »How Iowa is Helping Turn the Tide in the Pandemic«, University of Iowa, accessed Sep. 8, 2023, *https://stories.uiowa.edu/iowa-helps-turn-tide-in-pandemic.*

31 Marcia McNutt, John L. Anderson, Victor J. Dzau to Kelvin Droegemeier, Feb. 6, 2020, *https://bit.ly/45K7Rao.*

32 Sainath Suryanarayanan, »Items from Coronavirus Expert Ralph Baric's Emails«, Dec. 14, 2020, U.S. Right to Know, *https://usrtk.org/covid-19-origins/ralph-baric-emails.*

33 »Baric Emails«, U.S. Right to Know, accessed Aug. 23, 2023, 120–121, *https://bit.ly/3YPxZ0Y.*

34 Ebd., 123.

35 Ebd., 170.

36 Peter Daszak, »Subject: RE: A Statement in support of the scientists, public health and medical professionals of China«, e-mail message to Linda Saif, Rita Colwell, Alison Andre et al., Feb. 6, 2020, U.S. Right to Know, *https://bit.ly/3qMYyaD.*

37 »Baric Emails«, U.S. Right to Know, accessed Aug. 23, 2023, 125, *https://bit.ly/3YPxZ0Y.*

38 US Congress, House of Representatives, Select Subcommittee on the Coronavirus, »Investigating the Proximal Origin of a Cover Up: Did the ›Bethesda Boys‹ Downplay a Lab Leak«, 118th Cong., 1st Sess., Jul. 11, 2013, 19, *https://oversight.house.gov/wp-content/uploads/2023/07/Final-Report-6.pdf.*

39 »Baric Emails«, U.S. Right to Know, accessed Aug. 23, 2023, 125, *https://bit.ly/3YPxZ0Y.*

40 Andrew M. Pope, »Subject: URGENT Please review by NOON if at all possible ...«, email message to Ralph Baric, Kristian Andersen, Peter Daszak, Aravinda Chakravarti, Stanley Perlman et al., Feb. 4, 2020, U.S. Right to Know, *https://bit.ly/3LcJg6j.*

41 Sainath Suryanarayanan, »New Emails Show Scientists' Deliberations on How to Discuss SARS-Cov-2 Origins«, U.S. Right to Know, Dec. 14, 2020, *https://usrtk.org/covid-19-origins/scientists-deliberations-on-sars-cov-2-origins.*

42 Stanley Perlman, »Subject: URGENT Please review by NOON if at all possible ...«, email message to Andrew Pope, Peter Daszak, Aravinda Chakravarti, Kristian Andersen, Gigi Gronvall, Tom Inglesby, Carolyn Shore, Samatha Chao, accessed Aug. 24, 2023, U.S. Right to Know, *https://bit.ly/3PuQvJ9.*

43 Emily Kopp, »Timeline: The Proximal Origin of SARS-CoV-2«, U.S. Right to Know, Apr. 11, 2023, *https://bit.ly/3qOmRoB.*

44 Marcia McNutt, John L. Anderson, Victor J. Dzau to Kelvin Droegemeier, Feb. 6, 2020, *https://bit.ly/45K7Rao.*

45 Sainath Suryanarayanan, »New Emails Show Scientists' Deliberations on How to Discuss SARS-Cov-2 Origins«, U.S. Right to Know, Dec. 14, 2020, *https://usrtk.org/covid-19-origins/scientists-deliberations-on-sars-cov-2-origins.*

46 Emily Kopp, »Timeline: The Proximal Origin of SARS-CoV-2«, U.S. Right to Know, Apr. 11, 2023, *https://bit.ly/3qOmRoB.*

47 Sara Frueh, »NAS Annual Meeting: Experts Discuss COVID-19 Pandemic and Science's Response«, NASEM, Apr. 27, 2020, *https://bit.ly/3P7qj72.*

Kapitel 61: Die *Lancet*-Erklärung (19. Februar 2020)

1 Kristian G. Andersen et al., »The Proximal Origin of SARS-CoV-2«, *Virological.org*, Preprint, submitted on Feb. 16, 2020, *https://virological.org/t/the-proximal-origin-of-sars-cov-2/398*.

2 Marcia McNutt, John L. Anderson, Victor J. Dazu to Kelvin Droegemeier, Feb. 6, 2020, *https://bit.ly/45K7Rao*.

3 Charles Calisher, Peter Daszak, Christian Drosten, Jeremy Farrar et al., »Statement in Support of the Scientists, Public Health Professionals, and Medical Professionals of China Combatting COVID-19«, *The Lancet* 395, no. 10226 (2020): e42–e43, doi: 10.1016/S0140-6736(20)30418-9.

4 Peter Daszak, »A Statement in Support of the Scientists, Public Health and Medical Professionals of China«, email message to Ralph Baric, Jim Hughe, Rita Colwell, Lin-Fa Wang, Hume Field, Feb. 6, 2020, 173–175, *https://usrtk.org/wp-content/uploads/2021/02/Baric-Emails-2.17.21.pdf*.

5 »Baric Emails«, U.S. Right to Know, accessed Aug. 23, 2023, 173–182, *https://bit.ly/3YPxZ0Y*.

6 Jeremy Farrar, »Re:Teleconference«, email message to Francis Collins, Anthony Fauci, Lawrence Tabak, Feb. 2, 2020, 106, *https://s3.documentcloud.org/documents/23316400/farrar-fauci-comms.pdf*.

7 Kristian G. Andersen et al., »The Proximal Origin of SARS-CoV-2«, *Virological.org*, Preprint, submitted on Feb. 16, 2020, *https://web.archive.org/web/20200217170645/http://virological.org/t/the-proximal-origin-of-sars-cov-2/398*.

8 Jeff Carlson, Hans Mahncke, »Emails Review How Influential Articles That Established COVID-19 Natural Origins Theory Were Formed«, *The Epoch Times*, Jun. 8, 2021, *https://bit.ly/45iL4m1*.

9 Peter Daszak, »RE: coronavirus statement«, email message to Rita Colwell, Feb. 8, 2020, *https://usrtk.org/wp-content/uploads/2020/11/The_Lancet_Emails_Daszak-2.8.20.pdf*.

10 House Foreign Affairs Committee Report Minority Staff, »The Origins of COVID-19: An Investigation of the Wuhan Institute of Virology«, House Foreign Affairs Committee, Aug. 2021, 59, *https://bit.ly/43EQffv*.

11 »Baric Emails«, U.S. Right to Know, accessed Aug. 23, 2023, 173–182, *https://bit.ly/3YPxZ0Y*.

12 Ebd., 116–118.

13 Charles Calisher, Peter Daszak, Christian Drosten, Jeremy Farrar et al., »Statement in Support of the Scientists, Public Health Professionals, and Medical Professionals of China Combatting COVID-19«, *The Lancet* 395, no. 10226 (2020): e42–e43, doi: 10.1016/S0140-6736(20)30418-9.

14 House Foreign Affairs Commitee Report Minority Staff, »The Origin of COVID-19: An Investigation of the Wuhan Institute of Virology«, House Foreign Affairs Committee, Aug. 2021, 18–20, *https://bit.ly/43EQffv*.

15 Charles Calisher, Peter Daszak, Christian Drosten, Jeremy Farrar et al., »Statement in Support of the Scientists, Public Health Professionals, and Medical Professionals of China Combatting COVID-19«, *The Lancet* 395, no. 10226 (2020): e42–e43, doi: 10.1016/S0140-6736(20)30418-9.

16 Ian Birrell, »World's Top Medical Journal Finally Says COVID-19 Could Have Come from Lab Leak«, *Daily Mail*, Sep. 17, 2022, *https://bit.ly/3Ehrw5N*.

17 »Baric Emails«, U.S. Right to Know, accessed Aug. 23, 2023, 173–182, *https://bit.ly/3YPxZ0Y*.

18 »Linfa (Lin-Fa) Wang, Curriculum Vitae«, Programme in Emerging Infectious Diseases Duke-NUS Medical School, Jan. 2017, *https://bit.ly/3QTL9Z9*.

19 »Search Results 2005–2022 | Wang, LF Shi, Z, Daszak, P, Hu B«, PubMed, accessed Aug. 30, 2023, *https://bit.ly/3R1eBfH*.

20 Kai Kupferschmidt, »This Biologist Helped Trace Sars to Bats. Now, He's Working to Uncover the Origins of COVID-19«, *Science*, Sep. 30, 2020, *https://bit.ly/45JUQxm*.

21 House Foreign Affairs Committee Report Minority Staff, »The Origins of COVID-19: An Investigation of the Wuhan Institute of Virology«, House Foreign Affairs Committee, Aug. 2021, *https://bit.ly/43EQffv*.

22 Peter Daszak, »A Statement in support of the scientists, public health and medical professionals of China«, email message to Ralph Baric, Jim Hughe, Rita Colwell, Lin-Fa Wang, Linda Saif, Hume Field, Feb. 6, 2020, 250–253, *https://bit.ly/3E50qyB*.

23 Peter Daszak, »RE: No need for you to sign the ›Statement‹ Ralph!!«, email message to Ralph Baric, Toni Baric, Alison Andre, Aleksei Chmura«, U.S. Right to Know, Feb. 6, 2020, *https://usrtk.org/wp-content/uploads/2021/02/Baric_Daszak_email.pdf*.

24 Ebd.

25 Peter Daszak, »A Statement in support of the scientists, public health and medical professionals of China«, email message to Ralph Baric, Jim Hughe, Rita Colwell, Lin-Fa Wang, Linda Saif, Hume Field, Feb. 6, 2020, 250–253, *https://bit.ly/3E50qyB*.

26 Katherine Eban, »The Lab-Leak Theory: Inside the Fight to Uncover COVID-19's Origins«, *Vanity Fair*, Jun. 3, 2021, *https://bit.ly/484MyCr*.

27 Peter Daszak, »A Statement in support of the scientists, public health and medical professionals of China«, email message to Ralph Baric, Jim Hughe, Rita Colwell, Lin-Fa Wang, Linda Saif, Hume Field, Feb. 6, 2020, 258–264, *https://bit.ly/3E50qyB*.

28 Ebd., 265–271.

29 »Baric Emails«, U.S. Right to Know, accessed Aug. 23, 2023, 130, *https://bit.ly/3YPxZ0Y*.

30 Marcia McNutt, John L. Anderson, Victor J. Dazu to Kelvin Droegemeier, Feb. 6, 2020, *https://bit.ly/45K7Rao*.

31 Peter Daszak, »A Statement in support of the scientists, public health and medical professionals of China«, email message to Linda Saif, Hume Field, Feb. 6, 2020, 266, *https://bit.ly/3E50qyB*.

32 Charles Calisher, Peter Daszak, Christian Drosten, Jeremy Farrar et al., »Statement in Support of the Scientists, Public Health Professionals, and Medical Professionals of China Combatting COVID-19«, *The Lancet* 395, no. 10226 (2020): e42–e43, doi: 10.1016/S0140-6736(20)30418-9.

33 Ebd.

34 Ebd.

35 Lin-Fa Wang, B. T. Eaton, »Bats, Civets and the Emergence of SARS«, in: *Wildlife and Emerging Zoonotic Diseases: The Biology, Circumstances and Consequences of Cross-Species Transmission, Current Topics in Microbiology and Immunology* 315 (2007): 325–344, doi: 10.1007/978-3-540-70962-6_13.

36 Marion Koopmans et al., »Dromedary Camels and Middle East Respiratory Syndrome: MERS Coronavirus in the ›Ship of the Desert‹«, *Ned Tijdschr Geneeskd* 158, A7806 (2014), pmid: 25248734.

37 Joe Davies, »Lancet Editor Who Published Letter Slamming COVID Lab Leak Theory as ›Conspiracy‹ Admits He Knew about Lead Author's Links to Chinese Lab at Centre of Cover-up for a Year before Acknowledging Conflict of Interests«, *Daily Mail*, Oct. 3, 2022, *https://bit.ly/3Nf6pq4*.

38 Charles Calisher, Peter Daszak, Christian Drosten, Jeremy Farrar et al., »Statement in Support of the Scientists, Public Health Professionals, and Medical Professionals of China Combatting COVID-19«, *The Lancet* 395, no. 10226 (2020): e42–e43, doi: 10.1016/S0140-6736(20)30418-9.

39 Tedros Ghebreyesus, »Director-General's Remarks at the Media Briefing on 2019 Novel Coronavirus on 8 February 2020«, World Health Organization, Feb. 8, 2020, *https://bit.ly/45YsEH9*.

40 Jimmy Tobias, »Unredacted NIH E-mails Show Efforts to Rule Out a Lab Origin of Covid«, *The Nation*, Jan. 19, 2023, *https://www.thenation.com/article/society/nih-emails-origin-covid-lab-theory*.

41 Jeremy Farrar, »RE: Teleconference«, e-mail message to Anthony Fauci, Feb. 1, 2020, 3125, *https://bit.ly/45MnxKJ*. Obtained under Freedom of Information Act by Buzzfeed News.

42 House Foreign Affairs Committee Report Minority Staff, »The Origins of COVID-19: An Investigation of the Wuhan Institute of Virology«, House Foreign Affairs Committee, Aug. 2021, 53, *https://bit.ly/43EQffv*.

43 Charles Calisher, Peter Daszak, Christian Drosten, Jeremy Farrar et al., »Statement in Support of the Scientists, Public Health Professionals, and Medical Professionals of China Combatting COVID-19«, *The Lancet* 395 no. 10226 (2020): e42–e43, doi: 10.1016/S0140-6736(20)30418-9.

44 House Foreign Affairs Committee Report Minority Staff, »The Origins of COVID-19: An Investigation of the Wuhan Institute of Virology«, House Foreign Affairs Committee, Aug. 2021, 52, *https://bit.ly/43EQffv*.

45 Committee on Oversight and Accountability, »Wenstrup Releases Alarming New Report on ›Proximal Origin‹ Authors, NIH Suppression of the COVID-19 Lab Leak Hypothesis«, press release, Jul. 11, 2023, *https://tinyurl.com/yt4dht3v*.

46 Ed Silverman, »Analysis of JAMA and NEJM Articles Finds Most Authors Failed to Disclose Conflicts«, *STAT News*, Jan. 19, 2022, *https://bit.ly/3EcZvfE*.

47 Natalia Mesa, »Most Medical Papers Didn't Disclose Industry Payments: Preprint«, *The Scientist*, Jan. 24, 2022, *https://bit.ly/3QYITQd*.

48 Editors of *The Lancet*, »Addendum: Competing Interests and the Origins of SARS-CoV-2«, *The Lancet* 397, no. 1029 (2021): 2449–2450, *https://www.thelancet.com/journals/lancet/article/PIIS0140-6736(21)01377-5/fulltext*.

49 John Titor, »Lancet Editor Finally Comes Clean, Admits He Knew Peter Daszak Had ›Significant, Regrettable‹ Conflicts of Interest«, We Are Change, Dec. 25, 2021, *https://bit.ly/44tf5P0*.

50 Science and Technology Committee, »Oral Evidence: Reproducibility and Research Integrity, HC 606«, House of Commons, Dec. 15, 2021, 29, *https://committees.parliament.uk/oralevidence/3211/pdf*.

51 Editors of *The Lancet*, »Addendum: Competing Interests and the Origins of SARS-CoV-2«, *The Lancet* 397, no. 1029 (2021): 2449–2450, *https://www.thelancet.com/journals/lancet/article/PIIS0140-6736(21)01377-5/fulltext*.

52 Ebd.

53 Charles H. Calisher et al., »Science, Not Speculation, Is Essential to Determine How Sars-Cov-2 Reached Humans«, *The Lancet* 398, no. 10296 (2021): 209–211, doi: 10.1016/S0140-6736(21) 01419-7.

54 Editors of *The Lancet*, »Addendum: Competing Interests and the Origins of SARS-CoV-2«, *The Lancet* 397, no. 1029 (2021): 2449–2450, *https://www.thelancet.com/journals/lancet/article/PIIS0140-6736(21)01377-5/fulltext*.

55 Ebd.

56 »JW v HHS NIAID Wuhan June 2021 00696«, Judicial Watch, Jun. 4, 2021, 145–146, *https://bit.ly/46iwjQv*.

57 »Partnerships«, Wuhan Institute of Virology, CAS, accessed Sep. 5, 2023, *https://bit.ly/3RcfW3p*.

58 »The U.S. Counselor Visited Wuhan Institute of Virology, CAS«, Wuhan Institute of Virology, CAS, Mar. 4, 2018, *https://bit.ly/3sHOAIp*.

59 Charles H. Calisher et al., »Science, Not Speculation, Is Essential to Determine How Sars-Cov-2 Reached Humans«, *The Lancet* 398, no. 10296 (2021): 209–211, doi: 10.1016/S0140-6736(21)01419-7.

60 Sarah Knapton, »Revealed: How Scientists Who Dismissed Wuhan Lab Theory Are Linked to Chinese Researchers«, *The Telegraph*, Sep. 10, 2021, *https://bit.ly/45vj8LL*.

61 Ebd.

62 Sainath Suryanarayanan, »Ecohealth Alliance Orchestrated Key Scientists' Statement on ›Natural Origin‹ of Sars-Cov-2«, U.S. Right to Know, Nov. 18, 2020, *https://bit.ly/45sV8ZQ*.

63 »Leadership«, Global Virome Project, accessed Sep. 8, 2023, *https://www.globalviromeproject.org/leadership-team.*
64 »Dr. Hume Field: Science & Policy Advisor«, EcoHealth Alliance, accessed Sep. 6, 2023, *https://www.ecohealthalliance.org/personnel/dr-hume-field.*
65 »Board of Directors«, EcoHealth Alliance, accessed Sep. 6, 2023, *https://www.ecohealthalliance.org/board-of-directors.*
66 »Partners: Science and Policy Advisors«, Ecohealth Alliance, accessed Aug. 8, 2023, *https://www.ecohealthalliance.org/partners.*
67 »Dr. William Karesh: Executive Vice President for Health and Policy«, EcoHealth Alliance, accessed Aug. 8, 2023, *https://www.ecohealthalliance.org/personnel/dr.-william-karesh.*
68 »A National Blueprint for Biodefense«, Bipartisan Commission on Biodefense, Oct. 2015, ii, *https://biodefensecommission.org/wp-content/uploads/2015/10/NationalBluePrintNov2018-03.pdf.*
69 Paul D. Thacker, »A Candid Conversation with Author Elaine Dewar on Her Latest Book Tracking Hidden Money and How the COVID19 Pandemic Began in China«, *The DisInformation Chronicle*, Oct. 5, 2021, *https://disinformationchronicle.substack.com/p/a-candid-conversation-with-author-12f.*
70 NIH RePORTER, »NIH/NIAID Funding: Bernard Roizman 1985–2023«, NIH, accessed Sep. 5, 2023, *https://bit.ly/3Zcl5dC.*
71 Nicole M. Bouvier, Peter Palese, »The Biology of Influenza Viruses«, *Vaccine* 26, no. 4 (2008): D49–53, doi: 10.1016/j.vaccine.2008.07.039.
72 »Universal Flu Vaccine Moves Closer to Fruition«, Icahn School of Medicine at Mount Sinai, Jun. 30, 2022, *https://health.mountsinai.org/blog/universal-flu-vaccine-moves-closer-to-fruition.*
73 Philip J. M. Brouwer, Bart Haagmans et al., »Two-Component Spike Nanoparticle Vaccine Protects Macaques from Sars-Cov-2 Infection«, *Cell* 184, no. 5 (2021): 1188–1200, doi: 10.1016/j.cell.2021.01.035.
74 »Ron Fouchier, Bart Haagmans – Google Scholar«, Google Scholar, accessed Sep. 6, 2023, *https://bit.ly/3EwRkuA.*
75 Brian Bantugan, »The World Economic Forum, ›The Lancet‹, and COVID-19 Knowledge Gatekeeping«, *International Journal of Arts and Social Science* 5, no. 12, Dec. 2022, *https://bit.ly/3sJncK5.*
76 »Mike Turner«, LinkedIn, accessed Sep. 6, 2023, *https://www.linkedin.com/in/dr-mike-turner/details/experience.*
77 »Appendix D: Biographical Sketches of Committee Members and Staff«, in: *Integrating Clinical Research into Epidemic Response: The Ebola Experience*, E. R. Busta, M. Mancher, P. A. Cuff et al., ed. (Washington DC: National Academies Press, 2017), *https://www.ncbi.nlm.nih.gov/books/NBK441681.*
78 International Society for Infectious Diseases, »Dr. Larry Madoff to Step Down as ProMED Editor«, press release, Apr. 27, 2021, *https://isid.org/dr-larry-madoff-is-set-to-step-down-as-promed-editor.*
79 International Society for Infectious Diseases, »ISID's ProMED Receives Operational Support from Wellcome«, press release, Feb. 28, 2020, *https://isid.org/wellcome-support-for-promed.*
80 »Ralph S. Baric – Publications«, *Academictree.org*, accessed Sep. 5, 2023, *https://academictree.org/microbiology/publications.php?pid=345533.* Signatories who have collaborated with Ralph S. Baric: Charles Calisher, Chistian Drosten, Peter Daszak, Luis Enjuanes, Hume Field, Alexander Gorbalenya, Bart Haagmans, Peter Palese, Stanley Perlman, Leo Poon, Linda Saif, Kanta Subbarao.
81 Jacques Van Helden et al., »An Appeal for an Open Scientific Debate about the Proximal Origin of Sars-Cov-2«, Research Gate, Preprint (2021), doi: 10.13140/RG.2.2.15356.46727.
82 Ian Birrell, »World's Most Famous Medical Journal The Lancet Is Accused of Doing China's Dirty Work – By Denouncing the Covid Lab Leak Theory as a Conspiracy, Writes Ian Birrell«, *Daily Mail*, Jun. 27, 2021, *https://bit.ly/3Pvyzyd.*

83 Charles H. Calisher et al., »Science, Not Speculation, Is Essential to Determine How Sars-Cov-2 Reached Humans«, *The Lancet* 398, no. 10296 (2021): 209–211, doi: 10.1016/S0140-6736(21)01419-7.
84 Ebd.
85 Jerry Dunleavy, »Daszak and Scientists Stand by Lancet Letter Condemning Wuhan Lab ›Conspiracy Theories‹«, *Washington Examiner*, Jul. 7, 2021, *https://bit.ly/3ss6Kxz.*
86 Joe Davies, »Now One of the Original Lab Leak Deniers Calls for a ›Thorough Investigation‹ into Covid's Origin as He Admits ›A Lot of Disturbing Information‹ Has Surfaced since He Signed Lancet Letter Denouncing Theory«, *Daily Mail,* Jun. 4, 2021, *https://bit.ly/3L4SGjZ.*
87 Jeremy Page, Betsy McKay, Drew Hinshaw, »The Wuhan Lab Leak Question: A Disused Chinese Mine Takes Center Stage«, *The Wall Street Journal*, May 24, 2021, *https://on.wsj.com/3CLpQ3q.*
88 Matthew Rozsa, »A Virologist Unpacks the Lab Leak Hypothesis«, *Salon*, May 29, 2022, *https://bit.ly/3EvsICF.*
89 Charles Schmidt, »Did the Coronavirus Leak from a Lab? These Scientists Say We Shouldn't Rule It Out«, *MIT Technology Review*, Mar. 18, 2021, *https://bit.ly/3Es3LrH.*
90 Jacques Van Helden, Colin D. Butler, Guillaume Achaz et al., »An Appeal for an Objective, Open, and Transparent Scientific Debate about the Origin of SARS-CoV-2«, *The Lancet* 398, no. 10309 (2021): 1402–1404, doi: 10.1016/S0140-6736(21)02019-5.
91 Ebd.
92 Science and Technology Committee, »Oral Evidence: Reproducibility and Research Integrity, HC 606«, House of Commons, Dec. 15, 2021, 29, *https://committees.parliament.uk/oralevidence/3211/pdf.*
93 Ebd.
94 Ian Birrell, »World's Most Famous Medical Journal The Lancet Is Accused of Doing China's Dirty Work – by Denouncing the Covid Lab Leak Theory as a Conspiracy, Writes IAN BIRRELL«, *Daily Mail*, Jun. 27, 2021, *https://bit.ly/3YVE9Nl.*
95 Joe Davies, »Lancet Editor Who Published Letter Slamming COVID Lab Leak Theory as ›Conspiracy‹ Admits He Knew about Lead Author's Links to Chinese Lab at Centre of Cover-up for a Year before Acknowledging Conflict of Interests«, *Daily Mail*, Dec. 17, 2021, *https://bit.ly/3Nf6pq4.*
96 Ian Birrell, »World's Most Famous Medical Journal the Lancet Is Accused of Doing China's Dirty Work – By Denouncing the COVID Lab Leak Theory as a Conspiracy, writes IAN BIRRELL«, *Daily Mail*, Jun. 27, 2021, *https://bit.ly/3YVE9Nl.*

Kapitel 62: Die Rolle von Bill Gates

1 Michael Barbaro, »Can Bill Gates Vaccinate the World?«, *The New York Times*, podcast 17:51–18:22, Mar. 3, 2021, *https://nyti.ms/3qsEvOg.*
2 Erin Banco, Ashleigh Furlong, Lennart Pfahler, »How Bill Gates and Partners Used Their Clout To Control The Global Covid Response – with Little Oversight«, *Politico*, Sep. 14, 2022, *https://politi.co/3Nfk0O0.*
3 Ebd.
4 »Committed Grants: Pfizer, Inc.«, Bill & Melinda Gates Foundation, accessed May 10, 2023, *https://www.gatesfoundation.org/about/committed-grants?q=pfizer,%20inc.*
5 »Committed Grants: ModernaTX, Inc.«, Bill & Melinda Gates Foundation, accessed May 30, 2023, *https://www.gatesfoundation.org/about/committed-grants?q=ModernaTX,%20Inc.*
6 »Bill & Melinda Gates Foundation 2017 IRS Form 990-PF«, Bill & Melinda Gates Foundation, accessed Jul. 8, 2023, 217, *https://tinyurl.com/2x5ft7ms.*

7 »Committed Grants: Serum Institute of India«, Bill & Melinda Gates Foundation, accessed May 30, 2023, *https://www.gatesfoundation.org/about/committed-grants?q=Serum%20Institute%20of%20India.*

8 »Committed Grants: University of Oxford«, Bill & Melinda Gates Foundation, accessed Jul. 14, 2023, *https://www.gatesfoundation.org/about/committed-grants/2017/01/inv-010606.*

9 »How Bill and Melinda Gates Foundation Swung the Oxford University COVID-19 Vaccine to AstraZeneca«, AFTINET, Oct. 7, 2020, *http://aftinet.org.au/cms/node/1932.*

10 »Moderna, Inc. (MRNA) Stock Historical Prices & Data«, Yahoo Finance, accessed Jun. 22, 2023, *https://finance.yahoo.com/quote/MRNA/history.*

11 »BioNTech SE – 5 Year Stock Price History | BNTX«, Macrotrends, accessed Jun. 7, 2023, *https://tinyurl.com/4tmwaszs.*

12 Bill Gates, »Here are the Innovations We Need to Reopen the Economy«, *The Washington Post*, Apr. 23, 2020, *https://wapo.st/3oP8b7P.*

13 »Bill Gates Steps Down from Microsoft Board to Focus on Philanthropy«, BBC News, Mar. 13, 2020, *https://www.bbc.com/news/business-51883377.*

14 James Crump, »Bill Gates Calls for 10 More Weeks of Lockdown to Tackle Coronavirus«, *The Independent*, Apr. 3, 2020, *https://tinyurl.com/yd6vj9am.*

15 Matt Krantz, »Bill Gates Made $7.5 Billion During the Pandemic; Who Made More«, *Investor's Business Daily*, Aug. 11, 2020, *https://bit.ly/3Y3Mazf.*

16 Meryl Nass, MD, »Covid 19 Has Turned Public Health Into a Lethal Patient Killing Experimental Endeavor«, Alliance for Human Research Protection, Jun. 20, 2020, *https://bit.ly/3oJOWg3.*

17 Phil Harper, »The ›very unusual paper‹. Part 1«, The Digger, Feb. 7, 2022, *https://philharper.substack.com/p/the-very-unusual-paper-part-1?s=w.*

18 »Committed Grants: Unitaid«, Bill & Melinda Gates Foundation, accessed Jun. 28, 2023, *https://www.gatesfoundation.org/about/committed-grants?q=Unitaid.*

19 Catherine Clifford, »Billionaire Bill Gates Says This is the Best Investment He's Ever Made«, CNBC, Jan. 17, 2019, *https://www.cnbc.com/2019/01/17/bill-gates-says-this-is-the-best-investment-he-has-ever-made.html.*

20 »FOOD AND DRUG ADMINISTRATION (FDA) Center for Biologics Evaluation and Research (CBER) 162nd Vaccines and Related Biological Products Advisory Committee (VRBPAC) Meeting«, FDA, Dec. 10, 2020, 344, *https://www.fda.gov/media/144859/download.*

21 »Dr. Fauci: The Covid-19 Pandemic ›isn't over yet‹«, MSNBC, Jun. 2, 2021, *https://tinyurl.com/963nhndk.*

22 »Montage of Top Officials and Media Personalities Insisting the Vaccine Prevents Infection and Transmission«, Grabien, Jul. 30, 2022, *https://grabien.com/story.php?id=366309.*

23 »Dr. Fauci on COVID-19 Spread: Vaccinated People who Have an Infection are Capable of Transmitting«, Yahoo Finance, Jul. 30, 2021, *https://www.youtube.com/watch?v=mP9iHyj1uiU.*

24 Paul Best, »Bill Gates says COVID-19 Vaccines are ›Missing Two Key Things‹«, FOX Business, Jan. 12, 2022, *https://www.foxbusiness.com/economy/bill-gates-says-covid-19-vaccines-are-missing-two-key-things.*

25 PolicyExchangeUK, »Bill Gates Speaks to Rt Hon Jeremy Hunt MP in Exclusive Policy Exchange Interview«, YouTube, 00:27:58–00:28:11, Nov. 5, 2021, *https://www.youtube.com/watch?v=CZplF4qdwII.*

26 *The Hill*, »Bill Gates TRASHES MRNA Vaccines after MASSIVELY PROFITING from Their Development: Brie & Robby«, YouTube, 00:00:20–00:00:32, Jan. 25, 2023, *https://www.youtube.com/watch?v=yPTgCwvfAfY.*

27 »Preparing for Global Challenges: In Conversation with Bill Gates«, Lowy Institute, 00:54:30–00:54:46, Jan. 23, 2023, *https://www.lowyinstitute.org/event/preparing-global-challenges-conversation-bill-gates.*

28 Nabin K. Shrestha et al., »Effectiveness of the Coronavirus Disease 2019 (COVID-19) Bivalent Vaccine«, medRxiv, Dec. 17, 2022, doi: 10.1101/2022.12.17.22283625.
29 Patrick Beane, »Insurance Executive Says Death Rates Among Working-Age People Up 40 Percent«, WFYI Public Media, Jan. 3, 2022, *https://bit.ly/3J0ivkk*.
30 Bill Chappell, »Instagram Bars Robert F. Kennedy Jr. For Spreading Vaccine Misinformation«, NPR, Feb. 11, 2021, *https://n.pr/3J00QJj*.
31 »Committed Grants«, Bill and Melinda Gates Foundation, Sep. 2016, *https://gates.ly/3IZXJRV*.
32 Erin Banco, Ashley Furlong, Lennart Pfahler, »How Bill Gates and Partners Used Their Clout to Control The Global Covid Response – With Little Oversight«, *Politico*, Sep. 14, 2022, *https://politi.co/3Nfk0O0*.
33 Igor Chudov, »Politico: How Bill Gates Took Over«, Igor Chudov Substack, Sep. 15, 2022, *https://igorchudov.substack.com/p/politico-how-bill-gates-took-over*.
34 Erin Banco, Ashley Furlong, Lennart Pfahler, »How Bill Gates and Partners Used Their Clout to Control The Global Covid Response – With Little Oversight«, *Politico*, Sep. 14, 2022, *https://politi.co/3Nfk0O0*.
35 Ebd.
36 Ebd.
37 Ebd.

Kapitel 63: Nach der Pandemie ist vor der Pandemie

1 Erin Banco, Ashley Furlong, Lennart Pfahler, »How Bill Gates and Partners Used Their Clout to Control The Global Covid Response – With Little Oversight«, *Politico*, Sep. 14, 2022, *https://politi.co/3Nfk0O0*.
2 Ebd.
3 Jaime M. Yassif, Kevin P. O'Prey, Christopher R. Isaac, »Strengthening Global Systems to Prevent and Respond to High-Consequence Biological Threats: Results from the 2021 Tabletop Exercise Conducted in Partnership with the Munich Security Conference«, Nuclear Threat Initiative, Nov. 2021, *https://tinyurl.com/3vt73x33*.
4 »WHO Director-General's Statement on the Press Conference Following IHR Emergency Committee Regarding the Multi-Country Outbreak of Monkeypox«, WHO, Jul. 23, 2022, *https://tinyurl.com/bdwu2dbn*.
5 David Bell, Emma McArthur, »Who Is Driving the Pandemic Express?«, *The Epoch Times*, Sep. 9, 2022, *https://www.theepochtimes.com/who-is-driving-the-pandemic-express_4719429.html*.
6 »David Bell«, Propaganda in Focus, accessed on May 18, 2023, *https://bit.ly/3quDdlQ*.
7 David Bell, Emma McArthur, »Who Is Driving the Pandemic Express?«, *The Epoch Times*, Sep. 9, 2022, *https://www.theepochtimes.com/who-is-driving-the-pandemic-express_4719429.html*.
8 Erin Banco, Ashley Furlong, Lennart Pfahler, »How Bill Gates and Partners Used Their Clout to Control The Global Covid Response – With Little Oversight«, *Politico*, Sep. 14, 2022, *https://politi.co/3Nfk0O0*.
9 »FACT SHEET: Biden-Harris Administration Releases Strategy to Strengthen Health Security and Prepare for Biothreats«, The White House, Oct. 18, 2022, *https://bit.ly/43se2yT*.
10 Erin Banco, Ashley Furlong, Lennart Pfahler, »How Bill Gates and Partners Used Their Clout to Control The Global Covid Response – With Little Oversight«, *Politico*, Sep. 14, 2022, *https://politi.co/3Nfk0O0*.

11 »Judicial Watch Uncovers Biden Administration Propaganda Plan to Push COVID Vaccine«, Judicial Watch, Oct. 4, 2022, *https://www.judicialwatch.org/covid-19-vaccine-campaign*.
12 David Bell, Emma McArthur, »Who Is Driving the Pandemic Express?«, *The Epoch Times*, Sep. 9, 2022, *https://www.theepochtimes.com/who-is-driving-the-pandemic-express_4719429.html*.
13 Jason Beaubien, »The WHO is Seeking a New Treaty on Handling Future Pandemics. It Could Be a Hard Sell«, NPR, Nov. 28, 2021, *https://n.pr/3X7rCWl*.
14 World Health Organization, »Delivering on the G20 Leaders Commitment to Build an Equitable and Effective Financial Intermediary Fund (FIF) for Pandemic Preparedness and Response (PPR)«, statement, Apr. 19, 2022, *https://bit.ly/3IYEk3u*.
15 David Bell, Emma McArthur, »Who Is Driving the Pandemic Express?«, *The Epoch Times*, Sep. 9, 2022, *https://www.theepochtimes.com/who-is-driving-the-pandemic-express_4719429.html*.
16 World Health Organization & World Bank, »Analysis of Pandemic Preparedness and Response (PPR) Architecture, Financing Needs, Gaps and Mechanisms, Prepared for the G20 Joint Finance & Health Task Force«, World Bank, Mar. 22, 2022, *https://bit.ly/42HO9Kx*.
17 David Bell, Emma McArthur, »Who Is Driving the Pandemic Express?«, *The Epoch Times*, Sep. 9, 2022, *https://www.theepochtimes.com/who-is-driving-the-pandemic-express_4719429.html*.
18 Ebd.
19 Nick Andrews et al., »Covid-19 Vaccine Effectiveness against the Omicron (B.1.1.529) Variant«, *New England Journal of Medicine* 386, no. 16 (2022); 1532–1546, *https://www.nejm.org/doi/full/10.1056/NEJMoa2119451*.
20 Alexandra Savinkina et al., »Model-Based Estimates of Deaths Averted and Cost Per Life Saved by Scaling-up mRNA COVID-19 Vaccination in Low and Lower-Middle Income Countries in the COVID-19 Omicron Variant Era«, medRxiv, Jan. 9, 2022, doi: 10.1101/2022.02.08.22270465.
21 »World Malaria Report 2021«, World Health Organization, accessed Apr. 13, 2023, *https://bit.ly/3WRQocI*.
22 David Bell, »Doing Good by Hammering the Poor«, Brownstone Institute, May 2, 2022, *https://bit.ly/3WXzWrA*.
23 The World Bank, »World Bank Board Approves New Fund for Pandemic Prevention, Preparedness and Response (PPR)«, press release, Jun. 30, 2022, *https://bit.ly/3WXDLNd*.
24 »Financial Intermediary Fund for Pandemic Prevention, Preparedness and Response«, World Bank, Sep. 8, 2022, *https://bit.ly/3OpAZxN*.
25 Bill Gates, »Bill Gates: ›I Worry We're Making the Same Mistakes again‹«, *The New York Times*, Mar. 19, 2023, *https://www.nytimes.com/2023/03/19/opinion/bill-gates-pandemic-preparedness-covid.html*.
26 Robert F. Kennedy Jr., Private Interview with Jonathan J. Couey.
27 Danielle Wallace, »Vivek Ramaswamy Rips BlackRock, State Street and Vanguard as ›the most powerful cartel in human history‹«, Fox Business, Aug. 21, 2023, *https://www.foxbusiness.com/politics/vivek-ramaswamy-rips-blackrock-state-street-vanguard-most-powerful-cartel-human-history*.
28 David Bell, Emma McArthur, »Who Is Driving the Pandemic Express?«, *The Epoch Times*, Sep. 9, 2022, *https://www.theepochtimes.com/who-is-driving-the-pandemic-express_4719429.html*.
29 Jeremy Diamond, Simone McCarthy, »Biden Administration Suspends Funding for Wuhan Lab«, CNN, Jul. 19, 2023, *https://www.cnn.com/2023/07/18/politics/biden-admin-suspends-wuhan-lab-funding/index.html*.
30 Riley Griffin, »US Stops Funding for Chinese Lab at Center of Covid Controversy«, Bloomberg, Jul. 18, 2023, *https://www.bloomberg.com/news/articles/2023-07-18/us-suspends-wuhan-institute-funds-over-covid-stonewalling*.
31 »Action Referral Memorandum for Wuhan Institute of Virology (WIV)«, Department of Health and Human Services, Jul. 17, 2023, *https://oversight.house.gov/wp-content/uploads/2023/07/Notice-Memo.pdf*.

Nachwort

1 »FACT SHEET: White House Launches Office of Pandemic Preparedness and Response Policy«, The White House, Jul. 21, 2023, *https://www.whitehouse.gov/briefing-room/statements-releases/2023/07/21/fact-sheet-white-house-launches-office-of-pandemic-preparedness-and-response-policy.*

Index

E

F

U

V

W